R. Schleip, T. W. Findley, L. Chaitow, P. A. Huijing (Hrsg.)
Lehrbuch Faszien

Robert Schleip, Thomas W. Findley, Leon Chaitow, Peter A. Huijing (Hrsg.)

Lehrbuch Faszien

1. Auflage

Mit Beiträgen von: M. F. Abu-Hijleh/Bahrain; T. M. Ball, Kempshott und Hampshire/Großbritannien; F. van den Berg, Zell am Moos/Österreich; M.-J. Blom, Marina Del Rey, CA/USA; R. Breul, München/Deutschland; S. A. Bus, Amsterdam/Niederlande; M. Caspari, Boulder, CO/USA und São Paulo/Brasilien; L. Chaitow, London/Großbritannien; Z. Comeaux, Lewisburg, WV/USA; M. W. Coppieters, Queensland, St. Lucia/Australien; P. Coughlin, Scranton, PA/USA; M. F. Cusi, Sydney/Australien; J.-P. Delage, Bordeaux/Frankreich; A. S. Dharap, Bahrain; J. Dommerholt, Bethesda, MD/USA, und Winchester, VA/USA, und Valencia/Spanien; T. W. Findley, Newark, NJ/USA; J. Fleckenstein, München/Deutschland, und Bern/Schweiz; W. J. Fourie, Johannesburg/Südafrika; C. Frederick, Tempe, AZ/USA; R. U. Gautschi, Baden/Schweiz; J.-C. Guimberteau, Pessac/Frankreich; W. I. Hammer, Norwalk, CT/USA; E. A. Hankinson, Boston, MA/USA; M. T. Hankinson, East Orange, NJ/USA; G. Harrer, Wien/Österreich; P. F. Harris, Manchester/Großbritannien; U. Hoheisel, Mannheim und Heidelberg/Deutschland; P. Huijing, Amsterdam/Niederlande; D. Irnich, München/Deutschland; H. Jäger, Ulm/Deutschland; R. Jaspers, Amsterdam/Niederlande; Y. Kawakami, Tokio/Japan; H. H. King, Madison, WI/USA; W. Klingler, Ulm/Deutschland; M. Kreulen, Amsterdam/Niederlande; H. M. Langevin, Vermont, Burlington/USA; S. M. Levin, McLean, VA/USA; K. Lewit, Prag/Tschechien; T. Liem, Hamburg/Deutschland; C. McMakin, Portland, Oregon/USA, und Washington/USA; D.-C. Martin, München/Deutschland; H. Massa, Chicago, IL/USA; G. F. Meert, Neutraubling-Regensburg/Deutschland; S. Mense, Mannheim und Heidelberg/Deutschland; D. G. Müller, München/Deutschland; T. Myers, ME/USA; I. L. Naylor, Bradford/Großbritannien; W. Nebelung, Düsseldorf/Deutschland; R. J. Nee, Queensland, St. Lucia/Australien; A. Nielsen, New York/USA; J. L. Oschman, Dover, NH/USA; C Ozturk, Istanbul/Türkei; S. Paoletti, Chambéry/Frankreich und St. Petersburg/Russland; A. Pilat, Madrid/Spanien; S. A. Prendergast, San Francisco, CA/USA; P. P. Purslow, Guelph Ontario/Kanada; F. Reichwein, Düsseldorf/Deutschland; P. Richter, Burg Reuland/Belgien; E. H. Rummer, San Francisco, CA/USA; R. Schleip, Ulm/Deutschland; A. Schultheis, Düsseldorf/Deutschland; J. Simmonds, Hertfordshire/Großbritannien; M. J. C. Smeulders, Amsterdam/Niederlande; A. Stecco, Padua/Italien; C. Stecco, Padua/Italien; T. Taguchi, Nagoya/Japan; J. Thomas, Zürich/Schweiz; P. Valouchová, Prag/Tschechien; A. Vleeming, Gent/Belgien und Maine/USA; N. Voermans, Nijmegen/Niederlande; R. Vogt, Dietenheim/Deutschland; J. C. van der Wal, Maastricht/Niederlande; R. Wander, Elsterberg/Deutschland; S. Wearing, Brisbane und Gold/Australien; S. Weinschenk, Heidelberg/Deutschland; F. Willard, Biddeford, ME/USA; A. Yaman, Istanbul/Türkei; C. A. Yucesoy, Istanbul/Türkei

Übersetzt von: Dr. Anne Schulz, Landsberg

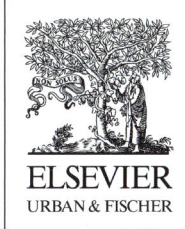

ELSEVIER
URBAN & FISCHER

URBAN & FISCHER München

Zuschriften an:
Elsevier GmbH, Urban & Fischer Verlag, Hackerbrücke 6, 80335 München
E-Mail: medizin@elsevier.com
Titel der Originalausgabe
Robert Schleip, Thomas W. Findley, Leon Chaitow, Peter A. Huijing: The tensional network of the human body
1. Auflage 2012, ISBN 978-0-7020-3425-1
Erschienen bei Churchill Livingstone, Imprint of Elsevier Limited
© 2012 Elsevier Limited
This edition of The tensional network of the human body, 1st edition by Robert Schleip, Thomas W. Findley, Leon Chaitow, Peter A. Huijing, is published by arrangement with Churchill Livingstone.
Alle Rechte vorbehalten

Wichtiger Hinweis für den Benutzer
Die Erkenntnisse in der Medizin unterliegen laufendem Wandel durch Forschung und klinische Erfahrungen. Herausgeber und Autoren dieses Werkes haben große Sorgfalt darauf verwendet, dass die in diesem Werk gemachten therapeutischen Angaben (insbesondere hinsichtlich Indikation, Dosierung und unerwünschter Wirkungen) dem derzeitigen Wissensstand entsprechen. Das entbindet den Nutzer dieses Werkes aber nicht von der Verpflichtung, anhand weiterer schriftlicher Informationsquellen zu überprüfen, ob die dort gemachten Angaben von denen in diesem Werk abweichen und seine Verordnung in eigener Verantwortung zu treffen.
Für die Vollständigkeit und Auswahl der aufgeführten Medikamente übernimmt der Verlag keine Gewähr.
Geschützte Warennamen (Warenzeichen) werden in der Regel besonders kenntlich gemacht (®). Aus dem Fehlen eines solchen Hinweises kann jedoch nicht automatisch geschlossen werden, dass es sich um einen freien Warennamen handelt.
Hinweise zu Diagnose und Therapie können sich von den in Deutschland üblichen Standards unterscheiden. Achtung: Die bei den genannten Arzneimitteln angegebenen Dosierungen und Anwendungshinweise können von der deutschen Zulassung abweichen.

Bibliografische Information der Deutschen Nationalbibliothek
Die Deutsche Nationalbibliothek verzeichnet diese Publikation in der Deutschen Nationalbibliografie; detaillierte bibliografische Daten sind im Internet über http://www.d-nb.de/ abrufbar.

Alle Rechte vorbehalten
1. Auflage 2014
© Elsevier GmbH, München
Der Urban & Fischer Verlag ist ein Imprint der Elsevier GmbH.

14 15 16 17 18   5 4 3 2

Für Copyright in Bezug auf das verwendete Bildmaterial siehe Abbildungsnachweis.
Dieses Buch enthält auch Links auf externe Webseiten Dritter. Auf die Inhalte dieser Webseiten haben wir keinen Einfluss, da es sich nicht um unsere eigenen Inhalte handelt. Für die Richtigkeit der über die Links erreichbaren Inhalte ist der jeweilige Anbieter verantwortlich. Wir übernehmen daher keine Garantie für deren Richtigkeit, Vollständigkeit und Aktualität. Ein Überprüfung der Inhalte der von uns verlinkten externen Seiten ohne tatsächliche und konkrete Anhaltspunkte für einen Rechtsverstoß leisten wir nicht. Falls uns aber entsprechende Hinweise bekannt werden, werden wir unverzüglich eine Überprüfung, soweit möglich, einleiten und die dabei erzielten Ergebnisse bei Neuauflagen berücksichtigen.

Das Werk einschließlich aller seiner Teile ist urheberrechtlich geschützt. Jede Verwertung außerhalb der engen Grenzen des Urheberrechtsgesetzes ist ohne Zustimmung des Verlages unzulässig und strafbar. Das gilt insbesondere für Vervielfältigungen, Übersetzungen, Mikroverfilmungen und die Einspeicherung und Verarbeitung in elektronischen Systemen.

Um den Textfluss nicht zu stören, wurde bei Patienten und Berufsbezeichnungen die grammatikalisch maskuline Form gewählt. Selbstverständlich sind in diesen Fällen immer Frauen und Männer gemeint.

Planung: Marko Schweizer, München
Lektorat: Annekathrin Sichling, München
Redaktion: Buchter, Fuchs, Orth & Windhüfel – Lektorinnen in Partnerschaft, Freiburg
Herstellung: Johannes Kressirer, München; Ulrike Schmidt, München
Satz: abavo GmbH, Buchloe/Deutschland; TnQ, Chennai/Indien
Druck und Bindung: Drukarnia Dimograf, Bielsko-Biała/Polen
Umschlaggestaltung: SpieszDesign, Neu-Ulm
Titelfotografie: © Lois Greenfield

ISBN Print   978-3-437-55306-6
ISBN e-Book   978-3-437-29755-7

Aktuelle Informationen finden Sie im Internet unter **www.elsevier.de** und **www.elsevier.com**

Einleitung

Willkommen in der Faszienwelt!

In diesem Buch finden Sie die erste umfassende Darstellung eines ganz neuen Forschungs- und Therapiebereichs – der faszinierenden Welt der Faszie. Die Faszie bildet ein zusammenhängendes Spannungsnetzwerk, das den gesamten menschlichen Körper durchzieht und durch das jedes einzelne Organ, jeder Muskel, ja selbst jeder Nerv und jede kleine Muskelfaser eingehüllt und eingebunden wird. Nach jahrzehntelanger Vernachlässigung entwickelt dieses „Aschenputtel der Orthopädie" nun sein eigenes Gesicht in der medizinischen Forschung. Die Zahl der einschlägigen Veröffentlichungen in den Fachzeitschriften steigt stetig an (➤ Abb. 0.1). Auf den ersten internationalen *Fascia Research Congress,* der im Oktober 2007 im Konferenzzentrum der Harvard Medical School abgehalten wurde, folgte 2009 ein zweiter in Amsterdam und 2012 der dritte in Vancouver. Ähnlich wie die Gliazellen in der Neurologie ist auch das bisher unterschätzte „Binde-Gewebe", die Faszie, inzwischen Gegenstand eines rasch wachsenden Forschungsgebiets geworden, weil man erkannt hat, welch wichtige Rolle sie in Gesundheit und Krankheit spielt.

In Hypothesen zu den therapeutischen Wirkmechanismen von Akupunktur, Massage, Struktureller Integration, Chiropraktik und Osteopathie wird den Muskelfaszien schon seit einiger Zeit eine zentrale Rolle eingeräumt. Insbesondere in Disziplinen, die noch keine so lange Tradition haben wie die Osteopathie oder Chiropraktik, sind die Praktiker jedoch im Allgemeinen nicht mit den wissenschaftlichen Grundlagen zur Prüfung solcher Hypothesen vertraut und wissen oft gar nicht, welche technischen Möglichkeiten die modernen Forschungslaboratorien und -methoden bieten. Umgekehrt kennen die Wissenschaftler im Labor häufig nicht die klinischen Phänomene, die ihnen mögliche Fragestellungen und Ansätze für ihre Studien liefern könnten.

Vor dreißig Jahren gehörten zum Lernzielkatalog der physikalischen und Rehabilitationsmedizin Themen wie Anatomie, Trainingsphysiologie, Muskelkräftigung und andere Aspekte der therapeutischen Verfahren. Auffällig wenig vertreten waren in der wissenschaftlichen und medizinischen Literatur dagegen die Fragen zu Wesen und Behandlungsmöglichkeiten von Faszien- und Bindegewebestörungen. Seither wurden – insbesondere seit 2005 – viele neue Erkenntnisse zu diesem Thema erarbeitet (➤ Abb. 0.1). In diesem Buch wurden nun die relevanten Informationen systematisch zusammengefasst für Wissenschaftler, die Forschung zur Bindegewebematrix (Faszie) des Körpers betreiben, aber auch für alle diejenigen, die Manipulationen dieses körperweiten Strukturgewebes therapeutisch einsetzen. Ausgangspunkt ist das Material, das beim ersten und zweiten *International Fascia Research Congress* 2007 bzw. 2009 vorgestellt wurde (www.fasciacongress.org) und auf der Arbeit von fast einhundert Wissenschaftlern und Klinikern beruht.

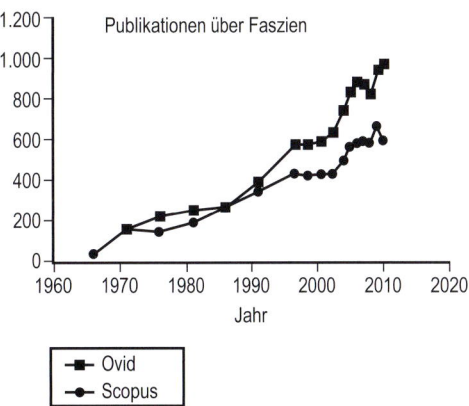

Abb. 0.1 Wissenschaftliche Publikationen über die Faszie. Seit den 1970er-Jahren hat die Zahl der in Ovid und Scopus indizierten Veröffentlichungen in Peer-Review-Zeitschriften von 200 auf nahezu 1.000 pro Jahr (2010) zugenommen.

Nicht nur Verpackungsmaterial

Jeder Medizinstudent weiß es und jeder Arzt erinnert sich: Im anatomischen Präparierkurs sind Faszien das „weiße Zeug außen herum", das man zunächst einmal abpräparieren muss, um „überhaupt etwas sehen" zu können. Entsprechend überbieten sich die Anatomielehrbücher untereinander mit sauberen und ordentlichen Darstellungen des Bewegungsapparats, an dem das weißliche oder halbdurchsichtige Fasziengewebe so vollständig wie möglich entfernt ist. Für Studenten sind diese ansprechend vereinfachten Darstellungen, in denen satt rote Muskeln an genau definierten Knochenbereichen ansetzen, zunächst sicher hilfreich – aber sie sehen darauf nicht das, was sie in der Realität bei einer Operation oder einer therapeutischen Palpation sehen oder fühlen.

Im lebenden Körper überträgt der Muskel beispielsweise selten seine gesamte Kontraktions- oder Zugkraft direkt über die Sehne auf den Knochen, wie man es nach den Lehrbuchzeichnungen vermuten würde. Vielmehr wird ein großer Teil der Kraft auf das Fasziengewebe verteilt, das sie dann an synergistische, aber auch antagonistische Muskeln überträgt. Auf diese Weise wird nicht nur das vom Muskel übersprungene Gelenk versteift, sondern es werden unter Umständen auch Bereiche beeinflusst, die mehrere Gelenke weit entfernt liegen. Die Frage, „welcher Muskel" eine Bewegung ausführt, ist somit in der einfachen Form, wie sie üblicherweise in den Lehrbüchern behandelt wird, obsolet. Muskeln sind keine funktionell abgeschlossenen Einheiten – auch wenn diese Vorstellung noch so verbreitet ist. Vielmehr werden die meisten Muskelbewegungen durch eine Vielzahl einzelner motorischer Einheiten generiert, die über bestimmte Bereiche eines Muskels sowie über andere Bereiche anderer Muskeln verteilt sind. Die Zugkräfte dieser motorischen Einheiten werden auf ein komplexes Netz aus Faszienmembranen, -strängen und -taschen übertragen und so in eine Körperbewegung umgesetzt.

Entsprechend spielt die Elastizität und Steifigkeit des Fasziennetzes bei vielen ballistischen Körperbewegungen eine bedeutende Rolle. Nachdem dies zunächst bei Untersuchungen an der Wadenmuskulatur von Kängurus und Antilopen entdeckt und dann auch bei Pferden nachgewiesen wurde, zeigen moderne Ultraschalluntersuchungen, dass die Faszienelastizität auch bei uns Menschen eine vergleichbar eindrucksvolle Rolle für die Bewegung spielt. Wie weit man werfen, wie hoch man springen oder wie lang man rennen kann, hängt nicht nur von der Kontraktilität der Muskelfasern ab, sondern zu einem großen Teil auch davon, wie effektiv diese Bewegungen durch die elastische Rückfederung der Faszie unterstützt werden.

Wenn aber die Architektur dieses Gewebes so wichtig für die Funktion unseres Bewegungsapparats ist – warum wurde die Faszie dann so lange übersehen und vernachlässigt? Auf diese Frage gibt es mehrere Antworten: Zum einen hat erst die Entwicklung neuer experimenteller und bildgebender Verfahren die Untersuchung von Faszien in vivo ermöglicht. Außerdem widersetzt sich dieses Gewebe dem klassischen Bestreben der Anatomen, das zu Untersuchende in einzelne Teile aufzugliedern, die gezählt und benannt werden können. Mag eine Zählung der Knochen oder Muskeln im Körper noch einigermaßen sinnvoll möglich sein, so ist jeder Versuch, eine Faszienanzahl zu bestimmen, nichtig: Die Faszie bildet ein großes, vernetztes Organ aus vielen Hüllen, Hunderten von strangartigen Verdichtungen und Tausenden von Taschen innerhalb der Taschen, die alle durch feste Septen oder auch lockere Bindegewebelagen untereinander verbunden sind.

Was ist eine Faszie?

Diese Vielfalt der Faszie spiegelt sich in den zahlreichen Definitionen wider, die für den Begriff „Faszie" vorgeschlagen wurden. Das *International Anatomical Nomenclature Committee* (IANC) bestätigte 1983 den Sprachgebrauch seiner Vorgängerkommissionen und verwendete den Begriff „Fascia superficialis" für die lockere subkutane Gewebeschicht, die über der dichteren Schicht der „Fascia profunda" liegt. Während die meisten Autoren im englischen Sprachraum dieser Terminologie folgten, wurde sie in anderen Ländern nicht durchgehend übernommen. Daraufhin stellte das *Federative Committee on Anatomical Terminology* (FCAT) 1998 eine neue Nomenklatur vor in dem Bestreben, einen international einheitlichen Sprachgebrauch zu erreichen (Wendell-Smith 1997). Danach sollte der Faszienbegriff für dichtere Bindegewebestrukturen reserviert werden und nicht mehr für lockere Gewebeschichten wie die bisherige „Fascia superficialis" gelten. Der Versuch des FCAT verfehlte jedoch sein Ziel (Huijing und Langevin 2009): Die meisten englischsprachigen Lehrbuchautoren bezeichneten das Subkutangewebe weiterhin als „Fascia superficialis" (z. B. Standring 2008) und immer mehr anderssprachige Autoren übernehmen inzwischen – dem allgemeinen Trend zum Angelsächsischen als der internationalen Medizinsprache folgend – diese Terminologie von ihren amerikanischen bzw. britischen Kollegen.

Ähnliche Diskussionen gab es um die Frage, welche der drei hierarchisch geordneten Muskelgewebehüllen des Epi-, Peri- und Endomysiums unter die Faszien zu rechnen sind. Über die Muskelsepten und das Perimysium (das insbesondere in der Haltemuskulatur sehr dicht sein kann) besteht vermutlich weitgehend Einigkeit – weniger allerdings darüber, ob auch die Endomysiumhüllen der einzelnen Muskelfasern mit ihrer viel geringeren Dichte und dem höheren Typ-III- und Typ-IV-Kollagen-Gehalt als Fasziengewebe zu betrachten sind. Andererseits betonen die meisten Autoren die Kontinuität des intramuskulären Bindegewebes, die sich nach neueren Erkenntnissen bis in das Innere der Muskelzelle hinein fortsetzt (Purslow 2009). Wo also hört dann die Faszie auf?

Einigungsbedarf besteht auch noch im Bereich des viszeralen Bindegewebes. Manche Autoren möchten den Faszienbegriff auf das Bindegewebe in der Muskulatur beschränkt sehen und das viszerale Bindegewebe – egal ob locker strukturiert wie das Omentum majus oder eher ligamentartig wie das Mediastinum – ausklammern. Eher klinisch orientierte Bücher (Paoletti 2006, Schwind 2006) legen dagegen sehr viel Wert auf die „viszerale Faszie".

So sinnvoll anatomische Differenzierungen innerhalb der Bindegewebe sein mögen, kann das Bestreben nach Detaillierung doch ungewollt dazu führen, dass wichtige Gewebekontinuitäten übersehen werden, die sich nur im größeren Maßstab erkennen lassen. Beispielsweise sind orthopädische Chirurgen (nicht aber Osteopathen oder Allgemeinchirurgen) oft überrascht über die – klinisch bedeutsame – Kontinuität der Scalenus-Faszie im Halsbereich mit dem intrathorakalen Mediastinum und dem Perikard. Ein weiteres Beispiel für die Beeinflussung der Wahrnehmung durch terminologische Unterscheidung zeigt ➤ Abb. 0.2: Hier wurde einer der markantesten Anteile des Tractus iliotibialis aus dieser wichtigen Gewebekontinuität ausgeklammert, weil er nicht in das von den Autoren festgelegte Nomenklaturraster passte.

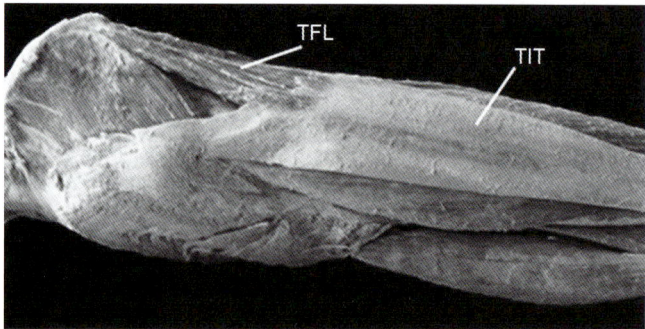

Abb. 0.2 Beispiel einer terminologisch beeinflussten Faszienpräparation. In einer ansonsten hervorragenden Abhandlung über den Tractus iliotibialis (TIT) entschieden sich die Autoren, dem Vorschlag des *Federative Committee on Anatomical Terminology* (1998) zur Unterscheidung von Faszien und Aponeurosen zu folgen und das Gewebe als Aponeurose zu beschreiben. Dementsprechend wurden bei der Präparation und Darstellung alle Bereiche, die nicht die Merkmale einer Aponeurose hatten, weggelassen. Leider betraf dies auch einen der kräftigsten und wichtigsten Abschnitte des Tractus iliotibialis, nämlich seine Anheftung am seitlichen Beckenkamm dorsal der Spina iliaca anterior superior. Der bei der Präparation entfernte ligamentartige Teil des Tractus iliotibialis ist in gerader Linie an der Kraftübertragung vom Knie über den Trochanter major auf das Becken beteiligt – die häufig vorhandene und auch im Bild sichtbare Verdickung des Beckenkamms an der ursprünglichen Ansatzstelle weist auf den starken Zug hin, den das Gewebe hier auf den Knochen ausübt (TFL Tensor fasciae latae). Aus: Benjamin, Kaiser und Milz 2008; Abdruck mit freundlicher Genehmigung.

Vor diesem Hintergrund wurde eine umfassendere Definition des Faszienbegriffs als Grundlage für den ersten *Fascia Research Congress* vorgeschlagen (Findley und Schleip 2007) und für die nachfolgenden Kongresse weiterentwickelt (Huijing und Langevin 2009). Danach beschreibt der Faszienbegriff *„die Weichgewebeanteile des den menschlichen Körper durchziehenden Binde- und Stützgewebeapparats"*, man könnte auch sagen, die kollagenhaltigen Fasergewebe, die an unserem körperweiten Übertragungssystem für Zugspannungen mitwirken. Diese Vorstellung eines Spannungsnetzwerks, bei dem jeder Teil mit jedem verbunden ist, wurde unter anderem durch das in ➤ Kap. 3.5 beschriebene Tensegrity-Konzept geprägt. Das gesamte Faszinennetz umfasst nach dieser Vorstellung nicht nur die „Faszie im engeren Sinne" (also Gewebemembranen wie Septen, Gelenkkapseln, Aponeurosen, Organkapseln oder Retinakula), sondern auch lokale Verdichtungen des Spannungsnetzwerks in Form von Sehnen oder Ligamenten, und daneben außerdem weichere kollagene Bindegewebe wie die Fascia superficialis oder die innersten intramuskulären Schichten des Endomysiums. Die Kutis (als Abkömmling des Ektoderms) sowie Knorpel und Knochen werden nicht als Teile des faszialen Netzwerks angesehen; dagegen fallen die Dura mater, das Periost, Perineurium, die fibröse Außenschicht der Bandscheiben, die Organkapseln sowie das bronchiale Bindegewebe und das abdominale Mesenterium jetzt unter den Begriff der Faszie (➤ Abb. 0.3).

Dieser weiter gefasste Faszienbegriff bietet wichtige Vorteile für das Fachgebiet. Nachdem nun keine – oft willkürlichen – Grenzlinien mehr zwischen den Gelenkkapseln und angrenzenden Ligamenten und Sehnen (oder auch Aponeurosen, Retinakula und intramuskulären Faszien) gezogen werden müssen, kann die Faszie als ein großes, vernetztes Spannungsübertragungssystem wahrgenommen werden, dessen Faserausrichtung und -dichte je nach den örtlichen Anforderungen unterschiedlich gestaltet ist. Diese Terminologie kommt im Übrigen der lateinischen Wurzel des Begriffs „Faszie" (Bund, Band, Binde bzw. Verbindung) recht nahe und entspricht mehr oder weniger dem, was der Laie unter „Bindegewebe" versteht. Wissenschaftlich ist der Bindegewebebegriff dagegen weiter gefasst und beinhaltet auch die Stützgewebe wie Knorpel oder Knochen sowie Spezialformen wie Blut oder Lymphe – also alle Abkömmlinge des embryonalen Mesenchyms. Die moderne „Bindegewebeforschung" hat zudem ihr Hauptaugenmerk inzwischen von den makroskopischen Studien früherer Zeiten auf die (Molekular-) Dynamik der allerwinzigsten Gewebeeinheiten verlagert. Das neu entstehende Gebiet der Faszienforschung beinhaltet dagegen notwendigerweise sowohl makroskopische als auch mikroskopische Untersuchungen, und auch dieses Buch hat es sich zur Aufgabe gemacht, beide Bereiche gleichermaßen abzudecken. Selbst dort, wo die mikroskopischen Feinheiten des Kollagengewebes ergründet werden, bemühen wir uns stets, die Ergebnisse auch auf den Körper als Ganzes zu beziehen.

Während wir selbst in unserer weiter gefassten Faszindefinition Vorteile sehen, ist uns doch bewusst, dass konservativere Autoren den Begriff der „Faszie" sicher weiterhin auf die dichten, flächigen Schichten „geflechtartigen" Bindegewebes beschränken und von den regelmäßiger strukturierten Geweben wie Aponeurosen und Ligamenten abgrenzen werden. In bestimmten Bereichen sind solche Unterscheidungen sicher möglich und unter Umständen auch klinisch sinnvoll (z. B. bei den Faszien und Aponeurosen der Lumbalregion). Wir möchten daher in Anlehnung an Huijing und Langevin (2009) zwölf zusätzliche Begriffe vorschlagen, die soweit möglich zur detaillierten Charakterisierung eines Faszingewebes herangezogen werden sollten: straffes Bindegewebe, areoläres Bindegewebe, oberflächliche Faszie (Fascia superficialis), tiefe Faszie (Fascia profunda), Muskelseptum (Septum intermusculare), Zwischenknochenmembran (Membrana interossea), Periost, Gefäß-Nerven-Scheide, Epimysium, intra- und extramuskuläre Aponeurosen, Endomysium. Allerdings sei auch darauf hingewiesen, dass für viele wichtige Körperregionen gerade Misch- oder Zwischenformen dieser morphologischen Kategorien typisch sind. In diesem Fall kann eine „geometrische" Beschreibung der örtlichen Kollagenarchitektur (im Hinblick auf die dominante Faserausrichtung, Gewebedicke und -dichte) sinnvoller als eine Kategorisierung sein, um die spezifischen Gewebeeigenschaften zu verstehen (vgl. ➤ Abb. 0.2).

Wie auch die Faszinkongresse möchte dieses Buch der anspruchsvollen Aufgabe gerecht werden, den Wissenschaftler ebenso wie den Kliniker anzusprechen. Inhaltlich spannt sich der Bogen von der Anatomie und Physiologie der Faszien in Teil 1 über die Erkrankungen und Therapieformen in Teil 2 bis hin zu den neuesten wissenschaftlichen Untersuchungsmethoden in Teil 3. Wir haben auf die Definitionsprobleme hingewiesen, die sich wissenschaftlich im Zusammenhang mit der Faszie ergeben können: Welche Gewebe? Welche Faserausrichtungen? Was steht womit in Verbindung? Mithilfe der neuen

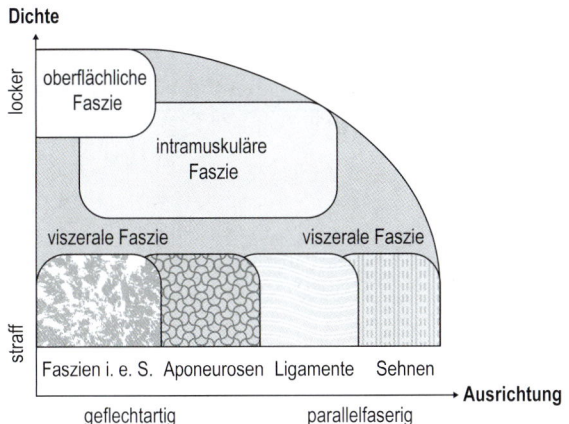

Abb. 0.3 Die verschiedenen hier zur „Faszie" gezählten Bindegewebe. Faszingewebe unterscheiden sich bezüglich ihrer Dichte und Ausrichtung der Kollagenfasern. Beispielsweise ist die Fascia superficialis durch geringe Dichte und überwiegend geflechtartige oder unregelmäßige Faserausrichtung charakterisiert, Sehnen und Ligamente dagegen durch ein dichtes Gewebe, in dem die Fasern überwiegend parallel verlaufen. Man beachte, dass das intramuskuläre Faszingewebe – Septen, Perimysium und Endomysium – unterschiedliche Charakteristika bezüglich Dichte und Faserausrichtung aufweisen kann. Noch weit mehr gilt dies für das viszeralen Faszingewebe, zu dem das weiche Gewebe des Omentum majus ebenso gehört wie die derben Blätter des Perikards. Die Faszie im engeren Sinne hat, je nach der lokal vorherrschenden Belastungsform, bi- oder multidirektional angeordnete Fasern. Nicht dargestellt sind hier die Retinakula und Gelenkkapseln, deren Eigenschaften je nach Ort zwischen denen der Ligamente, Aponeurosen und Faszien im engeren Sinne liegen können.

Forschungswerkzeuge können diese theoretischen Diskussionen auch auf die klinischen Bereiche ausgeweitet werden, um Fragen zu beantworten wie: Welche Art von Gewebe ist betroffen? Wie müssen also die therapeutisch angewendeten Kräfte am besten gerichtet sein? Es ist unsere Hoffnung, dass sich Kliniker und Wissenschaftler – untereinander sowie auch miteinander – diesen Herausforderungen stellen werden, um das Grundlagenwissen über die Faszie zusammen mit den klinischen Behandlungsmöglichkeiten voranzubringen.

LITERATURQUELLEN

Benjamin M, Kaiser E, Milz S. Structure-function relationships in tendons: a review. J Anat 2008; 212: 211–228.

Federative Committee on Anatomical Terminology. Terminologia Anatomica. Stuttgart: Thieme, 1998.

Findley TW, Schleip R. Fascia Research. Basic science and implications for conventional and complementary health care. München: Elsevier Urban & Fischer, 2007.

Huijing PD, Langevin HM. Communicating about fascia: history, pitfalls and recommendations. Int J Ther Massage Bodywork 2009; 2: 3–8.

International Anatomical Nomenclature Committee. Nomina Anatomica. 5th ed. Baltimore: Williams & Wilkins, 1983.

Paoletti S. The Fasciae: Anatomy, dysfunction and treatment. Seattle: Eastland Press, 2006.

Purslow P. The structure and functional significance of variations in the connective tissue within muscle. In: Huijing PA, Hollander P, Findley TW, Schleip R. Fascia Research II: Basic science and implications for conventional and complimentary health care. München: Elsevier Urban & Fischer, 2009.

Schwind P. Fascial and Membrane Technique. A manual for comprehensive treatment of the connective tissue system. Edinburgh: Elsevier, 2006.

Standring S (ed). Gray's Anatomy – The Anatomical Basis of Clinical Practice. 40th ed. Edinburgh: Elsevier, 2008.

Wendell-Smith CP. Fascia: an illustrative problem in international terminology. Surg Radiol Anat 1997; 19: 273–277.

Videomaterial im Internet

Zum Buch gibt es auch noch eine umfangreiche Online-Datenbank mit Videomaterialien unter www.tensionalnetwork.com. Einige der Autoren haben auf dieser Webseite anschauliche Videosequenzen mit Bezug zu ihren Kapiteln eingestellt. Viele der Videos enthalten Demonstrationen und Lehrsequenzen zu therapeutischen Anwendungen, z. B. zu speziellen manuellen Therapien oder gerätebasierten Verfahren zur Behandlung unterschiedlicher Faszien. Andere Videos ergänzen die Grundlagenkapitel zur Anatomie, Physiologie und Biomechanik des Fasziennetzwerks. Wir möchten unsere Leser einladen, auf diese Videos ruhig von Anfang an zuzugreifen, damit Sie sich innerhalb der Fülle an Informationen und Inspirationen, die das Buch bietet, besser orientieren können. Für einen uneingeschränkten Zugriff auf die Webseite registrieren Sie sich bitte unter der oben genannten URL.

Adressen

Marwan F. Abu-Hijleh MBBCh, PhD, MHPE
Professor & Chair of the Anatomy Department, Chairman of the BSc Examination Committee and Chairman of the CMMS Appointments & Promotions Committee, core member in the Curriculum Committee, the WHO Collaboration Centre for Educational Development, the Medical Education Unit, the Master in Health Professions Education Program (MHPE) College of Medicine & Medical Sciences, Arabian Gulf University
Bahrain

Tanya M. Ball MSc BA BCSI LSSM
Board Certified KMIt Structural Integrator/Sports Massage and Remedial Therapist & Tutor
Kempshott/Hampshire/Großbritannien

Frans van den Berg PT, MT, OMT, BSc
Senior Instructor Orthopädische Manuelle Therapie
Zell am Moos/Österreich

Marie-José Blom
Movement educator und Pilates Master Teacher, Founder/President of SmartSpine Works co, LLC and Long Beach Dance Conditioning inc. International presenter/lecturer
Marina Del Rey, CA/USA

Rainer Breul Prof. Dr. rer. nat. med. habil., DO h.c.
Professor der Anatomie und Osteopathie, Ludwig-Maximilians-Universität
München/Deutschland

Sicco A. Bus PhD
Senior Investigator and Head Human Performance Laboratory, Department of Rehabilitation, Academic Medical Center, University von Amsterdam, Senior Investigator at Ziekenhuisgroep Twente, Almelo
Amsterdam/Niederlande

Monica Caspari BN, RS
Faculty member, Rolf Institute of Structural Integration, Boulder CO USA; Certified Advanced Rolfer, Rolf Movement Integration Practitioner
São Paulo/Brasilien

Leon Chaitow ND, DO
Registered Osteopath and Naturopath; Honorary Fellow und Former Senior Lecturer, School of Life Sciences, University of Westminster, London, UK; Fellow, British Naturopathic Association
London/Großbritannien

Zachary Comeaux DO (US), FAAO
Associate Professor, Section of Osteopathic Principles and Practice, West Virginia School of Osteopathic Medicine, Physician in Family Practice, OMM Specialty Clinic
Lewisburg, WV/USA

Michel W. Coppieters PT, PhD
Associate Professor, School of Health and Rehabilitation Sciences, The University of Queensland
Queensland, St Lucia/Australien

Patrick Coughlin PhD
Professor, Dept. of Basic Sciences, The Commonwealth Medical College, Member at PCOM Institutional Animal Care and Utilization Committee (IACUC), Basic Science Coordinator at Philadelphia College of Osteopathic Medicine
Scranton, PA/USA

Manuel F. Cusi MBBS, CertSpMed(RACGP), FACSP, FFSEM(UK)
Conjoint Lecturer, Faculty of Medicine, University of New South Wales; Sport & Exercise Medicine Physician in private practice
Sydney/Australien

Jean-Paul Delage PhD
Inserm U 1034 (Adaptation cardiovasculaire à l'ischémie), Université Victor Segalen
Bordeaux/Frankreich

Amol Sharad Dharap MBBS, MS
Assistant Professor of Anatomy, Arabian Gulf University
Bahrain

Jan Dommerholt PT, DPT, MPS
Physical Therapist, President at Bethesda Physiocare/Myopain Seminars, Bethesda, MD/USA;
Adjunct Associate Professor, Shenandoah University, Winchester, VA/USA;
Associate Professor, Universidad CEU Cardenal Herrera
Valencia/Spanien

Thomas W. Findley MD, PhD
VA Medical Center, East Orange NJ; Professor of Physical Medicine, UMDNJ – New Jersey Medical School
Newark, NJ/USA

Johannes Fleckenstein Dr. med.
Facharzt für Anästhesiologie, Klinikum Ludwig-Maximilians-Universität München; Abteilung Chinesische Medizin und Akupunktur, Institut für Komplementärmedizin KIKOM Universität Bern
Bern/Schweiz

Adressen

Willem J. Fourie PT, MSc
Private practitioner
Johannesburg/Südafrika

Christopher Frederick PT
Physical Therapist; KMI Certified Structural Integrator; Co-founder Stretch to Win Institute for Fascial Stretch Therapy
Tempe, AZ/USA

Roland U. Gautschi-Canonica MA, dipl. PT
Senior-Instrukteur Triggerpunkt-Therapie IMTT®
Baden/Schweiz

Jean Claude Guimberteau MD
Plastic surgeon and Hand surgeon, Scientific Director Institut Aquitain de la Main
Pessac/Frankreich

Warren I. Hammer DC, MS, DABCO
Doctor of Chiropractic, National Chiropractic College
Norwalk, CT/USA

Elizabeth A. Hankinson BA
Study Coordinator, Amyloid Treatment and Research Program, Boston University School of Medicine
Boston, Massachussetts/USA

Mary Therese Hankinson MBA, MS, RD, EDAC
Patient Centered Care (Planetree) Coordinator, VA NJ Health Care System, Former Dietetic Internship Director, VA NJ Health Care System
East Orange, NJ/USA

Georg Harrer Dr. med.
Facharzt für Anästhesiologie und Intensivmedizin, Osteopath Gründungsmitglied der European Fascial Distortion Model Association (EFDMA)
Wien/Österreich

Philip F. Harris MD, MSc, MBChB
Professor Emeritus of Anatomy, University of Manchester
Manchester/Großbritannien

Ulrich Hoheisel Dr. rer. nat.
Medizinische Fakultät Mannheim, Zentrum für Biomedizin und Medizintechnik (CBTM), Forschungsbereich Neurobiologie, Universität Heidelberg
Heidelberg/Deutschland

Peter A. Huijing PhD
Professor Emeritus Functionality of the locomotor system, Research Instituut MOVE, Faculteit Bewegingswetenschappen, Vrije Universiteit
Amsterdam/Niederlande

Dominik Irnich PD, Dr. med
Leiter der Interdisziplinären Schmerzambulanz, Klinik für Anästhesiologie, Klinikum der Ludwig-Maximillian-Universität München, Campus Innenstadt; 2. Vorsitzender der DÄGfA
München/Deutschland

Heike Jäger Dr. rer. nat.
Abteilung für Neurophysiologie – Faszienforschung, Universität Ulm
Ulm/Deutschland

Richard T. Jaspers PhD
Assistant Professor, Research Institute MOVE, Faculteit Bewegingswetenschappen, Vrije Universiteit, VU medisch centrum, Department of Physiology
Amsterdam/Niederlande

Yasuo Kawakami PhD
Professor, Faculty of Sport Sciences, Waseda University
Tokio/Japan

Hollis H. King DO, PhD
Professor & OPP Program Director, University of Wisconsin Department of Family Medicine
Madison, WI/USA

Werner Klingler, Priv.-Doz. Dr. med.
Abteilung für Neurophysiologie, Bezirkskrankenhaus Günzburg, Universität Ulm
Ulm/Deutschland

Mick Kreulen MD, PhD
Plastic surgeon, Department of Plastic, European board certified handsurgeon, Reconstructive and Hand Surgery, Academic Medical Centre, University of Amsterdam
Amsterdam/Niederlande

Helene Langevin MD
Professor, Department of Neurological Sciences, University of Vermont
Vermont, Burlington/USA

Stephen M. Levin MD, FACS
Director, Ezekiel Biomechanics Group
McLean, VA/USA

Karel Lewit MD, DSc
Professor of Medicine, Founder of "Prague School of Manual Medicine and Rehabilitation"
Prag/Tschechien

Torsten Liem DO, MSc paed Ost, G. Os. C. – GB.
Leiter der Osteopathie Schule Deutschland
Hamburg/Deutschland

Carolyn McMakin MA, DC
Clinic Director, Developed Frequency Specific Microcurrent (FSM), Fibromyalgia and Myofascial Pain Clinic of Portland, Oregon; Frequency Specific Seminars
Washington/USA

Danièle-Claude Martin Dr. rer. nat., Dipl. phys.
Physikerin, Bewegungsforscherin, Lehrerin für Qi Gong, Tai Ji Quan und Biotensegrität
München/Deutschland

Heidi Massa BA, JD
Certified Advanced Rolfer, Rolf Movement, Integration Practitioner
Chicago, IL/USA

Guido F. Meert PT, DO
Dozent und fachlicher Leiter des Deutschen Fortbildungsinstitutes für Osteopathie (DFO)
Neutraubling-Regensburg/Deutschland

Siegfried Mense Prof. Dr. med.
Professur für Anatomie und Zellbiologie, Stellvertretender Vorsitzender Medizinische Gesellschaft für Myofasziale Schmerzen e.V., Medizinische Fakultät Mannheim, CBTM Neuroanatomie, Universität Heidelberg
Heidelberg/Deutschland

Divo Gitta Müller HP
Heilpraktikerin, Körpertherapeutin, Mitbegründerin von Bodybliss
München/Deutschland

Thomas Myers LMT
Director, Kinesis Incorporated
ME/USA

Ian L. Naylor BPharm, MSc, PhD
Senior Lecturer, Bradford School of Pharmacy, University of Bradford
West Yorkshire/Großbritannien

Wolfgang Nebelung Priv.-Doz., Dr. med.
Chefarzt der Abteilung für Arthroskopie und Sporttraumatologie, Marienkrankenhaus Düsseldorf-Kaiserswerth
Düsseldorf/Deutschland

Robert J. Nee PT, MAppSc
PhD Candidate, Division of Physiotherapy, School of Health and Rehabilitation Sciences, The University of Queensland, St Lucia
Queensland, St Lucia/Australien

Arya Nielsen PhD
Practitioner, teacher, author and researcher on East Asian technique Gua sha; Faculty Beth Israel Medical Center
New York/USA

James L. Oschman PhD
Professor, President of Nature's Own Research Association, Dover, NH/USA; Member of the Scientific Advisory Board for the National Foundation for Alternative Medicine in Washington, DC, USA
Dover, NH/USA

Cengizhan Ozturk MD, PhD
Associate Professor, Institute of Biomedical Engineering, Boğaziçi University
Istanbul/Türkei

Serge Paoletti DO, MROF
Osteopath, Chambéry, France; Postgraduate teacher, Osteopathic school, University of Saint Petersburg
St Petersburg/Russland

Andrzej Pilat PT
Director Myofascial Therapy School Tupimek, Madrid, Spanien; Postgraduate Program Physiotherapy School ONCE, Universidad Autónoma
Madrid/Spanien

Stephanie A. Prendergast MPT
Co-owner and Physical Therapist at Pelvic Health and Rehabilitation Center
San Francisco, CA/USA

Peter P. Purslow BSc, PhD
Professor of Food Science, University of Guelph
Guelph Ontario/Kanada

Frank Reichwein Dr. med.
Facharzt für Orthopädie und Spezielle Orthopädische Chirurgie, Marienkrankenhaus Düsseldorf-Kaiserswerth
Düsseldorf/Deutschland

Philipp Richter DO
Osteopath
Burg Reuland/Belgien

Elizabeth H. Rummer MSPT
Co-owner and Physical Therapist at Pelvic Health and Rehabilitation Center
San Francisco, CA/USA

Robert Schleip Dr. biol. hum., Dipl.Psych.
Leiter der Fascia Research Group, Division of Neurophysiologie, Universität Ulm;
Forschungsdirektor der European Rolfing Association; Zertifizierter Rolfing & Feldenkrais-Lehrer
Ulm/Deutschland

Axel Schultheis Dr. med.
Facharzt für Orthopädie und Unfallchirurgie, Praxisgemeinschaft
Düsseldorf/Deutschland

Jane Simmonds PD, MA, BAppSc (Physio), BPE
Medical advisor HMSA and UK EDS support group
Programme Lead – MSc Sport and Exercise Rehabilitation, University of Hertfordshire
Hertfordshire/Großbritannien

Mark J. C. Smeulders MD, PhD
Research director, Department of Plastic, Reconstructive and Hand Surgery, Academic Medical Centre, University of Amsterdam
Amsterdam/Niederlande

Antonio Stecco MD
Physical Medicine and Rehabilitation specialist, University of Padova
Padua/Italien

Carla Stecco MD
Research Fellow and Orthopaedic surgeon, University of Padova
Padua/Italien

Toru Taguchi DSc
Assistant Professor of Neuroscience, Research Institute of Environmental Medicine, Nagoya University
Nagoya/Japan

Jörg Thomas Dr.med.
Facharzt für Anästhesie, Oberarzt Kinderspital Zürich
Zürich/Schweiz

Petra Valouchova PhD, PT
Lecturer, School of Medicine, Charles University, Prag
Prag/Tschechien

Andry Vleeming Prof. Dr.
Faculty of Medicine and Health Sciences, Ghent University, Belgium;
Department of Anatomy, Medical College of the University of New England,
Maine/USA

Nicol C. Voermans MD, PhD
Neurologist, Radboud University Nijmegen Medical Centre
Nijmegen/Niederlande

Ralf Vogt DO, M.Sc.
Praxis für Osteopathie und Naturheilkunde
Dietenheim/Deutschland

Jaap C. van der Wal MD, PhD
Senior Lecturer in Anatomy and Embryology (retired), University of Maastricht
Maastricht/Niederlande

Rainer Wander Dr. med.
Präsident DGfAN (Deutsche Gesellschaft für Akupunktur und Neuraltherapie);
Praxis für Chirotherapie, Homöopathie, Naturheilverfahren und spezielle Schmerztherapie
Elsterberg/Deutschland

Scott Wearing PhD
Research Program Leader (Injury Management), Centre of Excellence for Applied Sport Science Research, Queensland Academy of Sport
Brisbane, Australien;
Associate Professor and Smart Futures Fellow, Faculty of Health Sciences and Medicine, Bond University
Gold Coast/Australien

Stefan Weinschenk Dr. med.
Ambulanz für Naturheilkunde, Abteilung Gynäkologische Endokrinologie, Lehrbeauftragter für Neuraltherapie und Regulationsmedizin, Universitätsfrauenklinik Heidelberg
Heidelberg/Deutschland

Frank H. Willard PhD
Professor of Anatomy, University of New England, College of Osteopathic Medicine
Biddeford and Portland, Maine/USA

Alper Yaman PhD
PhD candidate, Institute of Biomedical Engineering, Boğaziçi University
Istanbul/Türkei

Can A. Yucesoy PhD
Associate Professor of Biomedical Engineering, Institute of Biomedical Engineering, Boğaziçi University
Istanbul/Türkei

Abbildungsnachweis

Der Verweis auf die jeweilige Abbildungsquelle befindet sich bei allen Abbildungen im Werk am Ende des Legendentextes. Alle nicht besonders gekennzeichneten Grafiken und Abbildungen © Elsevier GmbH, München.

Inhaltsverzeichnis

I	**Wissenschaftliche Grundlagen**	1
1	**Faszienanatomie**	3
1.1	Allgemeine Anatomie der Muskelfaszie	4
1.2	Die somatische Faszie	9
1.3	Fascia superficialis	15
1.4	Die tiefe Faszie im Schulter-Arm-Bereich	19
1.5	Die tiefe Faszie der unteren Extremität	23
1.6	Die Fascia thoracolumbalis	27
1.7	Die tieferen Faszien im Hals- und vorderen Rumpfbereich	33
1.8	Die viszerale Faszie	39
1.9	Intrakranielle und intraspinale Membranstrukturen	42
1.10	Zwerchfellartige Strukturen	49
2	**Die Faszie als Kommunikationsorgan**	55
2.1	Das Fasziennetzwerk	56
2.2	Propriozeption	58
2.3	Interozeption	64
2.4	Nozizeption – die Fascia thoracolumbalis als sensorisches Organ	69
2.5	Die Faszie als körperweites Kommunikationssystem	75
3	**Fasziale Kraftübertragung**	81
3.1	Kraftübertragung und Muskelmechanik	82
3.2	Myofasziale Kraftübertragung – eine Einführung	84
3.3	Myofasziale Ketten: Übersicht über die verschiedenen Modelle	89
3.4	Kraftübertragung über Anatomische Zuglinien	96
3.5	Biotensegrität – die Faszienmechanik	101
3.6	Das subkutane und epitendinöse Gewebe des multimikrovakuolären Gleitsystems	106
4	**Das Fasziengewebe**	109
4.1	Die Physiologie der Faszie	110
4.2	Die Faszie lebt: wie Faszientonus und -struktur von Zellen moduliert werden	115
4.3	Die Extrazellulärmatrix	121
4.4	Metabolische Einflüsse auf die Faszie	126
4.5	Strömungsdynamik im Fasziengewebe	131
II	**Klinische Anwendungsbereiche**	135
5	**Fasziale Erkrankungen**	137
5.1	Fasziale Erkrankungen – eine Einführung	139
5.2	Morbus Dupuytren und andere Fibromatosen	142
5.3	Kapsuläre Schultersteife (Frozen Shoulder)	148
5.4	Spastische Lähmung	154
5.5	Diabetisches Fußsyndrom	160
5.6	Sklerodermie und verwandte Krankheitsbilder	167
5.7	Triggerpunkte als fasziale Störung	174
5.8	Hypermobilität	182
5.9	Anatomie der Plantaraponeurose	188
6	**Diagnostische Verfahren zur Bestimmung der Faszienelastizität**	195
6.1	Diagnostische Verfahren zur Bestimmung der Faszienelastizität – eine Einführung	196
6.2	Faszienpalpation	199
6.3	Hypermobilität und Hypermobilitätssyndrome	207
7	**Faszienorientierte Therapieformen**	217
7.1	Einschlusskriterien und Übersicht	220
7.2	Triggerpunkttherapie	223
7.3	Rolfing – Strukturelle Integration	228
7.4	Myofasziale Induktion	234
7.5	Osteopathische Manipulationen und die Faszie	239
7.6	Bindegewebsmassage	245
7.7	Fascial Manipulation	251
7.8	Behandlung dysfunktionalen Narbengewebes	257
7.9	Akupunktur als faszienorientierte Therapie	261
7.10	Gua Sha	269
7.11	Proliferationstherapie	275
7.12	Neuraltherapie	281
7.13	Dynamischer Faszien-Release – manuelle und apparative Vibrationsbehandlung	286
7.14	Die Graston Technique	292
7.15	Das Fasziendistorsionsmodell	297
7.16	Frequenzspezifische Mikrostromtherapie (FSM)	303
7.17	Operationen und Narbenbildung	308
7.18	Temperatureinflüsse auf die Faszie	316
7.19	Neurodynamik: Bewegung gegen neuropathischen Schmerz	319
7.20	Fasziendehnung	325
7.21	Die Faszie beim therapeutischen Yoga	331
7.22	Pilates und die Faszie: die Kunst des „Work-in"	337
7.23	Entzündungshemmende Ernährung bei orthopädischen Erkrankungen	344
7.24	Faszien-Fitness: Empfehlungen für ein faszienorientiertes Training in Sport und Bewegungstherapie	350

III	**Wege in der Forschung** 359	**Glossar** 383
8	**Zur Forschung: methodische Herausforderungen und neue Richtungen** 361	**Abkürzungen** 389
8.1	Klinische Forschung und Grundlagenforschung zur Faszie – Gedanken zum Wissenschaftsprozess 362	**Register** 391
8.2	Bildgebung: Sonografie 364	**Farbtafeln** 403
8.3	Fortgeschrittene MRT-Techniken für die biomechanische Gewebeanalyse in vivo 368	
8.4	Die Rolle der Faszie bei der molekularbiologischen Anpassung der Muskelmasse 373	
8.5	Mathematische Modelle 378	

Robert Schleip und Peter A. Huijing

Wissenschaftliche Grundlagen

1	Faszienanatomie	3
2	Die Faszie als Kommunikationsorgan	55
3	Fasziale Kraftübertragung	81
4	Das Fasziengewebe	109

KAPITEL 1

Faszienanatomie

1.1	**Allgemeine Anatomie der Muskelfaszie** Peter P. Purslow und Jean-Paul Delage	4
1.1.1	Einleitung	4
1.1.2	Struktur und Aufbau der Muskelfaszie	4
1.1.3	Funktionelle Anatomie des Endomysiums	5
1.1.4	Funktionelle Anatomie des Perimysiums	6
1.1.5	Periendomysiale Übergänge	7
1.1.6	Perimysium und intrazelluläre Domänen	7
1.1.7	Zusammenfassung	7
1.2	**Die somatische Faszie** Frank H. Willard	9
1.2.1	Allgemeiner Aufbau der Körperfaszie	9
1.2.2	Faszienarchitektur – die vier großen Schichten	9
1.2.3	Zusammenfassung	12
1.3	**Fascia superficialis** Marwan Abu-Hijleh, Amol Sharad Dharap und Philip F. Harris	15
1.3.1	Einleitung	15
1.3.2	Makroskopische Geweberverteilung und -struktur	15
1.3.3	Die Komponenten der Faszie und ihre Funktionen	16
1.3.4	Alterungsvorgänge im Subkutangewebe	18
1.4	**Die tiefe Faszie im Schulter-Arm-Bereich** Carla Stecco und Antonio Stecco	19
1.4.1	Die tiefe Schulterfaszie	19
1.4.2	Die tiefe Armfaszie	19
1.4.3	Die Palmaraponeurose	20
1.4.4	Myofasziale Ausläufer	20
1.4.5	Belastbarkeit der tiefen Armfaszie	22
1.5	**Die tiefe Faszie der unteren Extremität** Carla Stecco und Antonio Stecco	23
1.5.1	Einleitung	23
1.5.2	Makroskopische Anatomie	23
1.5.3	Mikroskopische Anatomie	25
1.6	**Die Fascia thoracolumbalis** Andry Vleeming	27
1.6.1	Einleitung	27
1.6.2	Oberflächliches Blatt	27
1.6.3	Tiefes Blatt	28
1.6.4	Kinematik	28
1.6.5	Übergreifende Gesichtspunkte zur Anatomie der FTL	29
1.6.6	Zusammenfassung	30
1.7	**Die tieferen Faszien im Hals- und vorderen Rumpfbereich** Rainer Breul	33
1.7.1	Einleitung	33
1.7.2	Die Halsfaszie	33
1.7.3	Die thorakale Faszie	34
1.7.4	Die Bauchwandfaszie	36
1.8	**Die viszerale Faszie** Frank H. Willard	39
1.8.1	Einleitung	39
1.8.2	Die viszerale Faszie	39
1.8.3	Viszerale Ligamente	40
1.8.4	Adhäsionen	41
1.9	**Intrakranielle und intraspinale Membranstrukturen** Torsten Liem und Ralf Vogt	42
1.9.1	Dynamik des embryonalen Durawachstums nach Blechschmidt	42
1.9.2	Intrakranielles Membransystem	43
1.9.3	Extrakranielles Membransystem	44
1.9.4	Gefäßversorgung der Hirnhäute	46
1.9.5	Innervation der Hirnhäute	46
1.9.6	Funktionen der Dura	46
1.9.7	Reziproke Spannungsmembran	46
1.9.8	Offene Fragen und künftige Themen	47
1.10	**Zwerchfellartige Strukturen** Serge Paoletti	49
1.10.1	Einleitung	49
1.10.2	Embryonalentwicklung	49
1.10.3	Aufbau des Zwerchfells	50
1.10.4	Anordnungsbeziehungen und Funktion	51
1.10.5	Mechanik der Zwerchfellkontraktion	51
1.10.6	Wechselbeziehungen mit dem übrigen Körper	52
1.10.7	Synergien bei der Zwerchfellkontraktion	53

1.1 Allgemeine Anatomie der Muskelfaszie

Peter P. Purslow und Jean-Paul Delage

1.1.1 Einleitung

Unter dem Begriff „Muskelfaszie" wird an dieser Stelle das gesamte Bindegewebe am und im Muskel zusammengefasst. Bezüglich detaillierter Darstellungen sei der Leser auf das umfangreiche Quellenmaterial in einer neueren Veröffentlichung zur Struktur und Funktion der Skelett- und Herzmuskelfaszie verwiesen (Purslow 2008) – neben zahlreichen Originalarbeiten sind dort auch 15 weitere Übersichtsartikel aufgeführt. Wir werden uns in diesem Buch auf die wesentlichen Bestandteile, den Aufbau sowie die funktionellen Eigenschaften der Muskelfaszie beschränken.

In der älteren Literatur werden Muskelfaszien gern als „Schläuche" oder „Hüllen" beschrieben, die die einzelnen Muskelfasern und Faserbündel umschließen. Besser verstehen lässt sich ihre funktionelle Anatomie jedoch, wenn man sie als Binde-Gewebe im eigentlichen Wortsinn auffasst: Die Muskelfaszie bildet eine kontinuierliche, dreidimensionale Matrix, die das gesamte Organ durchzieht und die Fasern und Faserbündel viel eher miteinander verbindet als gegeneinander abgrenzt.

1.1.2 Struktur und Aufbau der Muskelfaszie

Die nachfolgende allgemeine Beschreibung der Faszie in der quergestreiften Muskulatur stellt den Konsens aus verschiedenen Quellen dar und ist noch einmal schematisch in ➤ Abb. 1.1.1 zusammengefasst.

Jeder Muskel ist insgesamt von einem *Epimysium* umgeben; diese äußere Bindegewebeschicht setzt sich nahtlos in den Sehnen fort, die den Muskel mit den Knochen verbinden. Im Inneren des Muskels bildet das *Perimysium* ein kontinuierliches Bindegewebenetz, das den Muskel in einzelne Faserbündel (Faszikel) unterteilt. In den Außenbereichen des Muskels geht dieses perimysiale Netz in das Epimysium und in die Sehnen über; auch mechanisch sind diese Strukturen miteinander verbunden. Innerhalb jedes Faserbündels/Faszikels bildet wiederum das *Endomysium* ein kontinuierliches Bindegewebenetz aus Logen für die einzelnen Muskelfasern.

Allgemein gesagt, bestehen alle diese Bindegewebeschichten aus Kollagenfasern (und manchmal auch einigen Elastinfasern), die in einer amorphen Grundsubstanz aus hydrierten Proteoglykanen liegen. Über die Grundsubstanz werden die eingelagerten Kollagenfasern mechanisch gekoppelt. Listrat et al. (2000) und Passerieux et al. (2006) weisen im Muskel sieben verschiedene Kollagenarten nach (Typ I, III, IV, V, VI, XII und XIV). Typ I, III und V sind fibrilläre (faserbildende) Kollagene; Typ I und III kommen in der quergestreiften Muskulatur bei Säugetieren am häufigsten vor. Typ XII und XIV werden als eine Art Brückenmoleküle angesehen, die die fibrillären Kollagene mit anderen Bestandteilen der amorphen Grundsubstanz verbinden. Die Basalmembran der Muskelfasern enthält nicht faserbildendes Kollagen Typ IV sowie Glykoproteinanteile wie Laminin, Fibronektin und heparansulfathaltige Proteo-

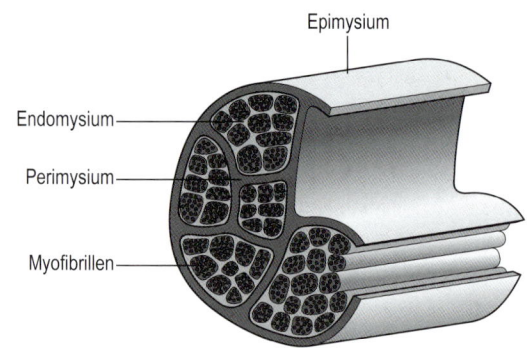

Abb. 1.1.1 Schematische Darstellung der Faszienstrukturen eines Skelettmuskels: Das Epimysium bedeckt die Außenseite des Muskels, das Perimysium erstreckt sich zwischen den Faszikeln und das Endomysium zwischen den Muskelfasern. Die kontraktilen Myofibrillen liegen im Inneren der Muskelfasern. Abdruck mit freundlicher Genehmigung von Dr. Loong Tak Lim.

glykane. Sie bildet die Grenze zwischen der aus Phospholipiden bestehenden Muskelzellmembran und dem Kollagenfasernetz der sog. Lamina fibroreticularis des Endomysiums.

Kollagenfasern werden mechanisch durch kovalente Querverbindungen zwischen den einzelnen Molekülen stabilisiert. Diese sog. Crosslinks sind entscheidend für die mechanische Belastbarkeit und Steifigkeit des Gewebes. Ohne sie würden die Kollagenmoleküle unter Belastung einfach aneinander vorbeigleiten, und die Fasern hätten keinerlei Widerstandskraft. Im Verlauf der fetalen Entwicklung sowie der nachgeburtlichen Reifung ändern sich die Art und Anzahl der kovalenten Crosslinks und damit auch die mechanische Stabilität der Kollagenfasern in der Muskelfaszie erheblich. Zur Ausbildung der Crosslinks im reifenden und alternden Bindegewebe gibt es eine ausgezeichnete und detaillierte Übersicht von Avery und Bailey (2008). Hier wollen wir uns auf die Feststellung beschränken, dass die Muskelfaszien zahlreiche kovalente Crosslinks aufweisen, dass diese Crosslinks sowohl im Endomysium als auch im Perimysium Veränderungen während der Reifung unterliegen und dass Substanzen, die die Ausbildung von Crosslinks durch Glykierung fördern, mit der Nahrung, aber beispielsweise auch durch Tabakrauch in den Körper aufgenommen werden können. Ernährung und Lebensstil können somit über die Quervernetzung der Kollagenfasern die mechanischen Eigenschaften von Muskelfaszien und anderen Bindegeweben beeinflussen.

Anteil und Aufbau des Muskelfasziengewebes sind in den einzelnen Muskeln des Körpers unterschiedlich. Der Vergleich von Querschnitten verschiedener Muskeln derselben Spezies zeigt, dass das Perimysiumnetz in den einzelnen Muskeln Faszikel von sehr unterschiedlicher Größe und Form abgrenzt bzw. verbindet (Purslow 2005; Abb. 1.1.2). Auch in Bezug auf Stärke und Anordnung des Perimysiumgewebes sind deutliche Unterschiede zu erkennen, die schon seit Längerem auf die unterschiedlichen mechanischen Aufgaben der verschiedenen Muskeln zurückgeführt werden. Wenn das zutrifft, muss die Muskelfaszie eine wichtige Rolle für die physiologische Funktion der einzelnen Muskeln spielen. Es wurden inzwischen verschiedene Erklärungsansätze hierfür entwickelt, die aber bei Weitem noch nicht vollständig sind.

1.1.3 Funktionelle Anatomie des Endomysiums

Benachbarte Muskelfasern (Muskelzellen) sind durch drei Strukturen voneinander getrennt:
1. An ihrer Oberfläche ist jede Muskelfaser von der etwa 9 nm dicken Plasmamembran (Plasmalemm) bedeckt.
2. Außerhalb der Plasmamembran liegt die Basalmembran des Endomysiums. Sie ist etwa 50–70 nm dick und besteht aus zwei Schichten, der an die Plasmamembran angrenzenden Lamina lucida (oder Lamina rara) und der äußeren Lamina densa.

Jede Muskelfaser hat ihr eigenes Plasmalemm und wird von einer eigenen Basalmembran umgeben. Den Zwischenraum zwischen zwei benachbarten Muskelfasern füllt die dritte Schicht aus:

3. Das Kollagenfasernetz (oder Retikulum), das aus einem Netzwerk von Kollagenfibrillen und -fasern in einer Proteoglykanmatrix gebildet wird. Schmalbruch (1974) gibt als Dicke der Retikulumschicht im M. sartorius beim Frosch 0,2–1,0 µm an.

Wie auf Muskelschnitten in der klassischen Transmissionselektronenmikroskopie zu sehen ist (> Abb. 1.1.2), verändert sich die Dicke des Endomysiums in Abhängigkeit von der Muskellänge: Ist der Muskel kurz, so ist das Endomysium relativ dick, und mit zunehmender Muskeldehnung nimmt die Dicke dann immer mehr ab (Trotter und Purslow 1992). Die fibröse Retikulumschicht ist benachbarten Muskelzellen gemeinsam und bildet ein durchgängiges Netzwerk, das den gesamten Faszikel durchzieht. Die Muskelzellen (mit ihren Plasmamembranen und Basalmembranen) sitzen sozusagen in den polygonalen „Maschen" des Endomysiumnetzes.

Die Retikulumschicht des Endomysiums wird oft als zufällig oder quasi-zufällig angeordnetes Netz aus unregelmäßig welligen, dünnen Kollagenfasern beschrieben. Wirklich zufällig ist die Anordnung jedoch nicht: In der breiten Verteilung der Kollagenfaserausrichtungen gibt es eine bevorzugte Verlaufsrichtung, die sich mit der Muskellänge ändert (Purslow und Trotter 1994).

Bei Tieren aus ganz unterschiedlichen Stämmen wurden Muskelfasern festgestellt, die nicht über die gesamte Faszikellänge (von einer Sehne bis zur anderen) verlaufen. Trotter (1993) listet 28 Studien auf, in denen in verschiedensten Muskeln von Mensch, Säugetieren und Vögeln eine serielle Faseranordnung gezeigt wurde. In Muskeln mit einer solchen Faserreihenarchitektur sind die Fasern im Vergleich zur Faszikellänge relativ kurz. Besonders häufig ist dies bei Vögeln zu beobachten, wo die einzelnen Muskelfasern manchmal nur 0,4 bis 2,6 cm lang sind. Allein durch das Endomysium werden diese einzelnen Muskelfasern innerhalb des Faszikels verbunden und zusammengehalten. Um die Spannung einer intrafaszikulär endenden Faser auf die Enden des Faszikels zu übertragen, ist somit eine Kraftübertragung über das Endomysiumnetz erforderlich, da dies die einzige kontinuierliche Verbindung zwischen den Fasern ist.

Gegenüber Zugkräften, die auf das jeweilige Netzwerk wirken, ist das Endomysium sehr nachgiebig und kann sich leicht entsprechend den Längen- und Durchmesseränderungen verformen, die bei Anspannung bzw. Entspannung des Muskels entstehen. Die Kraftübertragung zwischen benachbarten Muskelfasern mittels Scherung (translaminaren Scherkräften), die sich als sehr effizienter Mechanismus herausgestellt hat (Trotter und Purslow 1992, Purslow und Trotter 1994, Trotter, Richmond und Purslow 1995),

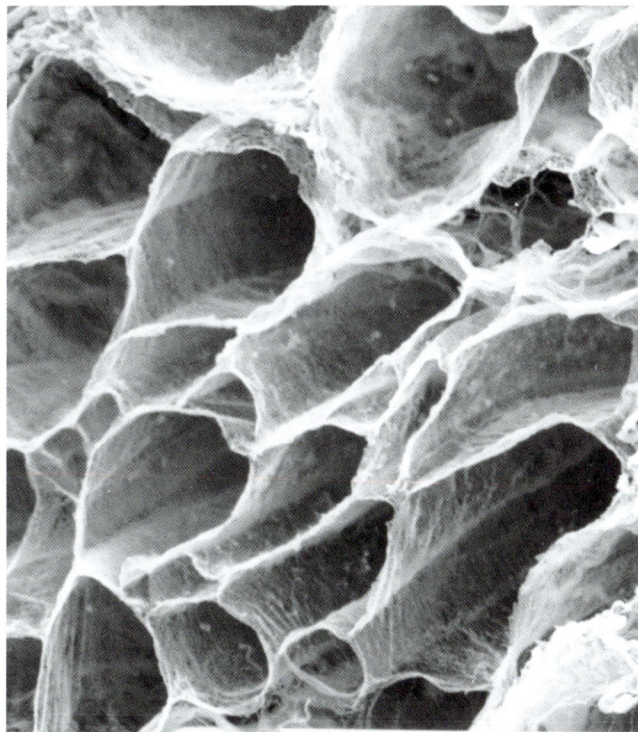

Abb. 1.1.2 Rasterelektronenmikroskopische Darstellung der Endomysiumstruktur nach Entfernung der myofibrillären Elemente aus den Muskelzellen. Das Endomysium bildet ein kontinuierliches Gitterwerk, das alle Muskelfasern eines Faszikels untereinander verbindet.

erfordert allerdings wieder andere Voraussetzungen: Als Verbindung, über die die Kraft der intrafaszikulär endenden Muskelfasern auf die Sehnenansätze übertragen wird, darf das Endomysium sich selbst nicht zu stark verformen, damit die Kraftübertragung nicht ineffizient wird. Insbesondere bei isometrischer Muskelkontraktion würde die Kontraktionskraft schlecht übertragen, wenn es durch leicht dehnbare Verbindungen zu einer deutlichen Längenzunahme des Faszikels kommen würde. Purslow (2002) zeigte, dass die Verschiebungen, die durch translaminare Scherkräfte im Endomysium in der Längsachse des Muskels entstehen, diesbezüglich nicht relevant sind. Funktionell heißt das, dass das Endomysium die Kraftübertragung zwischen benachbarten Muskelfasern mittels Scherung effizient ermöglicht, sich andererseits aber doch innerhalb des Netzwerks so leicht verformen kann, dass die Längen- und Durchmesseränderungen der Muskelfasern bei der Muskelkontraktion und -entspannung nicht behindert werden.

Die funktionelle Anatomie der endomysialen Verbindung zwischen benachbarten Muskelfasern scheint in Muskeln mit Faserreihenarchitektur nicht anders zu sein als in Muskeln mit kontinuierlicher Faseranordnung. Offensichtlich ist also die Aufteilung der Belastung zwischen benachbarten Muskelzellen eine gemeinsame Funktion, sowohl in der Skelettmuskulatur mit Faserreihenarchitektur bzw. mit kontinuierlichen Fasern als auch in der Herzmuskulatur (Purslow 2008). Das Endomysium bildet somit eine kontinuierliche dreidimensionale Matrix, die benachbarte Muskelfasern eng durch Scherkräfte miteinander verbindet, damit die Kraftübertragung innerhalb des Faszikels koordiniert und so die Fasern im Gleichtakt hält.

1.1.4 Funktionelle Anatomie des Perimysiums

Das Perimysium unterscheidet sich bezüglich der Gewebestärke und -verteilung zwischen den einzelnen Muskeln des Körpers noch deutlich stärker als das Endomysium. Es durchzieht, wie Passerieux et al. (2007) an Präparationen von zwei gefiederten Muskeln von Kuh und Ratte zeigten, als eine wohlgeordnete Struktur den gesamten Muskel. Kräftige Perimysiumlagen umschließen die großen Muskelfaserbündel in Form von Schläuchen, die wabenartig parallel zur Muskelfaserrichtung angeordnet sind. An ihren Enden gehen diese Schläuche kontinuierlich in die Sehnen über und an der Außenseite des Muskels in das Epimysium. Die Schlauchwand besteht aus zwei (oder sogar mehr) flachen Lagen langer, welliger Kollagenfasern. Innerhalb jeder Lage verlaufen die Kollagenfasern parallel; sie kreuzen die Muskelfasern in einem Winkel von +/− 55° und die Fasern der angrenzenden Lagen in einem Winkel von etwa 120°. Außerdem überlappen sich z. T. die langen Kollagenfasern benachbarter Schlauchwänden, sodass insgesamt eine sehr kohärente Struktur entsteht. Viele der Kollagenfasern ziehen aus den verschiedenen Lagen der Wand heraus in das Schlauchinnere und unterteilen in breiten, flachen Fasersträngen den Inhalt des Schlauchs in sekundäre Muskelfaserbündel. Dabei verzweigen sie sich in zunehmend dünnere Stränge, die immer kleinere Faszikel abteilen. (Bei der Kuh ist dies möglich, weil die einzelnen Kollagenfasern bis zu 5 cm lang sind, wobei sie auf einer Länge von etwa 3 cm glatt in der Schlauchwand liegen und von dort aus etwa 2 cm weit in den Faszikel hinein abbiegen.) Am Ende legen sich ganz feine Stränge auf die Oberfläche der einzelnen Muskelzelle. So entsteht ein regelmäßiges Netzwerk aus langen Kollagenfasern, die an zahlreichen und auffallend gleichmäßig angeordneten Stellen Kontakt zur Muskelzelle aufnehmen (Passerieux et al. 2007; > Abb. 1.1.3).

Die Perimysiumschicht zwischen zwei benachbarten Faszikeln besteht aus einer Proteoglykanmatrix, in die zwei oder mehr Lagen aus welligen, gekreuzt verlaufenden Kollagenfasern eingebettet sind. Die Verlaufsrichtung der Fasern bildet in der Ruhelage (d. h., wenn der Muskel entspannt ist) in jeder Kollagenfaserlage einen Winkel von +/− 55° zur Längsachse des Faszikels. Dieser Winkel nimmt zu, wenn sich der Muskel verkürzt, und ab, wenn der Muskel passiv gedehnt wird. Auch die Wellung der Kollagenfaserbündel ändert sich mit der Muskellänge; sie ist maximal ausgebildet, wenn der Muskel seine entspannte Ruhelänge hat. So hat das Perimysium keine hohe Zugsteifigkeit und lässt sich leicht deformieren, bis der Muskel so weit gedehnt ist, dass sich alle Kollagenfasern in der Zugrichtung ausgerichtet haben und aus ihrer Wellenform in die Länge gestreckt wurden (Lewis und Purslow 1989). Seine hohe Zugfestigkeit und Widerstandsfähigkeit gegen Zugbelastungen zeigt das Perimysium also nur bei starken Dehnungen, die deutlich jenseits des normalen Bewegungsspektrums des lebenden Muskels liegen.

Die Dehnungseigenschaften des Perimysiums entsprechen also denen des Endomysiums und daher liegt die Vermutung nahe, dass auch das Perimysium die innerhalb der Faszikel entstehenden Kräfte durch translaminare Scherung auf die angrenzenden Faszikel übertragen könnte. Offenbar kann ein solcher Kraftübertragungsmechanismus unter extremen Umständen wie einer Muskelschädigung oder partiellen Durchtrennung der Sehnenverbindung zum Tragen kommen. Zwei Argumente sprechen jedoch dagegen, dass dies auch bei normalen Aktionen des lebenden Muskels der Fall ist: Erstens zeigt eine detaillierte Analyse (Purslow 2002), dass im Perimysium allein aufgrund seiner größeren Schichtdicke weitaus (d. h. um Größenordnungen) stärkere Deformationen durch Scherkräfte auftreten würden als im Endomysium – im physiologisch relevanten Muskellängenbereich wäre die Kraftübertragung über das Perimysium somit ziemlich lasch und ineffizient. Und warum sollten zweitens Perimysiuminhalt und -architektur so viel variabler sein als die des Endomysiums, wenn beide Gewebe die gleichen Funktionen erfüllten?

Zur Funktion des Perimysiums zitiert Schmalbruch (1985) ein altes Modell von Feneis (1935), nach dem die Perimysiumstrukturen eine „neutrale" Verbindung zwischen den Muskelfaszikeln bilden, die es den Faszikeln ermöglicht, sich gegeneinander zu verschieben, wenn sich die Muskelgeometrie bei der Kontraktion verändert. In klinischen und sportmedizinischen Studien wurden die „Grenzflächen" zwischen den Faszikeln menschlicher Muskeln sonografisch untersucht; aus ihrer Rotation bei der Kontraktion lässt sich die

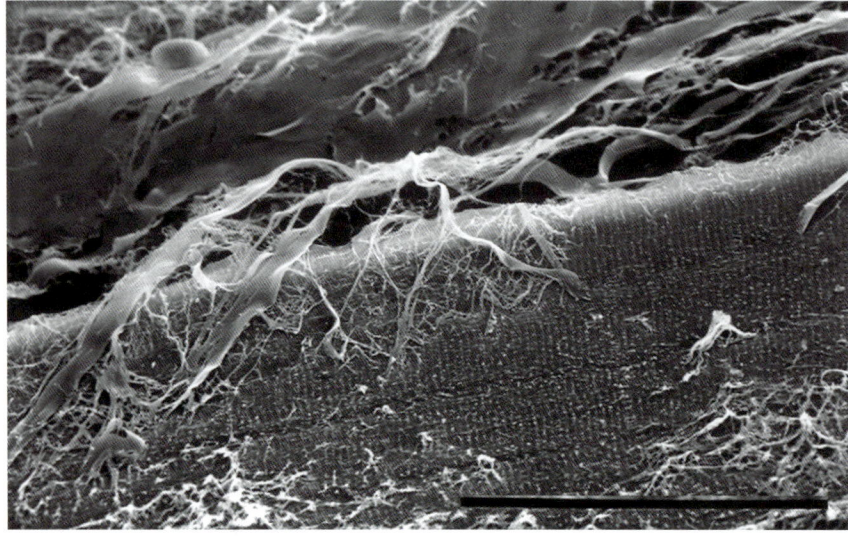

Abb. 1.1.3 Aufsicht auf eine perimysiale Kontaktplatte (PJP): Die terminalen Verzweigungen eines Perimysiumstrangs nehmen auf der Höhe der Sarkomere Kontakt mit der Oberfläche einer Muskelfaser auf. Unten auf der Muskelfaser ist etwas Endomysium sichtbar. Rasterelektronenmikroskopie, Rindermuskulatur. Maßstabsbalken = 100 μm.

Scherverformung abschätzen. Die in der Literatur angegebenen Werte aus sieben solcher klinischen Studien (Purslow 2002) zeigen, dass erstens innerhalb des aktiv kontrahierenden Muskels erhebliche Scherkräfte auftreten können und dass zweitens diesbezüglich beträchtliche Unterschiede zwischen Quadriceps, Vastus lateralis, Gastrocnemius und Tibialismuskeln bestehen. Die Annahme, dass die Unterteilung des Muskels in Faszikel Scherverformungen erleichtert, könnte also auch erklären, warum sich die Faszikel von Muskel zu Muskel so sehr in Form und Größe unterscheiden. Bisher ist diese Theorie allerdings nicht mehr als eine interessante Möglichkeit, da es noch keine detaillierte quantitative Untersuchung zu den Zusammenhängen zwischen Perimysiumarchitektur, Faszikelgröße und Verteilung der Scherspannungen im arbeitenden Muskel gibt.

1.1.5 Periendomysiale Übergänge

Die Endomysiumhüllen der einzelnen Muskelfasern sind mit dem Perimysium intermittierend durch sog. perimysiale Kontaktplatten (perimysial junctional plates, PJP) verbunden, die von Passerieux et al. 2006 beschrieben wurden.

Wenn nun das Perimysium – ebenso wie das Endomysiumnetzwerk – prinzipiell die Funktion hat, Kräfte zu übertragen, sollte der peri-endomysiale Übergangsbereich eine hohe mechanische Festigkeit und geringe Compliance (Dehnbarkeit) besitzen. Wenn andererseits das Perimysium unter physiologischen Bedingungen nur eine begrenzte Rolle bei der myofaszialen Kraftübertragung spielt und eher die Aufgabe hat, Scherkräfte bei den kontraktionsassoziierten tangentialen Verschiebungen der Muskelfasern gegeneinander auszugleichen, sollten diese Verbindungen eigentlich eher zart sein.

PJP sind an der Oberfläche der Muskelfasern in Abständen von etwa 300 µm versetzt angeordnet. Sie werden jeweils gebildet von mehreren Endabzweigungen aus den Fasersträngen, die aus den die Faszikel trennenden Perimysiumschläuchen hervorgehen (➤ Abb. 1.1.3). Diese Faserenden ziehen durch die Endomysiumschicht der Muskelfaser und erreichen deren Oberfläche über und zwischen den costameren Strukturen. Dabei bilden sie auch Anheftungen am retikulären Gefüge des Endomysiums und an der Basalmembran der Muskelfasern aus.

Gefrierbruchpräparationen (wie in ➤ Abb. 1.1.3) zeigen, dass das Perimysium nur in den Bereichen erhalten bleibt, in denen die perimysialen Plexus an den Muskelfasern anhaften. Daraus lässt sich schließen, dass diese Anheftungsstellen recht fest sein müssen und also die Übertragung von Kontraktionskräften in Synergie mit dem Endomysium erlauben. Die große Länge der beteiligten Kollagenfasern deutet andererseits darauf hin, dass das Perimysium später belastet wird als das Endomysium, z. B. bei großen intramuskulären Scherverformungen oder exzentrischen Kontraktionen, wie sie beim Abwärtsgehen zustande kommen.

1.1.6 Perimysium und intrazelluläre Domänen

Von den zytoplasmatischen Bestandteilen der Muskelzellen sind die Zellkerne und Mitochondrien besonders interessant, weil sie den Stoffwechsel bzw. die Energieproduktion der Zelle kontrollieren, und es ist davon auszugehen, dass ihre Lage innerhalb der Muskelzelle eine Bedeutung hat. Bei den Zellkernen galt, dass sie in gleichmäßigen Abständen entlang der Muskelfaser angeordnet sind und jeder von ihnen seine umgebende „myonukleäre Domäne" kontrolliert. Roy et al. (1999) stellten dann jedoch fest, dass die Zellkerne entlang der Muskelfaser gruppiert angeordnet sind und die Anzahl der Kerne in einem solchen Cluster vom Trainingszustand des Muskels abhängt. Bei den Mitochondrien ist die Lage etwas anders: Sie liegen in großer Regelmäßigkeit entlang der Sarkomere; zusätzlich gibt es größere Mitochondrienansammlungen direkt unterhalb des Sarkolemms. Die Kerne und subsarkolemmalen Mitochondrien stehen dort mit dem Zytoskelett in Verbindung, wo Kapillaren die Muskelfaser kreuzen (Ralston et al. 2006). Diese Kapillaren verlaufen im Perimysium eingebettet und sind nach den Erkenntnissen von Passerieux et al. (2006) statistisch gehäuft an den gleichen Stellen wie die PJP zu finden (➤ Abb. 1.1.4).

Darüber hinaus treten bei einem Mangel an Kollagen Typ VI im Perimysium apoptotische Veränderungen an Kernen und Mitochondrien der Muskelfaser auf (Inwin et al. 2003). Es ist daher davon auszugehen, dass die Endaufzweigungen der Perimysiumfaserstränge eine wichtige Rolle bei der Mechanotransduktion spielen, wenn sie während der Kontraktion der Muskelfaser belastet werden.

1.1.7 Zusammenfassung

Die Muskelfaszie ist wichtig für die Funktion des Muskelgewebes. Durch Kraftübertragung zwischen den eng miteinander verbundenen Muskelfasern eines Faszikels können Kräfte koordiniert und verletzte Faserbereiche vor Überdehnung geschützt werden. Außerdem ist dies, zumindest in Muskeln mit Faserreihenarchitektur, ein

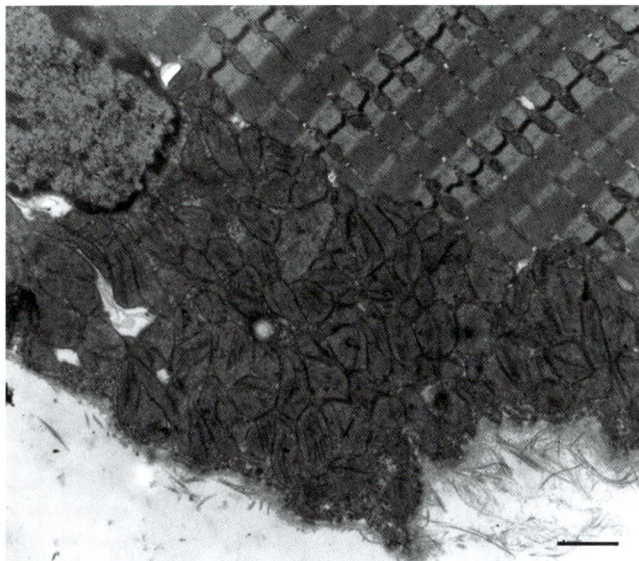

Abb. 1.1.4 Intrazelluläre Domäne einer PJP. Dünne Perimysiumfasern liegen an den Rändern der Muskelfasern in der Nähe eines Zellkerns und einer großen subsarkolemmalen Ansammlung von Mitochondrien. Transmissionselektronenmikroskopie; Rattenmuskulatur. Maßstabsbalken = 1 µm.

wichtiger Weg zur Übertragung der Kontraktionskräfte. Auch die myofasziale Kraftübertragung, die inzwischen durch zahlreiche Untersuchungen zuverlässig belegt ist, verläuft über das Perimysium und Epimysium. Andererseits spielt die perimysiale Abgrenzung der Muskelfaserbündel untereinander vermutlich auch eine Rolle beim Ausgleich starker Scherverformungen. Wie an anderer Stelle in diesem Buch im Detail ausgeführt, befindet sich die Muskelfaszie stets in einem dynamischen Gleichgewicht zwischen Auf- und Umbau (Remodeling), sodass sie sich fortlaufend an ihre mechanischen Aufgaben im arbeitenden Muskel anpassen kann.

LITERATURQUELLEN

Avery NC, Bailey AJ. Restraining cross-links responsible for the mechanical properties of collagen fibers: natural and artificial. In: Fratzl P (ed). Collagen: Structure and Mechanics. New York: Springer, 2008: p. 81–110.

Feneis H. Über die Anordnung und die Bedeutung des Bindegewebes für die Mechanik der Skelettmuskulatur. Morph Jb 1935; 76: 161–202.

Irwin WA, Bergamin N, Sabatelli P, et al. Mitochondrial dysfunction and apoptosis in myopathic mice with collagen VI deficiency. Nat Genet 2003; 35: 367–371.

Lewis GJ, Purslow PP. The strength and stiffness of perimysial connective-tissue isolated from cooked beef muscle. Meat Sci 1989; 26: 255–269.

Listrat A, Lethias C, Hocquette JF, et al. Age related changes and location of types I, III, XII and XIV collagen during development of skeletal muscles from genetically different animals. Histochem J 2000; 32: 349–356.

Passerieux E, Rossignol R, Chopard A, et al. Structural organisation of the perimysium in bovine skeletal muscle: Junctional plates and associated intracellular subdomains. J Struct Biol 2006; 154: 206–216.

Passerieux E, Rossignol R, Letellier T, Delage JP. Physical continuity of the perimysium from myofibres to tendons: Involvement in lateral force transmission in skeletal muscle. J Struct Biol 2007; 159: 19–28.

Purslow PP. The structure and functional significance of variations in the connective tissue within muscle. Comp Biochem Physiol A Mol Integr Physiol 2002; 133: 947–966.

Purslow PP. Intramuscular connective tissue and its role in meat quality. Meat Sci 2005; 70: 435–447.

Purslow PP. The extracellular matrix of skeletal and cardiac muscle. In: Fratzl P (ed). Collagen: Structure and Mechanics. New York: Springer, 2008: p. 325–358.

Purslow PP, Trotter JA. The morphology and mechanical properties of endomysium in series-fibred muscles: variations with muscle length. J Muscle Res Cell Motil 1994; 15: 299–304.

Ralston E, Lu Z, Biscocho N, et al. Blood vessels and desmin control the positioning of nuclei in skeletal muscle fibers. J Cell Physiol 2006; 209: 874–882.

Roy RR, Monke SR, Allen DL, Edgerton VR. Modulation of myonuclear number in functionally overloaded and exercised rat plantaris fibers. J Appl Physiol 1999; 87: 634–642.

Schmalbruch H. The sarcolemma of skeletal muscle fibres as demonstrated by a replica technique. Cell Tissue Res 1974; 150: 377–387.

Schmalbruch H. Skeletal Muscle. Berlin: Springer, 1985.

Trotter JA. Functional morphology of force transmission in skeletal muscle. Acta Anat (Basel) 1993; 146: 205–222.

Trotter JA, Purslow PP. Functional morphology of the endomysium in series-fibered muscles. J Morphol 1992; 212: 109–122.

Trotter JA, Richmond FJR, Purslow PP. Functional morphology and motor control of series fibred muscles. In: Holloszy JO (ed). Exercise and sports sciences reviews, vol. 23. Baltimore: Williams & Watkins, 1995: p. 167–213.

WEITERE LITERATURHINWEISE

Listrat A, Picard B, Geay Y. Age-related changes and location of type I, III, IV, V and VI collagens during development of four foetal skeletal muscles of double muscles and normal bovine muscles. Tissue Cell 1999; 31: 17–27.

Purslow PP. Strain-induced reorientation of an intramuscular connective tissue network: implications for passive muscle elasticity. J Biomech 1989; 22: 21–31.

Purslow PP. The intramuscular connective tissue matrix and cell-matrix interactions in relation to meat toughness. In: Proceedings of the 45th International Congress on Meat Science and Technology. Yokohama, Japan, 1999: p. 210–219.

1.2 Die somatische Faszie
Frank H. Willard

1.2.1 Allgemeiner Aufbau der Körperfaszie

Auf die Frage nach den somatischen (oder parietalen) Körpergeweben erhält man als Erstes sicher oft die Antwort: Muskeln, Knochen, Gelenke. Keines dieser Gewebe verträgt jedoch allzuviel direkten Kontakt, ohne Schaden zu nehmen. Zu ihrem Schutz sind daher alle somatischen Strukturen in eine bindegewebige Matrix eingebettet, die als Faszie bezeichnet wird. Sie ist der „Verband" oder die „Verpackung" für alle Körperstrukturen: Die Muskeln entwickeln sich in einer embryonalen Matrix aus Bindegewebe und sind im fertigen Zustand von einem Epimysium umgeben; Knochen entstehen in einer Faszienmatrix (dem Mesenchym), die im ausgewachsenen Körper zum Periost wird, und Gelenkkapseln verdichten sich aus einer Mesenchymverdickung (Gardner 1963), die am Ende eine Faszienddeckschicht über dem dichten Kapselgewebe bildet. In allen diesen Fällen schützt die Faszienhülle die somatische Struktur vor Schäden durch Reibung an den benachbarten Strukturen und bildet gleichzeitig eine Leitungsschicht, in der die Gefäß-Nerven-Straßen ohne größere Widerstände durch den Körper ziehen können. Als Hüllschicht um die einzelnen Elemente des somatischen Systems bildet die Faszie komplexe, fortlaufende Bindegewebeschichten und -flächen, die alle Bereiche des Körpers miteinander verbinden – und entlang derer die Anatomen gern sezieren (Huber 1930).

In der Regel wird die Struktur der Faszie von ihren Funktionen diktiert. Faszien müssen sich in verschiedenen Ebenen und Richtungen verformen können und anschließend sofort in ihre Ausgangsform zurückkehren. Diese Anforderung lässt sich am besten durch ein Bindegewebe erfüllen, dessen Faserelemente unregelmäßig ausgerichtet und untereinander verwoben sind. Die Faszie im engeren Sinne besteht daher aus geflechtartigem Bindegewebe und unterscheidet sich dadurch von Geweben mit paralleler Faseranordnung wie Sehnen, Bändern, Aponeurosen oder Gelenkkapseln (Clemente 1985, Standring 2008). Das unregelmäßige Fasergeflecht verleiht Beweglichkeit und Festigkeit in allen Richtungen, ohne eine davon zu bevorzugen. Eine Faszie bei der Präparation zu zerreißen, ist dementsprechend in keiner Richtung leicht möglich. Sehnen, Bänder oder Aponeurosen bieten umgekehrt durch ihre einheitliche Faserausrichtung maximale Zugfestigkeit in einer oder einigen wenigen Richtungen, können aber senkrecht zu dieser Richtung mit bloßen Fingern einfach auseinandergerissen werden.

Die Faserdichte der Faszie kann je nach Lage und Funktion ganz unterschiedlich sein. Die Faszienschicht unter der Haut – oft mit einem etwas unscharfen Begriff als *oberflächliche Faszie* bezeichnet (Singer 1935, Clemente 1985, Standring 2008) – muss beispielsweise sehr beweglich sein und weist daher eine eher geringe Kollagenfaserdichte auf. Dagegen hat die Faszie, die die Muskeln, Ligamente, Sehnen und Gelenkkapseln umgibt, eher eine Stützfunktion. Sie wird auch als die *tiefe* oder *Muskelfaszie* bezeichnet. Die Dichte der Kollagenfasern ist hier schon deutlich höher als in der oberflächlichen Faszie, aber das Gewebe ist ebenfalls unregelmäßig geflechtartig (Singer 1935, Clemente 1985, Standring 2008).

Häufig haben Faszienflächen gar keine eindeutigen Grenzen – im Gegensatz zu hoch differenzierten somatischen Strukturen wie etwa bei Muskeln, Sehnen, Bändern und Aponeurosen. Muskeln haben recht gut erkennbare Ursprünge und Ansätze und am Übergang zur Sehne ist selbst mikrostrukturell eine klare Grenzlinie zu sehen. Auch die Ansatzstelle des Muskel-Sehnen-Komplexes am Knochen ist als Enthese gut definiert. Das Fehlen definitiver Grenzen, wie wir es im Faszengewebe sehen, ermöglicht andererseits die Ausbildung weiträumiger Schichten, die sich über mehrere Organsysteme ziehen, oder Logen, die mehrere Muskeln zusammenfassen. Im Faszienkompartment können die Gefäß-Nerven-Straßen – die selbst von einer Faszienhülle aus dichtem geflechtartigem Bindegewebe umgeben sind – durch bzw. entlang von Gewebeschichten ziehen, die ein Hindernis darstellen würden, wären sie aus den hoch organisierten, regelmäßig angeordneten Faserelementen aufgebaut, wie wir sie in Aponeurosen, Sehnen, Bändern oder Gelenkkapseln vorfinden. Der Lymphfluss kann sich durch die Lymphspalten in der unregelmäßigen faszialen Gewebeschicht leicht ausbreiten – wenn er feste Gewebegrenzen überwinden müsste, käme er rasch zum Stillstand. Auch das zeigt deutlich, wie eng die Funktion der somatischen Faszie mit ihrer Struktur zusammenhängt.

1.2.2 Faszienarchitektur – die vier großen Schichten

Allgemeine Gliederung

Eine systematische Beschreibung der Körperfaszie wurde von verschiedenen Autoren vorgeschlagen (Gallaudet 1931, Singer 1935, Benjamin 2009). Wir wollen uns in diesem Kapitel auf das unregelmäßige (geflechtartige) Bindegewebe, also die „eigentlichen" Faszien beschränken und diese als ein System aus vier großen Hüllschichten im Körperstamm beschreiben. In modifizierter Form lässt sich dieses Grundschema auch auf die Extremitäten anwenden.

Die vier Schichten umgeben die Rumpfstrukturen in Form konzentrischer „Schläuche" (siehe Tafel 1.2.1). Die äußerste Faszienschicht bildet der sog. *Pannikulus* (Panniculus adiposus). Diesen Begriff gebraucht Singer in seiner Abhandlung über die Faszien (Singer 1935) und auch Last spricht sich in seinem Lehrbuch der Anatomie (Last 1978) nachdrücklich für dessen allgemeine Verwendung aus. Nach innen folgt auf den Pannikulus die tiefe *Rumpffaszie,* aus der unter anderem die Faszienscheiden (Epimysien) der Rumpfmuskeln, der Sehnen (Peritendineum) und der Bänder (Periligamentum) sowie das Periost der Knochen hervorgehen. Die Rumpffaszie setzt sich als *Extremitätenfaszie* in die Arme und Beine fort. [A. d. Ü.: Im englischen Sprachraum werden die oberflächliche und tiefe Faszie häufig als Oberflächen- (*superficial*) und Hüllfaszie (*investing fascia*) sowie die Rumpf- und Extremitätenfaszie als axiale (*axial*) und appendikuläre (*appendicular*) Faszie gegenübergestellt.] Wie die Pannikulusschicht kann auch die tiefe Rumpf- und Extremitätenfaszie noch weiter untergliedert werden; in diesem Kapitel wird sie jedoch als eine große Schicht behandelt. Nach innen folgen der tiefen Rumpffaszie noch zwei weitere Schichten: die erste von ihnen umhüllt die neuralen Strukturen und kann als *meningeale Faszie* bezeichnet werden, die zweite umgibt alle Körperhöhlen und wird am besten als *viszerale* oder *Splanchnikus-Faszie* bezeichnet.

Im Bereich der Extremitäten setzt sich die Pannikulusschicht als oberflächliche Deckschicht über die gesamten Extremitäten fort. Unterhalb dieser Schicht umgibt eine ähnlich wie die Rumpffaszie aufgebaute Faszienschicht die Extremitätenmuskeln; sie wird als tiefe Extremitätenfaszie, allgemein auch als Muskelfaszie bezeichnet. Regional trägt sie oft den Namen der umhüllten Muskeln und wird dann als Deltoideusfaszie, Pectoralisfaszie etc. bezeichnet. Innerhalb der Extremitätenfaszie gibt es intramuskuläre Septen, in denen die Gefäß-Nerven-Straßen verlaufen. Diese Septumschicht geht während der Entwicklung sehr wahrscheinlich aus der Rumpffaszie am Ansatz der Extremität hervor.

Die vier großen Faszienschichten

Die Pannikulusfaszie

Die Pannikulusfaszie (Singer 1935) bildet die äußerste Schicht und wird häufig auch als oberflächliche Körperfaszie bezeichnet (Clemente 1985, Standring 2008). Sie kann in verschiedene Teilschichten untergliedert werden; dies wird im nachfolgenden > Kapitel 1.3 näher ausgeführt. Die Pannikulusschicht entwickelt sich aus dem somatischen Mesenchym und umschließt den gesamten Körper mit Ausnahme der Körperöffnungen wie Augen, Nase, Mund oder After. Sie ist aus unregelmäßigem Bindegewebe aufgebaut und enthält in regional sehr unterschiedlicher Dichte Kollagenfasern und Fettzellen (> Abb. 1.2.1). Der äußere Teil der Pannikulusschicht ist typischerweise reich an Fettgewebe, der innere eher bindegewebig-membranös. Beide Lagen sind miteinander verwachsen, lediglich im Bereich des Abdomens ist eine stumpfe Trennung ohne Weiteres möglich. Die Dicke des Pannikulus ist von Mensch zu Mensch sehr unterschiedlich. Im Kopf-Hals-Bereich ist eine dünne Muskelschicht in die Pannikulusfaszie eingebettet: das Platysma sowie damit verbundene Gesichtsmuskeln, die alle durch den Nervus facialis innerviert werden. Die Pannikulusfaszie überzieht sowohl den Körperstamm als auch die Extremitäten.

Die Rumpffaszie

Die zweite Schicht wird von der Rumpffaszie (oder „tiefen Körperfaszie" nach Clemente [1985] und Standring [2008]) gebildet. Peripher ist sie mit dem Pannikulus verwachsen; ansonsten reicht sie bis tief in das Körperinnere und umgibt die hypaxialen und epaxialen Muskeln. Ebenso wie der Pannikulus entwickelt sich auch die Rumpffaszie aus dem embryonalen Mesenchym. Sie bildet die primitive Matrix, in der sich Skelettmuskulatur, Sehnen, Bänder, Aponeurosen und Gelenke entwickeln, und bildet das Epimysium der Skelettmuskeln, das Periost des Knochens, das Peritendineum der Sehnen und die Hüllschicht, die die Gelenkkapseln umgibt. Das Peritendineum gliedert sich in das Epitendineum, das die parallelen Kollagenfaserbündel der Sehne aufnimmt, und das Paratendineum, das die gesamte Sehne umschließt. Beide Lagen zusammen bilden das Peritendineum und sind aus geflechtartig angeordneten Kollagenfaserbündeln aufgebaut (Jozsa und Kannus 1997).

Die Anordnung der Faszie im Bereich der Aponeurosen ähnelt der an Sehnen oder Ligamenten; allerdings ist die verwendete Terminologie hier etwas verwirrend: In der älteren Literatur gibt es zwei Bezeichnungen, die „aponeuroses of attachment" oder „*Anheftungsaponeurose*" und die „aponeuroses of investment" bzw. „*Umhüllungsaponeurose*" (Singer 1935). Als Anheftungsaponeurosen werden die parallelfaserigen Bänder aus straffem Bindegewebe – also die Aponeurosen im engeren Sinne – bezeichnet, die die Ansatz- oder Ursprungszonen der Muskeln bilden. Die *Umhüllungsaponeu-*

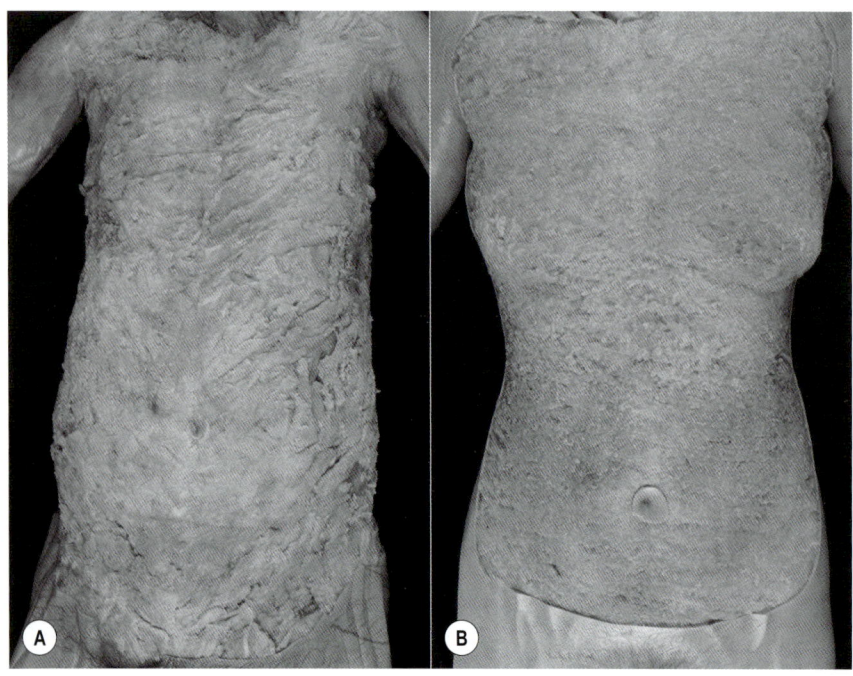

Abb. 1.2.1 Die Pannikulusfaszie. Ansicht von vorn auf Thorax und Abdomen eines männlichen und eines weiblichen Körpers. Links (A) die Leiche eines 54-jährigen Mannes, rechts (B) die einer 54-jährigen Frau. In beiden Fällen wurde die Dermis abpräpariert, um die pannikuläre Faszienschicht darzustellen. Abdruck mit freundlicher Genehmigung der Sammlung Willard/Carreiro.

rosen oder „Sehnenhäute" bestehen dagegen aus geflechtartigem Bindegewebe und sind Teil der tiefen Rumpffaszie, die die echten Aponeurosen umgibt.

Die Rumpffaszie bildet zwei parallele, vor bzw. hinter der Wirbelsäule verlaufende Bindegewebeschläuche (> Abb. 1.2.2). Entwicklungsgeschichtlich wurden sie durch das Notochord getrennt, das in etwa der Wirbelsäule beim Erwachsenen entspricht. Die vordere Fasziensäule umschließt die hypaxiale Muskulatur und ist über die Querfortsätze (Procc. transversi) an der Wirbelsäule befestigt. Zu den hyypaxialen Muskeln gehören die Longus- und Skalenus-Mus-

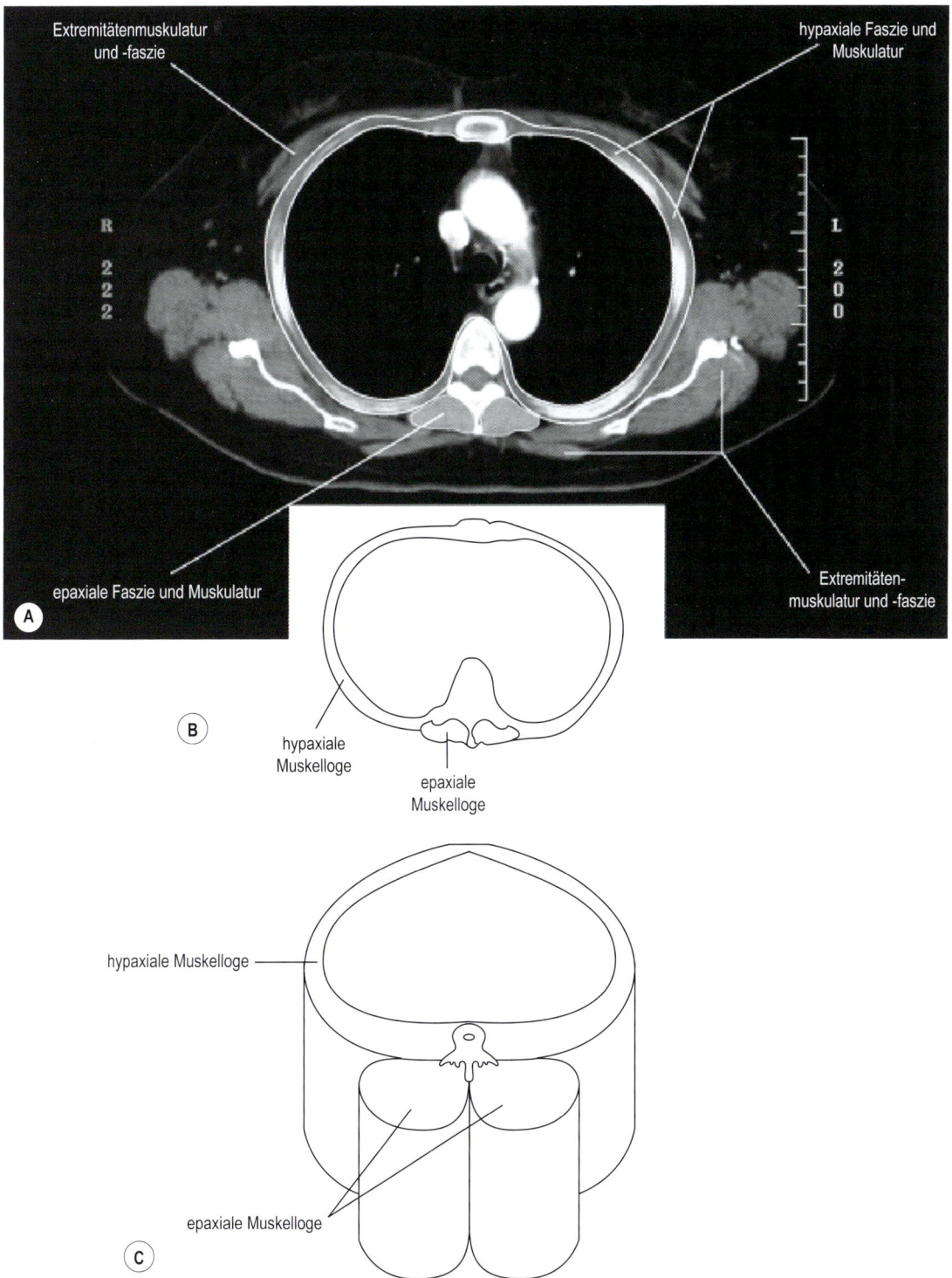

Abb. 1.2.2 (A) Darstellung eines männlichen Thorax im Spiral-CT (axiale Schnittebene). Weiß nachgezeichnet der Verlauf der Rumpffaszie um die axialen (hypaxialen und epaxialen) Muskeln. Die entsprechende Strichzeichnung in (B) zeigt die hypaxiale und die epaxiale Muskelloge; in der schematischen 3D-Darstellung (C) werden die epaxialen und hypaxialen Fasziensäulen deutlich. Abdruck mit freundlicher Genehmigung der Sammlung Willard/Carreiro.

keln im zervikalen Bereich, die Interkostalmuskeln im Thoraxbereich sowie M. rectus und die Mm. obliqui im Bauchbereich. Die hintere Faszienäule setzt ebenfalls an den Querfortsätzen der Wirbel an und enthält die epaxialen Muskeln. Durch die Procc. spinosi wird der epaxiale Faszienschlauch in zwei Hälften unterteilt (➤ Abb. 1.2.2 C), die jeweils die rechte bzw. linke paraspinale Rückenmuskulatur umfassen.

Kompliziert werden die Verhältnisse dort, wo die Extremitäten am Körperstamm ansetzen. Die Rumpffaszie setzt sich dort als Extremitätenfaszie, d. h. als Hüllfaszie für die einzelnen Extremitätenmuskeln, aber auch in Form der Muskelsepten in die Arme und Beine fort (➤ Abb. 1.2.3). Das Faszienblatt, in dem die Gefäß-Nerven-Bahnen (Plexus brachialis bzw. lumbosacralis) verlaufen, geht nach peripher über in das Septum intermusculare, in dem die Äste der Gefäß- und Nervenstämme nach distal ziehen. Im Bereich der oberen Extremität wird die Faszie, die den Plexus brachialis umhüllt, lokal als Fascia axillaris bezeichnet, aber es handelt sich dabei eigentlich um einen Ausläufer der Rumpffaszie, genauer gesagt eines Anteils der Rumpffaszie, der wiederum als prävertebrale Faszie (Fascia prevertebralis) bezeichnet wird (➤ Abb. 1.2.3). Der übergeordnete Begriff „Rumpffaszie", unter dem alle diese Schichten und Bereiche zusammengefasst werden, betont den gemeinsamen entwicklungsgeschichtlichen Ursprung sowie die gleichartige Mikrostruktur und die strukturelle Kontinuität im ausgewachsenen Organismus.

Die Fasziengeometrie der Körperwand wird am Ansatz der Extremitäten sehr komplex. Muskeln der oberen Extremität, wie der Pectoralis, Trapezius, Serratus anterior oder Latissimus dorsi, ziehen mit langen, flügelartigen Fortsätzen um den Rumpf herum und setzen dann entweder direkt an der Mittellinie des Körpers an (Procc. spinosi) oder indirekt an Strukturen, die ihrerseits an der Mittellinie angeheftet sind (z. B. Fascia thoracolumbalis). Dort, wo sie den Körperstamm umfassen, verlaufen diese Extremitätenmuskeln unterhalb der Pannikulusfaszie und oberhalb der Rumpffaszie und ihre Hüllfaszie wird von der Extremitätenfaszie gebildet. Die Anordnung dieser verschiedenen Faszienlagen ist in den beiden Sektionsbildern in ➤ Abb. 1.2.4 und ➤ Abb. 1.2.5 zu sehen. In ➤ Abb. 1.2.4 A wurde die Pannikulusfaszie durch Entfernung von Epidermis und Dermis freigelegt; durch eine in die Pannikulusfaszie geschnittene rechteckige Öffnung ist die darunter liegende Hüllfaszie des M. pectoralis (Extremitätenfaszie) zu sehen. In ➤ Abb. 1.2.4 B wurde diese Öffnung vergrößert und noch einmal unterteilt: Im medialen Bereich bedeckt die Extremitätenfaszie noch den Muskel, aber im lateralen Bereich wurde sie entfernt und der M. pectoralis liegt frei. Wenn man den inferolateralen Rand des Pectoralis anhebt (➤ Abb. 1.2.4, kleines Bild), wird die Schicht der Extremitätenfaszie sichtbar, die den M. pectoralis vom M. serratus anterior trennt.

Um die Rumpffaszie darzustellen, die die Interkostalmuskulatur umhüllt, müssen auch noch der Pectoralis major und der Serratus anterior mit ihren Faszien entfernt werden. Das ist in Abbildung 1.2.5 A geschehen, sodass hier die Interkostalmuskeln mit ihrer dünnen Hüllfaszie sichtbar werden (man beachte, dass der M. pectoralis minor nicht entfernt wurde; ➤ Abb. 1.2.5). In ➤ Abb. 1.2.5 B liegt schließlich die Interkostalmuskulatur selbst frei, nachdem auch alle Teile der Rumpffaszie vorsichtig abpräpariert wurden.

Die meningeale Faszie

Die dritte große Faszienschicht wird von der meningealen Faszie gebildet, die das Nervensystem einhüllt. Zu dieser Schicht gehören die Dura und die darunter liegende Leptomeninx; entwicklungsgeschichtlich entstammt sie der primitiven Meninx, die das Nervensystem beim Embryo umgibt. Regional entwickeln sich die spinalen Hirnhäute höchstwahrscheinlich aus dem somatischen Mesoderm, die Meningen im Bereich des Hirnstamms aus dem Kopfmesoderm und die Meningen im Bereich des Telenzephalon aus der Neuralleiste (Catala 1998). Die meningeale Faszie endet an den äußeren Rändern mit dem Epineurium, das die peripheren Nerven umscheidet.

Die viszerale Faszie

Die vierte und bei weitem komplexeste Faszienschicht des Körpers wird von der viszeralen Faszie gebildet. Embryologisch entstammt diese Schicht dem viszeralen Mesoderm und sie umgibt dementsprechend die Körperhöhlen (Pleura-, Perikard- und Peritonealhöhle). Die viszerale Faszienschicht liegt dem viszeralen Pleura- bzw. Peritonealblatt auf und bildet eine Leitungsschicht für die Gefäß-Nerven-Stränge, die zu den viszeralen Organen ziehen und auch diese Organe drainieren. In der Mittellinie des Körpers verdickt sich die viszerale Faszie von der Schädelbasis bis zur Beckenhöhle zu einem Mediastinum. Die viszerale Faszie wird in ➤ Kapitel 1.8 ausführlicher beschrieben.

1.2.3 Zusammenfassung

Der Begriff „Faszie" beschreibt eine Form von Bindegewebe, die den ganzen Körper durchzieht und aus unregelmäßig verwobenen Kollagenfaserbündeln unterschiedlicher Dichte aufgebaut ist. Die Faszien

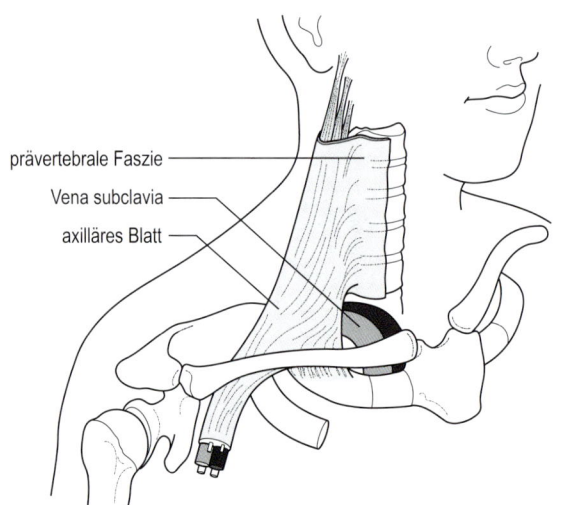

Abb. 1.2.3 Die Faszie, die den Gefäß-Nerven-Strang im Bereich des Rumpfs umgibt, setzt sich nach peripher in die Extremitäten hinein fort. Aus: Mathers et al. 1996; Abdruck mit freundlicher Genehmigung.

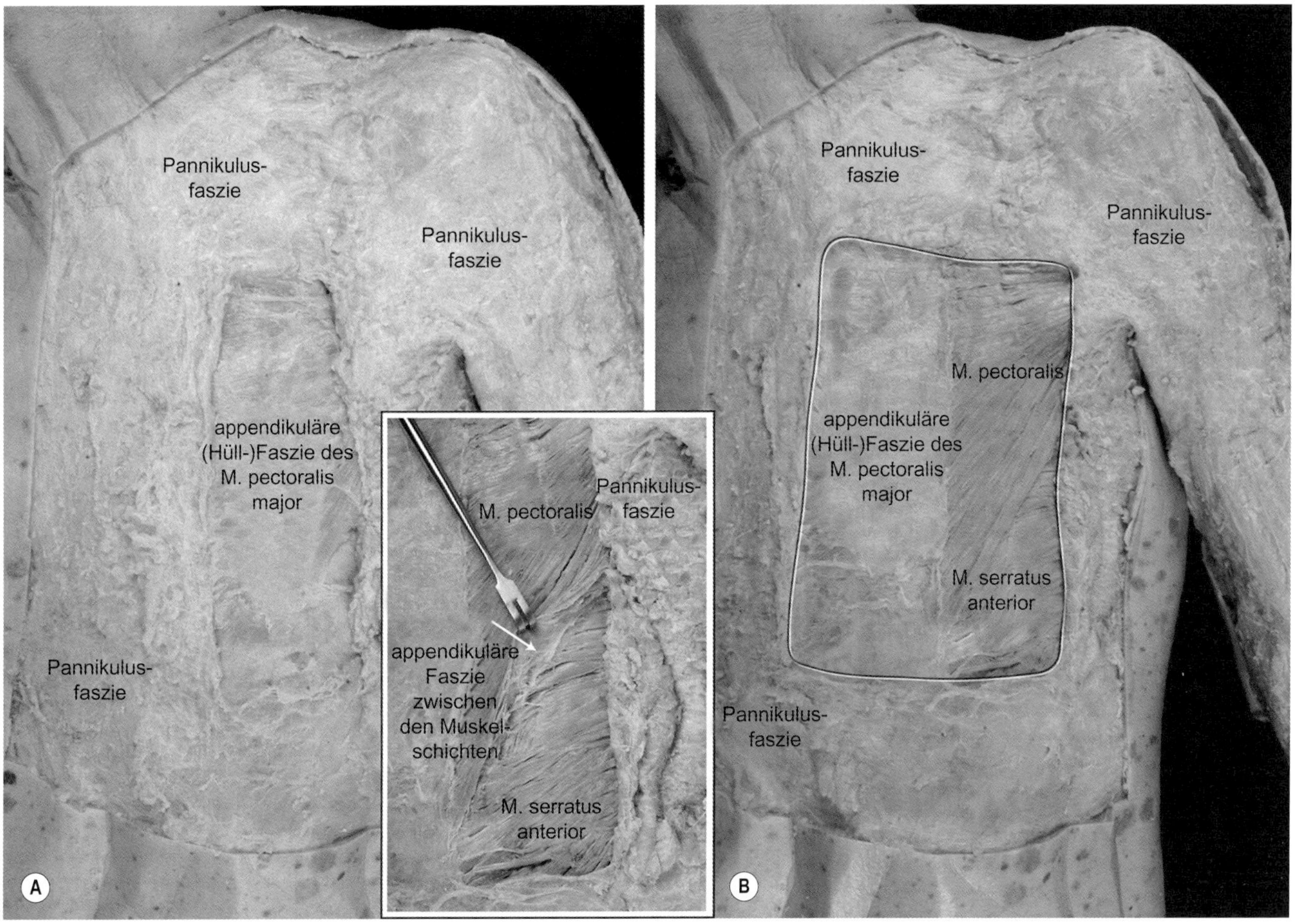

Abb. 1.2.4 (A) Männlicher Leichnam, bei dem Epidermis und Dermis entfernt wurden, sodass die Pannikulusfaszie im Bereich der Thoraxwand freiliegt. In den Pannikulus wurde ein rechteckiges Fenster geschnitten, durch das die darunterliegende Extremitätenfaszie sichtbar wird. (B) Gleiches Präparat nach Abtragung der Extremitätenfaszie vom M. pectoralis major und M. serratus anterior in der rechten Hälfte des Pannikulusfensters. In der kleinen Einschubabbildung ist der laterale Rand des Pectoralis angehoben; darunter wird das Blatt der Extremitätenfaszie sichtbar, das den M. pectoralis major vom M. serratus anterior trennt. Würde man auch den Serratus anheben, würde sich darunter die Vereinigungszone der Extremitätenfaszie (auf der Innenseite des Serratus) mit der Rumpffaszie (auf den darunterliegenden Interkostalmuskeln und Rippen) zeigen. Abdruck mit freundlicher Genehmigung der Sammlung Willard/Carreiro.

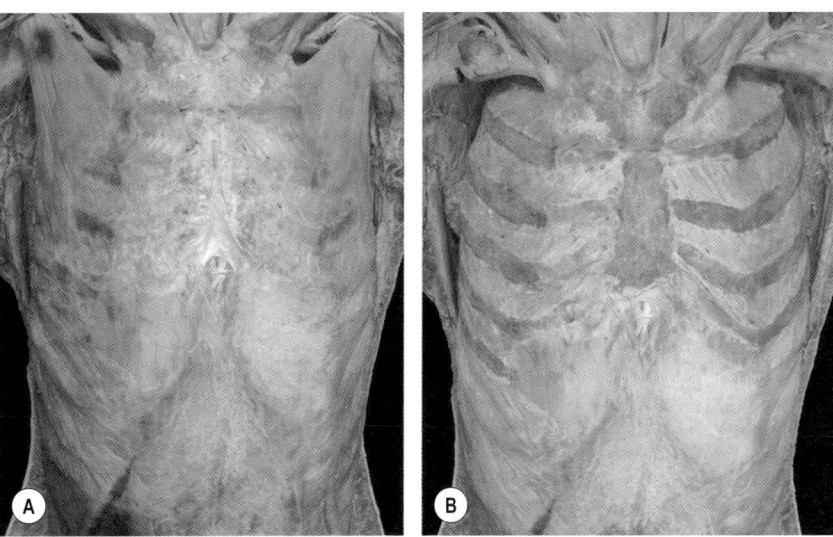

Abb. 1.2.5 Vordere Thoraxwand (54-jährige Frau). In Abbildung (A) ist die Rumpffaszie im Bereich der Thoraxwand noch erhalten und die darunterliegenden Strukturen sind nur undeutlich sichtbar. In (B) wurde die Rumpffaszie entfernt, sodass die darunterliegenden Interkostalmuskeln und Rippen nun freiliegen. Abdruck mit freundlicher Genehmigung der Sammlung Willard/Carreiro.

erfüllen unterschiedliche Aufgaben im Körper: Sie umgeben die Strukturelemente als eine effektive Schutzhülle und dienen ihnen als Gleit- und Verschiebeschicht. Als verbindendes Netzwerk zwischen den einzelnen Elementen des Skeletts sind Faszien offenbar zudem Teil eines gewissen Wirkmechanismus bei der Kraftübertragung. Ihre zelluläre Zusammensetzung lässt außerdem darauf schließen, dass sie darüber hinaus mit hoher Wahrscheinlichkeit sowohl immunologische als auch neurosensorische Funktionen haben.

Regionale Faszienabschnitte werden häufig mit eigenen Bezeichnungen versehen. In diesem Kapitel haben wir demgegenüber dargestellt, dass die Faszie im Wesentlichen aus vier großen Schichten zusammengesetzt ist. Die äußerste oder *pannikuläre Schicht* (Panniculus adiposus oder auch Fascia superficialis) besteht überwiegend aus lockerem Bindegewebe und Fett; sie umgibt den gesamten Rumpf und die Extremitäten unter Aussparung lediglich der äußeren Körperöffnungen.

Als Nächstes folgt die komplex aufgebaute *Rumpffaszie* (Fascia profunda oder Muskelfaszie), die aus dichterem geflechtartigem Bindegewebe besteht und Muskeln, Sehnen, Bänder und Aponeurosen umhüllt. Die Rumpffaszie setzt sich als Extremitätenfaszie in die Arme und Beine hinein fort, wo sie eine vergleichbare Zusammensetzung und Funktion hat wie am Rumpf. Das Netzwerk dieser Faszie bildet eine Schutz- und Gleitschicht für die Elemente des Bewegungsapparats und überträgt sehr wahrscheinlich auch einen Teil der Kraft bei der Muskelkontraktion. Die Rumpffaszie ist in zwei Abteilungen oder Fasziensäulen angeordnet, die durch die Wirbelsäule voneinander getrennt werden und sich beide mit ihren Ausläufern in die Extremitätenfaszie fortsetzen. Und schließlich liegen innerhalb des Raums, der von der Rumpffaszie umschlossen wird noch die *meningeale* und die *viszerale Faszie*. Beides sind spezialisierte Faszienstrukturen zum Schutz des Nervensystems bzw. der inneren Organe.

Diese Darstellung des Faszienaufbaus aus vier Hauptschichten soll helfen die Faszie trotz ihrer zahlreichen Unterteilungen als kontinuierliche Gewebestruktur im Körper wahrzunehmen.

LITERATURQUELLEN

Benjamin M. The fascia of the limbs and back – a review. J Anat 2009; 214(1): 1–18.

Catala M. Embryonic and fetal development of structures associated with the cerebro-spinal fluid in man and other species. Part I: The ventricular system, meninges and choroid plexuses. Arch Anat Cytol Pathol 1998; 46(3): 153–169.

Clemente CD. Gray's Anatomy of the Human Body. Philadelphia: Lea & Febiger, 1985.

Gallaudet BB. A description of the planes of fascia of the human body with special reference to the fascias of the abdomen, pelvis and perineum. New York: Columbia University Press, 1931.

Gardner ED. The development and growth of bones and joints. J Bone Joint Surg Am 1963; 45(4): 856–862.

Huber GC. Piersol's Human anatomy. 9th ed. Philadelphia: J.B. Lippincott, 1930.

Jozsa L, Kannus P. Human tendons. Anatomy, physiology and pathology. Champaign, IL: Human Kinetics, 1997.

Last RJ. Anatomy: Regional and applied. 6th ed. Edinburgh: Churchill Livingstone, 1978.

Mathers LH, Chase RA, Dolph J, Glasgow EF, Gosling JA. Clinical anatomy principles. St Louis: Mosby, 1996.

Singer E. Fascia of the human body and their relations to the organs they envelop. Philadephia: Williams & Wilkins, 1935.

Standring S. Gray's Anatomy. The anatomical basis of clinical practice. 40th ed. Edinburgh: Elsevier Churchill Livingstone, 2008.

WEITERE LITERATURHINWEISE

Cormack DH. Ham's Histology, 9th ed. Philadelphia: J.B. Lippincott Co, 1987.

Fasel JH, Dembe JC, Majno PE. Fascia: a pragmatic overview for surgeons. Am. Surg. 2007; 73: 451–453.

Huijing PA, van de Langenberg RW, Meesters JJ, Baan GC. Extramuscular myofascial force transmission also occurs between synergistic muscles and antagonist muscles. J Electromyogr Kinesiol 2007; 17: 680–689.

Langevin HM. Connective tissue: a body-wide signaling network? Med Hypotheses 2006; 66: 1074–1077.

Wendell-Smith CP. Fascia: an illustrative problem in international terminology. Surg Radiol Anat 1997; 19: 273–277.

1.3 Fascia superficialis
Marwan Abu-Hijleh, Amol Sharad Dharap und Philip F. Harris

1.3.1 Einleitung

Die Haut überzieht die gesamte Oberfläche des Körpers und ist damit sein größtes Organ. Unmittelbar unter ihren beiden Schichten Epidermis und Dermis (Korium) schließt sich eine Hüllschicht an, die aus dichtem und areolärem Bindegewebe sowie Fettgewebe besteht. Sie wird als die oberflächliche Faszie, Fascia superficialis, bezeichnet (Synonyme sind Subkutis, Tela subkutanea, Unterhautgewebe oder Hypoderm) (Standring 2008, Langevin und Huijing 2009). Da sie die gleiche Ausdehnung hat wie die Haut, umfasst sie auch eine vergleichbar große Gewebemasse, in der Blutgefäße und Nerven vom und zum Integument ziehen.

Die Subkutis verbindet die Haut mit der darunterliegenden tiefen Faszie (> Kap. 1.4), die aus dichterem Gewebe besteht und alle Muskeln und Aponeurosen des Körpers umhüllt. Zusammen mit der Haut bildet sie ein schützendes Polster für das Gerüst des Bewegungsapparats. Mehrere Lagen aus Kollagenfasern, zwischen denen einige Elastinfasern liegen, ermöglichen die Verschiebung der Haut und Unterhaut gegenüber dem Bewegungsapparat (Kawamata et al. 2003). Gleitverschiebungen erfolgen in den Zwischenräumen zwischen den Kollagenlagen, während Dehnungen durch Änderung der Kollagenfaserausrichtung innerhalb einer Schicht möglich sind. Form und Lage der Haut werden anschließend durch elastische Rückstellkräfte wiederhergestellt. Die Blutgefäße und Nerven haben aufgrund ihres gewundenen Verlaufs durch die oberflächliche Faszie genügend Reserve, um die Dehnungen mitzumachen.

Van der Wal (2009) beschreibt die Faszie als ein Bindegewebekontinuum, das den gesamten Körper durchzieht. Das subkutane Bindegewebe bietet somit eine ganz spezielle, ubiquitäre Passageschicht für Blutgefäße, Nerven und Lymphgefäße in und zwischen den Körperregionen (Wood Jones 1946, Benjamin 2009).

In Anbetracht der ubiquitären Ausbreitung und der mechanischen Funktionen der Faszie sowie der Fähigkeit von Fibroblasten, über ihre Gap Junctions miteinander zu kommunizieren, ist zu vermuten, dass die Faszie – analog zum Nervensystem – ein mechanosensitives, körperweit integratives Signalübertragungssystem darstellt (Langevin 2006). Diese Vorstellung könnte unter anderem relevant für unser Verständnis der Fibromyalgie sein.

1.3.2 Makroskopische Gewebeverteilung und -struktur

Von der Dermis ziehen Faserbündel (Retinaculae cutis) durch das Subkutangewebe zur tiefen Faszie und verstärken so die Verbindung dieser Schichten untereinander. Innerhalb des Subkutangewebes kann die oberflächliche kräftige Fettschicht des *Panniculus adiposus* von der darunterliegenden, überwiegend nur rudimentär ausgebildeten Schicht des *Panniculus carnosus* unterschieden werden (McGrath, Eady und Pope 2004). Innerhalb der Fettschicht lässt sich nochmals eine mebranöse Komponente abgrenzen. Deutlich sichtbar ist diese Aufteilung in der Regel im Bereich der unteren Bauchwand mit der Camper-Faszie (oberflächliche Fettschicht) und der Scarpa-Faszie (tiefe membranöse Schicht) (Standring 2008). Aktuelle Untersuchungen (Abu-Hijleh et al. 2006) zeigen, dass die Verbreitung der membranösen Schicht im Körper viel größer ist, als nach früheren Studien angenommen wurde (siehe unten).

Die Fettzellen werden durch fibröse Septen in kleine Kammern oder Läppchen (Lobuli) abgeteilt. Beim Menschen ist im Erwachsenenalter überwiegend weißes Fettgewebe vorhanden, während das energiereiche braune Fettgewebe nur einen verschwindend geringen Teil ausmacht. Etwa 20 % der Körpermasse eines gesunden erwachsenen Mannes sind weißes Fettgewebe, bei Frauen sind es bis zu 25 %. Das subkutane Fett macht etwa 50 % des gesamten Speicherfetts im Körper aus. Es wird dynamisch gespeichert, das heißt, das Fett innerhalb der Zellen wird alle 2–3 Wochen erneuert. Menge und Verteilung sind alters- und geschlechtsabhängig sowie in den einzelnen Körperregionen unterschiedlich. Bei Säuglingen und Kleinkindern verteilt sich die Fettmasse relativ homogen auf alle Körperregionen (mit Ausnahme des Wangenfettkörpers) und nimmt im Verlauf der frühen Kindheit stetig zu. Die Anzahl der Fettzellen wird, genetisch determiniert, im Kindes- und Jugendalter festgelegt und bleibt beim Erwachsenen insgesamt konstant, obwohl jährlich etwa 10 % der Fettzellen beim Erwachsenen erneuert werden (Spalding et al. 2008). Im Alter nimmt das Fettgewebe wieder ab.

Im Geschlechtervergleich ist das subkutane Fett bei Frauen stärker ausgeprägt, wie sich an ihren runderen Konturen zeigt. Am anterolateralen Oberschenkel wurde eine Dicke von 0,74 cm bei Männern und 1,74 cm bei Frauen gemessen (Song et al. 2004). Zheng und Mitarbeiter maßen die Elastizität des Subkutangewebes an den Extremitäten mithilfe einer objektiven Kompressionsmethode und stellten fest, dass die Dicke der Gewebeschicht um 26 % zunimmt, wenn sich der darunterliegende Muskel kontrahiert (Zheng, Mak und Lue 1999). Örtlich ist die Fettschicht besonders dick an Gesäß, Hüften, Taille, Oberschenkeln, Fußsohlen, Handflächen, Brust und Wangen. Am dünnsten (bis ganz fehlend) ist sie an Augenlidern, Ohrmuscheln (mit Ausnahme des Ohrläppchens), äußerer Nase, Penis, Skrotum und Labia minora.

Eine abgrenzbare Membranschicht innerhalb der Fascia superficialis ist in umschriebenen Körperregionen wie der unteren Bauchwand (Scarpa-Faszie) und dem Perineum (Colles-Faszie) gut dokumentiert. Aber auch um die Venae saphenae herum ist eine membranöse Schicht nachweisbar (Caggiati 2000, 2001) und neuere Untersuchungen belegen eine solche in der oberflächlichen Faszie vieler Körperregionen (Abu-Hijleh et al. 2006; > Abb. 1.3.1).

Ihre Anordnung und Dicke ist je nach Geschlecht und Körperregion unterschiedlich. Auf der Dorsalseite von Rumpf und Extremitäten ist die Membranschicht allgemein deutlicher ausgeprägt als auf der Ventralseite. In bestimmten Regionen, z. B. am Rand der weiblichen Brust, an Armen, Rücken und Oberschenkeln, gibt es manchmal sogar mehr als eine Membranschicht, durch die das Fettgewebe in zwei oder mehr Lagen unterteilt wird (> Abb. 1.3.2).

Einen besonderen Aufbau hat die oberflächliche Faszie im Gesichtsbereich. Nach den Untersuchungen von Macchi et al. (2010) enthält sie hier eine laminare Bindegewebeschicht – entsprechend

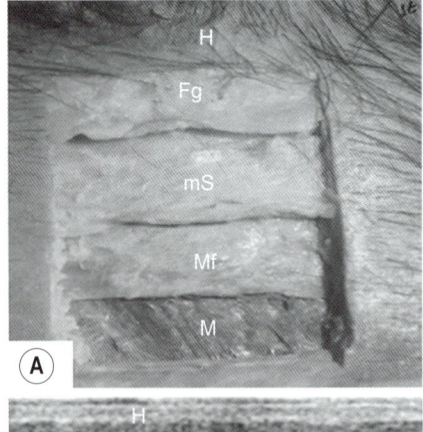
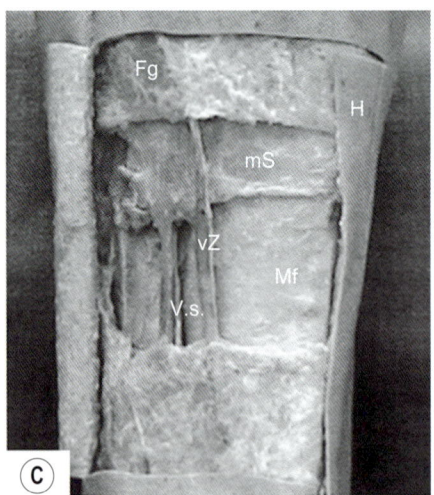
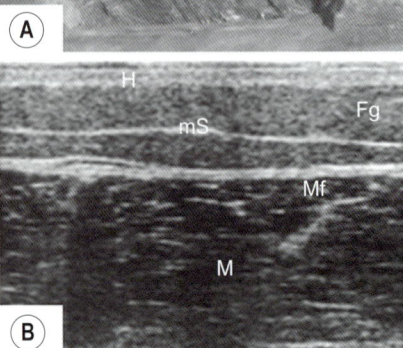
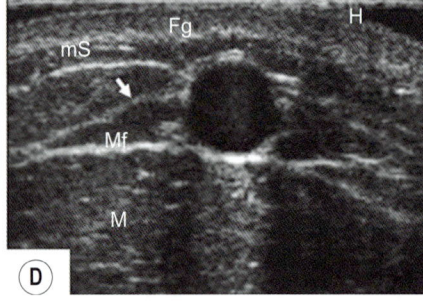

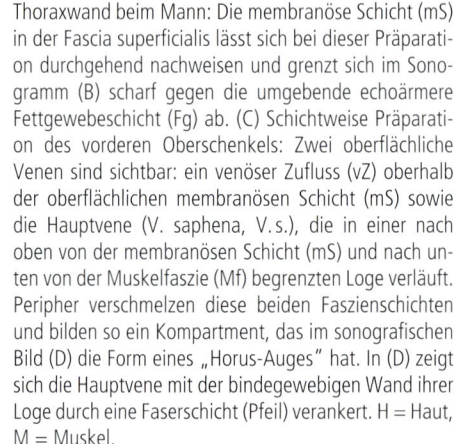

Abb. 1.3.1 (A) Schichtweise Präparation der vorderen Thoraxwand beim Mann: Die membranöse Schicht (mS) in der Fascia superficialis lässt sich bei dieser Präparation durchgehend nachweisen und grenzt sich im Sonogramm (B) scharf gegen die umgebende echoärmere Fettgewebeschicht (Fg) ab. (C) Schichtweise Präparation des vorderen Oberschenkels: Zwei oberflächliche Venen sind sichtbar: ein venöser Zufluss (vZ) oberhalb der oberflächlichen membranösen Schicht (mS) sowie die Hauptvene (V. saphena, V.s.), die in einer nach oben von der membranösen Schicht (mS) und nach unten von der Muskelfaszie (Mf) begrenzten Loge verläuft. Peripher verschmelzen diese beiden Faszienschichten und bilden so ein Kompartment, das im sonografischen Bild (D) die Form eines „Horus-Auges" hat. In (D) zeigt sich die Hauptvene mit der bindegewebigen Wand ihrer Loge durch eine Faserschicht (Pfeil) verankert. H = Haut, M = Muskel.

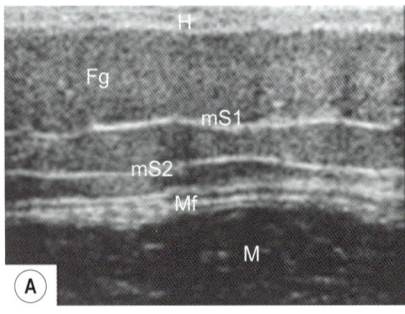
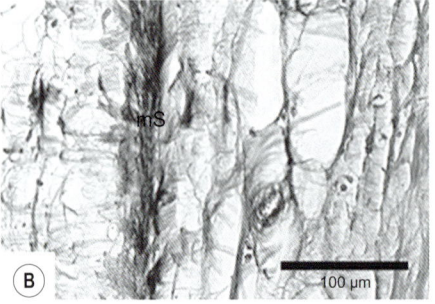

Abb. 1.3.2 (A) Sonogramm der vorderen Oberschenkelregion. Innerhalb der Fascia superficialis lassen sich mindestens zwei membranöse Schichten (mS1 und mS2) abgrenzen. (B) Histologisches Bild der exzidierten membranösen Schicht (mS) zwischen zwei Fettschichten in der Fascia superficialis. Fg = Fettgewebeschicht, H = Haut, M = Muskel.

dem oberflächlichen Muskel-Aponeurosen-System (SMAS) nach Mitz und Peyronie (1976) –, die zwischen einer oberflächlichen und einer tieferen fibroadipösen Schicht liegt. Die oberflächliche Schicht verbindet die Dermis mit der Außenseite des SMAS, die tiefe Schicht verbindet die Unterseite des SMAS mit der Fascia parotideomasseterica. Fettlobuli enthalten beide Schichten.

1.3.3 Die Komponenten der Faszie und ihre Funktionen

1. *Interstitielle Flüssigkeit:* Das Subkutangewebe enthält ein umfangreiches Geflecht aus Lymphgefäßen und Lymphkapillaren. Es besteht ein dynamisches Gleichgewicht zwischen der Filtration von Gewebeflüssigkeit aus den Blutkapillaren und ihrer Resorption in die subkutanen Lymphgefäße. Die Drainage wird durch die Kontraktionen der darunterliegenden Muskeln unterstützt. Normalerweise liegt ein Unterdruck von –2 oder –3 mmHg vor (Sven und Josipa 2007), der durch den auf die Hautoberfläche einwirkenden atmosphärischen Druck beeinflusst wird. Ist diese Dynamik der Gewebeflüssigkeit gestört, kann es zur Druckerhöhung und Flüssigkeitsansammlung sowie schließlich zur Bildung von Ödemen kommen, deren Lokalisation von der Körperlage abhängt. Zeichen eines Ödems ist die Eindrückbarkeit der Haut mit Bildung bleibender „Dellen". Umgekehrt kann es, z. B. bei Dehydratation, auch zu einem Mangel an interstitieller Flüssigkeit kommen.

2. *Kraftaufnahme:* Durch seine gemischt „fibroadipöse" Zusammensetzung ist das Subkutangewebe ein wichtiger Druckaufnehmer und schützt die darunterliegenden Gewebe vor Kompressions- und Scherkräften, die auf die Körperoberfläche einwirken (Benjamin 2009). Am besten sieht man dies an den Handtellern und Fußsohlen, insbesondere am Fettpolster der Ferse, wo kräftige Bindegewebesepten von der Dermis aus nach innen zur Plantaraponeurose ziehen und das Fett in klar abgegrenzte, kompakte Läppchen unterteilen.

3. *Wärmedämmung:* Das Subkutanfett dient dem Körper als Isolationsschicht gegen Wärmeverluste. Je dicker die Fettschicht, umso effektiver ist die Wärmedämmung. Dies ist besonders wichtig für warmblütige Landtiere.
4. *Energiereserve:* Das Subkutanfett bildet einen wichtigen Energiespeicher (Marks und Miller 2006). Als Energiequelle dienen die Öl- und Palmitinsäure enthaltenden Triglyzeride in den Fetttröpfchen der Adipozyten. In ausgeprägten Nahrungsmangelsituationen wird das Subkutanfett des Körpers aufgezehrt und es kommt zur Schrumpfung des Gewebes. Das braune Fett, das besonders reichlich bei Neugeborenen vorhanden ist, bietet eine schnell verfügbare Energie- und Wärmequelle.
5. *Gefäßverläufe:* Im Subkutangewebe verlaufen, deutlich sichtbar, oberflächliche Venen, die recht groß sein können und insbesondere an den Extremitäten für intravenöse Injektionen oder Transfusionen genutzt werden. Untersuchungen zeigen, dass die Vv. saphenae der unteren Extremität nicht subfaszial, sondern interfaszial liegen (Papadopoulos, Sherif und Albert 1981, Caggiati 2001). Jede dieser Venen verläuft in einer Loge, die von zwei Faszien begrenzt wird: nach unten von der Muskelfaszie und nach oben von der membranösen Schicht der oberflächlichen Faszie. Peripher verschmelzen die beiden Schichten miteinander und bilden das tiefe Kompartment der Subkutis, das sonografisch von der Form her an ein „Horus-Auge" erinnert (➤ Abb. 1.3.1) (Caggiati 2000, Abu-Hijleh et al. 2006). In ihren Logen sind die Venen durch eine bindegewebige Lamelle verankert. Die Zuflüsse der Vv. saphenae liegen oberhalb der membranösen Schicht im subkutanen Fett (Caggiati 2001, Abu-Hijleh et al. 2006; ➤ Abb. 1.3.1) und haben im Gegensatz zu den Hauptvenen keine Faszienhülle. Eine vergleichbare Anordnung existiert entlang der V. cephalica und ihrer Zuflüsse in der oberen Extremität (Abu-Hijleh et al. 2006). Auch in den Fingern gibt es Faszienkanäle (Doyle 2003), in denen die Fingergefäße und -nerven verlaufen.

Diese Lagebeziehungen zwischen Faszien und oberflächlichen Venen – insbesondere den Vv. saphenae – haben wichtige klinische Auswirkungen auf die Hämodynamik und Pathophysiologie der Krampfadern. Durch Muskelkontraktionen wird die Bindegewebeloge, in der die Hauptvene liegt, gedehnt, sodass das Venenkaliber und somit der Blutfluss abnimmt. Durch ihren interfaszialen Verlauf kann sich die Hauptvene nur begrenzt aufweiten; entsprechend ist auch das Risiko für eine Varikose begrenzt. Im Gegensatz dazu fehlt den oberflächlicher und außerhalb des Saphena-Kompartments liegenden Zuflüssen die Faszienummantelung; dies könnte erklären, warum sie häufiger von einer Varikose betroffen sind (Caggiati 2000, Abu-Hijleh et al. 2006).

Als stets verfügbare Energiequelle hat das subkutane Fettgewebe eine reiche Blutversorgung. Diese spielt auch eine Rolle bei der Temperaturregulation. Kleine Arterien speisen zwei Gefäßnetze (Young et al. 2006), das oberflächlichere Rete arteriosum subpapillare, das in der Dermis liegt, und das tiefer gelegene Rete arteriosum dermidis an der Grenze zur Subkutis. Die beiden Netze kommunizieren uneingeschränkt miteinander. Hauttemperatur und -farbe (bei hellhäutigen Rassen) werden durch den Konstriktionszustand der Gefäße bestimmt. Eine ausgeprägte Hautblässe, wie sie im akuten Schock gesehen wird, ist die Folge einer Vasokonstriktion in den subkutanen arteriellen Gefäßnetzen. Die kleinen Venen begleiten die Arterien und bilden ebenfalls zwei Plexus. Zwischen den Arterien und Venen gibt es zahlreiche Verbindungen, sodass über arteriovenöse Kurzschlussverbindungen (Shunts) die Hautdurchblutung gesteuert werden kann. Dieser Mechanismus wird zur Regulation der Körpertemperatur herangezogen.

1. *Muskulatur:* Vierbeiner wie Pferde und Rinder haben im inneren Teil der Subkutis eine ausgedehnte und gut abgrenzbare Muskelfaserschicht, den *Panniculus carnosus*. Sie hat eine Schutzfunktion und ermöglicht es den Tieren z. B., störende Insekten auf der Haut zu vertreiben. Beim Menschen ist diese Schicht nur rudimentär ausgebildet und man findet Reste von glatter Muskulatur in der Haut von Skrotum, Penis, Anus, Mamillen und Labia majora. Im Gesichtsbereich ist die subkutane quergestreifte Muskulatur dagegen deutlich ausgeprägt und hat ebenfalls eine gewisse Schutzfunktion: Sie bildet Schließmuskeln und Dilatatoren um die Körperöffnungen (insb. Augen und Mund). Am Hals ist das Platysma als Muskelschicht in der Subkutis deutlich abzugrenzen; es zieht sich über die Mandibula bis zum oberen Nackenbereich.
2. *Fasern:* Fasern bestimmen die biomechanischen Eigenschaften des Subkutangewebes, insbesondere die Zugfestigkeit und Elastizität, die sich auch im äußeren Hautbild widerspiegeln. Die Subkutis enthält überwiegend Kollagen- und Elastinfasern, aber auch Retikulin, eine Sonderform von Kollagen. Kollagen sorgt für die Zugfestigkeit des Subkutangewebes bei einer Dehnung der darüberliegenden Haut. Den größten Anteil hat das Kollagen vom Typ I, aber auch Typ III und Typ V kommen vor. Kollagenfasern umgeben die Fettzellen und teilen sie in Kammern (Lobuli) ab; außerdem bilden sie Verbindungen zwischen der Dermis und der tiefen Faszie. Die elastischen Fasern sorgen für die Dehnbarkeit und elastische Rückfederung der Dermis und Epidermis. Sie bilden ein durchgängiges Netzwerk aus überwiegend reifen Elastin- (aber auch unreifen Elaunin- und Oxytalan-)Fasern. Bei Untersuchungen der mechanischen Eigenschaften von Haut und Unterhautgewebe reagiert das Gewebe auf eine einaxiale Zugspannung hin linear und viskoelastisch (Iatridis et al. 2003).
3. *Zellen:* Abgesehen von den Fett speichernden Adipozyten, die den größten Teil der Zellmasse ausmachen, sind die Fibroblasten die wichtigste Zellgruppe des Subkutangewebes. Sie synthetisieren nicht nur die Proteinbausteine für Kollagen- und Elastinfasern sowie weitere Proteine im Subkutangewebe, sondern sind auch am Abbau von Kollagen und anderen Fasern beteiligt. Fibroblasten spielen eine wichtige Rolle bei der Mechanotransduktion. Sie kommunizieren miteinander über Gap Junctions und reagieren auf Zug am Gewebe mit Formänderungen, die über das Zytoskelett vermittelt werden und die Spannungsverhältnisse innerhalb des Bindegewebes steuern (Langevin 2006). Grundlage für diese Reaktionen bei mechanischer Belastung sind möglicherweise Veränderungen der zellulären Signalwege und der Zell-Matrix-Adhäsion. Änderungen der Zellform können die Spannung innerhalb des Bindegewebes selbst beeinflussen. Eine kurzzeitige Dehnung vermindert die durch TGF-β1

vermittelte Fibrillogenese. Dies ließe sich möglicherweise nutzen für die Entwicklung manualtherapeutischer Techniken zur Reduktion einer Narbenbildung/Fibrose nach Verletzungen (Langevin 2006, Benjamin 2009).

Die von den Monozyten im Blut abstammenden Makrophagen haben gleichfalls wichtige Funktionen im Subkutangewebe: Sie phagozytieren Zelldebris, prozessieren Antigene und präsentieren sie den immunreaktiven Lymphozyten, die aus den Blutkapillaren in die Subkutis austreten. Ebenfalls aus dem Blut stammen die Neutrophilen im Subkutangewebe. Sie sind auch immunprotektiv und zirkulieren normalerweise (d.h. unabhängig vom Vorliegen einer Entzündungsreaktion) durch die interstitielle Flüssigkeit.

Auch Mastzellen, die bezüglich ihrer Granula den Basophilen im Blut ähneln, sind im Subkutangewebe anzutreffen. Sie produzieren Heparin, Serotonin und Histamin, also Mediatoren, die die Permeabilität kleiner Blutgefäße beeinflussen, und vermitteln außerdem IgE-abhängige Entzündungen. Und schließlich gibt es Plasmazellen in der Subkutis, die IgE bilden.

1. *Extrazelluläre Matrix/Grundsubstanz:* Die Matrix enthält Glykoproteine (z.B. Fibrillin, die für die Dehnbarkeit und Elastizität der Elastinfasern sorgen, und Fibronektin, das die Ablagerung und Anordnung der Kollagenfasern steuert) sowie Proteoglykane und Glukosaminoglykane, u.a. Hyaluronsäure, Chondroitin- und Dermatansulfat.
2. *Sonstige Bestandteile:* Die tieferen Anteile der spiralig geknäulten Schweißdrüsen reichen bis in die Subkutis. Auch der Wurzelbereich der Haarfollikel liegt im Subkutangewebe. Zahlreiche Nervenfasern durchziehen das Unterhautgewebe auf ihrem Weg zur Dermis und Epidermis. Die meisten der freien und spezialisierten Nervenendigungen enden in der Lederhaut. Die einzigen spezialisierten Nervenendigungen in der Unterhaut sind normalerweise die Vater-Pacini-Körperchen, die Druck- und Vibrationsempfindungen vermitteln.

1.3.4 Alterungsvorgänge im Subkutangewebe

Die altersbedingten Veränderungen im Subkutangewebe spiegeln sich nach außen in Aussehen und Eigenschaften der Haut wider. Mit zunehmendem Alter bilden sich Falten und Furchen. Die Abnahme der Fibroblastenzahl geht einher mit einem qualitativen und quantitativen Verlust an kollagenen Fasern. Die Fasern zerfallen und verlieren ihre Form und Ordnung. Auch die elastischen Fasern werden weniger und erscheinen fehlgestaltet, verdickt und ausgefranst. Durch Messung der Rückfederung nach einer Kompression stellten Kirk und Chieffi (1962) fest, dass die elastische Rückstellkraft der Haut bei Männern und Frauen ab dem dritten Lebensjahrzehnt kontinuierlich, jedoch nicht linear, abnimmt. Mit zunehmender Atrophie der Fettzellen nimmt auch die Fettmenge in der Unterhaut ab. Die Eigenschaften des fibroadipösen Bindegewebes ändern sich quantitativ und qualitativ und die Viskoelastizität des Gewebes nimmt ab. Die Haut und die darunterliegende Fascia superficialis erscheinen schlaff und unelastisch, die Weichgewebe hängen herab und es entwickeln sich Cellulitis und Pseudofettpolster, Hautverformungen, die aussehen, als seien sie durch Fetteinlagerungen verursacht (Lockwood 1991, Macchi et al. 2010). Auch die Schweiß- und Talgdrüsen atrophieren und die Haut wird trocken.

LITERATURQUELLEN

Abu-Hijleh MF, Roshier AL, Al-Shboul Q, Dharap AS, Harris PF. The membranous layer of superficial fascia: evidence for its widespread distribution in the body. Surg Radiol Anat 2006; 28: 606–619.

Benjamin M. The fascia of the limbs and back – a review. J Anat 2009; 214: 1–18.

Caggiati A. Fascial relations and structure of the tributaries of the saphenous veins. Surg Radiol Anat 2000; 22: 191–196.

Caggiati A. Fascial relationships of the short saphenous vein. J Vasc Surg 2001; 34: 241–246.

Doyle JR. Hand. In: Doyle JR, Botte MJ (eds). Surgical Anatomy of the Hand and Upper Extremity. Philadelphia: Lippincott, Williams & Wilkins, 2003: p. 532–641.

Iatridis JC, Wu J, Yandow JA, Langevin HM. Subcutaneous tissue mechanical behaviour is linear and viscoelastic under axial tension. Connect Tissue Res 2003; 44: 208–217.

Kawamata S, Ozawa J, Hashimoto M, Kurose T, Shinohara H. Structure of the rat subcutaneous connective tissue in relation to its sliding mechanism. Arch Histol Cytol 2003; 66: 273–279.

Kirk JE, Chieffi M. Variation with age in elasticity of skin and subcutaneous tissue in human individuals. J Gerontol 1962; 17: 373–380.

Langevin HM. Connective tissue: a body-wide signaling network? Med Hypotheses 2006; 66: 1,074–1,077.

Langevin HM, Huijing PA. Communicating about fascia: history, pitfalls, and recommendations. Int J Therapeutic Massage Bodywork 2009; 2: 3–8.

Lockwood TE. Superficial fascia system (SFS) of the trunk and extremities: a new concept. Plast Reconstr Surg 1991; 87: 1,009–1,018.

Macchi V, Tiengo C, Porzionato A, et al. Histotopographic study of fibroadipose connective cheek system. Cells Tissues Organs 2010; 191: 47–56.

Marks JG, Miller J. Lookingbill and Marks' Principles of Dermatology. 4th ed. Oxford: Elsevier Inc, 2006.

McGrath JA, Eady RA, Pope FM. Rook's Textbook of Dermatology. 7th ed. Oxford: Blackwell Publishing, 2004.

Mitz V, Peyronie M. The superficial musculo-aponeurotic system (SMAS) in the parotid and cheek area. Plast Reconstr Surg 1976; 58: 80–88.

Papadopoulos NJ, Sherif MF, Albert EN. A fascial canal for the great saphenous vein: gross and microanatomical observations. J Anat 1981; 132: 321–329.

Song TT, Nelson MR, Hershey JN, Chowdhury BA. Subcutaneous tissue depth differences between males and females: the need for gender based epinephrine needle. J Allergy Clin Immunol 2004; 113: S241.

Spalding KL, Arner E, Westermark PO, et al. Dynamics of fat cell turnover in humans. Nature 2008; 453: 783–787.

Standring S (ed). Gray's Anatomy. 40th ed. London: Churchill Livingstone Elsevier Ltd, 2008: p. 39–40, 1060, 1095.

Sven K, Josipa F. Interstitial hydrostatic pressure: a manual for students. Adv Physiol Educ 2007; 31: 116–117.

Van der Wal J. The architecture of the connective tissue in the musculoskeletal system – an often overlooked functional parameter as to proprioception in the locomotor apparatus. Int J Therapeutic Massage Bodywork 2009; 2: 9–23.

Young B, Lowe JS, Stevens A, Heath JW (eds). Wheater's Functional Histology. 5th ed. Philadelphia: Churchill Livingstone Elsevier Limited, 2006: p. 183.

Wood Jones F. Buchanan's Manual of Anatomy. 7th ed. London: Baillière, Tindall & Cox, 1946.

Zheng Y, Mak AF, Lue B. Objective assessment of limb tissue elasticity: development of a manual indentation procedure. J Rehabil Res Dev 1999; 36: 1–25.

1.4 Die tiefe Faszie im Schulter-Arm-Bereich

Carla Stecco und Antonio Stecco

1.4.1 Die tiefe Schulterfaszie

Im Bereich der Schulter teilt die tiefe Faszie Eigenschaften sowohl der Rumpf- als auch der Extremitätenfaszie. Eine besondere Schicht bilden hier die Faszien des M. pectoralis major, M. deltoideus, M. trapezius und M. latissimus dorsi mit den genannten Muskeln. Diese Schicht liegt über dem M. serratus anterior, der an dieser Stelle ein kräftiges Faszienblatt bildet. Bereits 1984 beschreiben Sato und Hashimoto die myofasziale Anordnung am Rumpf, wobei im Vergleich zur Schichtung der restlichen Rumpfwand nach ihrer Auffassung Pectoralis major, Latissimus dorsi und Trapezius eine zusätzliche myofasziale Schicht bilden.

Die Faszien des Pectoralis major, Deltoideus, Trapezius und Latissimus dorsi sind aus relativ dünnen Kollagenfaserschichten aufgebaut und durch eine Reihe intramuskulärer Septen, die von der Innenfläche der Faszie ausgehen und den Muskel in Bündel unterteilt, fest mit dem jeweiligen Muskel verbunden. Eine echte epimysiale Faszie (oder Epimysium) lässt sich zwischen dieser Schicht der tiefen Faszie und der zugehörigen Muskulatur nicht erkennen. Einige Muskelfasern haben ihren Ursprung an der Innenseite der Faszien oder direkt an den intramuskulären Septen.

Die *Pectoralisfaszie* setzt am Schlüsselbein an, aber nur ihr tiefes Blatt ist mit dessen Periost verwachsen. Das oberflächliche Blatt setzt sich in der oberflächlichen Schicht der tiefen Halsfaszie fort, die den M. sternocleidomastoideus und den M. trapezius umgibt. Auch medial setzt nur das tiefe Blatt der Pectoralisfaszie am Periost des Sternums an, während die oberflächliche Schicht über das Sternum hinweg in die Pectoralisfaszie der Gegenseite übergeht. Distal wird die Pectoralisfaszie durch fibröse Ausläufer der Rectusscheide und durch die Faszie des kontralateralen M. obliquus externus verstärkt. Ihre Stärke liegt im Mittel bei 151 μm; sie nimmt von kranial nach kaudal zu und beträgt im Bereich der Mamma dann durchschnittlich 578 μm. Über dem Xiphoid bilden die Fasern der Pectoralisfaszien ein deutlich sichtbares Webmuster (Stecco et al. 2009).

Die Stärke der *Deltoideusfaszie* ist von Mensch zu Mensch unterschiedlich, scheint aber nicht mit der individuellen Muskelmasse korreliert zu sein. Die Faszie ist fest mit dem Muskel verwachsen und verbindet die verschiedenen Anteile (anterior, lateral und posterior) des Deltoideus. Nach Rispoli et al. (2009) lassen sich diese drei Anteile durchgehend, wenn auch unterschiedlich gut voneinander abgrenzen, wobei sich alle drei Faszienanteile in die Brachialisfaszie fortsetzen. Dorsal setzt sich die Deltoideusfaszie in die Faszie des M. trapezius fort. Insbesondere die oberflächlichen Faszienschichten bilden ein Kontinuum, während die Fasern der tiefen Schichten an der Spina scapulae und Klavikula fixiert sind und in deren Periost einstrahlen.

Histologisch sind die Deltoideus- und Pectoralisfaszie aus gewellten Kollagenfasern aufgebaut, die mehr oder weniger rechtwinkelig zur darunterliegenden Muskulatur verlaufen. In der Van-Gieson-Färbung sieht man relativ viele (etwa 15 %) elastische Fasern, die ein unregelmäßiges Maschenwerk bilden. Mit der S100-Färbung lassen sich vereinzelte Nervenendigungen darstellen, die gleichmäßig über die gesamte Faszie verteilt sind.

Wenn man die oberste Muskelschicht abträgt, wird darunter die *Fascia clavipectoralis* sichtbar. Zwischen dem M. pectoralis major und dieser Faszie befindet sich ein breiter Verschiebespalt aus lockerem Bindegewebe, der es ermöglicht, dass sich das tiefe Blatt der Pectoralisfaszie unabhängig gegenüber der Fascia clavipectoralis bewegen kann. Letztere ist ein kräftiges Bindegewebeblatt, das von der Klavikula aus nach distal zieht und den M. subclavius und den M. pectoralis minor umfasst. Lateral setzt sich die Fascia clavipectoralis in die Fascia axillaris und die Faszie des M. coracobrachialis fort. Die Fascia clavipectoralis kann in zwei Bereiche unterteilt werden: der eine bedeckt den M. pectoralis minor, der andere bildet einen dreieckigen Gewebezug zwischen dem Oberrand des Muskels und dem Schlüsselbein und wird auch als *Fascia coracoclavicularis* bezeichnet. A. thoracoacromialis und N. pectoralis lateralis sowie die V. cephalica durchstoßen die Fascia coracoclavicularis. Ihr verdickter lateraler Rand, der vom Proc. coracoideus der Skapula zum Knorpel der ersten Rippe zieht, wird als *Ligamentum costocoracoideum* bezeichnet. Es bildet die Grenze zwischen der Axilla und der vorderen Thoraxwand.

Singer (1935) beschreibt die *Subscapularisfaszie* als die dünnste der Faszien in der Skapulamuskulatur; dennoch bildet sie eine eindeutig abgrenzbare Gewebeschicht. Nach lateral setzt sie sich in die Fascia axillaris und die Faszie des M. infraspinatus fort, nach kranial in die Supraspinatusfaszie.

Die *Infraspinatusfaszie* bedeckt den M. infraspinatus und den M. teres major. Teilweise wird sie vom M. deltoideus und M. latissimus dorsi überlagert, in den oberflächlicheren Bereichen dagegen nur von der Faszie, die Latissimus dorsi, Trapezius und Deltoideus verbindet. Die beiden Faszienblätter sind dort miteinander verwachsen und bilden eine kräftige Faszienplatte.

Die *Supraspinatusfaszie* bedeckt den M. supraspinatus und setzt sich in die Faszie des M. levator scapulae fort. Sie kann unterschiedlich dick sein und enthält gelegentlich auch etwas Fettgewebe. Nach Bektas et al. (2003) lässt sich bei einer Einengung des N. suprascapularis immer eine Verdickung im distalen Drittel der Faszie nachweisen, das üblicherweise damit in Verbindung gebrachte Ligamentum spinoglenoidale jedoch nur in 15,6 % der Fälle. Es wird daher angenommen, dass diese Faszienverdickung für eine dynamische Kompression des N. suprascapularis verantwortlich ist.

Die *Fascia axillaris* entsteht durch Verschmelzung der Fascia superficialis und Fascia profunda. Sie setzt sich nach lateral in die oberflächliche Faszie des Arms und die Fascia brachialis, nach medial in die Faszie des M. pectoralis major und die Fascia coracoclavicularis, nach dorsal in die Faszie des M. latissimus dorsi und des M. subscapularis fort. Die axilläre Faszie enthält zahlreiche Lymphknoten und wird von zahlreichen Nerven und Gefäßen durchstoßen. In dieser Hinsicht ähnelt sie der Fascia cribriformis des Oberschenkels und wird ebenso wie diese auch von einem Pfropf aus fibrösem Gewebe und Fett ausgefüllt.

1.4.2 Die tiefe Armfaszie

Im Bereich des Arms bilden Fascia brachii und Fascia antebrachii zusammen die tiefe Faszienschicht. Die oberflächliche Faszie ist im subkutanen Fettgewebe deutlich sichtbar und leicht von der tiefen Faszie abzulösen.

Die Oberarmfaszie, *Fascia brachii,* eine kräftige, halbdurchsichtige Bindegewebeschicht, bedeckt die Oberarmmuskulatur. Sie ist in ihrem ventralen Bereich dünner als im dorsalen und weist im Mittel eine Dicke von 863 µm (± 77 µm SD) auf. Kollagenfaserbündel mit unterschiedlichen Verlaufsrichtungen lassen sich deutlich innerhalb dieser Faszie abgrenzen. Die bevorzugte Faserverlaufsrichtung ist transversal, rechtwinklig zur Längsachse des Arms, aber auch diagonal und longitudinal verlaufende Faserbündel sind vorhanden. Während sich die Faszie leicht von der Muskulatur abheben lässt, ist sie mit dem lateralen und medialen Muskelseptum sowie den Epikondylen fest verbunden (➤ Tafel 1.4.1). Proximal geht sie in die axilläre Faszie über und steht mit den Muskelfaszien des Pectoralis major, Deltoideus und Latissimus dorsi in Verbindung.

Die Unterarmfaszie, *Fascia antebrachii,* bildet eine dicke, weißliche Bindegewebehülle um die Unterarmflexoren und -extensoren und sendet von ihrer Innenseite aus mehrere Septen zwischen die einzelnen Muskeln. Im Mittel ist die Faszie 0,75 mm dick, am Handgelenk, wo sie das Retinaculum flexorum und das Retinaculum extensorum bildet, noch deutlich dicker (durchschnittlich 1,19 mm). Die Unterarmfaszie setzt sich aus Faserbündeln mit unterschiedlichen Verlaufsrichtungen zusammen. Zum Handgelenk hin werden diese Bündel immer dicker und sind, von proximal nach distal, in mehreren mediolateral und lateromedial ausgerichteten Lagen angeordnet (➤ Tafel 1.4.2). Im proximalen Anteil setzen zahlreiche Muskelfasern an der Innenseite der Faszie an, im distalen Bereich ist sie dagegen stets leicht von der darunterliegenden Muskulatur abzuheben und nur an den Procc. styloidei von Ulna und Radius sowie am Os pisiforme befestigt. Die Sehne des M. palmaris longus durchbohrt die Fascia antebrachii im distalen Drittel des Unterarms und verläuft dann bis zu ihrem Übergang in die Palmaraponeurose oberhalb der Faszie. Die Mm. flexor carpi radialis et ulnaris liegen unter der Fascia antebrachii. Distal verschmilzt ihr Epitenon mit der Faszie, sodass sie am Handgelenk scheinbar von dieser umschlossen werden. Die Unterarmfaszie bildet auch das Dach der Guyon-Loge, durch die A. und N. ulnaris verlaufen. In der Handfläche setzt sie sich in die Faszien des Thenars und des Hypothenars sowie in die dicken transversalen Faserbündel zwischen diesen beiden Erhebungen fort und geht dann im Zentrum der Handfläche in die tiefe Schicht der Palmaraponeurose über. Muskelfasern aus den Thenar- und Hypothenarmuskeln setzen z. T. an der Innenseite der Faszie an.

Histologisch besteht die tiefe Armfaszie aus drei Lagen paralleler Kollagenfaserbündel, die jeweils durch eine dünne Schicht lockeren Bindegewebes voneinander getrennt sind. Die Ausrichtung der Faserbündel ist innerhalb einer Schicht gleich, von Schicht zu Schicht jedoch unterschiedlich. Viele Blutgefäße verlaufen, vorwiegend in den lockeren Bindegewebeschichten zwischen den Faserbündeln. Die Kollagenfasern machen weniger als 20 % des Gesamtfaservolumens aus. Die elastischen Fasern bilden ein dünnes, unregelmäßiges Netz und sind vor allem in dem lockeren Bindegewebe zwischen den Kollagenlagen nachweisbar. Etwas anders stellen sich die Retinakula am Handgelenk dar: Hier sind die Faserbündel besonders dicht gepackt, das lockere Bindegewebe spärlicher und in der Van-Gieson-Färbung zeigen sich keinerlei elastische Fasern. Nerven sind – lokal und interindividuell verschieden ausgeprägt – überall in der Fascia brachii und antebrachii vorhanden. Dünne, unmyelinisierte Nervenfasern finden sich in allen Präparaten, während Ruffini-, Pacini- und Golgi-Mazzoni-Körperchen nur gelegentlich und dann hauptsächlich im Bereich der Retinakula am Handgelenk gefunden werden (Stecco et al. 2007).

1.4.3 Die Palmaraponeurose

Die Palmaraponeurose in der Handinnenfläche ist durch kräftige fibröse Septen (Retinacula cutis) fest mit der Haut verbunden. Sie wird im Wesentlichen aus zwei Schichten gebildet: einem oberflächlichen, dicht unter der Haut liegenden Blatt mit überwiegend longitudinaler Faserausrichtung und einem tieferen, distal über den Metakarpalköpfchen gelegenen Blatt mit quer verlaufenden Fasern. Das transversale Blatt ist mit dem darüberliegenden longitudinalen Blatt verwachsen. Von der Unterseite der Palmaraponeurose gehen vertikale Septen aus, die die Logen für die Beugesehnen des II. bis V. Fingers bilden und von den neurovaskulären Kompartments trennen. Über diese Septen ist die Palmaraponeurose zudem fest an den Mittelhandknochen verankert.

Das transversale Blatt der Aponeurose kann als lokale Spezialisierung der tiefen Faszie im Bereich der Hand und als distale Entsprechung zur Fascia antebrachii angesehen werden. Das longitudinale Blatt stammt im Gegensatz dazu aus der Verschmelzung der laminaren Schicht mit der tiefen Schicht des Subkutangewebes, von der es als eine Spezialform angesehen werden könnte. Der Musculus palmaris longus, dessen Sehnenfasern sich ausschließlich im longitudinalen Fasersystem fortsetzen, ist unserer Meinung nach als gewebeeigener Tensor des oberflächlichen Fasziensystems des Subkutangewebes anzusehen. Wenn der Palmaris longus fehlt, ist die Palmaraponeurose zwar vorhanden, an ihrer Oberfläche jedoch bereits makroskopisch deutlich „unordentlich" strukturiert. Der mechanische Zug des Palmaris longus spielt also offenbar eine aktive Rolle für die Ausbildung der longitudinalen Faserausrichtung in der oberflächlichen Schicht der Palmaraponeurose.

1.4.4 Myofasziale Ausläufer

Die Faszien des M. pectoralis major, M. latissimus dorsi und M. deltoideus setzen sich nach distal in der Oberarmfaszie fort (Standring 2005, Rispoli et al. 2009). Hierzu gibt es unterschiedliche Beschreibungen und häufig wird diese Kontinuität nur als anatomische Variante ohne funktionelle Bedeutung angesehen. Bei der Präparation nicht einbalsamierter Leichen fanden sich im Schulterbereich jedoch konstant bestimmte myofasziale Ausläufer, die vom Pectoralis major, Latissimus dorsi und Deltoideus ausgingen und sämtlich in die Fascia brachii einstrahlten (Stecco et al. 2008).

Marshall (2001) stellte in einer Übersicht über die tiefen Faszien des Arms fest, dass *„alle diese faszialen Anheftungen hervorragend illustrieren, wie präzise die Dicke und Festigkeit der Faszien und Aponeurosen den Kräften entsprechen, die durch die Muskeltätigkeit*

1.4 Die tiefe Faszie im Schulter-Arm-Bereich

erzeugt werden". Faktisch könnten diese myofaszialen Ausläufer die Bewegung an den Enthesen und die Belastung, die sich in diesen Bereichen konzentriert, reduzieren. Wenn man sich allerdings die genaue Ausrichtung dieser Sehnenausläufer ansieht, korreliert diese offenbar mit den Ebenen des Raums und den von den Muskeln erzeugten Bewegungen. Diese Beobachtung deutet auf eine andere Funktion hin: Beispielsweise sendet der klavikuläre Anteil des M. pectoralis major, der bei der Schulterflexion aktiviert wird, einen Ausläufer zum ventralen Abschnitt der Oberarmfaszie. Bei jeder Vorwärtsbewegung des Arms wird dieser ventrale Faszienabschnitt daher durch die Kontraktion der klavikulären Pectoralisfasern gestrafft. Die Extension des Arms bewerkstelligen der Latissimus dorsi – der dabei den dorsomedialen Anteil der Oberarmfaszie strafft – und der dorsale Anteil des Deltoideus, der den dorsolateralen Bereich der Oberarmfaszie strafft. Es resultiert ein Kraftvektor, durch den der gesamte dorsale Bereich der Fascia brachii gestrafft wird. Der laterale Anteil des Deltoideus, der hauptsächlich an der Abduktion des Arms mitwirkt, sendet einen myotendinösen Ausläufer in Richtung des Septum intermusculare laterale und der darüberliegenden Fascia brachii. Die Ausläufer der wichtigsten Adduktoren (d.h. des Latissimus dorsi und des kostalen Anteils des Pectoralis major) schließlich ziehen in Richtung des Septum intermusculare mediale. Das bedeutet, dass bei einer Adduktionsbewegung durch gleichzeitige Kontraktion des Latissimus dorsi und der kostalen Fasern des Pectoralis major Spannung im medialen Bereich der Fascia brachii aufgebaut wird (➤ Abb. 1.4.1).

Solche myofaszialen Ausläufer gibt es aber nicht nur im Schultergürtel. Einen besonders markanten Ausläufer, Lacertus fibrosus oder Bicepsaponeurose genannt, gibt der M. biceps brachii zur vorderen Unterarmfaszie ab (➤ Tafel 1.4.3). Auch vom M. palmaris longus strahlen sehnige Ausläufer in das Retinaculum flexorum und in die Faszie über der Daumenballenmuskulatur, die Sehne des M. flexor carpi radialis sendet häufig einen Ausläufer zum Karpalband (Lig. carpi transversum). Einige Muskelfasern des M. flexor pollicis brevis und des M. palmaris brevis strahlen außerdem direkt in die Palmaraponeurose ein.

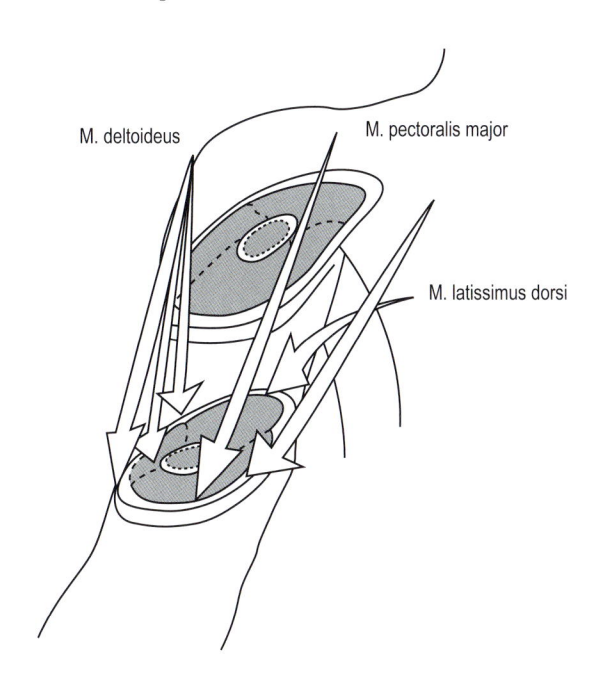

Abb. 1.4.1 Schematische Darstellung der Verbindungen zwischen den Schultergürtelmuskeln und der Oberarmfaszie in den verschiedenen räumlichen Ebenen. Dargestellt sind die Verbindungen zwischen dem Latissimus dorsi und den dorsomedialen Abschnitten der Oberarmfaszie, zwischen dem Deltoideus und dem Septum intermusculare laterale bzw. lateralen Abschnitt der Oberarmfaszie sowie zwischen dem Pectoralis major und den ventralen (klavikuläre Fasern) und medialen (kostale Fasern) Anteilen der Oberarmfaszie.

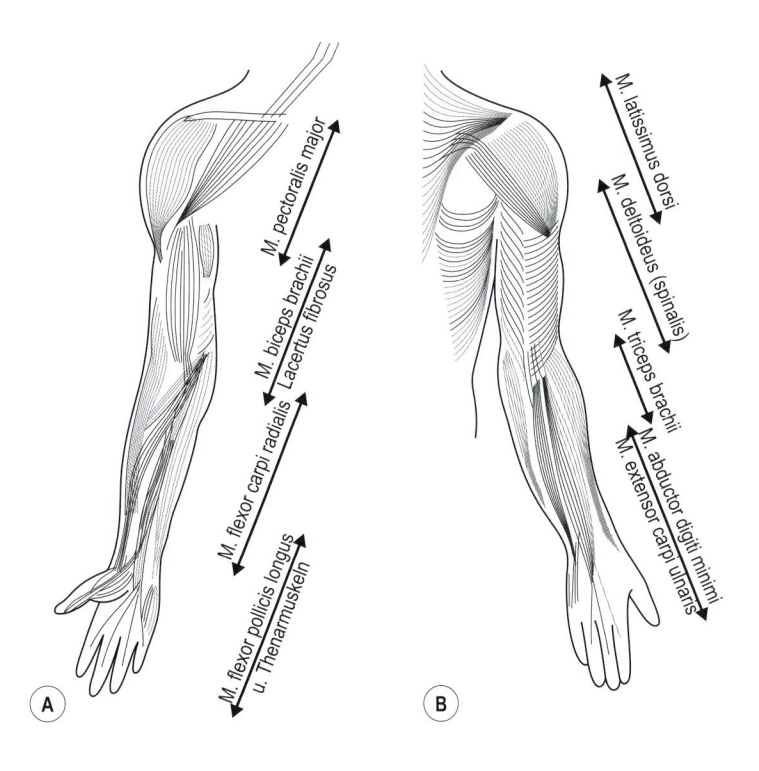

Abb. 1.4.2 Schematische Darstellung der Verbindungen zwischen der tiefen Faszie der oberen Extremität und den darunterliegenden Muskeln. (A) Ansicht von vorn: Dargestellt sind die Ausläufer des klavikulären und des kostalen Anteils des Pectoralis major, des M. biceps (auch als Lacertus fibrosus bezeichnet), des M. palmaris longus und des M. flexor carpi radialis. Sie straffen die ventralen Abschnitte der Oberarm-, Unterarm- und Thenarfaszie und der Palmaraponeurose. (B) Ansicht von hinten: Dargestellt sind die Ausläufer des M. latissimus dorsi und des spinalen Anteils des M. deltoideus zur Fascia brachii. Die Ausläufer des M. triceps straffen den dorsalen Abschnitt der Unterarmfaszie, der M. abductor digiti minimi und der M. extensor carpi ulnaris die ulnare Seite der dorsalen Handfaszie.

Auch auf der Dorsalseite des Arms wurden zahlreiche muskuläre Insertionen in die Faszie beschrieben: Der mediale Kopf des M. triceps gibt distal einen sehnigen Ausläufer in die Unterarmfaszie ab, der M. extensor carpi ulnaris in die Faszie der Hypothenarmuskeln und der M. abductor digiti minimi in die Extensorenaponeurose (> Abb. 1.4.2). Bei einer Vorwärtsbewegung des gesamten Arms wird durch die Kontraktion der klavikulären Fasern des Pectoralis major der ventrale Abschnitt der Oberarmfaszie gespannt. Gleichzeitig spannt die Kontraktion des Biceps den ventralen Teil der Unterarmfaszie über die Bicepsaponeurose, während der M. palmaris longus am Retinaculum flexorum, der Palmaraponeurose und der Thenarfaszie zieht. Auf diese Weise sorgen die myofaszialen Verbindungen für eine anatomische Kontinuität zwischen allen Muskelanteilen, die an der Beugung der oberen Extremität beteiligt sind. Da die Muskelfaszie reich und überwiegend propriozeptiv innerviert ist (Mechanorezeptoren, freie Nervenendigungen etc.; Stecco et al. 2007), könnte ein Zug an bestimmten Faszienbereichen spezifische propriozeptive Aktivierungsmuster auslösen. Während an den knöchernen Ansätzen der Muskeln die mechanische Aktion initiiert wird, tragen die faszialen Ansätze vermutlich zur Propriozeption und Bewegungswahrnehmung bei.

1.4.5 Belastbarkeit der tiefen Armfaszie

Dynamometrische Messungen der Belastbarkeit der tiefen Armfaszie zeigen, dass die durch eine Muskelkontraktion erzeugten Kräfte über die Faszie übertragen werden könnten. Der Lacertus fibrosus und der Ausläufer des M. triceps hielten einem Zug von durchschnittlich 5,63 kg bzw. 6,72 kg stand; die Ausläufer des Pectoralis major und Latissimus dorsi hielten etwa 4 kg. Die sehnigen Ausläufer in der Hand sind schwächer und halten einen Zug von etwa 2,5 kg. Die Belastbarkeit scheint von der Muskelmasse und -kraft abhängig zu sein.

LITERATURQUELLEN

Bektas U, Ay S, Yilmaz C, Tekdemir I, Elhan A. Spinoglenoid septum: a new anatomic finding. J Shoulder Elbow Surg 2003; 12: 491–492.

Marshall R. Living Anatomy: Structure as a mirror of function. Melbourne: Melbourne University Press, 2001.

Rispoli DM, Athwal GS, Sperling JW, Cofield RH. The anatomy of the deltoid insertion. J Shoulder Elbow Surg 2009; 18: 386–390.

Sato T, Hashimoto M. Morphological analysis of the fascial lamination of the trunk. Bull Tokyo Med Dent Univ 1984; 31: 21–32.

Singer E. Fasciae of the human body and their relations to the organs they envelop. Baltimore: Williams & Wilkins, 1935.

Standring S. Gray's Anatomy, 39th ed. London: Churchill Livingstone, 2005: p. 851–852.

Stecco C, Gagey O, Belloni A, et al. Anatomy of the deep fascia of the upper limb. Second part: study of innervation. Morphologie 2007; 91: 38–43.

Stecco C, Porzionato A, Macchi V, et al. The expansions of the pectoral girdle muscles onto the brachial fascia: morphological aspects and spatial disposition. Cells Tissues Organs 2008; 188: 320–329.

Stecco A, Masiero S, Macchi V, Stecco C, Porzionato A, De Caro R. The pectoral fascia: anatomical and histological study. J Bodyw Mov Ther 2009; 13: 255–261.

Stecco L, Stecco C. Fascial Manipulation. Practical Part. Padua: Piccin Nuova Libraria, 2009.

1.5 Die tiefe Faszie der unteren Extremität

Carla Stecco und Antonio Stecco

1.5.1 Einleitung

In der Literatur werden im Bereich der unteren Extremität verschiedene Faszien bezeichnet – Fascia lata, Tractus iliotibialis, Fascia plantaris, Fascia cruris, Fascia glutea u. a. m. –, aber über ihre makroskopische und histologische Erscheinung werden oft nur wenige Worte verloren. Aktuelle Untersuchungen zeigen die wichtige „Binde-Gewebe"-Funktion der Faszie in den Extremitäten und insbesondere die serielle Kontinuität der einzelnen Faszienblätter: Die Fascia glutea setzt sich in die Fascia lata, die Fascia cruris und letztendlich die Plantarfaszie fort. Auch der Übergang von der tiefen Faszien zum Periost, den Sehnen und den Ligamenten geschieht mehr oder weniger nahtlos (Benjamin 2009). Zu den weiteren Funktionen der tiefen Beinfaszie gehören ihre Rolle als Ektoskelett für Muskelansätze und die Bildung von osteofaszialen Logen für die Muskeln. Auch ihre Bedeutung für den venösen Rückstrom, für die Verteilung von Zugbelastungen, die an Enthesen besonders konzentriert auftreten, und ihre Funktion als Schutzschicht für die darunterliegenden Strukturen wurden beschrieben.

Je mehr sich unsere Kenntnisse über die Anatomie und Physiologie der tiefen Faszie erweitern, umso deutlicher wird, wie wichtig die tiefe Faszie für das koordinierte Zusammenwirken der Extremitätenmuskeln ist: Sie bildet die Brücke, die die Gelenke und Septen überspannt und die einzelnen Muskeln untereinander verbindet. Durch die Untersuchungen von Langevin (2006) zeigte sich, dass diese Faszie daneben aufgrund ihrer spezifischen mechanischen Eigenschaften und dichten Innervation eine wesentliche Rolle für die Wahrnehmung und Koordination von Bewegungen spielt. Verschiedene Autoren sind darüber hinaus der Meinung, dass die tiefe Faszie eine Grundspannung im Bewegungsapparat aufbaut; dies könnte über einen Zug an den muskulären oder tendinösen Insertionen der darunterliegenden Muskulatur (Stecco et al. 2009) oder aber durch die Aktion von Myofibroblasten innerhalb der Faszie (Schleip et al. 2006) vermittelt werden.

1.5.2 Makroskopische Anatomie

Im Bereich der unteren Extremität wird die Faszie aus insgesamt drei Lagen gebildet: aus der oberflächlichen und der tiefen Faszie sowie dem Epimysium.

Die oberflächliche Faszie bildet eine Kollagenschicht, die das Subkutangewebe in drei abgrenzbare Schichten unterteilt: in das oberflächliche Fettgewebe, eine membranöse Zwischenschicht (die Fascia superficialis im engeren Sinne) und das tiefe Fettgewebe. Die Dicke der beiden Fettschichten ist in den verschiedenen Extremitätenabschnitten unterschiedlich und bestimmt die jeweiligen Lagebeziehungen zwischen der oberflächlichen Faszie und der Haut bzw. zwischen der oberflächlichen und der tiefen Faszie.

Die tiefe Faszie besteht aus einer bindegewebigen Membran, die sich fast überall sowohl von der darunterliegenden Muskulatur als auch von der darüberliegenden oberflächlichen Faszie leicht trennen lässt. Zwischen der tiefen Faszie und der vom Epimysium umhüllten Muskulatur entsteht so ein praktisch ununterbrochener Verschiebespalt, der nur etwas lockeres Bindegewebe enthält. Dieses Gewebe stellt sich als nachgiebige, gelatineartige Substanz dar und unterstützt die Gleitbewegungen der angrenzenden Gewebe. Histologisch enthält es ein unregelmäßiges Netz aus Kollagen- und elastischen Fasern mit zahlreichen eingestreuten Fibroblasten.

Von der Innenfläche der tiefen Beinfaszie aus ziehen kräftige Septen zwischen die Muskelbäuche. Sie unterteilen den Oberschenkel in verschiedene Muskellogen und bilden den Ansatz für einen Teil der Fasern der Beinmuskulatur (> Tafel 1.5.1).

Wichtig ist zu erkennen, dass die tiefe Beinfaszie – auch wenn sie im Oberschenkelbereich Fascia lata und im Unterschenkel Fascia cruris genannt wird – *eine* durchgehende Faszienstruktur bildet. Sie stellt sich als dicke, weißliche Bindegewebeplatte, ähnlich einer Aponeurose, mit einer durchschnittlichen Dicke von 1 mm dar. Generell ist die tiefe Beinfaszie dorsal kräftiger als ventral ausgeprägt; daneben gibt es regionale Dickenunterschiede. Am vorderen Oberschenkel wurde eine mittlere Dicke von 944 ± 102 µm gemessen. Proximal ist die Faszie dünner (541 ± 23 µm), zum Knie hin dagegen besonders kräftig (1.419 ± 105 µm) und im mittleren Drittel beträgt ihre Dicke durchschnittlich 874 ± 62 µm. Lateral wird die tiefe Beinfaszie durch den Tractus iliotibialis verstärkt. Dieser Faserzug lässt sich präparatorisch nicht von der Faszie trennen, sodass er eigentlich nicht als eigenständige Struktur, sondern vielmehr als eine regionale Verstärkung der Fascia lata in ihrem lateralen Anteil anzusehen ist.

Die Stärke der Fascia cruris nimmt von der Kniekehle bis zum distalen Wadendrittel kontinuierlich ab (von 1 mm auf 700 µm) und beträgt im Durchschnitt 880 µm.

Im Bereich von Knie und Sprunggelenk wird die tiefe Faszie durch zusätzliche Faserzüge verstärkt, die häufig als Retinakula bezeichnet werden. Dabei ist allerdings zu berücksichtigen, dass es auch an anderen Stellen in der Faszie zahlreiche makroskopisch erkennbare, in unterschiedliche Richtungen verlaufende Faserzüge gibt.

Die Retinakula

Retinakula (auch Haltebänder oder „Fesseln") sind eine typische regionale Spezialisierung – konkret gesagt, Verdickung – der Fascia profunda und als solche nicht von ihr getrennt zu sehen. Sie stellen sich als kräftige Bindegewebezüge mit einer durchschnittlichen Dicke von 1.372 µm und gitterartig über Kreuz verlaufende Kollagenfasern dar. An ihren zahlreichen knöchernen Ansatzstellen können sie faserknorpelig ausgebildet sein, dazwischen gleiten sie – dank einer zwischen Periost und Retinakulum gelegenen Verschiebeschicht aus lockerem Bindegewebe – leicht über den Knochen. Funktionell gelten die Retinakula klassischerweise als ein Führungssystem, das die Sehnen bei Bewegungen im oberen Sprunggelenk nahe am darunterliegenden Knochen hält; als verbindendes Element zwischen den Knochen leisten sie außerdem einen wichtigen Beitrag zur Sprunggelenkstabilität. Im Jahr 1984 stellten Viladot et al. fest, dass sie darüber hinaus wahrscheinlich eine wichtige propriozeptive Funktion haben. Beispielsweise wird durch die Dehnung der peronealen Retinakula bei einer Inversion des Fußes eine reflektorische Kontraktion der Mm. peronei ausgelöst.

Die Retinakula der Knöchelregion lassen sich magnetresonanztomografisch gut darstellen, denn sie grenzen sich in T1-gewichteten Sequenzen scharf als durchschnittlich 1,25 mm (SD ± 0,198) breite Bänder geringer Signalintensität gegenüber dem Fettgewebe ab. Bei einer traumatischen Ruptur des Retinakulums kann es zu einer Subluxation der darunterliegenden Sehnen kommen. Auch die Retinakula am Knie lassen sich im MRT gut als deutlich signalarme Bänder darstellen. Bei Patienten mit Patellainstabilität oder vorderem Knieschmerz lassen sich Veränderungen bezüglich ihrer Dicke, Innervation und Vaskularisation nachweisen.

Fibröse Ausläufer und Muskelansätze

An einigen Stellen sind die Muskeln der unteren Extremität über fibröse Ausläufer oder direkte Insertion von Muskelfasern mit der tiefen Faszie verbunden. Diese Ausläufer bzw. Insertionen und ihre funktionellen Konsequenzen sind eine nähere Betrachtung wert.

Der Tractus iliotibialis kann einerseits als Sehne für den M. tensor fasciae latae und M. gluteus maximus und andererseits als Verstärkung der Fascia lata angesehen werden. Er ist langstreckig verbunden mit dem Septum intermusculare laterale des Oberschenkels, an dem auch viele Fasern des M. vastus lateralis ansetzen. Bei der Bewegung des Beins wird daher das laterale Septum proximal durch den M. gluteus maximus und distal durch den M. vastus lateralis gespannt (> Tafel 1.5.2). Distal hat der Tractus iliotibialis einen Ansatz am Gerdy-Tuberkulum (Tuberculum tractus iliotibialis) am kranialen Ende der Tibia und sendet daneben einen Ausläufer zum anterolateralen Anteil der Fascia cruris. An dieser Stelle treten beim sog. „Läuferknie" (Tractus-iliotibialis-Scheuersyndrom, Iliotibiales-Band-Syndrom) Schmerzen auf, die auf die Reibung des Tractus am Tibiakondylus bei der wiederholten Flexion und Extension des Knies zurückgeführt werden. Nach Auffassung von Fairclough et al. (2007) ist allerdings nicht die Reibung, sondern eine veränderte Spannung innerhalb des Tractus iliotibialis selbst die Ursache für die Beschwerden.

Ähnlich bilden auch M. sartorius, M. gracilis und M. semitendinosus den Pes anserinus an der Knieinnenseite, senden aber gleichzeitig Ausläufer in den medialen Abschnitt der Fascia cruris (> Abb. 1.5.1). Daneben hat der M. quadriceps einige schräg verlaufende fasziale Ausläufer, die vom Vastus medialis und lateralis aus vor der Patella entlanglaufen, mit der Fascia lata verschmelzen und so am Retinakulumapparat des Knies mitwirken. Der M. semimembranosus hat in der Kniekehle zwei Ausläufer: einer zieht in die Hinterwand der Kniegelenkkapsel und bildet das Ligamentum popliteum obliquum, der andere in die Faszie des M. popliteus. Distal inserieren die proximalen Anteile des M. gastrocnemius direkt an der Faszie, sodass die zugehörigen Muskelfasern als Faszienstrecker aufgefasst werden können (> Tafel 1.5.3), und ventral strahlen der M. tibialis anterior und der M. flexor hallucis longus in die darüberliegende Faszie sowie das Septum intermusculare ein. Auf diese Weise kann im Bereich des Knies die tiefe Faszie kaum von den darunterliegenden Muskeln und Sehnen abgegrenzt werden.

Auch im Knöchel-Fuß-Bereich gibt es einige Muskel- und Sehnenansätze an der tiefen Faszie. Insbesondere entspringen zahlreiche Fasern des M. extensor digitorum brevis und des M. abductor hallucis von der Innenseite des unteren Extensor- bzw. Flexor-Retinakulums (die, wie erwähnt, Verstärkungen der tiefen Faszie am Fuß darstellen). Und schließlich setzt auch die Achillessehne nicht nur an der Dorsalseite des Kalkaneus an, sondern hat daneben auch Verbindung zur Faszie, und zwar (über die Fersenrückseite) sowohl zur Plantaraponeurose als auch zu den Bindegewebesepten des Fersenfettpolsters. Moraes do Carmo et al. (2008) fanden in Präparationen eine altersabhängige Abnahme der Anzahl der Verbindungs-

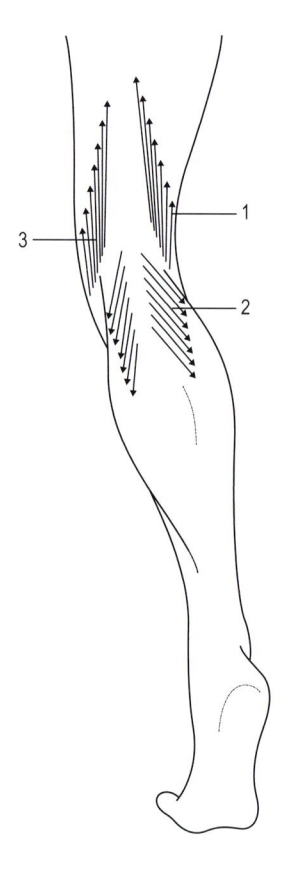

Abb. 1.5.1 Schematische Darstellung der Kraftlinien, die in der Fascia poplitea durch den Zug des M. biceps femoris (1) und M. semimembranosus (3) nach proximal sowie den Zug der zwei Gastrocnemiusköpfe (2) nach distal entstehen.

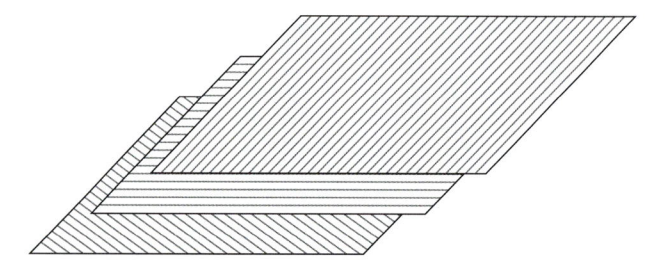

Abb. 1.5.2 Aufbau der tiefen Extremitätenfaszie in drei Lagen. Innerhalb einer Lage sind die Kollagenfaserbündel parallel zueinander angeordnet, von einer Lage zur nächsten ändert sich die Faserausrichtung. Verschiebungen der Kollagenfaserlagen gegeneinander werden durch dünne Zwischenschichten aus lockerem Bindegewebe ermöglicht.

fasern zwischen Achillessehne und Plantarfaszie: Während beim Neugeborenen eine durchgehende, kräftige Faserverbindung besteht, setzen sich im mittleren Alter nur noch die äußeren, periostalen Fasern von der Achillessehne auf die Faszie fort und bei älteren Menschen lassen sich gar keine Verbindungen mehr darstellen.

Alle diese myofaszialen Ausläufer stabilisieren vermutlich die Sehnen, vermindern die Bewegung im Bereich der Enthesen (und dementsprechend auch die konzentrierte Belastung an den knöchernen Ansatzstellen), aber sie ermöglichen auch eine selektive Dehnung und Entwicklung entsprechender Kraftlinien innerhalb der tiefen Faszie. Auf diese Weise könnte nicht nur die Ablagerung der Kollagenfasern in der Faszie gesteuert werden, sondern auch die Aktivierung von Propriozeptoren bei der Bewegung nach bestimmten Mustern erfolgen.

Diese Untersuchungen und Hypothesen könnten relevante klinische Konsequenzen im Hinblick auf die bekannte Verschlechterung der Gleichgewichtsfunktion bei älteren Menschen haben.

1.5.3 Mikroskopische Anatomie

Traditionell wird die tiefe Extremitätenfaszie als straffes, geflechtartiges Bindegewebe mit reiner Hüllfunktion für die Muskulatur klassifiziert. Neuere Studien ergeben wichtige Erkenntnisse über einen definierten histologischen Aufbau der tiefen Extremitätenfaszie. Unter dem Mikroskop sieht man, dass die tiefe Extremitätenfaszie und die Retinakula aus Kollagenfaserbündeln aufgebaut sind, die einen leicht welligen Verlauf haben. Überraschenderweise machen die Kollagenfasern insgesamt weniger als 20 % des Faszienvolumens aus. Die Retinakula enthalten dichter gepackte Faserbündel und weniger lockeres Bindegewebe. Die Kollagenfaserbündel sind regelmäßig parallel in zwei oder mehr Einzellagen angeordnet, von denen jede im Mittel 277,6 ± 86,1 µm dick ist. Innerhalb einer Lage liegen die Faserbündel parallel, zwischen den Lagen ist die Ausrichtung jedoch unterschiedlich (> Abb. 1.5.2). Der Winkel zwischen den Faserverlaufsrichtungen in benachbarten Lagen beträgt in der X-Y-Ebene etwa 78°. Im Allgemeinen sind die einzelnen Lagen ganz unabhängig voneinander, denn sie sind jeweils durch eine dünne Schicht (43 ± 12 µm) lockeren Bindegewebes voneinander getrennt, die Verschiebungen zwischen den Lagen ermöglicht. Allerdings gibt es an einigen Stellen Verbindungen durch einzelne Kollagenfaserbündel.

Überall im Körper besteht die Funktion des lockeren Bindegewebes darin, benachbarte Strukturen gegeneinander abzupolstern bzw. abzutrennen. Das lockere Bindegewebe stellt für die umgebenden Gewebe ein wichtiges Reservoir für Wasser und Salze dar und es könnte auch Abbauprodukte aufnehmen. Durch Veränderungen im Gehalt an Wasser, Ionen oder anderen Stoffen könnten sich potenziell auch die biomechanischen Eigenschaften des lockeren Bindegewebes so ändern, dass die Gleitschichtfunktion für die verschiedenen Faszienschichten beeinträchtigt wird.

Der dominante Zelltyp in der tiefen Beinfaszie sind die Fibroblasten, die von einigen Autoren (Schleip, Kingler und Lehmann-Horn 2007) auch als Myofibroblasten charakterisiert werden, da sich in diesen Zellen auf mechanische Belastungen hin Aktin-Spannungsfasern akkumulieren. Wo dichtes Fasziengewebe relevanter Kompression ausgesetzt ist (z. B. in einigen Retinakula oder in Teilen der Plantarfaszie), haben die Zellen einen chondrozytischen Phänotyp und das Gewebe kann als Faserknorpel angesprochen werden. Nach Langevin et al. (2006) sind die ortsständigen Fibroblasten in der Faszie essenziell für die Mechanotransduktion. Sie kommunizieren untereinander über Gap Junctions und reagieren auf Spannungen im Gewebe durch Formänderungen, die durch ihr Zytoskelett vermittelt werden. Im gedehnten Gewebe sind die Zellen flach ausgebreitet und haben große Zellkörper, im ruhenden Gewebe dagegen kleiner und dendritisch geformt mit zahlreichen dünneren Fortsätzen. Diese Formänderungen der Zellen beeinflussen möglicherweise die Spannungsverhältnisse im gesamten Gewebe.

Mit der Van-Gieson-Färbung lassen sich in der tiefen Faszie einige elastische Fasern darstellen, die jedoch nur einen Volumenanteil von 0,3–1,5 % ausmachen. Sie bilden ein unregelmäßiges Netz und kommen insbesondere in dem lockeren Bindegewebe vor, das zwischen den Kollagenfaserlagen der Faszie liegt. In den Retinakula sind dagegen keine elastischen Fasern nachweisbar. Bei manchen Menschen finden sich innerhalb der Fascia lata einige umschriebene Bündel von Muskelfasern.

Die Ausrichtung der Kollagenfasern, ihre Wellung im Ruhezustand, die ungleichmäßige Verteilung der elastischen Fasern und die unterschiedliche Verteilung von lockerem Bindegewebe lässt auf eine große Komplexität der biomechanischen Eigenschaften der tiefen Beinfaszie schließen. Insbesondere weist die Faszie eine deutliche Anisotropie auf (d. h. ihre Merkmale oder Eigenschaften sind nicht in allen Richtungen gleich). Auch ohne größeren elastischen Faseranteil ermöglichen die Wellung der Kollagenfasern und die unterschiedlichen Faserverlaufsrichtungen in benachbarten Kollagenlagen der tiefen Faszie eine gewisse mechanische Anpassungsfähigkeit. Dies wird klinisch bei Kompartmentsyndromen deutlich, wo die tiefe Extremitätenfaszie auch hohem Druck Widerstand leistet, ohne offensichtlichen Schaden zu nehmen, während sie unter normalen physiologischen Bedingungen andererseits die Volumenschwankungen der Muskeln im Verlauf der Muskelkontraktionen ohne Weiteres mitmacht.

Interessanterweise hat die tiefe Beinfaszie um die Gelenke herum und entlang der Tibiakante besondere Anheftungsstellen an den Gelenkkapseln bzw. am Knochen. An diesen Übergangsstellen zwischen Hart- und Weichgewebe entstehen Bereiche, in denen sich Zugbelastungen konzentrieren. Dort, wo die Faszie mit dem Knochen verbunden ist, bilden sich Enthesen, die diese konzentrierte Belastung reduzieren, und die entsprechenden anatomischen Anpassungen sind makroskopisch, histologisch und auf molekularer Ebene sicht- und nachweisbar.

Zahlreiche Gefäße mit einem durchschnittlichen Kaliber von 102,15 µm verlaufen stark gewunden durch die verschiedenen Kollagenfaserlagen der tiefen Beinfaszie. Auch Nervenfasern werden überall in der tiefen Faszie gefunden; ihr Volumenanteil beträgt etwa 1,2 %. Besonders zahlreich sind sie in der Umgebung der Gefäße, aber auch im gesamten Faserkompartment liegen sie homogen verteilt vor. Die intrafaszialen Nerven sind mit den Kollagenfasern verbunden und verlaufen häufig senkrecht zu ihnen; sehr wahrscheinlich werden sie also durch eine Dehnung der Kollagenfasern stimuliert werden. In manchen Präparaten färben sich auch Ruffini- und Vater-Pacini-Körperchen an. Einige kleine Nervenfasern zeigen die typischen Merkmale autonomer Fasern. Es handelt sich um adrenerge Nervenfasern, die vermutlich an der Kontrolle der lokalen Durchblutung beteiligt sind. Nach Sanchis-Alfonso und Rosello-Sastre (2000) können unter pathologischen Bedingungen Änderungen der Innervation in der Faszie auftreten. Die Autoren beschreiben das Einwachsen Substanz-P-immunreaktiver, nozizeptiver Fasern in das laterale Retinakulum des Knies bei Patienten mit Patellainstabilität.

Auch für die großen Gefäße und Nerven hat die tiefe Beinfaszie eine spezifische Funktion. Sie ist an der Bildung der protektiven Bindegewebescheide für diese empfindlichen Strukturen beteiligt und dazu aus mehreren Lagen aufgebaut, die durch lockeres Bindegewebe voneinander getrennt werden. So entsteht ein teleskopartiges Gleitsystem, durch das Nerven und Gefäße vor Zugspannungen geschützt werden, die auf die Faszie einwirken. Wird dieser Schutzmechanismus gestört, kann sich ein Kompressionssyndrom des Nervs bzw. Gefäßes entwickeln.

LITERATURQUELLEN

Benjamin M. The fascia of the limbs and back – a review. J. Anat. 2009; 214: 1–18.

Fairclough J, Hayashi K, Toumi H, et al. Is iliotibial band syndrome really a friction syndrome? J Sci Med Sport 2007; 10: 74–76.

Langevin HM. Connective tissue: a body-wide signalling network? Med Hypotheses 2006; 66: 1074–1077.

Langevin HM, Bouffard NA, Badger GJ, Churchill DL, Howe AK. Subcutaneous tissue fibroblast cytoskeletal remodeling induced by acupuncture: evidence for a mechanotransduction-based mechanism. J Cell Physiol 2006; 207: 767–774.

Moraes do Carmo CC, Fonseca de Almeida Melão LI, Valle de Lemos Weber MF, Trudell D, Resnick D. Anatomical features of plantar aponeurosis: cadaveric study using ultrasonography and magnetic resonance imaging. Skeletal Radiol 2008; 37: 929–935.

Sanchis-Alfonso V, Rosello-Sastre E. Immunohistochemical analysis for neural markers of the lateral retinaculum in patients with isolated symptomatic patellofemoral malalignment. A neuroanatomic basis for anterior knee pain in the active young patient. Am J Sports Med 2000; 28: 725–731.

Schleip R, Naylor IL, Ursu D, et al. Passive muscle stiffness may be influenced by active contractility of intramuscular connective tissue. Med Hypotheses 2006; 66: 66–71.

Schleip R, Kingler W, Lehmann-Horn F. Fascia is able to contract in a smooth muscle-like manner and thereby influence musculoskeletal mechanics. In: Findley TW, Schleip R (eds). Fascia Research. Basic Science and Implications for Conventional and Complementary Health Care. München: Elsevier Urban & Fischer, 2007.

Stecco C, Pavan PG, Porzionato A, et al. Mechanics of crural fascia: from anatomy to constitutive modelling. Surg Radiol Anat 2009; 31: 523–529.

Viladot A, Lorenzo JC, Salazar J, Rodríguez A. The subtalar joint: embryology and morphology. Foot Ankle 1984; 5: 54–66.

Stecco C, Porzionato A, Lancerotto L, et al. Histological study of the deep fasciae of the limbs. J Bodyw Mov Ther 2008; 12: 225–230.

1.6 Die Fascia thoracolumbalis
Andry Vleeming

1.6.1 Einleitung

Um Phänomene wie Rückenschmerzen – oder selbst die Fortbewegung bei Wirbeltieren – zu erläutern, greift man meistens auf Modellvorstellungen aus der deskriptiven Anatomie zurück. Dieser Zweig der Anatomie geht der Frage nach, aus welchen Bestandteilen und aus welchen Kategorien von Bestandteilen sich unser Körper zusammensetzt. Es entstanden daraus Kategorien wie „Wirbelsäule", „Becken" oder „Beine", die sich primär aus der Anatomie der Knochen ableiten.

Die funktionelle Anatomie des Bewegungsapparates – ein der Biomechanik verwandter Zweig – versucht dagegen zu erklären, wie Knochen, Bänder und Muskeln als ein Gesamtsystem funktionieren. In diesem Zusammenhang können Kategorien wie „Wirbelsäule" und „Becken" irreführend sein, denn vom biomechanischen oder neurophysiologischen Standpunkt aus sind sie vollständig in das Gesamtsystem integriert. Die „Rückenmuskeln" werden beispielsweise in der deskriptiven Anatomie als spinale Muskeln kategorisiert. Ein Teil der „Rückenmuskulatur" überspannt jedoch die Iliosakralgelenke – beispielsweise hat der M. multifidus beim Menschen ausgedehnte Ansatzzonen sowohl am Sakrum als auch am Beckenkamm (Vleeming und Stoeckart 2007).

Bei Verwendung deskriptiv-anatomischer Modelle gerät man auch leicht in Versuchung, Schmerzen im Bereich der Iliosakralgelenke (ISG) als eigenständiges Krankheitsbild und nicht als eine Facette des Beschwerdekomplexes „Lumboischialgie" anzusehen. Aber die ISG sind mechanisch vollständig und unlösbar in den Wirbelsäulen-Becken-Bein-Apparat integriert (Snijders, Vleeming und Stoeckart 1993a), der für seine Funktion sowohl die Stabilität des Beckens (für externe Beckenbewegungen) als auch die ISG und die Symphyse (für interne Beckenbewegungen) benötigt, um die drei mit dem Becken verbundenen Hebel (zwei Beine und eine Wirbelsäule) effektiv bewegen zu können.

Voraussetzung für eine effektive Lastübertragung über die ISG ist die spezifische Funktion verschiedener Muskeln, die durch ausreichend starke Kompression eine Abscherung im ISG verhindern (Snijders, Vleeming und Stoeckart 1993a, 1993b). Zur Verstärkung der Kompression tragen insbesondere der M. biceps femoris und der M. gluteus maximus bei (Vleeming, Stoeckart und Snijders 1989, Vleeming et al. 1989, 1992b, 2012, DonTigny 1990, Vleeming 1990, Van Wingerden et al. 1993). Beide Muskeln setzen z. T. am Lig. sacrospinale, überwiegend aber am Lig. sacrotuberale an, das die Iliosakralfugen überspannt. Offensichtlich sind Schmerzen in der Sakroiliakalregion also nicht immer ein lokales Problem, sondern können auch Anzeichen einer Störung im Lastübertragungssystem sein (Snijders, Vleeming und Stoeckart 1993a, 1993b).

Die Lastübertragung vom Rumpf auf die Beine geschieht unter anderem über die kräftige Fascia thoracolumbalis (FTL) (Tesh, Dunn und Evans 1987, Mooney et al. 2001). Dafür kommen insbesondere die posteriore und die mittlere Schicht dieser Faszie (pFTL und mFTL) infrage, da sie mit mehreren relevanten Muskeln in Verbindung stehen. Daraus ergibt sich die zentrale Frage, ob die muskulär erzeugte Spannung der Faszie zu einer effektiven Lastübertragung zwischen Wirbelsäule, Becken, Beinen und Armen beitragen kann.

Aus anatomischer Sicht kann dazu Folgendes festgestellt werden: In allen Präparaten bedeckt die posteriore Schicht der Fascia thoracolumbalis die Rückenmuskulatur von der Sakral- über die Thorakalregion bis hinauf zur Fascia nuchae. Auf Höhe des Sakrums und der Segmente L4–L5 bestehen kräftige Verbindungen zwischen dem oberflächlichen und dem tiefen Blatt. Der M. transversus abdominis und M. obliquus internus setzen indirekt – über eine dichte Raphe, die durch Vereinigung der mittleren Schicht (Adams und Dolan 2007) mit den beiden Blättern der posterioren Schicht der FTL gebildet wird – an der thorakolumbalen Faszie an. Diese „Raphe lateralis" (Bogduk und Macintosh 1984, Bogduk und Twomey 1987, DeRosa und Porterfield 2007) erstreckt sich kranial des Beckenkamms entlang des Seitenrands des M. erector spinae.

1.6.2 Oberflächliches Blatt

Das oberflächliche Blatt (Lamina superficialis; > Abb. 1.6.1) der posterioren FTL-Schicht hat Verbindung zum M. latissimus dorsi und M. gluteus maximus sowie teilweise zum M. obliquus externus abdominis und M. trapezius. Kranial des Beckenkamms bildet der Übergang zum Latissimus dorsi die laterale Begrenzung der Lamina superficialis. Barker und Briggs (2007) beschrieben auch einen unterschiedlich stark ausgebildeten Ansatz der Lamina superficialis am Unterrand des M. rhomboideus major.

Die Fasern verlaufen im oberflächlichen Blatt von kraniolateral nach kaudomedial. Nur ein geringer Teil von ihnen strahlt in die Aponeurose des M. obliquus externus und M. trapezius ein, der größte Teil kommt aus der Aponeurose des Latissimus dorsi und zieht von dort zum Ligamentum supraspinale und zu den Dornfortsätzen ab L4 kranialwärts. Kaudal von L4/L5 ist die Lamina superficialis (wenn überhaupt) nur lose an den Mittellinienstrukturen (Lig. supraspinale, Procc. spinosi, Crista sacralis mediana) befestigt. Die Fasern kreuzen hier auf die Gegenseite, wo sie am Kreuzbein, an der Spina iliaca posterior superior und der Crista iliaca inserieren. Die Lage dieses Phänomens kann variieren, meist ab L4, in einigen Präparaten aber auch schon ab L2/L3.

Im Bereich des Kreuzbeins geht das oberflächliche Blatt der FTL in die Faszie des Gluteus maximus über. Hier verlaufen die Fasern von kraniomedial nach kaudolateral. Die meisten enden an der Crista sacralis mediana; in Höhe L4/L5 (in einigen Präparaten auch erst ab S1/S2) kreuzen jedoch wiederum Fasern die Mittellinie und ziehen zur kontralateralen Spina iliaca posterior superior und Crista iliaca. Einige dieser Fasern verschmelzen mit der Raphe lateralis und mit Fasern, die aus der Faszie des M. latissimus dorsi kommen. Aufgrund der unterschiedlichen Faserverlaufsrichtungen des Latissimus dorsi und des Gluteus maximus hat die Lamina superficialis auf Höhe L4/L5 (in einigen Präparaten auch L5–S2) eine Art Kreuzgitterstruktur.

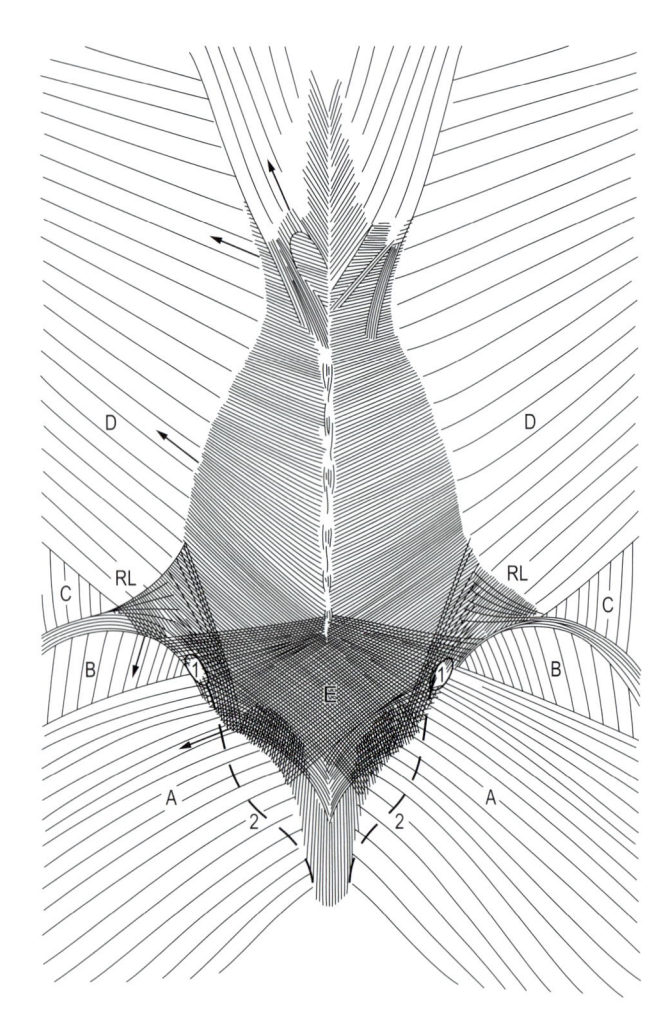

Abb. 1.6.1 Lamina superficialis: (A) Faszie des M. gluteus maximus, (B) Faszie des M. gluteus medius, (C) Faszie des M. obliquus externus abdominis, (D) Faszie des M. latissimus dorsi. (E) Kreuzgitterstruktur des oberflächlichen Blatts aufgrund der unterschiedlichen Faserverlaufsrichtungen von Latissimus dorsi und Gluteus maximus. (1) Spina iliaca posterior superior, (2) Crista sacralis, (RL) Raphe lateralis (Teil). Die Pfeile links zeigen von kranial nach kaudal Ort und Richtung der Zugkraft (50 N) an, die auf den M. trapezius, den kranialen bzw. kaudalen Anteil des M. latissimus dorsi, den M. gluteus medius bzw. den M. gluteus maximus ausgeübt wurde. Aus: Vleeming und Stoeckart 2007; Abdruck mit freundlicher Genehmigung.

1.6.3 Tiefes Blatt

Die Fasern des tiefen Blatts (Lamina profunda; > Abb. 1.6.2) verlaufen im unteren Lumbal- und im Sakralbereich von kraniomedial nach kaudolateral; im Sakralbereich sind sie mit den Fasern des oberflächlichen Blatts verschmolzen. Da sich das tiefe Blatt hier mit einigen Fasern in das Ligamentum sacrotuberale fortsetzt, besteht auch eine indirekte Verbindung vom Ligamentum sacrotuberale zum oberflächlichen Blatt. Daneben gibt es eine direkte Verbindung mit einigen Fasern des tiefen Blatts.

Im Beckenbereich ist das tiefe Blatt beidseits verankert an der Spina iliaca posterior superior, Crista iliaca und am Ligamentum sacroiliacum posterius (O'Rahilly, Müller und Meyer 1990), das vom Sakrum entspringt und zur Spina iliaca posterior superior zieht.

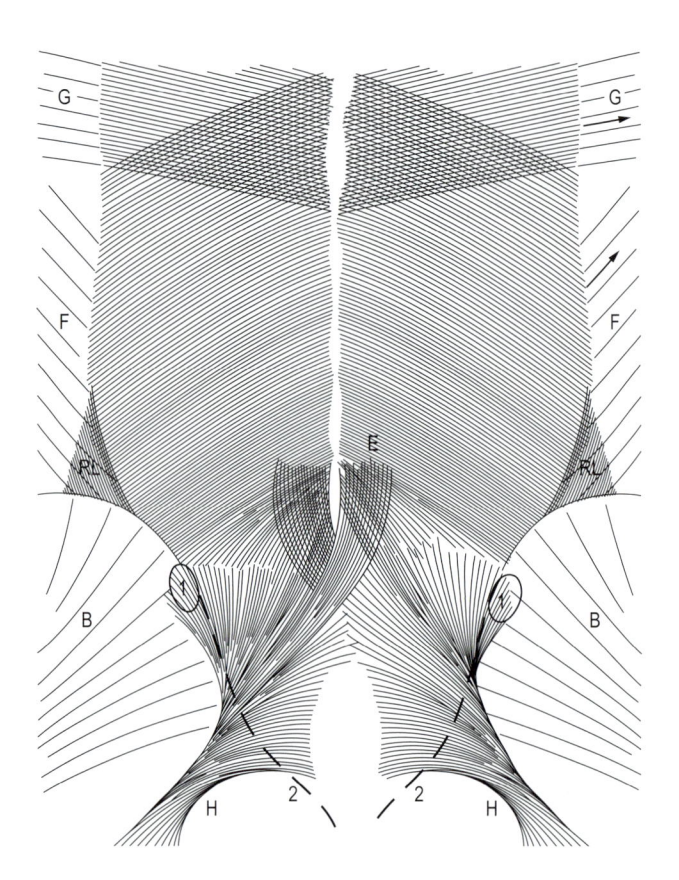

Abb. 1.6.2 Lamina profunda. (B) Faszie des M. gluteus medius. (E) Verbindungen zwischen dem tiefen Blatt und der Rückenstreckerfaszie. (F) Faszie des M. obliquus internus abdominis. (G) Faszie des M. serratus posterior inferior. (H) Ligamentum sacrotuberale. (1) Spina iliaca posterior superior, (2) Crista sacralis, (RL) Raphe lateralis (Teil). Die Pfeile rechts zeigen von kranial nach kaudal den Zug am Serratus post. inf. bzw. Obliquus internus an. Aus: Vleeming und Stoeckart 2007; Abdruck mit freundlicher Genehmigung.

In der Lumbalregion entstammen seine Fasern den Ligg. interspinalia und ziehen zum Beckenkamm bzw., weiter kranial, zur Raphe lateralis, an der auch der M. obliquus internus ansetzt. In einigen Präparaten sieht man, dass Fasern der Lamina profunda zwischen L5 und S1 auf die kontralaterale Seite kreuzen. In der Rinne zwischen der Crista sacralis mediana und den unteren und oberen Spinae iliacae posteriores vereinigt sich ein Teil der Fasern des tiefen Blatts mit der Faszie des M. erector spinae. Weiter kranial, in der Lumbalregion, wird die Lamina profunda dünner und liegt frei beweglich über den Rückenmuskeln. In der unteren BWS-Region verschmelzen Fasern des M. serratus posterior inferior und seiner Faszie mit Fasern der Lamina profunda.

1.6.4 Kinematik

Die hier vorgestellte Untersuchung bestätigt einige frühere Studien, anderen widerspricht sie aber auch. Als zweilagig wird die posteriore Schicht der Fascia thoracolumbalis bereits bei Fairbank und O'Brien (1980), Gracovetsky (1990), Macintosh und Bogduk (1986), Bogduk und Macintosh (1984) sowie Bogduk und Twomey (1987) beschreiben; die Faserausrichtung des oberflächlichen Blatts wird von diesen Autoren als kaudomedial, die des tiefen Blatts als kaudolateral charakterisiert. Unsere aktuellen Befunde bestätigen die Angaben dieser Autoren zur Ausrichtung und zu den Ansätzen der beiden Blätter. Bemerkenswerterweise wird in den meisten Untersuchungen (Fairbank und O'Brien 1980, Bogduk und Macintosh 1984, Bogduk und Twomey 1987) der Latissimus dorsi als wichtige Gebilde erwähnt, an dem die Fasern der Lamina superficialis ansetzen, der Gluteus maximus als Ansatzpunkt für die oberflächliche Faszie wird dagegen ignoriert.

Bogduk und Macintosh (1984) beschreiben, dass die Fasern sich kaudal von L3 überkreuzen und zur jeweiligen Gegenseite ziehen, konnten jedoch den Ursprung dieser Fasern aufgrund der ausgeprägten Verschmelzung mit den Mittellinienstrukturen nicht genau verfolgen. Unsere aktuelle Untersuchung bestätigt das Phänomen der Faserkreuzung. Die Höhe, ab der dies zu beobachten ist, kann zwischen L2 und S2 schwanken. Im Gegensatz zu den Untersuchungen von Bogduk und Macintosh (1984) wurden keine Verbindungen zwischen dem M. serratus posterior inferior und der Lamina superficialis gefunden. Die Faszie dieses Muskels hat ausschließlich Verbindung zum tiefen Blatt.

Bogduk und Macintosh (1984) und Bogduk und Twomey (1987) beschreiben das tiefe Blatt als ein Gebilde aus Kollagenfaserbändern, die von den Dornfortsätzen der LWS zum Beckenkamm und zur Raphe lateralis ziehen. Das Vorhandensein bandartiger Strukturen können wir nicht bestätigen; wir finden eine kontinuierliche Kollagenfaserschicht. Die Autoren berücksichtigen den sakralen Abschnitt der Lamina profunda nicht und erwähnen folglich auch nicht die Verbindung zu den Ligg. sacrotuberalia. Dementsprechend ist das von Bogduk und Twomey (1987) vorgestellte biomechanische Modell unvollständig. Die Brückenfunktion, die die thorakolumbale Faszie im Bereich der unteren LWS und der ISG hat und die essenziell für die Lastübertragung zwischen Wirbelsäule und Beinen ist (Snijders, Vleeming und Stoeckart 1993a, 1993b), kann nur unter Einbezug des kaudalen Abschnitts der Fascia thoracolumbalis adäquat beschrieben werden.

1.6.5 Übergreifende Gesichtspunkte zur Anatomie der FTL

Ein anderer Ansatz für eine integrierte anatomische Betrachtung der thorakolumbalen Faszie findet sich in den anatomischen Untersuchungen von Willard (2007; > Abb. 1.6.3). Willard zeigt, dass die FTL (einschließlich der myofaszialen Multifidusloge) in Verbindung steht mit dem Ligamentum supraspinale, dem Ligamentum flavum und den Kapseln der Facettengelenke sowie mit den tiefer liegenden Ligamenten, wie oben beschrieben.

Barker und Briggs (2007) kommen zu dem Schluss, dass die mittlere Schicht (mFTL) und die posteriore Schicht (pFTL) der Fascia thoracolumbalis geeignete morphologische Charakteristika für den Aufbau einer transversalen Spannung aufweisen und in der Lage sein müssten, die Zugkräfte der an ihnen ansetzenden Muskeln auf alle Lendenwirbel zu übertragen. Die mFTL bietet hierfür den direkteren Weg und es wird auch beschrieben, dass sie den größten

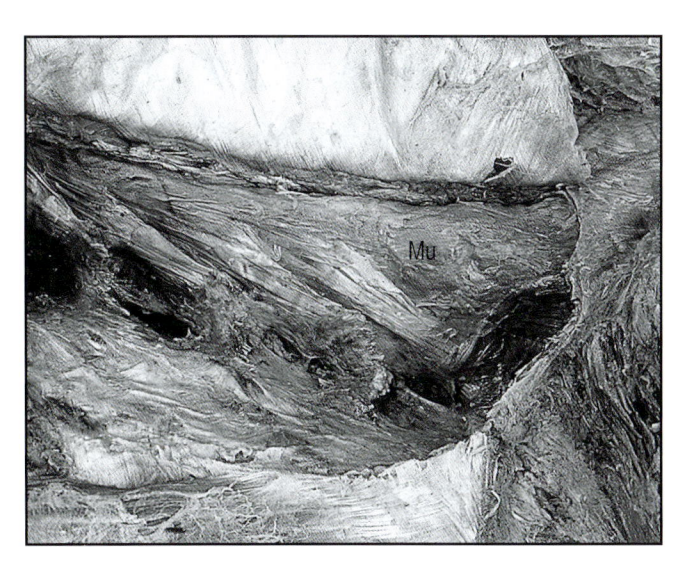

Abb. 1.6.3 Anheftung der Multifidusscheide am Ligamentum supraspinale. Der M. multifidus (Mu) wurde durch Längsspaltung der Fascia thoracolumbalis und der Multifidusscheide freigelegt. M. iliocostalis und M. longissimus wurden entfernt. Aus: Willard 2007; Abdruck mit freundlicher Genehmigung.

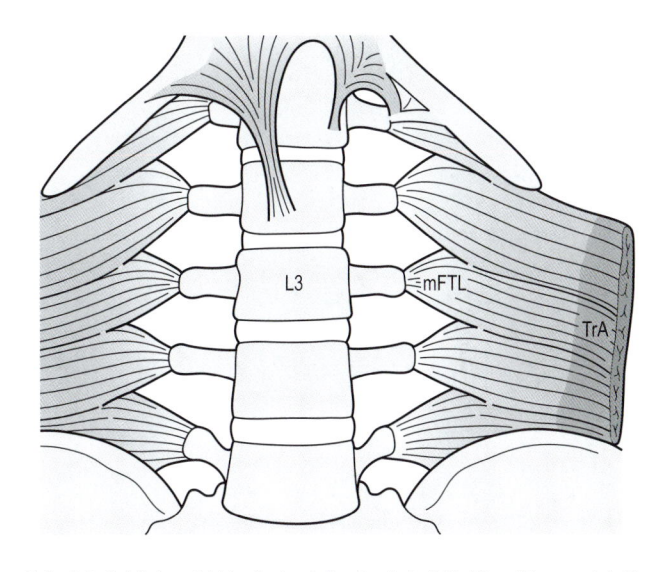

Abb. 1.6.4 Mittlere Schicht der lumbalen Faszie (mFTL). Die mFTL setzt sich über die inferolateralen Fasern in den M. transversus abdominis fort und hat kräftige Ansätze an den Procc. transversi. (mFTL) mittlere Schicht der lumbalen Faszie, (TrA) M. transversus abdominis. Aus: Barker und Briggs 2007; Abdruck mit freundlicher Genehmigung.

Teil der Zugspannung des M. transversus abdominis überträgt (> Abb. 1.6.4). Die Spannung beider Schichten (pFTL und mFTL) kann die segmentale Kontrolle in der Sagittalebene beeinflussen, sollte aber den größten Effekt eher in der Transversalebene haben.

Ein biomechanisches Modell der Iliosakralgelenke wurde von Snijders und Mitarbeitern vorgestellt (Snijders, Vleeming und Stoeckart 1993a, 1993b). Die Autoren stellten fest, dass Gelenke mit überwiegend flachen Gelenkflächen gut geeignet für die Übertragung großer Kraftmomente, aber empfindlich gegen Kräfte sind, die in der Ebene der Gelenkflächen wirken (Vleeming et al. 1990, 1992a, 1992b, Snijders, Vleeming und Stoeckart 1993a, 1993b). Solche Gelenke haben daher immer einen eingeschränkten Bewegungsumfang. Das Prinzip von Form- und Kraftschluss diskutiert Vleeming (1990) anhand eines auf anatomischen und biomechanischen Messdaten basierenden Modells des ISG. Bei einem Formschluss ist die Situation am Gelenk stabil, weil die Gelenkflächen genau aufeinander passen, d.h., unter konstanter Belastung muss keine zusätzliche Kraft aufgebracht werden, um den Zustand des Systems aufrechtzuerhalten. In dieser Situation sind keine lateralen Kräfte erforderlich, um die Wirkung einer vertikalen Belastung auszugleichen. Bei einem Kraftschluss ist dagegen eine laterale Kraft erforderlich.

Das ISG mit seiner Wellenform aus symmetrischen Erhebungen und Einsenkungen, kombiniert mit Kompression und erzeugter Reibung, stellt ein Beispiel für ein typisches Gelenk dar, das durch eine Kombination aus Form- und Kraftschluss stabil bleibt (Vleeming et al. 1990). Falls der Kraftschluss – beispielsweise durch unzureichende Muskeltätigkeit und Bänderspannung – nicht ausreicht, kommt der Formschluss ins Spiel.

Dieses Modell der selbsttragenden Iliosakralgelenke (Snijders et al. 1976, Vleeming et al. 1992a, 1992b) kann auch die Tatsache erklären, dass Schmerzen bei peripartaler Beckenringlockerung zumindest teilweise und zeitweise durch die Anlage eines Beckengurts gelindert werden können: Durch einen solchen Gurt, der knapp kranial der Trochanteren und kaudal der ISG liegt, wird der Kraftschluss verstärkt (Vleeming et al. 1992a, 1992b, Snijders, Vleeming und Stoeckart 1993a). Der Gurt muss dabei gar nicht viel Kraft aufbringen und erfüllt in etwa dieselbe Funktion wie die Schuhbänder am Schuh. Wie in dieser Untersuchung gezeigt wurde, erzeugt auch der gemeinsame Zug des Gluteus maximus und des kontralateralen Latissimus dorsi eine Kraft, die senkrecht zu den ISG-Gelenkflächen wirkt (Mooney et al. 2001). Das Gleiche gilt insbesondere auch für die kaudalen Fasern der Mm. transversus und obliquus internus abdominis.

1.6.6 Zusammenfassung

In diesem Kapitel haben wir die Fascia thoracolumbalis unter „faszialen" Gesichtspunkten und im Hinblick auf ihre Funktion für die Kraftübertragung zwischen Wirbelsäule, Becken und Beinen sowie für die Stabilisierung der unteren LWS und der ISG betrachtet. Besondere Aufmerksamkeit verdienen dabei der M. gluteus maximus und M. latissimus dorsi, da sie – über die posteriore Schicht der FTL – Kräfte auf die Gegenseite übertragen können (Mooney et al. 2001). Wir haben auch kurz die Rolle der mittleren FTL-Schicht und dabei insbesondere die wichtige Wirkung der Mm. transversi und Mm. obliqui interni auf die mFTL diskutiert.

Die Realität ist jedoch noch komplexer. Unmittelbar anterior des tiefen Blatts der pFTL liegt die kräftige Aponeurose der Rückenstrecker, die den M. longissimus dorsi, den lumbalen Abschnitt des M. iliocostalis und den darunter liegenden M. multifidus bedeckt. Dorsal des Kreuzbeins und der angrenzenden Teile des Os ilium vereinigt sich diese Aponeurose mit dem M. multifidus.

Kontraktion des M. erector spinae und des M. multifidus erhöht die Spannung der tiefen Lamina durch die direkt Zugeinwirkung darauf. Zusätzlich bewirken diese durch die bei ihrer Kontraktion erfolgende Querschnitts-Ausbreitung sowohl eine Spannungserhöhung der gesamten posterioren Schicht sowie der mittleren Schicht. Wenn die Mm. transversi und Mm. obliqui interni abdomini beim Gesunden früher als die anderen Muskeln „feuern", wird der Boden der FTL-Loge (die mFTL) gestrafft und dabei auch die pFTL zumindest etwas mitgespannt. Auf diese Weise erhöht sich die Effizienz der Kontraktionen des M. erector und M. multifidus, da der Schlupf der Faszienhülle reduziert wird.

Aus diesem Grund darf die starke aponeurotische Faszie/Sehne, die im Inneren der (aus der posterioren, mittleren und anterioren Schicht gebildeten) FTL-Loge liegt, nicht außer Acht gelassen werden. Ebenfalls beachtet werden muss die Tatsache, dass die Spannung der FTL nicht nur (über die Hüftgelenke) durch jede externe Beckenbewegung, sondern auch durch die Flexions- bzw. Extensionsposition des Rumpfs (mit oder ohne Lateroflexion und Rotation) beeinflusst wird. Alle diese Faktoren verändern die externe und interne Dynamik, d.h. die Kraft- und Druckverhältnisse in und an der Faszienhülle (> Abb. 1.6.5).

Selbst von noch weiter her können Fernwirkungen kommen: Die Fascia lata des Beins, insbesondere ihr kräftigster Abschnitt, der Tractus iliotibialis, wird durch den starken M. vastus lateralis auseinandergezogen und gespannt. Wenn beispielsweise ein Fußballspieler mit flektiertem Standbein einen Ball kickt, sind sowohl der

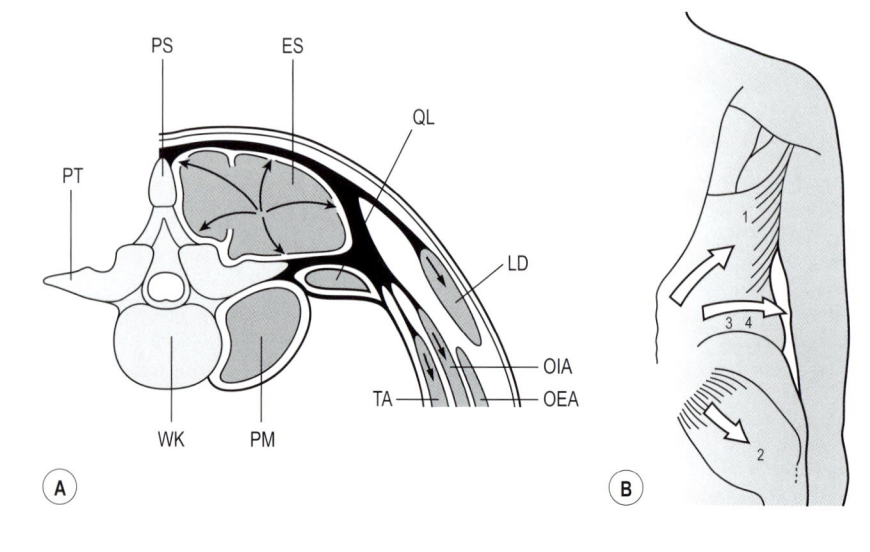

Abb. 1.6.5 (A) Alle diese Muskeln beeinflussen die Spannung in der Fascia thoracolumbalis: (OEA) M. obliquus externus abdominis, (ES) M. erector spinae, (OIA) M. obliquus internus abdominis, (LD) M. latissimus dorsi, (PM) M. psoas major, (QL) M. quadratus lumborum, (TA) M. transversus abdominis. (WK) Wirbelkörper, (PT) Proc. transversalis, (PS) Proc. spinosus. (B) Ansicht von dorsal auf die an der FTL ansetzende Muskulatur. Auf die Faszie wirken von oben die Kräfte des M. latissimus dorsi (1), von unten die Kräfte des M. gluteus maximus (2) sowie von vorn die Kräfte des M. obliquus internus (3) und M. transversus abdominis (4). Aus: DeRosa und Porterfield 2007; Abdruck mit freundlicher Genehmigung.

Vastus lateralis als auch der Gluteus maximus aktiv. Beide Muskeln beeinflussen sich gegenseitig in ihrer Funktion, weil große Teile des Gluteus maximus direkt verbunden sind mit dem Tractus iliotibialis der Fascia lata, die durch den Vastus gestrafft („aufgespannt") werden kann. Der Gluteus maximus wiederum koppelt, wie in diesem Kapitel beschrieben, das Bein an die Hüftknochen und die FTL an. Somit bleiben fasziale Kraftübertragungen keineswegs auf die Loge aus den drei Schichten der FTL beschränkt.

Die deskriptive topografische Anatomie disseziert und analysiert die Strukturen bevorzugt nach topografischen Gesichtspunkten, während die Beziehungen zwischen den Strukturen doch eigentlich immer funktioneller Natur sind. Insbesondere für die Rehabilitation muss man sich dessen bewusst sein, dass die Muskeln innerhalb der FTL-Hülle bindegewebige Elemente von unterschiedlicher Festigkeit aufweisen: lockeres Bindegewebe, Sehnen, Aponeurosen und Faszien. Die übliche Vorstellung von der FTL als bindegewebigen Umschlag, der mit purem Muskelgewebe „gefüllt" ist, ist also falsch – *vielmehr handelt es sich um eine funktionell verbundene Bindegewebestruktur,* die mit kontraktilen Elementen gefüllt ist.

Zu Beginn dieses Kapitels haben wir den Kraftschluss zwischen Wirbelsäule und Becken diskutiert. Bei einer Aktivierung der Rückenstrecker und des Multifidus mit entsprechender Spannungsentwicklung über die Erector-spinae-Aponeurose (alle diese Strukturen liegen im Inneren der FTL-Loge) entsteht ein starker Extensionseffekt an der unteren Wirbelsäule und ein Nutationseffekt am Kreuzbein (> Abb. 1.6.6). Wenn man sich aus dem Liegen zum Stehen oder Sitzen aufrichtet, nutiert das Os sacrum relativ zum Os ilium; dadurch verstärkt sich die Spannung der Ligg. sacrospinalia, sacrotuberalia und interossea und somit der Kraftschluss des Iliosakralgelenks.

Die Nutation des Os sacrum ist gekoppelt an die Extension der Lumbalwirbel. Bei der Nutation der ISG rotiert das Os ilium relativ zum Os sacrum nach dorsal. Die Extension der LWS in Verbindung mit der Dorsalrotation des Darmbeins verstärkt die Spannung in den iliolumbalen Ligamenten. Der Kraftschluss im ISG ist also an die Stellung und Funktion der Lendenwirbelsäule gekoppelt.

Letztendlich heißt das, dass man – wiederum wegen der Kopplung der Fascia thoracolumbalis an die Muskeln und andere große Fasziensysteme – sehr zurückhaltend sein sollte, wenn es darum geht, bestimmte Muskeln *allein* dem Arm, der Wirbelsäule oder dem Bein zuzuordnen.

Bei der Kraftübertragung zwischen Wirbelsäule, Becken und Beinen spielt die thorakolumbale Faszie eine wesentliche Rolle; sie überträgt Kräfte nach kranial, kaudal und auch in diagonaler Richtung. Wenn wir all dies vor Augen haben, können wir uns hoffentlich vorstellen, wie ein wirklich gutes und realistisches Rehabilitationsprotokoll für unsere Patienten mit lumbopelvinen Schmerzzuständen aussehen sollte.

LITERATURQUELLEN

Adams MA, Dolan P. How to use the spine, pelvis and legs effectively in lifting. In: Vleeming A, Mooney V, Stoeckart R (eds). Movement, stability & lumbopelvic pain. Edinburgh: Elsevier, 2007: pp 167–185.

Barker PJ, Briggs CA. Anatomy and biomechanics of the lumbar fasciae: implications for lumbopelvic control and clinical practice. In: Vleeming A, Mooney V, Stoeckart R (eds). Movement, stability & lumbopelvic pain. Edinburgh: Elsevier, 2007: pp 64–73.

Bogduk N, MacIntosch JE. The applied anatomy of the thoracolumbar fascia. Spine (Phila PA 1976) 1984; 9: 164–170.

Bogduk N, Twomey LT. Clinical anatomy of the lumbar spine. Melbourne: Churchill Livingstone, 1987.

DeRosa C, Porterfield JA. Anatomical linkages and muscle slings of the lumbopelvic region. In: Vleeming A, Mooney V, Stoeckart R (eds). Movement, stability & lumbopelvic pain. Edinburgh: Elsevier, 2007: pp 47–63.

DonTigny RL. Anterior dysfunction of the sacroiliac joint as a major factor in the etiology of idiopathic low back pain syndrome. Phys Ther 1990; 70: 250–265.

Fairbank JCT, O'Brien JP. The abdominal cavity and thoracolumbar fascia as stabilisers of the lumbar spine in patients with low back pain. In: Institution of Mechanical Engineers (Great Britain)/Engineering in Medicine Section, British Orthopaedic Association (eds). Engineering aspects of the spine. London: Medical Engineering Publications for the Institution, 1980: pp 83–88.

Gracovetsky S. Musculoskeletal function of the spine. In: Winters JM, Woo SLY (eds). Multiple muscle systems: Biomechanics and movement organization. New York: Springer Verlag, 1990.

Macintosh JE, Bogduk N. The biomechanics of the lumbar multifidus. Clin Biomech (Bristol, Avon) 1986; 1: 205–213.

Mooney V, Pozos R, Vleeming A, Gulick J, Swenski D. Exercise treatment for sacroiliac pain. Orthopaedics 2001; 24: 29–32.

O'Rahilly R, Müller F, Meyer DB. The human vertebral column at the end of the embryonic period proper. 4. The sacro-coccygeal region. J Anat 1990; 168: 95–111.

Snijders CJ, Vleeming A, Stoeckart R. Transfer of lumbosacral load to iliac bones and legs. Part I – Biomechanics of self-bracing of the sacroiliac

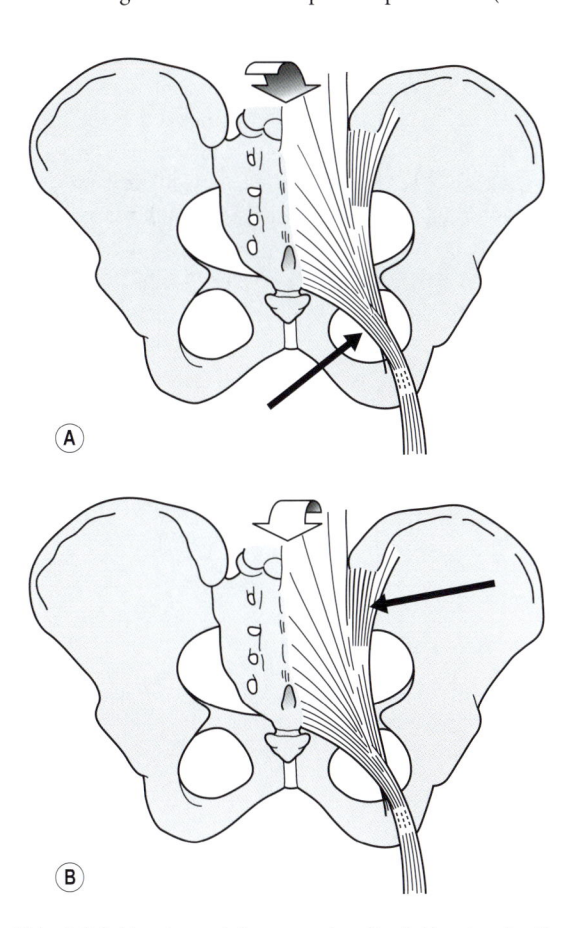

Abb. 1.6.6 Nutation und Gegennutation. Durch Nutation des Kreuzbeins (A) wird das Lig. sacrotuberale, durch Gegennutation (B) das Lig. sacroiliacale dorsale longum gedreht und gestrafft. Aus: Vleeming und Stoeckart 2007.

joints and its significance for treatment and exercise. Clin Biomech 1993a; 8: 285–294.

Snijders CJ, Vleeming A, Stoeckart R. Transfer of lumbosacral load to iliac bones and legs. Part II – Loading of the sacroiliac joints when lifting in a stooped posture. Clin Biomech 1993b; 8: 295–301.

Snijders CJ, Seroo JM, Snijder JGN, Hoedt HT. Change in form of the spine as a consequence of pregnancy. Digest 11th ICMBE, Ottawa 1976: pp 670–671.

Tesh KM, Dunn JS, Evans JH. The abdominal muscles and vertebral stability. Spine (Phila PA 1976) 1987; 12: 501–508.

Van Wingerden JP, Vleeming A, Snijders CJ, Stoeckart R. A functional-anatomical approach to the spine pelvis mechanism: interaction between the biceps femoris muscle and the sacrotuberous ligament. Eur Spine J 1993; 2: 140–144.

Vleeming A. The sacroiliac joint. A clinical-anatomical, biomechanical and radiological study. Doktorarbeit. Rotterdam: Erasmus University, 1990.

Vleeming A, Stoeckart R. The role of the pelvic girdle in coupling the spine and the legs: A clinical anatomical perspective on pelvic stability. In: Vleeming A, Mooney V, Stoeckart R (eds). Movement, stability & lumbopelvic pain. Edinburgh: Elsevier, 2007: pp 114–137.

Vleeming A, Stoeckart R, Snijders CJ. The sacrotuberous ligament: a conceptual approach to its dynamic role in stabilizing the sacro-iliac joint. Clin Biomech 1989a; 4: 201–203.

Vleeming A, Van Wingerden JP, Snijders CJ, Stoeckart R. Load application to the sacrotuberous ligament: influences on sacro-iliac joint mechanics. Clin Biomech 1989b; 4: 204–209.

Vleeming A, Stoeckart R, Volkers ACW, Snijders CJ. Relation between form and function in the sacro-iliac joint. Part I – Clinical anatomical aspects. Spine (Phila PA 1976) 1990; 15: 130–132.

Vleeming A, Buyruk HM, Stoeckart R, Karamursel S, Snijders CJ. Towards an integrated therapy for peripartum pelvic instability. Am J Obstet Gynecol 1992a; 166: 1,243–1,247.

Vleeming A, Van Wingerden JP, Dijkstra PF, Stoeckart R, Snijders CJ, Stijnen T. Mobility in the SI-joints in the elderly: a kinematic and roentgenologic study. Clin Biomech 1992b; 7: 170–176.

Willard FH. The muscular, ligamentous and neural structure of the lumbosacrum and its relationship to low back pain. In: Vleeming A, Mooney V, Stoeckart R (eds). Movement, stability & lumbopelvic pain. Edinburgh: Elsevier, 2007: pp 7–45.

WEITERE LITERATURHINWEISE

Willard FH, Vleeming A, Schuenke MD, Danneels L, Schleip R. The thoracolumbar fascia: Anatomy, function and clinical considerations. J Anat 2012; 221: 507–536.

1.7 Die tieferen Faszien im Hals- und vorderen Rumpfbereich
Rainer Breul

1.7.1 Einleitung

Früh in der Embryogenese wird die primär einheitliche Körperhöhle sekundär in eine Thoraxhöhle und eine Peritonealhöhle unterteilt. Das geschieht durch die Ausbildung des Septum transversum – des zukünftigen Zwerchfells – und der Pleuroperikardialmembran. Beide Strukturen entwickeln sich aus mesenchymalen Bindegewebeverdichtungen im Halsbereich (siehe unten). Innerhalb der Thoraxhöhle bilden sich die beiden Pleurahöhlen und das Perikard (die Perikardhöhle). Alle diese Höhlen werden von ihrem jeweiligen Inhalt (Lungen, Herz, Organe des Abdomens) vollständig ausgefüllt und enthalten daneben eine geringe Menge seröser Flüssigkeit.

Die beiden Pleurahöhlen werden ausgekleidet von der Pleura parietalis, die entlang des Lungenhilus umschlägt auf die Pleura visceralis. Kranial reicht die parietale Pleura mit den beiden Pleurakuppeln über die obere Thoraxapertur hinaus bis auf die Höhe des dorsalen ersten Rippenköpfchens. Im Zwerchfell-Rippen-Winkel (Recessus costodiaphragmaticus) bildet sie eine tiefe, nach kaudal gerichtete Umschlagfalte. In diesem Bereich sind die Pleura- und Peritonealhöhle nur durch die dünne Muskelplatte des Zwerchfells voneinander getrennt. Die Zwerchfellkuppeln, die weit in den Thorax hineinragen, sind in der Mitte durch das Centrum tendineum miteinander verbunden.

Medial grenzen die beiden Pleurahöhlen an das Mediastinum, das unten durch das Zwerchfell abgeschlossen wird, aber nach kranial direkt mit den bindegewebig ausgefüllten Spatien des Halses in Verbindung steht.

Das vordere Mediastinum enthält den Herzbeutel (Perikard) und das Herz mit seinen arteriellen und venösen Gefäßen. Dorsal davon liegen die Trachea und die Anfänge der beiden Hauptbronchien, die Aorta, der Ösophagus mit Ästen des N. vagus und der Ductus thoracicus.

Die Bauchhöhle wird kranial vom Zwerchfell, lateral von der Bauchwand und kaudal vom Becken und Beckenboden begrenzt. Mit ihrer inneren Auskleidung durch das Peritoneum parietale bildet sie eine seröse Höhle, die die Verdauungsorgane umschließt. Nach dorsal grenzt das Peritoneum parietale an einen bindegewebigen Raum, den Retroperitonealraum, der die retroperitonealen Organe und Gefäße enthält.

1.7.2 Die Halsfaszie

Vor der Halswirbelsäule zieht ein Eingeweidestrang entlang, der Leitbahnen und die zervikalen Organe enthält. Im Querschnitt auf der Höhe des ersten Trachealknorpels (➤ Abb. 1.7.1) sieht man, dass dieser Eingeweidestrang ziemlich genau zentral liegt und mit seinem Hinterrand direkt an die Halswirbelsäule grenzt. Er ist von einem Mantel aus Muskeln und Bindegewebe umgeben, der sich aus drei Faszienblättern, den prätrachealen und prävertebralen Muskeln sowie einer festen äußeren Deckschicht zusammensetzt.

Der Eingeweidestrang des Halses ist gegenüber diesem Mantel verschieblich; er hebt und senkt sich beim Schluckvorgang und kann jede Bewegung der Halswirbelsäule mitmachen. Andererseits ist der von der Karotisscheide gebildete Gefäß-Nerven-Strang aus Vena jugularis interna, Arteria carotis communis und Nervus vagus so konstruiert, dass er bestmöglich gegen die Form- und Lageänderungen der Halswirbelsäule und der Halseingeweide geschützt wird. Durch die Verbindung der Karotisscheide mit dem M. omohyoideus ist dafür gesorgt, dass der venöse Rückstrom aus dem Gehirn unabhängig von der Körperposition stets aufrechterhalten bleibt.

Anordnung der drei Faszienblätter im Halsbereich

Fascia colli superficialis (Lamina superficialis fasciae cervicalis)

Das oberflächliche Blatt der Halsfaszie, die Fascia colli superficialis oder Lamina superficialis fasciae cervicalis, liegt direkt unter der Haut und dem Platysma und bedeckt so eine recht große Fläche. In Fortsetzung der Masseterfaszie zieht sie vom Unterkiefer und Mundboden aus über die Zwischenstation des Zungenbeins (Hyoids) nach kaudal, wo sie am Schlüsselbein und am Manubrium sterni angeheftet ist und sich jenseits davon in die Fascia pectoralis fortsetzt. Aufgrund dieser Anheftung am Sternum verschiebt sich die Lamina superficialis merklich im Atemrhythmus. Lateral umhüllt sie den M. sternocleidomastoideus, der durch diese Faszienscheide frei beweglich gegenüber seiner Umgebung wird. Im dorsalen Bereich bedeckt sie den Fettkörper im seitlichen Halsdreieck und setzt sich auf den M. trapezius fort. Dorsokranial zieht sie über den Processus mastoideus bis hinauf zur oberen Nackenlinie (Linea nuchae superior).

Die Lamina superficialis ist je nach Region unterschiedlich aufgebaut: Im Bereich des M. digastricus, des vorderen Trapeziusanteils und des unteren Drittels des Sternocleidomastoideus ist sie zart, im kranialen Drittel dagegen sehr kräftig ausgebildet und nahezu unverschieblich gegenüber der Subkutis. Im unteren Teil des seitlichen Halsdreiecks wird sie vom durchziehenden N. supraclavicularis und seinen Begleitgefäße siebartig durchlöchert. Da die Lamina superficialis vielfältige Verbindungen zu benachbarten Strukturen aufweist, steht sie im lebenden Organismus ständig unter Spannung (➤ Abb. 1.7.2).

Fascia colli media (Lamina pretrachealis fasciae cervicalis)

Das mittlere Blatt der Halsfaszie, die Fascia colli media oder Lamina pretrachealis, setzt sich zusammen aus den Faszienscheiden der infrahyoidalen Muskulatur und bildet so einen festen, dreieckigen Schild vor den Halsorganen. Kranial ist sie am Zungenbein angewachsen, kaudal verläuft sie als Deckfaszie des M. sternohyoideus und M. sternothyroideus hinter dem Sternum durch die obere Thoraxapertur und setzt am Manubrium sterni an. Lateral ist die Lamina pretrachealis an der Rückseite der Klavikula befestigt; dorsolate-

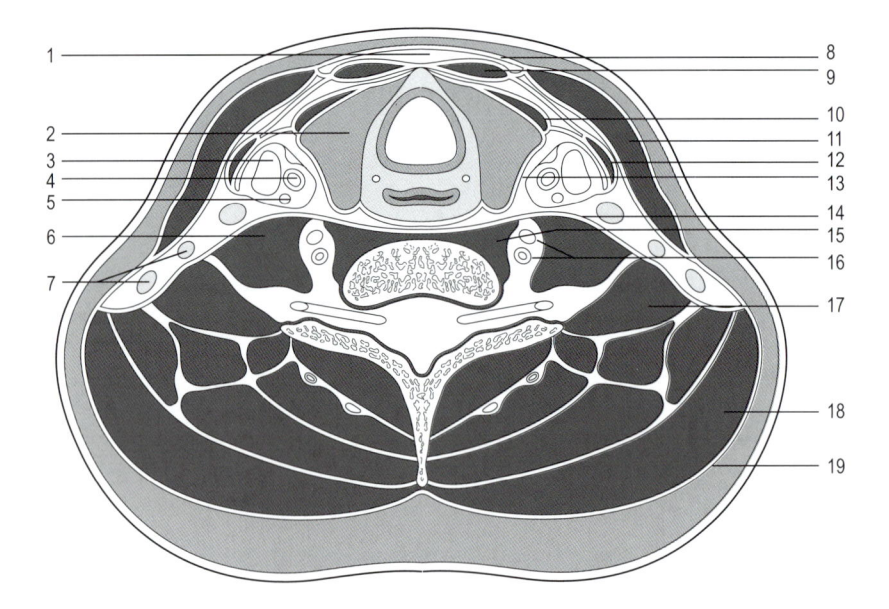

Abb. 1.7.1 Horizontalschnitt durch den Hals auf Höhe des ersten Trachealknorpels. Die Fascia colli media umhüllt die infrahyoidalen Muskeln (9, 10, 12). (1) Spatium suprasternale, (2) Schilddrüse, (3) Vena jugularis interna, (4) Arteria carotis communis, (5) Nervus vagus, (6) M. scalenus anterior, (7) Äste des Plexus brachialis, (8) Fascia colli superficialis, (9) M. sternohyoideus, (10) M. sternothyroideus, (11) M. sternocleidomastoideus, (12) M. omohyoideus, (13) Schilddrüsenkapsel, (14) Fascia colli profunda, (15) prävertebrale Muskeln, (16) A. und V. vertebralis, (17) M. scalenus medius, (18) M. trapezius, (19) Fascia nuchae.

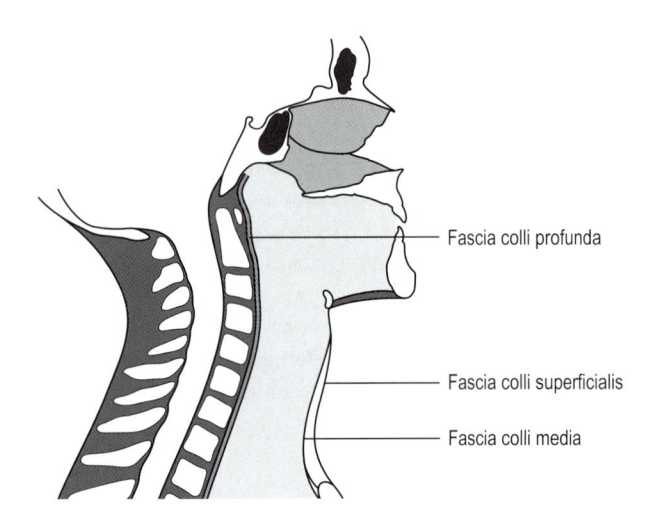

Abb. 1.7.2 Sagittale Ansicht der Halsfaszie.

Fascia colli profunda (Lamina prevertebralis fasciae cervicalis)

Das tiefe Blatt der Halsfaszie, die Fascia colli profunda oder Lamina prevertebralis, ist mit dem vorderen Längsband der Halswirbelsäule verwachsen und bildet eine Bindegewebeloge für die prävertebrale Muskulatur (Mm. longi colli) und die lateralen Halsmuskeln (Mm. scaleni). Die Faszienscheide bildet somit einen großen Teil der dorsalen Begrenzung des Halsinnenraums. Kranial ist die tiefe Halsfaszie an der Schädelbasis fixiert, lateral steht sie mit dem oberflächlichen Blatt sowie mit der Faszie des M. levator scapulae und der Fascia nuchae in Verbindung. Vom Scalenus medius aus erreicht sie die Klavikula und mit dem Scalenus anterior die äußere Oberfläche des Thorax. In diesem Bereich bedeckt sie die zur oberen Extremität ziehenden Leitungsbahnen – den Plexus brachialis und die Arteria subclavia.

Kaudal setzt sich die tiefe Halsfaszie in die Fascia endothoracica fort.

Bindegewebezüge, die von der tiefen Halsfaszie aus in die Membrana (oder Fascia) suprapleuralis einstrahlen, tragen zur Aufhängung der Pleurakuppeln bei (siehe unten).

1.7.3 Die thorakale Faszie

Am Übergang vom Hals- zum Thoraxbereich liegt die sog. obere Thoraxapertur, die vom ersten Rippenpaar, vom Sternum und vom ersten Brustwirbel umrahmt wird. Die Eingangsebene in den Thorax ist nach vorn geneigt, da der obere Sternalrand bei mittlerer Atemlage etwa auf Höhe des zweiten Brustwirbels liegt.

Im Thorax werden die beiden seitlich gelegenen Pleurahöhlen von den Lungenflügeln ausgefüllt, während die übrigen Thoraxeingeweide in dem dazwischen liegenden Bindegeweberaum, dem Mediastinum, Platz finden. Das Mediastinum setzt den Viszeralraum der Halsregion fort und beide zusammen bilden einen zusammenhängenden axialen Bindegeweberaum, der sich von der Schädelba-

ral grenzt sie an die Faszienscheide des M. omohyoideus, der hier von seinem Ursprung am medialen Schulterblattwinkel aus in einem Bogen zum Zungenbein zieht. Die beiden Mm. omohyoidei spannen die Faszie auf und werden dabei von ihren eigenen Sehnen fest in Position gehalten. Die Lamina pretrachealis ist an der Bildung der Karotisscheide beteiligt und hält durch ihren Zug das Lumen der Vena jugularis interna offen. Das gleiche Prinzip gilt für die oberflächlichen Halsvenen und die tiefen Venen, die aus dem Hals- und Schultergürtelbereich kommen.

Oberhalb des Sternums befindet sich zwischen dem mittleren und dem oberflächlichen Blatt der Halsfaszie ein mit Fettgewebe und Venen ausgefüllter Raum, der Suprasternalraum (Spatium suprasternale), der lateral bis zum M. sternocleidomastoideus und kranial etwa bis auf die Höhe des Ringknorpels des Larynx reicht. Von dort aus bis zum Hyoid sind die beiden Faszienblätter miteinander verschmolzen.

sis bis zum Zwerchfell erstreckt. Er bietet Raum für die Organe und bildet die Leitschicht für die Gefäß-Nerven-Stränge zwischen Schädel und Thorax bzw. für die Leitungsbahnen, die durch die vordere und hintere Skalenuslücke vom Thorax in den Arm ziehen.

Die intrathorakal gelegene Fascia endothoracica und die parietale Pleura bilden als Faszienstrukturen eine funktionelle Einheit, die Verbindung zum Diaphragma und Mediastinum sowie über das Mediastinum mit dem Perikard, der Trachea und weiteren Strukturen hat.

Fascia endothoracica

An der oberen Thoraxapertur geht sowohl die tiefe posteriore als auch die mittlere ventrale Halsfaszie direkt in die Fascia endothoracica über. Diese bedeckt die gesamte Wand der Pleurahöhle, mit Ausnahme des Mediastinums. Sie bildet im Bereich der Thoraxwand, der Pleurakuppel und des Zwerchfells eine Lage – stellenweise lockeren – subserösen Bindegewebes unter der Pleura parietalis und geht am Brustbein bzw. an der Wirbelsäule in das mediastinale Bindegewebe über. An der Thoraxwand liegt die Fascia endothoracica zwischen der Pleura costalis und den Rippen bzw. der Fascia thoracica (d.h. der Faszie der interkostalen Muskeln und des M. transversus thoracis). Im dorsalen Bereich ziehen die Interkostalnerven und -gefäße durch die Fascia endothoracica, im ventralen Bereich oberhalb der dritten Rippe auch die thorakalen Gefäße. Der zwischen Zwerchfell und Pleura diaphragmatica gelegene Anteil der Fascia endothoracica wird auch als Fascia phrenicopleuralis bezeichnet.

Die Pleurahöhle

Die seröse Pleurahöhle begrenzt das Mediastinum von beiden Seiten und enthält die beiden Lungenflügel, die vollständig von einem Mantel aus Pleura visceralis (P. pulmonalis) bedeckt werden. Entlang der von Hauptbronchus, Gefäßen und Nerven gebildeten Lungenwurzel schlägt die Pleura visceralis auf die Pleura parietalis um. Durch die Atembewegungen von Thoraxwand und Zwerchfell nimmt das Volumen der Pleurahöhle ständig zu und wieder ab. Innerhalb der Pleurahöhle verschiebt sich dabei die Pleura visceralis gegen die Pleura parietalis, von der sie durch einen mit wenigen Millilitern seröser Flüssigkeit gefüllten kapillären Spalt getrennt ist. Solange die Pleurahöhle intakt ist, bleiben die Lungen bei der Atmung durch den Zug der an ihrer Oberfläche wirkenden Kapillarkräfte fest mit der Pleura parietalis verbunden. Die Pleura parietalis ist ihrerseits durch ihre bindegewebige Struktur bestens an diese Art von Anforderungen angepasst.

Pleura parietalis

Die parietale Pleura bedeckt als Pleura costalis die Thoraxwand, als Pleura mediastinalis die seitlichen Flächen des Mediastinums und als Pleura diaphragmatica das Zwerchfell. Wegen der ständig auf sie einwirkenden mechanischen Zugkräfte ist die parietale Pleura wesentlich fester an ihrer Umgebung fixiert als die viszerale Pleura. Die Pleura costalis ist fest mit der Fascia endothoracica verwachsen und die Pleura diaphragmatica mit der Fascia phrenicopleuralis.

Als Reserveräume – Pleurarezessus – dienen Ausbuchtungen der Pleurahöhle, in die Teile der Lunge bei tiefer Inspiration gleiten können. Der Recessus costodiaphragmaticus (Zwerchfell-Rippen-Winkel) bildet am Unterrand des Thorax eine tiefe Rinne zwischen der Pleura costalis und der Pleura diaphragmatica. Bei einer tiefen Inspiration entfaltet sich dieser Reserveraum und die Lunge dringt bis zu zwei Interkostalräume tief in den Rezessus ein. Als ein weiterer, kleinerer Reserveraum entfaltet sich auch der Recessus costomediastinalis bei der Inspiration, wenn das Herz nach unten sinkt, während sich die Rippen heben.

Pleurakuppel/Pleura cervicalis

Die parietale Pleura ragt wie eine Kuppel aus der oberen Thoraxapertur, die sie wegen der diagonalen Ausrichtung der ersten Rippe um etwa 2–3 cm überragt. Der freie laterale Bereich der Pleurakuppel wird durch die faserreiche Membrana suprapleuralis verstärkt, die sich aus der Fascia endothoracica abspaltet und durch kräftige Bindegewebezüge mit der ersten Rippe verbunden ist. Auf Höhe von C6/C7 entspringen Faserzüge aus der tiefen Halsfaszie und inserieren als sog. Ligamentum pleurovertebrale an der Pleurakuppel. Sie verhindern, dass die Pleurakuppel bei der Inspiration nach unten gezogen wird. Im Gegensatz zu den mittleren und unteren Lungensegmenten entfalten sich die Lungenspitzen bei der Inspiration nur wenig, da ihnen keine unmittelbaren Rezessus als Reserveräume zur Verfügung stehen.

Arteria und Vena subclavia ziehen im Bogen über die Pleurakuppel, während der Nervus phrenicus an ihrer Medianseite entlangzieht. Dorsal der Spitze der Pleurakuppel liegt vor dem Köpfchen der ersten Rippe das Ganglion cervicothoracicum des sympathischen Grenzstrangs.

Faszienstrukturen im Mediastinalraum

Das Mediastinum erstreckt sich zwischen der Hinterfläche des Brustbeins und der Vorderfläche der Brustwirbelsäule bzw. den angrenzenden Rippenanteilen und wird zu beiden Seiten von der Pleura mediastinalis begrenzt (➤ Abb. 1.7.3). Als oberes Mediastinum wird der Bereich von der oberen Thoraxapertur bis etwa zum Unterrand von Th4 bezeichnet; kaudal davon liegt das untere Mediastinum. Hier können von ventral nach dorsal drei Abschnitte unterschieden werden:
- Das vordere Mediastinum, ein schmaler bindegewebiger Spaltraum zwischen Sternum und Perikard
- Das mittlere Mediastinum mit dem Herzbeutel und Herz
- Das hintere Mediastinum, das die eigentliche Leitschicht zwischen dem Hals- und Thoraxbereich darstellt und die Speiseröhre, Aorta thoracalis, Vena azygos und Vena hemiazygos sowie den Ductus thoracicus und den sympathischen Grenzstrang enthält

1 Faszienanatomie

Das Perikard begrenzt eine seröse Höhle, die das gesamte Herz umschließt (> Abb. 1.7.4). Es besteht aus einem äußeren fibrösen und einem inneren serösen Blatt. An der Wand der Aorta und des Truncus pulmonalis sowie an der Vena cava superior schlägt das Pericardium serosum (oder viszerale Perikard), das als seröse Haut auf dem Herzmuskel liegt, um auf das fibröse Blatt des Perikards, das auch als Epikard bezeichnet wird. Zwischen Pericardium serosum und Epikard befindet sich ein Spaltraum, der mit seröser Flüssigkeit gefüllt ist.

Das fibröse Blatt des Perikards besteht aus einem dichten Kreuzgeflecht aus Kollagenfasern, in das spalierartige Gitter aus elastischen Fasern eingewoben sind. Dieses Fasergefüge ermöglicht die physiologischen Formänderungen des Herzens im Verlauf der Herzaktion und verhindert gleichzeitig eine Überdehnung des Perikards.

Das Pericardium fibrosum ist an seiner Unterfläche fest mit dem Zwerchfell bzw. im Bereich der Vena cava inferior mit dem Centrum tendineum verwachsen. Medial wird das Perikard nahezu vollständig von der Pleura mediastinalis bedeckt und ist mit ihr bindegewebig verbunden. Durch diese Bindegewebeschicht hindurch verläuft der Nervus phrenicus gemeinsam mit den perikardiophrenischen Gefäßen hinunter zum Zwerchfell.

An der Rückseite des Sternums spaltet sich auf Höhe des Manubriums das Ligamentum sternopericardiacum superius von der mittleren Halsfaszie ab und zieht zum Oberrand des Perikards, und auf Höhe des Xiphoids verläuft das Ligamentum sternopericardiacum inferius zur Ansatzstelle des Perikards am Zwerchfell.

Dorsal des Perikards liegt eine frontal gestellte Bindegewebeplatte, die Membrana bronchopericardiaca, die sich mit ihren kräftigen Fasern zwischen der Tracheabifurkation, den Anfangsabschnitten der Hauptbronchien und der oberen Fascia diaphragmatica erstreckt.

1.7.4 Die Bauchwandfaszie

Die Bauchwand ist aus drei Schichten aufgebaut:
- Unter der Haut und dem subkutanen Fettgewebe liegt die oberflächliche Bauchfaszie (Fascia abdominalis superficialis) als Teil der allgemeinen Körperfaszie.
- Die darunter liegende mittlere Schicht wird aus den flachen Bauchmuskeln und ihren als Aponeurosen ausgebildeten Faszien gebildet, die sehr fest miteinander verbunden sind. Die Bauchmuskeln schließen die knochenfreie Lücke zwischen der

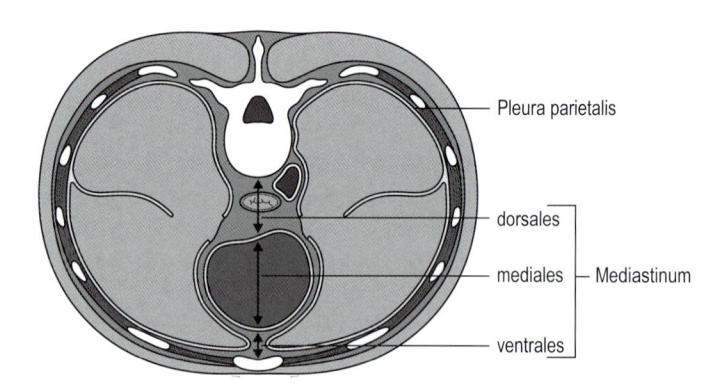

Abb. 1.7.3 Transversalschnitt durch das untere Mediastinum.

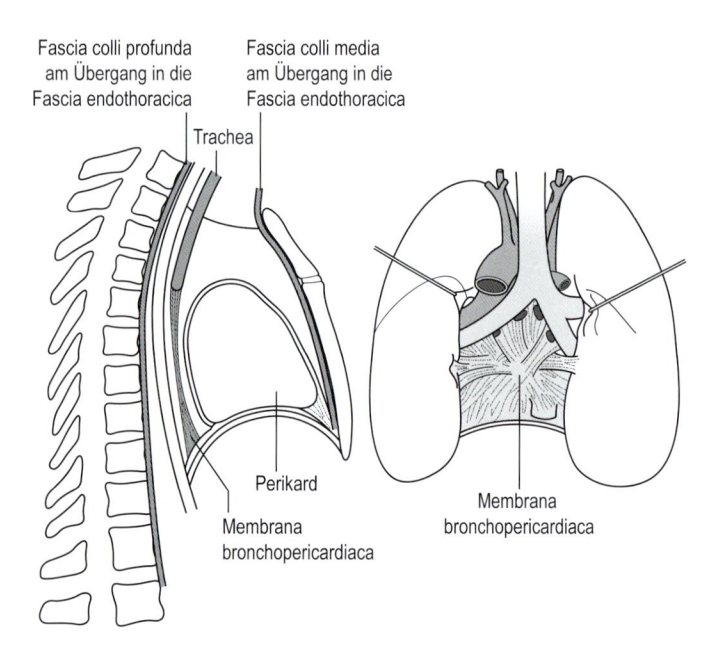

Abb. 1.7.4 Übergang der Halsfaszien in die obere Thoraxapertur. Man beachte die Lage der Membrana bronchopericardiaca.

1.7 Die tieferen Faszien im Hals- und vorderen Rumpfbereich

unteren Thoraxapertur und dem Oberrand des Beckens sowie dorsal über dem Bereich der Lendenwirbelsäule. Nach innen wird die mittlere Schicht durch die innere Bauchfaszie (Fascia transversalis) abgeschlossen.
- Die tiefe Schicht enthält dorsal den Retroperitonealraum, außerdem eine kräftige Bindegewebeschicht. Zur Peritonealhöhle hin wird sie vom parietalen Peritoneum begrenzt.

Oberflächliche Schicht

Die oberflächliche Körperfaszie setzt sich kaudal der Pektoralisfaszie als Fascia abdominalis superficialis und dann in die Sehnenplatte des M. obliquus externus abdominis fort, die ihrerseits in die Fascia lata des Oberschenkels übergeht. Im Bereich der Linea alba ist die Faszie fest mit der Externusaponeurose verwachsen, im Leistenkanal mit dem Leistenband (Lig. inguinale).

Beim Mann setzt sich die Faszie am lateralen Leistenring (Anulus inguinalis profundus) zusammen mit der Aponeurose des M. obliquus internus abdominis in den Leistenkanal fort und umgibt als Fascia spermatica externa den Samenstrang. Bei der Frau folgen zarte Bindegewebefasern dem Ligamentum teres uteri, das durch den Leistenkanal zieht und an den Labia majora ansetzt.

Mittlere Schicht und Fascia transversalis

Die mittlere Schicht wird von den flächigen seitlichen Bauchmuskeln (M. obliquus externus abdominis, M. obliquus internus abdominis und M. transversus abdominis), vorn vom geraden Bauchmuskel (M. rectus abdominis) und zusätzlich von einem posterior gelegenen Muskel (M. quadratus lumborum; siehe Fascia transversalis) gebildet. Die flachen Bauchmuskeln sind voneinander durch ihre Muskelfaszien und einen dazwischen liegenden dünnen Bindegewebefilz getrennt. Nach ventral folgen die Aponeurosen dieser Muskeln, flache Sehnenplatten, deren Fasern sich in der Mittellinie mit den Fasern der Gegenseite durchweben und verbinden. Dadurch wird das lange Band der Linea alba gebildet, das sich von der Symphyse bis zum Xiphoid zieht. Im Bereich des Nabels bilden die kreuzenden Kollagenfasern eine Ringform, den Anulus umbilicus, dessen Rand zusätzlich durch kreisförmig verlaufende Kollagenfasern verstärkt wird.

Der M. rectus abdominis wird durch eine kräftige Bindegewebescheide, die Rektusscheide (Vagina musculi recti abdominis), fixiert und geführt.

Der ventrale, rein sehnige Anteil der Rektusscheide wird von der Externusaponeurose sowie vom vorderen Blatt der Internusaponeurose gebildet und auf Höhe des Ligamentum arcuatum zusätzlich durch die Transversusaponeurose verstärkt, die hier nach vorn tritt. Das dorsale Blatt der Rektusscheide bilden bis zum Ligamentum arcuatum das hintere Blatt der Internusaponeurose, die Transversusaponeurose und die Fascia transversalis, unterhalb der Linea arcuata dann nur noch die Fascia transversalis.

Die Fascia transversalis ist die innere Bauchfaszie und überzieht die innere Oberfläche der aus Muskeln und Sehnen gebildeten Bauchwand. Sie ist mit dem subserösen Bindegewebe des parietalen Peritoneums verbunden, in einigen Regionen locker und verschieblich, in anderen dagegen fest und unverschieblich.

Die Fascia transversalis setzt sich auch unterhalb der Linea arcuata fort und und zieht zur Innenseite der Linea alba. Sie folgt hier nicht der Faszie des M. transversus abdominis, die sich an der Bildung der vorderen Rektusscheide beteiligt (> Abb. 1.7.5). Kranial überzieht die Fascia transversalis die abdominale Fläche des Zwerchfells. Nach dorsal setzt sie sich als dünne Schicht auf der Faszie des M. quadratus lumborum und M. psoas major fort. Ventrokaudal ist die Fascia transversalis am Leistenband fixiert und geht dort in die Faszie des M. iliacus über. Oberhalb des Leistenbands liegt der innere Leistenring; hier inseriert die Fascia transversalis und umgibt dann den Samenstrang, Nebenhoden und Hoden als Fascia spermatica interna.

Tiefe Schicht

Zusammen mit dem dorsalen Abschnitt des Peritoneum parietale begrenzt die tiefe Schicht der Bauchfaszie den bindegewebigen Retroperitonealraum (> Abb. 1.7.6). Dessen inneres Relief bestimmt die Lendenwirbelsäule, die sich in der Medianebene vorwölbt, mit den zu beiden Seiten gelegenen Muskelbäuchen des M. psoas major. Lateral des Psoas vertieft sich der Retroperitonealraum zu einer Rinne, die das Nierenlager mit den Nieren und Nebennieren beherbergt. Im Bereich des Nierenfettlagers (Capsula adiposa) kann die Tiefe dieser Rinne je nach dem Ernährungszustand bis 5 cm und mehr betragen.

Im medianen Retroperitonealraum liegen auch die großen axialen Leitungsbahnen wie die Aorta, Vena cava inferior, der lumbale Abschnitt des Truncus sympathicus, große autonome Plexus und der Anfangsteil der Cisterna chyli. In den dorsolateralen Abschnitten verlaufen der N. subcostalis, die Nerven aus dem Plexus lumbalis sowie segmentale Blut- und Lymphgefäße nach ventral bzw. kaudal.

Nach ventrolateral hin verengt sich der Retroperitonealraum zu einer dünnen Bindegewebeschicht zwischen der Fascia transversalis und dem Peritoneum parietale.

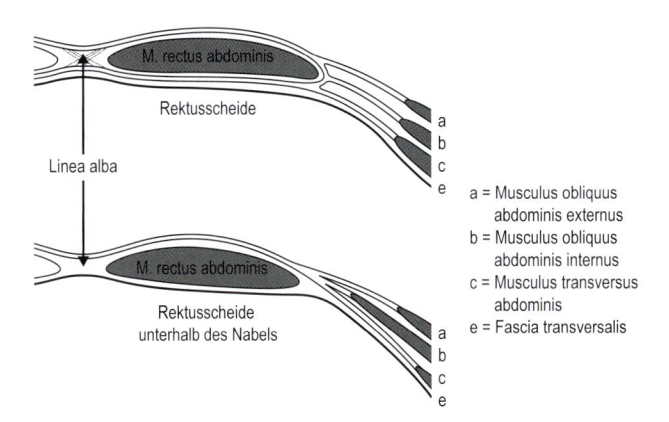

Abb. 1.7.5 Aufbau der Rektusscheide und Verlauf der Fascia transversalis.

a = Musculus obliquus abdominis externus
b = Musculus obliquus abdominis internus
c = Musculus transversus abdominis
e = Fascia transversalis

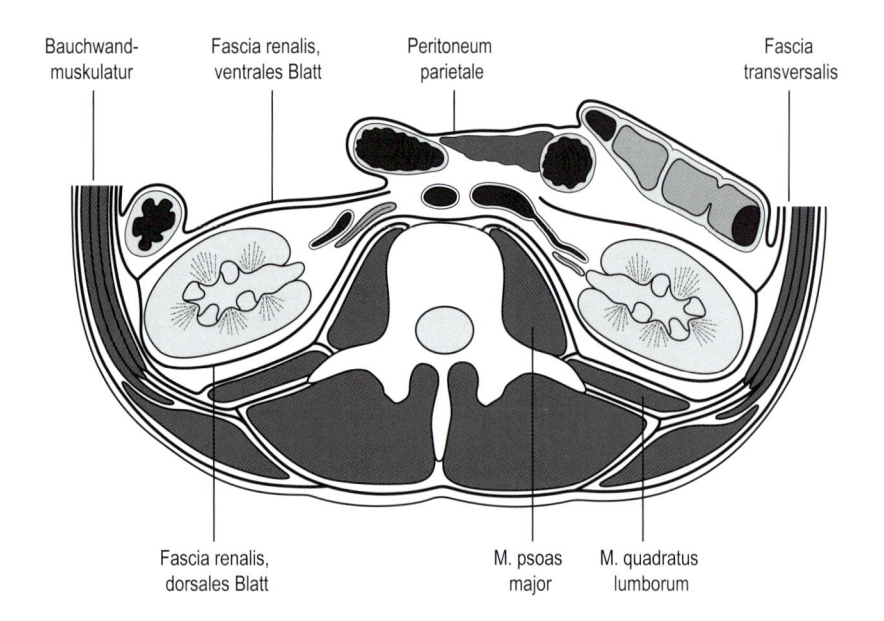

Abb. 1.7.6 Fasziale Begrenzung des Retroperitonealraums. Dorsal wird dieser Raum von der Fascia transversalis, ventral vom Peritoneum parietale umschlossen.

An der Linea terminalis treten das parietale Peritoneum und der Retroperitonealraum in das kleine Becken ein und enden dann am Beckenboden, der sowohl den Peritoneal- als auch den Retroperitonealraum nach kaudal begrenzt.

LITERATURHINWEISE

Benninghoff A, Drenckhahn D. Anatomie I. 17. A. München: Elsevier Urban & Fischer, 2008.

Frick H, Leonhardt H, Starck D. Taschenlehrbuch der gesamten Anatomie. Allgemeine Anatomie, Spezielle Anatomie I. Extremitäten, Rumpfwand, Kopf, Hals. Stuttgart: Thieme Verlag, 1992.

Frick H, Leonhardt H, Starck D. Spezielle Anatomie II. Eingeweide, Nervensystem, Systematik der Muskeln und Leitungsbahnen. Stuttgart: Thieme Verlag, 1992.

Rauber A, Kopsch F. Anatomie des Menschen. Lehrbuch und Atlas. Band I: Bewegungsapparat. Stuttgart: Thieme Verlag, 1987.

Rauber A, Kopsch F. Anatomie des Menschen. Lehrbuch und Atlas. Band IV: Topographie der Organsysteme, Systematik der peripheren Leistungsbahnen. Stuttgart: Thieme Verlag, 1988.

1.8 Die viszerale Faszie
Frank H. Willard

1.8.1 Einleitung

Die Organe des Körpers – ob viszeral oder parietal – sind aus hoch differenzierten Geweben aufgebaut und benötigen zu ihrem Schutz ein ausgefeiltes Haltesystem. Diese Aufhängung leistet ein Bindegewebenetzwerk aus unregelmäßig angeordneten Kollagen- und Elastinfasern, die zusammen mit ihren Hilfszellen in einer Glykoproteinmatrix eingebettet sind – in der Gesamtheit als Faszie bezeichnet. Die Dichte der Faserelemente ist dabei regional und auch individuell sehr unterschiedlich. Die Charakterisierung der Faszie als Hüll- und Füllmaterial, das die Organe umgibt und schützt, ist in der Literatur weithin akzeptiert (Gardner, Gray und O'Rahilly 1986, Drake, Vogl und Mitchell 2010).

Obwohl Faszien schon in etlichen wissenschaftlichen Abhandlungen beschrieben wurden (Gallaudet 1931, Singer 1935), sind die Angaben zur Topografie und Benennung der Faszien, die die großen Körperhöhlen umgeben, noch immer uneinheitlich (Skandalakis et al. 2006). In > Kap. 1.2 wurden vier große Faszienschichten des Körpers beschrieben: (1) der Pannikulus (oft als „oberflächliche Faszie" bezeichnet), (2) die Rumpf- und die Extremitätenfaszie (zusammen auch als tiefe Faszie oder Muskelfaszie bezeichnet), (3) die meningeale Faszie, die das Zentralnervensystem umgibt, und (4) die viszerale (oder Splanchnikus-)Faszie, die die Körperhöhlen auskleidet und die inneren Organe umhüllt. Im vorliegenden Kapitel soll nun die viszerale Faszie des Körpers näher betrachtet und ein vereinheitlichendes Konzept ihres Gesamtaufbaus vorgestellt werden.

1.8.2 Die viszerale Faszie

Die viszerale Faszie, die sich von der Schädelbasis bis zum Becken zieht und alle Körperhöhlen auskleidet, ist mit Abstand die komplexeste der vier großen Faszienschichten. Embryologisch stammt diese Faszienschicht vom viszeralen Mesoderm ab und in diese lockere Matrix hinein dehnen sich die Körperhöhlen – Pleura-, Perikard- und Peritonealhöhle – bei ihrer Entwicklung aus. Durch die Expansion dieser Höhlen wird die Faszie einerseits nach außen gegen die parietale Leibeswand gedrückt und andererseits medial entlang der Mittellinie verdichtet.

Beim Erwachsenen ist die viszerale Faszie zumeist als lockeres, geflechtartiges Bindegewebe mit unterschiedlichem Gehalt an Adipozyten aufgebaut (> Tafel 1.8.1). Funktionell dient sie als Hüllgewebe für die Mittellinienstrukturen des Körpers. Diese Mittellinienfaszie zieht sich säulenförmig von ihrem Ansatz an der Schädelbasis aus über die Halsregion bis in den Thorax, wo sie das Mediastinum ausfüllt. In Fortsetzung des Mediastinums zieht sie entlang der Aorta und Speiseröhre durch die entsprechenden Zwerchfelllücken in das Abdomen und weiter bis hinab in das Becken. Auch im Becken umgibt die viszerale Fasziensäule als ein Mediastinum die Mittellinienstrukturen. Diese Mediastinalregion des Körpers ist über ihre gesamte Länge Bett und Führungsschicht für die großen Gefäße (Aorta, Hohlvenen, Ductus thoracicus) und die großen autonomen Nervenplexus des Bauch- und Beckenbereichs. Faszienhüllen umgeben diese Strukturen und ihre Verzweigungen und begleiten die Gefäß-Nerven-Stränge auf ihrem Weg zu den einzelnen Organsystemen in der Peripherie (Anderson und Makins 1890).

Ältere Untersuchungen beschreiben vier Schichten der Faszie in den Wänden der Körperhöhlen: (1) die muskuläre Faszie, die die Muskelscheiden in der Leibeswand bildet (früher einmal als „parietale Faszie" bezeichnet; siehe Diskussion in Thompson 1901, Derry 1907a, 1907b), (2) die faszialen Gefäß-Nerven-Scheiden, (3) die Faszienhüllen der einzelnen Organe und (4) die unter der Pleura und dem Peritoneum liegende Faszie (zusammenfassend dargestellt bei Hollinshead 1961). Die „parietale" oder Muskelfaszie entspricht im Wesentlichen dem, was in > Kap. 1.2 als tiefe Rumpf- und Extremitätenfaszie beschrieben wird, und die übrigen Faszienblätter können allgemein als Teile einer zusammenhängenden viszeralen Faszienmatrix angesehen werden.

Erste Vorstellungen von einer viszeralen Faszie finden sich bereits 1890 in einer Arbeit von Anderson und Makins im *Journal of Anatomy and Physiology*. Schon in diesen frühen Beschreibungen wird die Kontinuität der viszeralen Faszie vom Nasopharynx und Hals über Thorax und Abdomen bis hin zum Levator ani im Becken herausgestellt. Viele der neueren Forschungsarbeiten zur Anatomie der viszeralen Faszie wurden jedoch aus chirurgischer Perspektive durchgeführt, um klinische Fragen über den Zugang zu bestimmten Regionen oder die Exzision von Gewebe bei Tumorerkrankungen zu klären (siehe z. B. Garcia-Armengol et al. 2008). Für solche Fragestellungen ist natürlich eine detailgenaue Analyse der einzelnen Faszienverläufe notwendig, doch führt der enge Blickwinkel dieser Studien leicht dazu, dass das Gefühl für die Zusammenhänge in der durchgehend zusammenhängenden Faszienmatrix unseres Körpers verloren geht.

Im Folgenden wird die allgemeine Topografie der viszeralen Faszie im Hals-, Thorax-, Abdomen- und Beckenbereich vorgestellt. Obwohl es in jeder dieser Regionen vielfältige und komplexe Faszienanordnungen gibt, werden wir die Darstellung zugunsten der Übersichtlichkeit so weit wie möglich verallgemeinern.

Viszerale Halsfaszie

In ihrem obersten Anteil umschließt die viszerale Faszie den Pharynx und seine Aufhängung an der Schädelbasis. Kranial wird sie also von der Fascia (Membrana) pharyngobasilaris und Fascia (Membrana) pharyngobuccalis gebildet und setzt um den Ansatz des oberen Schlundschnürers (M. constrictor pharyngis superior) herum an der Schädelbasis an (Last 1978). Von dort aus erstreckt sie sich nach unten als zervikale Viszeralfaszie in den Hals hinein und umgibt Naso- und Oropharynx sowie die übrigen Halseingeweide. An der Schädelbasis hat die zervikale Faszie also einen trichterförmig erweiterten Ansatz um den Naso- und Oropharynx herum (> Tafel 1.8.2, Schnitt 22 und 46).

Zervikal schließt die viszerale Faszie regionale Faszienabschnitte wie die Fascia pretrachealis, retropharyngealis und alaris (Karotisscheide) sowie die Faszienhülle des Schildknorpels und der Schilddrüse ein (> Tafel 1.8.2, Schnitt 66 und 86). Die viszerale Faszie kann man sich also als eine fortlaufende vertikale Schlauchhülle vorstellen, die zwischen der Zungenbeinmuskulatur (ventral) und den Longus-Muskeln (dorsal) in den Thorax hinabzieht.

Viszerale Thoraxfaszie

Nach ihrem Eintritt in den Thorax muss die viszerale Faszie die beiden Pleurahöhlen aufnehmen und schmiegt sich daher flach an die Thoraxwand an. In diesem Bereich wird sie als Fascia endothoracica bezeichnet (> Tafel 1.8.2, Schnitt 112). Zentral verbreitet sie sich hier massig und bildet das Hüll- und Füllmaterial des Mediastinums (> Tafel 1.8.2, Schnitt 112, und > Tafel 1.8.3, Schnitt A). Im Mediastinalbereich umgibt die viszerale Faszie die Mündungen und Abgänge der großen Gefäße am Herz. Anterior verdichtet sie sich zum Pericardium fibrosum, posterior bildet sie dagegen eine lockere Matrix, in der die Aorta, Speiseröhre, Luftröhre und Hauptbronchien sowie der Ductus thoracicus eingebettet sind. Diese Matrix ist so locker, dass sie die Erweiterung der Speiseröhre beim Schluckvorgang ermöglicht. Normalerweise finden sich in diesem Bereich keine relevanten Faszienverdichtungen, denn ansonsten käme es zu Schluckstörungen (Dysphagie). Schließlich umgibt die viszerale Faszie auch die Bronchien auf ihrem Verlauf durch den Lungenhilus und setzt sich dann in das bindegewebige Stroma der Atemwege und Lungensepten fort.

Viszerale Bauchfaszie

Entlang der Speiseröhre und Aorta zieht die viszerale Faszie weiter in die Bauchhöhle. Hier breitet sie sich aus und legt sich von außen an das Peritoneum an. Dorsal wird sie in diesem Bereich als Fascia endoabdominalis, ventral als Fascia transversalis bezeichnet. Entlang der dorsalen Mittellinie verdickt sich die Fascia endoabdominalis und bildet – entsprechend dem thorakalen Mediastinum – eine dicke vertikale Säule (> Tafel 1.8.3, Schnitt B und C).

In > Tafel 1.8.3 zeigt der Einschub links unten die dorsale Körperwand einer 84-jährigen Frau nach Entfernung aller intraperitonealen Organe. Die Deckschicht der viszeralen Faszie verdickt sich deutlich im Bereich der Mittellinie, wo sie die großen neurovaskulären Leitbahnen (z.B. Aorta abdominalis und Vena cava inferior) enthält. Ausläufer der mediastinalen Faszie im Abdomen ziehen durch das Mesogastrium, Mesenterium und Mesokolon zu den viszeralen Organen der Bauchhöhle und entlang dieser Wege können die Blutversorgung, die Innervation und die Lymphgefäße die intraperitonealen Bauchorgane erreichen. Die Verhältnisse ähneln also ganz denen beim thorakalen Mediastinum, wo die viszerale Faszie die Strukturen der Lungenwurzel umscheidet und auf ihrem Weg bis in die Tiefen der Lunge begleitet.

Auf der dorsalen Leibeswand liegt eine besonders dicke Faszienmasse. Sie wird als Fascia perirenalis oder Gerota-Faszie bezeichnet und enthält die Nieren. Von der Mittellinie aus zieht sie sich an den Nierengefäßen entlang und bildet eine große und adipozytenreiche Masse um die Nierenkapseln herum. Dorsal ist die Fascia perirenalis mit der Muskelfaszie des M. psoas und des M quadratus lumborum verwachsen.

Viszerale Beckenfaszie

Im Beckenraum geht die Fascia endoabdominalis in die Fascia endopelvina über, die das Peritoneum in seinem untersten Abschnitt begleitet. Nach kaudal wird die Fascia endopelvina vom Beckenboden (M. levator ani und M. coccygeus) begrenzt. Die Faszienscheide dieser Muskeln leitet sich aus der parietalen Leibeswand ab. Kaudal des Beckenbodens folgt dann die Fossa ischiorectalis (oder ischioanalis), die von der pannikulären Faszie ausgefüllt wird (> Tafel 1.8.3, Schnitt D, und > Tafel 1.8.4). Vorne füllt die Fascia endopelvina mit ihrem untersten Anteil den retropubischen Raum und umgibt den Boden der Harnblase.

Auf Höhe des Promontoriums bildet die viszerale (endoabdominale) Faszie vor dem Kreuzbein eine mediane sowie links und rechts von dieser je eine laterale Duplikatur: die mediane Falte beherbergt den Plexus hypogastricus superior (N. presacralis), in den lateralen Falten verlaufen die Aa. und Vv. iliacae communes mit ihren begleitenden Lymphgefäßen. Unterhalb des Promontoriums gabelt sich die mediane Falte mit dem Plexus hypogastricus und vereinigt sich zu beiden Seiten mit der lateralen, gefäßführenden Falte. Auf diese Weise kann die viszerale (endopelvine) Faszie die Mittellinienorgane – Rektum, innere Genitalorgane und Harnblase – umscheiden (> Tafel 1.8.3, Schnitt D, und > Tafel 1.8.4).

Wie im Thorax und Abdomen verdickt sich die viszerale Faszie auch im Beckenbereich und bildet ein Mediastinum, das die Mittellinienorgane aufnimmt. Die Fascia endopelvina dient als Leitschicht, über die die großen Organe in der Beckenhöhle ihre Blutversorgung, Innervation und Lymphdrainage erhalten. Bei der Frau bilden Ausläufer des mediastinalen Anteils der viszeralen Beckenfaszie den Kern des Ligamentum latum und auch das Ligamentum cardinale (Mackenrodt-Band) wird durch Verdichtungen dieses viszeralen Fasziengewebes gebildet. Vom Gebärmutterhals aus ziehen Stränge der viszeralen Faszie als Ligg. sacrouterina beidseits nach dorsolateral zum Kreuzbein und bilden den Inhalt der markanten rektouterinen Falten (Plicae rectouterinae). Bei beiden Geschlechtern verdichtet sich die viszerale Faszie um das Rektum herum zum sogenannten Mesorektum (Havenga et al. 2007, Garcia-Armengol et al. 2008).

Zusammenfassung

Die viszerale Faszie kann von der Schädelbasis bis ins Becken verfolgt werden. Sie umgibt als eine flache Schicht entlang der parietalen Leibeswand die Körperhöhlen und sie bildet als Mediastinum eine Hüllschicht um die viszeralen Organe, die sie oft über deren Aufhängebänder und Mesenterien erreicht. Die viszerale Faszie fungiert auch als eine Leitschicht für die Gefäß-, Nerven- und Lymphbahnen auf ihrem Weg vom thorakalen, abdominellen und pelvinen Mediastinum zu den einzelnen Organen.

1.8.3 Viszerale Ligamente

Hierzu ist zunächst eine Anmerkung zur Bezeichnung „Ligament" oder „Band" bezüglich der Strukturen in den Körperhöhlen erforderlich. Viszerale Ligamente sind in jeglicher Hinsicht anders als die Ligamente der Leibeswand. Diese parietalen (oder skelettalen) Ligamente verbinden Knochen mit Knochen, sie bestehen aus straffem, parallelfaserigem Bindegewebe und sind von einer dünnen Hüllfaszie umgeben, dem Periligamentum, das typischerweise Teil der tiefen Rumpf- bzw. Extremitätenfaszie ist. „Bänder" in den Körperhöhlen – z. B. die pulmonalen Bänder, das Treitz-Band, Lig. cardinale oder Lig. latum – sind lockere Verdichtungen der viszeralen Faszie und gelegentlich von einer dünnen serösen Haut umgeben. Sie bestehen ausnahmslos aus unregelmäßigem, geflechtartigem Bindegewebe unterschiedlicher Dichte und Dicke, sind nirgends auch nur annähernd so kräftig ausgebildet und auch präparatorisch längst nicht so eindeutig abgrenzbar wie die skelettalen Bänder. Im Gegensatz zu den Ligamenten im parietalen Gewebe haben die viszeralen Ligamente in der Regel die Aufgabe, Gefäß- und Nervenbahnen zu den Organen zu leiten oder Organe locker in der Körperhöhle zu verankern. Viszerale Bänder müssen auch von fibrotischen Adhäsionen unterschieden werden, die sich als Folge einer Reizung oder Entzündung ausbilden können.

1.8.4 Adhäsionen

Narbige, fibrotische Adhäsionen entstehen in Bereichen chronischer Entzündung (Wynn 2008). Aktivierte Immunzellen setzen dort Zytokine frei, durch die die Fibrozyten zu Reparaturvorgängen mit verstärkter Kollagenproduktion angeregt werden. Die dabei gebildeten Kollagenablagerungen sind unregelmäßig angeordnet und ähneln in dieser Hinsicht den Faszien. Bei exzessiver Kollagenbildung können Adhäsionen (Verwachsungen) pathologischen Ausmaßes entstehen. Dies ist sowohl im viszeralen als auch im parietalen Gewebe möglich. Im Bauch- und Beckenraum können sich Adhäsionsbänder um die Darmschlingen legen und die Darmpassage behindern oder auch die Funktion der Geschlechtsorgane beeinträchtigen. Adhäsionen in und an den Sehnenscheiden im Karpaltunnel können die Bewegung der Fingerbeugesehnen behindern.

LITERATURQUELLEN
Anderson W, Makins GH. The planes of subperitoneal and subpleural connective tissue, with their connections. J Anat Physiol 1890; 25(Pt 1): 78–86.
Derry DE. On the real nature of the so-called „pelvic fascia". J Anat Physiol 1907a; 42(pt 1): 97–106.
Derry D. Pelvic muscles and fasciae. J Anat Physiol 1907b; 42(pt 1): 107–111.
Drake RL, Vogl AW, Mitchell AWM. Gray's Anatomy for Students. 2nd ed. Philadelphia: Churchill Livingstone Elsevier, 2010.
Gallaudet BB. A description of the planes of fascia of the human body with special reference to the fascias of the abdomen, pelvis and perineum. New York: Columbia University Press, 1931: p. 76.
Garcia-Armengol J, Garcia-Botello S, Martinez-Soriano F, Roig JV, Lledó S. Review of the anatomic concepts in relation to the retrorectal space and endopelvic fascia: Waldeyer's fascia and the rectosacral fascia. Colorectal Dis 2008; 10: 298–302.
Gardner E, Gray DJ, O'Rahilly R (eds). Anatomy: A Regional Study of Human Structure. 5th ed. Philadelphia: W. B. Saunders Comp., 1986.
Havenga K, Grossmann I, DeRuiter M, Wiggers T. Definition of total mesorectal excision, including the perineal phase: technical considerations. Dig Dis 2007; 25: 44–50.
Hollinshead WH. Anatomy for Surgeons: The Thorax, Abdomen and Pelvis. New York: Hoeber-Harper, 1961.
Last RJ. Anatomy: Regional and Applied. 6th ed. Edinburgh: Churchill Livingstone, 1978.
Singer E. Fascia of the Human Body and Their Relations to the Organs They Envelope. Philadephia: Williams & Wilkins, 1935.
Skandalakis PN, Zoras O, Skandalakis JE, Mirilas P. Transversalis, endoabdominal, endothoracic fascia: who's who? Am Surg 2006; 72: 16–18.
Thompson P. The arrangement of the fascia of the pelvis and their relationship to the levator ani. J Anat Physiol 1901; 35: 127–141.
Wynn TA. Cellular and molecular mechanisms of fibrosis. J Pathol 2008; 214: 199–210.

WEITERE LITERATURHINWEISE
Benjamin M. The fascia of the limbs and back – a review. J Anat 2009; 214: 1–18.
Clemente CD. Gray's Anatomy of the Human Body. 30th ed. Philadelphia: Lea & Febiger, 1985.
Fasel JH, Dembe JC, Majno PE. Fascia: a pragmatic overview for surgeons. Am Surg 2007; 73: 451–453.
Hayes MA. Abdominopelvic fascia. Am J Anat 1950; 87: 119–161.
Rosse C, Gaddum-Rosse P. Hollinshead's Textbook of Anatomy. 5th ed. Philadelphia: Lippincott-Raven, 1997.
Snyder G. Fascia – Applied Anatomy and Physiology. American Academy of Applied Osteopathy, 1956.
Standring S. Gray's Anatomy. The Anatomical Basis of Clinical Practice. 40th ed. Edinburgh: Elsevier Churchill Livingstone, 2008.

1.9 Intrakranielle und intraspinale Membranstrukturen
Torsten Liem und Ralf Vogt

1.9.1 Dynamik des embryonalen Durawachstums nach Blechschmidt

Wenn man die dynamischen Abläufe der Embryonalentwicklung kennt, werden viele morphologische, physiologische, funktionelle und auch dysfunktionelle Zusammenhänge klar, die für die Diagnostik und Therapie von Bedeutung sind. In diesem Kapitel soll daher die besondere Dynamik der Duraentwicklung und des Durawachstums in Wechselwirkung mit den anderen sich entwickelnden Gewebestrukturen skizziert werden. Auf dieser Grundlage werden die bei der Untersuchung festgestellten Dysfunktionen besser verständlich und können in Beziehung zum Zeitfaktor, zu den formgebenden Prozessen und zur Dynamik der während und nach der Entwicklungsphase wirkenden Wechselbeziehungen gespürt, wahrgenommen, verstanden und behandelt werden.

Blechschmidt (1973, 1978) beschreibt, dass sich die Bindegewebe entsprechend den in der Umgebung wirkenden Kräften entwickeln (> Abb. 1.9.1, > Abb. 1.9.2, > Abb. 1.9.3). Das gut vaskularisierte Nervensystem kreiert unterschiedliche biodynamische Felder, die im hinteren Anteil der embryonalen Wirbelsäule eine Zugspannung, im vorderen Bereich dagegen eine Kompression erzeugen. Durch diese Abläufe wird die Schädelbasis unter dem Hirn abgeflacht, verdichtet und als knorpelige Anlage ausgebildet (> Abb. 1.9.4). Das Schädeldach bildet sich unter dem Einfluss der wachstumsbedingten Zugspannung aus der Haut und die knöchernen Strukturen entstehen durch dermale Ossifikation der flächigen, gespannten Bindegewebemembranen. Aus dieser Entwicklung heraus ist die äußere Duraschicht später fest mit der Innenseite der Schädelknochen verwachsen.

Während des zunehmend exzentrischen Hirnwachstums nimmt der Zugwiderstand in den antibasalen und dorsolateralen Bereichen der Schädelwand immer mehr zu, sodass die Hirnregionen schließlich gegeneinander abknicken. Dadurch bilden sich die Hirnfissuren, in denen sich Falx und Tentorium als flächige Verdichtung des Mesenchymalgewebes entwickeln – die Falx cerebri zwischen den Großhirnhemisphären und das Tentorium cerebelli zwischen Groß- und Kleinhirn.

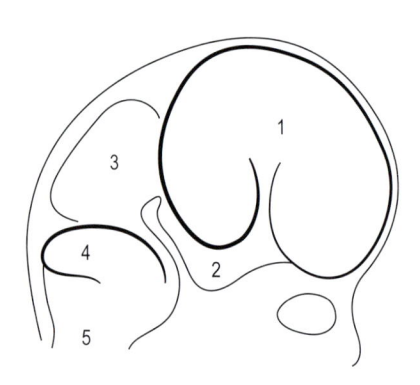

Abb. 1.9.1 Entwicklung des Schädels unter dem Einfluss des Gehirns (nach Blechschmidt). Schematische Darstellung der Hirnabschnitte eines 28-mm-Embryos. (1) Großhirn, (2) Zwischenhirn, (3) Mittelhirn, (4) Kleinhirn, (5) Medulla oblongata. Modifiziert nach Blechschmidt 1978; Abdruck mit freundlicher Genehmigung.

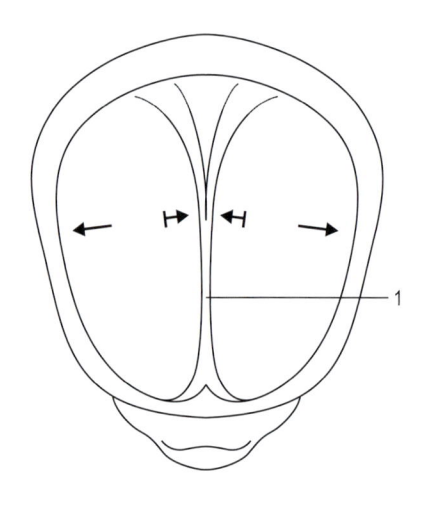

Abb. 1.9.3 Aufsicht auf die linke und rechte Duramembran im frontalen Bereich. Die Pfeile zeigen den Schub durch die beiden wachsenden Großhirnhemisphären an. (1) Falx cerebri (als kräftige Faszienmembran ausgebildet). Embryo ca. 29 mm. Modifiziert nach Blechschmidt 1978; Abdruck mit freundlicher Genehmigung.

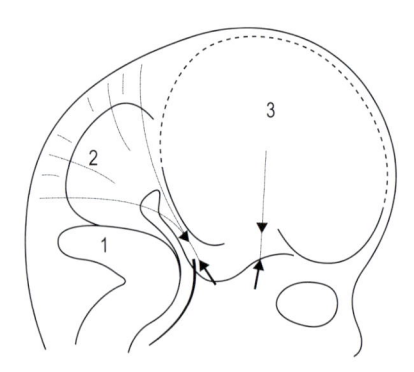

Abb. 1.9.2 Ausbildung des Schädels unter dem Einfluss des Gehirns (nach Blechschmidt). Die Expansion des wachsenden Gehirns induziert die Bildung einer kräftigen Faszienmembran (Dura) zwischen dem Groß- und Kleinhirn und einer kürzeren Membran zwischen dem Frontal- und Temporallappen des Großhirns. Die gegeneinander gerichteten Pfeile zeigen an, wie die Duraspannung den Wachstumsdruck des Gehirns auffängt. (1) Kleinhirn, (2) Mittelhirn, (3) rechte Hemisphäre. Embryo ca. 29 mm. Modifiziert nach Blechschmidt 1978; Abdruck mit freundlicher Genehmigung.

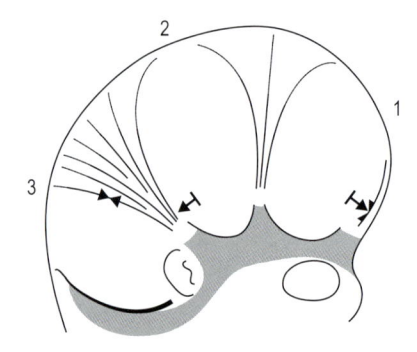

Abb. 1.9.4 Laterale Ansicht der Duramembran. Das Verdichtungsfeld an der Basis der Dura induziert später die Entwicklung der knorpeligen Schädelbasis (graue Fläche). Die gegeneinander gerichteten Pfeile zeigen den Spannungswiderstand der Duramembran, die kurzen Pfeile den Expansionsdruck des wachsenden Gehirns. Embryo ca. 29 mm. Modifiziert nach Blechschmidt 1978; Abdruck mit freundlicher Genehmigung.

Während sich das Herz im Lauf der Embryonalentwicklung gemeinsam mit dem Zwerchfell nach kaudal verlagert, aszendiert das Gehirn. Hüll- und Stützfunktion für Gehirn und Rückenmark übernehmen die Meningen, die sich in drei Lagen ausbilden: Innen liegt die Pia mater, darauf folgt die Arachnoidea und ganz außen die Dura mater, die der Innenseite der Schädel- und Wirbelknochen anliegt.

1.9.2 Intrakranielles Membransystem

Pia mater (weiche Hirnhaut)

Die Pia mater bildet die weiche, innerste Schicht des duralen Membransystems. Sie liegt als dünne, reich mit elastischen Fasern durchwobene Bindegewebelage direkt auf den Hirnwindungen, ohne jedoch mit der Hirnsubstanz verwachsen zu sein. Die Pia mater enthält Blutgefäße und gibt auch Gefäße in das Hirninnere ab; außerdem bildet sie die Plexus chorioidei, zottenartige Adergeflechte, die sich in die Hirnkammern vorstülpen und den Liquor cerebrospinalis (LCS) bilden.

Arachnoidea (Spinngewebehaut)

Als mittlere Hirnhaut folgt nach außen die Arachnoidea. Sie hat eine gaze- oder schwammartige Struktur, in der sich zwei Anteile unterscheiden lassen: Die Außenschicht der Arachnoidea liegt der Dura mater von innen an. Sie ist von ihr durch einen Spaltraum – den *Subduralraum* – getrennt, in dem einige Venen und Nerven verlaufen. Die innere Schicht besteht aus einem Netz aus feinen Trabekeln und verbindet die Arachnoidea mit der Pia mater.

In dieser Schicht zwischen Pia und Arachnoidea liegt der liquorgefüllte *Subarachnoidalraum,* der die äußeren Liquorräume des Gehirns bildet. Am Schädeldach ist der Subarachnoidalraum schmal; an der Schädelbasis bildet er dagegen größere Kavernen an den Stellen, wo das Hirngewebe sich vom Schädelknochen entfernt, da die Arachnoidea der Pia mater in diesen Bereichen nicht folgt. Diese erweiterten, liquorgefüllten Räume werden als *Zisternen* bezeichnet (Cisterna cerebromedullaris, Cisterna interpeduncularis, Cisterna chiasmatica, Cisterna ambiens). Wucherungen der Arachnoidea, die sog. Arachnoidalzotten, stülpen sich in die venösen Abflüsse im Schädelinneren – insbesondere in den Sinus sagittalis – vor und ermöglichen so den Rückfluss des LCS in das venöse System. Die Arachnoidea setzt sich in das Perineurium der durchziehenden Nerven fort.

Dura mater (harte Hirnhaut)

Die Dura mater bildet die derbe Außenschicht der Hirnhäute. Sie besteht aus kompaktem und unregelmäßigem, sehr festem Bindegewebe mit vielen kollagenen Fasern und ist undurchlässig für den Liquor. Am Übergang zur Arachnoidea findet sich eine spezialisierte Lage aus flachen Fibroblasten, zwischen denen kein Extrazellulärraum oder extrazelluläres Kollagen sichtbar ist (Haines, Harkey und al Mefty 1993). In der Dura mater unterscheidet man ein *periostales* und ein *meningeales Blatt.* Einen Epiduralraum wie im Wirbelkanal gibt es im Schädelinneren nicht. Die Dura mater setzt sich im Epineurium der aus dem Schädel ziehenden efferenten Nerven fort. Über die Venae emissariae besteht eine Verbindung zwischen der Dura und der Kopfschwarte; über diese Venen können enorme Spannungen übertragen werden. Im Bereich der Ethmoidalzellen, des Tegmentums und des Sinus sigmoideus ist die Dura relativ dünn.

Das innere Blatt, die Dura meningealis, ist weniger fest als das äußere Blatt oder die Arachnoidea (Haines, Harkey und al Mefty 1993). Die Dura des Erwachsenen ist widerstandsfähiger gegenüber auf sie einwirkenden Kräften als die eines Neugeborenen (Dragoi 1995). Nach Arbuckle (1994) ermöglicht die Faserstruktur der kranialen und der spinalen Dura die Übertragung verschiedener Kräfte. Die Kraftvektoren finden in der Faserstruktur der Dura ihre Entsprechung in sog. „stress fibers" (Spannungsfasern), von denen Arbuckle verschiedene Gruppen (horizontale, vertikale, transversale und zirkuläre) definiert. Die Faserverlaufsrichtung der Dura mater cranialis geht möglicherweise darauf zurück, dass sich die Kollagenfasern während der Embryonalentwicklung immer entsprechend den jeweils vorherrschenden mechanischen Zugkräften ausrichten (Hamann, Sacks und Malinin 1998).

Zwischen dem periostalen und dem meningealen Durablatt verlaufen die großen venösen Sinus sowie weitere wichtige Strukturen:
- *Saccus endolymphaticus* (endolymphatischer Sack), das blinde, sackförmige Ende des Ductus endolymphaticus, das an der Hinterwand des Felsenbeins zwischen den beiden Durablättern liegt
- *Meningealarterien* als Endäste der Karotiden.
- *Sympathische Nervenfasern* aus dem Ganglion cervicale superius und Plexus caroticus (zwischen den Durablättern der intrakraniellen Gefäßwände verlaufend), sowie die sensiblen Fasern des V. und X. Hirnnervs und des ersten und zweiten Zervikalnervs.
- *Cavum trigeminale (Meckeli),* eine Durahöhle, die das Ganglion des V. Hirnnervs (Ganglion trigeminale, Ganglion semilunare oder Ganglion Gasseri) beherbergt und vor der Felsenbeinspitze oberhalb des Foramen lacerum liegt.

Horizontales und vertikales Durasystem

Die intrakraniellen Häute sind miteinander sowohl anatomisch als auch funktionell verbunden und beeinflussen sich gegenseitig. Entsprechend der Lage und Ausrichtung kann man vier Septen unterscheiden: die Falx cerebri, Tentorium und Falx cerebelli sowie das Diaphragma sellae. Die Kollagenfaserbündel der Falx cerebri und Falx cerebelli beschreiben im ventralen, medialen und dorsalen Bereich Bögen, die einander rechtwinklig überkreuzen. Der 90°-Winkel entsteht im Verlauf des Wachstums allmählich aus einem zunächst bei 45° liegenden Winkel (Dragoi 1995).

Nach Delaire (1978) spannt das horizontale Membransystem (aus Tentorium cerebelli und Diaphragma sellae) die Schädelbasis, das vertikale System (aus Falx cerebri und Falx cerebelli) dagegen das Schädeldach. Delaires Auffassung, dass die Spannung im horizontalen und vertikalen Durasystem durch den Dauertonus von Nackenmuskulatur und M. sternocleidomastoideus reguliert und aufrechterhalten wird, ist nicht unumstritten. Nach Ferré et al. (1990) können über die Galea aponeurotica der Kopfschwarte die Bewegungen der Nackenmuskeln übertragen werden. Obwohl jedoch die Galea – im Gegensatz zur praktisch unbeweglichen Falx cerebri und Falx cerebelli – gut verschieblich ist, lässt sich dort nur eine sehr schwache und sekundäre Bewegung wahrnehmen. Nach Sutherland (1939) kann wiederum jede Zugspannung, die in einem Teil des Membransystems auftritt, aufgrund der strukturellen Verbundenheit auch alle anderen Teile des Systems beeinflussen.

Insbesondere bei kleinen Kindern schützt die Dura durch ihre feste Anheftung an den Schädelknochen die Kalotte bei Einwirkung äußerer Kräfte vor Beschädigungen. Außerdem nimmt man an, dass die Dura die unwillkürliche „artikuläre" Bewegung der einzelnen Schädelknochen durch Synchronisierung mit dem primären respiratorischen Mechanismus reguliert. Jeder Zug an einer Seite der Membran verändert das gesamte System und führt zu einem neuen Gleichgewicht.

Die Falx cerebri trennt die beiden Hemisphären voneinander. Ihr Rand setzt vorn unten an der Crista galli des Siebbeins (Os ethmoidale) an und verläuft von dort aus über das Foramen caecum, die Crista frontalis und die Ränder des Sulcus sinus sagittalis superioris entlang des Stirnbeins (Os frontale), folgt dann der Crista parietalis entlang des Scheitelbeins (Os parietale) und schließlich dem Sulcus sagittalis entlang des Hinterhauptsbeins (Os occipitale) bis zur Protuberantia ossis occipitalis. Dort ist die Falx an der Bildung des Sinus rectus beteiligt und trennt sich dafür in zwei Septen auf, die links und rechts in das Tentorium cerebelli übergehen. Entlang der Ossa parietalia bildet die Falx cerebri den Sinus sagittalis superior und ihr unterer, freier Rand enthält den Sinus sagittalis inferior.

Das Tentorium cerebelli („la tente" bei Winslow [1732]) spannt sich zeltförmig über das Kleinhirn und trennt es vom Großhirn. Neben den Großhirnhemisphären liegen auch der Thalamus und die subkortikalen Kerne oberhalb des Tentoriums. Wie die Falx cerebri und die Falx cerebelli setzt das Tentorium am Sinus rectus an. Dorsal ist es an der Protuberantia occipitalis interna befestigt und nach beiden Seiten an den Querleisten des Os occipitale, wo es den Sinus transversus bildet. Nach lateral führt es entlang dieses Sinus über die Sutura parietomastoidea und ist dort mit seinem oberen Blatt kurzstreckig am hinteren unteren Rand des Scheitelbeins angeheftet. Das untere Blatt heftet sich an dieser Stelle am Proc. mastoideus des Schläfenbeins (Os temporale) an. Dies ist eine wichtige Stelle, denn die Ansätze setzen sich von dort aus fort entlang des Proc. mastoideus und dem Oberrand des Felsenbeins (Pars petrosa ossis temporalis), wo sie den Sinus petrosus superior umschließen. Das untere Blatt ist lateral am Proc. clinoideus des Keilbeins (Os sphenoidale) angeheftet. Der freie Innenrand des Tentoriums setzt sich nach ventral fort, kreuzt über das vordere untere Blatt und heftet sich am Proc. clinoideus anterior des Ala minor ossis sphenoidalis an. Wo der innere Schenkel des Tentoriums den äußeren überquert, verläuft der N. abducens (der somit offenkundig durch Spannungen im Tentorium gestört werden kann). Durch eine große ovale Lücke im Tentorium (Incisura tentorii) treten ventral das Mittelhirn und die Cisterna interpeduncularis und dorsal das abgerundete Ende des Balkens (Splenium corporis callosi).

1.9.3 Extrakranielles Membransystem

Pia mater spinalis

Auch die spinale Pia mater enthält Gefäße und Nerven. Beidseits des Rückenmarks zieht eine Bindegewebeplatte von der Pia mater zur Dura mater – das *Ligamentum denticulatum,* das die vordere und die hintere Spinalwurzel voneinander trennt und das Rückenmark im Wirbelkanal fixiert. Die Pia mater folgt dem Wirbelkanal und endet als langer, dünner Faden – das sog. Filum terminale – an der Rückseite des Steißbeins.

Arachnoidea spinalis

Die spinale Arachnoidea ist *„nur äußerst spärlich mit Gefäßen und Nerven versorgt"* (Doppmann, Di Chiro und Ommaya 1969). Sie zieht mit der Dura mater zu den Spinalnervenwurzeln, die somit von Liquor cerebrospinalis umspült werden. Beide Häute folgen den Nerven bis in die Zwischenwirbellöcher und umhüllen dort die Spinalganglien; dann setzt sich die Arachnoidea allein als *Perineum* der Spinalnerven fort.

Dura mater spinalis

Die spinale Dura zieht als fester Kollagenfaserschlauch vom Os occipitale, wo sie am Rand des Foramen magnum fixiert ist, bis zum Sakralkanal, wo sie in Höhe von S3 in das Filum terminale externum übergeht und sich dann fächerartig am Periost des Steißbeins anheftet. Der Verlauf der Dura folgt den Krümmungen des Wirbelkanals. Am Übergang zwischen Foramen magnum und Wirbelkanal können zwei Durablätter unterschieden werden: ein äußeres (periostales) und ein inneres Blatt, die eigentliche harte Hirnhaut. Der Epiduralraum zwischen den beiden Blättern erlaubt Gleitverschiebungen zwischen den Rückenmarkshäuten und dem Wirbelkanal. Der Epiduralraum ist ein virtueller Raum (Parkin und Harrison 1985, Newell 1999), ein „echter potenzieller Raum" (Breig 1960). Im oberen Halswirbelsäulenbereich ist das epidurale Fettgewebe relativ schwach ausgebildet (Breig 1960). Über den Aufbau der menschlichen Dura mater – insbesondere über die Ausrichtung der Kollagenfasern, die für die biomechanischen Funktionen verantwortlich sind – herrscht noch etwas Uneinigkeit. Die Dura mater spinalis ist insgesamt longitudinal orientiert (Patin et al. 1993) und die Lamellen aus Elastin und Kollagen sind longitudinal angeordnet (Patin et al. 1993, Runza et al. 1999); entsprechend ist die Zugfestigkeit und Steifigkeit der Dura in Längsrichtung größer als in transversaler Richtung. Längsspannungen, die bei longitudinalen Wirbelsäulenbewegungen entstehen, werden zum größten Teil von den longitudinal verlaufenden Kollagenfasern aufgenommen und nach kranial und kaudal auf benachbarte Strukturen weitergeleitet.

Hochzervikal ist das Bindegewebe allerdings transversal ausgerichtet (von Lanz 1929). Tunituri (1977), der die Dura mater spinalis von Hunden untersuchte, beschreibt, dass die Kollagenfasern in longitudinalen Bündeln angeordnet sind, die im gedehnten Zustand geradlinig und im ungedehnten gewellt verlaufen. Die elastischen Fasern sind netzartig mit unterschiedlichen Verlaufsrichtungen angeordnet. Der Elastinanteil beträgt im hinteren Teil der Dura mater spinalis 13,8 %, im ventralen Anteil 7,1 %. Im Thorakalbereich ist der Elastinanteil höher als in den anderen Abschnitten (Nakagawa, Mikawa und Watanabe 1994).

Am stärksten ausgebildet ist die Dura auf Höhe des kraniozervikalen Übergangs sowie im Bereich der Lendenwirbelsäule (Lazorthes, Poulhes und Gaubert 1953).

Die Dura mater spinalis ist kranial und kaudal fixiert, ansonsten aber nur locker mit dem Spinalkanal verbunden, sodass Verschiebungen relativ zum Wirbelkanal möglich sind (Parkin und Harrison 1985, Hogan und Toth 1999). Man geht davon aus, dass sich dadurch die feinen Bewegungen des Liquors vom Schädel auf das Kreuzbein übertragen können. In Fortsetzung der Falx cerebelli und der intrakraniellen Dura heftet sich die Dura mater spinalis fest am Innenrand des Foramen occipitale magnum an und ist außerdem nach von Lanz (1929) besonders mit den folgenden Strukturen verbunden:
- Pars basilaris des Os occipitale (durchdringt dabei die Membrana tectoria)
- Lig. transversum atlantis
- Lig. longitudinale posterius
- Periost der Squama occipitalis und der Bögen von Atlas (C1) und Axis (C2)
- Kopfgelenke (Artt. atlantooccipitales, Artt. atlantoaxiales)

Auch am dritten Halswirbel ist die Dura befestigt (Klein 1986, Upledger und Vredevoogd 1994), nach unseren eigenen Untersuchungen allerdings nicht regelmäßig (Liem 2000).

Ligamentum craniale durae matris spinalis

Als Ligamentum craniale durae matris spinalis bezeichnete von Lanz (1928) die Befestigung der Dura mater spinalis an Hinterhauptsknochen, die durch Fasern vom Atlas- und Axisbogen zum Hinterrand der Atlantookzipitalgelenke und Foramen magnum verstärkt wird. Rutten und Mitarbeiter (1997) fanden daneben Verbindungen zu den Ligamenta flava von C1 bis C3 und zu den tiefen Fasern des Ligamentum nuchae. Ebenso wie Hack et al. (1995) vermuten sie, dass ein Teil dieser Faserverbindungen die Funktion hat, die obere Halswirbelsäule bei Bewegungen zu spannen, und dass der M. rectus capitis posterior minor die Spannung in diesem Bereich reguliert. Verletzungen dieses Muskels können somit zu einem Versagen des Sicherungsmechanismus führen, der die Einfaltung der Dura bei Bewegungen verhindert (Klein 1986).

M. rectus capitis posterior minor und M. obliquus inferior

Nach Kahn (Kahn, Sick und Koritke 1992), von Lüdinghausen (1967) und anderen (Hack et al. 1995, Alix und Bates 1999, McPartland und Brodeur 1999) gibt es Verbindungen von der Dura mater spinalis zu Teilen des M. rectus capitis posterior minor, zum M. obliquus capitis inferior und auch zum Ligamentum nuchae. Sie tragen dazu bei, das Einfalten der Dura zu verhindern. Die Verbindung zum Lig. nuchae ist von Bedeutung für die Rotationsbewegungen des Kopfs (Mitchell, Humphreys und O'Sullivan 1998).

Bandverbindungen zwischen Dura und Spinalkanal

Die Verbindungen von der Dura mater spinalis zu den Innenwänden des Spinalkanals können in dorsoventral verlaufende und lateral orientierte Fasern unterteilt werden. Wie so oft in der Medizin sind die Grenzen dabei fließend.

Anheftungen an den *Ligamenta flava* und am *hinteren Längsband* (Lig. longitudinale posterius) übertragen Kräfte in der sagittalen Ebene; gelegentlich wird diesen Bändern jedoch eher eine Schutzfunktion für die Weichgewebe zwischen Rückenmark und Wirbelsäule als eine echte Bandfunktion zugeschrieben. Das gilt auch für die sog. *Soulié-Fasern.* Sie verbinden die Dura mater einerseits mit dem hinteren Längsband und andererseits mit dem Periost und bedecken so beidseits den ventralen Anteil des epiduralen Venenplexus (Trolard 1888).

Eine laterale Anheftung bildet das *Ligamentum sacrodurale anterius* oder *Trolard-Band,* das in den unteren lumbalen und sakralen Segmenten zwischen der Dura und den Wirbelkörpern und -bögen liegt. Entsprechend verlaufen die *Hofmann-Bänder* zwischen der spinalen Dura mater und der äußeren Schicht des hinteren Längsbands (Hofmann 1898, Fick 1904, Doppmann/Di Chiro/Ommaya 1969, Schellinger et al. 1990). Spencer et al. (Spencer, Irvin und Miller 1983) beschreiben daneben eine dorsolaterale Bandverbindung, durch die die Durahülle der Spinalnerven mit dem Wirbelperiost verbunden wird; sie bezeichneten diese Fasern als *laterale Hofmann-Bänder.* Es wird angenommen, dass sie verhindern, dass der Spinalnerv bei einem schmerzhaften Bandscheibenvorfall nach dorsal ausweicht.

In ihrer Gesamtheit werden diese Anheftungen auch als *Ligamenta meningovertebralia* bezeichnet.

Jeweils auf der Höhe der Foramina intervertebralia finden sich die *Forestier-Opercula,* die die Durahülle des austretenden Spinalnervs mit dem Periost des zugehörigen Wirbels verbinden (Trolard 1888, Forestier 1922, Lazorthes 1996, Grimes, Massie und Garfin 2000). Die Opercula umgeben die Foramina an der Innen- und Außenseite, d. h. sie liegen sowohl innerhalb als auch außerhalb des Wirbelkanals. Die *Ligg. transformidalia* umfassen die Foramina entlang ihres Außenrands. Girardin (1996) beschreibt sie entweder als den größeren Teil des Forestier-Operculums oder als unvollständige Opercula oder „unechte Bänder". Das *Ligamentum denticulatum* verläuft von der Pia mater zur Dura mater und verbindet so das Rückenmark vom Os occipitale bis L2 beidseits mit der Dura. Es stellt die Aufhängung dar, an der das Rückenmark schwebend im Liquor cerebrospinalis gehalten wird. Die Anheftungszacken des Ligaments ziehen von der Pia aus lateral durch den Subarachnoidalraum, durchdringen die Arachnoidea und sind zwischen den Durascheiden der Spinalnerven an der Dura mater fixiert (Key und Retzius 1870). Das sog. *„rautenförmige Halfter"* (Lang und Emminger 1963, Key und Retzius 1981) ist eine rautenförmige Bindegewebeplatte, die den unteren Teil der Medulla oblongata und den obersten Anteil des Rückenmarks auf der ventralen Seite umfasst und zusammen mit den obersten beiden Zacken des Ligamentum denticulatum in die Dura mater einstrahlt. Die Vorderwurzel des zweiten Zervikalnervs soll dorsal, die des ersten entweder dorsal oder ventral des rautenförmigen Halfters liegen. Die kaudale Rautenspitze liegt meistens auf Höhe von C4 vor der Fissura mediana anterior (Lang 1981).

Alle genannten Band- und Membranstrukturen innerhalb des Spinalkanals stabilisieren vermutlich die Bewegung des Duraschlauchs im Spinalkanal und wirken der Einfaltung und anderen Mechanismen entgegen, die zur Verletzung der Dura oder des Rückenmarks führen könnten.

1.9.4 Gefäßversorgung der Hirnhäute

Intrakranielle Gefäße

Arteriell wird die Dura vor allem von den Meningealarterien versorgt. Es handelt sich um Endäste der A. carotis interna bzw. externa, die zwischen der Dura und dem Knochen verlaufen.

Intraspinale Gefäße

Die intraspinale Versorgung geht über die paarige Arteria spinalis posterior (Ast der A. cerebelli posterior inferior), die unpaare Arteria spinalis anterior (Ast der A. vertebralis) sowie meningeale Äste der Interkostalarterien.

Im Epiduralraum liegen venöse Plexus (Plexus venosus vertebralis internus anterior und posterior) eingebettet in eine Fettschicht, die bei Körpertemperatur halbflüssig ist.

Die klappenlosen Plexusvenen sind von besonderer physiologischer wie auch pathologischer Bedeutung. Sie stehen über die Zwischenwirbelkanäle mit den Lumbalvenen, den Interkostalvenen, der Vena azygos und hemiazygos sowie den Venenplexus in der Nackenregion (Sinus marginalis, Sinus occipitalis) in Verbindung. Über diese Anastomosen kann die venöse Drainage in alle Richtungen ohne Stau erfolgen.

1.9.5 Innervation der Hirnhäute

Intrakranielle Innervation

Der obere Teil des Durasystems wird hauptsächlich von Ästen des Nervus trigeminus versorgt, der untere Teil von den Spinalnerven C1 bis C3 sowie Ästen des Nervus vagus. Alle die Hirnhäute versorgenden Nerven führen postganglionäre sympathische Fasern, die entweder direkt oder indirekt (über den Plexus caroticus oder Plexus maxillaris) aus dem Ganglion cervicale superius stammen und von Ästen der Arteria meningea media begleitet werden.

Die parasympathische Versorgung geschieht über den Nervus petrosus major (aus dem parasympathischen Anteil des VII. Hirnnervs) sowie Äste des Nervus vagus und Nervus glossopharyngeus.

Intraspinale Innervation

An der Innervation im Spinalkanal sind meningeale Äste der Spinalnerven und das Nervengeflecht des Ligamentum longitudinale posterius ebenso beteiligt wie die perivaskulären Plexus der Wurzelarterien.

1.9.6 Funktionen der Dura

- Die Dura stützt und erhält – zusammen mit dem LCS – die Form und Struktur des Gehirns.
- Insbesondere in der frühen Kindheit sichert sie die Schädelform.
- Sie bietet einen Schutz bei mechanischen Traumen.
- Aufgrund der besonderen Konstruktion des Durasystems werden mechanische Krafteinwirkungen erschütterungsdämpfend aufgefangen (in Zusammenwirken mit der Elastizität der Knochen, der Pfeilerkonstruktion des Schädels und der Nasennebenhöhlen sowie der Anheftung des Viszerokraniums am Neurokranium) (Drenkhahn und Zenker 1994).

1.9.7 Reziproke Spannungsmembran

Die Dura mater bildet den Bandapparat des knöchernen Schädels. In dieser Funktion können die beiden Durablätter als mechanische Einheit angesehen werden. Nach Delaire (1978) spannt das horizontale System (Tentorium cerebelli und Diaphragma sellae) die Schädelbasis, das vertikale System (Falx cerebri und Falx cerebelli) dagegen das Schädeldach. Die Spannung des horizontalen und des vertikalen Systems wird hauptsächlich durch den Tonus der Nackenmuskulatur und des M. sternocleidomastoideus reguliert und aufrechterhalten.

Sutherland (1939) nennt die Dura ein *„reciprocal tension membrane system"* (also eine Gegenzugmembran oder reziproke Spannungsmembran), um den funktionellen Zusammenhang des gesamten Systems zu verdeutlichen. Als reziproke Spannungsmembran von Gehirn und Rückenmark stellt die Dura die strukturelle Verbindung zwischen den einzelnen Schädelknochen dar und hat die Aufgabe, die Bewegungen dieser Knochen zu führen und zu begrenzen. Da alle Membranen untereinander in Verbindung stehen, können Spannungen in einem Bereich alle anderen Bereiche des Systems beeinflussen. Über ihre Anheftung am Schädel und am Os sacrum regulieren die Duramembranen die unwillkürliche artikuläre Bewegung der Kalotte und des Sakrums. Diese sich reziprok zueinander bewegenden Membranen sind ständig auf der Suche nach einem optimalen Gleichgewicht. Jeder Zug an irgendeinem Ende des Membransystems beeinflusst die gesamte Einheit und führt zu einem neuen Gleichgewicht. Es sei an dieser Stelle auch darauf hingewiesen, dass die Spannung der intrakraniellen Membranen auch durch die Atembewegungen beeinflusst wird; beispielsweise bewegt sich das Tentorium cerebelli synchron zum Zwerchfell.

Sutherland-Fulkrum

Um das Gleichgewicht der Membranspannungen und -bewegungen in alle Richtungen wahren zu können, muss ein Membransystem von einem Ruhe- oder Angelpunkt aus operieren. Dieser stabile Bezugspunkt des Systems wird als *Fulkrum* bezeichnet; er muss freischwebend aufgehängt sein, denn nur so kann er sich automatisch verlagern, um bei Veränderungen – z. B. durch von außen einwirkende Zugkräfte – eine einheitliche Bewegung der Schädelknochen zu gewährleisten.

Das virtuelle Zentrum des intrakraniellen Membransystems befindet sich im Sinus rectus an jenem Punkt, an dem Tentorium cerebelli, Falx cerebri und Falx cerebelli zusammentreffen. Es wird nach Magoun (1976) das *Sutherland-Fulkrum* genannt und als freischwebendes, automatisch sich verlagerndes Fulkrum *("automatic shifting suspension fulcrum")* charakterisiert. Hier werden die dynamischen Kräfte, die auf die Membran einwirken, ins Gleichgewicht gebracht und um diesen Punkt bewegt und orientiert sich die gesamte intrakranielle und spinale Dura-Spannungsmembran – und somit zentrieren sich an dieser Stelle auch die unwillkürlichen artikulären Bewegungen der Schädelknochen sowie die von außerhalb des kraniosakralen Systems kommenden Einflüsse. *„Das Sutherland-Fulkrum ist eine zentrale Anheftungsstelle, die gleichzeitig mobil und anpassungsfähig ist."* (Richard 1978).

Auswirkungen abnormer Duraspannung

- Beeinträchtigung des venösen Abstroms aus dem Schädel (über die venösen Sinus)
- Verminderte Drainage des Gehirns
- Vaskuläre Versorgungsstörungen des Hirngewebes
- Gestörte Liquorfluktuation
- Kopfschmerzen, intrakranielle und retroorbitale Schmerzen (über die sensible Innervation der Dura: V. und X. Hirnnerv; Spinalnerven C1–C3)
- Gesichtsschmerzen und pathologischer Tonus der Kaumuskulatur (über den V. Hirnnerv und das Trigeminusganglion, das von Dura bedeckt ist und auf Spannungen in der Dura reagiert)
- Funktionsstörungen der Hirnnerven und ihrer Ganglien (z. B. über die Austrittspunkte am Schädel, die intrakranielle Dura oder die Durascheiden der Hirnnerven)
- Bewegungs- und Beweglichkeitseinschränkungen der Schädelknochen, des Kreuzbeins und des Steißbeins
- Funktionsstörungen der Spinalnerven (über die Austrittsstellen in der Dura mater)
- Übertragung der Duraspannung über Faszienverbindungen und das Epineurium der Spinalnerven
- Abnorme Spannung in einer der Duraduplikaturen beeinflusst immer auch die anderen Bereiche der Dura
- Störungen der Hypophysenfunktion (über das Diaphragma sellae)

1.9.8 Offene Fragen und künftige Themen

Es bleiben immer noch einige Fragen offen bezüglich der tatsächlichen Kraftlinienverläufe innerhalb des Fasziensystems von Schädelkalotte und Wirbelsäule. Kommt es wirklich zu einer Weiterleitung von Bewegungen? Wenn ja, welche Bedeutung hat sie? Wo sitzt der Motor für diese Kräfte? Welche Auswirkungen haben unterschiedliche Gewebekonservierungs- und Fixierungsmethoden auf die Gewebeeigenschaften – insbesondere bezüglich der Weiterleitung von Spannungen/Bewegungen (schließlich wurden die meisten der bisherigen Untersuchungen an Gewebepräparaten durchgeführt)?

Können bindegewebige Spannungen von außerhalb auf das Durasystem übertragen werden – und umgekehrt? Und wenn ja, auf welche Weise ist das möglich und welche klinische Bedeutung könnte es haben?

Diese und viele andere Fragen müssen durch künftige wissenschaftliche Untersuchungen geklärt werden. Dazu müssen gemeinsame Anknüpfungspunkte und Synergien zwischen den medizinischen und technischen Wissenschaften wie Bionik, biomimetische Robotik oder Forschungen zu den viskoelastischen Kräften genutzt werden (Witte et al. 2004, Doschak und Zernicke 2005, Fernandez und Pandy 2006).

LITERATURQUELLEN
Alix ME, Bates DK. A proposed etiology of cervicogenic headache: The neurophysiologic basis and anatomic relationship between the dura mater and the rectus posterior capitis minor muscle. J Manipulative Physiol Ther 1999; 22(8): 534–539.

Arbuckle BE. The Selected Writings of Beryl E. Arbuckle. Indianapolis: American Academy of Osteopathy, 1994.

Blechschmidt E. Die pränatalen Organsysteme des Menschen. Stuttgart: Hippokrates, 1973.

Blechschmidt E. Anatomie und Ontogenese des Menschen. Heidelberg–Wiesbaden: Quelle & Meyer, 1978.

Breig A. Biomechanics of the Central Nervous System. Some basic normal and pathologic phenomena. Stockholm: Almqvist and Wiksell, 1960.

Delaire J. L'analyse architecturale et structurale cranio-faciale (de profil). Rev Stomatol (Paris) 1978; 79: 1–33.

Doppmann JL, Di Chiro G, Ommaya AK. Selective Arteriography of the Spinal Cord. St. Louis: Warren H. Green, 1969.

Doschak MR, Zernicke MF. Structure, function and adaptation of bone-tendon and bone-ligament complexes. J Musculoskelet Neuronal Interact 2005; 5(1): 35–40.

Dragoi G. The mechanical properties of newborn dura mater. Rom J Leg Med 1995; 3(4): 368–374.

Drenkhahn D, Zenker W (Hrsg). Anatomie. Bd. 1, 15. A. München: Urban & Schwarzenberg, 1994: p. 489.

Fernandez JW, Pandy MG. Integrating modelling and experiments to assess dynamic musculoskeletal function in humans. Exp. Physiol. 2006; 91(2): 371–382.

Ferré JC, Chevalier C, Lumineau JP, Barbin JY. L'ostéopathie cranienne, leurre ou réalité. Actual Odontostomatol (Paris) 1990; 44(171): 481–494. In: Corriat R (ed). Odontologie et Stomatologie 5. Sutherland ou l'approche cranienne en medicine ostéopathique. Kursskript des COC an der V. U. B. 1992–1993. Brüssel: Vrije Universiteit Brussel, 1993: p. 31–38.

Fick R. Anatomie und Mechanik der Gelenke. Jena: Fischer, 1904.

Forestier J. Le trou de conjugaison vertébral et l'espace épidural. Thèse de médicine. Paris, 1922. Zitiert in: Girardin M. Die caudale durale Insertion und das Ligamentum sacrodurale anterius (Trolard). Naturheilpraxis 1996; 4: 528–536.

Girardin M. Die caudale durale Insertion und das Ligamentum sacrodurale anterius (Trolard). Naturheilpraxis 1996; 4: 528–536.

Grimes PF, Massie JB, Garfin SR. Anatomic and biomechanical analysis of the lower lumbar foraminal ligaments. Spine 2000; 25(16): 2009–2014.

Hack GD, Koritzer RT, Robinson WL, Hallgren RC, Greenman PE. Anatomic relation between the rectus capitis posterior minor muscle and the dura mater. Spine 1995; 20: 2484–2486.

Haines DE, Harkey HL, al Mefty O. The „subdural" space: a new look at an outdated concept. Neurosurgery 1993; 32(1): 111–120.

Hamann MC, Sacks MS, Malinin TI. Quantification of the collagen fibre architecture of human cranial dura mater. J Anat 1998;192(Pt 1): 99–106.

Hofmann M. Die Befestigung der Dura mater im Wirbelkanal. Arch Anat Physiol 1898; 403.

Hogan Q, Toth J. Anatomy of soft tissues of the spinal canal. Reg Anesth Pain Med 1999; 24(4): 303–310.

Kahn JL, Sick H, Koritke JG. Les espaces intervertebraux posterieurs de la jointure cranio-rachidienne. Acta Anat 1992; 144(1): 65–70.

Key A, Retzius G. Bidrag till kännedomen om hjärn- och ryggmärgshinnorna, med särskilt avseende på de serösa rummen och lymfbanorna jämte deras förbindelser. Nord Med Ark 1870; II(6): 13–18. Zitiert in: Rossitti S. Biomechanics of the pons-cord tract and its enveloping structures: an overview. Acta Neurochir 1993; 124: 144–152.

Key A, Retzius G. Zitiert in: Lang J. Klinische Anatomie des Kopfes. Berlin: Springer, 1981: p. 436.

Klein P. Contribution à l'étude biomecanique de la moelle épinière et de ses enveloppes. Brüssel: Mémoire, 1986.

Lang J. Klinische Anatomie des Kopfes. Berlin: Springer, 1981.

Lang J, Emminger A. Über die Textur des Ligamentum denticulatum und der Pia mater spinalis. Z Anat Entwicklungsgesch 1963; 123: 505–522.

Lazorthes G. Zitiert in: Girardin M. Die caudale durale Insertion und das Ligamentum sacrodurale anterius (Trolard). Naturheilpraxis 1996; 4: 528–536.

Lazorthes G, Poulhes J, Gaubert J. Les variations régionales de l'épaisseur de la dure-mere. C R Assoc Anat 1953; 78: 169–172.

Liem T. Osteopathische und biomechanische Untersuchung zur Zugübertragung der Dura mater auf die bindegewebigen Strukturen der Periorbita. Hamburg: OSD, 2000.

Magoun HI. Osteopathy in the Cranial Field. 3rd ed. Kirksville: Journal Printing Co., 1976: p. 27.

McPartland JM, Brodeur RR. Rectus capitis posterior minor: a small but important suboccipital muscle. J Bodyw Mov Ther 1999; 3(1): 30–35.

Mitchell BS, Humphreys BK, O'Sullivan E. Attachments of the ligamentum nuchae to cervical posterior spinal dura and the lateral part of the occipital bone. J Manipulative Physiol Ther 1998; 21: 145–148.

Nakagawa H, Mikawa Y, Watanabe R. Elastin in the human posterior longitudinal ligament and spinal dura: A histologic and biochemical study. Spine 1994; 19(19): 2164–2169.

Newell RL. The spinal epidural space. Clin Anat 1999; 12(5): 375–379.

Parkin IG, Harrison GR. The topographical anatomy of the lumbar epidural space. J Anat 1985; 141: 211–217.

Patin DJ, Eckstein EC, Hamm K, Pallares VS. Anatomy and biomechanical properties of human lumbar dura mater. Anesth Analg 1993; 76(3): 535–540.

Richard R. Lésions ostéopathiques du sacrum. Paris: Maloine, 1978.

Runza M, Pietrabissa R, Mantero S, et al. Lumbar dura mater biomechanics: experimental characterization and scanning electron microscopy observations. Anesth Analg 1999; 88: 1317–1321.

Rutten HP, Szpak K, van Mameren H, Holter JT, deJong JC. Anatomic relation between the rectus capitis posterior minor muscle and the dura mater. Spine 1997; 22(8): 924–926.

Schellinger D, Manz H, Vidic B, et al. Disk fragment migration. Radiology 1990; 175(3): 831–836.

Spencer D, Irwin G, Miller J. Anatomy and significance of fixation of the lumbosacral nerve roots in sciatica. Spine 1983; 8(6): 672–679.

Sutherland WG. The Cranial Bowl. Mankato: Free Press, 1939.

Trolard P. Recherches sur l'anatomie des méninges spinales et du filum terminale dans le canal sacré. Arch Physiol 1888; 2: 191–199.

Tunituri AR. Elasticity of the spinal cord dura in the dog. J Neurosurg 1977; 47(3): 391–396.

Upledger JE, Vredevoogd JD. Lehrbuch der Craniosacralen Therapie. 2. A. Heidelberg: Haug, 1994.

von Lanz T. Zur Struktur der Dura mater spinalis. Anat Anz 1928; 66: 78–87.

von Lanz T. Über die Rückenmarkshäute. II. Die beziehungskausale Entwicklungsmechanik primitiver Rückenmarkshäute, dargestellt an Hypogeophis alternans und rostratus. Anat Anz 1929; 67: 130–139.

von Lüdinghausen M. Die Bänder und das Fettgewebe des Epiduralraumes. Anat Anz 1967; 121: 294–312.

Winslow JB. Exposition anatomique de la structure du corps humain. Paris: Desprez et Desseartz, 1,732.

Witte H, Hoffmann H, Hackert R, et al. Biomimetic robotics should be based on functional morphology. J Anat 2004; 204(5): 331–342.

WEITERE LITERATURHINWEISE

Lang J. The craniocervical junction: Anatomy. In: Voth D, Glees P (eds) Diseases in the Craniocervical Junction. Berlin: de Gruyter, 1987.

1.10 Zwerchfellartige Strukturen
Serge Paoletti

1.10.1 Einleitung

Das Zwerchfell liegt als bindegewebig-muskuläre Platte zwischen Brust- und Bauchraum und trennt so zwei Bereiche mit physiologisch unterschiedlichen Funktionen: Der obere ist auf Zirkulation und Gasaustausch zugeschnitten, der untere steht im Dienst der Assimilations- und Eliminationsvorgänge des Stoffwechsels. Wie wir sehen werden, wirkt das Zwerchfell nicht nur bei der Atmung mit, sondern spielt auch eine Rolle für die abdominale Bewegung und die Mobilisation der faszialen Übertragung. Als Schaltstelle für alle diese Funktionen erstreckt sich sein Einfluss von der Kopf-, Hals- und Thoraxregion bis hinunter zum Beckenboden.

1.10.2 Embryonalentwicklung

In der vierten Woche erscheinen im Embryo drei Septen, die die Körperhöhle später in drei Räume – Pleura-, Perikard- und Peritonealhöhle – unterteilen werden. Als Erstes bildet sich eine horizontale Trennung, das Septum transversum, unser künftiges Zwerchfell. Es unterteilt die Körperhöhle in eine primitive Perikardhöhle – den künftigen Brustraum – und eine Peritonealhöhle, den künftigen Bauchraum (> Abb. 1.10.1).

Durch das ungleiche Wachstum von Kopf, Hals und Rumpf verlagert sich das zunächst in der Halsregion gelegene Septum transversum immer weiter nach kaudal bis an die Position des künftigen Zwerchfells. Ventral setzt es schließlich auf Höhe des 7. Brustwirbels an der vorderen Rumpfwand an, dorsal ist es in Höhe des 12. Brustwirbels mit dem Mesenchym des Ösophagus verbunden.

An den Seitenwänden der primitiven Perikardhöhle erscheinen die beiden frontal gestellten Pleuroperikardialfalten und wachsen nach medial aufeinander zu. Sie vereinen sich mit dem ventralen Ende des Vorderdarmmesoderms und trennen so die definitive Perikardhöhle und die beiden Pleurahöhlen. Die Muskelfasern sind an der Bildung des untersten Ösophagusabschnitts beteiligt (Botros et al. 1983). Am Hinterrand des Septum transversum besteht anfangs noch über die Pleuroperitonealkanäle eine Verbindung zwischen den Pleurahöhlen und der Peritonealhöhle.

In diesem Stadium gibt es also noch keine Trennung zwischen den Faszien des Brust- und des Bauchraums. Etwas später entwickelt sich dann die paarige transversale Pleuroperitonealmembran und wächst beidseits nach ventral auf das Septum transversum zu. Durch die Vereinigung mit dem Septum transversum wird in der 7. Entwicklungswoche das definitive Zwerchfell gebildet und die Pleuroperitonealkanäle verschlossen (Greer et al. 2000). Der linke Pleuroperikardialkanal ist weiter und schließt sich später als der rechte. Das Mesenchym des Vorderdarms verdichtet sich zu den beiden Zwerchfellschenkeln.

Der Zwerchfellschluss stellt eigentlich keine Unterbrechung zwischen dem Brust- und Bauchraum dar; vielmehr bildet das Zwerchfell nur eine Schaltstation zwischen den pleuroperikardialen und abdominalen Strukturen. Diese Kontinuität ist ein wichtiger Aspekt für die Übertragung von Kräften und Drücken zwischen den supra- und infradiaphragmalen Bereichen, insbesondere im Rahmen der Zwerchfellbewegungen.

Während der oben geschilderten Vorgänge differenzieren sich im Septum transversum die Myoblasten, die einmal den muskulären Anteil des Zwerchfells bilden werden. Sie werden innerviert von Fasern der Segmente C3, C4 und C5, die gemeinsam den Ner-

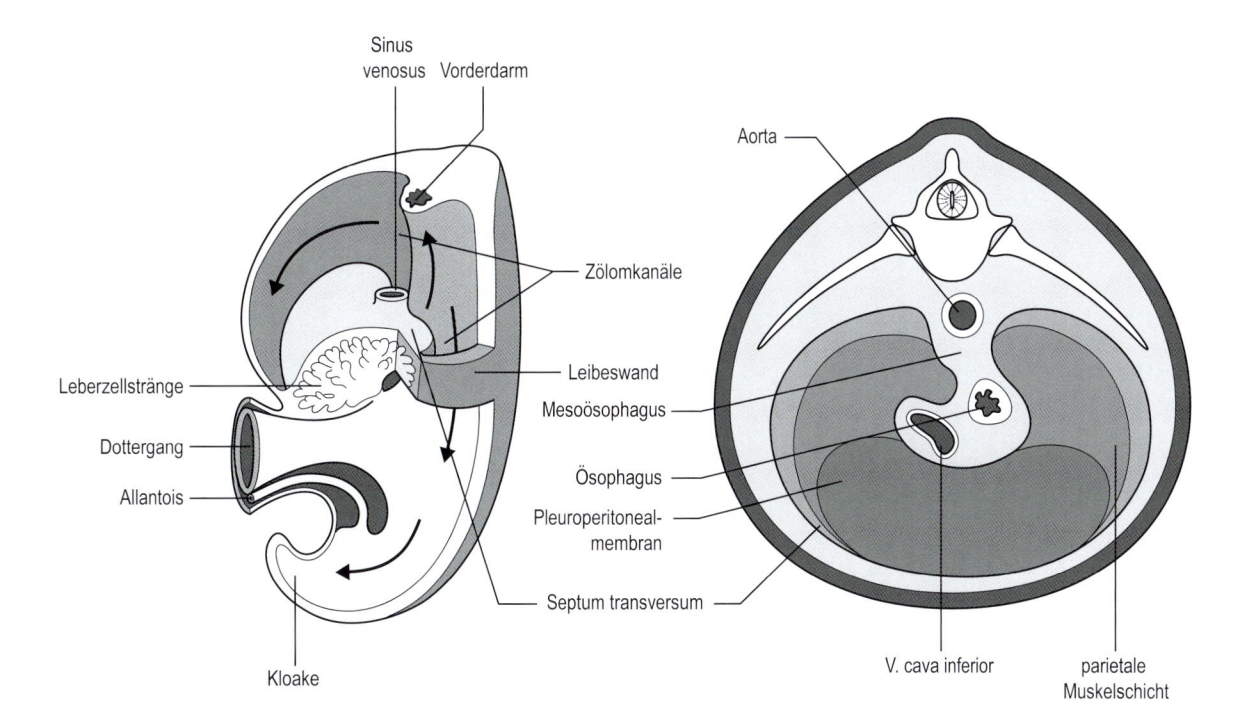

Abb. 1.10.1 Embryonalentwicklung des Zwerchfells.

1 Faszienanatomie

vus phrenicus bilden. Dieser folgt dem Zwerchfell auf seiner Wanderung nach kaudal und gibt unterwegs zahlreiche Nervenäste ab. Er innerviert das Zwerchfell bis auf die peripheren Anteile, die aus dem paraxialen Mesoderm stammen und von den Spinalnerven Th7 bis Th12 innerviert werden. Das definitive Zwerchfell setzt sich also aus vier embryonalen Strukturen zusammen: dem Septum transversum, das die Zentralsehne (Centrum tendineum) bildet, den Pleuroperitonealmembranen, dem paraxialen Mesoderm der Leibeswand und dem Mesenchym des Ösophagus.

Ein ausbleibender Verschluss der Pleuroperitonealkanäle in der Embryonalentwicklung ist die Ursache der kongenitalen Zwerchfellhernie, die in einer Häufigkeit von 1 : 2.000 bis 1 : 4.000 Lebendgeburten auftritt. Der Verschlussdefekt ist häufiger partiell als vollständig und betrifft überwiegend die linke Seite (4- bis 8-mal häufiger als die rechte) – vermutlich deshalb, weil der rechte Kanal weiter ist, sich später verschließt und außerdem die Leber enthält, deren Kapsel sich in Abhängigkeit vom Zwerchfell bildet. Auch genetische Faktoren beeinflussen die Entstehung der Zwerchfellhernie (Holder et al. 2007).

1.10.3 Aufbau des Zwerchfells

Drei Regionen lassen sich unterscheiden (> Abb. 1.10.3).

Zentralregion

Das Zentrum des Zwerchfells wird von einer kleeblattförmigen Bindegewebeplatte gebildet, die vom Septum transversum abstammt. Das ventrale „Kleeblatt" ist das größte und reich mit Lymphgefäßen versorgt; nach rechts und links schließen sich die beiden anderen Blätter an.

Das Zwerchfellzentrum wird von zwei Arten von Fasern gebildet, die sich in drei Gruppen einteilen lassen (Menck, Lierse und

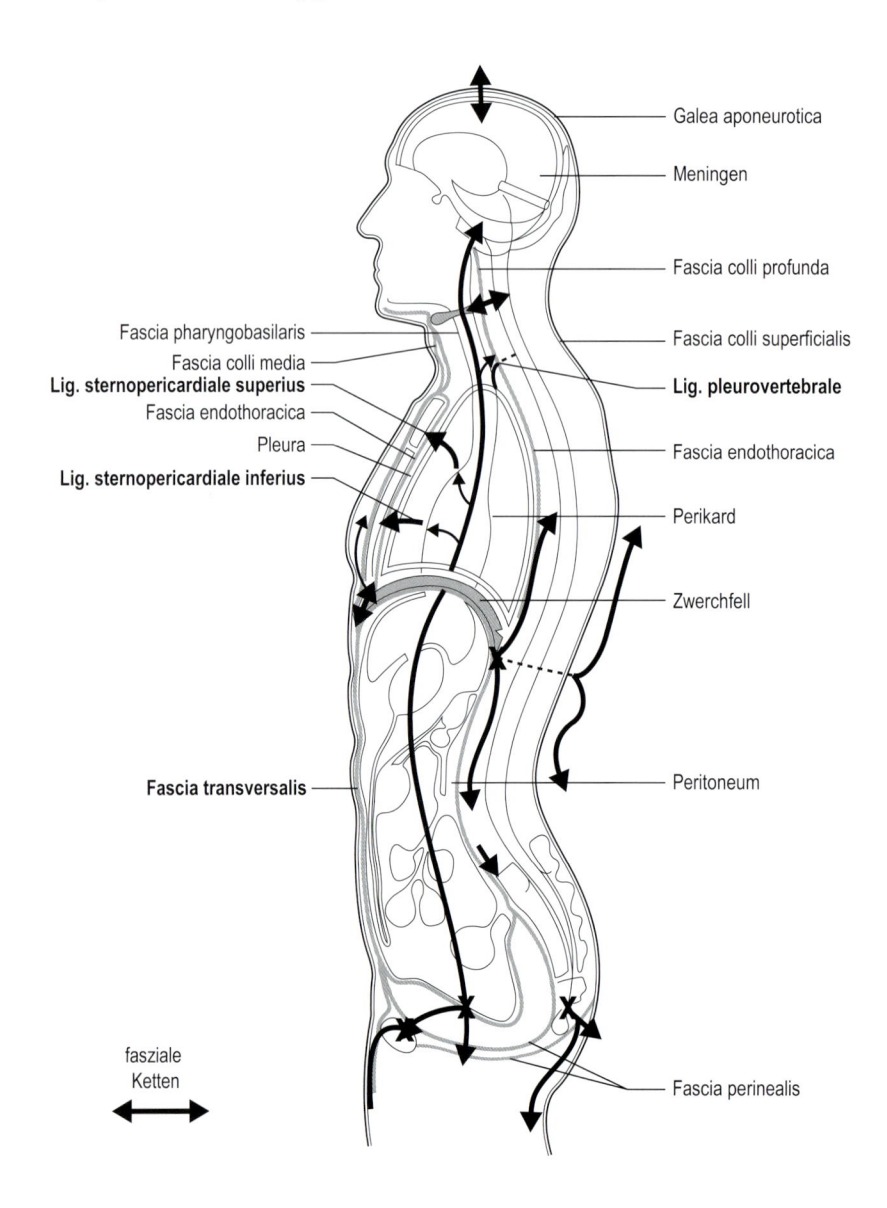

Abb. 1.10.2 Wirkungsketten des Zwerchfells.

Ulrich 1990): Die Grundlage bilden sagittal ausgerichtete Fasern im ventralen Blatt; in den lateralen Blättern haben die Fasern einen schrägen Verlauf, und zusätzlich gibt es inferior und superior halbkreisförmig verbindende Faserbänder. Wo sie sich überkreuzen, bilden sie eine nicht dehnbare fibröse Öffnung für den Durchtritt der Vena cava inferior. Diese mehrschichtige Struktur mit unterschiedlichen Faserverlaufsrichtungen ist die Grundlage für die Festigkeit des Zwerchfells und führt dazu, dass entstehende Kräfte auf den gesamten Umgebungsbereich verteilt werden, sodass die vertikale Belastung für die Eingeweide im Abdomen reduziert wird.

Peripherer Bereich

Der periphere Bereich des Zwerchfells ist muskulär ausgebildet und seine Fasern ziehen vom Centrum tendineum aus radiär zum gesamten Umfang des Brustkorbs. Es lassen sich hier im Wesentlichen zwei Faszienanteile unterscheiden: Die sternalen bzw. anterioren Faszienanteile inserieren am Schwertfortsatz und tauschen dort Fasern aus mit dem M. transversus thoracis; die laterale oder chondrokostale Faszie setzt, alternierend mit den Fasern des Musculus transversus abdominis, am inneren Oberrand der letzten sechs Rippen an. Nach oben setzt sie sich in der Fascia endothoracica fort, unterhalb des Zwerchfells in der Fascia transversalis und der Faszie des Musculus transversus abdominis.

Dorsaler Anteil

Den dorsalen Anteil des Zwerchfells bilden die Zwerchfellschenkel und die Ligamenta arcuata.

Zwerchfellschenkel

Von den beiden Zwerchfellschenkeln setzt der rechte an den Wirbelkörpern L1 bis L3, der linke (kürzere) an den Wirbelkörpern L1 und L2 sowie jeweils den dazugehörigen Bandscheiben an. Der rechte Schenkel entspringt auf Höhe des Rouget-Muskels (zirkuläre Fasern am Ösophagusdurchtritt) und verläuft entlang der Mesenterialwurzel zu seinem Ansatz an der Wirbelsäule. Ein Zweig dieses Schenkels zieht zum Hiatus oesophagei und ist dort sicher an der Ausbildung des funktionellen Kardiasphinkters beteiligt. Die Zwerchfellschenkel setzen sich entlang des vorderen Längsbands der Wirbelsäule fort und sind so Teil der Kontinuität zwischen Okziput und Sakrum.

Die Muskelfasern der Zwerchfellschenkel verlaufen nach ventrokranial und überkreuzen sich vor Th12 in der Medianlinie; dort bilden sie den Aortenschlitz (Hiatus aorticus). Neben den beiden Hauptpfeilern gibt es links und rechts noch zwei kleinere Nebenpfeiler, in denen die Nn. splanchnici verlaufen.

Ligamenta arcuata

Die mediale der beiden Zwerchfellarkaden, das Ligamentum arcuatum mediale (auch Psoas-Arkade oder Arcus lumbocostalis medialis) zieht als bogenförmiges Faserband vom Querfortsatz bis zum Körper des ersten Lendenwirbels über die Vorderseite des Musculus psoas und strahlt in dessen Faszie ein.

Die laterale Arkade, das Ligamentum arcuatum laterale (Quadratus-Arkade oder Arcus lumbocostalis lateralis) verläuft vom Querfortsatz L1 zur Spitze der XI. und XII. Rippe. Dort trifft sie die Transversusaponeurose und gehört somit über die Verbindung mit der Fascia transversalis (die ihrerseits in die Fascia pelvis übergeht) zur faszialen Einheit des Bauchraums (Lierse 1990). Die Quadratus-Arkade bildet den Rand des Trigonum lumbocostale (Bochdalek-Lücke).

1.10.4 Anordnungsbeziehungen und Funktion

Nach oben grenzt das Zwerchfell an das Perikard, die Pleura und die Lungenflügel, nach unten an die rechte Kolonflexur und die Leber, den Magenfundus und die Milz sowie die linke Kolonflexur. Nach dorsal hat es Kontakt zur Pars horizontalis des Duodenums, zum Pankreas sowie zu den Nn. splanchnici major und minor.

Neben seiner Hauptfunktion im Rahmen der Lungenventilation bildet das Zwerchfell eine wichtige Trennwand zwischen Brust- und Bauchraum, wodurch unter anderem die Ausbreitung von Infektionen zwischen den beiden Bereichen verhindert wird. Daneben hat es noch eine hämodynamische Funktion als „Pumpe" zur Förderung des venösen Rückstroms (Willeput, Rondeux und De Troyer 1984, Verschakelen et al. 1989) und stellt, wie wir im Abschnitt zur Zwerchfellmechanik sehen werden, eine zentrale Schaltstation für die Übertragung bzw. auch die Dämpfung supra- und infradiaphragmatisch wirkender faszialer Kräfte dar.

1.10.5 Mechanik der Zwerchfellkontraktion

Während der Inspiration kontrahiert sich das Zwerchfell und weitet dadurch nicht nur die Lungen, sondern beeinflusst auch verschiedene andere Strukturen und Funktionen (> Abb. 1.10.2). Bei der Kontraktion senkt sich das Zwerchfell ab und wird flacher. Der rechte Teil, unter dem die Leber liegt, bewegt sich weniger weit nach unten, obwohl die Kontraktion auf der rechten Seite kraftvoller ist als links (Whitelaw 1987). Den inspiratorischen Formänderungen des Zwerchfells sind allerdings durch die Steifigkeit der Zentralsehne enge Grenzen gesetzt (Boriek und Rodarte 1997). Auch die fasziale Verbindung mit dem Perikard sowie der Gegendruck der Eingeweide verhindern, dass das Zwerchfellzentrum (die Zentralsehne) sich weiter nach unten bewegen.

Die Zwerchfellkontraktion geschieht nicht homogen und so ist auch die resultierende Spannung ungleichmäßig verteilt. Bei der Inspiration entsteht die größte Spannung im zentralen Bereich. Aufgrund der anatomischen Konstruktion – insbesondere der Zentralsehne mit ihren drei Lagen unterschiedlich ausgerichteter Fasern (Menck, Lierse und Ulrich 1990) – wird jedoch der größte Teil dieser Spannung entlang der Muskel- und Faszienfasern nach peripher abgeleitet und nur ein geringer Teil in vertikaler Richtung weitergeleitet (Boriek et al. 2005).

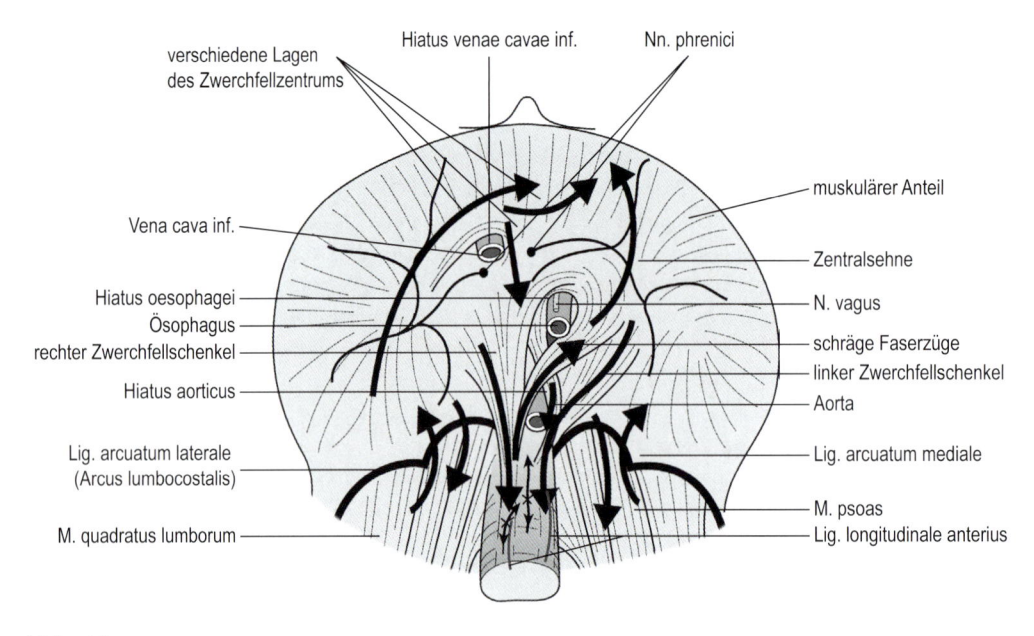

Abb. 1.10.3 Zwerchfellansicht von unten.

1.10.6 Wechselbeziehungen mit dem übrigen Körper

Das Zwerchfell ist mechanisch mit den kranial und kaudal angrenzenden Bereichen verbunden. Die Interaktionsvektoren verlaufen sowohl innerhalb als auch außerhalb der Körperhöhlen.

Verbindungswege innerhalb der Körperhöhlen

Die vom Zwerchfell übertragenen Kräfte werden nach kranial ebenso wie nach kaudal geleitet und lassen so eine funktionelle Einheit entstehen, die unter mechanischen ebenso wie unter physiologischen Gesichtspunkten zusammenhängt.

Kaudale Verbindungen

Am Zwerchfell werden Kräfte von der Fascia endothoracica und Pleura umgeschaltet auf die Fascia transversalis und Fascia presacralis sowie das Peritoneum (Lierse 1990, Skandalakis et al. 2006). Dadurch wird auch das kaudale „Gegenstück" zum Zwerchfell – der hauptsächlich vom M. levator ani und der Fascia pelvis gebildete und vom Peritoneum überzogene Beckenboden (Schmeiser/Putz 2000) – in die absteigende fasziale Kontinuität mit einbezogen. Zwerchfell (Diaphragma thoracis) und Beckenboden (Diaphragma pelvis) umschließen als zwei gegeneinander gerichtete Kuppeln die Bauch-Becken-Höhle und arbeiten synergistisch zusammen.

Beim Tiefertreten des Zwerchfells wird der Druck teilweise auf den Bauchinhalt und von dort aus auf das Perineum übertragen (Boriek et al. 2005). Während der Inspiration tritt daher auch das Perineum nach unten, um die Druckwirkung abzuschwächen. Direkt sichtbar ist diese Synergie, wenn man die Atmung einer in Bauchlage liegenden Frau betrachtet. (Bei Frauen ist die Bewegung deutlicher sichtbar, weil das Perineum durch die Urogenitalrinne und den Einfluss der Hormone schwächer ist [Fritsch et al. 2004]).

Kraniale Verbindungen

Nach kranial steht das Zwerchfell über die Fascia endothoracica und die Pleura in Beziehung zum Schultergürtel (Sato und Hashimoto 1984); die Aufhängebänder der Pleurakuppeln verbinden es von dort aus mit der zervikodorsalen Region.

Zentral besteht eine Verbindung vom Zwerchfell über das Perikard sowie die pharyngealen und peripharyngealen Aponeurosen zum Zungenbein und von dort aus weiter bis zur Schädelbasis.

Auch der Ösophagus stellt ein anatomisches Bindeglied dar, da die Fascia endothoracica ebenso wie die Fascia transversalis am Hiatus des Ösophagus befestigt sind (Apaydin et al. 2008).

Die Kraftübertragung nach kranial geschieht nicht linear und wird glücklicherweise auch durch die Gewebeelastizität gedämpft. Über die verschiedenen Übergänge und Ansätze – insbesondere der Fascia endothoracica an den Rippen und den perikardialen Faserzügen, nach oben bis hin zum Zungenbein – kann die gesamte Faszie Last übernehmen, sodass die kranial gerichteten Kräfte wesentlich gedämpft werden.

Periphere Verbindungen

Über die verschiedenen Anheftungsstellen an Rippen, Brustbein und Wirbelsäule überträgt sich die Kontraktion des Zwerchfells nach kranial und kaudal. Bei der Inspiration vermindert sich die Krümmung und eine Mobilisation der gesamten Wirbelsäule vom Nacken bis zum Sakrum ist feststellbar.

Die Übertragung geschieht hauptsächlich über das Dornfortsatzband (Ligamentum supraspinale), das vom Hinterkopf bis zum Kreuzbein zieht, und über das vordere Längsband (Lig. longitudinale anterius), das entlang der Zwerchfellschenkel läuft. Dieses Band gehört zu den Stabilisatoren der Wirbelsäule und wird bei der Atmung ständig mobilisiert (Akaishi 1995).

1.10.7 Synergien bei der Zwerchfellkontraktion

Bei der Inspiration überträgt sich die Kaudalbewegung des Zwerchfells über die Baucheingeweide auf den perinealen Beckenboden, der den nach unten gerichteten Druck aufnimmt. Nach kranial interagiert das Zwerchfell entsprechend mit dem zervikothorakalen Diaphragma. Obwohl die Existenz des oberen thorakalen Diaphragmas nicht von allen Autoren anerkannt wird (Ranney 1996), ist es eine anatomische Realität. Es wird insbesondere von den Pleurakuppeln und ihrer Aufhängung an der Halsfaszie gebildet und von den zervikothorakalen Faszien durchzogen. Mit all diesen auf- und absteigenden Strukturen bildet es eine Schaltstelle auf der Ebene des Schultergürtels. Dieser Bereich ist daher eine wichtige Aufnahme für die nach kranial und kaudal wirkenden Kräfte.

Bei der Inspiration bilden die Fascia endothoracica, die parietale Pleura und das Ligament einen oberen Fixpunkt, von dem aus sich der vertikale Thoraxdurchmesser verlängern kann, sodass sich die Lungen mit Luft füllen. Diese funktionelle Verbindung mit dem zervikothorakalen Diaphragma ermöglicht auch die kontinuierliche Revitalisierung verschiedener lokaler Strukturen. Zusammenfassend lässt sich also feststellen, dass das Zwerchfell keineswegs nur ein Inspirationsmuskel ist, sondern zur Vitalisierung des gesamten menschlichen Körpers beiträgt.

LITERATURQUELLEN

Akaishi F. Biomechanical properties of the anterior and posterior longitudinal ligament in the cervical spine. Nippon Ika Daigaku Zasshi 1995; 62: 360–368.
Apaydin N, Uz A, Evirgen O, Loukas M, Tubbs RS, Elhan A. The phrenico-esophageal ligament: an anatomical study. Surg Radiol Anat 2008; 30: 29–36.
Boriek AM, Rodarte JR. Effects of transverse fiber stiffness and central tendon on displacement and shape of a simple diaphragm model. J Appl Physiol 1997; 82: 1626–1636.
Boriek AM, Hwang W, Trinh L, Rodarte JR. Shape and tension distribution of the active canine diaphragm. Am J Physiol Regul Integr Comp Physiol 2005; 288: R1021–R1027.
Botros KG, El-Ayat AA, El-Naggar MM, State FA. The development of the human phreno-oesophageal membrane. Acta Anat (Basel) 1983; 115: 23–30.
Fritsch H, Lienemann A, Brenner E, Ludwikowski B. Clinical anatomy of the pelvic floor. Adv Anat Embryol Cell Biol 2004; 175 (III–IX): 1–64.
Greer JJ, Cote D, Allan DW, et al. Structure of the primordial diaphragm and defects associated with nitrofen-induced CDH. J Appl Physiol 2000; 89: 2123–2129.
Holder AM, Klaassens M, Tibboel D, et al. Genetic factors in congenital diaphragmatic hernia. Am J Hum Genet 2007; 80: 825–845.
Lierse W. Zur Anatomie des Beckens. Röntgenblätter 1990; 43: 405–408.
Menck J, Lierse W, Ulrich B. Zum Faserverlauf im Centrum tendineum. Langenbecks Arch Chir 1990; 375: 295–298.
Ranney D. Thoracic outlet: an anatomical redefinition that makes clinical sense. Clin Anat 1996; 9: 50–52.
Sato T, Hashimoto M. Morphological analysis of the fascial lamination of the trunk. Bull Tokyo Med Dent Univ 1984; 31: 21–32.
Skandalakis PN, Zoras O, Skandalakis JE, Mirilas P. Transversalis, endoabdominal, endothoracic fascia: who's who. Am Surg 2006; 72: 16–18.
Schmeiser G, Putz R. The anatomy and function of the pelvic floor. Radiologe 2000; 40: 429–436.
Verschakelen JA, Deschepper K, Jiang TX, Demedts M. Diaphragmatic displacement measured by fluoroscopy and derived by Respitrace. J Appl Physiol 1989; 67: 694–698.
Whitelaw WA. Shape and size of the human diaphragm in vivo. J Appl Physiol 1987; 62: 180–186.
Willeput R, Rondeux C, De Troyer A. Breathing affects venous return from legs in humans. J Appl Physiol 1984; 57: 971–976.

WEITERE LITERATURHINWEISE

Banneheka S. Morphological study of the ansa cervicalis and the phrenic nerve. Anat Sci Int 2008; 83: 31–44.
Becmeur F, Horta P, Donato L, et al. Accessory diaphragm – review of 31 cases in the literature. Eur J Pediatr Surg 1995; 5: 43–47.
Bloomfield GL, Ridings PC, Blocher CR, et al. A proposed relationship between increased intra-abdominal, intrathoracic, and intracranial pressure. Crit Care Med 1997; 25: 496–503.
Boriek AM, Rodarte JR, Reid MB. Shape and tension distribution of the passive rat diaphragm. Am J Physiol Regul Integr Comp Physiol 2001; 280: R33–R41.
Brancatisano A, Engel LA, Loring SH. Lung volume and effectiveness of inspiratory muscles. J Appl Physiol 1993; 74: 688–694.
Cala SJ, Edyvean J, Engel LA. Chest wall and trunk muscle activity during inspiratory loading. J Appl Physiol 1992; 73: 2373–2381.
Bouchet A, Cuilleret J. Anatomie topographique, déscriptive et fonctionelle. 2, le cou, le thorax. Villeurbanne: SIMEP, 1983.
Clugston RD, Zhang W, Greer JJ. Gene expression in the developing diaphragm: significance for congenital diaphragmatic hernia. Am J Physiol Lung Cell Mol Physiol 2008; 294: L665–L675.
Comtois A, Gorczyca W, Grassino A. Anatomy of diaphragmatic circulation. J Appl Physiol 1987; 62: 238–244.
De Keulenaer BL, De Waele JJ, Powell B, Malbrain ML. What is normal intra-abdominal pressure and how is it affected by positioning, body mass and positive end-expiratory pressure? Intensive Care Med 2009; 35: 969–976.
Greer JJ, Allan DW, Martin-Caraballo M, Lemke RP. An overview of phrenic nerve and diaphragm muscle development in the perinatal rat. J Appl Physiol 1999; 86: 779–786.
Iritani I. Experimental study on embryogenesis of congenital diaphragmatic hernia. Anat Embryol (Berl) 1984; 169: 133–139.
Langman J. Embryologie médicale. Paris: Masson, 1997.
Lois JH, Rice CD, Yates BJ. Neural circuits controlling diaphragm function in the cat revealed by transneuronal tracing. J Appl Physiol 2009; 106: 138–152.
Loukas M, Louis JrRG, Wartmann CT, et al. Superior phrenic artery: an anatomic study. Surg Radiol Anat 2007; 29: 97–102.
Loukas M, Kinsella JrCR, Louis JrRG, et al. Surgical anatomy of the accessory phrenic nerve. Ann Thorac Surg 2006; 82: 1870–1875.
Loukas M, Louis JrRG, Hullett J, et al. An anatomical classification of the variations of the inferior phrenic vein. Surg Radiol Anat 2005; 27: 566–574.
Loukas M, Wartmann CT, Tubbs RS, et al. Morphologic variation of the diaphragmatic crura: a correlation with pathologic processes of the esophageal hiatus? Folia Morphol (Warsz) 2008; 67: 273–279.
Larsen WJ. Embryologie Humaine. Brussels: De Broeck, 1996.
Lazorthes G. Le système nerveux periphérique. Paris: Masson, 1981.
Moore LK, Dalley AF. Clinically oriented anatomy. Baltimore: Lippincott Williams & Wilkins, 1999.
Otcenasek M, Baca V, Krofta L, Feyereisl J. Endopelvic fascia in women: shape and relation to parietal pelvic structures. Obstet Gynecol 2008; 111(3): 622–630.
Paoletti S. Les fascias. Vannes :Sully, 1998.

Pober BR. Genetic aspects of human congenital diaphragmatic hernia. Clin Genet 2008; 74: 1–15.

Robotham JL, Takata M. Mechanical abdomino/heart/lung interaction. J Sleep Res 1995; 4(S1): 50–52.

Rusu MC. Considerations on the phrenic ganglia. Ann Anat 2006;188: 85–92.

Takata M, Robotham JL. Effects of inspiratory diaphragmatic descent on inferior vena caval venous return. J Appl Physiol 1992; 72: 597–607.

Testut L. Traité d'anatomie humaine. Paris: Doin, 1889.

Uzun A, Sahin B, Ulcay T, Bilgic S. The phrenic ganglion in man. Folia Neuropathol 2003; 41: 119–121.

Whitelaw WA, Hajdo LE, Wallace JA. Relationships among pressure, tension, and shape of the diaphragm. J Appl Physiol 1983; 55: 1,899–1,905.

Wang Q, Xu S, Tu L, et al. Anatomic continuity of longitudinal pharyngeal and esophageal muscles. Laryngoscope 2007; 117: 282–287.

KAPITEL 2

Die Faszie als Kommunikationsorgan

2.1	**Das Fasziennetzwerk** Robert Schleip	56
2.2	**Propriozeption** Jaap C. van der Wal	58
2.2.1	Propriozeption, Mechanorezeption und die Anatomie der Faszie	58
2.2.2	Konnektivität und Kontinuität	59
2.2.3	Architektur ist etwas anderes, und sie ist mehr als Anatomie	59
2.2.4	Das anatomische Korrelat der Mechanorezeption	60
2.2.5	Funktionelle Bedeutung der Bindegewebe- und Muskelarchitektur für die Mechanorezeption	61
2.2.6	Dynamente: mehr als Ligamente oder Muskeln	61
2.2.7	Einteilung der propriozeptiven Mechanorezeptoren	62
2.3	**Interozeption** Robert Schleip und Heike Jäger	64
2.3.1	Einleitung	64
2.3.2	Was ist Interozeption?	64
2.3.3	Sinnliche Berührung	64
2.3.4	Eine phylogenetisch neue Entwicklung	65
2.3.5	Interozeption und psychosomatische Erkrankungen	66
2.3.6	Die Faszie als Interozeptionsorgan	66
2.3.7	Manuelle Therapie und Interozeption	67
2.3.8	Bewegungstherapien und Interozeption	67
2.4	**Nozizeption – die Fascia thoracolumbalis als sensorisches Organ** Ulrich Hoheisel, Toru Taguchi und Siegfried Mense	69
2.4.1	Einleitung	69
2.4.2	Innervation der Fascia thoracolumbalis	69
2.4.3	Elektrophysiologie	71
2.4.4	Zusammenfassung	73
2.5	**Die Faszie als körperweites Kommunikationssystem** James L. Oschman	75
2.5.1	Einleitung	75
2.5.2	Die Faszie	76
2.5.3	Kinetische Ketten in der Lebensmatrix	76
2.5.4	Regulation der Faszienarchitektur	77
2.5.5	Elektrische Felder und piezoelektrischer Effekt	78
2.5.6	Licht	79
2.5.7	Muskelgeräusch	79
2.5.8	Zusammenfassung	80

2.1 Das Fasziennetzwerk
Robert Schleip

Im ersten Abschnitt dieses Handbuchs wurde das globale Fasziennetzwerk in seinen topografischen Zusammenhängen und mit seinen spezifischen lokalen Anpassungen vorgestellt. Natürlich ist es möglich, ein solches Netzwerk in Hunderte verschiedener Platten und Bündel zu zerlegen, sofern man nur geschickt genug mit dem Skalpell umgehen kann und eine klare Präparationsanleitung für die Platzierung der Schnitte hat. Wenn man allerdings ohne Abbildungsvorlage allein auf das Gewebe schaut, wird sofort deutlich, dass alle diese weißlichen Kollagenmembranen und -hüllen als ein einziges zusammenhängendes Fasernetzwerk wirken müssen. Und doch wurden Bänder, Gelenkkapseln und andere straffe fasziale Gewebe jahrzehntelang als praktisch inertes Gewebe angesehen und hauptsächlich unter mechanischen Gesichtspunkten betrachtet.

Schon in den 1990er Jahren wurden dann aber Erkenntnisse über die propriozeptiven Eigenschaften der Ligamente gewonnen, die später auch Eingang in die Leitlinien für Knie- und andere Gelenkoperationen fanden (Johansson, Sjölander und Sojka 1991). Ebenso konnte auch für die Plantarfaszie gezeigt werden, dass sie an der sensomotorischen Haltungskontrolle im Stehen beteiligt ist (Erdemir und Piazza 2004).

In diesem zweiten Abschnitt soll nun das Potenzial untersucht werden, das das Faszienntz als eines der am reichsten sensibel innervierten Organe des Körpers hat. Mit dem entsprechenden Körperbau mögen Gesamtkörpermasse und -volumen größer sein als die des Faszienkörpers – aber mit seinen vielen Millionen Endomysiumhüllen und anderen Membranfächern hat dieses Netzwerk eine Gesamtoberfläche, die die der Haut oder jedes anderen Körpergewebes bei Weitem übersteigt. Im Vergleich zur Ausstattung des Muskelgewebes mit Muskelspindeln besitzt das Faszienntz sogar etwa sechsmal mehr sensible Nervenendigungen als die rote Muskulatur (Mitchell und Schmidt 1977). Es sind dies verschiedenste Arten von Rezeptoren, einschließlich der myelinisierten propriozeptiven Nervenendigungen (Golgi-, Pacini- und Ruffini-Körperchen), aber auch eine Vielzahl winziger, unmyelinisierter „freier" Nervenendigungen sind nahezu überall im Faszienngewebe zu finden, besonders dicht jedoch im Periost, in Endomysien und Perimysien sowie im viszeralen Bindegewebe. Wenn man diese feinsten faszialen Nervenendigungen in die Betrachtung einbezieht, ist die Zahl der Rezeptoren in der Faszie wohl ebenso hoch oder sogar noch höher als in der Retina, die bisher als das am dichtesten sensibel innervierte Organ des Menschen gilt (Mitchell und Schmidt 1977). Wie dem auch sei: Für die Eigenempfindung in Bezug auf unseren Körper – ob durch reine Propriozeption, Nozizeption oder die eher viszerale Interozeption – stellt die Faszie definitiv unser wichtigstes Wahrnehmungsorgan dar (Schleip 2003).

Vor etlichen Jahren wurde ich in eine Diskussion zwischen Ausbildern der Feldenkrais-Methode des somatischen Lernens (Buchanan und Ulrich 2001) und Lehrern der Rolfing-Methode der Strukturellen Integration (Jones 2004) verwickelt. Die Vertreter der Rolfing-Gruppe hatten behauptet, dass Bewegungseinschränkungen oft auf rein mechanische Adhäsionen und Einschränkungen im Bereich des Faziensystems zurückzuführen seien, während die führenden Köpfe der Feldenkrais-Gruppe die Meinung vertreten, es sei „ein reines Hirnproblem", also die Einschränkungen seien ganz überwiegend auf Störungen der sensomotorischen Kontrolle zurückzuführen. Zur Bestätigung dieser Sensomotorik-Hypothese zitierten sie die anschaulichen Berichte von Trager (Trager, Guadagno-Hammond und Turnley Walker 1987, Juhan 1998), der bei vielen seiner Patienten beobachtet hatte, dass muskuläre Einschränkungen unter einer Vollnarkose einfach verschwanden. Daraufhin wurde schließlich ein kleines Experiment initiiert, an dem mehrere Vertreter beider Schulen teilnahmen: Drei orthopädische Patienten gaben vor einer Operation ihr Einverständnis dazu, dass ihr Bewegungsumfang (passive Elevation des Arms und Dorsalflexion des Fußes) im Operationsraum unmittelbar vor und nach der Narkoseeinleitung geprüft wurde. Auch wenn diese Untersuchung rudimentär und von geringer wissenschaftlicher Stringenz war – die Ergebnisse waren für alle Beteiligten überzeugend: Die meisten der zuvor vorhandenen Einschränkungen waren unter Vollnarkose deutlich weniger ausgeprägt (oder sogar gar nicht mehr) nachweisbar. Es schien, als sei das, was man eigentlich als eine mechanische Fixierung des Gewebes angesehen hatte, tatsächlich zumindest teilweise auf neuromuskuläre Regulationsvorgänge zurückzuführen.

Die anhaltende interdisziplinäre Diskussion nach diesem Ereignis führte dazu, dass traditionelle Konzepte der myofaszialen Therapien neu überdacht wurden. Einige Jahre später wurde dann ein erstes neurologisch ausgerichtetes Modell zur Erklärung der Wirkungsweise myofaszialer Manipulationen vorgestellt (Cottingham 1985), das im weiteren Verlauf von vielen anderen übernommen und weiterentwickelt wurde (Chaitow und DeLany 2000, Schleip 2003).

Palpatorisch lassen sich die positiven Effekte der Fasziendehnungstechniken und manuellen Faszientherapien auf die Gewebesteifigkeit oder die passive Gelenkbeweglichkeit wahrnehmen, aber es ist noch immer nicht ganz klar, wie sie eigentlich physiologisch zustande kommen. Einige der möglichen Mechanismen werden im klinischen Teil dieses Buchs (➤ Kap. 7.1 bis ➤ Kap. 7.24) diskutiert: dynamische Veränderungen des Wassergehalts in der Grundsubstanz, veränderte Verbindungsproteine in der Matrix, veränderte Aktivität der faszialen Fibroblasten und einige mehr. Immer mehr Therapeuten gründen jedoch heute ihre Konzepte bis zu einem gewissen Grad auf die Mechanosensibilität des Fasziennetzwerks und auf die Annahme, dass die Faszie die Fähigkeit hat, auf die gezielte Stimulation ihrer verschiedenen Rezeptoren zu reagieren.

Es stellt sich also die Frage: Was wissen wir wirklich über die sensiblen Fähigkeiten der Faszie? Und welche konkreten physiologischen Reaktionen können wir auf die Stimulation der verschiedenen Faszienrezeptoren hin erwarten?

Im zweiten Abschnitt unseres Handbuchs werden einige dieser spannenden Fragen näher untersucht. ➤ Kap. 2.2 ist dafür interessant, weil es einen fundierten Überblick darüber gibt, was aktuell über die Bedeutung der Fasziengewebe für unsere Propriozeption bekannt ist. Während früher im Zusammenhang mit der Propriozeption vor allem von Gelenkrezeptoren (in den Gelenkkapseln und zugehörigen Bändern) die Rede war, zeigen neuere Untersuchungen, dass es in den oberflächlicheren Schichten – insbesondere im

Übergangsbereich zwischen der tiefen und der oberflächlichen Faszie – offenbar Mechanorezeptoren mit außergewöhnlich vielen und dichten propriozeptiven Nervenendigungen gibt (Stecco et al. 2008). Dies mag zunächst relevant für die (oft sehr erfolgreiche) Praxis des Tapings in der Sportmedizin – sowie auch andere therapeutische Bereiche – sein; um festzustellen, ob die Innervation dieser oberflächlichen Faszienschicht tatsächlich eine führende Rolle bei der propriozeptiven Steuerung spielt, sind jedoch noch weitere Untersuchungen erforderlich.

Die Faszie als Sinnesorgan verfügt offenbar auch über die Fähigkeit zur Nozizeption (Schmerzwahrnehmung). Zu diesem Thema haben führende Experten auf dem Gebiet von der Universität Heidelberg ein Kapitel in diesem Buch verfasst, in dem sie ihre gesamte Forschungsarbeit der letzten Jahre über die nozizeptiven Fähigkeiten der Fascia lumbalis zusammenfassen. Dass die Wahl für diese Untersuchungen auf die lumbale Faszie fiel, ist natürlich kein Zufall, denn Rückenschmerzen können zwar auch durch Bandscheibenschäden verursacht werden; ihr Ursprung muss jedoch, wie inzwischen mehrere große MRT-Studien zeigen, in den meisten Fällen eindeutig an anderer Stelle gesucht werden, da die Bandscheibenveränderungen nicht selten rein koinzidentell sind (Jensen et al. 1994, Sheehan 2010).

Vor diesem Hintergrund wurde eine neue Hypothese zur Entstehung von Rückenschmerzen von Panjabi (2006) vorgestellt und in der Folge von anderen Autoren (Langevin und Sherman 2007, Schleip et al. 2007) weiter ausgearbeitet. Danach können Mikrotraumen im Bindegewebe der Lumbalregion zunächst eine nozizeptive Signalkaskade und daraus folgend dann Effekte auslösen, wie man sie von Schmerzen im unteren Rücken kennt. Die in den folgenden Kapiteln vorgestellten Daten der Heidelberger Gruppe zu den nozizeptiven Fähigkeiten der Fascia lumbalis können daher unter Umständen weitreichende Folgen für die Diagnostik und Therapie der Rückenschmerzen haben und werden sicherlich bald weitere wissenschaftliche Studien zu diesem wichtigen (und hohe Kosten verursachenden) Bereich unseres modernen Gesundheitswesens nach sich ziehen.

Zwei weitere Kapitel runden diesen Abschnitt ab: Das eine befasst sich mit dem neuerdings wiederentdeckten Thema der faszialen Interozeption, d.h. der überwiegend unbewusst ablaufenden Übermittlung von Signalen der freien Nervenendigungen in den Eingeweiden (oder auch anderen Geweben), durch die das Gehirn über den aktuellen physiologischen Zustand des Körpers informiert wird. Während Empfindungen der propriozeptiven Rezeptoren in der Regel auf den somatomotorischen Kortex projizieren, werden die Signale der interozeptiven Nervenendigungen über die Inselregion im Gehirn verarbeitet und haben oft eine emotionale oder motivationale Komponente. Auch dieser Bereich verspricht interessante Auswirkungen auf unser Verständnis und die Behandlung von Krankheiten mit somatoemotionaler Komponente, wie z.B. dem Reizdarmsyndrom oder der essenziellen Hypertonie.

Am Ende präsentiert dieser Abschnitt noch inspirierende Ausblicke zur Dynamik der neuralen Kommunikation innerhalb des Fasziennetzwerks. Wir möchten den Leser einladen, diese Seiten ganz unvoreingenommen aufzunehmen, auch wenn einige der darin vorgestellten Pathomechanismen hypothetisch erscheinen. Es wäre nicht das erste Mal auf diesem faszinierenden Gebiet der Faszienforschung, dass eine zunächst als gewagt anmutende Hypothese am Ende zu neuen und wichtigen Erkenntnissen mit eindeutiger klinischer Relevanz führt.

LITERATURQUELLEN

Buchanan PA, Ulrich BD. The Feldenkrais Method: a dynamic approach to changing motor behavior. Res Q Exerc Sport 2001; 72(4): 315–323.

Chaitow L, DeLany JW. Clinical Application of Neuromuscular Techniques. Vol. 1. Edinburgh: Churchill Livingstone, 2000.

Cottingham JT. Healing Through Touch – A history and review of the physiological evidence. Boulder, CO: Rolf Institute Publications, 1985.

Erdemir A, Piazza SJ. Changes in foot loading following plantar fasciotomy: a computer modeling study. J Biomech Eng 2004; 126(2): 237–243.

Jensen MC, Brant-Zawadzki MN, Obuchowski N, et al. Magnetic resonance imaging of the lumbar spine in people without back pain. N Engl J Med 1994; 331(2): 69–73.

Johansson H, Sjölander P, Sojka P. A sensory role for the cruciate ligaments. Clin Orthop Relat Res 1991; 268: 161–178.

Jones TA. Rolfing. Phys Med Rehabil Clin N Am 2004; 15(4): 799–809.

Juhan D. Job's Body – A Handbook for Bodywork. Barrytown: Station Hill Press, 1998.

Langevin HM, Sherman KJ. Pathophysiological model for chronic low back pain integrating connective tissue and nervous system mechanisms. Med Hypotheses 2007; 68(1): 74–80.

Mitchell JH, Schmidt RF. Cardiovascular reflex control by afferent fibers from skeletal muscle receptors. In: Shepherd JT, Abboud FM (eds) Handbook of Physiology, Section 2: The Cardiovascular System. Vol. III(2). Bethesda, MD: American Physiological Society, 1977: pp. 623–658.

Panjabi MM. A hypothesis of chronic back pain: ligament subfailure injuries lead to muscle control dysfunction. Eur Spine J 2006; 15(5): 668–767.

Schleip R. Fascial plasticity – a new neurobiological explanation. Part 1. J Bodyw Mov Ther 2003; 7(1): 11–19.

Schleip R, Vleeming A, Lehmann-Horn F, Klingler W. Letter to the Editor concerning „A hypothesis of chronic back pain: ligament subfailure injuries lead to muscle control dysfunction" (M. Panjabi). Eur Spine J 2007; 16(10): 1733–1735.

Sheehan NJ. Magnetic resonance imaging for low back pain: indications and limitations. Ann Rheum Dis 2010; 69(1): 7–11.

Stecco C, Porzionato A, Lancerotto L, et al. Histological study of the deep fasciae of the limbs. J Bodyw Mov Ther 2008; 12(3): 225–230.

Trager M, Guadagno-Hammond C, Turnley Walker T. Trager Mentastics: Movement as a Way to Agelessness. Barrytown: Station Hill Press, 1987.

van der Wal J. The architecture of the connective tissue in the musculoskeletal system: an often overlooked functional parameter as to proprioception in the locomotor apparatus. In: Huijing PA, Hollander P, Findley T, Schleip R (eds) Fascia Research II: Basic Science and Implications for Conventional and Complementary Health Care. München: Elsevier GmbH, 2009.

2.2 Propriozeption
Jaap C. van der Wal

2.2.1 Propriozeption, Mechanorezeption und die Anatomie der Faszie

Es spricht einiges dafür, dass das Bindegewebekontinuum der Faszien und Faszienstrukturen ein körperweites mechanosensibles Signalübertragungssystem darstellt und dabei eine integrative Funktion analog der des Nervensystems wahrnimmt (Langevin 2006). Membranen, Septen oder auch die tiefe und oberflächliche Faszie – sie alle sind komplex und untrennbar mit dem Bewegungsapparat verbunden (Wood Jones 1944, Standring 2005) und könnten daher zweifellos eine wichtige Rolle für die Propriozeption spielen (Langevin 2006, Stecco et al. 2007b, Benjamin 2009). Voraussetzung dafür ist zunächst, dass die Faszienstrukturen mit einem entsprechenden anatomischen Korrelat („Propriozeptoren") ausgestattet sind. Aber für die Qualität der zentripetalen Signale ist darüber hinaus auch wichtig, wie die Mechanik und Architektur des Bindegewebes in Relation zum Skelett- und Muskelgewebe in dem jeweiligen Gebiet ausgebildet ist (Benjamin 2009, van der Wal 2009). Nur wenn die Faszienstrukturen einen mechanisch-architektonischen Bezug zu den muskulären bzw. knöchernen Elementen haben, können sie die für die Propriozeption erforderlichen mechanorezeptiven Informationen liefern. Mit anderen Worten: die propriozeptiven Fähigkeiten einer Faszienstruktur hängen nicht allein von der Topografie, sondern auch von der Architektur und strukturellen Beziehung der Faszie zum Muskel- und Knochengewebe ab (van der Wal 2009).

„Propriozeption" ist in diesem Kapitel entsprechend der neurophysiologischen Definition zu verstehen als die Fähigkeit, Ort, Lage, Ausrichtung und Bewegung des Körpers und seiner Teile wahrzunehmen. Im engeren Sinne könnte sie auch als die bewusste und unbewusste Wahrnehmung der Gelenkstellungen bzw. -bewegungen definiert werden (Skoglund 1973, Fix 2002). Nicht gemeint ist hier die weitergehende psychologische Definition von Propriozeption, wie sie manchmal im Konzept des „Körperbilds" oder „Körperbewusstseins" verwendet wird. In diesem Zusammenhang muss Propriozeption abgegrenzt werden von der *Exterozeption,* die uns den Bezug zur Außenwelt vermittelt, und von der *Interozeption,* die das Gehirn über viszerale und metabolische Vorgänge informiert (davon wird in ➤ Kap. 2.3 die Rede sein).

Das morphologische Korrelat der Propriozeption sind gekapselte und kapsellose mechanosensible Nervenendigungen (Mechanorezeptoren) sowie die dazugehörigen afferenten Neuronen (➤ Abb. 2.2.1). Sie liefern die zentripetalen Signale, die für die Kontrolle der Fortbewegung und die Stabilität der Körperhaltung erforderlich sind (Barker 1974). Auf der Ebene des Gehirns werden diese Signale dann mit Informationen aus anderen Quellen (z. B. den spezifisch propriozeptiven Sinnesorganen wie Labyrinth oder Hautrezeptoren) zur bewussten und unbewussten Wahrnehmung der Körperhaltung (Statästhesie) und -bewegung (Kinästhesie) integriert.

In diesem Zusammenhang ist Propriozeption übrigens nicht dasselbe wie Mechanorezeption – vielmehr steht sie im gleichen Verhältnis zur Mechanorezeption wie das Sehen zur Retina. Die für die Propriozeption erforderlichen mechanorezeptiven Informationen stammen keineswegs nur aus Faszien und Bindegeweben, sondern auch von Mechanorezeptoren oder sogar taktilen Signalen aus Haut, Muskeln, Gelenkflächen und Gelenkstrukturen. Mechanorezeptoren werden durch mechanische Verformung, z. B. durch Druck, Dehnung oder Kompression aktiviert. Um zu verstehen, wie ihre Signale zur Propriozeption beitragen, muss man nicht nur ihre Topografie kennen (also wissen, *wo* und in welchen Elementen des Bewegungsapparats sie lokalisiert sind), sondern auch wissen, *wie* sie räumlich und mechanisch mit den verschiedenen (Gewebe-) Komponenten des Systems in Beziehung stehen.

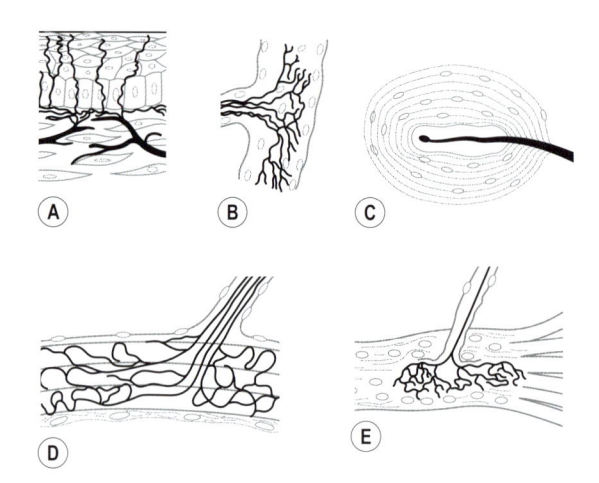

Abb. 2.2.1 Verschiedene Arten von Mechanorezeptoren: (A) Freie Nervenendigungen (FNE). (B) Ruffini-Körperchen (RK) oder büschelartige Endungen. (C) Corpus lamellosum (CL) oder paciniforme Endigung. (D) Golgi-Sehnenorgan (GSO). (E) Muskelspindel (MS).

Propriozeptive Information wird in der Faszie nicht nur durch die Mechanorezeptoren, die direkt in oder in unmittelbarer Nachbarschaft der Faszie liegen, übermittelt. Auch die Architektur der Faszie spielt eine wesentliche Rolle für die Propriozeption, denn sie beeinflusst, durch welche Kräfte Rezeptoren deformiert (und somit aktiviert) werden, die nicht direkt mit der Faszie in Kontakt stehen. Einige Autoren sprechen von der Faszie als einem „Ektoskelett" (Benjamin 2009), um auszudrücken, dass sie der Muskulatur möglicherweise in relevantem Ausmaß Ansatzstellen bietet und damit als eine Art „Weichgewebeskelett" fungiert. Intramuskulär gelegene Mechanorezeptoren orientieren ihre Verteilung und räumliche Anordnung möglicherweise an den Faszienmembranen, an denen die Muskelfaserbündel ansetzen und zwischen denen das Muskelgewebe bei der Kontraktion und Kraftübertragung liegt. In diesem Fall nimmt die Faszie durch ihre Architektur relevanten Einfluss auf die Propriozeption, ohne dass sie selbst notwendigerweise mit dem anatomischen Korrelat der Mechanorezeption ausgestattet sein muss (van der Wal 2009).

Wenn man also wissen möchte, welche Bedeutung die Faszie für den propriozeptiven Informationsfluss aus einer bestimmten Körperregion hat, muss man nicht nur die Anatomie der dortigen Faszienstrukturen (*wo*?), sondern auch ihre Architektur, d. h. ihre funktionellen Beziehungen (*wie*?) kennen. Viele Faszienstrukturen sind direkt oder indirekt an der Kraftübertragung beteiligt, und doch beschreiben die meisten Anatomielehrbücher den Bewegungsapparat als ein System aus lauter Einzelelementen – nämlich Muskeln (mit ihren Sehnen bzw. Aponeurosen) und Ligamenten –, die für die Körperhaltung, Bewegung und Kraftübertragung sorgen. Die Muskeln sind in diesem veralteten Konzept die Hauptakteure des Systems und werden in Anatomie-Lehrbüchern meist als eigenständige anatomische Strukturen dargestellt, von denen die bindegewebige „Deckschicht" entfernt wurde. Entsprechend trägt diese als reine Hülle aufgefasste Bindegewebeschicht, Membran oder Faszie auch üblicherweise den Namen des anatomischen Gebildes, das sie umhüllt oder bedeckt, und gilt als Bestandteil des anatomischen „Hauptorgans" (z. B. des Muskels). All das kommt von dem „sezierenden Geist", der in den Anatomieatlanten und -lehrbüchern noch immer vorherrscht und den Bewegungsapparat als Kompositum anatomischer Einzelteile ansieht.

Wenn die Faszie dagegen als *„Organ der Form"* (Varela und Frenk 1987) oder als *„das straffe, geflechtartige Bindegewebe"* angesehen wird, *„das jeden Muskel bis hin zu den feinsten Muskelfasern und jedes einzelne Organ des Körpers umgibt und verbindet und aus dem Körper ein zusammenhängendes Ganzes macht"* (Schleip 2003a, 2003b), wird deutlich, welch wichtige integrative Funktion sie für die Körperhaltung und Bewegungsorganisation (also den gesamten Bewegungsapparat) des Menschen hat. Ein analytischer und „sezierender" Ansatz zur Beschreibung der „Faszienanatomie" wird der Bedeutung des Fasziengewebes und der Faszienstrukturen für die Propriozeption nicht gerecht.

2.2.2 Konnektivität und Kontinuität

Das primäre Bindegewebe des Körpers ist das embryonale Mesoderm: Es bildet die Matrix und Umgebung, in der sich die Organe und Strukturen des Körpers differenzieren und in der sie im wahrsten Sinne des Wortes „eingebettet" sind. Blechschmidt (2003) unterschied das mesodermale Keimblatt als das „Binnengewebe" von Ektoderm und Entoderm als den „Grenzgeweben" und schlug vor, es dementsprechend nicht als „-derm", sondern als „Binnen*gewebe*" zu bezeichnen.

Das primäre „Binnengewebe", d. h. das undifferenzierte *mesenchymale* Bindegewebe, besteht aus drei Grundbausteinen: Zellen, Zwischenzellraum (Interzellularsubstanz) und Fasern. Während der funktionellen Entwicklung und Differenzierung dieses primären Binde-Gewebes werden zwei „Binde"-Muster sichtbar: erstens die Entwicklung des „Interzellularraums" zu einem Gleit- und Verschiebespalt, beispielsweise bei der Bildung des Zöloms (d. h. der Körperhöhlen), der Gelenkhöhlen oder auch der Bursa-ähnlichen Verschiebespalten zwischen benachbarten Sehnen oder Muskelbäuchen. Durch dieses Muster wird eine räumliche Abtrennung geschaffen und Bewegung erst ermöglicht. Zweitens die Bildung eines verbindenden Mediums: dabei kann es sich um Fasern handeln (z. B. in parallelfaserigen Bindegewebestrukturen wie den desmalen Schädelnähten, Syndesmosen oder Ligamenten) oder um interstitielle Substanz und Matrix (z. B. in knorpeligen Gelenkflächen). Das Mesoderm als „Binnengewebe" hat also hauptsächlich eine Mittlerfunktion im Sinne von „Koppeln" (Verbinden), aber auch von „Entkoppeln" (Raum schaffen und Bewegung ermöglichen). Dieses Konzept harmoniert im Grunde sehr gut mit den Vorstellungen der Osteopathen, die stets das Kontinuum, die Kontinuität des „Bindegewebeapparats" beim Menschen betonen.

Das Konzept der zwei Konnektivitätsmuster lässt sich aber auch auf die Faszienanatomie übertragen, denn bei den Faszien des Bewegungsapparats gibt es mechanisch und funktionell zwei allgemeine Erscheinungsformen:

- Die Faszien der Muskeln grenzen an Räume an, die mit lockerem, areolärem Bindegewebe („Verschiebegewebe") und gelegentlich mit Fettgewebe angefüllt sind. Sie ermöglichen die gleitende Verschiebung der Muskeln (und Sehnen) gegeneinander oder gegen andere Strukturen. In solchen Spalträumen könnten kugelförmige oder ovale Mechanorezeptoren, die durch Kompression aktiviert werden (siehe unten), das Gehirn über die Bewegungen und Verschiebungen des Fasziengewebes und der damit zusammenhängenden Strukturen informieren.
- Intermuskuläre und epimysiale Faszien dienen als Insertionsfläche für Muskelfasern, die auf diese Weise skelettale Elemente mechanisch erreichen können, ohne notwendigerweise selbst direkt am Knochen angeheftet zu sein. Sie erscheinen als intermuskuläre Septen, aber auch als sog. oberflächig gelegene Faszie (wie z. B. die Fascia cruris und die Fascia antebrachii) und bieten großflächige Insertionsflächen für Muskelfasern. Bei entsprechender Ausstattung mit Dehnungsrezeptoren könnten solche Faszienblätter das Gehirn über Spannungen im Fasziengewebe im Zusammenhang mit der Kraftübertragung informieren.

Faszien können mechanisch also unterschiedlich mit den angrenzenden Geweben verbunden sein und daher auch in Bezug auf die Propriozeption unterschiedliche Funktionen wahrnehmen. Die Faszien der Organe und Muskeln gehören oft zum Typ „Verschiebefaszie" (in diesem Zusammenhang können die Zölomhöhlen eigentlich als „Gelenkhöhlen" aufgefasst werden, die die Bewegungen der Organe ermöglichen). Auch viele epimysiale Muskelfaszien haben eine ähnliche Funktion, indem sie für die Verschieblichkeit zwischen dem Muskel und seiner Umgebung sorgen. Dagegen fungieren Faszien wie die Fascia cruris (Unterschenkelfaszie) oder das Retinaculum patellae als epimuskuläre Aponeurosen.

2.2.3 Architektur ist etwas anderes, und sie ist mehr als Anatomie

Für das Verständnis der mechanischen und funktionellen Aspekte der verbindenden, kraftübertragenden und propriozeptiven Funktionen der Faszie ist die Architektur des Muskel- und Bindegewebes also wichtiger als die anatomische Anordnung oder Topografie. Das gilt für jede Faszienmembran des menschlichen Körpers: Man muss wissen, *wo* sie sitzt (Anatomie) und *wie* sie Elemente verbindet bzw. selbst eingebunden ist (Architektur). Je nachdem, wie die architektonischen Beziehungen zwischen dem Faszien- und dem Muskelgewebe gestaltet sind, können nicht nur juxtaartikuläre Bindegewebestrukturen (wie die am Knochen ansetzenden Ligamente) propriozeptive Informationen über die Gelenkstellung und -bewegung übermitteln, sondern – direkt oder indirekt – auch die epimysialen, intermuskulären oder aponeurotischen Faszienblätter.

Unter diesem Aspekt kann die Organisation des Muskel- und Bindegewebes aufgefasst und beschrieben werden: einerseits nach der traditionellen Ansicht, dass Muskel- und Bindegewebestrukturen anatomisch diskrete Einheiten sind. Bei diesem Konzept sind die Muskeln für die dynamische Kraftübertragung zuständig und parallel zu den Ligamenten angeordnet, die Kräfte eher passiv übertragen. Andere fasziale Bindegewebe wie die Sehnen und Aponeurosen werden als Hilfsstrukturen für die Muskeln betrachtet. Das areoläre Faszienbindegewebe wiederum bildet Räume zwischen den anatomischen Einzelteilen und ermöglicht so deren Verschiebungen und Bewegungen. Eine solche Architektur zeigt sich im distalen Extremitätenbereich, wo einzelne Muskelelemente (Muskelbäuche und ihre Sehnen) parallel zu den darunterliegenden Gelenkkapseln und ggf. deren verstärkenden Ligamenten arbeiten. Hier dient das mechanorezeptive Korrelat in der Faszie der (unbewussten) Wahrnehmung dieser Verschiebungen und Bewegungen.

Andererseits lässt sich die Architektur so beschreiben, dass Bindegewebe und Muskelgewebe überwiegend seriell und eher „transmuskulär" angeordnet sind. Huijing zeigt in seinen Arbeiten, dass Muskeln, die anatomisch-morphologisch als diskrete Elemente beschrieben werden, bezüglich der Kontrolle von Kräften und Bewegungen meist nicht als isolierte Einheiten angesehen werden dürfen (Huijing, Maas und Baan 2003). Bei einer detaillierten Untersuchung der lateralen Ellbogenregion bei Menschen und Ratten zeigte sich diese Form der Architektur sehr deutlich (van der Wal 2009). Dort sind nahezu alle tiefen und oberflächlichen Membranen und Platten aus *parallelfaserigem straffem Bindegewebe* (PSBG) seriell zu den Muskelfaserbündeln angeordnet (in Form von Wänden von Muskelkompartments). Kollagenstränge, die von Knochen zu Knochen verlaufen – die Art Bindegewebe also, von der man immer annahm, dass sie passiv dem wechselnden Zug durch die gelenknahen Knochen ausgesetzt seien – gibt es selten. Stattdessen sieht man relativ kurze Muskelfaserbündel, die einerseits in breite, aponeurotische PSBG-Platten einstrahlen und mit ihrem anderen Ende direkt am Knochen angeheftet sind. Eine solche Anordnung – ein Muskelfaszikel, der am Periost des einen artikulierenden Knochens ansetzt und über eine PSBG-Platte indirekt am anderen artikulierenden Knochen angeheftet ist – kann als „dynamisches Ligament" aufgefasst werden. Solche „Dynamente" müssen nicht notwendigerweise direkt an der Gelenkhöhle oder im tiefen Bereich der Gelenkregion liegen (van der Wal 2009).

2.2.4 Das anatomische Korrelat der Mechanorezeption

Bindegewebe und Faszien sind dicht innerviert (Stilwell 1957, Schleip 2003b, Stecco et al. 2007a, Benjamin 2009) und Überlegungen wie „Architektur versus Anatomie" können *mutatis mutandis* auch auf die räumliche Verteilung der Mechanorezeptoren angewendet werden, die ja das morphologische Korrelat für die Propriozeption bilden. Um die Funktion und Bedeutung der Mechanorezeptoren für die Propriozeption zu erfassen, ist es wichtig zu wissen, *wo* diese Rezeptoren in den jeweiligen Bereichen lokalisiert sind und *wie* sie mit den zugehörigen Gewebeelementen verbunden sind (oder auch nicht).

Allgemein werden Mechanorezeptoren meist als Muskel- oder Gelenkrezeptoren definiert. Muskelrezeptoren sind nach dieser Definition Mechanorezeptoren, die in Muskeln oder deren Hilfsstrukturen wie Sehnen, Aponeurosen und Faszien liegen – Muskelspindeln und Golgi-Sehnenorgane sind die bekanntesten Vertreter dieser Gruppe (Barker 1974). Als Gelenkrezeptoren werden die in den Gelenkkapseln und zugehörigen Strukturen (einschließlich der verstärkenden Bänder) gelegenen Rezeptoren klassifiziert. Muskel- und Gelenkrezeptoren werden entsprechend ihrer (Ultra-)Struktur, physiologischen Eigenschaften, Arten afferenter Nervenfasern und anderer Parameter klassifiziert (Freeman/Wyke 1967a, 1967b).

Mechanorezeptoren sind eigentlich freie Nervenendigungen (FNE), die teilweise mit spezialisierten Endorganen ausgestattet sind. Die Mikroarchitektur dieser Nervenendigungen kann unterschiedlich aussehen: Möglich ist zum einen die Anordnung von Lamellen um eine relativ einfache Nervenendigung herum. Dieses Prinzip ist in den kugel- oder bohnenförmigen Vater-Pacini-Körperchen (oder paciniformen Körperchen) verwirklicht, die deshalb oft auch als Lamellenkörperchen (Corpuscula lamellosa, CL) bezeichnet werden. Zum anderen gibt es eine eher diffus-büschelartige Anordnung, in der sich eine Nervenendigung durch ein verformbares Substrat (wie z. B. Bindegewebefasern) windet oder verzweigt. Das sind die spindelförmigen Ruffini-Körperchen (RK) und die Golgi-Sehnenorgane (GSO). Mechanorezeptoren werden hauptsächlich durch eine mechanische Gewebeverformung erregt und die beiden verschiedenen Mikroarchitekturen korrelieren in etwa mit der Art der wahrgenommenen Verformung: Kompression bei den Lamellenkörperchen vs. Dehnung und Torsion bei den diffus-büschelartigen Rezeptoren. Weitere Unterschiede zwischen den beiden Rezeptorformen gibt es bezüglich der Reizschwelle, Adaptation und Anpassungsfähigkeit. Die Muskelspindel ist nach dieser groben Klassifikation ein spindelförmiger büschelartiger Rezeptor: die Nervenendigungen umgeben hier eine spezialisierte Muskelfaser, die zusätzlich mit der Fähigkeit der Längenanpassung ausgestattet ist (Strasmann et al. 1990).

Wenn Mechanorezeptoren in Muskelrezeptoren (Mechanorezeptoren in der Muskulatur) und Gelenkrezeptoren (Mechanorezeptoren in Gelenkkapseln und angrenzenden Geweben, z. B. Ligamenten) eingeteilt werden, liegt diesem Konzept oft die Vorstellung zugrunde, dass hauptsächlich die Gelenkrezeptoren die Gelenkstellung und -bewegung für die Statästhetik und Kinästhetik registrieren, während sich die Rolle der Muskelrezeptoren auf unbewusste oder reflektorische motorische Funktionen beschränkt (Barker 1974).

Die Mechanorezeptoren der Muskeln und ihrer Hilfsstrukturen (z. B. Sehnen) werden üblicherweise eingeteilt in (➤ Abb. 2.2.1):
- FNE (kapsellos)
- Muskelspindeln: sensible Nervenendigungen in eingekapselten intrafusalen Muskelfasern
- GSO: Typ-III-Endigungen; relativ große (100–600 μm Durchmesser) büschelartige Endigungen mit hoher Reizschwelle und sehr langsamer Adaptation

Den Gelenken werden typischerweise die folgenden Rezeptoren zugeordnet (> Abb. 2.2.1):
- FNE (kapsellos)
- CL: Typ-II-Endigungen mit einer zwei- bis fünflagigen Kapsel, weniger als 100 μm lang, mit niedriger Schwelle und rascher Adaptation (der Begriff Lamellenkörperchen wird hier gegenüber dem der paciniformen Körperchen bevorzugt)
- RK: Typ-I-Endigungen; relativ kleine büschelförmige Endigungen, weniger als 100 μm lang, mit niedriger Schwelle und langsamer Adaptation

2.2.5 Funktionelle Bedeutung der Bindegewebe- und Muskelarchitektur für die Mechanorezeption

Die räumliche Gliederung des morphologischen Korrelats für die Propriozeption wurde vom Autor in einer umfassenden Untersuchung der proximalen lateralen Kubitalregion der Ratte analysiert (van der Wal 2009). Dabei wurden alle Mechanorezeptoren erfasst, die in direkter oder indirekter Beziehung zum Bindegewebe in der Gelenkregion vorkommen können. In den Übergangsbereichen zwischen dem parallelfaserigen straffen Bindegewebe (d. h. den epimysialen oder intermuskulären Membranen und Septen) und den seriell dazu angeordneten Muskelfaserbündeln fand sich ein Spektrum verschiedener mechanosensibler Strukturen. Diese wiederum zeigten Eigenschaften der mechanosensiblen Nervenendigungen, die üblicherweise als charakteristisch für Gelenkrezeptoren *und* für Muskelrezeptoren angesehen werden. An der oberflächlichen Fascia antebrachii ebenso wie in den faszialen Muskelsepten waren RK und auch CL an den Übergängen zwischen dem Fasziengewebe und den inserierenden Muskelfasern vorhanden. Manchmal setzten sogar Muskelspindeln mit einem Pol an diesen Faszienmembranen an.

Aufgrund der Bindegewebearchitektur und der räumlichen Verteilung des mechanorezeptiven Korrelats ist davon auszugehen, dass die Gelenkrezeptoren hier auch von der Aktivität der Muskeln beeinflusst werden, die seriell zu dem kollagenen Bindegewebe in der Nähe dieser Rezeptoren angeordnet sind. Das passt wiederum zu der Vorstellung, dass Spannungen bei der Gelenkeinstellung hauptsächlich über diese kollagenen Membranen übertragen werden und auch dazu beitragen, dass die zugehörigen Mechanorezeptoren aktiviert werden. In der untersuchten Region ließ sich keine morphologische Entsprechung für die sogenannten Gelenkrezeptoren nachweisen, die durch rein passive Bindegewebespannungen bei der Positionsänderung der artikulierenden Knochen aktiviert werden. Das anatomische Korrelat der Propriozeption, das innerhalb oder in der Nachbarschaft des PSBG in der lateralen Kubitalregion gefunden wurde, hat Eigenschaften von Mechanorezeptoren, die üblicherweise dem „Gelenkrezeptor"-Korrelat zugeschrieben werden, und auch Eigenschaften von Mechanorezeptoren, wie sie sich üblicherweise in Muskeln und den dazugehörigen Sehnen finden. Offensichtlich fungiert auch hier also die Faszie zusammen mit dem *seriell* ansetzenden Muskelgewebe als eine Art „dynamisches Ligament" oder „Dynament".

Sehr häufig sind myofasziale Bereiche dicht innerviert und von Nervenplexus bedeckt. In der oben beschriebenen Studie an Ratten und Menschen (van der Wal 2009) fanden sich ausgedehnte Nervenplexus über der proximalen (epimysialen) Fascia antebrachii ebenso wie über der Faszie, die den Supinator „bedeckt" (eigentlich eine Supinator-Aponeurose). Diese plexusartige Anordnung peripherer Nervenäste, die sich über Sehnen und Ligamente ausbreiten, ist ein konstantes Element des Innervationsmusters in den periartikulären Aponeurosen am Knie- und Ellenbogengelenk (Wilson/Lee 1986). Stilwell (1957) stellte fest, dass solche Nervennetze in kleinen „pacinifomen Körperchen" und „frei endenden Axonen" im Oberflächenbindegewebe von Sehnen, Aponeurosen und Muskeln sowie im periostalen Bindegewebe – und nahezu immer in Nachbarschaft anderer Mechanorezeptoren – enden.

Die Art der Axone in den untersuchten Plexus (van der Wal 2009) sowie der nachgewiesene (oder vermutete) Ursprung dieser Axone aus dem morphologischen Korrelat der Mechanorezeption bestätigt schon die von Freeman und Wyke (1967a, 1967b) geäußerte Vermutung, das solche peri- oder juxtaartikulären Nervenplexus nicht nur an nozizeptiven Prozessen beteiligt sind. Dies zeigt auch, dass das propriozeptive Korrelat nicht notwendigerweise in den Faszienfasern lokalisiert sein muss, um eine Rolle für die Propriozeption zu spielen. Mechanisch betrachtet kommen als Quelle für mechanorezeptive Informationen am ehesten die Übergangsbereiche zwischen dem straffen faszialen Bindegewebe und den angrenzenden Muskelfasern bzw. dem angrenzenden lockeren, areolären Bindegewebe infrage. Wo das fasziale Bindegewebe so straff ist, dass es kaum Verschiebungen oder Verformungen zulässt (wie in den meisten Bandstrukturen), sollte die Innervation dagegen logischerweise eher der Nozizeption oder sympathischen Gefäßregulation dienen. In diesem Zusammenhang sei erwähnt, dass es sowohl Bänder gibt, die mechanisch wichtig, aber nur spärlich innerviert sind, als auch Bänder, die eine wesentliche Funktion für die sensible Wahrnehmung haben und dicht innerviert sind (Hagert et al. 2007, Benjamin 2009). Es hängt alles ab vom Ausmaß der möglichen Gewebeverformung (da diese den wichtigsten Reiz für die Mechanorezeption darstellt) sowie von den mikroskopischen (Art des Mechanorezeptors) und makroskopischen Gegebenheiten (Architektur der Faszie und der damit verbundenen Gewebe).

2.2.6 Dynamente: mehr als Ligamente oder Muskeln

Noch wichtiger waren die beschriebenen Studienergebnisse zur Struktur und Anordnung der sogenannten „Muskelrezeptoren" aber für das nun vorgestellte Konzept der Dynamente. Diese Rezeptoren waren offensichtlich nicht nach den Prinzipien der topografischen Anatomie verteilt, sondern entsprechend der funktionellen Architektur des Bindegewebekomplexes aus epi-, inter- und submuskulären PSBG-Membranen in seinem Bezug zur Muskelarchitektur. In allen untersuchten Unterarmextensoren waren die Muskelspindeln inhomogen über den Muskel verteilt. Ein einheitliches, für alle Muskeln geltendes Verteilungsmuster war dabei nicht ohne Weiteres ersichtlich (> Tafel 2.2.1). Wenn man die regionale funktionelle Architektur der Bindegewebe und Faszien, d.h. der PSBG-Strukturen berücksichtigt, wird die räumliche Anordnung der Rezeptoren jedoch verständlich: Besonders viele Muskelspindeln und GTO finden sich in den zug- und kraftübertragenden Muskelbereichen, die proximal mit dem Bindegewebekomplex und distal mit der peripheren Sehne in Reihe geschaltet sind. Dies stellt das gemeinsame Prinzip dar, aus dem sich viele Arten von Verteilungsmustern ableiten. Natürlich fallen architektonische und topografische Einheit manchmal auch zusammen; beispielsweise entspricht der Musculus supinator mit seiner Aponeurose praktisch einem „Dynament".

Huijing und Mitarbeiter wiesen bereits darauf hin, dass die Muskeln unter mechanischen Gesichtspunkten – entgegen der üblichen Vorstellung – keine isolierten Einheiten zur Umsetzung von Kraft und Bewegung sind (Huijing, Maas und Baan 2003). Entsprechend sollte der Muskel auch auf der Ebene der spinalen sensomotorischen Kontrolle nicht länger als die funktionelle Einheit des Bewegungsapparates gelten (English und Letbetter 1982, English und Weeks 1984, van der Wal 2009). Überlegungen dieser Art passen gut zu bestehenden Modellen einer aufgabenabhängigen Kontrolle durch das Gehirn: Motorische Einheiten werden nicht unbedingt im Hinblick auf individuelle motorische Kernstrukturen organisiert, sondern im Hinblick auf Bewegungsaufgaben. Und zu solchen trans- oder supramuskulären Modellen passt das Konzept eines Bewegungsapparates, der sich aus architektonischen Einheiten mit seriell angeordneten Muskel- und Bindegeweben zusammensetzt, besser als ein Bewegungsapparat, in dem die Muskeln individuell und parallel zu den Bandstrukturen die Gelenke sichern.

2.2.7 Einteilung der propriozeptiven Mechanorezeptoren

Entsprechend der seriellen Organisation von Muskelgewebe und PSBG-Strukturen (distal meist Sehnen, proximal meist fasziale Muskellogenwände) wurden in der oben beschriebenen Untersuchung (van der Wal 2009) drei Konfigurationen für die Mechanorezeptoren identifiziert, die *mutatis mutandis* auch als repräsentativ für das anatomische Korrelat der Propriozeption in der Faszie angesehen werden können:

- Muskelspindeln, GSO (RK), FNE und CL finden sich in den Bereichen zwischen dem Muskelgewebe und den PSBG-Membranen. Diese Konfiguration entspricht dem traditionell beschriebenen Spektrum der sensiblen Nervenendigungen im Muskel-Sehnen-Komplex (Barker 1974, von Düring, Andres und Schmidt 1984).
- CL und FNE finden sich in Bereichen, in denen PSBG an retikuläres Bindegewebe, d.h. Verschiebespalten angrenzt. Diese Konfiguration entspricht hauptsächlich dem Spektrum der sensiblen Nervenendigungen, die üblicherweise zu den Gelenkrezeptoren gezählt werden (Freeman und Wyke 1967a, 1967b, Halata, Rettig und Schulze 1985).
- Ausschließlich FNE sind in den Übergängen zum knöchernen Ansatz (Periost) vorhanden. Diese Konfiguration entspricht dem Spektrum der tendinösen sensiblen Nervenendigungen mit überwiegend (mechanorezeptiven) FNE von Fasern der Gruppe III und IV (von Düring, Andres und Schmidt 1984).

Die meisten Plexus innerhalb oder in der Umgebung des faszialen PSBG enthalten Nervenfasern aus Gruppe III und IV. Die Fasern vom Typ III (oder Aδ) sind Afferenzen von Mechanorezeptoren, die des Typs IV (C-Fasern) Afferenzen von nozizeptiven oder mechanosensiblen (auf Dehnung reagierenden) FNE.

In den oben beschriebenen Konfigurationen werden RK nicht als eigene Kategorie aufgeführt, sondern GSO und RK als ein Rezeptortyp angesehen, der in Abhängigkeit von der Struktur des umgebenden Gewebes graduelle Unterschiede aufweisen kann. Das Quartett MS–GSO/RK–CL–FNE stellt so das Gesamtspektrum der Mechanorezeptoren im Bewegungsapparat dar, in dem die drei Hauptformen der sogenannten Muskelrezeptoren (MS, GSO und CL) mit den drei Typen der Gelenk- (oder Kapsel-)Rezeptoren (RK, CL und FNE) zusammengefasst sind. Je nach den lokalen Gegebenheiten sind jeweils unterschiedliche Kombinationen aus diesem Quartett für die propriozeptive Funktion der Faszien und Faszienstrukturen verantwortlich. Die Aktivität und Funktion eines Mechanorezeptors wird dabei nicht nur von seinen funktionellen Charakteristika bestimmt, sondern auch von seiner architektonischen Umgebung: Die Architektur des faszialen Bindegewebes in seinen Bezügen zu den Muskel- und Knochenelementen ist ausschlaggebend für die Kodierung der propriozeptiven Informationen.

LITERATURQUELLEN

Barker D. The morphology of muscle receptors. In: Barker D, Hunt CC, McIntyre AK (eds). Handbook of Sensory Physiology. Muscle Receptors, Vol. II. Berlin–New York: Springer Verlag, 1974.

Benjamin M. The fascia of the limbs and back – a review. J Anat 2009; 214: 1–18.

Blechschmidt E. Anatomie und Ontogenese des Menschen. Kißlegg: Fe-Medienverlag, 2003.

English AW, Letbetter WD. Anatomy and innervation patterns of cat lateral gastrocnemius and plantaris muscles. Am J Anat 1982; 164: 67–77.

English AW, Weeks OI. Compartmentalization of single muscle units in cat lateral gastrocnemius. Exp Brain Res 1984; 56: 361–368.

Fix JD. Neuroanatomy. Hagerstown, MD: Lippincott Williams & Wilkins, 2002.

Freeman MAR, Wyke BD. The innervation of the ankle joint. An anatomical and histological study in the cat. Acta Anat (Basel) 1967a; 68: 321–333.

Freeman MAR, Wyke BD. The innervation of the knee joint. An anatomical and histological study in the cat. J Anat 1967b; 101: 505–532.

Hagert E, Garcia-Elias M, Forsgren S, Ljung BO. Immunohistochemical analysis of wrist ligament innervation in relation to their structural composition. J Hand Surg [Am] 2007; 32: 30–36.

Halata Z, Rettig T, Schulze W. The ultrastructure of sensory nerve endings in the human knee joint capsule. Anat Embryol (Berl) 1985; 172: 265–275.

Huijing P, Maas H, Baan GC. Compartmental fasciotomy and isolating a muscle from neighbouring muscles interfere with myofascial force transmission within the rat anterior crural compartment. J Morphol 2003; 256: 306–321.

Langevin HM. Connective tissue: a body-wide signalling network? Med Hypotheses 2006; 66: 1074–1077.

Schleip R. Fascial plasticity – a new neurobiological explanation, Part 1. J Bodyw Mov Ther 2003a; 7: 11–19.

Schleip R. Fascial plasticity – a new neurobiological explanation, Part 2. J Bodyw Mov Ther 2003b; 7: 104–116.

Skoglund S. Joint receptors and kinaesthesis. In: Iggo A (ed). Handbook of Sensory Physiology. Vol. 2. Berlin–Heidelberg–New York: Springer Verlag, 1973: p. 111–136.

Standring S. Gray's Anatomy. The Anatomical Basis of Clinical Practice. 39th ed. London–New York Elsevier, Churchill Livingstone, 2005.

Stecco C, Gagey O, Belloni A, et al. Tendinous muscular insertions onto the deep fascia of the upper limb. First part: anatomical study. Morphologie 2007a; 91: 29–37.

Stecco C, Gagey O, Belloni A, et al. Anatomy of the deep fascia of the upper limb. Second part: study of innervation. Morphologie 2007b; 91: 38–43.

Stilwell DL. Regional variations in the innervation of deep fasciae and aponeuroses. Anat Rec 1957; 127: 635–653.

Strasmann T, van der Wal JC, Halata Z, Drukker J. Functional topography and ultrastructure of periarticular mechanoreceptors in the lateral elbow region of the rat. Acta Anat (Basel) 1990; 138: 1–14.

van der Wal JC. The architecture of connective tissue as parameter for proprioception – an often overlooked functional parameter as to proprioception in the locomotor apparatus. Int J Ther Massage Bodywork 2009; 2: 9–23.

Varela FJ, Frenk S. The organ of form: towards a theory of biological shape. J Soc Biol Struct 1987; 10: 73–83.

von Düring M, Andres KH, Schmidt RF. Ultrastructure of fine afferent terminations in muscle and tendon of the cat. In: Hamann W, Iggo A (eds). Sensory Receptor Mechanisms. Singapur: World Scientific Publishing, 1984.

Wilson AS, Lee HB. Hypothesis relevant to defective position sense in a damaged knee. J. Neurol. Neurosurg Psychiatry 1986; 49: 1,462–1,464.

Wood Jones F. Structure and Function as Seen in the Foot. London: Baillière, Tindall and Cox, 1944.

WEITERE LITERATURHINWEISE

Huijing P. Epimuscular myofascial force transmission between antagonistic and synergistic muscles can explain movement limitation in spastic paresis. J Electromyogr Kinesol 2007; 17: 708–724.

Huijing P. Muscular force transmission: a unified, dual or multiple system? A review and some explorative experimental results. Arch Physiol Biochem 1999; 107: 292–311.

2.3 Interozeption
Robert Schleip und Heike Jäger

2.3.1 Einleitung

Interozeption kann verstanden werden als ein neues Korrelat für die komplexen Verbindungen zwischen Faszienrezeptoren, Emotionen und Selbsterkennung.

Während der Propriozeptionssinn wohl jedem geläufig ist, der therapeutisch mit und an der Faszie arbeitet, mag die Interozeption in Bezug auf die faszialen Therapien für manchen neu sein. So ganz „neu" ist sie als neurologisches Modell allerdings gar nicht: Im 19. Jahrhundert wurde dieser überwiegend unbewusste Sinn für die normalen Funktionen des Körpers und seiner Organe als „Coenästhesie" bezeichnet. Die alten deutschen Physiologen nannten ihn auch „Gemeingefühl" und unterschieden ihn von den klassischen „fünf Sinnen" aus Sherringtons frühen Schriften. In jüngster Zeit wurde dieses Sinnessystem unter dem Begriff „Interozeption" neu belebt und die Erkenntnisse über seine anatomischen, physiologischen und neurologischen Eigenschaften führten zu einer geradezu explosionsartigen Zunahme an wissenschaftlichem Interesse und zahlreichen Studien.

Erkrankungen wie Angststörungen, Depressionen oder Reizdarmsyndrom wurden in der Folge als Interozeptionsstörungen beschrieben und es wurde sogar postuliert, dass die für die Interozeption zuständigen Nervenbahnen als anatomisches Korrelat für das Bewusstsein angesehen werden könnten (Craig 2009). Die interozeptiven Rezeptoren sind freie Nervenendigungen, die zum größten Teil im Fasziengewebe überall im Körper liegen. Propriozeption und Interozeption sind im menschlichen Gehirn unterschiedlich organisiert und ganz unterschiedliche Bahnen sind an der Fortleitung der entsprechenden Signale beteiligt.

2.3.2 Was ist Interozeption?

Früher wurden unter den Begriff „Interozeption" ausschließlich viszerale Empfindungen gefasst. Die aktuellen Konzepte beschreiben Interozeption dagegen allgemein als Sinn für den physiologischen Zustand des Körpers, und das beinhaltet ein viel breiteres Spektrum an physiologischen Sinneswahrnehmungen, beispielsweise für Muskelkraft, Kitzeln oder vasomotorische Vorgänge (> Tab. 2.3.1). Diese Sinneswahrnehmungen werden durch die Stimulation markloser sensibler Nervenendigungen (d. h. freier Nervenendigungen) ausgelöst, die zur Inselrinde projizieren. Als Hauptziel propriozeptiver Wahrnehmungen wird dagegen üblicherweise der primäre somatosensible Kortex angesehen (Berlucchi und Aglioti 2010).

Interozeptive Wahrnehmungen haben nicht nur sensiblen, sondern auch affektiven, motivationalen Charakter und stehen immer im Zusammenhang mit den Erfordernissen der Körperhomöostase. Sie bewirken die Motivation zu einem Verhalten, das für die Erhaltung der körperlichen Unversehrtheit erforderlich ist.

Tab. 2.3.1 Interozeptive Empfindungen

Interozeptive Empfindungen sind unter anderem	
1	Wärme, Kälte
2	Muskelaktivität
3	Schmerz, Kribbeln, Jucken
4	Hunger, Durst
5	Lufthunger
6	Geschlechtliche Erregung
7	Weingeschmack (bei Sommeliers)
8	Herzschlag
9	Vasomotorische Aktivität
10	Harnblasenfüllung
11	Dehnung von Magen, Rektum oder Ösophagus
12	Sinnliche Berührung

Die Afferenzen, die diese Empfindungen übermitteln, ziehen mit dem Tractus spinothalamocorticalis von Lamina I zur Inselrinde.

2.3.3 Sinnliche Berührung

Eine neue und überraschende Ergänzung der obigen Liste der interozeptiven Wahrnehmungen ist der Sinn für sinnliche oder wohltuende Berührungen. Diese Entdeckung entsprang der Untersuchung eines ungewöhnlichen Patienten, dem die myelinisierten afferenten Fasern fehlten und bei dem langsames Streichen über die Haut mit einer weichen Bürste ein schwaches und undeutliches Gefühl angenehmer Berührung (und allgemeinen Wohlbefindens) auslöste, obwohl dieser Patient überhaupt nicht angeben konnte, in welche Richtung das Streichen erfolgte. Die funktionelle Magnetresonanztomografie zeigte, dass sein vages Gefühl mit einer deutlichen Aktivierung der Inselrinde einherging, während im primären somatosensiblen Kortex keine Aktivierung sichtbar war (Olausson et al. 2010).

Aus den Innervationsverhältnissen in der Haut von Primaten sowie nachfolgenden Untersuchungen an weiteren Patienten schloss man, dass die verantwortlichen sensiblen Rezeptoren marklose afferente C-Fasern mit niedriger mechanischer Reizschwelle sein müssen und dass diese Endigungen mit den interozeptiven Nervenbahnen verbunden sein müssen. Die Afferenzen haben eine geringe Leitungsgeschwindigkeit (mit einer Verzögerung von 0,5 bis 1,0 s vom Reiz bis zur Ankunft im Gehirn). Da solche Rezeptoren trotz zahlreicher mikroneurographischer Aufzeichnungen niemals in den Handflächen gefunden wurden, nimmt man inzwischen an, dass sie nur in der behaarten Haut vorkommen und in der haarlosen Haut fehlen.

Es folgt daraus, dass die menschliche Haut offenbar mit einem System besonderer Rezeptoren für soziale Berührungen ausgestattet ist, das möglicherweise die Grundlage für die emotionalen, hormonellen (z. B. Oxytocin) und affiliativen Reaktionen auf streichelnden Hautkontakt bildet (> Abb. 2.3.1). Auf die tiefe Bedeutung, die ein solches System für die Gesundheit und das Wohlbefinden des Menschen hat, wurde schon länger hingewiesen (Montague 1971), insbesondere auch nach den klassischen Studie von Harlow

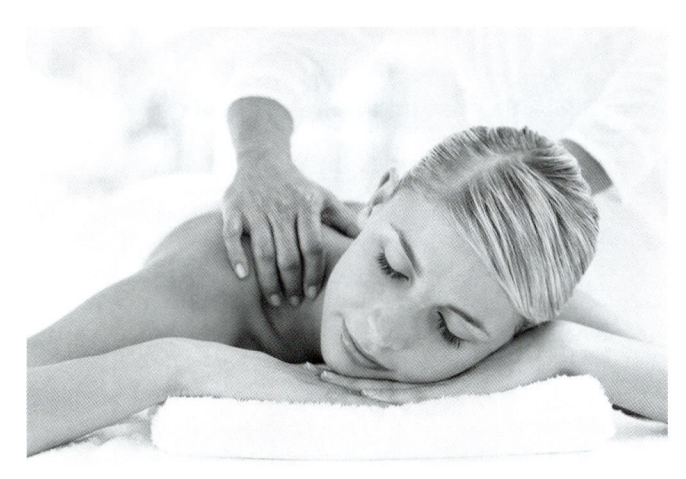

Abb. 2.3.1 Die Entdeckung interozeptiver Rezeptoren in der Haut des Menschen. Neben propriozeptiven Nervenendigungen enthält die menschliche Haut interozeptive C-Faserendigungen, deren Reizung ein allgemeines Gefühl des Wohlbefindens auslöst. Die neuralen Verbindungen dieser langsam leitenden Rezeptoren folgen nicht dem üblichen Weg über die Pyramidenbahn zu den propriozeptiven Gebieten im Gehirn, sondern projizieren zur Inselrinde, also einem der wichtigsten Kontrollzentren für die Interozeption. Dies wurde kürzlich durch Untersuchungen an Patienten festgestellt, denen die myelinisierten Afferenzen komplett fehlen. Wenn diese Patienten sanft gestreichelt wurden, reagierten sie mit einem Gefühl allgemeinen Wohlbefindens, obwohl sie andererseits nicht in der Lage waren, die Richtung der Streichelbewegung anzugeben. Mittels zerebraler Bildgebung stellte man dann fest, dass die Berührung zu einer Aktivierung der Inselrinde, nicht aber der üblichen propriozeptiven Hirnareale führte, und schloss daraus, dass die menschliche Haut spezielle Berührungsrezeptoren mit langsamer Reizleitung enthält, die Teil eines neurobiologischen Systems für soziale Berührung sind. © iStockphoto.com/Neustockimages.

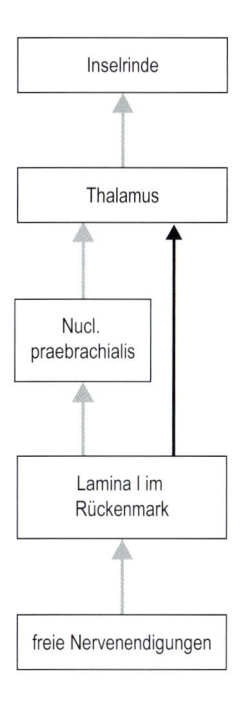

Abb. 2.3.2 Die neu erworbene „Abkürzung" der Primaten für interozeptive Afferenzen. Bei den Säugetieren beginnt die wichtigste Bahn mit freien Nervenendigungen, die zur Lamina I im Rückenmark und weiter zum Nucleus prebrachialis im Hirnstamm projizieren. Erst von dort aus gelangen die Signale über den Thalamus zur Inselrinde. Primaten besitzen dagegen als phylogenetischen Neuerwerb eine direktere Verbindung zwischen der spinalen Region für interozeptive Afferenzen und der Inselrinde (schwarzer Pfeil).

(1958) an neugeborenen Rhesusaffen, die auf tröstende Berührung durch eine Surrogatmutter mit Zuneigung reagierten.

2.3.4 Eine phylogenetisch neue Entwicklung

Die afferenten Neuronen für die Interozeption enden in Lamina I, der oberflächlichsten Schicht im Hinterhorn des Rückenmarks. Lamina I hat enge Verbindung zu den sympathischen Kernsäulen des thorakolumbalen Rückenmarks, in denen die sympathischen präganglionären Zellen des autonomen Nervensystems ihren Ausgang nehmen. Diese projizieren zu den wichtigsten integrativen Homöostaseregionen im Hirnstamm, unter anderem auf Hirnstammregionen (wie den Nucleus parabrachialis), die enge Verbindungen zur Amygdala und zum Hypothalamus haben. Daneben gibt es Projektionen auf die Inselrinde.

Interessanterweise ist gerade diese spino-thalamo-kortikale Bahn von Lamina I eine phylogenetisch neue Errungenschaft der Primaten. Die Bahn entwickelte sich aus dem afferenten Schenkel eines evolutionsgeschichtlich älteren Systems, das für die Aufrechterhaltung der Homöostase im Körper verantwortlich ist. Allgemein werden bei Säugetieren die Signale der Lamina-I-Neuronen im Nucleus parabrachialis integriert und erst von dort aus über den ventromedialen Thalamuskern zur Inselrinde weitergeleitet (Craig 2009). Bei den Primaten gibt es dagegen direkte Projektionen von Lamina I zu den Thalamusregionen und von dort aus weiter zur Inselrinde (> Abb. 2.3.2). Anders ausgedrückt: Primaten besitzen eine direktere Verbindung zwischen der interozeptiv-afferenten Region im Rückenmark (Lamina I) und der Inselrinde. Vergleichbare Unterschiede zwischen Primaten und anderen Säugern wurden in der neuronalen Architektur der Propriozeption bisher nicht gefunden.

Die Inselrinde selbst ist hierarchisch gegliedert: Primäre sensible Afferenzen, die interozeptive Wahrnehmungen übermitteln, projizieren auf die hintere Insel und werden dann in der mittleren und vorderen Inselrinde zunehmend verfeinert und integriert (Devue et al. 2007). Das höchste Integrationsniveau liegt also in der vorderen Inselrinde vor, die enge Verbindungen zum vorderen Bereich des Gyrus cinguli aufweist. Beide zusammen bilden ein Emotionsnetzwerk, in dem die limbische Inselrinde für die sensible Wahrnehmung und die bewussten Gefühle zuständig ist, der Gyrus cinguli dagegen für die Motivation und die motorischen Elemente, mit denen die Emotionen durch Verhaltensweisen zum Ausdruck gebracht werden.

Wenn man das emotionale Verhalten von Nichtprimaten beobachtet, wird man durch die Neigung zu anthropomorphen Interpretationen leicht zu der Annahme verleitet, dass diese Tiere körperliche Gefühle in der gleichen Weise wahrnehmen wie wir selbst. Dass dies wohl nicht der Fall ist, zeigen die unterschiedlichen interozeptiven Signalwege; denn bei den Nichtprimaten ist die phylogenetisch neue Verbindung, über die interozeptive Wahrnehmungen zu Thalamus und Hirnrinde übermittelt werden, nur rudimentär oder gar nicht angelegt (Craig 2003).

Dem Netzwerk aus vorderer Inselrinde und Gyrus cinguli wird auch die spezifische Funktion der Selbsterkennung zugeschrieben (Devue et al. 2007). Von Craig (2009) stammen eindrucksvolle Daten, die zeigen, dass die vordere Inselrinde eine besonders „menschliche" Hirnstruktur ist. Sie ist wesentlich daran beteiligt, dass alle subjektiven Empfindungen mit Bezug zum Körper (und insbesondere seiner Homöostase) zu emotionalen Erfahrungen werden und in das Bewusstsein der Umgebung und des Selbst integriert werden. Craig vertritt daher die Auffassung, dass die menschliche Inselrinde und ihre besonderen spinothalamischen Afferenzen unsere Spezies von anderen Säugern unterscheidet, indem sie die bewusste Selbst- und Körperwahrnehmung ermöglicht. In die gleiche Richtung geht Damasio (1994) mit seiner Aussage, dass der Mensch – insbesondere in komplexen Settings und Konfliktsituationen – sog. „somatische Marker", also unbewusste somatische Wahrnehmungen (z. B. als „Bauchgefühl") verwendet, um seine Entscheidungen zu treffen. Wie in Craigs Konzept der spezifisch menschlichen Interozeption sieht auch Damasios Modell in der menschlichen Inselrinde (zusammen mit den neu erworbenen spinothalamischen Afferenzen) ein wesentliches Element für die Integration von Körperwahrnehmungen und mentalen Prozessen.

2.3.5 Interozeption und psychosomatische Erkrankungen

Die (Wieder-)Entdeckung der Interozeption, ihrer Bedeutung für die Selbstregulation des Menschen und ihrer besonderen neuralen Architektur beim Menschen löste eine Welle von Studien aus, in denen die Wechselbeziehung zwischen verschiedenen Aspekten der menschlichen Gesundheit und der Interozeption untersucht wurden. Dies entwickelt sich aktuell zu einem neuen und spannenden Forschungsgebiet der Psychobiologie und die bisher durchgeführten Studien zeigen, dass viele komplexe Erkrankungen mit somatoemotionaler Komponente offenbar durchaus mit der Verarbeitung von interozeptiven Signalen zu tun haben, denn die Interozeption scheint bei diesen Erkrankungen deutlich verändert zu sein. Allerdings muss die genaue Systemdynamik dieser Zusammenhänge (einschließlich der Unterscheidung zwischen den primären Ursachen und den sekundären Wirkungen) für die meisten Interozeptionsstörungen erst noch geklärt werden. Im Folgenden werden einige Beispiele für die komplexen Wechselbeziehungen aufgeführt.

Bei Angststörungen und auch bei Depressionen ist die interozeptive Signalverarbeitung signifikant verändert. Die interozeptiven Signale sind bei diesen Erkrankungen verstärkt, aber unscharf und als Reaktion auf die schlecht vorhersehbaren interozeptiven Zustände kommt es offenbar zu einer verstärkten Top-down-Modulation der Signale, das heißt, ihre Verarbeitung wird durch selbstbezogene Überzeugungen verstärkt (Paulus und Stein 2010). Bei diesen beiden somatoemotionalen Erkrankungen liegt also offenbar keine Beeinträchtigung der afferenten interozeptiven Signalgebung zugrunde, sondern sie können als veränderte interozeptive Zustände infolge unschärferer, verstärkter selbstbezogener Überzeugungen bezüglich der interozeptiven Wahrnehmungen aufgefasst werden.

In ähnlicher Weise zeigten bildgebende Untersuchungen des Gehirns bei Patienten mit Reizdarmsyndrom eine gestörte Modulation der Inselrindenreaktion auf viszerale Stimuli (z. B. bei einer experimentell induzierten schmerzhaften Dehnung des Rektums und der nachfolgenden Entspannung). Man vermutet, dass diese dysfunktionale Regulation möglicherweise die neurale Basis für die durch Stress und negative Emotionen veränderte viszerale Interozeption dieser Patienten darstellt (Elsenbruch et al. 2010).

Substanzmissbrauch und andere Suchterkrankungen wurden ebenfalls als Interozeptionsstörungen beschrieben. Offenbar ist bei einer Drogenabhängigkeit das, was der Suchtkranke primär anstrebt, die Wirkung seines Drogenanwendungsrituals auf die interne Körperwahrnehmung. Das Abhängigkeitsgefühl, die Erinnerung an und die Entscheidung über die Durchführung des Drogenanwendungsrituals hängen davon ab, wie die Inselrinde die Erfüllung dieses Ziels in Form interozeptiver Empfindungen darstellt. Für andere Suchterkrankungen wie Rauchen, Sex-, Spiel- oder Esssucht wurde die Beteiligung ähnlicher interozeptionsbezogener insulärer Mechanismen postuliert (Naqvi und Bechara 2010).

Auch im kardiovaskulären Bereich wurde bei einer so häufigen Erkrankung wie der essenziellen Hypertonie beobachtet, dass schon im Frühstadium eine verstärkte interozeptive Wahrnehmung vorliegt, die auch einen Einfluss auf die weitere Krankheitsentwicklung haben soll (Koroboki et al. 2010). Das Altern und posttraumatische Belastungsstörungen gehen dagegen mit einer signifikanten Abnahme der interozeptiven Wahrnehmung einher. Hier könnten aufmerksamkeitsbasierte Techniken zur Schulung der Wahrnehmung unterschwelliger körperlicher Signale therapeutisch hilfreich sein (van der Kolk 2006).

2.3.6 Die Faszie als Interozeptionsorgan

Nur bei einem geringen Teil der sensiblen Nervenendigungen im Bewegungsapparat handelt es sich um myelinisierte, propriozeptive Mechanorezeptoren wie Muskelspindeln, Golgi-Rezeptoren, Pacini- oder Ruffini-Körperchen. Die überwiegende Mehrzahl (etwa 80 %) der afferenten Nerven enden frei (Schleip 2003). Diese freien Nervenendigungen werden als „interstitielle Muskelrezeptoren" bezeichnet, liegen in den faszialen Gewebeanteilen wie dem Peri- und Endomysium und sind entweder mit marklosen afferenten Neuronen (Typ-IV- oder C-Fasern) oder mit markhaltigen Axonen (Typ-III- oder Aδ-Fasern) verbunden. Zu etwa 90 % gehören sie zur ersteren Gruppe der langsam leitenden C-Fasern (Mitchell und Schmidt 1977). Deren Stimulation aktiviert nach funktionellen MRT-Untersuchungen von Olausson et al. (2008) nicht den primären somatosensiblen Kortex, sondern die Inselrinde. Die Rezeptoren haben also offensichtlich keine propriozeptive, sondern eine interozeptive Funktion.

Dies führt zu der überraschenden Feststellung, dass die Zahl der interozeptiven Rezeptoren im Muskelgewebe weit höher ist als die der propriozeptiven. In Zahlen ausgedrückt kommen dort schätzungsweise auf jede propriozeptive Nervenendigung mehr als sieben Endigungen, die als Interozeptionsrezeptoren eingestuft werden können.

Manche dieser freien Nervenendigungen sind Thermo-, Chemo- oder multimodale Rezeptoren, aber die meisten fungieren als Mechanorezeptoren und reagieren auf mechanischen Zug,

Druck und Schubverformungen. Teilweise haben sie eine hohe Reizschwelle; ein relevanter Anteil (etwa 40 %) gehört jedoch zu den niederschwelligen Rezeptoren und reagiert schon auf leichte Berührung *„selbst mit einem feinen Pinsel"* (Mitchell und Schmidt 1977). Sehr wahrscheinlich sprechen diese Rezeptoren also auch auf die Gewebemanipulationen eines myofaszialen Therapeuten an.

2.3.7 Manuelle Therapie und Interozeption

Bei der Behandlung von Muskelgewebe denkt ein myofaszialer Therapeut in der Regel an die direkten biomechanischen Wirkungen auf die nichtneuralen Gewebe oder an die Stimulation spezifischer propriozeptiver Rezeptoren wie Muskelspindeln, Golgi-Rezeptoren etc. Aus den obigen Überlegungen ergibt sich jedoch, dass die interozeptiven Rezeptoren und ihre Wirkungen bei der manuellen Therapie vielleicht in viel stärkerem Ausmaß berücksichtigt werden sollten, als dies bisher gelehrt bzw. praktiziert wird.

Ein Teil der interozeptiven Nervenendigungen im Muskelgewebe werden als Ergorezeptoren bezeichnet: Sie senden Informationen über die lokale Arbeitsbelastung des Muskels an die Inselrinde. Reizt man sie mechanisch, wird die lokale Durchblutung über eine Änderung der sympathischen Efferenzen verstärkt. Bei Stimulation anderer interozeptiver Nervenendigungen nimmt dagegen die Hydration der Matrix zu, indem die Extravasation von Plasma – d. h. der Austritt von Plasma aus den kleinsten Blutgefäßen in die interstitielle Substanz – verstärkt wird (Schleip 2003).

Es ist daher sicher ausgesprochen sinnvoll, bei der Behandlung stets auf die vegetativen – und auch auf die limbisch-emotionalen (d. h. insulären) – Reaktionen des Klienten zu achten und die Richtung, Geschwindigkeit und Intensität der Berührung so zu steuern, dass tiefgreifende vegetative Wirkungen (wie z. B. die Veränderung der lokalen Gewebewässerung) erzielt werden. Zudem sollte der Klient auch durchaus zur verfeinerten Wahrnehmung seiner interozeptiven Signale – und zu einer verbalen Rückmeldung darüber – aufgefordert werden. Während bei den Griffen selbst propriozeptive Empfindungen im Vordergrund stehen, können die feineren interozeptiven Empfindungen meist besser in den (mindestens einige Sekunden lang dauernden) Ruhephasen zwischen den einzelnen Manipulationen wahrgenommen werden. Subjektive Gefühle von Wärme, von Leichtigkeit oder Schwere, Enge oder Weite, Fließen, Übelkeit, Pulsieren, spontaner Zuneigung oder allgemeinem Wohlbefinden sind solche interozeptiven Wahrnehmungen, die durch die myofasziale Gewebemanipulation ausgelöst werden können. Für den Therapeuten können diskrete Veränderungen am Klienten – lokal verstärkte Gewebewässerung, Änderungen von Temperatur, Hautfarbe oder Atmung, Mikrobewegungen der Extremitäten, Pupillenerweiterung oder Gesichtsausdruck – wertvolle Hinweise auf die physiologischen, interozeptiv vermittelten Wirkungen seiner Behandlung sein.

Auch für einen Therapeuten, der die viszeralen Gewebe – beispielsweise bei der viszeralen Osteopathie – mechanische stimuliert, sollte die aufmerksame Wahrnehmung interozeptiver Wirkungen und der damit verbundenen physiologischen und psychoemotionalen Effekte von Nutzen sein. Neuere Erkenntnisse zum Umfang des enteralen Nervensystems zeigen uns, dass unser „Bauchhirn" mehr als 100 Millionen Neuronen umfasst (Gershon 1999). Die meisten von ihnen liegen im Bindegewebe zwischen der inneren und äußeren Muskelschicht der Lamina muscularis externa (Auerbach-Plexus) oder aber in der dichten Bindegewebeschicht der Submukosa (Meissner-Plexus). Viele dieser viszeralen Nervenendigungen haben unmittelbar mit der Interozeption zu tun und sind über die oben beschriebene spinothalamokortikale Bahn über Lamina I mit der Inselrinde verbunden. Wenn man bedenkt, dass das Reizdarmsyndrom und andere komplexe Erkrankungen mit einer gestörten Modulation der Inselantwort auf viszerale Reize einhergehen, ist es gut vorstellbar, dass eine langsame und bewusste manuelle Kraftausübung auf die viszeralen Gewebe – sofern dabei ein Gefühl der Sicherheit und der Aufmerksamkeit für den Klienten vermittelt wird – ein sinnvoller, wenn nicht sogar idealer Ansatz zur Förderung der gesunden interozeptiven Selbstregulation sein könnte.

Wer myofasziale oder viszerale Therapien durchführt, sollte ebenfalls nicht überrascht sein, wenn er mit psychoemotionalen Reaktionen in Form einer veränderten Binnenwahrnehmung von Körper und Selbst oder aber von affiliativen Emotionen konfrontiert wird. Durch die Stimulation interozeptiver freier Nervenendigungen in der Haut, im viszeralen Bindegewebe und im Muskelgewebe können solche Reaktionen durchaus ausgelöst werden.

2.3.8 Bewegungstherapien und Interozeption

Im Leistungssport geht es oft um die Erreichung externer Ziele und häufig muss man sich dabei über innere Empfindungen von Schmerz, Müdigkeit u. Ä. hinwegsetzen. Im Gegensatz dazu fördern komplementärmedizinische Praktiken wie Yoga, Tai Chi, Qi Gong, Feldenkrais, Pilates, Body Mind Centering oder Continuum Movement gerade die konzentrierte Wahrnehmung der feinen Signale aus dem eigenen Körper. Je nach den Schwerpunkten des einzelnen Lehrers oder der Schule richten sich diese Bemühungen manchmal fast ausschließlich auf die Verfeinerung der propriozeptiven Wahrnehmung. Der Praktizierende lernt beispielsweise winzige Bewegungen einzelner Wirbel zu fühlen oder seine Lendenlordose unter den verschiedensten Belastungen zu kontrollieren – und bleibt dabei doch möglicherweise ein „interozeptiver Analphabet", der nicht in der Lage ist zu unterscheiden, ob das, was er gerade in seinen Eingeweiden wahrnimmt, ein leerer Magen, Lampenfieber, sympathisierendes „Bauchgefühl" für die Probleme eines anderen oder schlicht eine akute Gastritis ist.

Andere Lehrer legen dagegen auch Wert auf die Kunst der differenzierten Wahrnehmung interozeptiver Signale und weisen ihre Schüler hin auf Empfindungen wie ein feines Kribbeln unter der Haut, ein allgemeines oder lokalisiertes Wärmegefühl, eine subjektive Empfindung von innerer Weite, innerer Ruhe, Lebendigkeit, „Ankommen" oder eine meditative Veränderung der allgemeinen Selbstwahrnehmung. So können beispielsweise lageabhängige

Änderungen der Schwerkraft – z. B. bei Umkehrhaltungen im Yoga – leicht neue, interessante (und hoffentlich nicht beunruhigende) Empfindungen in den viszeralen Ligamenten auslösen und auf diese Weise die Verfeinerung der interozeptiven Wahrnehmung fördern.

Nachdem die aktuelle Forschung Hinweise auf eine enge Beziehung von Interozeptionsstörungen und verschiedenen Erkrankungen (wie Reizdarmsyndrom, Angststörungen oder posttraumatische Belastungsstörungen) gefunden hat, erscheint es durchaus vorstellbar, dass solche Bewegungsformen therapeutisches Potenzial für diese psychoemotionalen Erkrankungen haben. Typischerweise fördern sie eine Haltung der inneren Achtsamkeit, der verfeinerten Fähigkeit zum „nach Innen hören", und häufig wechseln sich kurze Phasen aktiver motorischer Aufmerksamkeit mit anschließenden Ruhepausen ab, in denen der Schüler auf die diskreten interozeptiven Signale aus seinem Körper achtet. So überrascht es nicht, dass in einigen Studien bereits positive und gesundheitsfördernde Effekte der „achtsamkeitsbasierten" Therapien bei vielen und auch häufigen Erkrankungen gefunden wurden (Astin et al. 2003).

LITERATURQUELLEN

Astin JA, Shapiro SL, Eisenberg DM, et al. Mind-body medicine: state of the science, implications for practice. J Am Board Fam Pract 2003; 16: 131–147.

Berlucchi G, Aglioti SM. The body in the brain revisited. Exp Brain Res 2010; 200: 25–35.

Craig AD. Interoception: the sense of the physiological condition of the body. Curr Opin Neurobiol 2003; 13: 500–505.

Craig AD. How do you feel – now? The anterior insula and human awareness. Nat Rev Neurosci 2009; 10: 59–70.

Damasio AR. Descartes' Error. Emotion, reason, and the human brain. New York: Grosset/Putnam, 1994.

Devue C, Collette F, Balteau E, et al. Here I am: the cortical correlates of visual self-recognition. Brain Res 2007; 1143: 169–182.

Elsenbruch S, Rosenberger C, Bingel U, et al. Patients with irritable bowel syndrome have altered emotional modulation of neural responses to visceral stimuli. Gastroenterology 2010; 139: 1310–1319.

Gershon MD. The second brain. New York: Harper Perennial, 1999.

Harlow HF. The nature of love. Am Psychol 1958; 13: 673–689.

Koroboki E, Zakopoulos N, Manios E, et al. Interoceptive awareness in essential hypertension. Int J Psychophysiol 2010; 78: 158–162.

Mitchell JH, Schmidt RF. Cardiovascular reflex control by afferent fibers from skeletal muscle receptors. In: Shepherd JT, Abboud FM (eds). Handbook of physiology, Section 2: The Cardiovascular System. Vol. III(2). Bethesda, MA: American Physiological Society, 1977: pp. 623–658.

Montague A. Touch: the human significance of the skin. New York: Harper & Row, 1971.

Naqvi NH, Bechara A. The insula and drug addiction: an interoceptive view of pleasure, urges, and decision-making. Brain Struct Funct 2010; 214: 435–450.

Olausson HW, Cole J, Vallbo A, et al. Unmyelinated tactile afferents have opposite effects on insular and somatosensory cortical processing. Neurosci Lett 2008; 436: 128–132.

Olausson H, Wessberg J, Morrison I, et al. The neurophysiology of unmyelinated tactile afferents. Neurosci Biobehav Rev 2010; 34: 185–191.

Paulus MP, Stein MB. Interoception in anxiety and depression. Brain Struct Funct 2010; 214: 451–463.

Schleip R. Fascial plasticity – a new neurobiological explanation. Part 1. J Bodyw Mov Ther 2003; 7: 11–19.

van der Kolk BA. Clinical implications of neuroscience research in PTSD. Ann N Y Acad Sci 2006; 1071: 277–293.

WEITERE LITERATURHINWEISE

Craig AD. How do you feel? Interoception: the sense of the physiological condition of the body. Nat Rev Neurosci 2002; 3: 655–666.

Löken LS, Wessberg J, Morrison I, et al. Coding of pleasant touch by unmyelinated afferents in humans. Nat Neurosci 2009; 12: 547–548.

2.4 Nozizeption – die Fascia thoracolumbalis als sensorisches Organ

Ulrich Hoheisel, Toru Taguchi und Siegfried Mense

2.4.1 Einleitung

In der Literatur wird der Fascia thoracolumbalis (FTL) vor allem eine mechanische Funktion zugeschrieben: Sie verbindet den M. latissimus dorsi und die Bauchmuskulatur mit der Wirbelsäule und dem Beckenkamm. Nach kranial setzt sie sich bis zum Schädel fort, nach kaudal bis in die Faszie der unteren Extremität. Als Bindeglied zwischen dem Latissimus dorsi und der Glutäalmuskulatur koppelt sie die Arme und Beine funktionell miteinander. Außerdem fungiert sie (1) als Muskelscheide, die die Reibung bei Bewegungen reduziert; sie erleichtert (2) den venösen Rückstrom zum Herz, bildet (3) ein Ektoskelett für Muskelansätze und schützt (4) Blutgefäße und Muskeln vor mechanischen Schäden (Benjamin 2009).

Neuere Untersuchungen zeigen, dass die Faszie allgemein keine rein passive Struktur ist, sondern über kontraktile Eigenschaften verfügt. Die Grundlage dafür bilden Myofibroblasten, die in vielen Faszien nachweisbar sind und ganz langsame, mehrere Minuten lang dauernde „Kontraktionen" durchführen, wenn das Gewebe *in vitro* chemisch gereizt wird (Schleip, Kingler und Lehmann-Horn 2007). Für viele Kliniker ist diese Erkenntnis wahrscheinlich trivial, denn allein das häufig vorkommende Dupuytren-Syndrom zeigt, dass die Palmaraponeurose kontraktil sein muss – auch wenn noch nicht bekannt ist, ob der Entstehungsmechanismus der Dupuytren-Kontrakturen etwas mit den Myofibroblasten zu tun hat. Auch für die Wirkung der Akupunktur wird der Faszie eine Rolle zugeschrieben, denn Akupunkturpunkte liegen häufig in Faszien und Septen, und diese Gewebe erzeugen den gefühlten Widerstand bei Drehung der Akupunkturnadeln (Langevin et al. 2007).

Die Faszie wird auch als möglicher Ort der Schmerzentstehung bei nichtspezifischen Rückenschmerzen (oder Kreuzschmerzen) diskutiert (Yahia et al. 1992). Bei dieser Form der Rückenschmerzen sind keine ursächlichen Veränderungen in den knöchernen Wirbelsäulenstrukturen oder in den Facettengelenken zu finden, sondern die Schmerzen gehen von den Weichteilen (Muskeln, Ligamenten, Faszien) des unteren Rückens aus. Nicht-spezifische Rückenschmerzen gehören in den Industrieländern zu den häufigsten Schmerzerkrankungen überhaupt und die Klärung der Frage, ob die Faszienrezeptoren Anteil an ihrer Entstehung haben, wäre nicht nur für das Verständnis, sondern auch für die Behandlung dieser Schmerzform entscheidend.

Als Ursprungsort für nichtspezifische Rückenschmerzen müsste die Faszie ausreichend dicht mit sensorischen Nervenfasern innerviert sein. Leider wurde die FTL von wissenschaftlicher Seite bisher weitgehend ignoriert, sodass es kaum Informationen über ihre Innervation (und somit auch über ihre potenzielle sensorische Funktion) gibt. Vor wenigen Jahren noch wurde eine umfassende Arbeit zu den Mechanismen der Schmerzentstehung bei nichtspezifischen Rückenschmerzen veröffentlicht (Panjabi 2006), ohne dass darin die FTL als möglicher Schmerzort in Betracht gezogen wurde. Die Innervation anderer Strukturen, z.B. der Bandscheiben oder der kleinen Ligamente in der Wirbelsäule, wurde bereits in den 1960er-Jahren mit der damals verfügbaren Methode der Methylenblaufärbung untersucht (Hirsch, Ingelmark und Miller 1963). In den Armfaszien, einschließlich der Retinakula und des Lacertus fibrosus, fanden wiederum Stecco und Mitarbeiter (2007) zahlreiche Nervenfasern.

Will man die Rolle der FTL für die Entstehung nichtspezifischer Rückenschmerzen beurteilen, ergibt sich ein weiteres Problem durch die Tatsache, dass die Ergebnisse der wenigen vorhandenen Studien zur faszialen Innervation teilweise widersprüchlich sind oder zu unterschiedlichen Interpretationen der Autoren führten. Beispielsweise stellten Bednar und Mitarbeiter fest, dass die FTL bei Patienten mit nicht-spezifischen Rückenschmerzen *„unzureichend innerviert"* sei, und begründeten diese Schlussfolgerung damit, dass sie keine sensorischen Rezeptoren in den von ihnen untersuchten Gewebeproben gefunden hatten (Bednar, Orr und Simon 1995). Andererseits zeigen die histologischen Untersuchungen von Yahia et al. (1992) an menschlichen Gewebeproben, dass die FTL eine Innervation mit freien und korpuskulären Nervenendigungen aufweist. Bei den korpuskulären Endigungen handelt es sich vermutlich um Mechanorezeptoren. Für unsere Fragestellung sind die freien Nervenendigungen interessanter, da viele von ihnen nozizeptiv sind und so zur Schmerzentstehung beitragen.

Bei Muskelkater-Schmerzen (delayed-onset muscle soreness, DOMS) spielt die Tibialis-anterior-Faszie nach einer Untersuchung von Gibson et al. (2009) eine wichtige Rolle. In dieser Studie induzierten die Autoren einen Muskelkater und injizierten anschließend hypertone Kochsalzlösung (als schmerzauslösendes Mittel) in die betroffene Muskulatur oder in die darüber liegenden Gewebe. Die wichtigste Erkenntnis aus dieser Studie war, dass die Injektion direkt unterhalb der Faszie stärkere Schmerzen verursachte als die Injektion in den Muskel selbst.

Das vorliegende Kapitel verfolgt nun zwei Ziele: (1) die Annahme zu bestätigen (oder zu widerlegen), dass die Fascia thoracolumbalis über eine Innervation verfügt, und zu klären, welche Arten von Fasern ggf. daran beteiligt sind, sowie (2) elektrophysiologische Daten zu den Reaktionen sensorischer Hinterhornneurone auf eine Reizung der FTL vorzustellen. Die zugrunde liegende Fragestellung ist: Wo im Rückenmark werden die von den Faszienrezeptoren stammenden Informationen weiterverarbeitet und wie verhalten sich die Neuronen, die Informationen von der Faszie erhalten?

2.4.2 Innervation der Fascia thoracolumbalis

Die Fascia thoracolumbalis kann nur dann die Funktion eines Sinnesorgans haben, wenn sie über eine ausreichend dichte Innervation verfügt. Im Hinblick auf ihre potenzielle Rolle als Ursprungsort von Rückenschmerzen müssten unter den afferenten (sensorischen) Nerven auch nozizeptive Fasern nachweisbar sein. Unsere Arbeitsgruppe untersuchte diesbezüglich die Innervation der Fascia thoracolumbalis an SD-Ratten anhand von flächigen Häutchenpräparaten und koronalen Gewebeschnitten (jeweils auf Höhe der lumbalen Wirbelsäule).

Nahe den Dornfortsätzen der Wirbelkörper bildet die Faszie drei Schichten:

- Eine dünne Außenschicht aus parallel angeordneten, in der koronalen Ebene quer verlaufenden Kollagenfasern
- Eine dickere Mittelschicht aus kräftigen, diagonal zur Wirbelsäule verlaufenden Kollagenfaserbündeln
- Eine dünne Innenschicht aus lockerem Bindegewebe als Deckschicht für den darunterliegenden M. multifidus (> Abb. 2.4.1A)

Alle Nervenfasern wurden mit immunhistochemischen Methoden dargestellt. Als Universalmarker für alle Nervenfasern wurden Antikörper gegen Proteingenprodukt (PGP) 9.5 verwendet (Lundberg et al. 1988). Auf den koronalen Schnitten (> Abb. 2.4.1A) zeigten sich PGP-9.5-immunreaktive neuronale Strukturen vor allem subkutan und in der Außenschicht sowie in der Innenschicht. Darunter fanden sich sowohl durchziehende Nervenfasern (schwarze Pfeile) als auch Nervenendigungen (offene Pfeile). Durchziehende Fasern müssen nicht unbedingt an der Innervation der Faszie beteiligt sein, sie können theoretisch auch andere Gewebe versorgen. Charakteristisch für Nervenendigungen sind granuläre Strukturen, bedingt durch axonale Erweiterungen am Nervenende.

> Abb. 2.4.1D(a) zeigt die quantitative Untersuchung der PGP-9.5-immunreaktiven Fasern. Dazu wurde in einem 5 mm langen Abschnitt der Faszie in Koronalschnitten die Gesamtlänge aller Nervenfasern und Nervenendigungen gemessen und eine durchschnittliche Faserlänge für jede der drei Faszienschichten berechnet. Die durchschnittliche Faserlänge in den verschiedenen Schichten wird durch die Höhe der drei Balkenabschnitte dargestellt. Die Darstellung zeigt deutlich, dass Nervenfasern ganz überwiegend im Subkutangewebe und in der äußeren Faszienschicht zu finden sind, während ihr Anteil in der mittleren und inneren Lage nur gering ist. Für die Balkendiagramme wurden die Subkutanschicht und äußere Faszienschicht zusammengefasst, da beide an vielen Stellen nahtlos ineinander übergehen.

Peptiderge sensorische Nervenendigungen wurden mit Antikörpern gegen die Neuropeptide CGRP (calcitonin gene-related peptide) und SP (Substanz P) dargestellt (Danielson, Alfredson und Forsgren 2006). CGRP ist in einem hohen Prozentsatz aller sensorischen Fasern nachweisbar und dient daher als allgemeiner Marker dieses Fasertyps (Danielson, Alfredson und Forsgren 2006).

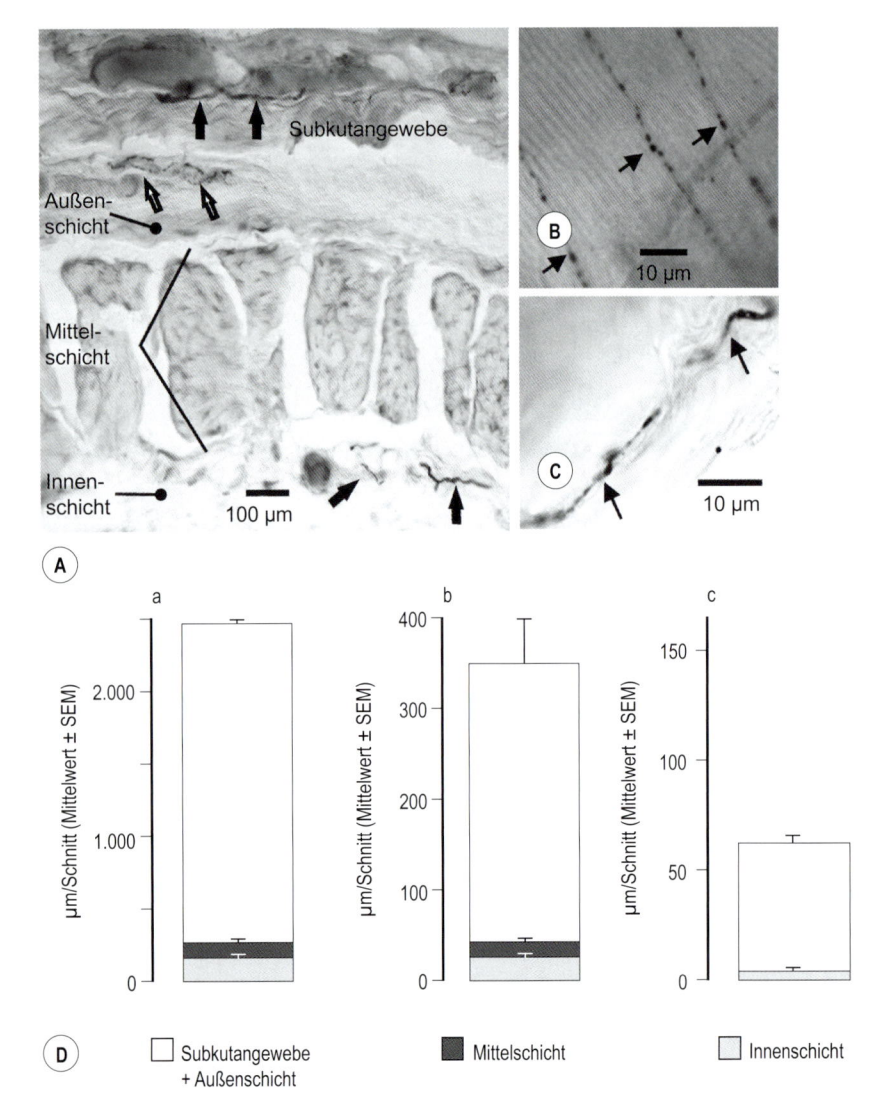

Abb. 2.4.1 Innervationsdichte der Fascia thoracolumbalis. (A) Koronalschnitt durch die Fascia thoracolumbalis im Bereich des Processus spinosus L5 (Schnittdicke 40 µm). Außenschicht: transversal verlaufende Kollagenfasern; Mittelschicht: Kollagenfaserbündel, die diagnoal zur Körperlängsachse verlaufen; Innenschicht: lockere Bindegewebedecke über dem M. multifidus. Die schwarzen Pfeile markieren PGP-9.5-immunreaktive durchziehende Nervenfasern, die offenen Pfeile PGP-9.5-immunreaktive Nervenendigungen. (B) Drei CGPR-immunreaktive Axonendigungen (Pfeile) mit perlschnurartigen Erweiterungen in einem Häutchenpräparat der Innenschicht (Ansicht von dorsal). Die Querstreifung des darunterliegenden M. multifidus ist sichtbar. (C) SP-immunreaktives Axonende (Pfeile) im Subkutangewebe nahe der Außenschicht der Faszie (Koronalschnitt, Dicke 40 µm). (D) Quantitative Auswertung der durchschnittlichen Faserlänge in den in (A) dargestellten Faszienschichten. (a) PGP-9.5-immunreaktive Nervenfasern (PGP 9.5 ist ein universeller Marker für alle Nervenfasern); (b) CGPR-immunreaktive Nervenfasern; (c) SP-immunreaktive Nervenfasern. CGRP und SP sind Marker für peptiderge sensorische Nervenfasern. Weißer Balkenabschnitt: Subkutangewebe und fasziale Außenschicht; schwarz: Mittelschicht; grau: Innenschicht. Man beachte, dass die Mittelschicht der Faszie keine SP-positiven Nervenfasern (c) aufweist.

SP-haltige Fasern sind eng mit dem Vorkommen der CGRP-Fasern verbunden, denn in allen SP-positiven Fasern ist auch CGRP nachweisbar. Beide Faserarten sind an der Auslösung von Schmerzen beteiligt. CGRP und SP induzieren im Gewebe eine neurogene Entzündung, d. h. eine Vasodilatation und Permeabilitätszunahme der Blutgefäße, wenn sie durch Aktionspotenziale aus den freien Nervenendigungen freigesetzt werden (Mense, Hoheisel und Reinert 1996). Diese Aktionspotenziale stammen aus der Hinterwurzel oder aus dem peripheren Nerv und treten antidrom (gegen die normale Ausbreitungsrichtung) in die Nervenendigungen ein.

Eines der Ziele der vorliegenden Untersuchung war die Quantifizierung der CGRP-immunreaktiven und SP-immunreaktiven Nervenfasern und sensorischen Endigungen, da bekannt ist, dass sich die Dichte der neuropeptidhaltigen (d. h. SP-positiven und CGRP-positiven) Fasern in den verschiedenen Geweben stark unterscheidet (McMahon et al. 1984, 1989; Brismée et al. 2009). Die ➤ Abb. 2.4.1D(b) und (c) zeigen die quantitative Auswertung der CGRP- und SP-immunreaktiven Nervenfasern: Gegenüber der Gesamtheit der (PGP-9.5-immunreaktiven) Fasern waren CGRP-Fasern deutlich seltener (ca. 16 %), und die SP-reaktiven Fasern machten, wie in anderen Geweben auch, nur einen Bruchteil der CGRP-Fasern aus. ➤ Abb. 2.4.1B und C zeigt Beispiele für freie sensible Nervenendigungen mit Immunreaktivität gegen die Neuropeptide CGRP bzw. SP. Ein typisches Kennzeichen dieser Nervenendigungen sind die perlschnurartigen Aufweitungen (sog. Varikositäten) der Axone (➤ Abb. 2.4.1B). Man nimmt an, dass diese Varikositäten der Ort der Reizaufnahme sind.

Im Zusammenhang mit unserer Fragestellung sind die SP-immunreaktiven Nervenendigungen von besonderem Interesse, da sie, wie erwähnt, als nozizeptive Fasern angesehen werden. Die in ➤ Abb. 2.4.1C dargestellte Nervenendigung dürfte somit einem Nozizeptor entsprechen, der in diesem Falle im Subkutangewebe oberhalb der eigentlichen Faszie lokalisiert ist. Interessanterweise wurden in der mittleren Schicht der Faszie keine SP-positiven Fasern und Endigungen nachgewiesen (➤ Abb. 2.4.1D). Teleologisch ist das aber durchaus sinnvoll, denn die mittlere Schicht muss bei jeder Bewegung die entstehenden Kräfte aufnehmen und weiterleiten. Zwischen den Kollagenfaserbündeln dieser Schicht gelegene nozizeptive Nervenendigungen würden durch die Rumpfbewegungen ständig angeregt oder sogar geschädigt (Sanchis-Alfonso und Roselló-Sastre 2000) mit der Folge, dass selbst rückengesunde Menschen bewegungsabhängige Schmerzen hätten. Die spärliche Versorgung der mittleren Faszienschicht mit Nervenfasern entspricht im Übrigen auch der Beobachtung von Hagert und Mitarbeitern (2007), dass es einerseits mechanisch wichtige, aber gering innervierte Ligamente (z. B. am Handgelenk) und andererseits Ligamente mit offenbar überwiegend sensorischer Funktion gibt. Letztere weisen neben den Nervenfasern auch einen höheren Anteil an lockerem Bindegewebe auf.

Zum Umfang der sensiblen Innervation der FTL lässt sich folgende grobe Abschätzung vornehmen: Die peptidergen CGRP- und SP-haltigen Fasern sind nicht die einzigen sensiblen Nervenfasern, denn es gibt daneben noch dünne, nicht peptidfreie/Lektin-positive sensorische Fasern. Wenn man annimmt, dass diese etwa in gleicher Zahl wie die peptidergen Fasern hinzukommen – was eher eine Überschätzung ist, da sich beide Gruppen überlappen (Hwang und Valtschanoff 2005) –, würden alle sensiblen Fasern zusammen etwa ein Drittel der gesamten Innervation ausmachen. Umgekehrt bedeutet das, dass etwa zwei Drittel der Faszienerven efferent sind. Vermutlich handelt es sich dabei um sympathische postganglionäre Fasern. Zumindest zeigte eine vorläufige Untersuchung aus unserem Labor, dass sich ein großer Teil der Nervenfasern in der FTL mit einem spezifischen Marker für sympathische Fasern – dem für die (Nor-)Adrenalinsynthese erforderlichen Enzym Tyrosinhydroxylase – anfärben lässt. Dieser Befund würde auch erklären, warum psychische Belastungen einen so großen Einfluss auf den Verlauf von nicht-spezifischen Rückenschmerzen haben können (Brage, Sandanger und Nygård 2007).

2.4.3 Elektrophysiologie

Bisher gibt es nur wenige Untersuchungen zur Elektrophysiologie der primären Afferenzen und sekundären (Hinterhorn-)Neuronen, deren rezeptive Felder (RF) in den lumbalen Weichteilen liegen. (Ein RF ist das Körperareal, von dem aus ein Neuron erregt oder gehemmt werden kann). Die erste Beschreibung mechanosensitiver afferenter Einheiten in lumbalen Bandscheiben und der umgebenden Muskulatur stammt von Yamashita et al. (1993), die am Kaninchen 13 mechanosensitive Einheiten identifizierten. Zehn dieser Einheiten hatten ihr RF in der Psoasmuskulatur, drei im Bandscheibenbereich. Die mechanischen Reizschwellen der muskulären afferenten Einheiten lagen im niedrigen bis hohen Bereich, während die Einheiten mit Bandscheiben-RF ausschließlich hohe Reizschwellen bei Druckreizung (> 160 g) hatten. Yamashita et al. schlossen daraus, dass die im Psoas gelegenen Einheiten sowohl an der Nozizeption als auch an der Propriozeption beteiligt sind, während die Einheiten in den Bandscheiben aufgrund ihrer hohen Reizschwelle reine Nozizeptoren darstellen.

In der Literatur findet man keine konkreten Angaben über die elektrische Aktivität von afferenten Fasern aus der FTL. Die unmyelinisierten Nozizeptoren (n = 57) im paraspinalen Gewebe von Ratten wurden 1995 anhand der anatomischen Lage ihrer RF folgendermaßen klassifiziert (Bove und Light 1995):

1. muskulotendinöse Einheiten (44 %): RF in Muskeln, Sehnen oder der zugehörigen Faszie
2. neurovaskuläre Einheiten (21 %): RF im Bereich eines Gefäß-Nerven-Strangs
3. subkutane Einheiten (2 %): RF in der Unterhaut
4. gemischte Einheiten (33 %): RF bilden eine Kombination der drei vorgenannten

Interessanterweise reagierten sieben Rezeptoren aus der muskulotendinösen Gruppe auf eine Stimulation der Faszie; allerdings machen die Autoren der Studie keine detaillierten Angaben über die mechanischen Reizschwellen oder über die Erregbarkeit der Einheiten durch chemische und thermale Reize. Ebenfalls bemerkenswert ist, dass das RF-Zentrum bei Ableitungen aus den Hinterwurzeln L6 und S1 in den meisten Fällen im Schwanz oder an der Schwanzwurzel lag. Demnach gibt es im unteren Rücken eine Verschiebung der tiefgelegenen RF kaudal, d. h. die Lage des RF befindet sich kaudaler als die Segmenthöhe der Hinterwurzel, über die die Afferenzen zum Zentralnervensystem gelangen.

Elektrophysiologische (Mikroelektroden-)Registrierungen von Hinterhornneuronen, die afferenten Antrieb aus der Lumbalregion erhalten, wurden erstmals von der Arbeitsgruppe um Gillette an Katzen aufgezeichnet (Gillette, Kramis und Roberts 1993). Die Autoren machten extrazelluläre Ableitungen von am Seitenrand des Hinterhorns gelegenen Neuronen in den spinalen Segmenten L4/L5; diese laterale Zone des Hinterhorns erhält über den Ramus dorsalis des Spinalnervs Antrieb von Nervenfasern, die die Weichteile (z. B. den M. multifidus) im kaudalen Rücken innervieren (Grant 1993; Taguchi et al. 2007). Gillette und Mitarbeiter stellten fest, dass die meisten Neuronen (72 %) exzitatorische konvergente Signale aus der Haut und dem tiefer gelegenen Gewebe erhielten (sog. „sd-Zellen"). Bei einem Teil der Neuronen (23 %) beschränkte sich das RF rein auf die Haut („s-Zellen") und bei einem sehr geringen Anteil (5 %) auf die tiefen somatischen Gewebe („d-Zellen"). Tiefe RF lagen in der Kapsel der Facettengelenke, im Periost, in Ligamenten, Bandscheiben, der spinalen Dura oder Muskeln und Sehnen von unterem Rücken, Hüfte und proximalem Oberschenkel. Auch bei der Katze fanden sich am unteren Rücken die meisten tiefen RF auf Höhe der Wirbelkörper L6–L7, wenn in den Spinalsegmenten L4/L5 abgeleitet wurde. Die Kaudalverschiebung der RF gegenüber dem Rückenmarksegment, in dem ihre Signale weiterverarbeitet werden, ist somit offenbar ein allgemeines Phänomen. Systematische Untersuchungen hierzu gibt es bisher jedoch nicht. Auch ob es möglicherweise unter chronisch-patho(physio)logischen Bedingungen Veränderungen an diesen Lagebeziehungen gibt, wurde noch nicht untersucht.

Neuere Untersuchungen unserer Arbeitsgruppe zeigen, dass Hinterhornneuronen auch nozizeptive Information aus der FTL erhalten. Damit ist eine der Voraussetzungen dafür erfüllt, dass Rückenschmerzen von der FTL ausgehen können (> Abb. 2.4.2). In diesen Untersuchungen wurden an Ratten systematische extrazelluläre Ableitungen von Hinterhornneuronen der Spinalsegmente Th13 bis L5 durchgeführt. Der Versuchsaufbau ist an anderer Stelle detailliert beschrieben (Taguchi, Hoheisel und Mense 2008) und sei hier nur kurz zusammengefasst: Die Ableitungen wurden an Ratten *in vivo* unter tiefer Narkose durchgeführt. Zur Darstellung der FTL und des Rückenmarks wurde die Haut entlang der Mittellinie des unteren Rückens eröffnet, zum Freilegen des lumbalen und sakralen Rückenmarks wurden die darüberliegenden Weichteile und die Wirbelbögen entfernt. Aus den Hautfalten wurde ein Reservoir gebildet, das mit Silikonöl gefüllt wurde, um die spinalen Ableitorte sowie die weiter kaudal im Weichgewebe des unteren Rückens liegenden Reizorte abzudecken.

In der Regel lagen etwa 3–5,5 cm zwischen den Ableit- und den Reizorten. Durch die Freilegung des Rückenmarks wurden die RF im Rückengewebe kaudal des zweiten Lendenwirbels nicht beschädigt, da die Rückenmarksegmente Th13 bis L5 weiter kranial auf Höhe der Wirbel Th10 bis Th13 liegen (Taguchi, Hoheisel und Mense 2008). Die faszialen RF wurden durch einen mechanischen noxischen Reiz (Kneifen der FTL mit einer spitzen Uhrmacherpinzette) lokalisiert. > Abb. 2.4.2C zeigt beispielhaft die Entladungen eines einzelnen Hinterhornneurons im spinalen Segment Th13. Dieses

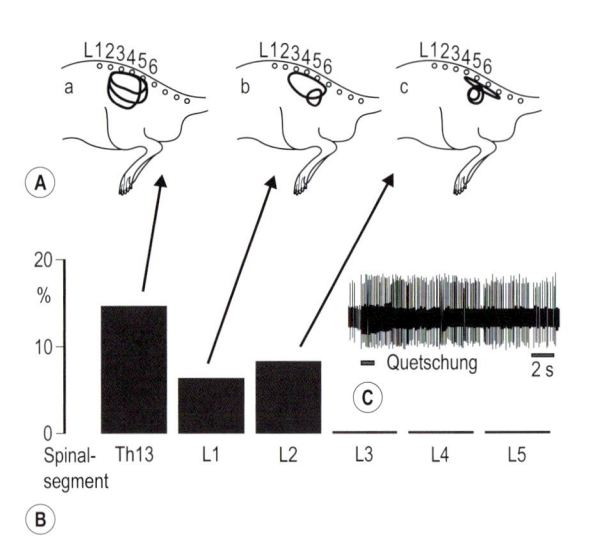

Abb. 2.4.2 Hinterhornneurone, die aus der Fascia thoracolumbalis angetrieben wurden. (A) Fasziale rezeptive Felder von Hinterhornneuronen, die in den Rückenmarksegmenten Th 13 (a), L1 (b) und L2 (c) abgeleitet wurden. Die Zahlen markieren die Dornfortsätze der Lendenwirbel. Man beachte, dass die rezeptiven Felder gegenüber dem spinalen Ableitsegment nach kaudal verschoben sind. (B) Anteil der Hinterhornneurone in den spinalen Segmenten Th13 bis L5, die von der Fascia thoracolumbalis (FTL) angetrieben wurden. Neurone in den Spinalsegmenten Th13 bis L2 erhalten afferenten Antrieb aus der FTL, die Segmente L2 bis L5 nicht. (C) Originalregistrierung von Aktionspotenzialen eines einzelnen Hinterhornneurons während und nach Kneifen der Faszie für ca. 1,5 s (schwarzer Balken).

Neuron zeigte im Anschluss an den noxischen Reiz deutliche Nachentladungen auf, ein Phänomen, das hauptsächlich bei nozizeptiven Neuronen zu beobachten ist. Viele Hinterhornneuronen mit faszialen RF reagierten auch auf chemische Reizung durch einen kleinen, mit hypertoner Kochsalzlösung (NaCl 5 %) getränkten Wattebausch, der auf die Faszie aufgelegt wurde. Die Reaktion auf diesen Reiz erfolgte oft mit sehr kurzer Latenz. Das wiederum passt zu den neuroanatomischen Daten, die zeigen, dass SP-positive Nervenfasern hauptsächlich subkutan und in der äußersten Faszienschicht zu finden sind (> Abb. 2.4.1D[c]).

Neurone mit RF in der FTL befanden sich in den Spinalsegmenten Th13 bis L2, nicht aber in den Segmenten L3 bis L5 (> Abb. 2.4.2B). Zwischen 6 % und 14 % der Hinterhornneuronen der Segmente Th13 bis L2 erhielten afferenten Antrieb aus der FTL. Bei Ableitungen aus den Spinalsegmenten Th13, L1 und L2 lagen die Zentren der faszialen rezeptiven Felder etwa auf Höhe der Wirbelkörper L3/L4, L4/L5 bzw. L5/L6. Die faszialen RF waren gegenüber den zugehörigen Ableitungsstellen also konstant um drei bis vier Segmente nach kaudal verschoben (> Abb. 2.4.2A). Die gleiche Verschiebung fand sich auch bei den Hinterhornneuronen, deren RF in der Muskulatur oder anderen tiefen Geweben des unteren Rückens lagen (Taguchi, Hoheisel und Mense 2008). In der Regel lagen die rezeptiven Felder ipsilateral zur Ableitstelle (> Abb. 2.4.2A). Die meisten der Neurone mit rezeptiven Feldern in der Faszie erhielten zusätzlichen Antrieb aus der Haut und aus anderen tiefen Geweben im unteren Rücken, in der Rumpfwand, der Hüfte oder den proximalen/distalen Beinregionen. Dieser hohe Grad an konvergentem Antrieb könnte die diffuse Natur der

Schmerzen bei Patienten mit nichtspezifischem Rückenschmerz erklären.

Bei Ableitungen von Hinterhornneuronen, die Antrieb aus dem M. gastrocnemius-soleus oder aus den unteren Rückenmuskeln erhielten, wurden mechanosensible Zellen mit hoher und mit niedriger Reizschwelle gefunden (Hoheisel, Unger und Mense 2000; Taguchi, Hoheisel und Mense 2008). Eine entsprechende Einteilung von Hinterhornneuronen aufgrund ihrer mechanischen Schwelle wurde für die Neuronen, die Antrieb aus der FTL erhalten, bisher noch nicht vorgenommen. Unsere Daten deuten jedoch darauf hin, dass die meisten Neuronen mit faszialen Afferenzen eine hohe Reizschwelle aufweisen und somit wahrscheinlich nozizeptive Neuronen sind.

Unter (experimentell induzierten) pathologischen Bedingungen steigerte sich die Erregbarkeit der Hinterhornneuronen. In Tieren mit einer langdauernden (6-tägigen) Myositis des M. multifidus nahm der Anteil der Neuronen mit rezeptiven Feldern in der FTL signifikant zu. Darüber hinaus reagierten bei den Myositis-Tieren über 10 % der Neurone im Spinalsegment L3 (das normalerweise keinen Antrieb aus der FTL erhält) auf afferente Signale aus der FTL. Die elektrophysiologischen Messungen an den Hinterhornneuronen von Ratten zeigen demnach, dass die FTL ein wichtiger Ursprungsort für nozizeptive Signale im unteren Rücken ist und an der Schmerzentstehung bei Patienten mit chronischem nichtspezifischem Rückenschmerz beteiligt sein kann.

Interessanterweise nahm nach der induzierten Myositis der Anteil der Neuronen, die auf Antrieb aus der Faszie reagierten, stärker zu als der Anteil der Zellen, die auf Antrieb aus der entzündeten Muskulatur selbst reagierten. Dies korreliert mit dem oben erwähnten Befund von Gibson et al. (2009), dass nach einem experimentell induziertem Muskelkater die Faszie über dem Muskel schmerzempfindlicher wird als der überanstrengte Muskel selbst. Insgesamt zeigen diese Ergebnisse, dass die Fascia thoracolumbalis bei Patienten mit nicht-spezifischem Rückenschmerz als Ursprungsort für Schmerzen sogar wichtiger sein könnte als die Muskulatur oder andere Weichteile des kaudalen Rückens.

2.4.4 Zusammenfassung

1. Es gibt spinale Hinterhornneurone, die afferenten Antrieb aus der FTL verarbeiten.
2. Bei Ratten werden die Afferenzen aus der FTL in Rückenmarksegmenten kranial vom Segment L2 verarbeitet.
3. Das Zentrum von RF in der FTL war – relativ zum spinalen Ableitungssegment im Rückenmark – immer um einige Segmente nach kaudal verschoben.
4. Bei einer langdauernden Myositis nahm die Größe der RF in der FTL zu, der Anteil der Neuronen mit RF in der FTL stieg an und das Segment L3 erhielt afferente Antrieb aus der FTL.

Diese neurophysiologischen Erkenntnisse sind zusammen mit den neuroanatomischen Daten über die Faszieninnervation relevant für ein besseres Verständnis der Entstehungsmechanismen nichtspezifischer Rückenschmerzen. Unter chronisch-pathologischen Bedingungen könnten verstärkte nozizeptive Signale aus der FTL dazu beitragen, dass die Patienten Rückenschmerzen empfinden.

LITERATURQUELLEN

Bednar DA, Orr FW, Simon GT. Observations on the pathomorphology of the thoracolumbar fascia in chronic mechanical back pain. A microscopic study. Spine 1995; 20: 1161–1164.

Benjamin MX. The fascia of the limbs and back – a review. J Anat 1995; 214: 1–18.

Bove GM, Light AR. Unmyelinated nociceptors of rat paraspinal tissues. J Neurophysiol 1995; 73: 1752–1762.

Brage S, Sandanger I, Nygård JF. Emotional distress as a predictor for low back disability: a prospective 12-year population-based study. Spine 2007; 32: 269–274.

Brismée JM, Sizer JrPS, Dedrick GS, Sawyer BG, Smith MP. Immunohistochemical and histological study of human uncovertebral joints: a preliminary investigation. Spine 2009; 34: 1257–1263.

Danielson P, Alfredson H, Forsgren S. Distribution of general (PGP 9.5) and sensory (substance P/CGRP) innervations in the human patellar tendon. Arthrosc Knee Surg Sports Traumatol 2006; 14: 125–132.

Gibson W, Arendt-Nielsen L, Taguchi T, Mizumura K, Graven-Nielsen T. Increased pain from muscle fascia following eccentric exercise: animal and human findings. Exp Brain Res 2009; 194: 299–308.

Gillette RG, Kramis RC, Roberts WJ. Characterization of spinal somatosensory neurons having receptive fields in lumbar tissues of cats. Pain 1993; 54: 85–98.

Grant G. Projection patterns of primary sensory neurons studied by transganglionic methods: somatotopy and target-related organization. Brain Res Bull 1993; 30: 199–208.

Hagert E, Garcia-Elias M, Forsgren S, Ljung BO. Immunohistochemical analysis of wrist ligament innervation in relation to their structural composition. J Hand Surg Am 2007; 32: 30–36.

Hirsch C, Ingelmark BE, Miller M. The anatomical basis for low back pain. Studies on the presence of sensory nerve endings in ligamentous, capsular and intervertebral disk structures in the human lumbar spine. Acta Orthop Scand 1963; 33: 1–17.

Hoheisel U, Unger T, Mense S. A block of spinal nitric oxide synthesis leads to increased background activity predominantly in nociceptive dorsal horn neurones in the rat. Pain 2000; 88: 249–257.

Hwang SJ, Oh JM, Valtschanoff JG. The majority of bladder sensory afferents to the rat lumbosacral spinal cord are both IB4- and CGRP-positive. Brain Res 2005; 1062: 86–91.

Langevin HM, Bouffard NA, Churchill DL, Badger GJ. Connective tissue fibroblast response to acupuncture: dose-dependent effect of bidirectional needle rotation. J Altern Complement Med 2007; 13: 355–360.

Lundberg LM, Alm P, Wharton J, Polak JM. Protein gene product 9.5 (PGP 9.5). A new neuronal marker visualizing the whole uterine innervation and pregnancy-induced and developmental changes in the guinea pig. Histochemistry 1988; 90: 9–17.

McMahon SB, Sykova E, Wall PD, Woolf CJ, Gibson SJ. Neurogenic extravasation and substance P levels are low in muscle as compared to skin in the rat hindlimb. Neurosci Lett 1984; 52: 235–240.

McMahon SB, Lewin GR, Anand P, Ghatei MA, Bloom SR. Quantitative analysis of peptide levels and neurogenic extravasation following regeneration of afferents to appropriate and inappropriate targets. Neuroscience 1989; 33: 67–73.

Mense S, Hoheisel U, Reinert A. The possible role of substance P in eliciting and modulating deep somatic pain. Prog Brain Res 1996; 110: 125–135.

Panjabi MM. A hypothesis of chronic back pain: ligament subfailure injuries lead to muscle control dysfunction. Eur Spine J 2006; 15: 668–676.

Sanchis-Alfonso V, Roselló-Sastre E. Immunohistochemical analysis for neural markers of the lateral retinaculum in patients with isolated symptomatic patellofemoral malalignment. A neuroanatomic basis for anterior knee pain in the active young patient. Am J Sports Med 2000; 28: 725–731.

Schleip R, Kingler W, Lehmann-Horn F. Fascia is able to contract in a smooth muscle-like manner and thereby influence musculoskeletal mechanics. In: Findley TW, Schleip R (eds). Fascia Research: Basic science and implications for conventional and complementary health care. München: Elsevier Urban & Fischer, 2007: p 76–77.

Stecco C, Gagey O, Belloni A, et al. Anatomy of the deep fascia of the upper limb. Second part: study of innervation. Morphologie 2007; 91: 38–43.

Taguchi T, John V, Hoheisel U, Mense S. Neuroanatomical pathway of nociception originating in a low back muscle (multifidus) in the rat. Neurosci Lett 2007; 427: 22–27.

Taguchi T, Hoheisel U, Mense S. Dorsal horn neurons having input from low back structures in rats. Pain 2008; 138: 119–129.

Yahia L, Rhalmi S, Newman N, Isler M. Sensory innervation of human thoracolumbar fascia: An immunohistochemical study. Acta Orthop Scand 1992; 63: 195–197.

Yamashita T, Minaki Y, Oota I, Yokogushi K, Ishii S. Mechanosensitive afferent units in the lumbar intervertebral disk and adjacent muscle. Spine 1993; 18: 2252–2256.

2.5 Die Faszie als körperweites Kommunikationssystem

James L. Oschman

Stellen Sie sich ein einzelliges Paramezium vor, das anmutig schwimmt, Räubern ausweicht, Nahrung findet, sich paart und geschlechtlich verkehrt, all das ohne eine einzige Synapse. Zum komplexen Verhalten motiler Protozoen merkte CS Sherrington (1951) an, „von Nerven findet sich keine Spur. Aber das Zellgerüst, das Zytoskelett, mag ausreichen." Wenn das Zytoskelett in Protozoen so nützlich sein kann, was mag es dann in sehr grossen parallelen Anordnungen (von Mikroröhrchen) in Neuronen tun? Sind Neuronen im Vergleich zu Protozoen dumm?

Hameroff 1999, zitiert nach J. L. Oschman

2.5.1 Einleitung

Am Anfang dieses Kapitels sollen einige evolutionsgeschichtlich orientierte Betrachtungen darüber stehen, wie in der Faszie, in der Extrazellulärmatrix und innerhalb der Zellen, die sie bilden und erhalten, eine Kommunikation möglich ist. Von dieser Basis aus werden wir anschließend der Frage nachgehen, welche nichtneuronalen und nichthormonalen Kommunikationsformen es im Organismus von Säugern gibt und wie die Faszie mit dem Gehirn – und somit dem Bewusstsein – interagieren kann.

Wenn es um Kommunikationsvorgänge im menschlichen Körper geht, fallen den meisten Menschen zunächst Nerven und Synapsen ein. Das einführende Zitat soll jedoch daran erinnern, dass es evolutionsgeschichtlich uralte einzellige Lebewesen gibt, die keinerlei Nerven oder Synapsen, aber dennoch offensichtlich Kommunikationssysteme haben. Wie kann ein Einzeller wie das Pantoffeltierchen ein so differenziertes Leben führen? Wie kann es lebende Beute jagen, auf Licht, Geräusche und Gerüche reagieren und komplexe Bewegungsfolgen ausführen ohne die Unterstützung durch ein Nervensystem?

Bray (2009) vertritt die Auffassung, dass Zellen aus molekularen Schaltkreisen aufgebaut sind, die, genauso wie elektronische Schaltkreise, logische Operationen realisieren. Diese computerartige Funktion der Zellen soll sogar die Basis für all die unterschiedlichen Eigenschaften lebender Systeme bilden – einschließlich der Fähigkeit, eine Art inneres Bild der sie umgebenden Umwelt zu entwickeln. Brays Konzept, das im Verlauf dieses Kapitels noch durch verschiedene Studien gestützt wird, könnte sogar die Intelligenz, Anpassungs- und Reaktionsfähigkeit von Zellen und Organismen erklären. Diese Eigenschaften gelten natürlich gleichermaßen für den Bereich des Bindegewebes, das alle Zellen des Organismus von Säugern umgibt.

Prokaryoten, die weder einen Zellkern noch andere membranbegrenzte Organellen enthalten, sogar so einfach strukturierte Organismen wie begeißelte Bakterien, sind dennoch fähig, verschiedene Umweltreize wahrzunehmen und darauf zu reagieren, sich darauf zu oder davon weg zu bewegen, um ihr Überleben zu sichern. In dieser Hinsicht ist das Nervensystem als evolutionsgeschichtlich relativ neue „Erfindung" anzusehen, das allerdings mit einem älteren Kommunikationssystem zusammenwirkt, das eine wesentlich längere Evolutionsgeschichte hinter sich hat. Dieses den ganzen Körper umfassende Kommunikationssystem ist der Gegenstand dieses Kapitels.

Da Gehirn und Nervensystem für Untersuchungen relativ leicht zugänglich und für den Organismus von großer Bedeutung sind, wurden sie mit den verschiedensten Methoden analysiert und das Wissen darüber füllt unzählige Bücher und Zeitschriften. Aber man muss sich nicht sehr intensiv mit dieser Literatur befassen, um festzustellen, dass es noch viele offene Fragen gibt. Beispielsweise hat die jüngste Entdeckung, dass auch die Bindegewebezellen im Gehirn ein Kommunikationssystem bilden, in der Neurowissenschaft grundlegende Fragen aufgeworfen. Bei Säugetieren nehmen diese als Glia bezeichneten Zellen etwa 50 % des Hirnvolumens ein. Der Begriff leitet sich ab vom griechischen Wort γλια, das so viel wie „Kleber" bedeutet, und drückt die traditionelle Vorstellung aus, dass die Gliazellen rein mechanische und nährende Funktion hätten. Nach jahrzehntelanger Forschung müssen wir diese Vorstellung aufgeben, denn wir wissen heute, dass Gliazellen überall im Gehirn morphologisch, biochemisch und physiologisch mit den Neuronen interagieren, dass sie die neuronale Aktivität modulieren und das Verhalten beeinflussen (Castellano López und Nieto-Sampedro 2001, Koob 2009). Es entstand daraus ein neuer, hochaktueller Forschungsbereich zwischen Neurowissenschaft und Faszienforschung, der die Wechselbeziehungen zwischen Bindegewebezellen und neuronalen Vorgängen untersucht. Wer sich mit der Faszie in der Form befasst, wie sie im Folgenden beschrieben wird – als ein alles durchdringendes System –, wird erkennen, dass die Beziehung zwischen dem Bindegewebe und dem Nervengewebe eine der wichtigsten überhaupt für den lebenden Organismus sein muss.

Manche Biologen betrachten die Zellen der heutigen Säugetiere als eine Art Mikroorganismen (z. B. Puck 1972). Säugerzellen enthalten einen „Bewegungsapparat" *en miniature* in Form von Mikrotubuli (den „Zell-Knochen"), Mikrofilamenten (den „Zell-Muskeln") und anderen Molekülen, die als eine Art „Bindegewebe" innerhalb der Zelle fungieren. Mithilfe dieser Zellbestandteile kann die Zelle ihre Form verändern und sich fortbewegen. In den letzten Jahren wurde außerdem entdeckt, dass andererseits auch Bakterien verschiedene Zellgerüststrukturen enthalten, die homolog zu den drei wichtigsten eukaryotischen Gerüstproteinen – Aktin, Tubulin und Intermediärfilamentproteinen – sind (Zusammenfassung bei Shih und Rothfield 2006). Dieses Zytoskelett wird oft auch als „Nervensystem" der Zelle angesehen.

Die Extrazellulärmatrix der Säuger entwickelte sich evolutionsgeschichtlich aus den extrazellulären Wänden der „primitiven" Mikroorganismen. Die aus Polymeren bestehende Wand oder Hülle der einzelnen Bakterien, Viren und Protozoen verbesserte den „Zugang" dieser archaischen Organismen zu ihrer Umgebung und bildete das älteste und schlagkräftigste Informations- und Verteidigungssystem, das die Natur hervorgebracht hat. Das Bindegewebe stellt die moderne Form der archaischen Zellhüllen dar.

In diesem Kapitel soll die Hypothese untersucht werden, dass dieses uralte Kommunikationssystem auch noch in den heutigen Säugetierorganismen fortbesteht. Seine Existenz könnte verschiedene Phänomene erklären, die sich nur schwer auf neuronale Vorgänge zurückführen lassen. Diese Untersuchungen erfolgten hauptsächlich durch Gespräche mit zahlreichen Therapeuten, die im Rahmen von energetischer Körperarbeit und Bewegungstherapie immer wieder bemerkenswerte Erfahrungen mit diesem System machen und von daher ein reges Interesse an seinen Eigenschaften und Fähigkeiten entwickelt haben.

2.5.2 Die Faszie

Bei Findley und Schleip (2009) findet sich eine sehr breit gefasste Definition der Faszie. Faszie umfasst nach dieser Definition sämtliche Fasergewebe, die den menschlichen Körper als Binde-Gewebe durchziehen, und hat damit ein wichtiges Merkmal: Es gibt keine willkürlichen Trennlinien zwischen den einzelnen Bindegewebekomponenten mehr, sodass wir die Faszie wieder wahrnehmen können als *„ein zusammenhängendes Spannungsnetzwerk, in dem die Faserdichte und -anordnung jeweils lokal an die Spannungserfordernisse angepasst ist"* (Findley und Schleip 2009).

Pischinger (2007) beschreibt die Faszie als das umfangreichste aller Organsysteme, da sie als einziges System in Kontakt mit allen anderen Organen des Körpers steht. Bei Finando und Finando (2011) findet sich eine Zusammenfassung von Erkenntnissen, die zeigen, dass das Fasziensystem strukturell, funktionell und medizinisch viel mit dem traditionellen Meridiansystem der Akupunktur gemeinsam hat. Insbesondere kann die Faszie, ebenso wie das Meridiansystem, als ein einheitliches Ganzes angesehen werden, als die Umgebung, in der sämtliche Körpersysteme zusammen funktionieren. Therapeutischen Ansätze lassen sich praktisch 1 : 1 von der Akupunktur auf die Faszie übertragen. Beispielsweise stellte Pischinger (2007) fest, dass der Nadelstich eine Reaktion in der gesamten inter- und extrazellulären Matrix auslöst. Auch die Tatsache, dass sich zahlreiche Erkrankungen durch Akupunktur beeinflussen lassen, wird verständlich im Licht der neueren Erkenntnisse über die Faszie: Eine fasziale Beteiligung an Funktionsstörungen und Krankheiten ist häufig nachweisbar und manche Autoren vertreten sogar die Meinung, dass die Faszie bis zu einem gewissen Grad an jeder Form von Krankheit beteiligt sein muss (Paoletti 2006, Pischinger 2007). Die Faszie ist das einzige System, das Verbindung zu allen physiologischen Funktionen im Körper hat. Langevin beschreibt die Faszie entsprechend als ein Metasystem, das sämtliche anderen Systeme verbindet und beeinflusst (Langevin 2006, Langevin und Yandow 2002) – ein Konzept, das unser Verständnis der menschlichen Physiologie von Grund auf revolutionieren könnte.

An- und Einsichten dieser Art kommen auch dem Interesse an systemischen Vorgängen entgegen, das die ganzheitlichen manuellen Therapien von denjenigen Methoden unterscheidet, die sich nur auf einen Teil des Ganzen beschränken. Es zeigte sich immer wieder, dass als unheilbar eingestufte Gesundheitsstörungen behandelt werden konnten, sobald man sie mit einer ganzheitlicheren Sicht auf den Patienten betrachtete. Mit anderen Worten: *„Es gibt keine lokal begrenzten Erkrankungen"* (Spencer 2007) und es gibt demzufolge auch keine isolierte Behandlung einzelner Körperbereiche.

Aus dieser ganzheitlichen Sicht ergeben sich Fragen wie die folgenden: *„Wie können wir erklären, dass Lebewesen eine Einheit sind und als solche auf jeden Reiz reagieren – als wüsste jeder Teil genau, was die anderen Teile gerade tun?"* (Ho 1994); oder: *„Wie kommt es, dass der Organismus als Einheit fungiert und nicht als eine Ansammlung von Teilen?"* (Packard 2006)

Solche Fragestellungen sind eng mit dem Thema dieses Buchs verbunden, denn der Erfolg moderner manueller Therapien resultiert zu einem großen Teil aus der Bereitschaft der Praktizierenden, die gesamte Traumavorgeschichte ihrer Patienten einschließlich aller entstandenen Kompensationen aufzurollen – und das ist etwas ganz anderes als die Akutbehandlung einer aktuell vorliegenden Störung.

Darüber hinaus führt uns die Beobachtung, wie das zusammenhängende Gewebesystem der Faszie auf lokal und auf global wirkende Kräfte reagiert, zu einer der großen ungelösten Fragen der Medizin und Biologie: Auf welche Weise entwickelt sich ein Lebewesen vom Embryo zum reifen Organismus, und wie kann umgekehrt der erwachsene Organismus für die Regeneration nach einer Verletzung oder Krankheit auf die embryonalen formbildenden Prozesse zurückgreifen? Auch wenn vielleicht manchmal der Eindruck entsteht, dass die Mechanismen der Morphogenese allseits bekannt seien – sie sind es nicht. Tatsächlich können biologische Muster Veränderungen durch Verletzung oder körperliche Aktivität überdauern, allerdings haben sich die lange Zeit als gesichert angesehenen Erklärungen dafür als falsch erwiesen:

- Die DNA ist *keine* Matrize für den Körper.
- Die Ontogenese (d. h. die Morphogenese oder Entwicklungsgeschichte eines individuellen Organismus) ist *keine* Rekapitulation (Wiederholung) der Phylogenese (d. h. der Entwicklungsgeschichte einer Spezies).
- Das Wachstum eines Organismus erfolgt *nicht* durch eine lineare Abfolge von Ursachen und Wirkungen wie beim Bau eines Automobils am Fließband.
- Die Differenzierung gilt inzwischen nicht mehr als Einbahnstraße (d. h. die Zelle, die sich z. B. zur Darmzelle entwickelt hat, ist *nicht* dauerhaft darauf „festgelegt", sodass sie nicht mehr zum undifferenzierten Zustand zurückkehren könnte).

Für eine umfassende Betrachtung der Wundheilung, also der Fähigkeit des Körpers zur Anpassung bzw. Wiederherstellung nach Stress, Traumen und anderen biologischen Vorgängen, wollen wir die Fasziendefinition so ausweiten, dass sie die Binde- und Stützgewebe umfasst, also auch die Knorpel und Knochen. Die Fasern der Bindegewebe sind in eine Polyelektrolyt-Grundsubstanz eingebettet, und was Knochen von den Weichgeweben unterscheidet, ist hauptsächlich die Verknöcherung dieser Grundsubstanz. Die Fasersysteme im Knochen stellen dagegen – z. B. an den Ansatzstellen von Sehnen und Bändern – eine kontinuierliche Fortsetzung der Fasersysteme im Bindegewebe dar.

2.5.3 Kinetische Ketten in der Lebensmatrix

Da wir in unserer Beschreibung auch über die makroskopische Anatomie hinaus die Ebene der Gewebe, Zellen, Zellorganellen, Zellkerne, DNA und anderer Moleküle betrachten werden, wollen wir hier ein noch umfassenderes Konzept vorstellen: das Konzept der *Lebensmatrix*. Zur Lebensmatrix gehören die Bindegewebe und Fasziensysteme, wie oben definiert, und darüber hinaus die Transmembranproteine (Integrine und Adhäsionskomplexe), das Zytoskelett, die Kernmatrix und die DNA. ➤ Abb. 2.5.1 zeigt den Komplex dieser Lebensmatrix.

Entlang der Moleküle der Lebensmatrix können wir eine kinetische Kette verfolgen, die ein zusammenhängendes Spannungsnetzwerk innerhalb der Lebensmatrix erzeugt. Jegliche Bewegung, sowohl des ganzen Körpers als auch jedes seiner kleinsten Teile, wird durch Spannungen erzeugt, die durch und über die Lebensmatrix übertragen werden. Bei der Betrachtung der folgenden Sequenz von Verbindungen muss allerdings berücksichtigt werden, dass einige Komponenten des Netzwerks bereits sehr intensiv untersucht wurden, andere dagegen weniger gut bekannt sind.

Beginnen wir mit dem Abkippen des Kopfteils am Myosinmolekül, das allgemein als Ausgangspunkt für die Muskelbewegung angesehen wird. Durch den Kippvorgang verschieben sich die Myosinfilamente gegenüber den Aktinfilamenten, die ihrerseits Zug auf die Filamente an den Z-Scheiben ausüben. Die Z-Scheibe wiederum stellt die Verbindung zur Oberfläche der Muskelzelle (Sarkolemm) und zu den Kollagenmolekülen im Endomysium her. Auf diese Weise werden die im Sarkomer erzeugten Spannungen auf das umgebende Endomysium übertragen und von dort aus – zusammen mit den über die Muskel-Sehnen-Übergänge geleiteten Spannungen – über die Sehne auf den Knochen übergeleitet. Die funktionelle Gliederung ist komplex, wie Huijing (2007) in seiner gründlichen Übersichtsarbeit zeigt.

Wie der Titel dieses Kapitels andeutet, geht es um die Frage, ob das körperweite Faszennetz, die kinetische Kette und andere Bestandteile der Lebensmatrix über die Weiterleitung von Spannungen hinaus noch andere Aufgaben haben könnten. Eine mögliche Funktion der Lebensmatrix wird deutlich, wenn man betrachtet, wie sich der Körper an die wechselnden Anforderungen des Lebens anpasst.

2.5.4 Regulation der Faszienarchitektur

Als wesentlicher Mechanismus bei der strukturellen Anpassung des Körpers, wenn er eingesetzt, überbeansprucht oder auch verletzt wird, wird häufig das sog. Wolff'sche Transformationsgesetz von 1892 zitiert:

„Es ist demnach unter dem Gesetz der Transformation der Knochen dasjenige Gesetz zu verstehen, nach welchem im Gefolge primärer Abänderungen der Form und Inanspruchnahme, oder auch bloß der Inanspruchnahme der Knochen, bestimmte, nach mathematischen Regeln eintretende Umwandlungen der inneren Architektur und ebenso bestimmte, denselben mathematischen Regeln folgende sekundäre Umwandlungen der äußeren Form der betreffenden Knochen sich vollziehen."

(Wolff 1892)

Wir wissen inzwischen, dass das Wolff'sche Gesetz nicht nur für Knochen gilt, sondern für praktisch alle Bindegewebearten, also auch für Sehnen, Ligamente etc. Es stellt sich nun die Frage: Was genau ist der Mechanismus, der diesem Gesetz zugrunde liegt? Was genau stellt die Verbindung zwischen der „funktionellen Beanspruchung" (Zug- und Druckspannungen) mit der anatomischen Struktur her? Diese Frage ist nicht allein für die Mechanik des Bewegungsapparats von Interesse, sondern essenziell für die gesamte Morphogenese, da durch zelluläre Migration während der Entwicklung – ebenso wie später während der Wundheilung – ständig Zug- und Druckspannungen im umgebenden Gewebe entstehen und die „endgültige Form" der Gewebe wesentlich durch diese „funktionelle Beanspruchung" bestimmt wird.

Chen und Ingber (2007) beschreiben, wie mechanische Kräfte, die sich durch das System hindurch fortpflanzen, schließlich das

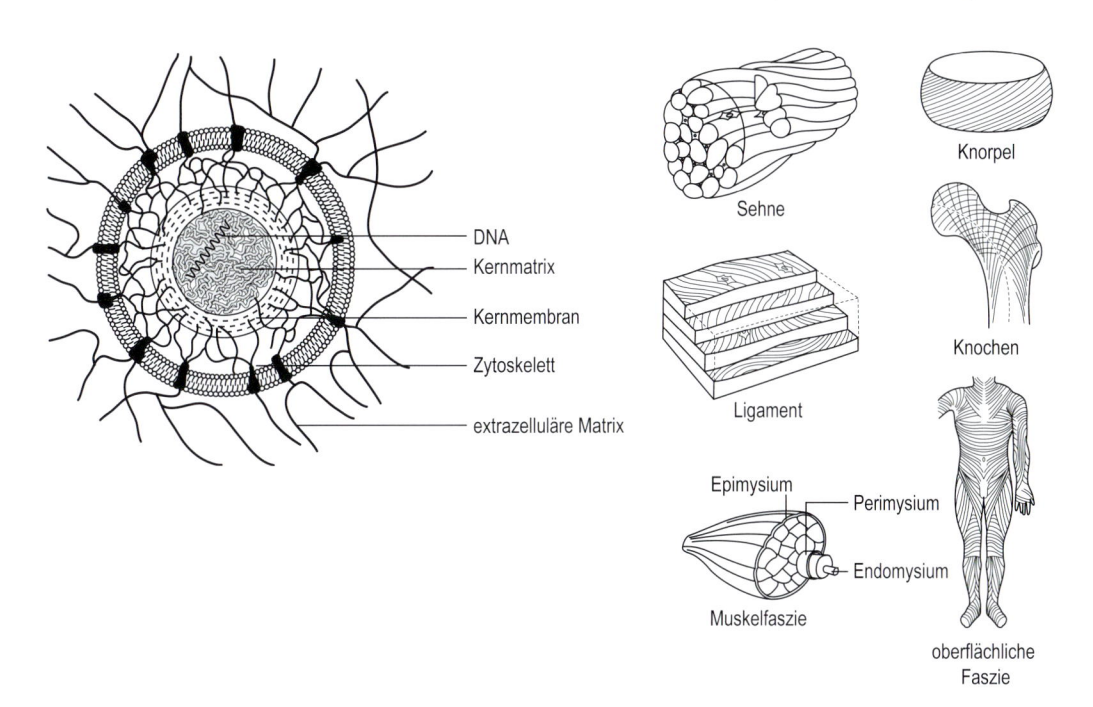

Abb. 2.5.1 Das Konzept der Lebensmatrix.

Zytoskelett und die Kernmatrix erreichen und dort durch mechanochemische Signalumwandlung biochemische und Transkriptionsveränderungen hervorbringen können. Daneben wurden jedoch auch noch verschiedene andere Signalmechanismen untersucht, um die Verbindung zwischen der „funktionellen Beanspruchung" und der Gewebestruktur zu erklären. Jeder dieser Mechanismen geht von einer bestimmten Energieform aus, die durch die Lebensmatrix und/oder durch die wässrig-flüssige Phase des Bindegewebes hindurchgeleitet wird. Wir wollen zunächst die Bedeutung elektrischer Felder betrachten und uns dann den Energieformen Licht und Klang zuwenden.

2.5.5 Elektrische Felder und piezoelektrischer Effekt

Die Kollagenfasern und -faserbündel sind im myofaszialen System großenteils in parallelen Verbünden angeordnet. Dadurch erhalten sie ihre hohe Zugfestigkeit und Flexibilität, aber gleichzeitig auch ein hohes Maß an Kristallinität (eine oft vernachlässigte Eigenschaft der Bindegewebe!). Die Kristalle in der Lebensmatrix haben allerdings wenig Ähnlichkeit mit den bekannten Mineralkristallen wie Quarz oder Diamant. Mineralische Kristalle haben eine hohe Härte, weil sie aus mehr oder weniger kugelförmigen Untereinheiten (Atomen und Molekülen) bestehen, die dicht gepackt in streng polygonaler Anordnung vorliegen. Im Gegensatz dazu bestehen die organischen Kristalle des myofaszialen Systems aus langen, dünnen, biegsamen Filamenten wie Aktin, Myosin, Kollagen oder Elastin. Solche Untereinheiten bilden keine harten, sondern weiche, biegsame Kristalle, die eigentlich am besten als „Flüssigkristalle" zu beschreiben sind.

„Flüssigkristalle geben den Organismen ihre charakteristische Flexibilität, ihre besondere Sensibilität und Reagibilität, und optimieren die rasche, rauschfreie Binnenkommunikation, die es dem Organismus ermöglicht, als kohärentes und koordiniertes Ganzes zu funktionieren."

(Ho 1997)

Hoch geordnete Systeme dieser Art haben besondere Eigenschaften, mit denen sich die Physiker schon seit längerer Zeit beschäftigen. Die biologische Bedeutung dieser Kristalle wurde bereits 1941 von Szent-Györgyi erkannt:

„Wenn viele Atome regelmäßig und eng benachbart angeordnet sind, wie es beispielsweise in einem Kristallgitter der Fall ist, gehören die … Elektronen … nicht mehr nur zu einem oder zwei Atomen, sondern zu dem gesamten System. … Zahlreiche Moleküle können sich so zu einem Energiekontinuum zusammenschließen, durch das sich Energie (in Form von angeregten Elektronen) über eine gewisse Entfernung fortbewegen kann."

(Szent-György 1941)

Mit diesem einleitenden Satz stellte er seine wichtige und inzwischen bestätigte Entdeckung vor, dass Proteine Halbleiter sind, und legte so den Grundstein für das neue Feld der elektronischen Biologie oder Festkörperbiochemie. Nur wenige Wissenschaftler erkannten jedoch die Bedeutung dieser Entwicklung, denn die meisten Biologen waren damals wohl nicht willens, sich mit der biologischen Bedeutung der Quantenphysik zu befassen. Glücklicherweise hat sich die Situation inzwischen grundlegend geändert und Szent-Györgyis bahnbrechende Arbeiten zur molekularen Elektronik und zur Halbleitereigenschaft von Kollagen haben schließlich noch die gebührende Anerkennung gefunden (Hush 2006).

Eine weitere wichtige Eigenschaft der Flüssigkristalle ist die Piezoelektrizität: Wenn ein Material aus Flüssigkristallen unter Druck- oder Zugspannung gesetzt wird, baut sich im Inneren ein elektrisches Feld auf. Die Verformung von Knochen, Zähnen, Sehnen, Gefäßwänden, Muskeln und Haut führt immer zur Entstehung schwacher elektrischer Felder, die durch den piezoelektrischen Effekt erklärt werden können. Die piezoelektrische Konstante für trockenes Sehnengewebe ist beispielsweise fast dieselbe wie für einen Quarzkristall (Braden et al. 1966). Allerdings besteht noch keine Einigkeit darüber, ob die durch Bindegewebeverformung hervorgerufenen elektrischen Felder ausschließlich auf den piezoelektrischen Effekt zurückzuführen sind. Auch das Strömungspotenzial kann zu den elektrischen Phänomenen im Gewebe beitragen (Bassett 1968).

Interessant ist nun die Frage, welche biologische Bedeutung diese elektrischen Effekte haben. Offenbar werden bei jeder einzelnen Bewegung des Körpers durch die Kompression oder Dehnung von Knochen, Sehnen, Muskeln etc. elektrische Felder erzeugt. Elektrische Felder entstehen darüber hinaus auch im Rahmen der Nervenleitung und der Depolarisation von Muskelzellmembranen. Man vermutet, dass sich alle diese Felder in die umgebenden Gewebe hinein ausbreiten und zu Signalen werden, aus denen die Zellen Informationen über die Art der Bewegung und Belastung bzw. über sonstige, anderswo im Körper auftretende Vorgänge gewinnen. Auf diese Weise können Fibroblasten, Osteoblasten und andere Zellen ihre Aktivität stets so anpassen, dass die Gewebestruktur entsprechend der aktuellen Beanspruchung erhalten bzw. wiederhergestellt wird. Dies wird als Grundlage des Wolff'schen Gesetzes angesehen und als die Ursache dafür, dass Bewegung und Training die Knochensubstanz erhalten, bei längerer Bettlägerigkeit oder Aufenthalt in der Schwerelosigkeit dagegen ein Knochenschwund eintritt.

Dass sich Sehnen bei chronischer Belastung verdicken und verhärten, ist Therapeuten für energetische Körperarbeit und Bewegungstherapien hinlänglich bekannt. Und sie kennen auch die Behandlungsmöglichkeiten zur Beseitigung von Spannungen im myofaszialen Netzwerk durch Lockerung chronisch verspannter Muskeln und Lösung verhärteter Bereiche insbesondere an den Sehnenansatzstellen am Knochen.

Sportler, Musiker, Tänzer und andere Künstler erleben ständig, wie gut sich Struktur und Funktion, Bewegung und Kraft anpassen können, wenn eine bestimmte Tätigkeit wieder und wieder eingeübt wird. Ein Extrembeispiel ist der Bodybuilder, der durch den Stimulus ständiger Muskelanstrengung drastische Veränderungen seiner Körperformen erzielen kann. Dabei nehmen nicht nur die Muskeln an Masse und Kraft zu, sondern auch die anderen Komponenten des myofaszialen Systems. Die differenzierten Fähigkeiten des Konzertgeigers sind ein anderes Beispiel für das Phänomen, dass sich der Körper allmählich in Form und Bewegung perfekt an die täglichen Anforderungen anpasst.

Man geht davon aus, dass diese geordneten und konzertierten Strukturveränderungen durch die Kommunikation zwischen den verschiedenen Zellen und Geweben koordiniert werden und diese Kommunikation zumindest teilweise über elektrische Felder verläuft, die durch den piezoelektrischen Effekt, die Strömungspotenziale oder die Aktivität im Rahmen der motorischen Steuerung erzeugt werden.

Angeregt wurde die Forschung auf diesem Gebiet durch die Entdeckung von Dr. Robert O. Becker und anderen, dass sich die Heilung von Knochenfrakturen durch schwache elektrische Ströme beschleunigen lässt. Natürlich ist der Erfolg eines therapeutischen Ansatzes kein zwingender Beweis für die Richtigkeit der Theorie, die ihn erklärt. Aber zumindest kann der medizinische Einsatz schwacher elektrischer Felder die Osteogenese so wirksam anregen, dass diese Methode breite Anwendung zur Behandlung von schlecht heilenden Knochenbrüchen gefunden hat (Bassett 1995), selbst wenn sich diese bereits über 40 Jahre hinzog.

Aber wie genau gelangt ein durch motorische Aktivität erzeugtes elektrisches Feld nun von seinem Ursprungsort aus zu den benachbarten Fibroblasten bzw. Osteoblasten und von dort aus in den Zellkern, wo die Proteinsynthese reguliert wird? Bassett (1995) beschreibt einen mehrstufigen Vorgang, bei dem durch die Zellmembran hindurch und über das Zytoskelett der Zellkern und die DNA erreicht werden. Physiologen denken bei der Übertragung von elektrischen Ladungen in der Regel an bewegte Ladungsträger wie Natrium-, Kalium- und Chloridionen, die auch bei anderen physiologischen Vorgängen eine Rolle spielen. Es ist aber denkbar, dass auch andere Ladungsträger und andere Energieformen beteiligt sind. Auch Licht und Klang könnten eine Rolle spielen.

Die hypothetische Annahme von Lichtemissionen aus den faszialen Flüssigkristallen wird bestätigt durch die Entdeckungen von Fröhlich (1988). Er zeigte sowohl theoretisch als auch experimentell, dass diese Flüssigkristalle ab einem bestimmten Energieniveau kohärent zu schwingen beginnen. Dies führt zur Emission von kohärentem Licht, das inzwischen auch dokumentiert werden konnte.

2.5.6 Licht

Licht bzw. Biophotonen sind ebenfalls Energieformen, die im Körper erzeugt werden und sich innerhalb der Lebensmatrix bewegen. Die moderne Ära der Biophotonenforschung begann 1974 mit den Arbeiten der Gruppe um Fritz-Albert Popp in Deutschland. In den letzten 30 Jahren wiesen Popp und einige seiner Kollegen in der ganzen Welt schlüssig nach, dass lebende Systeme kohärente Biophotonen emittieren und absorbieren. Inzwischen gibt es etwa 40 Arbeitsgruppen in rund einem Dutzend verschiedenen Ländern, die diese Theorie und ihre praktischen Anwendungen mit modernsten Methoden erforschen.

Durch die Arbeit dieser Wissenschaftler wissen wir inzwischen, dass alle Lebewesen, auch Menschen, einen Lichtschein aussenden. Er ist so schwach, dass er mit bloßem Auge nicht wahrzunehmen ist. Mit Photomultipliern, die schwache Signale millionenfach verstärken, kann er jedoch genau vermessen werden. Die Intensität des Biophotonenscheins liegt bei mehreren Zehntausend Photonen pro Quadratzentimeter und Sekunde; nach einer Rechnung von Bischof (2005) entspricht dies in etwa dem Licht einer Kerze aus einer Entfernung von 20 Kilometern. Biophotonen haben Wellenlängen zwischen 200 und 800 nm, also vom ultravioletten über den sichtbaren bis zum infraroten Bereich.

Diese Emissionen dürfen nicht verwechselt werden mit der chemischen Biolumineszenz, die wesentlich stärker ist und ganz andere Ursachen und Merkmale hat. Im Gegensatz zur chemischen Biolumineszenz nehmen die Biophotonenemissionen kurz vor dem Tod einer Zelle hundert- oder tausendfach zu und erlöschen dann mit dem Zelltod. Durch eine Verletzung der Zelle wird die Erzeugung von Biophotonen angeregt. Das kohärente Biophotonenlicht ist nicht konstant, sondern variiert ständig in Abhängigkeit von der Aktivität im Organismus. Das Biophotonensignal ändert sich auch im Verlauf des Zellzyklus und wird darüber hinaus durch jede physiologische Veränderung im Organismus beeinflusst. Kürzlich wurde außerdem entdeckt, dass Biophotonen von den Akupunkturmeridianen ausgesandt werden, wenn die Punkte mit verschiedenen bei der Akupunktur verwendeten Methoden stimuliert werden (Schlebusch et al. 2005).

Popp hat seine jahrelange Biophotonenforschung in einem Konzept der Gestaltbildung durch Zellkoordination und -kommunikation zusammengefasst. In der Biophotonenemission hat er eine Antwort auf die Frage der Morphogenese und Gestaltbildung gefunden:

- Durch Photonenkommunikation kann jede Zelle erfahren, was die anderen Zellen gerade tun.
- Die Vorgänge im Körper werden durch schwache Lichtemissionen orchestriert.
- Die Emissionen liegen im Quantenbereich.

Diejenigen, die an den verschiedenen Funktionen der Faszie und des Bindegewebes für die Ganzkörperkommunikation interessiert sind, mögen aus diesem Abschnitt also die zentrale Botschaft mitnehmen, dass die Flüssigkristalldomänen im Bindegewebe starke Biophotonenemitter und -sensoren sind.

2.5.7 Muskelgeräusch

Muskeln erzeugen bei der Kontraktion Geräusche, die mit normalen Mikrofonen problemlos aufgenommen werden können (z. B. Oster und Jaffe 1980, Stokes und Cooper 1992). Die Aufzeichnung des akustischen Myogramms ist eine einfache, nichtinvasive und portable Methode zur Muskeldiagnostik und kann zur Erfassung der Muskelermüdung, Kontrolle von Prothesen oder Diagnostik von kindlichen Muskelerkrankungen eingesetzt werden. Für den Leser ist es sicher aufschlussreich, einmal das eigene Muskelgeräusch anzuhören: Dafür muss man lediglich eine Badewanne füllen und bis zu den Ohren im Wasser liegend (ohne dass die Nase unter Wasser gerät) die Zähne zusammenbeißen oder andere Gesichts- oder Halsmuskeln anspannen. Dabei entstehen rumpelnde Geräusche, die man unter Wasser hören kann. Wer ein feines Gehör hat, hört möglicherweise auch die Geräusche, die durch willkürliche Anspannung anderer Muskeln im Körper produziert werden. Muskelkontraktionen erzeugen also Geräusche, die durch die

Gewebe fortgeleitet werden. Ob diese Geräusche irgendeine Steuerungsfunktion haben, ist bisher offenbar noch nicht bekannt.

Allein die Existenz der Muskelgeräusche bringt jedoch eine weitere Dimension in unsere Überlegungen zur Steuerung der Informationsübertragung in der Lebensmatrix: Klang und andere mechanische Vibrationen veranlassen die kristallinen Bindegewebe aufgrund des piezoelektrischen Effekts zur Erzeugung oszillierender elektrischer Felder mit derselben Frequenz wie die Geräusche. Schon durch die Betrachtung von nur zwei Energieformen – Elektrizität und Klang – wird erkennbar, dass und wie die verschiedenen Formen miteinander interagieren können.

2.5.8 Zusammenfassung

Die Informationen, die in diesem Kapitel zusammengefasst sind, sollen dem Leser einen ersten Einblick in die Möglichkeiten der nichtneuralen Energie- und Informationsübertragung im menschlichen Körper und die Beteiligung der Faszie an diesen Vorgängen geben. Viele dieser Phänomene lassen sich bisher nur durch Indizien belegen und anders als in der Rechtswissenschaft kann die Naturwissenschaft aufgrund von Indizien keine endgültigen Schlussfolgerungen ziehen. Die Untersuchung des hier vorgestellten Phänomens ist ohnehin eine Herausforderung, denn die normalerweise gängigen Messmethoden können dabei nicht angewendet werden – man kann nicht, wie beim Nervensystem, einfach eine Mikroelektrode in die Faszie einführen und die Art der dort stattfindenden Informationsabläufe ableiten. Der Verfasser geht jedoch davon aus, dass es schon in Kürze möglich sein wird, die Informationsverarbeitung in Fasziensystemen zu untersuchen, und es wird sich daraus eine völlig neue Sicht auf die Faszie und damit auf die Bedeutung manueller Therapien ergeben.

LITERATURQUELLEN

Bassett CAL. Biologic significance of piezoelectricity. Calcif Tissue Res 1968; 1: 152–272.
Bassett CAL. Bioelectromagnetics in the service of medicine. In: Blank M (ed). Electromagnetic Fields: Biological Interactions and Mechanisms. Advances in Chemistry Series 250. Washington, DC: American Chemical Society, 1995: p. 261–275.
Bischof M. Biophotons – The light in our cells. Journal of Optometric Phototherapy 2005; (March):1–5.
Braden M, Bairstow AG, Beider I, Rotter BG. Electrical and piezoelectrical properties of dental hard tissues. Nature 1966; 212: 1565–1566.
Bray D. Wetware: A Computer in Every Living Cell. New Haven, CT: Yale University Press, 2009.
Castellano López B, Nieto-Sampedro M (eds). Glial cell function. In: Progress in Brain Research, vol. 132. Oxford: Elsevier Science, 2001.
Chen C, Ingber D. Tensegrity and mechanoregulation: from skeleton to cytoskeleton. In: Findley T, Schleip R (eds). Fascia Research. Oxford: Elsevier, 2007: p. 20–32.
Finando S, Finando D. Fascia and the mechanism of acupuncture. J Bodyw Mov Ther 2011; 15: 168–176.
Findley T, Schleip R. Introduction. In: Huijing PA, Hollander P, Findley TW, Schleip R (eds). Fascia Research II. Basic science and implications for conventional and complementary health care. München: Elsevier, 2009.
Fröhlich H (ed). Biological coherence and response to external stimuli. New York, Berlin, Heidelberg: Springer-Verlag, 1988.
Hameroff S. The neuron doctrine is an insult to neurons. Behavioral and Brain Sciences 1999; 22(5): 838–839.
Ho MW. The Rainbow and the Worm. Singapore: World Scientific, 1994.
Ho MW. Quantum coherence and conscious experience. Kybernetes 1997; 26: 265–276.
Huijing PA. Muscle as a collagen fiber reinforced composite: a review of force transmission in muscle and whole limb. In: Findley T, Schleip R (eds). Fascia Research. Oxford: Elsevier, 2007: p. 90–107.
Hush NS. An overview of the first half-century of molecular electronics. Ann N Y Acad Sci 2006; 1006: 1–20.
Koob A. The root of thought: unlocking glia – the brain cell that will help us sharpen our wits, heal injury, and treat brain disease. Upper Saddle River, NJ: FT Press, 2009.
Langevin H. Connective tissue: A body-wide signaling network? Med Hypotheses 2006; 66: 1074–1077.
Langevin H, Yandow J. Relationship of acupuncture points and meridians to connective tissue planes. Anat Rec (New Anat) 2002; 269: 257–265.
Oschman JL. Bindegewebe als energetisches und Informations-Kontinuum. (dt. von Rolf Gleichmann unter http://www.rolfing-movement.de/Kurzinfo/Artikel/James_Oschman/body_james_oschman.HTM (letzter Zugriff: 12.12.2013)
Oster G, Jaffe JS. Low frequency sounds from sustained contraction of human skeletal muscle. Biophys J 1980; 30: 119–127.
Packard A. Contribution to the whole (H). Can squids show us anything that we did not know already? Biol Philos 2006; 21: 189–211.
Paoletti S. The fasciae: dysfunction and treatment. Seattle, WA: Eastland Press, 2006.
Pischinger A. The extracellular matrix and ground regulation. Berkeley, CA: North Atlantic Books, 2007.
Puck TT. The Mammalian Cell as a Microorganism: Genetic and Biochemical Studies In Vitro. Oakland, CA: Holden-Day, Inc, 1972.
Schlebusch KP, Maric-Oehler W, Popp FA. Biophotonics in the infrared spectral range reveal acupuncture meridian structure of the body. J Altern Complement Med 2005; 11: 171–173.
Sherrington CS. Man on His Nature. Garden City, NJ: Doubleday Anchor, 1951.
Shih YL, Rothfield L. The bacterial cytoskeleton. Microbiol Mol Biol Rev 2006; 70: 729–754.
Spencer J. Persönliche Mitteilung, 2007.
Stokes MJ, Cooper RG. Muscle sounds during voluntary and stimulated contractions of the human adductor pollicis muscle. J Appl Physiol 1992; 72: 1908–1913.
Szent-Györgyi A. The Korani Memorial Lecture in Budapest, Hungary. Towards a new biochemistry? Science 1941; 93: 609–611.
Szent-Györgyi A. The study of energy levels in biochemistry. Nature 1941; 148: 157–159.
Wolff J. Das Gesetz der Transformation der Knochen. Berlin: Hirschwald, 1892.

WEITERE LITERATURHINWEISE

Bassett CAL, Pawluk RJ, Becker ROL. Effect of electric currents on bone in vivo. Nature 1964; 204: 652–654.
Blechschmidt E. The Ontogenetic Basis of Human Anatomy. A biodynamic approach to development from conception to birth. Berkeley, CA: North Atlantic Books, 2004.
Friedenberg ZB, Roberts Jr FG, Didizian NH, Brighton CT. Stimulation of fracture healing by direct current in the rabbit fibula. J Bone Joint Surg 1971; 53A: 1400–1408.
Guimberteau J. Human subcutaneous sliding system. The basic stone: The microvacuolar concept. Plea for a new perception of the human anatomy and of the living matter architecture. In: Findley T, Schleip R (eds). Fascia Research. Oxford: Elsevier, 2007: p. 237–240.
Pickup AJ. Collagen and behaviour: A model for progressive debilitation. IRCS J Med Sci 1978; 6: 499–502.

KAPITEL 3

Fasziale Kraftübertragung

3.1	**Kraftübertragung und Muskelmechanik** Peter A. Huijing	82
3.1.1	Myotendinöse Kraftübertragung	82
3.1.2	Myofasziale Kraftübertragung	82
3.2	**Myofasziale Kraftübertragung – eine Einführung** Peter A. Huijing	84
3.2.1	Intramuskuläre Formen der myofaszialen Kraftübertragung	84
3.2.2	Epimuskuläre myofasziale Kraftübertragung	84
3.2.3	Auswirkungen der epimuskulären myofaszialen Kraftübertragung	84
3.2.4	Komplexe myofasziale Kraftwirkungen	86
3.2.5	Sonstige Einflussfaktoren	86
3.2.6	Auswirkungen auf die sensiblen Funktionen	87
3.3	**Myofasziale Ketten: Übersicht über die verschiedenen Modelle** Philipp Richter	89
3.3.1	Kurt Tittel: Muskelschlingen	89
3.3.2	Herman Kabat: Propriozeptive neuromuskuläre Fazilitation (PNF)	89
3.3.3	Godelieve Struyf-Denys	90
3.3.4	Leopold Busquet	92
3.3.5	Paul Chauffour: das mechanische Bindeglied	93
3.3.6	Das Richter-Hebgen-Modell	94
3.4	**Kraftübertragung über Anatomische Zuglinien** Thomas Myers	96
3.4.1	Einleitung: die Extrazellulärmatrix als Metamembran	96
3.4.2	Die Teilung des Unteilbaren	96
3.4.3	Isolierte Muskeln	97
3.4.4	Die Anatomischen Zuglinien	97
3.4.5	Tensegrity	99
3.4.6	Schlussbemerkung	99
3.5	**Biotensegrität – die Faszienmechanik** Stephen M. Levin und Danièle-Claude Martin	101
3.5.1	Einleitung	101
3.5.2	Die Ursprünge von Biotensegrität	101
3.5.3	Die Myofaszie als Spannwerk im Biotensegritätsmodell	102
3.5.4	Faszientraining	103
3.5.5	Bewegungspole	103
3.5.6	Die Integration von Myofaszie und Skelett	103
3.5.7	Zusammenfassung	104
3.6	**Das subkutane und epitendinöse Gewebe des multimikrovakuolären Gleitsystems** Jean Claude Guimberteau	106
3.6.1	Einleitung	106
3.6.2	Beobachtungen zur Mechanik	106
3.6.3	Mikroanatomische Beobachtungen in vivo	106
3.6.4	Beobachtungen zu Mikrovakuolen	106
3.6.5	Dynamische Funktionszuordnung	106
3.6.6	Kombinierte Lastübertragung und -aufnahme	107
3.6.7	Verletzung und Verletzlichkeit	107
3.6.8	Das MVCAS ist ubiquitär	107
3.6.9	Weitere Forschung	107
3.6.10	Schlussbemerkungen	108

3.1 Kraftübertragung und Muskelmechanik

Peter A. Huijing

Allgemeine Grundlagen

Muskelkraft wird innerhalb der Myozyten (Muskelfasern) durch Sarkomere erzeugt. Damit sie in eine Körperbewegung umgesetzt werden kann, müssen die Sarkomerkräfte – aufsummiert nach den Regeln für Serien- und Reihenschaltungen – aus den Muskelfasern nach außen übertragen werden. Allgemein besagen diese Summationsregeln, dass sich bei parallel angeordneten Sarkomeren die Kräfte und bei seriell angeordneten die Verkürzungen bzw. Verkürzungsgeschwindigkeiten addieren.

Die Mechanik der Kraftübertragung kann generell auf zwei Arten analysiert werden:
1. Beim direkten Ansatz wird die Übertragung der Kraft von den Muskelsarkomeren auf z. B. die Sehne und von dort aus auf den Knochen betrachtet, wo sie die Bewegung eines Körperteils verursacht.
2. Der inverse Ansatz fragt: Von welchen Strukturen gehen die sog. Reaktionskräfte aus, die es dem Muskel erlauben, seine Kraft umzusetzen? Denn ein aktiver oder gedehnter passiver Muskel wird sich, sofern nicht eine Last (Gegenkraft) dies verhindert, so weit verkürzen, bis er seine Ruhelänge erreicht hat, in der keine Kraft mehr erzeugt werden kann. Diese Gegenkraft, die Reaktionskraft, ist genauso groß wie die vom Muskel erzeugte Kraft (Actio = Reactio), wirkt aber in entgegengesetzter Richtung. Sie kann von den Sehnen oder anderen seriell zu den Sarkomeren angeordneten Strukturen stammen.

Natürlich sollte man mit beiden Ansätzen am Ende zum gleichen Ergebnis kommen. Der inverse Ansatz wirkt auf den ersten Blick komplizierter; wir werden ihn hier aber dennoch verwenden, weil er weniger fehleranfällig ist.

Da es zwei Arten von Strukturen gibt, die seriell zu den Sarkomeren angeordnet sind – die Sehnen und die Faszie –, müssen zwei Formen der Kraftübertragung unterschieden werden: die myotendinöse und die myofasziale Kraftübertragung.

3.1.1 Myotendinöse Kraftübertragung

Jede Muskelzelle (Muskelfaser) hat an mindestens einem Ende eine myotendinöse Übergangszone (> Abb. 3.1.1A). In diesem Bereich sind die dünnen Filamente des jeweils letzten Sarkomers der intrazellulären Myofibrillen durch das Sarkolemm hindurch mit Kollagenfasern der Aponeurose (Sehnenplatte) verbunden, die in einer Einstülpung des Sarkolemms, jedoch stets außerhalb der Zelle liegen (> Abb. 3.1.1B). In > Abb. 3.1.2 ist der molekulare Aufbau einer solchen Verbindung dargestellt. Die Last, die am myotendinösen Übergang auf das letzte Sarkomer wirkt, wird auf die nächsten, seriell dahinter liegenden Sarkomere der Myofibrille übertragen. Sofern dies die einzige Form der Kraftübertragung ist, müssen die Kräfte in allen seriellen Sarkomeren einer Myofibrille gleich sein. Und wenn dies die einzige vorhandene Reaktionskraft ist (und alle Sarkomere dieselben Eigenschaften haben), werden sich die Sarkomere so weit verkürzen, bis ihre (identischen) Kräfte im Gleichgewicht mit der Reaktionskraft stehen. Unter statischen Bedingungen ergeben sich daraus am Ende identische Sarkomerlängen innerhalb einer Muskelfaser.

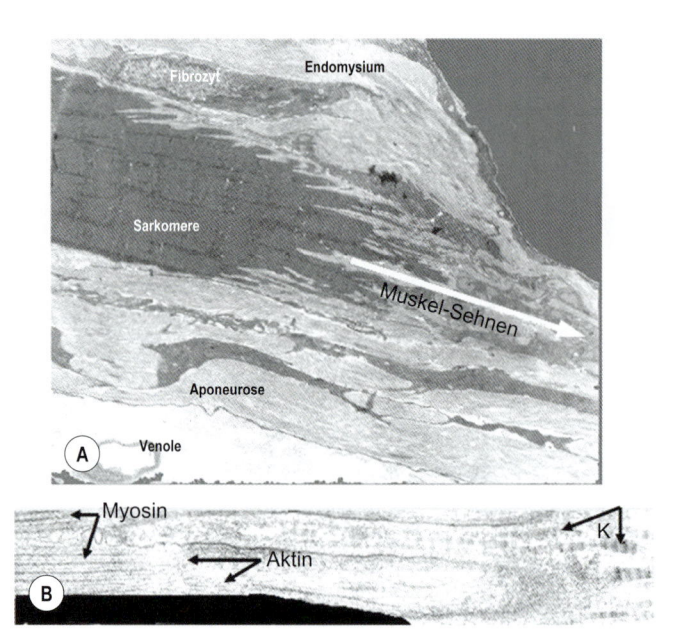

Abb. 3.1.1 Der Muskel-Sehnen-Übergang. (A) Übergangszone einer Muskelfaser in einer elektronenmikroskopischen Aufnahme mit geringer Vergrößerung. Intrazelluläre Bereiche (z. B. Sarkomere) erscheinen dunkel, die extrazelluläre Substanz erscheint hell. Sie bildet zahlreiche Einstülpungen, die in die Muskelfaser hineinragen, sodass ein ausgedehnter Kontaktbereich entsteht. Die Aponeurose setzt sich aus vielen winzigen Sehnenfäden zusammen, die jeweils zu einer einzigen Muskelfaser gehören. (B) Elektronenmikroskopisches Bild einer Einstülpung in stärkerer Vergrößerung. In der Einstülpung liegen Kollagenfasern (K), die den Sehnenfaden der Muskelfaser (weiter rechts) bilden werden. Im intrazellulären Bereich sind (dickere) Myosin- und (dünnere) Aktinfilamente des letzten Sarkomers markiert. Die Aktinfilamente sind durch das Sarkolemm und die Basalmembran (dunkle Grenzlinie zwischen Einstülpung und Muskelfaser) hindurch mit den Kollagenfasern verbunden.

3.1.2 Myofasziale Kraftübertragung

Verbindungen zwischen Sarkomeren und extrazellulären Kollagenfasern gibt es aber nicht nur an den Enden der Muskelfaser. Sie sind vielmehr über das intrazelluläre Zytoskelett sowie über transmembranöse Proteine entlang der gesamten Zelloberfläche ausgebildet. Auf die Sarkomere in der Muskelfaser wirken somit mehrere Reaktionskräfte. Wenn diese seitlichen Reaktionskräfte (auch sie werden am besten als Last betrachtet, die zusätzlich zu der myotendinösen Last auf die Sarkomere wirkt) einen relevanten Anteil an der Gesamtreaktionskraft haben, wird ein Teil der Muskelkraft auch auf das Endomysium übertragen. Dies bezeichnen wir als myofasziale Kraftübertragung. In diesem Fall müssen nicht alle seriell verbundenen Sarkomere identische Länge und Kraft haben: Selbst die Kräfte unmittelbar nebeneinanderliegender Sarkomere können verschieden sein, wenn an einem Sarkomer myofasziale und myotendinöse Reaktionskräfte gemeinsam, am anderen jedoch nur die myo-

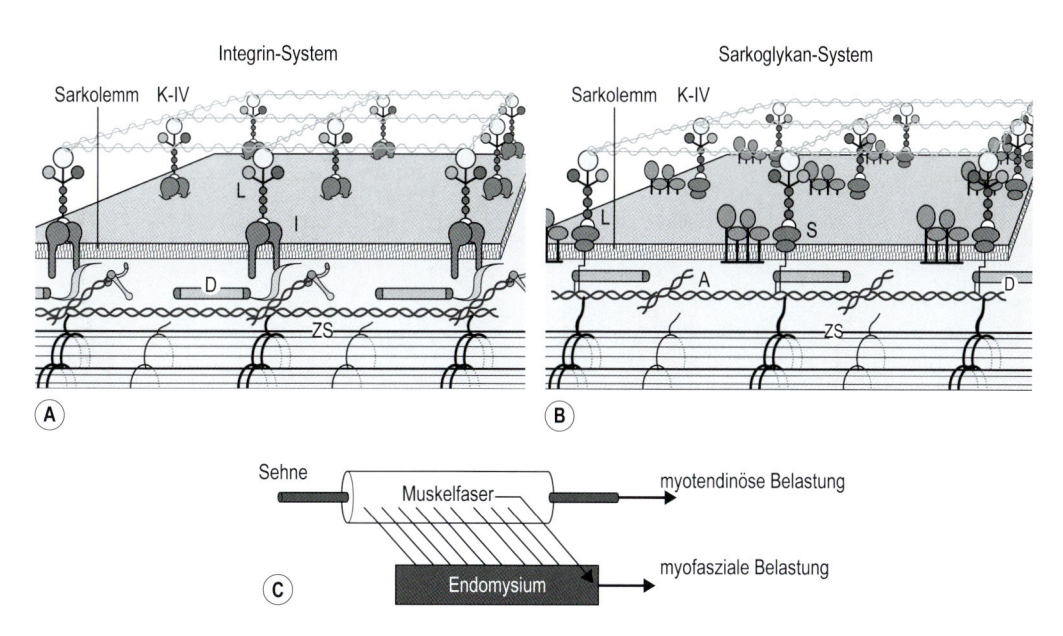

Abb. 3.1.2 Anbindung der Sarkomere an die extrazellulären Strukturen. Die schematische Darstellung zeigt zwei der transsarkolemmalen Verbindungssysteme. Sie sind jeweils nach dem Molekül benannt, das über das Sarkolemm (die Zellmembran der Muskelfaser) und die Basalmembran die Verbindung zum Endomysium (nicht mit abgebildet) herstellt: Integrin-System (A) und Sarkoglykan-System (B). Die Abkürzungen bezeichnen folgende Moleküle oder Strukturen: ZS = Zytoskelett der Muskelfaser, an das die Sarkomere an den Z-Scheiben (Doppellinien) und M-Linien (einfache Linien) angeheftet sind. A = Aktinfilamente an der Innenseite des Sarkolemms. D = Dystrophinmolekül, das Aktin mit den Sarkoglykanen (S im rechten Bild) verbindet bzw. die Verbindung zwischen den beiden Systemen bildet. Ein Mangel an diesem Protein verursacht schwere Erkrankungen. Talin (T) verbindet die subsarkolemmalen Aktinfilamente mit Integrinmolekülen (I, linkes Bild). In beiden Systemen stellt Laminin (L) die Verbindung zu einem Netz von Kollagen-IV-Molekülen (K-IV) her. (C) Mechanisch bewirken solche myofaszialen Verbindungen (dünne schwarze Linie) eine Vorspannung der Muskelfaser zusätzlich zur myotendinösen Vorspannung.

tendinöse Reaktionskraft der Sarkomerverkürzung entgegenwirkt (➤ Abb. 3.1.2C).

Es sei darauf hingewiesen, dass manche Autoren davon ausgehen, dass die intramuskuläre myofasziale Kraftübertragung allein zwischen benachbarten Muskelfasern wirkt (➤ Kap. 1.1). Im Gegensatz dazu wollen wir im Folgenden zeigen, dass das Bindegewebestroma des Muskels einen Weg für die Übertragung von Kräften über den Faszikel und die Grenzen des Muskels hinaus bietet (➤ Kap. 3.2).

3.2 Myofasziale Kraftübertragung – eine Einführung
Peter A. Huijing

3.2.1 Intramuskuläre Formen der myofaszialen Kraftübertragung

Das Endomysium umhüllt die einzelnen Muskelfasern schlauchförmig. Dabei ist jedoch zu beachten, dass die endomysialen Scheidewände jeweils zu zwei benachbarten „Schläuchen" (und Muskelfasern) gehören. Auf diese Weise entsteht eine wabenartige Struktur aus intramuskulärem Bindegewebe, die bis zu den Grenzen des Faszikels reicht (➤ Kap. 1.1). Die Faszikel wiederum sind – mit ihren perimysialen Schläuchen – auf die gleiche Weise zusammengesetzt, sodass innerhalb des gesamten Muskels ein kontinuierliches Stroma aus Bindegewebeschläuchen vorhanden ist, dessen äußere Grenze das den Gesamtmuskel umgebende Epimysium bildet.

Wenn sich die myofasziale Kraftübertragung auf den Bereich eines Muskels beschränkt, wird sie als intramuskuläre myofasziale Übertragung bezeichnet; dieser Begriff wird auch für die Kraftübertragung in einer einzelnen Muskelfaser oder einem einzelnen Faszikel innerhalb der Endomysium- bzw. Perimysiumhülle verwendet (➤ Kap. 8). In diesem Fall müssen, ebenso wie bei einem vollständig isolierten Muskelpräparat, die Reaktionskräfte über die Sehnen wirken, da die Sehnen die einzige wirksame Verbindung zur Umgebung darstellen (Huijing, Baan und Rebel 1998).

3.2.2 Epimuskuläre myofasziale Kraftübertragung

Wenn auf einen Muskel eine *myofasziale* Last, also eine Reaktionskraft aus faszialen Strukturen, einwirkt (Huijing und Baan 2001), wird die Kraft über das Epimysium auf das intramuskuläre Stroma übertragen. Daher wird diese Art der Kraftübertragung als epimuskuläre myofasziale Übertragung bezeichnet. Sie kann auf zwei Wegen erfolgen:
- Direkt zwischen zwei benachbarten Muskeln (und auf die Muskelgruppe, d. h. die Synergisten, beschränkt). Wir sprechen in diesem Fall von einer intermuskulären myofaszialen Kraftübertragung.
- Zwischen einem Muskel und einer extramuskulären Struktur, z. B. einem Gefäß-Nerven-Strang (d. h. der kollagenverstärkten Scheide, in der Nerven, Blut- und Lymphgefäße verlaufen), einem Muskelseptum (das Muskelgruppen voneinander abgrenzt), einer Membrana interossea (zwischen Knochen aufgespannte Membran), dem Periost, der allgemeinen (oder tiefen) Faszie etc. Diese Form wird als extramuskuläre myofasziale Kraftübertragung bezeichnet, um die Beteiligung extramuskulärer Strukturen deutlich zu machen. Die auf diesem Weg übertragenen Kräfte können zur Gelenkstabilisierung beitragen oder auf Knochen, andere extramuskuläre Strukturen oder andere Muskeln einwirken.

Alle bisher genannten Gewebe (mit Ausnahme der Aponeurosen und Sehnen) sind Teil eines zusammenhängenden Fasziensystems. Die Tatsache, dass sie zusammenhängen, bedeutet *per se* noch nicht, dass sie untereinander Kräfte übertragen: Wenn die Verbindungen sehr nachgiebig sind (d. h. die Compliance hoch und die Steifigkeit gering ist), kommt es zunächst zu einer ausgeprägten Längenänderung, durch die die Verbindung gefestigt wird, und erst dann zu einer Kraftübertragung. Experimente zeigen jedoch, dass auch schon nach geringeren Längenänderungen eine messbare Übertragung von Muskelkräften auftritt. Auch Faszien, die nicht aus straff zusammengefügten Kollagenfasern bestehen, können also Muskelkräfte übertragen. Die Bezeichnung „lockeres Bindegewebe" für diese Gewebe ist daher eigentlich irreführend (Huijing und Langevin 2009). Sie sollten besser als „areoläres Bindegewebe" bezeichnet werden.

3.2.3 Auswirkungen der epimuskulären myofaszialen Kraftübertragung

Proximal-distales Kraftgefälle

Bei einer myofaszialen Kraftübertragung sind die an Ursprung und Ansatz des Muskels wirkenden Kräfte ungleich groß (Huijing und Baan 2001). Die resultierende myofasziale Vorspannung (d. h. die Vektorsumme aller myofaszial einwirkenden Kräfte unter Berücksichtigung von Betrag und Richtung) bewirkt, dass die Sarkomere am einen Ende der Muskelfasern länger sind als am anderen, d. h., dass lokal unterschiedliche Aktionskräfte aufgebracht werden (➤ Abb. 3.2.1A). Eine Kraft, die der zusätzlichen Last entspricht, wird dann in die am entgegengesetzten Muskelende wirksame Kraft integriert. Wenn die myofaszialen Verbindungen zu den extratendinösen Geweben intakt sind, können sich sogar die Aktionskräfte mehrerer Muskeln am Ansatz eines anderen Muskels manifestieren (Rijkelijkhuizen et al. 2005, 2009).

Sarkomerlängenverteilungen in Muskeln und Muskelfasern

Bei einer myofaszialen Vorspannung nehmen die seriell angeordneten Sarkomere einer Muskelfaser unterschiedliche Längen an (serielle Längenverteilung). Die Zusatzkraft wird großenteils von den aktiven Sarkomeren aufgenommen (da deren Steifigkeit hoch ist), kann aber auch vom Bindegewebestroma des Muskels übernommen werden und addiert sich zu der aufgebrachten Aktionskraft.

Wenn Einwirkungsort, Richtung und Betrag der myofaszialen Last für jede Muskelfaser gleich wären, gäbe es nur eine serielle Sarkomerlängenverteilung. Schon ein einfaches Experiment zeigt jedoch, dass der Sachverhalt komplexer ist: Wenn man an beide Sehnen eines (horizontalen) Muskels gleich schwere Gewichte hängt, wird der Muskel nach unten gezogen und der extramuskulär verlaufende Gefäß-Nerven-Strang freigelegt (➤ Tafel 3.2.1A). Allerdings wird der Strang an der distalen Sehne weiter nach unten gezogen als an der proximalen; also muss er am proximalen Ende des Muskels steifer sein als am distalen. Infolgedessen wird die Länge der Muskelfasern im proximalen Muskelbereich im Mittel länger sein als im distalen Bereich. Es liegt also auch eine parallele Längenverteilung der Sarkomere vor. Wie diese beiden Verteilungen aussehen, hängt von den spezifischen Bedingungen der myofaszialen Krafteinwirkung ab. Sie zu messen ist schwierig, aber mit einer Finite-Elemente-Modellierung (> Kap. 8.5) kann man solche Vorgänge selbst unter komplexeren Belastungsbedingungen analysieren.

Myofasziale muskuläre Interaktionen

Untersuchungen an Muskelpräparaten (Maas, Meijer und Huijing 2005) zeigen, dass zwar eine gewisse intermuskuläre Kraftübertragung stattfindet, für die muskulären Interaktionen jedoch die extramuskuläre Kraftübertragung eine größere Rolle spielt. Eine mechanische Interaktion zwischen zwei Muskeln verläuft in diesem Fall über zwei gekoppelte extramuskuläre myofasziale Kraftübertragungen: von einem Muskel zum extramuskulären Gewebe und vom extramuskulären Gewebe zum anderen Muskel. Es wurde gezeigt, dass bei der myofaszialen Interaktion zwischen synergistischen Muskeln sowohl intermuskuläre als auch extramuskuläre Übertragungen auftreten können (Huijing und Baan 2001, Huijing 2003). Im Experiment zeigte sich dies wie folgt: Wenn der Agonist an der distalen Sehne gedehnt und der Synergist dabei auf konstanter Länge gehalten wird (> Abb. 3.2.1B), nimmt die distal wirkende Kraft im isometrisch gehaltenen Synergisten mit zunehmender Länge seines Nachbarmuskels immer weiter ab (im Vergleich zum nicht verbundenen Zustand). Der gedehnte Muskel erzeugt oder verstärkt eine distal gerichtete myofasziale Last für den isometrischen Synergisten. Während die Last an der proximalen Sehne in die vom Muskel aufgebrachte Kraft integriert wird (wie in > Abb. 3.2.1A), nimmt die distal aufgebrachte Kraft unter diesen Bedingungen ab.

Eine myofasziale Kraftübertragung zwischen zwei antagonistischen Muskeln ist (per definitionem) nur über den extramuskulären Mechanismus möglich, da Antagonisten immer durch die Wände der Muskellogen voneinander getrennt sind. Zwischen den Logen gibt es steife Verbindungen über die Gefäß-Nerven-Stränge, aber auch andere extramuskuläre Faszienstrukturen spielen vermutlich eine Rolle. Auswirkungen und Grundlagen der myofaszialen Interaktion zwischen zwei Muskel(gruppe)n auf verschiedenen Seiten eines Septums oder einer Membrana interossea (> Abb. 3.2.1C) entsprechen im Prinzip den für die synergistischen Muskeln dargestellten (Huijing 2007, Huijing et al. 2007, Meijer, Baan und Huijing 2007, Rijkelijkhuizen et al. 2007).

In einer Reihe von Experimenten an Ratten konnten wir zeigen, dass diese Mechanismen und Wechselwirkungen zwischen allen Muskeln des Unterschenkels auftreten (eine Zusammenfassung der Ergebnisse findet sich bei Rijkelijkhuizen et al. 2009). Selbst Antagonisten auf verschiedenen Seiten des Unterschenkels (z. B. M. tibialis anterior und M. triceps surae; vgl. die an Mäusen erhobenen Daten in > Kap. 5.8) stehen also in Beziehung zueinander und können nicht uneingeschränkt als unabhängige Einheiten behandelt werden. Hieraus ergibt sich die wichtige Erkenntnis, dass die von den aktiven Sarkomeren aufgebrachten Kräfte in einem Muskel

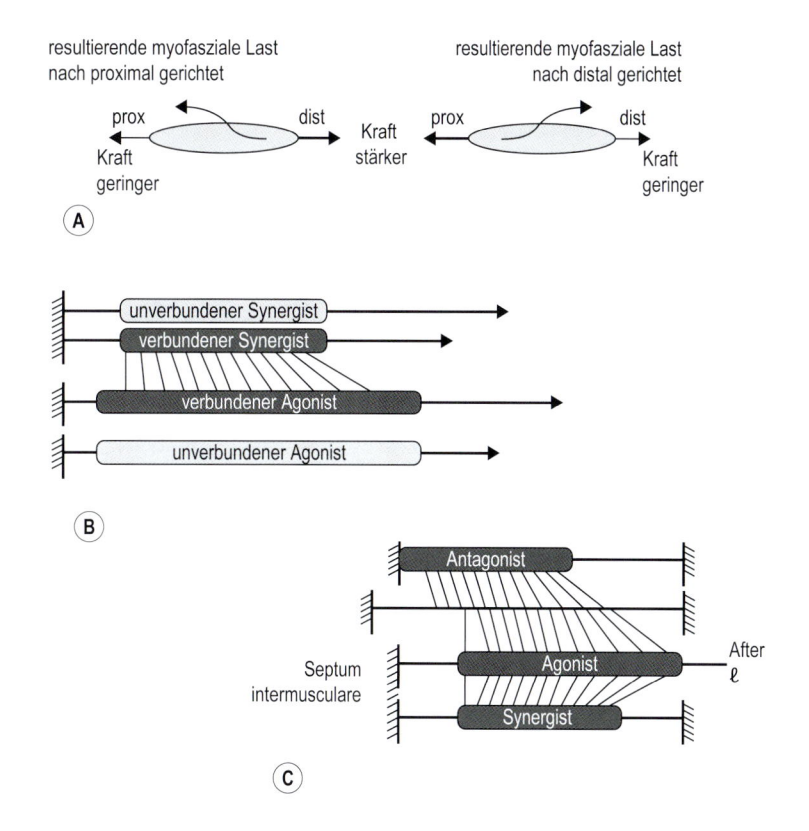

Abb. 3.2.1 Die myofasziale Kraftübertragung und ihre Folgen. (A) Proximal-distales Kraftgefälle: Die resultierende myofasziale Krafteinwirkung auf den Muskel wird je nach ihrer Richtung in die proximale (linkes Bild) oder die distale Muskelkraft (rechtes Bild) integriert. (B) Distale Kraft in unverbundenen und myofaszial verbundenen Muskeln nach distaler Dehnung: Wenn der Agonist gedehnt wird, nimmt die Kraft in der synergistischen Muskulatur ab. (C) Verbindung und myofasziale Krafteinwirkung auf die Antagonisten über das Muskelseptum hinweg. Unter diesen Bedingungen wirkt ein Teil der antagonistischen Muskelkraft auf die distale Sehne (rechts) des Agonisten.

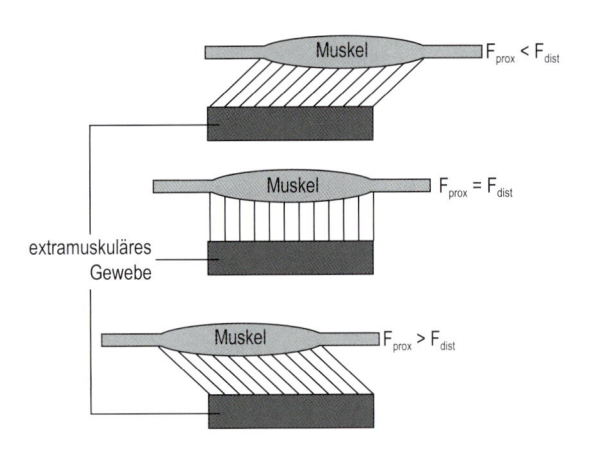

Abb. 3.2.2 Auswirkungen der Lagebeziehungen auf die myofaszialen Verbindungen und Kräfte. Wenn ein Muskel mit konstanter Länge bewegt wird, ändert er seine Position relativ zur Umgebung (z. B. relativ zu anderen Muskeln oder extramuskulären Geweben). Dadurch ändert sich die Richtung der über die myofaszialen Verbindungen wirkenden Last auf den Muskel. Dies hat entsprechende Konsequenzen für die Muskelkraftwirkung an der proximalen (links) und distalen Sehne (rechts).

z. T. auch an der Sehne des Antagonisten wirksam werden können. Die proximalen Sarkomere einer Muskelfaser sind also nicht nur seriell zu den weiter distal liegenden Sarkomeren derselben Faser, sondern über die myofasziale Kraftwirkung auch mit den distalen Sarkomeren (und ihren Endomysien) der gedehnten Antagonistenmuskulatur angeordnet. Offensichtlich ist die klassische Vorstellung, dass Antagonisten stets entgegengesetzte Wirkung haben, unzutreffend und sollte, ebenso wie die zugehörige Nomenklatur, grundlegend revidiert werden – das aber sprengt den Rahmen dieses Kapitels.

Auch die Lagebeziehungen beeinflussen die muskuläre Kraftwirkung

Experimente (Huijing 2002, Maas, Baan und Huijing 2004) und Finite-Elemente-Modelle (Maas et al. 2003a, 2003b, Yucesoy et al. 2006) zeigen, dass ein Muskel, der in konstanter Länge gehalten und durch seine natürliche Faszienumgebung bewegt wird, Sehnenkräfte in proximaler oder distaler Richtung erzeugt. Diese variieren entsprechend der myofaszialen Last, die wiederum von der jeweiligen relativen Position abhängt (> Abb. 3.2.2).

Relativbewegungen zwischen synergistischen Muskeln können zustande kommen, wenn die Hebelarme am überspannten Gelenk unterschiedlich lang sind, bei bi- und polyartikulären Muskeln auch durch Bewegungen in einem Gelenk, das durch den benachbarten monoartikulären Muskel nicht überspannt wird. Relativbewegungen zwischen Antagonisten sind ohnehin die Regel, da Antagonisten bei der Gelenkbewegung immer entgegengesetzt beeinflusst werden (z. B. werden bei einer Flexion die Strecker gedehnt und die Beuger verkürzt).

3.2.4 Komplexe myofasziale Kraftwirkungen

Weiter oben wurden anhand einfachster Beispiele die Prinzipien der myofaszialen Kraftübertragung erläutert. Tatsächlich sind die Krafteinwirkungen auf den Muskel im intakten myofaszialen System jedoch viel komplexer.

Häufig wirken mehrere, auch entgegengesetzte Kräfte gleichzeitig – z. B. eine proximal gerichtete Kraft über den Gefäß-Nerven-Strang und eine distal gerichtete über die Muskellogenwand. Letzteres ist insbesondere bei kurzer Muskellänge der Fall, lässt sich aber auch bei größerer Länge noch nachweisen. Wenn man eine Sehne durchtrennt (> Kap. 5.4), retrahiert der passive, tenotomierte Muskel ein Stück weit. Wird er stimuliert, verkürzt er sich nur ein wenig mehr. Also wirkt offenbar distal eine myofasziale Kraft, die den Muskel auf seiner Ausgangslänge hält.

Sobald sich die Länge oder Lage eines Muskels ändert, kann sich auch die Richtung der resultierenden Krafteinflüsse ändern, indem (1) eine Faszienkomponente relativ zum Muskel rotiert oder (2) die mechanischen Einflüsse einer anderen Faszienstruktur vorrangig werden.

Wenn die zu einem bestimmten Zeitpunkt einwirkenden myofaszialen Kräfte (Lasten) proximal und distal gleich sind, ist die proximal-distale Kraftdifferenz gleich null. Auch wenn das Vorhandensein einer Kraftdifferenz ein eindeutiger Beweis für eine epimuskuläre Kraftübertragung ist, bedeutet also das Fehlen einer Kraftdifferenz nicht unbedingt, dass keine solche Kraftübertragung stattfindet!

Da die myofasziale Last eines Muskels ihren Ursprung in sämtlichen Muskeln der entsprechenden Körperregion haben kann, muss man recht umfassende Kenntnisse haben, ehe man die Bedingungen und Einflüsse auf die Kraftwirkungen dieses Muskels im Einzelnen benennen kann. Über die weiträumig durch den Körper ziehenden Gefäß-Nerven-Stränge mit ihrer hohen Steifigkeit werden darüber hinaus wahrscheinlich sogar zwischen benachbarten Körperregionen myofasziale Kräfte übertragen. Bisher gibt es einige Hinweise auf eine solche interregionale Kraftübertragung (Vleeming et al. 1995, Huijing et al. 2009), ihre genauere Abklärung und Bestätigung steht aber insbesondere für die aktive Muskulatur *in vivo* noch aus (Huijing 2009).

Alle bisherigen Experimente und Modellierungen hatten zum Ziel, die Möglichkeit einer epimuskulären myofaszialen Kraftübertragung sowie ihre grundlegenden Wirkungen und Prinzipien nachzuweisen. Bisher haben wir also offensichtlich erst an der Oberfläche dieses komplexen und komplizierten Systems gekratzt und müssen noch sehr viel mehr wissenschaftliche und klinische Arbeit leisten, um die Prinzipien dieser Komplexität aufzuklären.

3.2.5 Sonstige Einflussfaktoren

Die beschriebenen experimentellen Arbeiten weisen noch zahlreiche Grenzen auf, die auf umfassendere Art und Weise betrachtet werden müssen. Man sollte sich immer bewusst sein, dass die kontrollierte Situation, die für einen stichhaltigen experimentellen Beweis erforderlich ist, nicht annähernd die Verhältnisse *in vivo* beschreiben kann – und umgekehrt die Bedingungen bei einer *In-vivo*-Untersuchung an Menschen oder Tieren häufig nicht streng genug kontrolliert werden können.

Gelenkbewegung

Bewegungen im Gelenk (die in den oben beschriebenen Experimenten noch gar nicht berücksichtigt wurden) beeinflussen die Steifigkeit der faszialen Strukturen. Beispielsweise hängt die Länge und insbesondere die Spannung in einem Gefäß-Nerven-Strang stark von der Gelenkstellung ab (Huijing 2009). Insofern leisten Maas und Sandercock (2008) mit ihren (auf Katzen) erweiterten Untersuchungen, in denen auch die Gelenkbewegungen berücksichtigt wurden, einen echten Beitrag zum Thema. Anzeichen einer epimuskulären myofaszialen Kraftübertragung zwischen synergistischen Wadenmuskeln wurden in dieser Studie nur dann beobachtet, wenn die Länge des M. soleus von dem abwich, was durch den jeweiligen Gelenkwinkel vorgegeben war. Die Autoren schlossen daraus, dass der epimuskuläre Weg der myofaszialen Kraftübertragung *in vivo* unter normalen Bedingungen nicht zum Tragen kommt, sondern erst dann, wenn Abweichungen von der physiologischen Situation vorliegen. Während die Validität der Daten außer Frage steht, ist die daraus gezogene Schlussfolgerung in dieser allgemeinen Form sicher voreilig, denn vergleichbare, mit neuesten MRT-Bildgebungsverfahren durchgeführte Untersuchungen am Menschen (Yaman et al. 2009; Huijing et al. 2011) zeigten, dass bei Veränderung des Kniegelenkwinkels lokale Spannungsänderungen nicht nur im Gastrocnemius, sondern auch in seinem Synergisten, dem M. soleus, auftraten, der durch Fixierung des Sprunggelenkwinkels auf konstanter Länge gehalten wurde. Das Gleiche ließ sich für alle übrigen, antagonistischen Muskeln feststellen, die ebenfalls nicht über das Kniegelenk ziehen.

Auch zuvor schon hatten Untersuchungen (Yu et al. 2007) Hinweise auf eine epimuskuläre myofasziale Kraftübertragung *in vivo* ergeben. Man kann natürlich mit Herbert und Mitarbeitern argumentieren, dass die myofasziale Übertragung eigentlich vernachlässigbar ist, da nur ein geringer Prozentsatz der Muskelkraft davon betroffen ist (Herbert, Hoang und Gandevia 2008). Und dennoch verändert die Erkenntnis, dass ein solcher Mechanismus im intakten Bewegungsapparat prinzipiell wirksam ist, unsere Vorstellungen von der Funktion der Muskulatur vollständig – selbst wenn die Auswirkungen in der konkreten Situation nur gering sind.

Muskelaktivierung

Zu erwähnen ist noch, dass in den beschriebenen Studien zwar unterschiedliche muskuläre Aktivierungsgrade (d. h. unterschiedliche Aktionspotenzialfrequenzen) untersucht wurden (Meijer, Baan und Huijing 2006, Meijer, Rijkelijkhuizen und Huijing 2008), die Änderungen aber immer auf alle untersuchten Muskeln in gleicher Weise angewandt wurden. *In vivo* sind die einzelnen Muskeln oder Muskelgruppen dagegen unterschiedlich stark aktiv. Dies kann man simulieren, indem man wechselnde Nerven oder Nervenäste stimuliert (Maas und Huijing 2009). Die Ergebnisse solcher Messungen haben jedoch keinen wesentlichen Einfluss auf die oben dargestellten Prinzipien.

3.2.6 Auswirkungen auf die sensiblen Funktionen

Ebenso, wie sich unsere Ansichten über die seriellen und parallelen Anordnungen der Strukturen ändern, muss sich natürlich auch unsere Sicht auf die neuralen Sensoren verändern, denn über die Gegebenheiten im Muskel werden sehr viel mehr extramuskuläre Rezeptoren (z. B. in Periost, Muskelsepten, Logen) informiert als bisher angenommen. Auch innerhalb des Muskels entspricht die Funktion der Rezeptoren möglicherweise nicht den bisherigen Vorstellungen. Klassischerweise werden Muskelspindeln als parallel und Golgi-Sehnenorgane als seriell zu den Muskelfasern geschaltet gesehen. Wenn jedoch das Stroma, das eine Muskelspindel enthält, teilweise seriell zu den Sarkomeren angeordnet ist, müsste auch der Rezeptor seriell operieren. Vorläufige Daten zeigen, dass dies tatsächlich vorkommen kann (Arıkan et al. 2009). Jedenfalls steigt in einem Muskel-Sehnen-Komplex konstanter Länge die Aktionspotenzialfrequenz der Rezeptoren – im Einklang mit den Ergebnissen zur epimuskulären myofaszialen Kraftübertragung – an, wenn andere Muskeln des gleichen Segments gedehnt werden.

Wir haben in diesem Kapitel die wichtigsten Grundlagen der epimuskulären myofaszialen Kraftübertragung dargestellt. Auf dieser Grundlage erscheint die Behauptung gerechtfertigt, dass wir die Muskelfunktion niemals umfassend verstehen werden, wenn wir diese Art von Kraftwirkung vernachlässigen. Darüber hinaus ist es sehr wahrscheinlich, dass die beschriebenen Mechanismen zumindest bei einigen Akutwirkungen der manuellen Therapie (➤ Kap. 8.5) eine Rolle spielen.

LITERATURQUELLEN

Arıkan ÖE, Huijing PA, Güçlü B, Yucesoy CA. Altered afferent response of restrained antagonistic muscles after passive stretching of gastrocnemius indicates a remarkable role of epimuscular myofascial force transmission in the sensory level. Society for Neuroscience meeting, Chicago, IL, 2009.

Herbert RD, Hoang D, Gandevia SC. Are muscles mechanically independent? J Appl Physiol. 2008; 104: 1549–1550.

Huijing PA. Intra-, extra- and intermuscular myofascial force transmission of synergists and antagonists: effects of muscle length as well as relative position. Int J Mech Med Biol. 2002; 2: 1–15.

Huijing PA. Muscular force transmission necessitates a multilevel integrative approach to the analysis of function of skeletal muscle. Exerc Sport Sci Rev. 2003; 31: 167–175.

Huijing PA. Epimuscular myofascial force transmission between antagonistic and synergistic muscles can explain movement limitation in spastic paresis. J Electromyogr Kinesiol. 2007; 17: 708–724.

Huijing PA. ISB Muybridge Award Lecture 2007: Epimuscular myofascial force transmission, its ubiquitous presence across species and some of its history, effects and functional consequences. J Biomech. 2009; 42: 9–21.

Huijing PA, Baan GC. Extramuscular myofascial force transmission within the rat anterior tibial compartment: Proximo-distal differences in muscle force. Acta Physiol Scand. 2001; 173: 1–15.

Huijing PA, Langevin HM. Communicating about fascia: History, pitfalls and recommendations. In: Huijing PA, Hollander P, Findley TW, Schleip R (eds)

Fascia research II. Basic science and implications for conventional and complementary health care. München: Elsevier, 2009.

Huijing PA, Baan GC, Rebel G. Non myo-tendinous force transmission in rat extensor digitorum longus muscle. J Exp Biol. 1998; 201: 682–691.

Huijing PA, Langenberg RW, van de Meesters JJ, Baan GC. Extramuscular myofascial force transmission also occurs between synergistic muscles and antagonistic muscles. J Electromyogr Kinesiol. 2007; 17: 680–689.

Huijing PA, Yaman A, Ozturk CO, Yucesoy C. Effects of knee joint angle on global and local strains within human triceps surae muscle: MRI analysis indicating in vivo myofascial force transmission between synergistic muscles. Surg Radiol Anat. 2011; 33: 869–879.

Maas H, Huijing PA. Synergistic and antagonistic interactions in the rat forelimb: Acute effects of coactivation. J Appl Physiol. 2009; 107: 1,453–1,462.

Maas H, Sandercock TG. Are skeletal muscles independent actuators? Force transmission from soleus muscle in the cat. J Appl Physiol. 2008; 104: 1557–1567.

Maas H, Yucesoy CA, Baan GC, Huijing PA. Implications of muscle relative position as a co-determinant of isometric muscle force: A review and some experimental results. J Mech Med Biol. 2003a; 3: 145–168.

Maas H, Baan GC, Huijing PA, Yucesoy CA, Koopman BH, Grootenboer HJ. The relative position of EDL muscle affects the length of sarcomeres within muscle fibers: Experimental results and finite-element modeling. J Biomech Eng. 2003b; 125: 745–753.

Maas H, Baan GC, Huijing PA. Muscle force is determined also by muscle relative position: Isolated effects. J Biomech. 2004; 37: 99–110.

Maas H, Meijer HJM, Huijing PA. Intermuscular interaction between synergists in rat originates from both intermuscular and extramuscular myofascial force transmission. Cells Tissues Organs. 2005; 181: 38–50.

Meijer HJM, Baan GC, Huijing PA. Myofascial force transmission is increasingly important at lower forces: Firing frequency-related length-force characteristics. Acta Physiol (Oxf). 2006; 186: 185–195.

Meijer HJM, Baan GC, Huijing PA. Myofascial force transmission between antagonistic rat lower limb muscles: Effects of single muscle or muscle group lengthening. J Electromyogr Kinesiol. 2007; 17: 698–707.

Meijer HJ, Rijkelijkhuizen JM, Huijing PA. Effects of firing frequency on length-dependent myofascial force transmission between antagonistic and synergistic muscle groups. Eur J Appl Physiol. 2008; 104: 501–513.

Rijkelijkhuizen JM, Baan GC, de Haan A, de Ruiter CJ, Huijing PA. Extramuscular myofascial force transmission for in situ rat medial gastrocnemius and plantaris muscles in progressive stages of dissection. J Exp Biol. 2005; 208: 129–140.

Rijkelijkhuizen JM, Meijer HJM, Baan GC, Huijing PA. Myofascial force transmission also occurs between antagonistic muscles located in opposite compartments of the rat hindlimb. J Electromyogr Kinesiol. 2007; 17: 690–697.

Rijkelijkhuizen JM, Baan GC, de Haan A, de Ruiter CJ, Huijing PA. Extramuscular myofascial force transmission for in situ rat medial gastrocnemius and plantaris muscles in progressive stages of dissection. J Exp Biol. 2009; 208: 129–140.

Vleeming A, Pool-Goudzwaard AL, Stoeckart R, van Wingerden JP, Snijders CJ. The posterior layer of the thoracolumbar fascia: Its function in load transfer from spine to legs. Spine. 1995; 20: 753–758.

Yaman A, Ledesma-Carbayo M, Baan GC, et al. Assessment using MRI shows that inter-synergistic as well as inter-antagonistic epimuscular myofascial force transmission has sizable effects within the entire human lower leg, in vivo. In: Huijing PA, Hollander P, Findley TW, Schleip R (eds). Fascia research II. Basic science and implications for conventional and complementary health care. München: Elsevier, 2009.

Yu WS, Kilbreath SL, Fitzpatrick RC, Gandevia SC. Thumb and finger forces produced by motor units in the long flexor of the human thumb. J Physiol. 2007; 583: 1145–1154.

Yucesoy CA, Maas H, Koopman BH, Grootenboer HJ, Huijing PA. Mechanisms causing effects of muscle position on proximo-distal muscle force differences in extra-muscular myofascial force transmission. Med Eng Phys. 2006; 28: 214–226.

3.3 Myofasziale Ketten: Übersicht über die verschiedenen Modelle
Philipp Richter

Die meisten der hier vorgestellten Modelle basieren auf persönlichen Erfahrungen, die von den jeweiligen Autoren mit neurologischen und physiologischen Theorien in Zusammenhang gebracht wurden. Auch wenn es im Einzelnen große Unterschiede geben mag, haben diese Modelle doch eines gemeinsam: Sie sehen den Bewegungsapparat und die myofaszialen Gewebe als eine zusammenhängende Einheit, die immer als Ganzes funktioniert. Nicht in dieser Zusammenstellung enthalten ist das Modell von Thomas Myers, das er selbst im nächsten Kapitel vorstellen wird.

Jede Muskelgruppe braucht eine stabile Basis, um ihre Funktion erfüllen zu können. Diese Basis wird von einer anderen Muskelgruppe gebildet, die ihrerseits von einer weiteren Muskelgruppe stabilisiert wird, usw. Dieser Ablauf ist die Grundlage für die Bildung von Muskelketten.

3.3.1 Kurt Tittel: Muskelschlingen

Dr. Kurt Tittel verwendet den Begriff „Muskelschlingen" zur Beschreibung des Zusammenwirkens von Muskelgruppen in einer koordinierten Bewegung. Anhand anschaulicher Abbildungen erläutert er, welche Muskelketten bei bestimmten Sportarten aktiv werden. Dabei weist er auch darauf hin, dass Muskeln ihre Funktion an verschiedene Bewegungen anpassen können. Die Abbildungen in seinem Buch beschreiben daher nur Momentaufnahmen. Am Beispiel verschiedener Sportarten stellt Tittel die folgenden Muskelschlingen vor.

Streckschlingen

Extensionsbewegungen von Armen und Beinen sowie Rumpfaufrichtung:
- M. triceps surae
- M. quadriceps, M. tensor fasciae latae und Tractus iliotibialis
- M. gluteus maximus, M. adductor magnus
- M. latissimus dorsi
- Mm. erector spinae
- Mm. rhomboidei
- M. trapezius
- M. deltoideus
- Ellbogen-, Hand- und Fingerstrecker

Beugeschlingen

Flexionsbewegungen von Armen und Beinen sowie Rumpfbeugen:
- Dorsalextensoren von Fuß und Zehen
- Ischiokrurale Muskulatur
- M. iliopsoas, M. sartorius, M. tensor fasciae latae, M. gluteus minimus, M. adductor longus et brevis
- Bauchmuskulatur und Interkostalmuskeln
- Mm. scaleni, Mm. sternocleidomastoidei
- Ellbogen-, Hand- und Fingerbeuger

Muskelschlingen bei statischen Bewegungsabläufen

- Rhomboideus-Serratus-Schlinge: zieht das Schulterblatt nach oben/hinten bzw. unten/vorn
- Levator-Trapezius-Schlinge: zieht das Schulterblatt nach oben bzw. unten
- Trapezius-Pectoralis-Schlinge: Innen- bzw. Außenrotation des Schulterblatts
- Trapezius-Serratus-Schlinge: zieht das Schulterblatt nach vorn bzw. hinten

Muskelschlingen bei Drehungen und seitlicher Beugung des Rumpfs

Ventrale Verbindung zwischen Wirbelsäule und unterer Extremität:
- Mm. rhomboidei
- M. serratus anterior
- M. obliquus abdominis externus
- Kontralaterale Adduktoren
- M. biceps femoris, Caput brevis
- Fibula + Mm. peronei

Ventrale Verbindung zwischen Schulter und Fuß:
- M. pectoralis major
- M. obliquus abdominis externus
- M. obliquus abdominis internus kontralateral
- M. tensor fasciae latae
- M. tibialis anterior

Dorsale Kette; Verbindung zwischen Arm und kontralateralem Bein:
- M. latissimus dorsi
- Fascia thoracolumbalis
- M. gluteus maximus
- M. tensor fasciae latae
- M. tibialis anterior

Diese diagonalen Muskelschlingen sind sehr wichtig für die Bewegung und für verschiedene Sportarten wie Fußball, Tennis, Speerwerfen, Kugelstoßen etc. (➤ Abb. 3.3.1).

3.3.2 Herman Kabat: Propriozeptive neuromuskuläre Fazilitation (PNF)

Gemeinsam mit Margaret Knott und Dorothy Voss entwickelte Dr. Herman Kabat eine Methode zur Behandlung von Muskellähmungen bei Poliomyelitis-Patienten. Das Besondere an seiner Methode ist die Idee, gelähmte Muskeln im Zusammenhang mit einer Muskelkette anzusprechen: Der Patient übt bestimmte Bewegungsab-

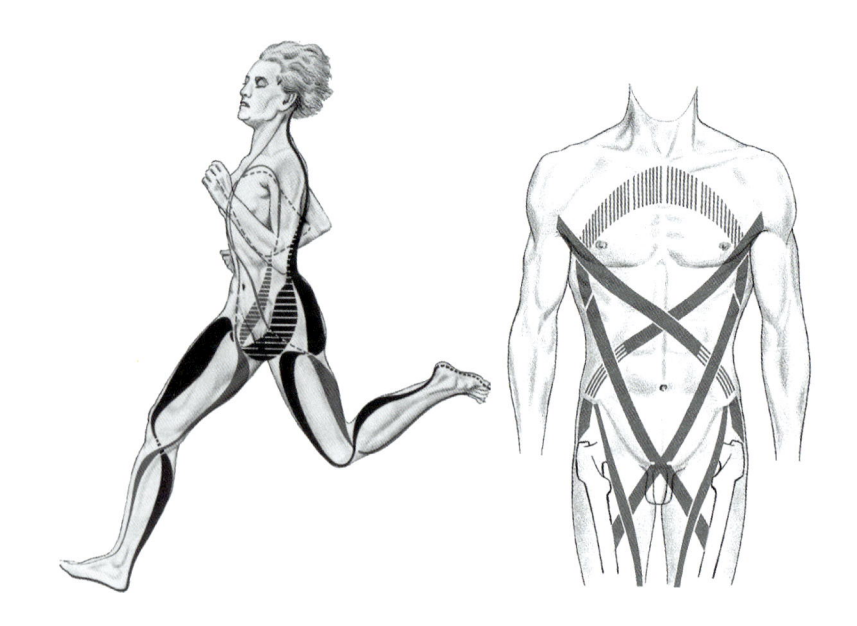

Abb. 3.3.1 Kurt Tittels Muskelschlingen-Modell. Dieses Modell beschreibt Muskelketten, die bei verschiedenen Sportarten aktiv werden, und berücksichtigt dabei auch die Tatsache, dass Muskeln ihre Aktivität an verschiedene Bewegungen anpassen. Aus: Tittel 2003.

läufe, an denen geschwächte oder gelähmte Muskeln beteiligt sind.
Folgende Bewegungsmuster setzte Kabat dafür ein:
- Rumpf:
  - Flexion + Lateralflexion + Rotation
  - Extension + Lateralflexion + Rotation
- Nacken:
  - Flexion nach links (rechts) – Extension nach rechts (links)
  - Flexion – Seitbeugung nach links – Rotation nach links und umgekehrt
  - Extension – Seitbeugung nach rechts – Rotation nach rechts und umgekehrt
- Schulterblatt oder Becken:
  - Anteriore Elevation bzw. Depression
  - Posteriore Elevation bzw. Depression
- Obere Extremität:
  - Flexion – Abduktion – Außenrotation
  - Flexion – Adduktion – Innenrotation
  - Flexion – Adduktion – Außenrotation
  - Extension – Abduktion – Innenrotation
- Untere Extremität:
  - Extension – Abduktion – Innenrotation
  - Flexion – Abduktion – Innenrotation
  - Flexion – Adduktion – Außenrotation
  - Extension – Adduktion – Außenrotation

Methode

Der Therapeut bringt die zu behandelnde Region in die Ausgangsposition, in der alle Muskeln, die an dem Bewegungsablauf beteiligt sind, Agonisten wie Synergisten, gedehnt werden. Mit verbaler Anleitung und taktilen Reizen wird der Patient dazu gebracht, den Bewegungsablauf auszuführen. Die Bewegungen werden so lange ausgeführt, bis die zu behandelnde Muskelkette in optimal verkürzter Stellung steht und die Antagonisten gedehnt sind.

Wichtige Aspekte von Kabats Modell sind die Einbindung schwacher Muskeln in stärkere Muskelketten sowie die Durchführung von Bewegungsabläufen unter Berücksichtigung neurologischer Prinzipien. Der Schwerpunkt liegt auf der Aktivierung von Muskelketten.

3.3.3 Godelieve Struyf-Denys

Godelieve Struyf-Denys ist eine belgische Physiotherapeutin mit osteopathischer Ausbildung. Sie verwendet ein Muskelkettenmodell und geht von drei Prinzipien aus:
- Im Zentrum der Behandlung steht die Dehnung verkürzter oder hypertoner Muskeln.
- Ursache muskulärer Dysbalancen und Haltungsstörungen sind – neben Traumen – oft auch psychische und emotionale Störungen.
- Jeder Mensch hat ein angeborenes Muster.

Struyf-Denys wurde beeinflusst vom ganzheitlichen Konzept der Osteopathie sowie von den Ideen der französischen Physiotherapeutin Françoise Mézières und den Theorien von Piret und Béziers. Nach Mézières liegen die Ursachen für Haltungsstörungen z. T. in Funktions- und Koordinationsstörungen, insbesondere aber in einer Verkürzung und Hypertonie der Rückenstrecker mit Reflexhypotonie der Bauchmuskeln. Nach Piret und Béziers laufen alle Bewegungen, bedingt durch die Form der Gelenkflächen und den diagonalen Verlauf der mehrgelenkigen Muskeln, spiralförmig ab; Haltungsmuster haben psychische und emotionale Ursachen. Struyf-Denys ist außerdem vertraut mit den therapeutischen Methoden von Kabat.

Die Physiotherapeutin beschreibt für jede Körperhälfte fünf Muskelketten, die beim Gesunden koordiniert und ausgewogen funktionieren. Infolge von Traumen oder emotionalen Belastungen wird eine der Ketten dominant, und es kommt zu Veränderungen der natürlichen Haltungs- und Bewegungsmuster.

Die fünf Muskelketten nach Struyf-Denys gliedern sich in drei fundamentale (oder vertikale) und zwei komplementäre (oder horizontale) Ketten. Die fundamentalen Ketten umfassen die Rumpfmuskeln und setzen sich jeweils in einem sog. sekundären Abschnitt auf die Extremitäten fort. Die komplementären Ketten setzen sich aus Extremitätenmuskeln zusammen. Fundamentale und komplementäre Muskelketten sind über die Muskeln des Schulter- bzw. Beckengürtels miteinander verbunden.

Nach Struyf-Denys entsprechen die fünf Muskelketten fünf psychischen Konstitutionen. Den drei fundamentalen Ketten wird jeweils ein Bereich des Schädels zugeordnet: Die Form dieses Schädelabschnitts zeigt die Dominanz der entsprechenden Kette an und ist darüber hinaus Hinweis auf eine bestimmte psychische Veranlagung.

Fundamentale oder vertikale Ketten

Die anteromediane Kette

Primärer Abschnitt
- Zungenbeinmuskulatur
- M. sternocleidomastoideus (sternaler Kopf)
- M. scalenus anterior
- M. subclavius
- Interkostalmuskeln (medialer Bereich)
- M. transversus thoracis
- M. pectoralis major (Pars costalis u. Pars sternalis)
- M. rectus abdominis
- Beckenbodenmuskulatur

Sekundärer Abschnitt: Verbindung zwischen Rumpf und Extremitäten
- Obere Extremität:
  - M. deltoideus (ventraler Abschnitt)
  - M. brachialis
  - M. supinator
  - M. abductor pollicis
- Untere Extremität:
  - M. pyramidalis
  - Adduktoren
  - M. gastrocnemius (Caput mediale)
  - M. adductor hallucis

Die posteromediane Kette

Primärer Abschnitt
- Rückenstrecker
- Lange Nackenstrecker

Sekundärer Abschnitt
- Obere Extremität:
  - M. latissimus dorsi
  - M. trapezius (Pars ascendens)
  - M. infraspinatus
  - M. teres minor
  - M. deltoideus (dorsaler Abschnitt)
  - M. triceps brachii (Caput longum)
  - Fingerbeuger
  - Pronatoren
- Untere Extremität:
  - M. semitendinosus
  - M. semimembranosus
  - M. soleus
  - Zehenbeuger

Die posteroanterior-anteroposteriore Kette

Primärer Abschnitt
- Tiefe paravertebrale Muskulatur
- Interkostalmuskeln
- M. splenius capitis und colli
- Mm. scaleni
- M. iliopsoas

Sekundärer Abschnitt
- Obere Extremität:
  - M. pectoralis minor
  - M. coracobrachialis
  - M. biceps brachii (Caput breve)
  - Fingerstrecker
- Untere Extremität:
  - M. vastus medialis
  - M. rectus femoris
  - Zehenstrecker

Komplementäre Muskelketten

Die posterolaterale Kette

- Obere Extremität:
  - M. trapezius (Pars horizontalis und descendens)
  - M. supraspinatus
  - M. deltoideus (mittlerer Abschnitt)
  - M. triceps brachii (Caput laterale)
  - M. anconeus
  - M. extensor carpi ulnaris
  - M. flexor carpi ulnaris
  - M. abductor digiti minimi
- Untere Extremität:
  - M. gluteus medius
  - M. biceps femoris
  - M. vastus lateralis
  - Mm. peronei
  - M. gastrocnemius (Caput laterale)
  - M. plantaris
  - M. abductor hallucis longus (lateraler Abschnitt)

Die anterolaterale Kette

- Obere Extremität:
  - M. sternocleidomastoideus (Pars clavicularis)
  - M. pectoralis minor
  - M. deltoideus
  - M. teres major
  - M. latissimus dorsi
  - M. subscapularis
  - M. biceps brachii (Caput longum)
  - M. supinator
  - M. brachioradialis
  - M. extensor carpi radialis longus und brevis
  - M. palmaris longus
  - Thenarmuskeln
  - Mm. lumbricales, Mm. interossei palmares
  - M. flexor carpi radialis
- Untere Extremität:
  - M. gluteus medius
  - M. tensor fasciae latae
  - M. tibialis anterior
  - M. tibialis posterior
  - Mm. interossei plantares
  - Mm. lumbricales

3.3.4 Leopold Busquet

Der französische Osteopath Leopold Busquet verfasste sechs Bücher zum Thema „Muskelketten". In den ersten vier Bänden werden die Muskelketten an Rumpf und Extremitäten dargestellt. Im fünften Band beschreibt Busquet, wie sich der Schädel an die Muskelketten anpasst bzw. wie die Muskelketten auf kraniale Muster reagieren. Der sechste Band behandelt die viszeral-parietalen Verbindungen. Der Autor beschreibt darin, welche Anpassungen im Bewegungsapparat bei viszeralen Störungen erfolgen.
Bei Busquet gibt es fünf Ketten:
1. Die statische posteriore Kette, die aus inerten Geweben gebildet wird und somit keine Muskelkette im eigentlichen Sinne darstellt. Sie setzt sich zusammen aus der Dura mater cranialis und spinalis, dem Bandapparat der Wirbelsäule, den Faszien der Gluthäen und des M. piriformis, dem Tractus iliotibialis und der Fibula mit der Membrana interossea. Diese Kette enthält keine muskulären Elemente und ist daher eine rein passive Kette.
2. Die Flexionskette oder gerade anteriore Kette: Diese Muskelkette sorgt für die Beugung von Kopf, Hals und Rumpf sowie für die Beugung und Einwärtsdrehung der Arme. Die Flexionskette des Beins setzt sich zusammen aus den Fußhebern sowie den Zehen-, Knie- und Hüftbeugern.
3. Die Extensionskette oder gerade posteriore Kette: Die Extensionskette umfasst die Antagonisten der Flexoren. Sie sorgt für die Streckung von Kopf und Hals, für die Aufrichtung der Wirbelsäule, die Streckung und Außenrotation der oberen Extremitäten. An der unteren Extremität bewirkt sie eine Plantarflexion im Sprunggelenk sowie eine Extension von Zehen, Kniegelenk und Hüfte.
4. Die diagonale posteriore Kette: Diagonale Ketten sind Torsionsketten; sie bewirken eine Annäherung der Schulter an die gegenüberliegende Beckenschaufel (Busquet benennt die Ketten nach der entsprechenden Beckenschaufel). Sie bestehen überwiegend aus Muskeln mit diagonal zugeordneten Faszien (z. B. M. obliquus abdominis) sowie aus Extremitätenmuskeln. Die diagonalen Ketten werden als „Öffnungsketten" bezeichnet, da sie eine Außenrotation der Extremitäten bewirken. Bei Aktivierung der rechten diagonalen posterioren Kette nähert sich die rechte Beckenschaufel der linken Schulter: Die linke Schulter bewegt sich nach hinten und unten, das rechte Darmbein nach hinten und oben. Der linke Arm und das rechte Bein vollführen dabei eine Extensions-Abduktions-Bewegung.
5. Die diagonale anteriore Kette: Diese Muskelkette umfasst die ventralen Muskeln mit diagonaler Faserausrichtung. Der Rumpf führt eine Torsionsbewegung nach vorn durch, als würde man den Körper einrollen. Wenn die rechte anteriore Kette dominiert, wird das rechte Ileum nach vorn-innen und die linke Schulter nach vorn-unten gezogen, während der linke Arm und das rechte Bein flektiert und adduziert werden.

Die Komponenten der fünf Ketten

1. Statische posteriore Kette:
   - Falx cerebri, Falx cerebelli, Dura mater spinalis
   - Ligamentum nuchae, Wirbelbogenligamente
   - Muskelfaszie der Gluthäen und Hüftrotatoren
   - Tractus iliotibialis
   - Fibula und Membrana interossea
   - Plantaraponeurose
2. Flexionskette:
   - Rumpf:
     - M. splenius capitis, M. splenius colli
     - M. sternocleidomastoideus
     - Mm. scaleni
     - Interkostalmuskeln
     - M. pectoralis major, M. pectoralis minor
     - M. trapezius (Pars descendens), M. rhomboidei, M. teres major
     - M. rectus abdominis und Beckenbodenmuskulatur
   - Obere Extremität:
     - M. deltoideus (ventraler Abschnitt)
     - Ellbogen-, Hand- und Fingerbeuger
   - Untere Extremität:
     - Hüft- und Kniebeuger
     - Dorsalextensoren des Fußes
     - Zehenbeuger
3. Extensionskette:
   - Rumpf:
     - Tiefe paravertebrale Muskeln
     - M. quadratus lumborum
     - M. serratus posterior superior et inferior

- M. trapezius
- M. pectoralis minor
- M. serratus anterior
- M. splenius colli
- Mm. scaleni
- M. latissimus dorsi und M. teres major
- M. pectoralis major
- Obere Extremität:
  - M. deltoideus (dorsaler Abschnitt)
  - Ellbogen-, Hand- und Fingerstrecker
- Untere Extremität:
  - Hüft- und Kniestrecker
  - Plantarflexoren
  - Zehenstrecker
4. Diagonale posteriore Kette (Beispiel: rechte Kette): Das rechte Darmbein bewegt sich nach hinten und oben, die linke Schulter nach hinten und unten. Der linke Arm und das rechte Bein vollführen dabei eine Extension mit Abduktion und Außenrotation.
   - Rumpf:
     - Iliolumbale Fasern des rechten M. quadratus lumborum, kostotransversale Fasern des linken M. quadratus lumborum
     - Mm. intercostales interni links, Mm. intercostales externi rechts
     - Linker M. latissimus dorsi
     - Linker M. trapezius (Pars ascendens)
     - M. teres major und M. pectoralis major links
     - M. splenius colli und capitis links
     - Linke Mm. scaleni
   - Untere Extremität:
     - Rechte Glutealmuskulatur
     - M. sartorius rechts
     - Rechter TFL
     - M. vastus lateralis
     - M. tibialis anterior
     - M. extensor hallucis longus
   - Obere Extremität:
     - Extensoren und Abduktoren von Oberarm, Unterarm, Hand und Fingern
5. Diagonale anteriore Kette (Beispiel: linke Kette): Das linke Darmbein bewegt sich nach vorn und innen, die rechte Schulter nach vorn und unten. Der linke Arm und das rechte Bein vollführen eine Adduktions-Innenrotations-Bewegung.
   - Rumpf:
     - M. obliquus internus links, M. obliquus externus rechts
     - Mm. intercostales interni links, Mm. intercostales externi rechts
     - Mm. pectoralis major und minor links
     - M. serratus anterior rechts
     - Mm. rhomboidei rechts
     - Mm. scaleni rechts
     - M. splenius colli und capitis links
     - Pars ascendens des rechten und Pars descendens des linken M. trapezius
   - Untere Extremität:
     - Adduktoren rechts
     - M. vastus medialis
     - M. semitendinosus
     - Mm. peronei
     - M. abductor hallucis
   - Obere Extremität:
     - Flexoren und Adduktoren

Kernthesen

Busquet beschreibt eine statische Faszienkette und vier dynamische Muskelketten. Er schildert viszerale und kraniale Ursachen und Korrelationen bei Störungen des muskulären Gleichgewichts. Eine kraniale Dysfunktion kann die Ursache für die Dominanz einer Muskelkette sein und Auswirkungen auf den Bewegungsapparat sowie auf organische Störungen haben. Busquet beschreibt zwei Formen viszeraler Störungen:
- Ein Organ hat erhöhten Platzbedarf (z. B. bei Meteorismus): Muskeln werden aktiviert, um dem Organ ausreichend Raum für seine normale Funktion zu schaffen.
- Ein Organ benötigt Halt, oder schmerzendes Gewebe muss entspannt werden: Muskeln richten den Bewegungsapparat so aus, dass Spannungen reduziert bzw. Organe gestützt werden.

3.3.5 Paul Chauffour: das mechanische Bindeglied

In seinem Buch *Le lien mécanique ostéopathique* (in etwa „Das mechanische Bindeglied der Osteopathie") beschreibt Paul Chauffour sehr übersichtlich die Faszien des menschlichen Körpers. Er widmet sich dabei ausführlich den Faszienansatzzonen in ihrer Bedeutung für die Führung der einzelnen Körperteile bei der Bewegung. Die Funktion des Bewegungsapparats beschreibt er anhand der vier Hauptbewegungsmuster des menschlichen Körpers.
- Flexion = Einrollen, Schließen
- Extension = Ausstrecken, Öffnen
- Drehung nach vorn (rechts oder links)
- Drehung nach hinten (rechts oder links)

Chauffours Bewegungsmuster haben viel Ähnlichkeit mit den von Busquet beschriebenen. Interessanterweise berücksichtigt Chauffour auch die Biomechanik des Schädels und beschreibt kraniale Anpassungen an die myofaszialen Eigenschaften im Rahmen der vier Bewegungskomponenten. Er zeigt anatomische und funktionelle Ursachen für eine Dysfunktion in folgenden „Schwachpunkten" auf.

Flexionsmuster

- C1: Flexion wird durch den Dens axis verhindert.
- C2: ist der erste Halswirbel mit normalen Facetten und daher schwächer als C1.
- C7: ist weniger gut stabilisiert als die anderen Wirbel im Brustkorbbereich und daher bei Flexion mehr gefährdet.

- Th4: Schwachpunkt der Wirbelsäule – der Ansatzbereich der langen Halsmuskulatur reicht unten bis Th4/5, und Anteile des M. trapezius ziehen bei der Kontraktion an Th4.
- Th6: wird, anders als die kaudal anschließenden Wirbel, nicht durch die Fascia thoracolumbalis stabilisiert.
- Th12: ist der oberste Ansatzpunkt des M. iliopsoas (Flexor) und somit die „Wasserscheide" zwischen kranial und kaudal gerichteten Kräften.
- L1 und L2: stehen unter Zug vonseiten der Zwerchfellschenkel.

Extensionsmuster

- Die gesamte Brustwirbelsäule wird, insbesondere bei Th7 und Th11, vom Trapezius und vom Latissimus dorsi zusammengedrückt.
- L2 steht vonseiten des Zwerchfells und des Iliopsoas unter Zug. Beide hemmen die Extension, wenn sie angespannt oder verkürzt sind.

Drehung nach vorn

- C6: ist weniger gut stabilisiert als C7 und daher schwächer.
- C7: Das Gleiche gilt für C7 in Bezug auf Th1.
- Th4: Die Zentralsehne und die langen Halsmuskeln verbinden die obere Brustwirbelsäule bis Th4: mit der Halswirbelsäule.
- Th6: Die Aponeurose des Latissimus dorsi reicht nur bis Th7.
- Th10: Da die XI. und XII. Rippe nicht fest mit dem Thorax verbunden sind, ist das Segment Th10/11: bei einer Torsion relativ schwach.
- Th11: Th11/12 bildet das Zentrum der Wirbelsäulentorsion.
- L3: L1 und L2 werden von den Zwerchfellschenkeln stabilisiert, L3 dagegen nicht.

Drehung nach hinten

- C1: wird belastet, da die Seitneigung von C1 und C2 entgegengesetzt ist.
- C6: C7 ist stärker fixiert als C6, daher ist C6 schwächer.
- Th6: Die Faszie des Latissimus dorsi stabilisiert Th7, nicht aber Th6.
- Th10: Th11 hat mehr Bewegungsspielraum als Th10.
- Th12: Die Faszie des Trapezius reicht bis Th12, daher bewegt sich Th12 mit dem Thorax.

3.3.6 Das Richter-Hebgen-Modell

Der Mensch funktioniert nicht ohne seine Muskeln. Sie passen die Haltung an die Bedürfnisse des Körpers an. Sie stellen sich so ein, dass Zug und Druck minimiert werden, damit der Körper so schmerzlos wie möglich funktionieren kann. Wenn eine Muskelkette pathologisch dominiert, hat dies Auswirkungen auf den gesamten Bewegungsapparat. Haltung und Bewegungsabläufe werden durch die dominante Muskelkette beeinflusst. Störungen des muskulären Spannungsgleichgewichts sind die Ursache für Fehlhaltungen wie Skoliose, Kypholordose u. a.

Durch Inspektion, Palpation und Bewegungsprüfungen kann der Therapeut dominante Muskelketten identifizieren. Die Wiederherstellung des muskulären Gleichgewichts vermindert Spannungen und verbessert den Blut- und Lymphfluss im Gewebe, sodass Heilungsvorgänge einsetzen können.

Das Modell basiert auf folgenden Annahmen:
1. In jeder Körperhälfte gibt es eine Flexionskette und eine Extensionskette.
2. Es gibt zwei Bewegungs- und Haltungsmuster:
   - Flexion + Abduktion + Außenrotation
   - Extension + Adduktion + Innenrotation
3. Der Körper gliedert sich in verschiedene Motorikeinheiten, die funktionell und neurologisch definiert sind.
4. Flexion und Extension wechseln sich von einer Motorikeinheit zu nächsten ab, sodass „Muskelschlingen" oder „Lemniskaten" entstehen. Dies gilt auch für die oberen Extremitäten.
5. Kyphosen und Lordosen sind die Folge einer pathologischen bilateralen Dominanz (links und rechts) der Flexions- bzw. Extensionsketten. Skoliosen sind die Folge einer einseitigen Dominanz einer Flexions- oder Extensionskette mit Reflexinhibition ihrer Antagonisten (Antagonisteninhibition und gekreuzter Streckreflex).
6. Fehlhaltungen haben ihre Ursache in muskulären Dysbalancen infolge von neurologischen Störungen. Statikstörungen, Organfunktionsstörungen sowie körperliche oder emotionale Traumen bewirken eine medulläre Sensibilisierung mit nachfolgender Störung des muskulären Gleichgewichts.
7. Die myofaszialen Strukturen reagieren stets in Ketten und somit als Ganzes. Das dominante Muster setzt sich in die kranialen und viszeralen Bereiche fort und kann Organfunktionsstörungen oder kraniale Dysfunktionen verursachen.

Die drei Haltungsmuster:
1. Dominanz der Flexionskette
   - verstärkte Torsion der Wirbelsäule: Kypholordose
   - Synchondrosis sphenobasilaris in Extension, mit Innenrotation der peripheren Schädelknochen
   - Thorax in Exspirationsstellung
   - Beine in Extensions-Adduktions-Innenrotations-Stellung
   - Senkfuß
   - Schulterblatt abduziert
   - Schultern nach vorn gezogen
   - Innenrotation und Adduktion der Arme
   - relative Extension von Ellbogen, Händen oder Füßen
2. Dominanz der Extensionskette
   - Streckung der Wirbelsäule
   - Synchondrosis sphenobasilaris in Flexion, mit Außenrotation der peripheren Schädelknochen
   - Thorax in Inspirationsstellung
   - Beine in Flexion-Abduktions-Außenrotations-Stellung
   - Hohlfuß
   - Schulterblatt adduziert

- Schultern nach hinten gezogen
- Außenrotation und Abduktion der Arme
- relative Flexion von Ellbogen, Händen und Fingern

3. Torsionsmuster (die häufigsten Muster)

In einer Körperhälfte dominiert die Flexions-, in der anderen die Extensionskette. Dies führt zu einer Torsion von Wirbelsäule (Skoliose) und Becken. Dabei steht ein Bein in Flexions-Außenrotations-Abduktionsstellung, das andere in Extensions-Innenrotations-Adduktionsstellung. Schultergürtel und Arme sind entsprechend in die entgegengesetzte Richtung verdreht. Am Schädel ist eine Torsion oder Seitneigung und Rotation feststellbar.

LITERATURHINWEISE

Boland V. Logiques de pathologie orthopédiques en chaînes ascendantes & descendantes et l'exploratoire des Delta Pondéral. Paris: Ed. Frison-Roche, 1996.
Bourdiol RJ. Pied et statique. Paris: Maisonneuve, 1980.
Bricot B. La reprogrammation posturale globale. Montpellier: Sauramps Medical, 1996.
Busquet L. Les chaînes musculaires du tronc et de la colonne cervicale. 2ième éd. Paris: Maloine, 1985.
Busquet L. Les chaînes musculaires, Tome II. Lordose, cyphoses-scolioses et déformations thoraciques. Paris: Ed. Frison-Roche, 1992.
Busquet L. Les chaînes musculaires, Tome III. La pubalgie. Paris: Ed. Frison-Roche, 1993.
Busquet L. Les chaînes musculaires, Tome IV. Membres inférieurs. Paris: Ed. Frison-Roche, 1995.
Busquet L. Les chaînes musculaires; traitement du crâne. Paris: Ed. Frison-Roche, 2004.
Busquet-Vanderheyden M. Les chaînes musculaires; la chaîne viscérale. Paris: Ed. Busquet, 2004.
Chauffour P, Guillot JM. Le lien mécanique ostéopathique. Paris: Maloine, 1985.
Peterson B. Postural balance and imbalance. Indianapolis: AAO, 1983.
Richter P, Hebgen E. Triggerpunkte und Muskelfunktionsketten. 2. A. Stuttgart: Hippokrates, 2007.
Struyf-Denis G. Les chaînes musculaires et articulaires. Paris: ICTGDS, 1979.
Tittel K. Beschreibende und funktionelle Anatomie des Menschen. 14. A. München: Elsevier/Urban & Fischer, 2003.
Villneuve P. Pied, équilibre & posture. Paris: Ed. Frison-Roche, 1996.
Villneuve P. Pied, équilibre & rachis. Paris: Ed. Frison-Roche, 1998.
Villneuve P, Weber B. Pied, équilibre & mouvement. Paris: Masson, 2000.

3.4 Kraftübertragung über Anatomische Zuglinien
Thomas Myers

3.4.1 Einleitung: die Extrazellulärmatrix als Metamembran

Trotz der biblischen und aristotelischen Neigung des Menschen, Teile zu benennen, müssen Anatomen, gleichgültig, wie gut sie sich in der Terminologie – einem Fass ohne Boden – auskennen, zugeben, dass sich der Mensch organisch aus einer einzigen Eizelle entwickelt und nicht wie ein Auto aus Einzelteilen zusammengesetzt wird. Die üblichen technischen Begriffe, mit denen wir den Körper gerne beschreiben – das Herz ist eine Pumpe, die Lunge ein Luftbalg, das Gehirn ein Computer –, fördern unterschwellig die Vorstellung isolierter Abläufe und voneinander getrennter Systeme. Doch was wir im tiefsten Herzen wissen, sollten wir auch im klinischen Alltag nicht vergessen: dass unser Körper vom Zeitpunkt der Empfängnis an immer und überall in einem beständigen Zusammenspiel funktioniert.

Etwa ab dem 14. Tag der Embryonalentwicklung beginnen die proliferierenden und sich differenzierenden Zellen eine Extrazellulärmatrix (EZM) zwischen sich zu bilden (Moore und Persaud 1999). Dieses feine, netzartige interzelluläre Gel wird für die meisten Zellen zur Primärumgebung und enthält in wechselnden Anteilen Fasern, klebrige Proteoaminoglykane und Wasser mit verschiedenen zirkulierenden Metaboliten, Zytokinen und Mineralsalzen (Williams 1995). In den Binde- und Stützgeweben wird die EZM von den Zellen so verändert, dass daraus Knochen, Knorpel, Ligamente, Aponeurosen usw. entstehen, in denen die EZM am Ende häufig den größten Teil des „Gewebes" ausmacht (Snyder 1975). Zellen und EZM wachsen gemeinsam heran und bilden gemeinsam einen Organismus, der von der EZM vereint, verbunden und zusammengehalten wird.

Über Hunderte und Tausende von Integrin-Verbindungsmolekülen an der Zelloberfläche ist die EZM fest mit der Zellmembran und durch sie hindurch auch mit dem Zytoskelett verbunden (Ingber 1998). Kräfte von außerhalb der Zelle können über diese Haftverbindungen in das Zellinnere übertragen werden (Ingber 2006a). So wird verständlich, dass jede Zelle nicht nur ihr chemisches Milieu „schmeckt", sondern auch ihre mechanische Umgebung „fühlt" und darauf reagiert. Aus dieser Erkenntnis entwickelte sich das relativ neue Gebiet der „Mechanobiologie" (Ingber 2006b). Die Übertragung von Kräften kann auch in Gegenrichtung erfolgen: aus der Zelle hinaus in die EZM – im Falle der Muskel- oder (Myo-)Fibroblastenkontraktion, die über die Zellmembran auf die umgebende EZM übertragen wird (Tomasek et al. 2002).

Bindegewebszellen sind besonders geeignet, um ein System wie die EZM, dessen Konstruktion bestimmte Auflagen erfüllen muss, zu erhalten und zu verbreiten: Damit viele Trillionen Zellen als Organismus aufstehen und herumlaufen können, muss die EZM

- ausnahmslos jedes Gewebe umgeben – Muskeln, Nerven, Epithelien und natürlich auch alle Bindegewebe, vom Blut bis hin zu den Knochen,
- durchlässig genug sein, um allen Zellen die Teilhabe am Stoffwechselfluss zu ermöglichen, und zugleich fest genug, um diese Zellen vor endogenen und exogenen Kräften zu schützen,
- innerhalb des Körpers ganz unterschiedliche Form annehmen können – vom harten Knochen und festen Knorpel über das Lymphspaltennetz der Brust bis hin zum Glaskörper des Auges,
- sich im Laufe der Zeit immer wieder umstrukturieren können, um veränderlichen biomechanischen Bedingungen des Wachstums, der Funktion, der Heilung und Wiederherstellung (oder – pathologisch – der Krankheit und Degeneration) zu genügen,
- Kräfte mit maximaler Präzision, optimaler Anpassung an plötzliche Laständerungen und minimaler Beschädigung der zellulären Gewebe von einem Gewebe auf das andere übertragen können.

Die EZM fungiert für den Organismus als eine Art „Metamembran"; sie schafft organische Grenzen, leitet und begrenzt Bewegungen, schützt empfindliche Gewebe und erhält uns Tag um Tag in unserer bekannten, wiedererkennbaren Form (Juhan 1987, Varela und Frenk 1987).

3.4.2 Die Teilung des Unteilbaren

Auch wenn die EZM offenkundig ein zusammenhängendes Ganzes bildet, kann es doch sinnvoll sein, sie in drei Teilen zu betrachten:

1. Gewebe des Zentralnervensystems: die umfangreiche Glia im Nervensystem selbst, die Hirnhäute um Gehirn und Rückenmark sowie die perineuralen Ausläufer in den restlichen Körper (Upledger und Vredevoogd 1983).
2. Gewebe der großen Körperhöhlen: Stränge, Platten und Hüllen, die die Organe scheiden und an der Leibeswand fixieren – einschließlich Mesenterium, Mediastinum und Peritoneum (Barral und Mercier 1988).
3. Gewebe des Bewegungsapparats: Knochen, Gelenke, Gelenkkapseln, Ligamente, Faszien, Aponeurosen und alle Hüllgewebe der Skelettmuskulatur wie Endomysium, Perimysium, Epimysium sowie die davon ausgehenden Sehnen (Chaitow 1980).

Dieser Teil, der starke Kräfte übertragen muss und daher einen relevanten Anteil des Gesamtkörpereiweißes enthält, kann unter funktionellen Gesichtspunkten wiederum unterteilt werden in

- eine sog. „äußere", myofasziale Schicht aus 600 oder mehr Muskeln sowie der Faszie, die erforderlich ist, um diese Muskeln zusammenzuhalten, ihre Bewegungen zu koordinieren und ihre Kraft auf die Knochen und andere Gewebe zu übertragen,
- eine „innere" Schicht aus Gelenkkapseln, Ligamenten und Periost, die das Skelett umgibt, sein Wachstum steuert, seinen Zerfall verhindert und Bewegungen so begrenzt, dass eine effiziente Kraftübertragung von einem auf das andere Gelenk möglich ist (Myers 2009).

Aufgrund des integrativen Charakters der EZM sind all diese Unterscheidungen natürlich unscharf. Manchmal ist es gar nicht möglich zu sagen, wo ein Teil aufhört und der andere anfängt, und funktionell arbeiten sowieso alle Teile zusammen. Insbesondere die Trennung zwischen äußerer und innerer „Hülle" des Bewegungsapparats ist ziemlich durchlässig, da die beteiligten Strukturen häufiger seriell als parallel arbeiten (Van der Wal 2009).

3.4.3 Isolierte Muskeln

Nach diesem einleitenden Plädoyer für eine ganzheitliche Betrachtung wollen wir im Rest dieses Kapitels einige Eigenschaften der „äußeren", myofaszialen Hülle betrachten. Traditionelle anatomische Untersuchungen – denen wir zweifellos viele Erkenntnisse verdanken – erfolgten als reduktionistische Zergliederung des Körpers mithilfe des Skalpells. Das Ergebnis war „der Musculus …" als dominierendes Etikett zur Erzeugung einzeln benannter Einheiten aus der eigentlich einheitlichen Weichgewebsschicht. Sobald ein Muskel aus seiner neurovaskulären Faszie, dem darüberliegenden areolären Bindegewebe, seinen Nachbarn zur Linken und zur Rechten sowie den darunterliegenden Ligamenten herauspräpariert wird, lässt er sich nur noch im Hinblick darauf untersuchen, was passiert, wenn seine beiden Endpunkte (der sog. Ansatz und Ursprung) durch konzentrische, isometrische oder (bei Einwirken einer äußeren Gegenkraft) exzentrische Kontraktion einander angenähert werden (Williams 1995, Biel 2005, Muscolino 2010). Diese isolationistische Analyse löst *eine* Funktion aus vielen möglichen Funktionen heraus und erhebt sie zu *der* Funktion des Muskels.

Die meisten Haltungs- und Bewegungsanalysen gehen von der Vorstellung aus, dass Knochen durch individuelle Muskeln bewegt und durch individuelle Ligamente stabilisiert werden (Kendall und McCreary 1983). Obwohl dieses Modell in Jahrhunderten kinesiologischer Untersuchungen bis an seine Grenzen ausgereizt wurde, darf man sich fragen, ob das Nervensystem wirklich in individuellen Muskeln „denkt", ja, ob der Muskel tatächlich eine physiologische Einheit und nicht nur eine praktische Einteilung für den präparierenden Anatomen ist. Im Kleinen könnten die neuromotorischen Einheiten innerhalb des Muskels eine sinnvollere Unterteilung darstellen (Van der Wal 2009), andererseits aber können uns auch weiträumigere Strukturen – unser Thema für den Rest dieses Kapitels – Aufschluss über das Funktionieren von Bewegung und Stabilisierung im menschlichen Körper geben.

Verfechter neuerer Ansätze, die im vorigen Kapitel bereits erwähnt wurden, konzentrieren sich bei einem Systemversagen (z. B. bei einer Verletzung bzw. ausbleibender Heilung nach einer Verletzung) auf funktionelle Zusammenhänge und Verbindungsmuster innerhalb der Außenhülle, statt den „Schuldigen" in einem Muskel oder einer umschriebenen Faszienstruktur zu suchen. Die *Anatomischen Zuglinien* der *Myofaszialen Meridiane* bieten dafür eine von mehreren möglichen „Landkarten". Das Konzept schöpft viel aus älteren Arbeiten, angefangen bei Raymond Dart über Tittel, Mézières, Hoepke u. a., weist jedoch auch einige Besonderheiten auf (Hoepke 1936, Dart 1950).

3.4.4 Die Anatomischen Zuglinien

Die Anatomischen Zuglinien stellen einen Versuch dar, allgemeine Bahnen für die funktionelle Kraftübertragung durch die äußere Schicht der Myofaszie zu beschreiben (> Tafel 3.4.1, Myers 2009). Obwohl diese Bahnen einiges mit den Meridianen der Akupunktur gemeinsam haben, gründen sie doch uneingeschränkt in der westlichen Faszienanatomie. Um einen myofaszialen Meridian zu konstruieren, muss man

- den Faserverlauf des (myo)faszialen Gewebes von einer Struktur zur nächsten verfolgen und
- dabei mehr oder weniger geradlinig vorgehen, da Zug („Flaschenzüge" ausgenommen) nicht um die Ecke übertragen werden kann.

Hindernisse wie Faszienwände, die eine Kraftübertragung blockieren würden, dürfen dabei nicht passiert werden.

Eine solche „Syntaxanalyse" des Körpers ergibt 12 Verbindungsbahnen durch die myofasziale Außenhülle. Diese lassen sich präparatorisch darstellen als abgrenzbare, kohärente Züge myofaszialer Verbindungen entlang der Vorderseite, entlang der Rückseite, entlang beider Seiten, um den Rumpf herum und unter dem Fußgewölbe hindurch, entlang der Arme, zwischen kontralateralen Becken- und Schultergürtelbereichen sowie entlang der tiefen Schichten von Rumpf und Beinen. Einzelheiten dazu werden an anderer Stelle beschrieben (Myers 2009, http://www.anatomytrains.com).

Ansätze individueller Muskeln werden im Rahmen der Anatomischen Zuglinien als „Bahnhöfe" aufgefasst, um deutlich zu machen, dass die Zuglinie an diesen Stellen zwar mit der „inneren Hülle" aus Periost und Ligamenten verbunden ist, die Kraftübertragung jedoch auch jenseits des Muskelansatzes über die Faszie weitergeht. Umfang, zeitliche Koordination und Mechanismen der Kraftübertragung wurden im Einzelnen noch nicht gemessen und bestätigt. Aber bereits die ersten Daten zeigen, dass wir uns mit der Vorstellung anfreunden sollten, dass Muskeln über die Faszie mit anderen Muskeln verbunden sind (Huijing 2009). Dieses Konzept könnte auch eine sinnvolle Ergänzung zu der bisherigen, eher eindimensionalen Sichtweise „Muskeln setzen an Knochen an" darstellen. Nirgendwo im Körper setzt irgendein Muskel an einem Knochen an; es sind stets bindegewebige Strukturen dazwischengeschaltet (Van der Wal 2009).

Im Folgenden sind die fasziale und myofaszialen Weichgewebsstrukturen der einzelnen Zuglinien genannt:
- Oberflächliche Frontallinie: Zehenstrecker, Tibialis-anterior-Loge, M. quadriceps, M. rectus abdominis und abdominale Faszie, M. sternalis und sternale Faszie, M. sternocleidomastoideus
- Oberflächliche Rückenlinie: kurze Zehenbeuger und Plantaraponeurose, M. triceps surae, ischiokrurale Muskulatur, Lig. sacrotuberale, sakrolumbale Faszie, Rückenstrecker, Galea aponeurotica
- Laterallinie: Mm. peronei, Peroneusloge, Tractus iliotibialis, Hüftabduktoren, lateraler Bereich der Mm. obliqui abdominis, Mm. intercostales interni und externi, M. sternocleidomastoideus, Mm. splenii
- Spirallinie: Mm. splenii, (kontralaterale) Mm. rhomboidei, M. serratus anterior, M. obliquus externus und kontralateraler M. obliquus internus abdominis, M. tensor fasciae latae, ventraler Abschnitt des Tractus iliotibialis, M. tibialis anterior, M. peroneus longus, M. biceps femoris, Lig. sacrotuberale, Rückenstrecker

- Oberflächliche Rückwärtige Armlinie: M. trapezius, M. deltoideus, laterales Muskelseptum, Extensorengruppe
- Tiefe Rückwärtige Armlinie: Mm. rhomboidei, M. levator scapulae, Rotatorenmanschette, M. triceps brachii, Faszie entlang der Ulna, ulnare Seitenbänder, Hypothenarmuskeln
- Oberflächliche Frontale Armlinie: M. pectoralis major (Unterrand), Linea semilunaris, mediales Muskelseptum, Flexorengruppe, Karpaltunnel
- Tiefe Frontale Armlinie: M. pectoralis minor, Fascia clavipectoralis, M. biceps brachii, radiale Faszie, radiale Seitenbänder, Thenarmuskeln
- Frontale Funktionslinie: M. pectoralis major (Unterrand), Linea semilunaris, M. pyramidalis, vordere Adduktoren (Mm. adductorii longus et brevis, M. pectineus)
- Rückwärtige Funktionslinie: M. latissimus dorsi, lumbosakrale Faszie, M. gluteus maximus, M. vastus lateralis
- Ipsilaterale Funktionslinie: M. latissimus dorsi (Außenrand), M. obliquus abdominis externus, M. sartorius
- Tiefe Frontallinie: M. tibialis posterior, lange Zehenbeuger, tiefe Beugerloge, M. popliteus, dorsale Kniegelenkkapsel, Adduktorengruppe, Beckenboden, Lig. longitudinale anterius, M. psoas, M. iliacus, M. quadratus lumborum, Zwerchfell, Mediastinum, Mm. longi, Zungenbeinkomplex, Mundboden, Kiefermuskulatur

Ich möchte darauf hinweisen, dass die Anatomischen Zuglinien zum jetzigen Zeitpunkt nur ein Schema oder eine Kartierungsmöglichkeit darstellen. Sie werden durch klinische Befunde, den gesunden Menschenverstand und erste anatomische Präparationen bestätigt, aber wie viel Kraft entlang dieser Zuglinien tatsächlich übertragen wird, muss erst noch gemessen werden – ganz zu schweigen von der Reproduktion auf einem wissenschaftlich verifizierbaren Niveau. Außerdem ist zu berücksichtigen, dass die Anatomischen Zuglinien keine Therapiemethode, sondern eine Betrachtungsweise darstellen, die sich als hilfreich für verschiedene Ansätze in Physiotherapie und Rehabilitation, Freizeit- und Leistungssport sowie für manuelle Therapien aller Art erwiesen hat.

Jedem myofaszialen Meridian kann eine Funktion zugeordnet werden, die über die Funktion der darin enthaltenen einzelnen Muskeln hinausgeht, und für einige dieser Meridiane bieten sich „Bedeutungen" aus dem Bereich menschlicher Erfahrungen an. Solche subjektiven, aber dennoch überzeugenden Beobachtungen lassen sich auch in der Klinik machen und geben Hinweise auf globale Behandlungsstrategien, die die am überlasteten oder geschädigten Gewebe angewandten lokalen Therapiemaßnahmen unterstützen können.

Wenn wir das Meridiansystem unter diesem Aspekt betrachten, fällt auf, dass die Oberflächliche Frontallinie, die den Körper von der Oberseite der Zehen bis zum Mastoid hinaufläuft, bei chronischer Angst häufig verkürzt ist (dem Muster bei erschrecktem Zusammenzucken entsprechend; > Abb. 3.4.1). Streng wissenschaftlich ist diese Beobachtung nicht zu belegen, aber sie lässt sich so häufig machen, dass sich daraus eine Binsenweisheit ableiten lässt: Starke oder immer wieder auftretende Angstgefühle hinterlassen in den körperlichen Haltungs- und Bewegungsmustern sehr oft eine erkennbare Narbe in Form einer muskulären (und später auch faszialen) Verkürzung der oberflächlichen Frontallinie.

Wo immer man dieses Muster bei einem Patienten beobachtet, wird die Öffnung, Dehnung und Straffung des Gewebes der Oberflächlichen Frontallinie vermutlich die Wirksamkeit und Nachhaltigkeit jeglicher sonstigen Behandlung verstärken. Oder, negativ ausgedrückt: Wenn man solche globalen Betrachtungen bei der Lokaltherapie vernachlässigt, wird der Patient immer die Neigung haben, in die Muster zurückzufallen, die seine segmentale Störung primär verursacht haben.

Die Entwicklung von der ursprünglichen, gekrümmten fetalen Haltung zur aufrechten Haltung erfordert, dass die Oberflächliche Rückenlinie (> Tafel 3.4.2) immer kürzer und kräftiger wird. Wird dieser Prozess behindert, kann sich das Gleichgewicht zwischen den primären und sekundären Krümmungen, das für die aufrechte Haltung erforderlich ist, nicht einstellen. Dies versucht der Körper durch eine chronische Muskelanspannung auszugleichen. Das chronische „Festhalten" der Muskeln führt mit der Zeit zu Faszienkontrakturen, obwohl Beobachtungen zeigen, dass diese Kraft vermutlich auf andere Stellen des Körpers übertragen (oder vielmehr verteilt) werden kann (siehe den nachfolgenden Abschnitt zum Thema „Tensegrity").

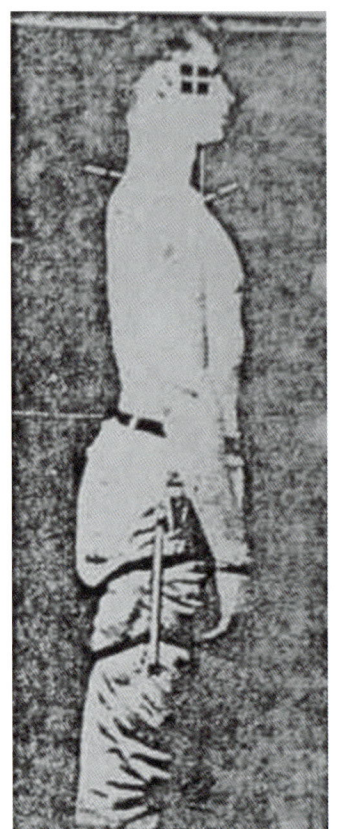

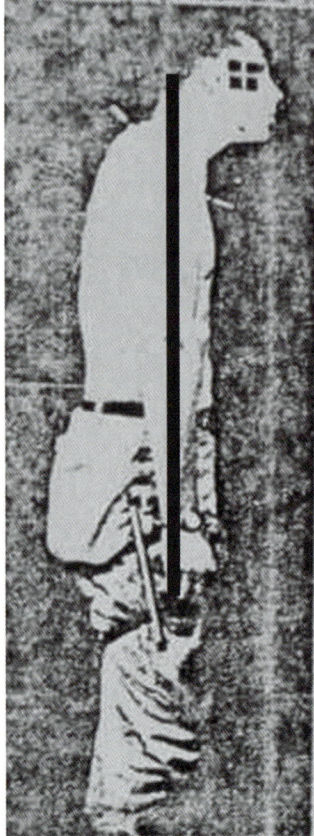

Abb. 3.4.1 Eine Versuchsperson vor und nach einem unerwarteten lauten Geräusch. Das „Zusammenzucken" (das Menschen aller Kulturen und selbst verschiedenen Spezies gemeinsam ist) lässt sich als reflektorischer Versuch betrachten, die empfindlichen Bereiche des Körpers durch eine kräftige Kontraktion der oberflächlichen Frontallinie zu schützen. Abdruck mit freundlicher Genehmigung von Frank Jones.

Die aus fortlaufend verbundenen muskulären und faszialen Fasern bestehenden Meridiane werden allgemein (aber nicht ausschließlich) für die myofasziale Übertragung von einem Segment zum nächsten genutzt. Daraus resultieren typische Haltungsmuster, die neurologisch, muskulär und zuletzt auch faszial fixiert werden. Viele Faszientherapien sind darauf ausgerichtet, solche Fixierungen wieder zu lösen und damit die Voraussetzungen dafür zu schaffen, muskuläre und Gewohnheitsmuster zum Besseren zu verändern. Ohne die Lösung faszialer Kontrakturen sind alle Bemühungen, den Muskeltonus oder die neurologischen Muster zu beeinflussen, eine regelrechte Sisyphusarbeit.

Wendet man derartige Überlegungen auf die in > Abb. 3.4.2 dargestellte Patientin an, sieht man, dass die Nackenschmerzen des Mädchens direkt aus seiner Kniestellung resultieren. Durch die Hyperextension der Knie wird aus einer „sekundären" Krümmung eine primäre, sodass der Körper zur Kompensation über die anderen beiden sekundären Krümmungen gezwungen ist – und das kann zu Kreuzschmerzen oder, wie in diesem Fall, zu Nackenschmerzen führen. (Das Muster kann sich natürlich auch in umgekehrter Reihenfolge entwickelt haben – das lässt sich aus einer einzelnen Fotografie nicht ableiten. Die Kenntnis der Reihenfolge ist interessant, aber nicht zwingend notwendig: Es genügt zu sehen, dass die Stellung der Knie mit der Stellung der Halswirbelsäule „zusammenhängt" und dass beide, unabhängig von der Reihenfolge der Symptomentstehung, als Ganzes behandelt werden müssen.)

Unabhängig davon, was für eine lokale Schädigung oder Verletzung der Halswirbelsäule bei diesem Mädchen aufgetreten ist, muss eine optimale und nachhaltige Therapie neben der Lokalbehandlung auch Maßnahmen zur „Umerziehung" der Faszie enthalten, um die chronische Plantarflexion im Sprunggelenk, die Hyperextension im Knie und die Hyperlordose der LWS zu beheben (dafür kommen verschiedene Methoden infrage). Im rechten Bild, das nach der Behandlung aufgenommen wurde, wird deutlich, wie sich solche Muster als Ganzes beeinflussen lassen (und beeinflusst werden müssen): Die gesamte Oberflächliche Rückenlinie stellt sich nach der Behandlung als eine Sequenz harmonischer Kurven dar. Dadurch wird die neue Haltungsgewohnheit verstärkt und die Nachhaltigkeit des Therapieerfolgs verbessert.

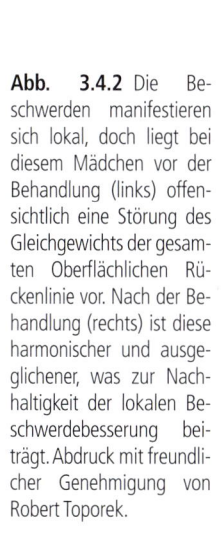

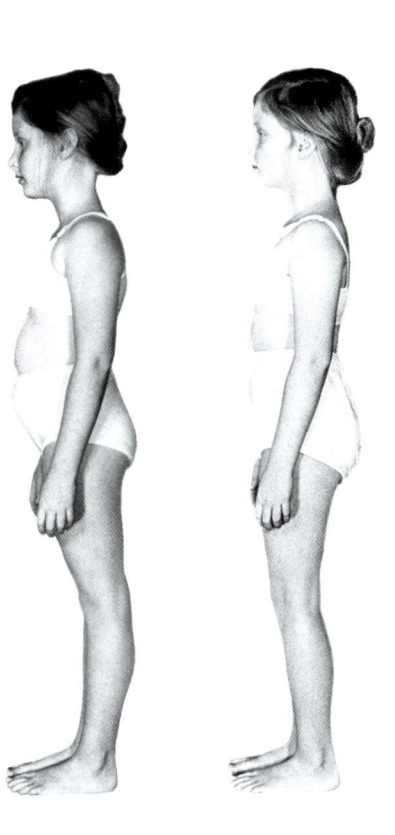

3.4.5 Tensegrity

Das Tensegrity-Konzept wird in > Kap. 3.5 dieses Buchs ausführlich vorgestellt. Ob man den Bewegungsapparat eines Menschen nach mathematischen Definitionen formal korrekt als Tensegrity-Struktur beschreiben kann, sei dahingestellt. Tatsache aber ist, dass der Mensch eine „spannungsabhängige Konstruktion" ist. Aus einem Stapel menschlicher Knochen allein lässt sich kein Skelett zusammenbauen, und auch zusammen mit den Ligamenten ergibt sich noch keine selbsttragende oder stabile Struktur. Erst wenn die Außenschicht der „Myofasziatur" auf das Skelett aufgezogen wird, entsteht ein Körper, der funktionell stehen, sich ausbalancieren und stabilisieren kann (> Tafel 3.4.3).

Es lohnt sich, sich die myofaszialen Meridiane einmal als globale, geodätische Spannungskomplexe vorzustellen, die den knöchernen Rahmen des Skeletts stabil und anpassungsfähig zugleich machen. Mit anderen Worten: Der Körper ist (außer wenn er verletzt ist oder missbraucht wird) nicht der „Spannungskonzentrationsapparat", als der er in biomechanischen Abhandlungen erscheint, sondern vielmehr ein „Spannungsverteilungssystem", und die myofaszialen Meridiane bilden häufig (aber nicht ausschließlich) benutzte Wege, auf denen die Tensegrity des Körpers
- durch Myozyten- oder Myofibroblastenkontraktion Vorspannung für die Versteifung erzeugt,
- über die Muskeln, Myofibroblasten oder durch Behandlung Vorspannung zugunsten der Anpassungsfähigkeit mindert,
- Spannungen löst, indem diese teilweise entlang der „Zuglinie" nach oben oder unten in andere Körperbereiche übertragen werden.

3.4.6 Schlussbemerkung

Die Existenz der Anatomischen Zuglinien der myofaszialen Meridiane ist eher ein „Argument per Design" als eine wissenschaftlich bewiesene Tatsache, und die weitere Forschung wird sicher zu einer Modifizierung von Details führen, den Bedeutungsrahmen der Zuglinien erweitern oder eine neue, bessere Kartierung leisten. Keine Landkarte gleicht dem Land, das sie darstellt, wirklich, und neue bildgebende Verfahren werden neue Karten hervorbringen.

Abb. 3.4.2 Die Beschwerden manifestieren sich lokal, doch liegt bei diesem Mädchen vor der Behandlung (links) offensichtlich eine Störung des Gleichgewichts der gesamten Oberflächlichen Rückenlinie vor. Nach der Behandlung (rechts) ist diese harmonischer und ausgeglichener, was zur Nachhaltigkeit der lokalen Beschwerdebesserung beiträgt. Abdruck mit freundlicher Genehmigung von Robert Toporek.

Ungeachtet dessen bestätigt die klinische Erfahrung immer wieder, wie sehr die Wirksamkeit und Nachhaltigkeit von Resultaten gesteigert werden kann, wenn man solche globalen Betrachtungen und „Fasziennetzwerkverbindungen" in die Untersuchung und Behandlung einbezieht.

LITERATURQUELLEN

Barral JP, Mercier P. Visceral manipulation. Seattle: Eastland Press, 1988.
Biel A. Trail Guide to the Body. 3rd ed. Boulder, CO: Books of Discovery, 2005.
Chaitow L. Soft tissue manipulation. Wellingborough: Thorson's, 1980.
Dart R. Voluntary musculature in the human body: The double spiral arrangement. Br J Phys Med. 1950; 13: 265–268.
Hoepke H. Das Muskelspiel des Menschen. Stuttgart: G. Fischer, 1936.
Huijing PA. Epimuscular myofascial force transmission between antagonistic and synergistic muscles can explain movement limitation in spastic paresis. In: Huijing PA, Hollander P, Findley TW, Schleip R, (eds). Fascia research II. Basic science and implications for conventional and complementary health care. München: Elsevier, 2009.
Ingber D. The architecture of life. Scientific American. 1998; 98 (1): 48–57.
Ingber D. Mechanical control of tissue morphogenesis during embryological development. Int J Dev Biol. 2006a; 50: 255–266.
Ingber D. Cellular mechanotransduction: Putting all the pieces together again. FASEB J. 2006b; 20: 811–827.
Juhan D. Job's Body. Barrytown, NY: Station Hill Press, 1987.
Kendall F, McCreary E. Muscles: testing and function. 3rd ed. Baltimore: Williams & Wilkins, 1983.
Moore K, Persaud T. The developing human. 6th ed. London: W. B. Saunders, 1999.
Muscolino J. The muscular system manual. Maryland Heights, MO: Mosby Elsevier, 2010.
Myers T. Anatomy trains. 2nd ed. Edinburgh: Churchill Livingstone, 2009.
Snyder G. Fasciae: Applied anatomy & physiology. Kirksville, MO: Kirksville College of Osteopathy, 1975.
Tomasek JJ, Gabbiani G, Hinz B, Chaponnier C, Brown RA. Myofibroblasts and mechanoregulation of connective tissue modeling. Nat Rev Mol Cell Biol. 2002; 3: 349–363.
Upledger J, Vredevoogd J. Craniosacral therapy. Chicago: Eastland Press, 1983.
Van der Wal J. The architecture of the connective tissue in the musculoskeletal system – an often overlooked functional parameter as to proprioception in the locomotor apparatus. In: Huijing PA, Hollander P, Findley TW, Schleip R, (eds). Fascia research II. Basic science and implications for conventional and complementary health care. München: Elsevier, 2009.
Varela F, Frenk S. The organ of form. J Soc Biol Structure. 1987; 10: 73–83.
Williams P. Gray's anatomy. 38th ed. Edinburgh: Churchill Livingstone, 1995.

3.5 Biotensegrität – die Faszienmechanik
Stephen M. Levin und Danièle-Claude Martin

3.5.1 Einleitung

Die Faszie umhüllt den Körper nicht wie ein Gewand, sondern sie bildet Kette und Schuss seines Gewebes. Muskeln und Knochen, Leber und Lunge, Darm und Nieren, Hirn und Drüsen sind in das fasziale Gefüge eingeflochten. Selbst wenn man alle Organe aus ihrem Faszienbett entfernt, bleiben Struktur und Form des Körpers erhalten, gespenstisch leer, aber eindeutig erkennbar.

Die Faszie bildet ein Kontinuum, eine Struktur, die sich hierarchisch vom einzelligen Embryo bis hin zum Organismus entwickelt und sich ständig neuen Belastungen anpasst, um den strukturellen Anforderungen des Körpers nachzukommen (Guimberteau et al. 2007). Ohne Versteifung wäre die Faszie schlaff wie eine ungefüllte Stoffpuppe. Nähme man dem Knochen die Apatitkristalle, bliebe zwar seine Form erhalten, aber seine Substanz wäre weich wie ein ungestärktes Hemd. Der Anatom Julius Wolff erkannte schon im 19. Jahrhundert, dass der Knochen seine Festigkeit in Reaktion auf Druckbelastungen aufbaut und dass der Halteapparat des Körpers, die Faszie mit ihren eingewebten knöchernen Streben, sich entsprechend den Gesetzen der Physik ausbildet (Wolff 1892).

Die Faszie bildet ein Spannungsnetz, in dem das gesamte Kollagen inhärent unter Spannung steht (d. i. die sog. „Vorspannung" der biologischen Gewebe). Wie entsteht dann eine Druckbelastung? Das lässt sich leicht am Bogen eines Bogenschützen demonstrieren: Die Bogensehne zieht die Wurfarme gegen das Mittelstück des Bogens, komprimiert dieses dadurch und bringt den Bogen in seine charakteristische gekrümmte Form. Stellen Sie sich nun vor, dass dieser Bogen von mehreren ihn umgebenden Sehnen komprimiert wird, indem sie alle gleichzeitig unter Zug gebracht werden. Bei gleich großen Zugkräften würde sich der Bogen nicht nach einer Seite durchbiegen, sondern er würde lediglich zusammengedrückt. Die Wirkung der Spannungselemente, die von den Enden her Druck zum Zentrum hin ausüben kann, so ausgeglichen sein, dass sie eine reine Kompression entstehen lässt, und auch in einem unter Spannung stehenden Faszienetzwerk werden sich die Knochen entsprechend dem Wolff-Gesetz aufbauen.

3.5.2 Die Ursprünge von Biotensegrität

Voraussetzung für ein solches System ist irgendein evolutionärer Strukturentwicklungsprozess, der den Gesetzen der Physik unterliegt und genetisch gesteuert wird. 1981 wurde ein strukturiertes Modell vorgestellt – Biotensegrität (Levin 1981) –, das die Physik der triangulierten (aus Dreiecken bestehenden und daher inhärent stabilen) Strukturen, der dichtesten Packung, der Schäume sowie der Tensegritätsstrukturen nach dem Konzept von Kenneth Snelson (Snelson 2009) und Buckminster Fuller (Fuller und Applewhite 1975) in ein biologisches Modell integrierte und mit dem sich Organismen vom Virus bis zum Wirbeltier mit ihren Systemen und Subsytemen adäquat modellieren ließen. Die Biotensegrität revidiert die jahrhundertealte Vorstellung, dass das Skelett das Gerüst für die Weichgewebe darstellt, zugunsten der Vorstellung eines integrierten Faszienengewebes mit „schwebenden" Druckelementen (bei Wirbeltieren Knochen), die in die Zwischenräume zwischen den Spannungselementen eingeflochten sind.

Wenn man eine stabile Struktur mit flexiblen Gelenken bauen will, muss man sie triangulieren, denn nur Dreiecke sind auch mit flexiblen Gelenken stabil. Biologische Strukturen, ihre Elemente, die durch Oberflächenspannung zusammengehalten werden (die Kompressionselemente), sowie die flexiblen Weichgewebe (die Zugspannungselemente) müssen daher ebenso trianguläre Strukturen sein, damit sie überhaupt existieren können. Anderenfalls dürften sie nur steife Gelenke haben, oder es wären konstante, praktisch unerreichbare Muskelkräfte nötig, damit sie nicht zusammenfallen.

Von den drei vollständig triangulierten Formen – Tetraeder, Oktaeder und Ikosaeder – eignet sich der Ikosaeder am besten für biologische Modelle. Er hat, bezogen auf die Oberfläche, das größte Volumen, ist omnidirektional (in allen Orientierungen im Raum funktionsfähig) und für dichteste Packung geeignet. Außerdem lassen sich damit Exo- und Endoskelette konstruieren, bei denen die Kompressionselemente entweder in der Außenhülle sitzen oder in das Innere der Struktur eingebaut sind (> Abb. 3.5.1).

Ein intern verstrebter Ikosaeder ist eine Tensegritätsstruktur. Diese besteht laut einfacher Definiton aus „schwimmend gelagerten Druckelementen in einem zusammenhängenden Spannungsnetz". Die Druckelemente haben keinen Kontakt untereinander, sodass Belastungen über das Netz übertragen werden. Das ist etwas ganz anderes als die uns eher vertrauten Kompressionssäulen aus aufeinandergestapelten Blöcken, die auf Druckbelastung nach den schwerkraftorientierten Hebelgesetzen reagieren.

Tensegritätsikosaeder lassen sich unendlich oft zusammensetzen, hierarchisch oder als Fraktale (Mandelbrot 1982; > Abb. 3.5.2). Sie sind Niedrigenergiestrukturen, in denen mit minimalem Materialaufwand maximaler Raum und maximale Festigkeit gewonnen wird. Durch die Triangulierung sind sie trotz flexibler Gelenke stabil und anpassungsfähig. Ihre mechanischen Eigenschaften sind nicht linear, wie es auch bei biologischen Materialien und Strukturen der Fall ist. Säulen benötigen die Schwerkraft, damit sie zusammenhalten – ohne die Schwerkraft

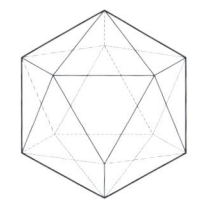

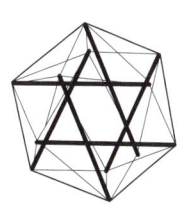

Abb. 3.5.1 Ikosaedrisches „Exoskelett" mit 20 Dreiecksflächen, 12 Ecken (Knoten) und 30 Kanten. Rechts das Gegenstück, der Ikosaeder mit „Endoskelett", bei dem die triangulierte äußere Hülle unter Spannung steht und die Druckstreben „schwimmend" in das Innere der aufgespannten Hülle verlegt wurden. Diese Druckstreben sind zwischen gegenüberliegenden Knoten aufgespannt, sie haben keinen Kontakt untereinander und verlaufen nicht durch das Zentrum des Ikosaeders.

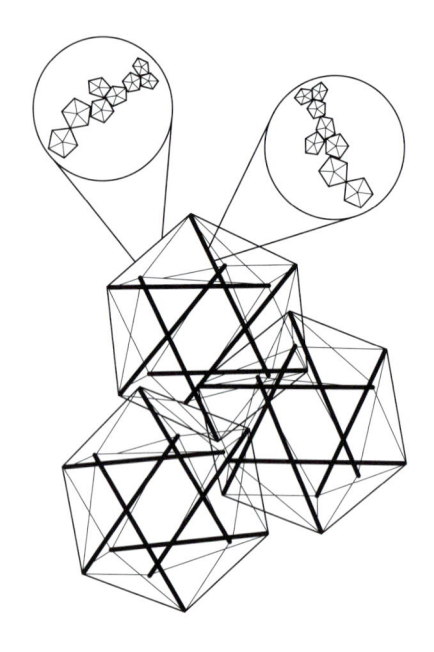

Abb. 3.5.2 Hierarchische Tensegritätsikosaeder. Das Muster wiederholt sich auf jedem Organisationslevel, vom Organismus bis zur subzellulären Ebene.

Tab. 3.5.1 Gegenüberstellung der mechanischen Charakteristika von biologischen Systemen, Hebelsystemen und ikosaedrischen Tensegritätssystemen

Biologische Systeme	Hebelsysteme	Tensegritätsikosaeder
Nichtlinear	Linear	Nichtlinear
Global	Lokal	Global
Kontinuierliche Struktur	Diskontinuierlich	Kontinuierliche Struktur
Schwerkraftunabhängig	Schwerkraftabhängig	Schwerkraftunabhängig
Omnidirektional	Unidirektional	Omnidirektional
Niedrigenergiestruktur	Hochenergiestruktur	Niedrigenergiestruktur
Flexible Gelenke	Starre Gelenke	Flexible Gelenke

stoßen und von jedem Eck- oder Knotenpunkt vier solche Kanten ausgehen. Ikosaeder lassen sich gemäß diesen Regeln am dichtesten um einen zentralen, kleineren Ikosaeder herumpacken. Nach Fuller stellt die dichteste Packung von Ikosaedern die engstmögliche Beziehung von energieeffizienten, symmetrischen, stabilen Strukturen im dreidimensionalen Raum dar (Fuller und Applewhite 1975).

Früher stellte man sich Zellen als flüssigkeitsgefüllte Säckchen vor, die nur deshalb nicht zerdrückt werden, weil Flüssigkeit inkompressibel ist. In den frühen 1930er-Jahren wurde dann erstmals vermutet, dass es ein inneres Zellskelett (das Zytoskelett) geben könnte, aber erst zwei Jahrzehnte später konnte dies mithilfe des Elektronenmikroskops auch nachgewiesen werden. Ingber postulierte für das Zytoskelett eine Tensegritätsstruktur mit einem mechanischen Strukturgerüst, das für den Erhalt der Zellform sorgt, und er modellierte diese Tensegritätsstruktur als Ikosaeder (Ingber, Madri und Jamieson 1981).

Nach dem Wolff-Gesetz richtet sich das Zytoskelett so aus, dass es der erdrückenden Kompressionskraft entgegenwirkt. Dabei fungieren die steifen Tubulinmoleküle als „Knochen" der Zelle. Levin postulierte, dass derselbe Mechanismus die Grundlage für eine hierarchische Entwicklung bildet, aus der der Bewegungsapparat als hierarchische Tensegritätsstruktur hervorging (Levin 1982, 1986, 1988, 1990). Kroto, der den Nobelpreis für seine Arbeiten über C_{60}, die ikosaedrische Form des Kohlenstoffmoleküls, erhielt, zeigte, dass sich Ikosaeder spontan zu kugelartigen Strukturen und „Ikosaspiralen", d. h. Helixstrukturen aus gestapelten Ikosaedern, organisieren (Kroto 1988). Ikosaeder und Ikosaspiralen kommen in der Biologie überall und in jeder Größenordnung vor: von 10^{-12} m (z. B. Fullerenmolekül C_{60} sowie bestimmte Aminosäuren) über 10^{-9} m (Viren, Mikrotubuli), 10^{-6} m (Erythrozyten, Pollenkörner), 10^{-4} m und 10^{-3} m (Radiolarien) bis hin zu Organismen von 10^{-2} m (Pufferfisch) und größer. Im Rahmen dieser hierarchischen Strukturentwicklung entsteht ein fasziales Kontinuum von der subzellulären Ebene bis zum Gesamtorganismus.

3.5.3 Die Myofaszie als Spannwerk im Biotensegritätsmodell

Wesentlich für das Konzept der Biotensegrität ist die Erkenntnis, dass die Faszie im System ununterbrochen unter Zug steht. Faszien weisen die für alle biologischen Gewebe charakteristische Nichtlinearität auf, und im nichtlinearen Gewebe erreicht die Spannungs-Dehnungs-Kennlinie niemals null (wie es im Gegensatz dazu für lineare Materialien typisch ist). Es bleibt also grundsätzlich immer Spannung im System. Diese kontinuierliche Eigenspannung ist ein essenzielles Element von Tensegrität und gibt den Ton(us) im Organismus an. In der Faszie gibt es aktive kontraktile Elemente (Schleip, Klingler und Lehmann-Horn 2005), und das Fasziennetz ist engstens mit der Muskulatur verbunden (Passerieux et al. 2007). Auch die Muskulatur hat einen intrinsischen Tonus und ist niemals vollkommen schlaff. Das gesamte Fasziennetz wird also durch seine Eigenspannung wie auch durch aktive, regelbare Kontraktionen kontinuierlich unter Spannung gehalten.

würden sie zusammenfallen und alles, was sie tragen, mit ihnen. Tensegritätsstrukturen dagegen sind in sich geschlossen und nicht von der Schwerkraft als Kohäsionskraft abhängig. In ➤ Tab. 3.5.1 werden die Eigenschaften von biologischen Strukturen, Hebelsystemen und Tensegritätsikosaedern verglichen. Man sieht auf den ersten Blick, dass die seit über drei Jahrhunderten standardmäßig verwendeten Hebelsysteme nicht die erforderlichen Eigenschaften für die biologische Modellierung aufweisen, während die ikosaedrischen Tensegritätssysteme perfekt dazu passen.

Wie ein Haufen Münzen auf einer Tischplatte, wie Schaumblasen, wie die Waben eines Bienenstocks müssen auch biologische Zellen sich an die Umgebungsdrücke anpassen. Die einzelne Zelle muss davor geschützt werden, durch äußere Krafteinwirkungen zerdrückt zu werden. Unter dem Aspekt der Effizienz und Energieerhaltung lassen sich Objekte in einer Ebene (zweidimensional) am platzsparendsten anordnen, wenn sie Sechsecke (Hexagone) bilden. Dreidimensionale Zellen verhalten sich so, wie es schon seit über 100 Jahren für Schäume bekannt ist: Sie bilden eine dichteste Packung, wenn jeweils drei Kanten im Winkel von 120° aufeinander-

Die mechanischen Gesetze der Tensegritätsstrukturen unterscheiden sich wesentlich von den klassischen Hebelgesetzen, die seit Borellis berühmter Abhandlung aus dem Jahr 1680 auf biologische Strukturen angewandt wurden. Im Unterschied zur klassischen Mechanik haben die hierarchischen Tensegritätsstrukturen nur Spannungs- und Kompressionselemente. Es gibt keine Scherung, keine Dreh- oder Biegemomente. Die Ausrichtung der Struktur im Raum hat keinen Einfluss auf ihre Funktion. Kräfte werden im gesamten System verteilt und nicht – wie in Hebelsystemen – lokal konzentriert. Das gesamte System reagiert immer als zusammenhängende Einheit. All dies macht das System ausgesprochen energieeffizient. Bewegung geschieht nicht durch Abknicken in (Scharnier-)Gelenken, sondern durch Ausdehnung, Umlagerung und Kontraktion von Tensegritätselementen. Durch die sofortige Umlagerung der Tensegritätselemente können sich die Gelenke frei bewegen, während die Triangulierung gleichzeitig für die Stabilität von Form und Funktion sorgt. Biotensegrität ist das übergreifende strukturell-mechanische Konzept, das unsere bisherigen vereinzelten Kenntnisse über die Faszie verbindet und zu einem Archipel des Wissens über die Faszienanatomie und -physiologie macht.

3.5.4 Faszientraining

Das Konzept der Biotensegrität bietet nicht nur die theoretische Grundlage zur Mechanik und Dynamik des Körpers, sondern auch für ein praktisches Verfahren, das man als inneres Faszientraining bezeichnen könnte. Wesentliches Element dieses Verfahrens ist die mentale Vorstellung von Bewegungen („Motor Imagery") mit visueller Repräsentation und kinästhetischer Bewusstheit nach den Prinzipien der Biotensegrität. Ziel ist die Unterstützung von Bewegungsfunktionen.

Die Stabilität einer Tensegritätsstruktur beruht auf dem Gleichgewicht zwischen dem nach außen gerichteten Druck starrer Elemente, die das Spannungsnetz aufspannen, und dem nach innen gerichteten Zug der miteinander verbundenen Spannungselemente, die die starren Elemente zusammendrücken, ohne sie miteinander in Berührung kommen zu lassen: Die Tensegritätsstruktur kann als „gebremste Expansion" aufgefasst werden. Expansion (oder Raum) erzeugt Spannung, und zunehmende Spannung erzeugt einen Widerstand in der Tensegritätsstruktur und lässt sie kräftiger werden.

Bei dem Training wird daher zunächst mit mentalen Techniken eine plastische Vorstellung für die Knochen als Raum schaffende Streben und für den Raum zwischen den Knochen erzeugt. Darauf aufbauend kann man dann die Vorstellung eines elastischen inneren Halts entwickeln. Wenn man diese innere Stütze einmal gefunden hat, kann man sich darin „entspannen". Entspannung heißt hier nicht, einfach loszulassen, was zu einer Schwächung und zum Zusammenbruch führt, sondern ist gleichbedeutend mit einer Umverteilung von Spannung im faszialen Netz aus den Qualitäten Raum, Stärke und Spannungsgleichgewicht heraus. Die Qualitäten Raum, Spannung, Widerstand, Kraft, innerer Halt und Entspannung gehen dabei Hand in Hand, ja sind vielleicht sogar als äquivalent anzusehen.

3.5.5 Bewegungspole

Im nächsten Schritt des Trainings werden diese Qualitäten in die Bewegung integriert. Bei der Bewegung einer Tensegritätsstruktur lassen sich verschiedene Dinge beobachten. Wenn man eine solche Struktur an beiden Enden fasst (> Abb. 3.5.3), kann man sie bewegen, indem man die beiden Enden gegeneinander dreht oder aber ein Ende festhält und nur das andere Ende dreht, wodurch eine relative Gegenbewegung in dem gehaltenen Ende entsteht. Bewegung ist von Natur aus polar, und die Orte, von denen eine Bewegung ausgeht, nennen wir Bewegungspole. Bei der Bewegung wird die Struktur gebogen, aber sie reagiert darauf mit einer Neuausrichtung ihrer Elemente und bildet nirgendwo Knicke aus. Überall in der Struktur bleibt Spannung erhalten, sowohl an der konkaven als auch an der konvexen Seite, und keines der starren Elemente übt auf irgendein anderes Druck aus (> Abb. 3.5.3).

Wenn man sich auf die Rotation jedes Pols separat konzentriert und beide Daumen dabei einer Spirallinie folgen lässt, sodass die Spannung an der konkaven Seite der Krümmung stets erhalten bleibt, entsteht eine harmonische Biegung, bei der alle Elemente sich relativ zueinander bewegen (> Abb. 3.5.3). Wenn man sich dagegen darauf konzentriert, die beiden Pole durch den Raum außerhalb der Struktur aufeinander zuzuführen – wie es Bewegungsanleitungen üblicherweise vorgeben –, verringert sich der äußere Abstand zwischen den Polen, und es entsteht ein spitzwinkliger Knick in der Struktur (> Abb. 3.5.3). In diesem Fall bewegen sich im Inneren der Struktur nur einige Elemente, die Bewegung bleibt lokal, und die Spannung auf der Konkavseite geht leicht verloren.

Im Körper finden sich Bewegungspole z. B. in den beiden Knochenenden, die miteinander ein Gelenk bilden; die Tensegritätsstruktur dazwischen ist dann der Gelenkspalt. Auch zwei entferntere Knochen können Bewegungspole bilden, z. B. zwei Wirbel mit dem Wirbelsäulensegment als dazwischenliegende Tensegritätsstruktur oder Kopf und Fuß. Im letzeren Fall bildet dann der ganze Körper die dazwischenliegende Tensegritätsstruktur.

Ein Pol des gewählten Körperbereichs wird entlang der Spirallinie bewegt, die die Spannung auf der Konkavseite aufrechtzuerhalten hilft; der andere Pol wird ruhig gehalten. Nehmen wir z. B. die Halswirbelsäule mit ihren Bewegungspolen Kopf (Protuberantia occipitalis) und erster Brustwirbel. Wenn man bei einer leichten Kopfneigung bewusst den Hinterkopf in einer nach hinten-oben gerichteten Spirale bewegt (> Abb. 3.5.4, obere durchgezogene Spirallinie), „fällt" der Kopf bei der Beugung nicht nach vorn oder unten und die Vorderseite des Halses wird weniger belastet.

3.5.6 Die Integration von Myofaszie und Skelett

Obwohl es sich nur um eine ganz feine Bewegung handelt, spürt man sofort, wie die in der Tiefe liegenden Wirbel von dem aktivierten Spannungsnetz des Halses mitgenommen werden. Vielleicht können Sie sogar die Ausbreitung dieser Bewegung über die Wirbelsäule und den gesamten Körper wahrnehmen, da ja alle Körperregionen und ihre Bewegungspole miteinander in Verbindung stehen (wie in > Abb. 3.5.4 für die Wirbelsäule

104   3 Fasziale Kraftübertragung

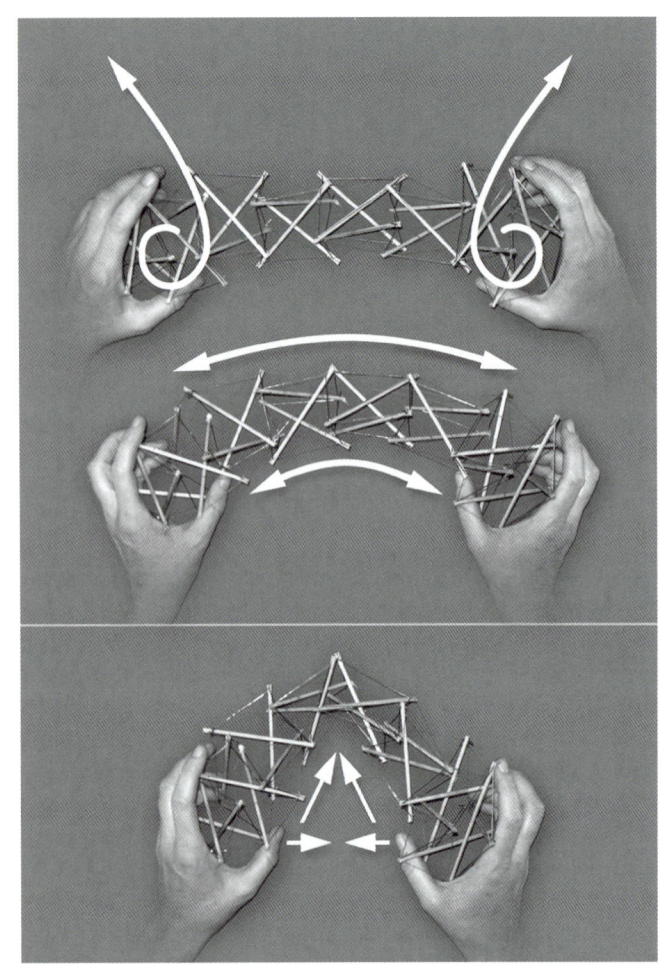

Abb. 3.5.3 Wenn man eine Tensegritätsstruktur an den Bewegungspolen fasst und entsprechend den eingezeichneten Spirallinien an diesen dreht, bleibt die Spannung im gesamten System, also auch auf der konkaven Seite (wo die Daumen greifen), erhalten. Die Bewegung verteilt sich gleichmäßig, die Biegung ist harmonisch. Wenn man dagegen die Pole einfach aufeinander zuführt, ist die Bewegung ungleichmäßig verteilt und es bildet sich ein scharfer Knick in der Struktur.

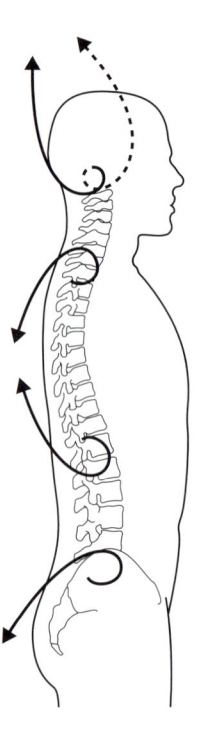

Abb. 3.5.4 Bewegungspole in der Wirbelsäule. Im Text wird auf die beiden oberen Pole Bezug genommen, die die HWS-Lordose begrenzen. Der obere Pol (okzipital) beschreibt bei der Flexion die nach oben und hinten gerichtete durchgezogene Spirale und bei der Extension die nach oben und hinten gerichtete gestrichelte Spirale. Die durchgezogenen Linien zeigen die Richtung der Spiralbewegungen an, die sich bei der globalen Mobilisierung der Wirbelsäulenkrümmungen aus einer mehr oder weniger starren Form heraus ergeben.

dargestellt). Die Bewegung ist leicht, langsam, erfolgt unter Einsatz minimaler Muskelkraft, und man kann sich dabei in der inneren Stütze entspannen. Wenn man einen Wirbel nach dem anderen als Pol in der beschriebenen Weise bewegt, wird eine vollständige Flexion über die gesamte Krümmung erzielt. Jede einzelne Bewegung ist leicht, aber jeder Teil bewegt sich. Die Bewegung wird über sämtliche Wirbel verteilt, und Hals und Rachen werden dabei nicht zusammengedrückt.

Ebenso kann man in der umgekehrten Richtung eine Extension entlang der gestrichelten Spirallinie durchführen (> Abb. 3.5.4). Die Flexion führt die Nackenbiegung gleichmäßig aus der Lordose heraus, die Extension führt sie in die Lordose – ebenfalls gleichmäßig und mit dem inneren Halt, durch den jede Bewegung, die die Biegung unterbrechen würde, verhindert wird. Auf diese Weise kann ein steif gewordenes Körpersegment behutsam wieder „zum Leben erweckt" werden. Betrachtet man ein einzelnes Gelenk als Bewegungssegment, kann die bewusste Konzentration auf die innere Stütze, insbesondere auf der Seite der Beugung, vermeiden helfen, dass es auf dieser Beugeseite zu einer Kompression von Gelenkstrukturen kommt.

Neben der Bewegungsrichtung der Spirale ist auch der Widerstand der gespannten Elemente wichtig. Die kinästhetische Wahrnehmung des feinen Widerstands, der die Bewegung begleitet, wird mit einer modifizierten Mentaltechnik aus der chinesischen Kampfkunst geschult. Dadurch können alle oben beschriebenen Qualitäten verstärkt werden. Man kann sich diesen Widerstand auch als Ergebnis zweier entgegengesetzter Bewegungen vorstellen: der eigentlich angestrebten primären Bewegung sowie einer Gegenbewegung, die die primäre Bewegung aufhält. Die simultane Wahrnehmung beider Bewegungen ist mental herausfordernd, aber genau dieses Training des Nervensystems führt zu einer tiefgreifenden Verbesserung von Flüssigkeit, Kraft und Elastizität der Bewegung.

3.5.7 Zusammenfassung

Die Verinnerlichung der beschriebenen Qualitäten ermöglicht uns, mit allen Richtungen des Raums zu spielen, indem wir die Spiralen fortlaufend in schneller oder langsamer Folge zu kleineren oder größeren Bewegungen zusammensetzen. Dadurch wird das fasziale Netzwerk mit seiner Omnidirektionalität, Elastizität und seiner Fähigkeit, auf verschiedene Reize (wie Dehnung oder Vibration) zu reagieren, unmittelbar angesprochen.

Charakteristisches Merkmal des Trainings ist der minimale Einsatz von Muskelkraft. Studien zeigen, dass das Nervensystem auf die Vorstellung einer Bewegung bereits ganz ähnlich wie auf die tatsächliche (körperliche) Durchführung dieser Bewegung reagiert (Malouin et al. 2003) und Muskelkraft dafür entwickelt

(Ranganathan et al. 2004). Über die mentale Arbeit („Mental Imagery") lässt sich Muskelarbeit also in faszinierend ökonomischer Weise einsetzen, um optimale Effizienz und Leichtigkeit der Bewegungen zu erzielen.

Mit der Zeit werden die Bewegungen dann ganz natürlich durch die verinnerlichten Prinzipien der Biotensegrität unterstützt: Die Wahrnehmung des inneren Raums und das Spüren der überall vorhandenen Spannung, die die Körpermechanik kontrolliert, ermöglichen eine optimale Nutzung der Strukturelemente unter optimal ausgeglichenen Spannungsverhältnissen. Dadurch werden die Bewegungen freier und effizienter, ob im Sport, im Alltag oder in der Therapie. Die neue Sichtweise auf die Körperarchitektur und -bewegung verhilft zusätzlich zu einer positiveren Einstellung zur Schwerkraft, die dann keine drückende Last mehr ist, die den Körper zusammendrückt und beugt, sondern eine Kraft, die Raum und Stärke in unserer Struktur erzeugt.

LITERATURQUELLEN

Borelli G. De motu animalium. Hagae Comitum (Den Haag): Apud Petrum Gosse, 1680.

Fuller RB, Applewhite EJ. Synergetics: Explorations in the geometry of thinking. New York: Macmillan, 1975.

Guimberteau JC, Bakhach J, Panconi B, Rouzaud S. A fresh look at vascularized flexor tendon transfers: Concept, technical aspects and results. J Plast Reconstr Aesthet Surg. 2007; 60: 793–810.

Ingber DE, Madri JA, Jamieson JD. Role of basal lamina in neoplastic disorganization of tissue architecture. Proc Natl Acad Sci U.S.A. 1981; 78(6): 3901–3905.

Kroto H. Space, stars, C60, and soot. Science. 1988; 242 (4882):1139–1145.

Levin SM. The icosahedron as a biologic support system. In: Proceedings of the 34th conference on engineering in medicine and biology (Houston, TX). Bethesda, MD: Alliance for Engineering in Medicine and Biology, 1981. p. 404.

Levin SM. Continuous tension, discontinuous compression. The Ida P. Rolf Library of Structural Integration. Bulletin of Structural Integration. 1982; 8(1): 31–33.

Levin SM. The icosahedron as the 3-D model for biological support. In: 30th annual meeting of the Society for General Systems Research. Seaside, CA: Intersystems Publications; 1986. p. G14–G26.

Levin SM. Space truss: A systems approach to cervical spine mechanics. San Antonio: IOP Publishing, 1988.

Levin SM. The primordial structure. In: 34th meeting of the International Society for the Systems Sciences, Portland. Pomona, CA: International Society for the Systems Sciences, 1990. p. 716–720.

Malouin F, Richards CL, Jackson PL, Dumas F, Doyon J. Brain activations during motor imagery of locomotor-related tasks: a PET study. Hum Brain Mapp. 2003; 19(1): 47–62.

Mandelbrot BB. The fractal geometry of nature. New York, NY: Freeman, 1982.

Passerieux E, Rossignol R, Letellier T, Delage JP. Physical continuity of the perimysium from myofibers to tendons: Involvement in lateral force transmission in skeletal muscle. J Struct Biol. 2007; 159(1): 19–28.

Ranganathan VK, Siemionow V, Liu JZ, Sahgai V, Yue GH. From mental power to muscle power-gaining strength by using the mind. Neuropsychologia. 2004; 42(7): 944–956.

Schleip R, Klingler W, Lehmann-Horn F. Active fascial contractility: Fascia may be able to contract in a smooth muscle-like manner and thereby influence musculoskeletal dynamics. Med. Hypotheses. 2005; 65(2): 273–277.

Snelson K. Aus: http://www.kennethsnelson.net. 2009 (letzter Zugriff: 10.8.2011).

Wolff J. Das Gesetz der Transformation der Knochen. Berlin: Hirschwald, 1892.

3.6 Das subkutane und epitendinöse Gewebe des multimikrovakuolären Gleitsystems

Jean Claude Guimberteau

3.6.1 Einleitung

Die traditionellen Konzepte, Begriffe und Angaben zur natürlichen Verschieblichkeit der Organe scheinen in einem gewissen Widerspruch zur anatomischen Realität zu stehen. Die üblichen Beschreibungen verschiedener Faszien, Binde- und areolärer Gewebe oder früher als Paratendineum bezeichneter kollagener Gleit- und Verschiebesysteme gehen immer von abgegrenzten Strukturen aus. Dagegen zeigen Bilder aus der Rasterelektronenmikroskopie, dass das Gesamtsystem gar nicht aus einzelnen, übereinanderliegenden Schichten besteht. In Wirklichkeit gibt es eine einzige zusammenhängende Gewebearchitektur mit unterschiedlichen Spezialisierungen. Um den daraus folgenden funktionellen Konsequenzen Rechnung zu tragen, nennen wir dieses Gewebe „multimikrovakuoläres kollagenes (dynamisches) Aufnahmesystem" (im Englischen „multimicrovacuolar collagenous [dynamic] absorbing system", MVCAS) (> Tafel 3.6.1).

3.6.2 Beobachtungen zur Mechanik

Bei einer Beugung der Finger ist die Bewegung der Beugesehne in der Handfläche kaum sichtbar. Sie hebt sich in dem areolären Gewebe unter der Haut, das das Bindeglied zwischen Muskel, Sehne, Fett, Aponeurose und Subkutanbereich darstellt, nicht ab. Das MVCAS zwischen der Sehne und dem umgebenden Gewebe ist offenbar optimal für Gleitbewegungen ausgelegt. Selbst weite und schnelle Verschiebungen der Sehne sind ohne größeren Widerstand und ohne dass in den umgebenden Geweben eine Mitbewegung hervorgerufen wird, möglich. Entsprechend fehlt auf der Hautoberfläche jeder dynamische Widerhall der Bewegung.

3.6.3 Mikroanatomische Beobachtungen in vivo

Unsere Beobachtungen resultieren aus einer über 20-jährigen Erfahrung mit der Durchführung und Weiterentwicklung komplexer Beugesehnenverpflanzungen. Mit dem Lichtmikroskop (25-fache Vergrößerung) wurden bei 95 operativen Eingriffen am Menschen Videoaufzeichnungen des MVCAS *in vivo* entweder direkt unter der Haut oder in der Nähe von Sehnen, Muskeln oder Nervenscheiden gemacht. Außerdem wurden *In-vitro*-Untersuchungen an menschlichen und tierischen Geweben durchgeführt, u. a. am Flexor carpi radialis beim Rind, dessen Aufbau dem Aufbau des menschlichen Flexor profundus gleicht. Die *In-vivo*-Ergebnisse zeigen, was eine Untersuchung an totem Gewebe nicht zeigen kann: Das MVCAS ist als eine zusammenhängende Struktur anzusehen, die sich aus Billionen dynamischer, mikrovakuolärer, multidirektionaler Filamente zusammensetzt. Diese sind miteinander verwoben und begrenzen vakuoläre Räume, die in unregelmäßigen, fraktalen oder pseudogeometrischen Anordnungen vorliegen (> Tafel 3.6.1C). Wir stellen also fest, dass die lebende Substanz eine mikrovakuoläre Architektur aufweist (> Tafel 3.6.2).

3.6.4 Beobachtungen zu Mikrovakuolen

Die Mikrovakuolen haben einen Durchmesser von einigen bis zu einigen Dutzend Mikrometern, eine Länge zwischen einigen Mikrometern und mehreren Millimetern und bieten insgesamt ein eher unorganisiertes, chaotisches Erscheinungsbild (> Tafel 3.6.2A). Vakuolen sind auf mehreren Ebenen und in unterschiedlichen Richtungen angeordnet (> Tafel 3.6.2B): Das Muster ist pseudogeometrisch, polygonal und tendenziell ikosaedrisch (> Tafel 3.6.2D). Die einzelnen Ebenen sind hierarchisch fraktal ausgebildet und können verschiedene Untereinheiten umfassen. Das gesamte Netzwerk enthält ein intensiv (70 %) hydriertes Proteoglykangel. Der Lipidgehalt ist hoch (4 %). Die Begrenzungen der ineinander verschachtelten Vakuolen bestehen zu 75 % aus Kollagen und zu 25 % aus Elastin.

3.6.5 Dynamische Funktionszuordnung

Der Aufbau des MVCAS, das wir untersuchten, schien sich variabel nach der erforderlichen Funktion zu richten. Das Kollagengerüst und die Binnenräume der Vakuolen verleihen Form und Stabilität. Das Gel ermöglicht Formveränderungen des Gewebes bei Bewegungen, ohne dass sich dabei das Volumen ändert. Je weiter verschieblich eine Struktur ist, umso kleiner und dichter sind die Vakuolen. Die mikrovakuoläre Struktur ist gestaltbeständig, sie kann viele Formen annehmen und sich an die jeweiligen physikalischen Bedingungen anpassen, hat aber andererseits eine Art Gedächtnis, das es ihr erlaubt, immer zur Ausgangslage zurückzukehren.

Dieses Strukturwerk sorgt dafür, dass sich einzelne Strukturen ungehindert bewegen können, ohne dass ihre Umgebung mitgezogen wird. Es ist eine hoch effiziente Konstruktion, die hohe mechanische Festigkeit und geringes Gewicht mit thermodynamischer Energieerhaltung, Reibungsminderung und leichter Verformbarkeit kombiniert (> Tafel 3.6.3).

Eine Sehne wird nicht über die Synovia, sondern, wie jedes Organ, durch ein eigenes Gefäßnetz versorgt. Die Sehne kann nur optimal funktionieren, wenn sie von ihrer ursprünglichen Sehnenscheide umgeben und von ihrem ursprünglichen Gefäßbett versorgt wird. Nachdem wir diese Zusammenhänge einmal erkannt hatten, veränderte sich unsere chirurgische Herangehensweise bei Sehnenverpflanzungen. Das MVCAS ist wichtig für die Versorgung der darin eingebetteten Strukturen und bildet das Gerüst für die Blut- und Lymphgefäße. Die mikroskopisch sichtbare Kontinuität zwischen dem Paratendineum, der gemeinsamen Karpalsehnenscheide und den Beugesehnen zeigt sich auch in der Gefäßversorgung dieses funktionellen Ensembles und mündete in das neue Konzept der Verschiebeeinheit, die sich aus einer Sehne und ihren umgebenden Hüllen zusammensetzt.

3.6.6 Kombinierte Lastübertragung und -aufnahme

Wie ein Stoßdämpfer hat das mikrovakuoläre System die Aufgabe, die peripheren Strukturen eng mit den Körperbewegungen mitzuführen und sie gleichzeitig vor den dabei entstehenden mechanischen Belastungen zu schützen. Umgekehrt baut das System auch einen Zugwiderstand auf, zunächst nur minimal, aber dann immer stärker, je mehr sich mit zunehmender Last die Fasern in der Zugrichtung ausrichten. Die in den unter Zug stehenden Fasern gespeicherte Energie nimmt mit zunehmendem Abstand vom Krafteinleitungspunkt immer mehr ab, sodass die Kräfte, die aus der pseudolinearen Gewebeversteifung resultieren, aufgenommen werden und die Struktur insgesamt stabilisiert wird.

Wenn es doch einmal zu einer mechanischen Verformung kommt, steht jede Faser unter Vorspannung und ist über eine molekulare Haftverbindung mit den benachbarten Fasern verbunden. Diese Konfiguration bezeichnen wir als „kombinierte Lastübertragung und -aufnahme" (➤ Tafel 3.6.4). Eine Zugbelastung überträgt sich über die Haftverbindung auf das angrenzende Element, das daraufhin unter Spannung gerät und zunehmend dünner wird, bis es sich verformt. Wie ein Gummiband lässt sich jedoch auch eine Kollagenfaser nicht beliebig weit dehnen, sondern reißt irgendwann. In unseren Untersuchungen stellten wir fest, dass die Vakuolen, die im Zentrum der Bewegung liegen, stärker deformiert werden als weiter entfernt liegende Vakuolen. Auch wenn eine direkte Messung der Kräfte, die auf jede einzelne Vakuole einwirken, nicht möglich ist, kann diese Beobachtung doch leicht dadurch erklärt werden, dass die lokalen Kräfte sich mit zunehmendem Abstand vom Bewegungszentrum auf immer mehr Vakuolen verteilen und somit auf jede einzelne Vakuole weniger Kraft einwirkt. Für diese Annahme spricht auch unsere Beobachtung, dass die Vakuolen in stark bewegten Bereichen besonders klein sind: So verteilen sich die einwirkenden Kräfte schon nach kürzerer Distanz auf mehr Vakuolen.

3.6.7 Verletzung und Verletzlichkeit

Die Reaktions- und Widerstandsfähigkeit des MVCAS kann unterschiedlich sein, wenn pathologische Veränderungen (wie Ödeme, Verletzungen, eine Entzündung, Übergewicht oder Alterung) vorliegen. Alle diese Faktoren bewirken spezifische und erkennbare Veränderungen der mikrovakuolären Form (➤ Tafel 3.6.5).

Beim Ödem wird die Flüssigkeit durch Dehnung der Kollagenfasern und durch einen erhöhten Druck in den Vakuolen aufgenommen, ohne dass Gewebe zerstört wird. Die auseinandergezogenen Fasern sind jedoch nur noch begrenzt dehnbar und beweglich. Bei einer Rückbildung des Ödems kommt es in der Regel zur Restitutio ad integrum.

Durch offene Verletzungen wird das präzise Ineinanderwirken des MVCAS zerstört. Blutungen, Extravasation, Ödem und Hyperämie stören das mechanische Gleichgewicht, und der Widerstand im Gleitsystem ist erhöht. Bewegungen sind erschwert und erfordern mehr Kraft. Wenn durch Trauma oder Inaktivität Gewebeverklebungen auftreten, wird die Beweglichkeit zusätzlich eingeschränkt.

Bei einer Entzündung entsteht ein Überdruck in den Vakuolen, Fasern zerreißen, und es entstehen kleine Megavakuolen, sodass die Bewegung umfassend behindert wird. Wie bei einem Trauma wird auch bei einer Entzündung Gewebe zerstört, und eine Restitutio ad integrum ist nicht möglich. Das Ergebnis ist eine permanente Funktionsbeeinträchtigung.

Bei Übergewicht werden zunächst Glukoglykane in den Vakuolen durch Adipozyten ersetzt und die Vakuolen und Fasern dadurch gedehnt. In diesem Stadium kann durch eine langsame, gleichmäßige Gewichtsabnahme noch eine Wiederherstellung der ursprünglichen Morphologie erreicht werden. Die Bewegungen im Gewebe nehmen ab, der Einfluss der Schwerkraft auf die Gewebemorphologie nimmt dagegen zu. Im zweiten Stadium werden die Vakuolen immer stärker aufgebläht, die gedehnten Fasern beginnen zu reißen, und es bilden sich Megavakuolen, die wiederum von weiteren Adipozyten aufgefüllt werden. Es kommt zu Veränderungen der Körperform. In diesem Stadium lässt sich die Gewebespannung allenfalls chirurgisch durch Resektion von überschüssiger Haut und Fett wiederherstellen.

Alterung geht mit einer langsam fortschreitenden Veränderung des physikalischen Kräftegleichgewichts im Gewebe einher. Die Gravitationskraft gewinnt im Vergleich zu den lokalen Gewebebewegungen zunehmend mehr Einfluss auf die interne Vorspannung des MVCAS.

3.6.8 Das MVCAS ist ubiquitär

Das MVCAS ist offenbar überall im Körper vorhanden und ermöglicht es den einzelnen Strukturen, sich an die inneren Beschränkungen bzw. an die äußere Umgebung anzupassen. Selbst Zwischenstrukturen wie die oberflächliche Muskelfaszie sind in dieses Netzwerk eingebaut und auf der Ober- und Unterseite damit verbunden. Dadurch werden die stoßdämpfenden Eigenschaften des Gewebes verbessert, und die Strukturen können sich im Zusammenhang bewegen. Ob im Bauch-, Brust-, Rücken-, Unterarm- oder Schädelbereich – dieses faserige Gewebenetz ist ubiquitär, und es gibt weder Räume noch Begrenzungen, wo es nicht zu finden wäre (➤ Tafel 3.6.6). Selbst Strukturen, die sich wenig bewegen (z. B. Nerven oder Periost) sind von einem solchen Netz umgeben; allerdings gibt es dort Abweichungen bezüglich der Netzeigenschaften und der Vakuolengröße.

So gesehen kann das gesamte Strukturgerüst des menschlichen Körpers als *ein* großes Kollagennetzwerk angesehen werden, dessen Eigenschaften entsprechend den Anforderungen, die an es gestellt, und den Belastungen, die auf es ausgeübt werden, variieren. In der Tat sind das MVCAS und der menschliche Körper eigentlich ein und dasselbe Gewebe.

3.6.9 Weitere Forschung

Am Vorhandensein und am Aufbau dieses Gleitsystems wird deutlich, dass der menschliche Körper ein zusammenhängendes System ist und eine umfassendere Sicht auf die Zusammenarbeit seiner verschiedenen Organe und Strukturen erfordert.

Das MVCAS ist so aufgebaut, dass es Anpassung ermöglicht. Sollte man es als einen Grundbaustein des Lebens ansehen, da es doch in allen lebendigen Strukturen und auf vielen Ebenen nachweisbar ist? Könnte es sogar die Initialstruktur des Lebens sein – ein Netz zusammenhängender, selbst organisierter Vakuolen, die mit der Zeit zunächst zu Zellen transformiert und dann durch Phylogenese und chromosomale Vererbung weiterentwickelt werden?

Die klassische morphologische Analyse des MVCAS allein wird den komplexen Abfolgen und Kombinationen der bewegten fibrillären Strukturen nicht mehr gerecht. Künftige Studien sollten daher das Spektrum erweitern und z. B. mit den Methoden der Molekularbiologie und Proteinchemie das Verhalten des MVCAS untersuchen. Für ein umfassendes Verständnis dieses essenziellen und bisher so vernachlässigten Systems des menschlichen Körpers müssen die Phänomene sinnvollerweise auch entsprechend den Regeln der Physik und der nichtlinearen Mathematik analysiert werden. Fraktale Formen finden sich auf allen Ebenen des Lebens und könnten ein Grundbaustein der Evolution sein. Vor allem sollte man sich die Phänomene auch in dreidimensionaler Form im lebenden Gewebe ansehen und den Zusammenhängen zwischen den Strukturen sowie inneren und äußeren Einflüssen dabei besondere Aufmerksamkeit schenken.

3.6.10 Schlussbemerkungen

Alles deutet darauf hin, dass das MVCAS der Baustein eines organübergreifenden Netzwerks ist, auf unterschiedlichen Ebenen arbeitet und drei wichtige mechanische Funktionen erfüllt:

- auf höchst anpassungsfähige und energiesparende Art und Weise auf mechanische Reize aller Art zu reagieren,
- Strukturen durch einen bewegungsbegleitenden Informationsfluss und anschließende Rückführung zum Ausgangszustand zu bewahren und
- die Autonomie, aber auch den Zusammenhalt zwischen den verschiedenen Funktionseinheiten sicherzustellen.

LITERATURHINWEISE

Guimberteau JC. New ideas in hand flexor tendon surgery. Bordeaux: Ed. Institut Aquitain de la Main, 2001.

Guimberteau JC. Strolling under the skin. Paris: Elsevier, 2004.

Guimberteau JC, Bakhach J. Subcutaneous tissue function: The multimicrovacuolar absorbing sliding system in hand and plastic surgery. In: Siemonov MZ (ed). Tissue surgery. New techniques in surgery. London: Springer; 2006: pp. 41–54 (Chapter 4).

Guimberteau JC, Goin JL, Panconi B, Schuhmacher B. The reverse ulnar artery forearm island flap in hand surgery: About 54 cases. Plast Reconstr Surg. 1988; 81: 925–932.

Guimberteau JC, Baudet J, Panconi B, Boileau R, Poteaux L. Human allotransplant of a digital flexion system vascularized on the ulnar pedicle: A preliminary report and 1 year follow-up of two cases. Plast Reconstr J. 1992; 89(6): 1135–1147.

Guimberteau JC, Panconi B, Boileau R. Mesovascularized island flexor tendon: New concepts and techniques for flexor tendon salvage surgery. Plast Reconstr Surg. 1993; 92: 888–903.

Guimberteau JC, Delage J, Morlier P. Journey to the tendon and satellite sheath areas; in vivo anatomical observations of flexor tendon vascularization and surrounding sheaths. Videofilm, 34 min. Brussels International Symposium: Tendon Lesions, Injuries and Repair. Genval bei Brüssel, Belgien, 1999. Aus: http://www.guimberteau-jc-md.com (letzter Zugriff: 10. August 2011).

Guimberteau JC, Sentucq-Rigall J, Panconi B, Boileau R, Mouton P, Bakhach J. Introduction to the knowledge of subcutaneous sliding system in humans. Ann Chir Plast Esthét. 2005; 50(1): 19–34.

Ingber DE. Cellular tensegrity: Defining new rules of biological design that govern the cytoskeleton. J Cell Sci. 1993; 104(3): 613–627.

Lundborg G, Myrhage R, Rydevik B. The vascularization of human flexor tendons, the digital synovial sheath region: Structural and functional aspects. J Hand Surg. 1977; 2: 417–427.

Schatzker J, Branemark PI. Intravital observation on the microvascular anatomy and microcirculation of the tendon. Acta Orthop Scand. 1969; 126 (Suppl.): 1–23.

Smith JW, Bellinger CG. La vascularisation des tendons. In: Tubiana R (ed.). Traité de chirurgie de la main. Bd. I. Paris: Masson, 1986.

Thompson, D'Arcy W. On growth and form (1917). Cambridge: Cambridge University Press, 1961, 1992.

Tubiana R (ed.). Traité de chirurgie de la main. Bd. III. Paris: Masson, 1986.

KAPITEL 4

Das Fasziengewebe

4.1	**Die Physiologie der Faszie**	
	Frans Van den Berg	110
4.1.1	Einleitung	110
4.1.2	Binde- und Stützgewebe des Bewegungsapparats	110
4.1.3	Aufbau und Funktion	111
4.1.4	Zug/Spannung versus Druckbeanspruchung	111
4.1.5	Physiologische Reize	111
4.1.6	Wundheilung und manuelle Therapie	111
4.1.7	Bedingungen für die Wundheilung	112

4.2	**Die Faszie lebt: wie Faszientonus und -struktur von Zellen moduliert werden**	
	Robert Schleip, Heike Jäger und Werner Klingler	115
4.2.1	Zellpopulationen in der Faszie	115
4.2.2	Der Faszientonus	115
4.2.3	Von der Myofibroblastenkontraktion zur Gewebekontraktur	116
4.2.4	Modulation der Faszienkontraktilität	117
4.2.5	Wechselbeziehungen mit dem vegetativen Nervensystem	118
4.2.6	Rhythmische Fluktuationen im Fasziengewebe?	119

4.3	**Die Extrazellulärmatrix**	
	Frans Van den Berg	121
4.3.1	Kollagenfasern	121
4.3.2	Elastische Fasern	122
4.3.3	Grundsubstanz	122
4.3.4	Nichtkollagene Proteine	123
4.3.5	Wasser	123
4.3.6	Zusammenfassung	124

4.4	**Metabolische Einflüsse auf die Faszie**	
	Jörg Thomas und Werner Klingler	126
4.4.1	Prinzipien der pH-Regulation	126
4.4.2	Einfluss der pH-Regulation auf das myofasziale Gewebe	127
4.4.3	Welche Bedeutung hat der pH-Wert für die Faszienfunktion?	127
4.4.4	Wachstumsfaktoren	128
4.4.5	Geschlechtshormone	128
4.4.6	Relaxin	128
4.4.7	Kortikosteroide	129
4.4.8	Laktat	129

4.5	**Strömungsdynamik im Fasziengewebe**	
	Guido F. Meert	131
4.5.1	Merkmale des interstitiellen Wassers	131
4.5.2	Morphogenese durch Interstitialflüssigkeit	132
4.5.3	Die interstitielle Flüssigkeit als Zellkommunikationsmedium	132
4.5.4	Das „Atmen" des Gewebes	132

4.1 Die Physiologie der Faszie
Frans Van den Berg

4.1.1 Einleitung

Manualtherapeuten, Chiropraktiker, Physiotherapeuten, Osteopathen – sie alle benötigen für die Untersuchung und Behandlung ihrer Patienten ein umfassendes anatomisches und physiologisches Wissen. Ohne eine gute Kenntnis der Anatomie des Bewegungsapparats ist keine Untersuchung und Diagnosestellung möglich, und plausible Erklärungen für die Symptome eines Patienten können nur aufgrund von Anatomiekenntnissen gefunden werden. In diesem Sinne bezeichnete Cyriax (1978) die Untersuchung von Patienten als „angewandte Anatomie". Die Anatomie sagt uns, welche Strukturen betroffen sind, die Physiologie, welche pathophysiologischen Abläufe im Körper des Patienten stattgefunden haben, warum Symptome aufgetreten sind und welche therapeutischen Reize für die Heilung und Regeneration erforderlich sind.

Im Bereich der manuellen Therapie interessiert uns vor allem die Physiologie des Bewegungsapparats und des Bindegewebes. Voraussetzung für eine effektive Therapie sind Kenntnisse über den Aufbau und die Funktion des Bindegewebes sowie die physiologischen Kräfte, die auf das Gewebe einwirken. Nur so kann man nach Verletzungen oder bei degenerativen Prozessen geeignete therapeutische Reize setzen.

Kaltenborn (1989) sah in der manuellen Therapie eine Behandlungsform für Dysfunktionen der sog. somatischen Gewebe (also Störungen des Bewegungsapparats). Sie äußern sich in Schmerzen, Störungen der Gelenkbeweglichkeit (Hypo- oder Hypermobilität) und Veränderungen an anderen Geweben (Haut, Unterhaut, Faszie, Ligamente, Muskeln etc.). Verletzungsbedingte Veränderungen am Bindegewebe bleiben also nicht auf die primär betroffene Gewebestruktur beschränkt.

Schmerzen beeinflussen die Physiologie des gesamten Körpers. Die Aktivität des neuroendokrinen Systems und die Funktionen der inneren Organe verändern sich. Muskeltonus, vegetatives Gleichgewicht, Schlaf-Wach-Rhythmus und nicht zuletzt das Verhalten des oder der Betroffenen verändern sich ebenfalls. All diese Veränderungen vollziehen sich unabhängig davon, wo und in welchem Gewebe der Schmerz aufgetreten ist.

Ein Beispiel soll verdeutlichen, warum das so ist. Wenn Schmerzen primär durch einen kleinen Riss im Anulus fibrosus L5/S1 verursacht werden, kommt es rasch zu Veränderungen sämtlicher umgebender Gewebe: Es entsteht eine „Bindegewebszone", in der die Gewebespannung und die Verschieblichkeit der Haut und Unterhaut gegenüber der Körperfaszie verändert sind. Auch eine „Periostzone" mit leichter Schwellung und Druckempfindlichkeit entwickelt sich, ebenso eine hypertone „Muskelzone" und eine Hypomobilität der angrenzenden Gelenke. Zusätzlich entsteht eine leichte Schwellung der Ligamente, und ihre Druckempfindlichkeit erhöht sich. All diese Veränderungen lassen sich nicht nur lokal im Schmerzgebiet (L5/S1), sondern auch im vegetativen Ursprungsgebiet (in unserem Beispiel etwa auf Höhe von Th10–L2) nachweisen.

Nehmen wir nun umgekehrt an, dass der Schmerz primär durch eine Störung des Uterus, der Ovarien, der Harnblase, der Nieren, der Prostata, des Dickdarms etc. verursacht wird. In diesem Fall entstehen über einen viszero-somatischen Reflex die gleichen Veränderungen im vegetativen Ursprungsgebiet um Th10–L2. Für den Therapeuten bedeuten diese Wechselbeziehungen, dass es manchmal schwierig sein kann, nachzuweisen, wo die primäre Schmerzursache sitzt.

Entsprechend können wir bei der manuellen Therapie Gefahr laufen, die vom Patienten im Bewegungsapparat wahrgenommenen Schmerzen ausschließlich dem Bewegungsapparat zuzuschreiben – und die Untersuchung und Behandlung darauf einzuschränken. Aber die Schmerzen können auch organische oder ganz andere Ursachen haben. Daher müssen wir immer den ganzen Patienten wahrnehmen und dürfen ihn nicht auf seine Knochen und Gelenke reduzieren (Van den Berg 2008).

4.1.2 Binde- und Stützgewebe des Bewegungsapparats

In diesem Kapitel wollen wir uns im Wesentlichen auf das Bindegewebe des Bewegungsapparats beschränken. Für die manuellen Therapien sind vor allem der hyaline Gelenkknorpel und das ungeformte (geflechtartige), straffe Bindegewebe relevant. Letzteres findet sich in Gelenkkapseln, Faszien und den intramuskulären und intraneuralen Septen. Als Reaktion auf die in verschiedenen Richtungen wirkenden Spannungen und Verformungen bilden die Kollagenfasern Netze, die sich ebenfalls in verschiedene Richtungen verschieben und entfalten können. Sie sind die Grundlage für die charakteristische Beweglichkeit und Verschieblichkeit dieser Gewebe.

Unter pathologischen Bedingungen können zusätzliche Verbindungen (pathologische Crosslinks) zwischen den verwobenen Kollagenfasern des Netzwerks ausgebildet werden. Diese schränken die Beweglichkeit des Gewebes ein und führen beispielsweise zu Kapselschrumpfung oder Muskelverkürzungen (> Kap. 4.3) (Akeson et al. 1973, 1977, 1987, 1992, Grodzinsky 1983, Videman 1987, Brennan 1989, Currier und Nelson 1992).

Ganz anders aufgebaut ist das geformte (parallelfaserige) Bindegewebe der Sehnen, Ligamente, Retinakula, Aponeurosen etc. Da diese Gewebe immer in derselben Richtung beansprucht werden, verlaufen die Kollagenfasern mehr oder weniger parallel zueinander. Die therapeutischen Optionen sind in diesem Fall begrenzt und beschränken sich (nach einer Verletzung) hauptsächlich auf tiefe Friktionen zur Förderung der Durchblutung und Optimierung der Heilungsbedingungen (Van den Berg 2011).

Kollagen hat eine extrem hohe Zugfestigkeit von etwa 500 bis 1.000 kg/cm^2; daher lassen sich die kollagenhaltigen Bindegewebe – ob in Gelenkkapseln oder Ligamenten – nur unwesentlich dehnen (Leadbetter, Buckwalter und Gordon 1990, Currier und Nelson 1992, Aaron und Bolander 2005). Die ursprüngliche Gelenkbeweglichkeit ist das Maximum, das durch Gelenkmobilisation oder Muskeldehnung erreicht werden kann. Beim Erwachsenen ist es praktisch unmöglich, einen größeren Bewegungsumfang als den ursprünglich vorhandenen zu erzielen. Der Grund dafür ist wieder in der Physiologie zu suchen: Eine Längenzunahme des Bindegewebes ist nur durch sequenzielle Anlagerung von Kollagenmolekülen möglich. Dies geschieht normalerweise unter dem Einfluss von Wachstumshormonen, der in den ersten acht Lebensjahren am größten ist. Man denke nur an die Turner oder Ballett-Tänzer, die bereits in der Kindheit zu trainieren beginnen, um die erforderliche Beweglichkeit zu erhalten. Geeignete Mobilisierungs- und Dehnungsstimuli werden zudem weit öfter von Spitzensportlern eingesetzt als bei einer manuellen Therapie oder im Rahmen des persönlichen Trainingsprogramms eines Patienten.

Nach einer längeren Immobilisation ist es in der Regel schwierig, die frühere Beweglichkeit wiederzuerlangen. Die meisten Patienten investieren viel zu wenig Zeit in das erforderliche Übungsprogramm und denken, dass zwei Termine pro Woche beim Manualtherapeuten ausreichen (Van den Berg 2007).

Paoletti (2001) bezeichnet das gesamte Bindegewebe des Bewegungsapparats als Faszie. In diesem Sinne können die Gelenkkapseln als spezialisierte Faszie und die Ligamente als funktionelle Anpassung oder lokale Auftreibung der Faszie angesehen werden, und es lässt sich ohne Weiteres sagen, dass der Faszienapparat unseren gesamten Körper, vom Kopf bis zu den Fuß- und Fingerspitzen, zusammenhält.

4.1.3 Aufbau und Funktion

Binde- und Stützgewebe besteht aus Zellen und einer extrazellulären Matrix. Bei den Zellen unterscheiden wir Fibroblasten, Chondroblasten und Osteoblasten oder auch Fibrozyten, Chondrozyten und Osteozyten. Der Unterschied liegt in der Syntheseaktivität, die bei den Blasten höher ist als bei den Zyten; diese wiederum enthalten mehr Mitochondrien und ein umfangreicheres endoplasmatisches Retikulum (Leadbetter, Buckwalter und Gordon 1990, Currier und Nelson 1992, Finerman und Noyes 1992, Aaron und Bolander 2005).

Das gesamte embryonale Bindegewebe entstammt dem Mesenchym. Zu welcher Gewebeart sich die mesenchymalen Zellen entwickeln, hängt überwiegend von mechanischen Anforderungen ab. Da die Zellmembranen nicht besonders stabil sind, bilden die Zellen eine extrazelluläre Matrix als Schutz vor mechanischen Belastungen. Aufbau und Zusammensetzung dieser Matrix richten sich nach der mechanischen Beanspruchung, der die Zellen und ihre Zellmembranen ausgesetzt sind (Van den Berg 2011).

4.1.4 Zug/Spannung versus Druckbeanspruchung

Wenn auf das Gewebe vorwiegend Zugkräfte einwirken, entwickeln sich Fibroblasten, die überwiegend Typ-I-Kollagenfasern und nur wenige elastische Fasern und Grundsubstanz produzieren. In einer Sehne oder einem Ligament enthält die Matrix z. B. bis zu 97 % Kollagenfasern; nur etwa 1–2 % der Trockenmasse sind elastische Fasern und nur etwa 0,5–1 % Grundsubstanz. Die Grundsubstanz hat hier die Aufgabe, bei Bewegung Reibungen zwischen den Kollagenfasern zu mindern und durch Einlagerung von Wasser Diffusion im Gewebe zu ermöglichen (Van den Berg 2011).

Wenn aber, wie im hyalinen Knorpel und Nucleus pulposus, vorwiegend Druck auf das Gewebe einwirkt, entwickeln sich Chondroblasten, die fast ausschließlich Grundsubstanz produzieren. Der Nucleus pulposus besteht daher aus etwa 98–99 % Grundsubstanz und 1–2 % sehr dünner Typ-II-Kollagenfibrillen. Das Kollagen hat hier die Aufgabe, die Grundsubstanz mechanisch zu schützen und zu stabilisieren (➤ Kap. 4.2) (Buckwalter, Hunziker und Rosenberg, Eyre et al. 1989, Currier und Nelson 1992).

Der physiologische Aufbau des Bindegewebes bestimmt neben der vorliegenden Schädigung die Art der erforderlichen Behandlung: Wenn eine Verletzung der Gelenkkapsel vorliegt, sollte schrittweise verstärkter Zug (häufige Bewegungen im schmerzfreien Bereich) auf das Gewebe bzw. die Zellen ausgeübt werden, damit die ursprüngliche Konstruktion und Stabilität der Gelenkkapsel wiederhergestellt wird.

Bei einer Verletzung oder Abnutzung des Gelenkknorpels sollte die Behandlung dagegen in der regelmäßigen Anwendung schrittweise verstärkter axialer Be- und Entlastungen bestehen, da die physiologische Belastung für dieses Gewebe die Kompression ist.

4.1.5 Physiologische Reize

Leider behandeln viele Manualtherapeuten ihre Patienten bei Problemen im Bereich des Gelenkknorpels mit Traktionen. Häufig wird darüber hinaus auch noch empfohlen, Druck auf das Gelenk (also axiale Krafteinwirkungen) zu vermeiden. Dass ein solches Vorgehen nicht zur Wiederherstellung der Knorpelstruktur führen kann, ist offensichtlich – es fehlen die physiologischen Reize. Selbst bei einem Bandscheibenschaden – meist liegt ein Riss im Anulus fibrosus vor, bei dem sich Traktionen anbieten – sollten auch physiologische Reize in die Behandlung eingebaut werden. Das bedeutet, dass Flexionen und Rotationen durchgeführt werden müssen (allerdings wird dieser wichtige Regenerationsreiz den Patienten in der Realität sehr oft verboten).

Entsprechende Überlegungen gelten für Meniskusverletzungen. In der Literatur ist immer wieder zu lesen, dass die Menisken tragende Funktion haben. In Anbetracht ihres histologischen Aufbaus erscheint dies jedoch fraglich. Ein Meniskus besteht überwiegend aus Typ-I-Kollagen, enthält nur 1–2 % Typ-II-Kollagen und kaum Grundsubstanz. Daraus folgt, dass der Meniskus offensichtlich für Zugbeanspruchung ausgelegt ist. Infolgedessen sollte die Therapie Traktionsübungen für den Meniskus beinhalten. Dies wird durch zunehmende Rotationsbewegungen im gebeugten Kniegelenk erreicht (Van den Berg 2011).

4.1.6 Wundheilung und manuelle Therapie

Während aus der Histologie und Physiologie abgeleitet werden kann, auf welche Art von Reiz ein Gewebe anspricht, sagt uns die Wundheilungsphase, welche Intensität die erforderlichen physiologischen Kräfte/Belastungen/Reize bei der Therapie haben sollten.

Die Wundheilung wird in drei oder auch vier Phasen unterteilt (➤ Abb. 4.1.1). Die erste, „inflammatorische" oder „Entzündungsphase" dauert in der Regel fünf Tage und gliedert sich in eine sog. vaskuläre Phase (Trauma bis Tag 2) und eine zelluläre Phase (Tag 3 bis 5). Unmittelbar nach der Verletzung kommt es normalerweise zu einer Blutung im Gewebe. Sie aktiviert die Zellen in der vaskulären Phase, wichtige Substanzen freizusetzen, die Vorgänge wie Blutgerinnung oder Wundheilung anstoßen. In der anschließenden zellulären Phase wandern bewegliche Fibroblasten aus der Umgebung in das Verletzungsgebiet ein. Diese Zellen werden dann als Myofibroblasten bezeichnet; sie bewirken die Wundkontraktion und sind verantwortlich für die Stabilisierung der Wunde (Kloth, McCulloch und Feedar 1990, Cohen, Diegelmann und Lindblad 1992, Currier und Nelson 1992, Finerman und Noyes 1992, Clark 1996, Aaron und Bolander 2005). In diesen beiden Phasen muss man mit allen Behandlungen, bei denen das Gewebe mechanisch beansprucht wird, sehr zurückhaltend sein. Es ist wichtig, weitere Blutungen zu vermeiden. Übungen und Gewichtsbelastungen sind ausschließlich in vollkommen schmerzfreiem Bewegungsumfang erlaubt. Voraussetzung ist eine adäquate Schmerzwahrnehmung des Patienten, die nicht durch Analgetika gedämpft sein darf.

In der anschließenden „Proliferationsphase" (Tag 5 bis Tag 21–28) wird die in der zellulären Phase begonnene Matrixsynthese verstärkt. Der Wundverschluss wird durch ein filigranes Netz aus Typ-III-Kollagen bewerkstelligt, das allerdings relativ dünn ist und dem Gewebe noch keine große Stabilität verleiht. Damit dieses Kollagennetz möglichst identisch zum ursprünglichen Gewebe aufgebaut wird, muss das Gewebe in dieser Wundheilungsphase mit seiner normalen physiologischen Beanspruchung konfrontiert werden (Kloth, McCulloch und Feedar 1990, Cohen, Diegelmann und Lindblad 1992, Currier und Nelson 1992, Finerman und Noyes 1992, Clark 1996, Aaron und Bolander 2005).

Zu beachten ist, dass die Proliferationsphase in gering perfundierten Geweben wie Sehne, Ligament, Meniskus oder Bandscheibe bis zu sechs Wochen dauern kann. Dies spielt für die Therapie jedoch keine Rolle, da sich der Therapeut im Wesentlichen von den Schmerzangaben seines Patienten leiten lassen kann. Es ist in solchen Fällen nur erforderlich, die Gewichtsbelastung langsamer zu steigern.

Wenn die Wunde nach Abschluss der Proliferationsphase mit Typ-III-Kollagen verschlossen ist, schließt sich die reparative oder Regenerationsphase an (Tag 21–28 bis Tag 360) (Kloth, McCulloch und Feedar 1990, Cohen, Diegelmann und Lindblad 1992, Currier und Nelson 1992, Finerman und Noyes 1992, Clark 1996, Aaron und Bolander 2005). Bei der Therapie sollte die Beanspruchung des Gewebes nun langsam gesteigert werden, um den Umbau des empfindlichen Typ-III-Kollagens in das stabile Typ-I-Kollagen und die Wiederherstellung der ursprünglichen Gewebefestigkeit voranzutreiben. Wie stark die therapeutische Gewichtsbelastung insgesamt gesteigert werden sollte, hängt von der beruflichen oder sportlichen Gewebebeanspruchung im individuellen Fall ab: Wenn der Patient im Alltag 200 kg heben muss, sollten die therapeutischen Übungen so lange fortgesetzt werden, bis das Trainingsgewicht dieser Alltagsbelastung entspricht.

4.1.7 Bedingungen für die Wundheilung

Medikamente

Ausgangspunkt der physiologischen Wundheilung ist die Entzündung. Es versteht sich daher von selbst, dass Medikamente, die antientzündlich wirken oder Entzündungen sogar unterdrücken, kontraproduktiv für die Wundheilung sind. Die fatalen Folgen zeigen sich am deutlichsten, wenn Sehnen, Ligamente, Insertionszonen u. ä. Gewebe von einer Verletzung betroffen sind. Da diese Gewebe aufgrund ihrer geringen Vaskularisation sehr wenig bluten, wird nur eine schwache Entzündungsreaktion hervorgerufen. Je geringer jedoch die Entzündung ist, umso schlechter sind die Aussichten auf eine Wundheilung. Der negative Einfluss von Antiphlogistika auf die Wundheilung wurde auch in zahlreichen Studien nachgewiesen (Ng 1992, Billingsley und Maloney 1997, Muscará et al. 2000, Elder, Dahners und Weinhold 2001, Yugoshi et al. 2002, Marsolais, Côté und Frenette 2003, Sikiric et al. 2003, Bergenstock et al. 2005, Kaftan und Hoseman 2005, Murnaghan, Li und Marsh 2006, Tortland 2007).

Aus therapeutischer Sicht ist die Methode der Wahl in diesem Fall die tiefe Friktion. Durch die Gewebestimulation werden vermehrt Entzündungsmediatoren ausgeschüttet, sodass sich Gewebeperfusion und Wundheilung verbessern.

Selbst die Einnahme von Analgetika kann ein Störfaktor für die Wundheilung sein. Die große Gefahr der Analgetika liegt darin, dass der Patient keine Signale mehr erhält, die über die aktuelle Belastungsfähigkeit des Gewebes Auskunft geben. Wenn das natürliche Warnsignal „Schmerz" fehlt, wird der Patient – und auch der

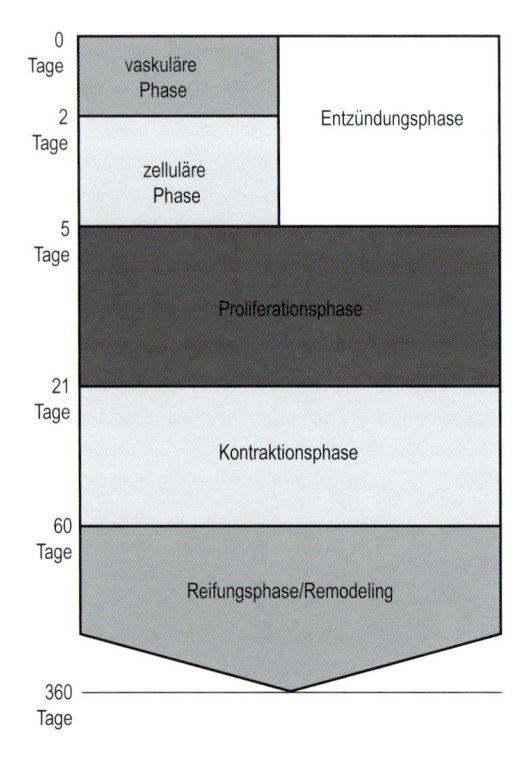

Abb. 4.1.1 Zeitrahmen der Wundheilung.

Therapeut – dazu neigen, die physiologischen Belastungsgrenzen zu überschreiten. Dadurch können neue und permanente Schäden verursacht werden. Im ungünstigsten Fall stagniert der Wundheilungsvorgang in einer chronisch-rezidivierenden Entzündungsphase (Bisla und Tanelian 1992, Brower und Johnson 2003, Durmus et al. 2003, Northcliffe und Buggy 2003, Scherb et al. 2009).

Ernährung

Da Bindegewebe überwiegend aus Proteinen besteht, ist eine adäquate Eiweißaufnahme im Rahmen der Ernährung wichtig. Prinzipiell kommen pflanzliche und tierische Eiweiße infrage. Tierische Eiweiße sind allerdings Säurebildner und senken den interstitiellen pH-Wert. Das kann sich als problematisch erweisen. Bei einem pH-Wert von unter 6,5 können die Fibroblasten ihre normalen Synthesefunktionen kaum noch erfüllen. Infolgedessen kommt es zur Gewebedegeneration, und die Heilung bleibt aus (Geiersperger 2009, Van den Berg 2011).

Da Energie von den Mitochondrien vorwiegend durch die Verbrennung von Glukose bereitgestellt wird, ist auch ein ausreichender Zuckergehalt der Nahrung wichtig. Wenn Zucker allerdings überwiegend in Form von kurzkettigen Kohlenhydraten zugeführt wird, belastet dies die Bauchspeicheldrüse, und es kann sich als typische Zivilisationskrankheit ein Typ-II-Diabetes entwickeln. Ein ständig erhöhter Blutzuckerspiegel erschwert die Regeneration und Wundheilung. Raffinierte Zucker sind außerdem ebenfalls stark säurebildend (s. o.).

Bei Fetten sollte sich der Konsum auf überwiegend ungesättigte Fettsäuren konzentrieren. Von Bedeutung sind hier insbesondere die essenziellen ungesättigten Omega-3- und Omega-6-Fettsäuren. Die nach einer Verletzung benötigten Serie-2-Prostaglandine werden aus Omega-6-Fettsäuren gebildet; Omega-3-Fettsäuren dagegen aktivieren die Bildung von Prostaglandinen der Serie 1 und 3, die als Gegenspieler zu Prostaglandin 2 die Entzündungsreaktion eindämmen. (In der westlichen Welt werden mit der Nahrung überwiegend Omega-6-Fettsäuren aufgenommen.) Durch einen Überschuss an gesättigten Fettsäuren kann eine Atherosklerose begünstigt und so die Gewebeperfusion verschlechtert werden.

Vitamine, Mineralien und Spurenelemente sind ebenfalls essenziell für die Stabilität des Bindegewebes. Sie stabilisieren die intermolekularen Brücken im Kollagen (Geiersperger 2009, Van den Berg 2011). Siehe dazu auch ➤ Kap. 7.23.

Durchblutung

Damit den Zellen die richtigen Nährstoffe für ihre Syntheseleistung (im Rahmen des Heilungsprozesses) zur Verfügung stehen, muss das Gewebe ausreichend durchblutet sein. Dies wird nicht zuletzt an den klassischen Zeichen einer Entzündung – Überwärmung, Schwellung und Rötung – sichtbar. Den stärksten negativen Einfluss auf die Durchblutung haben Rauchen (Holm und Nachemson 1988, Battie et al. 1991, Silcox et al. 1995, Hadley und Reddy 1997, Iwahashi et al. 2002, Oda et al. 2004, Zakaria und Sina 2007), Atherosklerose (Kurunlahti et al. 1999, Dwivedi, Kotwal und Dwivedi 2003, Turgut et al. 2008, Kauppila 2009) und eine gesteigerte sympathische Reflexaktivität.

Stress

Bei psychischen Belastungen werden vermehrt Kortisol und andere Stresshormone ausgeschüttet. Kortisol hemmt die Kollagensynthese und verlangsamt oder verhindert sogar die Heilung und Regeneration des Gewebes. Auch die sympathische Reflexaktivität ist bei Stress erhöht (s. o.).

Innere Organe

Damit die Makronährstoffe aus der Nahrung zu von den Zellen verwertbaren Mikronährstoffen umgebaut werden und entsprechende Maßnahmen getroffen werden können, muss bekannt sein, welche Leistungen der Verdauungstrakt erbringt. Für eine optimale Verdauung sollte die Nahrung gut gekaut werden, um die Kontaktfläche zwischen der Nahrung und den Verdauungsenzymen zu vergrößern. Je kleiner die Bissen sind, die im Magen ankommen, umso leichter kann die Nahrung verdaut werden. Wenn ein Bissen zu groß ist, wird außerdem der Mageneingang mechanisch stark beansprucht. Getränke zur Mahlzeit verdünnen den Magensaft und schwemmen unvollständig verdaute Nahrungsteile in den Dünndarm. Dies verringert die Nährstoffaufnahme im Dünndarm. Durch Einnahme von nichtsteroidalen Antiphlogistika werden die Schleimhäute von Magen und Dünndarm geschwächt, und die Nährstoffaufnahme verschlechtert sich (Van den Berg 2011).

Leber, Gallenblase und Pankreas sind die Organe, die für die Produktion der Verdauungsenzyme und die Umwandlung von Glukose in Fett oder Fett in Glukose verantwortlich sind. Die Leber spielt daneben eine wichtige Rolle für die Entgiftung und die Neutralisierung von Säuren. Weitere Entgiftungsorgane sind Dickdarm, Nieren, Haut und Lunge. Für alle Entgiftungsvorgänge ist Wasser erforderlich. Es muss stets in ausreichender Menge zugeführt werden (Van den Berg 2011).

Immunsystem

Eine Immunschwäche kann sich infolge von Mangelernährung, schlechter Dickdarmfunktion, häufiger Antibiotikaeinnahme oder nach operativer Entfernung wichtiger Elemente des Immunsystems (wie Blinddarm, Tonsillen etc.) entwickeln. Dadurch kann es zu Autoimmunreaktionen kommen, die schließlich zu einer chronifizierten Entzündung mit stark eingeschränkten Regenerations- und Heilungsmöglichkeiten führen können.

LITERATURQUELLEN
Aaron RK, Bolander ME. Physical regulation of skeletal repair. Symposium of the American Academy of Orthopaedic Surgeons, 2005.
Akeson WH, Woo SL, Amiel D, Coutts RD, Daniel D. The connective tissue response to immobility: Biochemical changes in periarticular connective tissue of the immobilized rabbit knee. Clin Orthop. 1973; 93: 356–361.

Akeson WH, Amiel D, Mechanic G et al. Collagen cross-linking alterations in joint contractures: Changes in reducible cross-links in periarticular connective tissue collagen after nine weeks of immobilization. Connect Tissue Res. 1977; 5: 15–19.

Akeson WH, Amiel D, Abel MF et al. Effects of immobilization on joints. Clin Orthop Relat Res. 1987; 219: 28–37.

Akeson WH, Amiel D, Kwan M et al. (eds). Stress dependence of synovial joints. Boca Raton: CRC Press, 1992.

Battie MC, Videman T, Gill K et al. Volvo Award in clinical sciences: Smoking and lumbar intervertebral disc degeneration: An MRI study of identical twins. Spine. 1991; 16: 1015–1021.

Bergenstock M, Min W, Simon AM et al. A comparison between the effects of acetaminophen and celecoxib on bone fracture in rats. J Orthop Trauma. 2005; 19(19): 717–723.

Billingsley EM, Maloney ME. Intraoperative and postoperative bleeding problems in patients taking warfarin, aspirin, and non-steroidal anti-inflammatory agents. A prospective study. Dermatol Surg. 1997; 23(5): 381–383.

Bisla K, Tanelian DL. Concentration-dependent effects of lidocaine on corneal epithelian wound healing. Invest Ophthalmol Vis Sci. 1992; 33(11): 3029–3033.

Brennan M. Changes in the cross-linking of collagen from rat tail tendons due to diabetes. J Biol Chem. 1989; 264: 20953–20960.

Brower M, Johnson M. Adverse effects of local anesthetic infiltration on wound healing. Reg Anesth Pain Med. 2003; 28(3): 233–240.

Buckwalter J, Hunziker E, Rosenberg L. Articular cartilage: composition and structure. Park Ridge: Illinois: American Academy of Orthopaedic Surgeons, 1988.

Cohen KI, Diegelmann RF, Lindblad WJ. Wound healing, biochemical and clinical aspects. Philadelphia: WB Saunders Company, 1992.

Clark RAF (ed). The molecular and cellular biology of wound repair. 2nd ed. New York: Plenum Press, 1996.

Currier D, Nelson R. Dynamics of human biologic tissues. Philadelphia: FA Davis Company, 1992.

Cyriax J. Textbook of orthopaedic medicine. 7th ed. London: Baillière Tindall, 1978.

Durmus M, Karaaslan E, Ozturk E et al. The effects of single-dose dexamethasone on wound healing in rats. Anesth Analg. 2003; 97: 1377–1380.

Dwivedi S, Kotwal PP, Dwivedi G. Aortic atherosclerosis, hypertension, and spondylotic degenerative disease: A life-style phenomenon, coincidence, or continuum? J Ind Acad Clin Med. 2003; 4(2): 134–138.

Elder CL, Dahners LE, Weinhold PS. A cyclooxygenase-2 inhibitor impairs ligament healing in the rat. Am J Sports Med. 2001; 29(6): 801–805.

Eyre DR, Mooney V, Caterson B et al. The intervertebral disc. In: Frymoyer JW, Gordon SL (eds). New perspectives on low back pain. Park Ridge, IL: American Academy of Orthopaedic Surgeons; 1989.

Finerman GAM, Noyes FR (eds). Biology and biomechanics of the traumatized synovial joint: The knee as a model. Rosemont: American Academy of Orthopaedic Surgeons, 1992.

Geiersperger K. Wundheilung und Ernährung. Masterarbeit für den Universitätslehrgang für Sports Physiotherapy. Universität Salzburg – Abteilung Sportwissenschaften, 2009.

Grodzinsky A. Electromechanical and physiochemical properties of connective tissue. Crit Rev Biomed Eng. 1983; 9: 133–199.

Hadley MN, Reddy SV. Smoking and the human vertebral column: A review of the impact of cigarette use on vertebral bone metabolism and spinal fusion. Neurosurgery. 1997; 41(1): 116–124.

Holm S, Nachemson A. Nutrition of the intervertebral disc: Acute effects of cigarette smoking. An experimental animal study. Uppsala J Med Sci. 1988; 93(1): 91–99.

Iwahashi M, Matsuzaki H, Tokuhashi Y et al. Mechanism of intervertebral disc degeneration caused by nicotine in rabbits to explicate intervertebral disc disorders caused by smoking. Spine. 2002; 27(13): 1396–1401.

Kaftan H, Hosemann W. Systemische Kortikoidgaben und additive lokale Applikation von Mitomycin oder Dexamethason. HNO. 2005; 53(9): 779–783.

Kaltenborn FM. Manual mobilization of the extremity joints. Minneapolis, MN: Banta, 1989.

Kauppila LI. Atherosclerosis and disc degeneration/low-back pain – a systemic review. Eur J Vasc Endovasc Surg. 2009; 37(6): 661–670.

Kloth LC, McCulloch JM, Feedar JA (eds). Wound healing: Alternatives in management. Philadelphia: FA Davis Company, 1990.

Kurunlahti M, Tervonen O, Vanharanta H et al. Association of atherosclerosis with low back pain and the degree of disc degeneration. Spine. 1999; 24(20): 2080–2084.

Leadbetter WB, Buckwalter JA, Gordon SL (eds). Sports-induced inflammation: Clinical and basic science concepts. Park Ridge, IL: American Academy of Orthopaedic Surgeons, 1990.

Marsolais D, Côté CH, Frenette J. Nonsteroidal anti-inflammatory drug reduces neutrophil and macrophage accumulation but does not improve tendon regeneration. Lab Invest. 2003; 83: 991–999.

Murnaghan M, Li G, Marsh DR. Nonsteroidal anti-inflammatory drug-induced fracture non-union: An inhibition of angiogenesis? J Bone Joint Surg Am. 2006; 88 (suppl. 3): 140–147.

Muscará MN, McKnight W, Asfaha S, Wallace JL. Wound collagen deposition in rats: Effect of an NO-NSAID and a selective COX-2 inhibitor. Br J Pharmacol. 2000; 129: 681–686.

Ng SC. Non-steroidal anti-inflammatory drugs: Uses and complications. Singapore Med J. 1992; 33(5): 510–513.

Northcliffe SA, Buggy DJ. Implications of anesthesia for infection and wound healing. Int Anesthesiol Clin. 2003; 41(1): 31–64.

Oda H, Matsuzaki H, Tokuhashi Y et al. Degeneration of intervertebral discs due to smoking: Experimental assessment in a rat-smoking model. J Orthop Sci. 2004; 9(2): 135–141.

Paoletti S. Faszien. München/Jena: Urban & Fischer, 2001.

Scherb MB, Courneya JP, Guyton GP, Schon LC. Effect of bupivacaine on cultured tenocytes. Orthopedics. 2009; 32: 26.

Sikiric P, Seiwerth S, Mise S et al. Corticosteroid-impairment of healing and gastric pentadecapeptide BPC-157 creams in burned mice. Burns. 2003; 29(4): 323–334.

Silcox DH, Daftari T, Boden SD et al. The effect of nicotine on spinal fusion. Spine. 1995; 20(14): 1549–1553.

Tortland PD. Sports injuries and nonsteroidal anti-inflammatory drug (NSAID) use. Connecticut Sportsmed. 2007; Winter: 1–4.

Turgut A, Sönmez I, Çakit B et al. Pineal gland calcification, lumbar intervertebral disc degeneration and abdominal aorta calcifying atherosclerosis correlate in low back pain subjects: A cross-sectional observational CT study. Pathophysiology. 2008; 15(1): 31–39.

Van den Berg F. Angewandte Physiologie – Band 3: Therapie, Training und Tests. Stuttgart: Thieme; 2007. Kapitel 1–1.

Van den Berg F. Angewandte Physiologie – Band 4: Schmerzen verstehen und beeinflussen. Stuttgart: Thieme, 2008.

Van den Berg F. Angewandte Physiologie – Band 1: Das Bindegewebe des Bewegungsapparates verstehen und beeinflussen. Stuttgart: Thieme, 2011.

Videman T. Connective tissue and immobilization. Clin Orthop. 1987; 221: 26–32.

Yugoshi LI, Sala MA, Brentegani LG, Lamano Carvalho TL. Histometric study of socket healing after tooth extraction in rats treated with diclofenac. Braz Dent J. 2002; 13(21): 92–96.

Zakaria PM, Sina P. Smoking and lumbar disc degeneration: A case-control study among Iranian men referring to lumbar MRI. Res J Biol Sci. 2007; 2(7): 787–789.

4.2 Die Faszie lebt: wie Faszientonus und -struktur von Zellen moduliert werden

Robert Schleip, Heike Jäger und Werner Klingler

4.2.1 Zellpopulationen in der Faszie

Zellen machen nur einen geringen Anteil am Volumen des Fasziengewebes aus und spielen als Modulatoren der Faszienarchitektur und -steifigkeit dennoch eine wichtige Rolle. Unter den verschiedenen Zelltypen in der Faszie dominiert die Zelllinie der Fibroblasten. Diese Zellen fungieren als eine Art mobiler Bauarbeitertrupp, daneben aber auch als Reinigungskräfte und Reparaturhandwerker für die Extrazellulärmatrix. Ihre Lebensdauer wird mit einigen Monaten angegeben. Früher wurden metabolisch aktive „Fibroblasten" von den weniger aktiven „Fibrozyten" unterschieden; in neueren Texten werden beide Formen inzwischen häufiger als „Fibroblasten" beschrieben. Fibroblasten produzieren die Vorstufen der meisten Komponenten der Extrazellulärmatrix (mit der wichtigen Ausnahme des dort reichlich vorhandenen Wassers) und sezernieren Vorstufen für Enzyme wie Kollagenasen, die beim Wiederabbau des Gewebes helfen. Daneben übernehmen sie wichtige Funktionen bei der Reparatur von Gewebeverletzungen.

Normalerweise sind nur wenige Immunzellen (z. B. Makrophagen), einige Mastzellen und sporadische Lymphozyten in der Faszie anzutreffen. Die Mastzellen enthalten histamin- und heparinreiche Granula, die für Entzündungsprozesse wichtig sind. Aktivierte Mastzellen entleeren diese Granula rasch in die Grundsubstanz, sodass die Durchblutung verstärkt wird und Immunreaktionen aktiviert werden.

Eine oft vernachlässigte Zellpopulation im Fasziengewebe bilden die univakuolären Adipozyten. Sie sind besonders zahlreich im areolären Bindegewebe, aber auch dort, wo im Fasziengewebe häufig Scherkräfte und Gleitbewegungen auftreten. Außerdem kommen univakuoläre Fettzellen in Bereichen vor, die häufig Druck- und Zugbelastungen ausgesetzt sind (etwa dem Weichgewebe der Ferse). Hier sind sie viel dichter und in kleineren Kammern angeordnet als anderswo und bilden ein äußerst effektives Polster.

Auch wenn Fettzellen von den meisten Menschen nicht sehr geschätzt werden, nehmen sie doch wichtige Funktionen im Körper wahr. Dazu gehört auch ihre vor einiger Zeit entdeckte endokrine Aktivität: Adipozyten sind nicht nur eine wichtige Östrogenquelle, sondern sie produzieren auch verschiedene Peptide und Zytokine, durch die sie Einfluss auf die Appetitregulation, die Insulin- und Blutzuckerregulation, die Angiogenese, die Vasokonstriktion und die Blutgerinnung nehmen. Daneben können im Fettgewebe sogar proinflammatorische Substanzen exprimiert werden, und es ist einer der Bildungsorte des wichtigen Zytokins TGF-β (engl. transforming growth factor β), von dem später noch die Rede sein wird. Die bei starkem Übergewicht auftretende Störung verschiedener physiologischer Körperfunktionen wird großenteils durch diese Peptide und Zytokine verursacht. Andererseits sind Fettabsaugungen, die inzwischen häufig durchgeführt werden, ähnlich kritisch zu sehen wie die Teilresektion sonstiger endokriner Organe des Körpers, denn man kann davon ausgehen, dass die lokalen und sogar die globalen physiologischen Verhältnisse im Körper dadurch beeinflusst werden.

Humorale Faktoren werden über den Blutkreislauf zu den Fettzellen gebracht bzw. von dort abtransportiert. Auch Blut- und Lymphgefäßzellen sowie Nervenzellen gehören daher zu den Zellpopulationen der Faszie (auch wenn die entsprechenden Blut- und Lymphgefäße sowie Nervenbahnen nur sehr klein sind).

4.2.2 Der Faszientonus

Bei Untersuchungen an der lumbalen Faszie des Menschen entdeckte eine Gruppe von Wissenschaftlern um den Biomechaniker Yahia, dass das Fasziengewebe kontraktionsfähig ist (Yahia, Pigeon und DesRosiers 1993). Drei Jahre später dokumentierte der deutsche Anatomieprofessor Staubesand bei Untersuchungen der tiefen Unterschenkelfaszie die Anwesenheit von glatten Muskelzellen in der Faszie (Staubesand und Li 1996). Da er in deren Umgebung zudem reichlich sympathische Nervenfasern fand, postulierte er eine Verbindung zwischen dem Sympathikustonus und der Faszientonusregulation. Tatsächlich beschreiben auch viele Kliniker, dass bei Patienten, die unter chronischem Stress stehen, palpatorisch häufig eine erhöhte myofasziale Steifigkeit festzustellen ist. Diese erhöhte Gewebesteifigkeit bleibt offenbar auch in Ruhe bestehen, in einer Situation also, in der nach übereinstimmender Meinung der meisten Elektromyografie-Experten die Skelettmuskulatur zumindest elektrisch stumm ist (Basmajian und De Luca 1985). Es wurde daher die Vermutung geäußert, dass der Ruhemuskeltonus des Menschen möglicherweise in relevantem Ausmaß durch die fasziale Steifigkeit beeinflusst wird (Masi und Hannon 2008).

Vor diesem Hintergrund entschlossen sich die Autoren, der Anwesenheit kontraktiler Zellen in der menschlichen Faszie genauer auf den Grund zu gehen. Dafür wurden Biopsiegewebeproben aus der Fascia lumbalis, dem Tractus iliotibialis, den Ligg. interspinalia und der Plantarfaszie immunhistochemisch auf ASMA-Stressfaserbündeln untersucht. (Die Anfärbung von α-SMA [α-smooth muscle actin] ist die Standardmethode zum Nachweis von Zellen mit einer der glatten Muskulatur entsprechenden Kontraktilität.) Bei den mikroskopischen Analysen zeigte sich, dass einige der angefärbten Zellen tatsächlich Glattmuskelzellen – konkret: Gefäßmuskulatur – waren. Bei den übrigen Zellen handelte es sich um Myofibroblasten, eine Zellart, deren Auftreten in der Faszie bisher nur im Rahmen der Wundheilung oder bei pathologischen Gewebekontrakturen beschrieben worden war. Diese hochkontraktilen Zellen (die allgemein als eine besondere Ausprägungsform der Fibroblasten angesehen werden) fanden sich in allen untersuchten Gewebeproben, wenn auch in sehr unterschiedlicher Dichte.

Unerwarteterweise stellte sich auch heraus, dass das intramuskuläre Perimysium offenbar eine höhere Myofibroblastendichte aufweist als das Endomysium, das Epimysium oder die Fascia profunda. Fleischwissenschaftler berichten übrigens, dass tonisch arbeitende (Halte-)Muskeln oft besonders kräftige Perimysien haben und als „zähes Fleisch" gelten – im Gegensatz zu „zartem Fleisch" aus phasisch arbeitender Muskulatur, deren Perimysien viel dünner sind (Borg und Caulfield 1980). Daher wurde vermutet, dass die er-

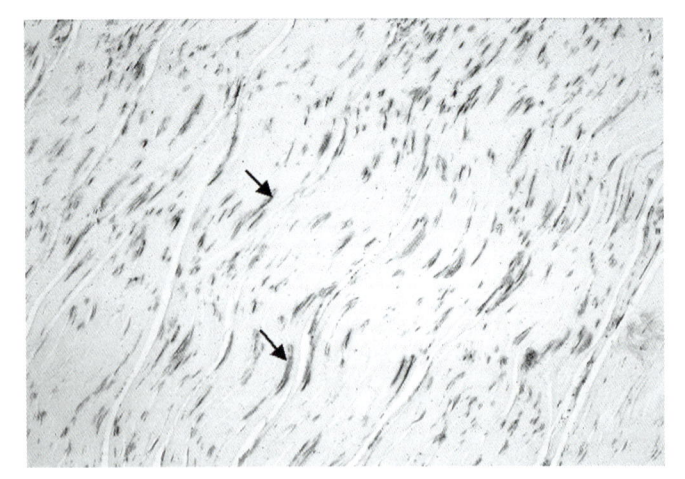

Abb. 4.2.1 Zeigt die Faszie hier pathologische Veränderungen im Sinne einer „Frozen Lumbar"? Schnittpräparat der posterioren Schicht der Lumbalfaszie auf Höhe von L2. Auffällig ist die hohe Dichte von Myofibroblasten, die in etwa der Dichte entspricht, die für die Schultergelenkkapsel bei einer Schultersteife (Frozen Shoulder) beschrieben wird. Zumindest bei diesem Patienten könnten also im Lendenwirbelsäulenbereich Veränderungen mit Faszienkontraktur und Bewegungseinschränkung entsprechend einer Frozen Shoulder vorliegen. Die Pfeile markieren Stressfaserbündel, die den typischen Myofibroblasten-Marker α-SMA (α-smooth muscle actin) enthalten und hier dunkelgrau eingefärbt sind. Länge des Bildausschnitts: 225 mm. Nach Schleip, Klingler und Lehmann-Horn 2006; Abdruck mit freundlicher Genehmigung.

höhte Ruhesteifigkeit mancher Haltemuskeln mit einer erhöhten Myofibroblastendichte im Perimysium zu tun haben könnte (Schleip et al. 2006).

In einigen Gewebeproben aus der Lumbalfaszie fand sich eine extrem hohe Myofibroblastendichte, die in etwa dem entsprach, was für Dupuytren-Kontrakturen oder die Frozen Shoulder beschrieben wird. Das könnte bedeuten, dass in der Lumbalfaszie manchmal ein vergleichbarer pathologischer Zustand auftritt wie bei den bekannten Faszienkontrakturen (> Abb. 4.2.1).

Nach Masi und Hannon (2008) soll die Veranlagung zu einer erhöhten myofaszialen Steifigkeit polygen vererbt und mit einem Leben in kälteren Klimazonen assoziiert sein. Gestützt wird diese Vermutung durch die hohe Prävalenz von Morbus Bechterew und Dupuytren-Kontrakturen bei Menschen nordeuropäischer Abstammung. Eine generelle Hypermobilität der Gelenke kommt dagegen häufiger bei den Völkern Afrikas und Südasiens vor. Daher wurde die Vermutung geäußert, dass die allgemeine Gelenkbeweglichkeit (und somit Gewebesteife) u. a. von der Myofibroblastendichte in den Muskelfaszien abhängen könnte (Remvig et al. 2007). Dies würde auch zu der Beobachtung passen, dass bei Patienten mit hypermobilen Gelenken die Wundkontraktion langsamer erfolgt und die Narbenbildung spärlicher ist, während umgekehrt bei Patienten mit der „Wikinger-Krankheit" (Dupuytren-Kontraktur) die Wundkontraktion rasch erfolgt und sich ausgeprägte Narben bilden. Diese Patienten leiden zudem gehäuft unter anderen Faszienkontrakturen (z. B. Schultersteife oder Plantarfibromatose), bei denen Myofibroblasten eine Rolle spielen (Hart und Hooper 2005).

4.2.3 Von der Myofibroblastenkontraktion zur Gewebekontraktur

Man nimmt an, dass sich die meisten Myofibroblasten aus normalen Fibroblasten entwickeln. Die Umwandlung wird durch hohe mechanische Belastung sowie bestimmte Zytokine ausgelöst (> Abb. 4.2.2). Myofibroblasten spielen eine wichtige Rolle bei der Wundheilung und sind außerdem an der Entstehung pathologischer Faszienkontrakturen beteiligt (z. B. Morbus Peyronie, Keloidbildung, Plantarfibromatose, Dupuytren-Kontraktur oder Frozen Shoulder). Dank der dichten α-SMA-Stressfaserbündel ist ihre Kontraktilität 4-mal höher als die der normalen Fibroblasten.

Um die kontraktilen Funktionen der faszialen Myofibroblasten näher zu untersuchen, führten Schleip, Klingler und Lehmann-Horn mechanografische In-vitro-Messungen zur aktiven faszialen Gewebekontraktion durch. Dazu wurde Lumbalfasziengewebe von Ratten in einem Organbad mit verschiedenen Substanzen stimuliert. Zu den Substanzen, die eine messbare Gewebekontraktion hervorriefen, gehörte neben Zytokin TGF-β1 auch Thromboxan, eine von den Thrombozyten produzierte Substanz, die bei der Blutgerinnung eine Rolle spielt (und mit dem Arachidonsäure-Signalweg assoziiert ist, der typischerweise bei sog. stillen chronischen oder subklinischen Entzündungen abläuft). Im Organbad konnten Gewebekontraktionen mit einer Periode von 5 bis 30 Minuten hervorgerufen werden, und die dabei gemessenen Kräfte waren stark genug, um einen Einfluss auf die mechanosensible Steuerung und motoneuronale Reflexregulation zu prognostizieren. Allerdings waren die Kontraktionen signifikant schwächer (und langsamer) als bei einem Skelettmuskel mit vergleichbarem Durchmesser (Schleip, Klingler und Lehmann-Horn 2006).

Nach Zugabe von Botulinustoxin zu dem Organbad wurde die Gewebekontraktion messbar schwächer. Bekannt sind Botulinustoxin-Injektionen primär wegen ihrer spezifischen Wirkung auf die motorische Endplatte; der giftigste Bestandteil des Toxins, die C3-Transferase, hemmt jedoch auch die Kraftentfaltung in Myofibroblasten (Parizi, Howard und Tomasek 2000). Das könnte übrigens eine Erklärung dafür sein, dass sich mit Botulinustoxin bei einigen (aber nicht allen) Formen von spastischen Muskelparesen häufig eine geradezu dramatische Besserung erzielen lässt (Snow et al. 1990, Dietz 2002). In diesem Fall könnte eine palpatorische oder sonografische Voruntersuchung der Fasziensteifigkeit abzuschätzen helfen, ob eine solche Therapie im Einzelfall sinnvoll ist.

Während einzelne Myofibroblasten nur geringe Gewebekontraktionen (bis 4,1 µN/Zelle) über eine Dauer von einigen Minuten erzeugen, können durch inkrementelle Addition solcher Zellkontraktionen über Stunden und Tage langfristig Gewebekontrakturen induziert werden, bei denen es auch zu einem Matrixumbau (Remodeling) kommt (> Abb. 4.2.3). Es ist also durchaus vorstellbar, dass sich durch geeignete Veränderungen des biochemischen Milieus bzw. mechanostimulatorischen Umfelds der faszialen Myofibroblasten gravierende Veränderungen der Gewebesteifigkeit hervorrufen lassen.

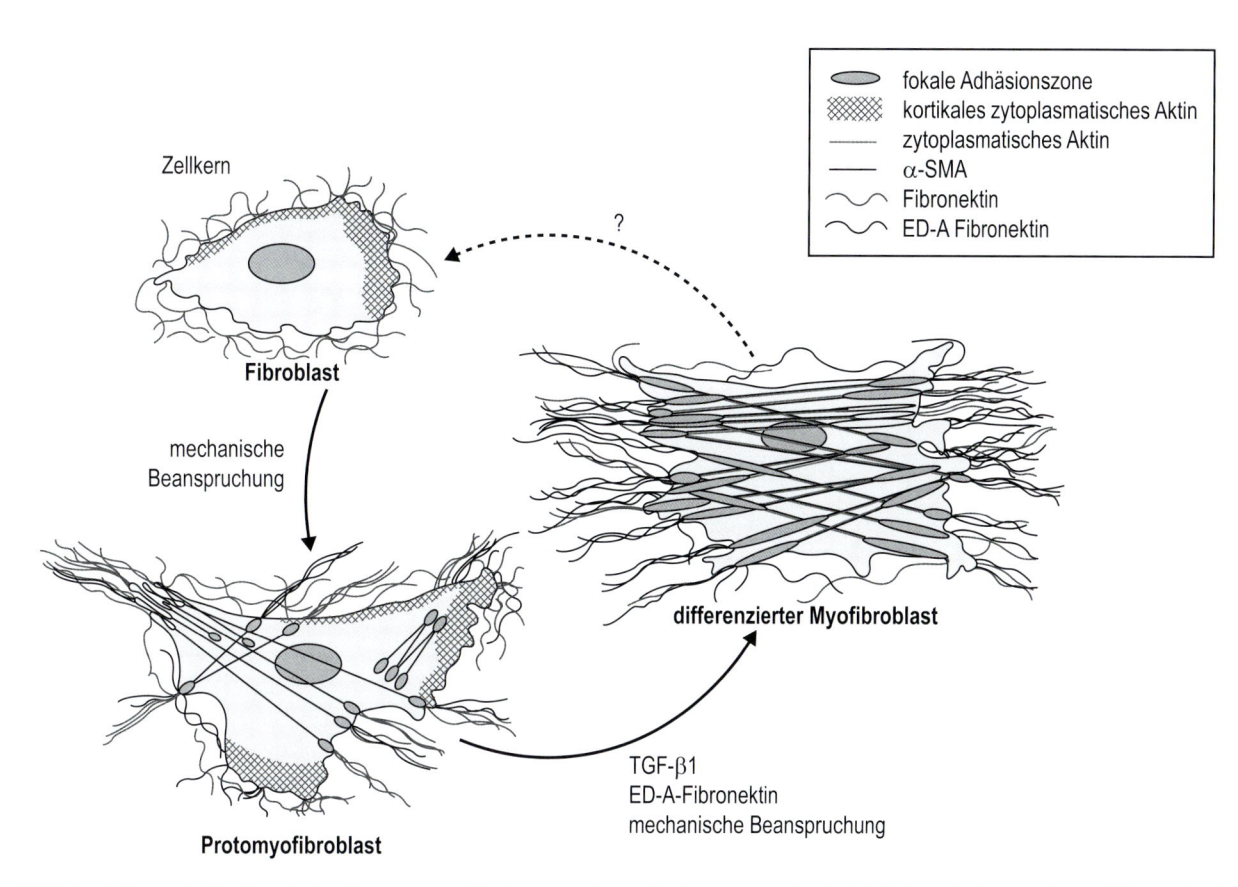

Abb. 4.2.2 Zwei Phasen der Myofibroblastendifferenzierung. Fibroblasten enthalten *in vivo* zwar manchmal Aktin in ihrem Zellkortex, aber sie bilden weder Stressfasern noch Adhäsionskomplexe mit der Extrazellulärmatrix aus. Unter mechanischer Belastung differenzieren sie sich zu Protomyofibroblasten und bilden dann Stressfasern aus zytoplasmatischem Aktin, die in Adhäsionskomplexen (Fibronexus) enden. Protomyofibroblasten exprimieren und organisieren zudem an ihrer Oberfläche zelluläres Fibronektin (einschließlich der Spleiß-Variante ED-A) und verfügen über kontraktile Eigenschaften. Durch TGF-β1 wird die Expression von ED-A-Fibronektin verstärkt. Beide Faktoren fördern in Kombination mit mechanischer Belastung den Übergang von Protomyofibroblasten zu ausdifferenzierten Myofibroblasten. Diese exprimieren α-SMA und bilden stärkere Stressfasern sowie große Fibronexus *(in vivo)* bzw. überentwickelte fokale Adhäsionszonen *(in vitro)* aus. Funktionell unterscheiden sich Myofibroblasten durch stärkere kontraktile Kräfte von den Protomyofibroblasten. Dies zeigt sich an einer verstärkten fibrillären Organisation des extrazellulären Fibronektins. Aus: Tomasek et al. 2002; Abdruck mit freundlicher Genehmigung.

4.2.4 Modulation der Faszienkontraktilität

Wir wollen uns nun der Frage zuwenden, welche Faktoren den Faszientonus beeinflussen können. Der beschriebene Stimulationseffekt von Thromboxan lässt – in Zusammenschau mit allgemeinen physiologischen Überlegungen zur Kontraktionskinetik von Fibroblasten und Myofibroblasten – vermuten, dass ein proinflammatorisches biochemisches Milieu eine Zunahme der Faziensteifigkeit begünstigt. Umgekehrt kann ein (ernährungsbedingtes oder sonstiges) antiinflammatorisches Milieu mit abnehmender oder geringer Faziensteifigkeit einhergehen. Für Manualtherapeuten sind in diesem Zusammenhang die Zellkulturexperimente von Meltzer und Standley (2007) von Interesse: Die Autoren zeigten, dass ein Behandlungsprotokoll, das die mechanischen Stimulationsmuster von Repetitive-Strain-Injury-Bewegungen (RSI) simulierte, eine vermehrte Expression proinflammatorischer Zytokine in Fibroblasten auslöste. Ein Muster, das der indirekten osteopathischen Behandlung entspricht, begünstigte dagegen die Expression antiinflammatorischer Zytokine.

Die überraschende Entdeckung, dass das Gas Stickstoffmonoxid (NO) ein wichtiger und vielseitiger Botenstoff ist, löste in den 1980er-Jahren eine Revolution auf dem Gebiet der Physiologie aus und wurde später mit dem Nobelpreis gewürdigt. NO wird von vielen Zellen im Körper produziert und wirkt stark relaxierend auf die Zellen der glatten Gefäßmuskulatur. Eine systematische Untersuchung seiner Auswirkungen auf die Faszienkontraktilität liegt bisher nicht vor; die molekularen Mechanismen seiner Auswirkungen auf die Gefäßzellen lassen jedoch vermuten, dass eine ähnlich relaxierende Wirkung auch bei den kontraktilen Myofibroblasten auftreten könnte. In diesem Falle müsste sich der Faszientonus durch eine Nahrungsergänzung mit Arginin und damit verwandten Aminosäuren sowie durch Meditation auf der Grundlage der Achtsamkeitsbasierten Stressreduktion (MBSR) beeinflussen lassen (Stefano und Esch 2005). Das aber sind bisher nur hypothetische Überlegungen, die durch Studien bestätigt werden müssen.

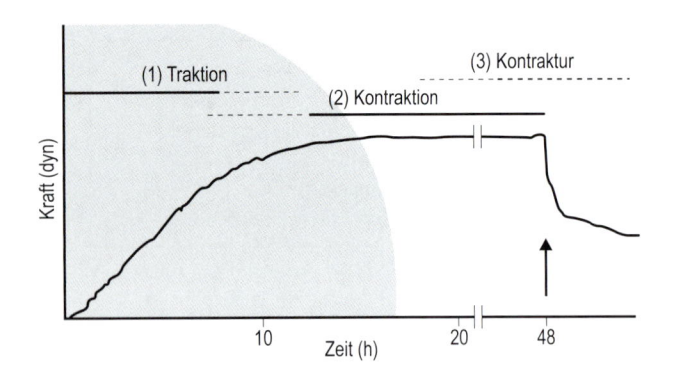

Abb. 4.2.3 Aktive Zellkontraktion als ein Schritt auf dem Weg zur chronischen Gewebekontraktur. In einem Kollagengitter lässt sich die Kraftentwicklung von Bindegewebszellen in drei Phasen *in vitro* darstellen: In einem nachgiebigen Substrat üben migrierende Fibroblasten Zugkräfte auf das Substrat aus (Traktion). Ab einer bestimmten Steifigkeit des Substrats transformieren sich die Fibroblasten zu Myofibroblasten, die über eine deutlich bessere Ausstattung zur Zellkontraktion verfügen (Kontraktion). Die Ausbildung neuer Matrixkomponenten trägt dann dazu bei, dass die neue Kollagenanordnung stabilisiert wird, und führt in kleinen Schritten kumulativ über das Remodeling der Kollagenmatrix zur langfristigen Gewebekontraktur. Wenn man Zytochalasin D, einen Inhibitor der Aktinfilamentbildung, in der Kontraktionsphase kurz nach Erreichen des Kraftplateaus zu dem Ansatz gibt, fällt die Kraft auf null ab (nicht dargestellt). Gibt man Zytochalasin D später, in der mutmaßlichen Kontrakturphase, zu (Pfeil), bleibt dagegen eine Restspannung in der Matrix erhalten, die auf den irreversiblen Umbau mit Verkürzung des Kollagennetzwerks zurückzuführen ist. Aus Tomasek et al. 2002; Abdruck mit freundlicher Genehmigung.

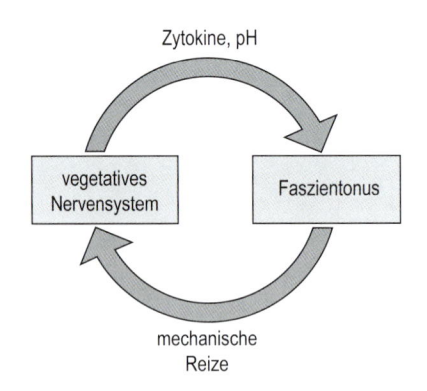

Abb. 4.2.4 Wechselbeziehung zwischen Faszientonus und vegetativem Nervensystem: Eine Sympathikusaktivierung bewirkt eine Steigerung der Expression von TGF-β1 (und vermutlich weiterer Zytokine); dadurch wird die Kontraktilität der Myofibroblasten verstärkt, und die Fasziensteifigkeit nimmt zu. Außerdem kann es bei einer Verschiebung des vegetativen Gleichgewichts zu pH-Änderungen kommen, die ebenfalls einen Einfluss auf die Myofibroblastenkontraktion haben (vgl. > Kap. 4.4). Das vegetative Gleichgewicht kann umgekehrt durch die fachgerechte therapeutische Stimulation der Mechanorezeptoren – insbesondere der Ruffini-Körperchen und freier Nervenendigungen – beeinflusst werden.

4.2.5 Wechselbeziehungen mit dem vegetativen Nervensystem

In seinem „klassischen" Beitrag zur Tonizität der Faszie sieht Staubesand eine enge Abhängigkeit des Faszientonus vom vegetativen Nervensystem (VNS) (Staubesand und Li 1996). Er vermutete insbesondere, dass unter Sympathikuseinfluss verstärkte Zellkontraktionen in den Fasziengeweben ablaufen. An ihrem mechanografischen Messplatz untersuchten Schleip, Klingler und Lehman-Horn deshalb auch, ob sich durch sympathische Neurotransmitter wie Epinephrin (Adrenalin), Norepinephrin (Noradrenalin) und Acetylcholin (oder entsprechende chemische Substanzen) Gewebekontraktionen hervorrufen lassen (Schleip, Klingler und Lehmann-Horn 2006). Trotz aller Motivation und Geduld der Forschenden ließen sich keine messbaren Effekte nachweisen. Es sah also so aus, als stünde Staubesands Theorie, so schlüssig sie auch auch erscheinen mochte, nicht im Einklang mit den komplexen physiologischen Abläufen in „echten" menschlichen Körpern. Ohnehin schien die Theorie nicht zu der Beobachtung zu passen, dass Fibroblasten und Myofibroblasten oft weite Strecken durch das Gewebe wandern (> Tafel 4.2.1), sodass eine synaptische Signalübertragung aus sympathischen Nervenendigungen schwer vorstellbar, wenn nicht gar unmöglich erschien.

Vor einigen Jahren ergab sich jedoch eine unerwartete Wendung, als ein Forscherteam aus dem Bereich der Psychoneuroimmunologie (Bhowmick et al. 2009) berichtete, dass das fehlende Bindeglied zwischen Sympathikusaktivierung und T3-Zell-Expression in Lymphknoten nun endlich gefunden sei: das Zytokin TGF-β1, ein bekannter Myofibroblastenstimulator. Zu diesem Zeitpunkt war schon seit Langem bekannt, dass eine Sympathikusaktivierung durch Stress, Angst o. Ä. tief greifende Auswirkungen auf die T3-Zell-Aktivierung im Immunsystem hat. Allerdings wusste man nicht, über welche Signalkaskaden oder Zytokine die Kommunikation zwischen VNS und Immunsystem abläuft. Nach Klärung dieser Signalverbindung durch die Psychoneuroimmunologen kann man nun annehmen, dass bei erhöhtem Sympathikotonus die TGF-β1-Expression und somit – da TGF-β1 der stärkste bekannte Stimulator der Myofibroblastenkontraktion ist – auch die Faszienkontraktilität zunimmt.

Bisher wurde der starke Myofibroblastenstimulationseffekt von TGF-β1 nur an Zellkulturen nachgewiesen. Vorläufige Daten aus den Untersuchungen von Schleip, Klingler und Lehmann-Horn bestätigen jedoch, dass die Zugabe dieses Zytokins in geringen physiologischen Konzentrationen auch an intakten Bündeln aus der Lumbalfaszie von Ratten im Organbad teilweise deutliche Gewebekontraktionen hervorruft (Schleip, Klingler und Lehmann-Horn 2006).

Anlass genug, Staubesands Grundannahme einer engen Verbindung zwischen Faszientonus und vegetativem Tonus noch einmal zu betrachten (bzw. zu rehabilitieren). Dass der Signalweg über die TGF-β1-Expression offenbar unabhängig von einer lokalen synaptischen Übertragung abläuft, passt gut zu der langsamen Kinetik der experimentell beobachteten Faszienkontraktionen (> Abb. 4.2.3). Über die bereits angesprochene Wirkung von TGF-β1 hinaus kann die Sympathikusaktivierung möglicherweise auch noch andere Veränderungen im biochemischen Milieu der Extrazellulärmatrix hervorrufen, durch die die Zellaktivität in der Faszie beeinflusst wird. Vorstellbar wäre z. B. eine Änderung des pH-Werts in der Grundsubstanz. Tatsächlich zeigten Pipelzadeh und Naylor (1998) *in vitro*, dass die Myofibroblastenkontraktilität durch eine pH-Absenkung signifikant verstärkt werden kann. Allerdings umfasste diese Untersuchung nur wenige Proben und

Abb. 4.2.5 Myofibroblasten zeigen rhythmische Schwankungen der Kalziumkonzentration. (A) Fluoreszenzkurven von 5 einzelnen Zellen nach vorheriger Färbung mit Flura-2. (B) Fourier-Analyse der dominanten Fluktuationsperiodendauern von Bindegewebszellen in Kultur. Die Auswertung zeigte einen gemeinsamen Peak bei 99 ± 32 s für 87 % der Zellen sowie ein zweites Maximum bei 221 ± 21 s für 13 % der Zellen. In der ersten Gruppe fanden sich überwiegend Myofibroblasten, in der letzteren dagegen Zellen mit den morphologischen Merkmalen α-SMA-negativer Fibroblasten. Aus: Castella 2010; Abdruck mit freundlicher Genehmigung.

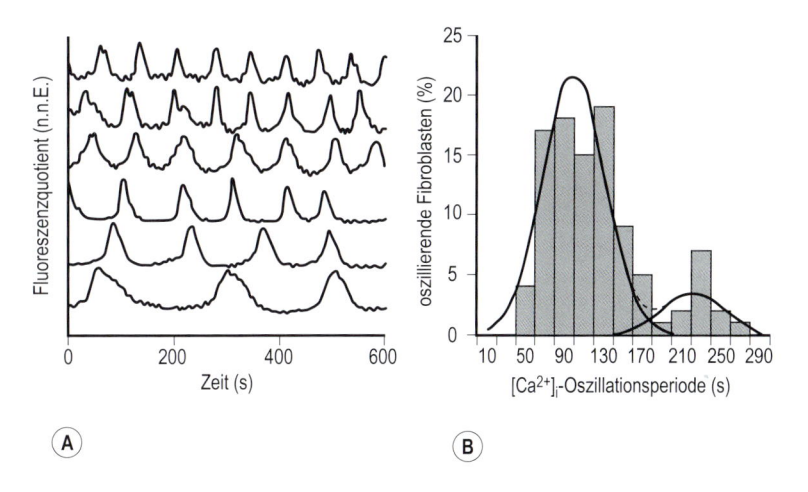

wurde bisher nicht von anderen Forschergruppen bestätigt. Welchen Einfluss das Mikromilieu allgemein auf die Faszie haben kann, wird im Detail in ➤ Kap. 4.4 diskutiert.

➤ Abb. 4.2.4 zeigt die möglichen Wechselbeziehungen zwischen vegetativer Aktivierung und Faszientonus. Neben dem Einfluss des VNS auf die Zellkontraktilität zeigt diese Grafik vor allem den potenziellen Einfluss therapeutischer Faszienstimulationsmanöver auf das vegetative Gleichgewicht: Durch Stimulation nicht nozizeptiver mechanosensibler freier Nervenendigungen (unmyelinisierter C-Fasern oder myelinisierter Aδ-Fasern) kann das vegetative Gleichgewicht verschoben werden, und durch Stimulation der Ruffini-Körperchen – die als besonders empfindlich in Bezug auf langsame, tangentiale Verschiebungen gelten – lässt sich die Sympathikusaktivität dämpfen (Schleip 2003).

4.2.6 Rhythmische Fluktuationen im Fasziengewebe?

Schon seit Längerem ist bekannt, dass in Bindegewebszellkulturen (in einem Medium mit Kollagengitter) periodische Fluktuationen auftreten. Insbesondere kann es zu rhythmischen Schwankungen der Kalziumkonzentration kommen, die von einer Kontraktion der Zellen auf ihrer direkten Unterlage begleitet werden (Salbreux et al. 2007). Eine Untersuchung von Castella et al. (2010) zeigte, dass solche Schwankungen bei Myofibroblasten in etwa synchron ablaufen, sofern die Zellen mechanisch gekoppelt sind (➤ Abb. 4.2.5). In dieser Studie konnte auch gezeigt werden, dass die Synchronisierung der Zellkontraktionen nicht über Gap Junctions, sondern über die Zonula adhaerens vermittelt wird. (Gap Junctions dienen speziell dem Austausch chemischer Signale zwischen den Zellen; die Zonula adhaerens ist dagegen eine Verdickung in der Zellmembran – übrigens ein typisches Merkmal von Myofibroblasten –, durch die die Zelle über Integrinmoleküle mechanische Informationen mit der Extrazellulärmatrix austauscht.) Die beobachteten Myofibroblastenrhythmen hatten eine Periode von 99 Sekunden (Standardabweichung ± 32 s).

Es ergibt sich die spannende Frage, ob die sehr langsamen Rhythmen dieser Zellkulturen – ein Zyklus dauerte mehr als eineinhalb Minuten – vielleicht etwas mit den sog. Long-Tide-Oszillationen zu tun haben könnten, die in der biodynamischen Osteopathie beschrieben werden (Becker 2001, Sills 2004). Nach Sutherland (1990) kann dieser Puls, der auch als „breath of life" bzw. Lebensatem bezeichnet wird, von den lauschenden Händen eines geübten Therapeuten in einem Zustand der tiefen, achtsamen Entspannung wahrgenommen werden und hat eine Periodendauer von 100 Sekunden.

Die nahezu exakte Übereinstimmung der Periodendauer in der biodynamischen Osteopathie mit der Periodendauer, die in den jüngsten Studien zu Myofibroblastenrhythmen festgestellt wurde, ist bemerkenswert – ob beide aber tatsächlich in Bezug zueinander stehen, bleibt zu klären. Für den Nachweis einer mehr als zufälligen Übereinstimmung der beiden Rhythmen müssten verschiedene Voraussetzungen gegeben sein: Erstens muss für die palpatorische Wahrnehmung verschiedener Untersucher tatsächlich eine ausreichende Reliabilität und Reproduzierbarkeit gewährleistet sein. Zweitens wäre zu prüfen, ob die Myofibroblasten unter realen Bedingungen im Körper dieselbe Synchronisation ihrer Kontraktionsaktivität zeigen wie in der ganz anders zusammengesetzten (und räumlich beengten) Umgebung der Zellkultur. Da die Integrinfasern mechanische Zell-Zell-Signale durchaus über gewisse Entfernungen übertragen können, lässt sich die Möglichkeit eines Zusammenhangs nicht ausschließen, aber es ist noch viel Forschungsarbeit erforderlich, um festzustellen, ob der „Lebensatem" tatsächlich einem aktiven, faszialen Kontraktionsrhythmus oder nicht doch eher anderen Vorgängen – z. B. den ideomotorischen Wahrnehmungen des Therapeuten (Minasny 2009) – entspricht.

LITERATURQUELLEN
Basmajian JV, De Luca CJ. Muscles alive: Their functions revealed by electromyography. 5th ed. Baltimore: Williams & Wilkins, 1985. pp. 245–248.
Becker R. Life in motion. Portland, Oregon: Stillness Press, 2001.
Bhowmick S, Singh A, Flavell RA et al. The sympathetic nervous system modulates CD4(+) FoxP3(+) regulatory T cells via a TGF-beta-dependent mechanism. J Leukoc Biol. 2009; 86: 1275–1283.
Borg TK, Caulfield JB. Morphology of connective tissue in skeletal muscle. Tissue Cell. 1980; 12: 197–207.
Castella L, Buscemi L, Godbout C, Meister JJ, Hinz B. A new lock-step mechanism of matrix remodeling based on subcellular contractile events. J Cell Sci. 2010; 123: 1751–1760.

Dietz V. Proprioception and locomotor disorders. Nat Rev Neurosci. 2002; 3: 781–790.

Friedl P. Dynamic imaging of cellular interactions with extracellular matrix. Histochem Cell Biol. 2004; 122: 183–190.

Hart MG, Hooper G. Clinical associations of Dupuytren's disease. Postgrad Med J. 2005; 81: 425–428.

Masi AT, Hannon JC. Human resting muscle tone (HRMT): Narrative introduction and modern concepts. J Bodyw Mov Ther. 2008; 12(4): 320–332.

Meltzer KR, Standley PR. Modeled repetitive motion strain and indirect osteopathic manipulative techniques in regulation of human fibroblast proliferation and interleukin secretion. J Am Osteopath Assoc. 2007; 107: 527–536.

Minasny B. Understanding the process of fascial unwinding. Int J Ther Mass Bodyw. 2009; 2(2): 10–17.

Parizi M, Howard EW, Tomasek JJ. Regulation of LPA-promoted myofibroblast contraction: Role of rho, myosin light chain kinase, and myosin light chain phosphatase. Exp Cell Res. 2000; 254: 210–220.

Pipelzadeh MH, Naylor IL. The in vitro enhancement of rat myofibroblasts contractility by alterations to the pH of the physiological solution. Eur J Pharmacol. 1998; 357: 257–259.

Remvig L, Schleip R, Kristensen HJ et al. Do patients with Ehlers-Danlos syndrome and/or hypermobility syndrome have reduced number of contractile cells in fascia? In: Findley TW, Schleip R (eds.). Fascia research: Basic science and implications for conventional and complementary health care. München: Elsevier; 2007. p. 87.

Salbreux G, Joanny IF, Prost J, Pullarkat P. Shape oscillations of non-adhering fibroblasts. Phys Biol. 2007; 4: 268–284.

Schleip R. Fascial plasticity – a new neurobiological explanation: Part 1. J Bodyw Mov Ther. 2003; 7: 11–19.

Schleip R, Klingler W, Lehmann-Horn F. Fascia is able to contract in a smooth muscle-like manner and thereby influence musculoskeletal mechanics. In: Liepsch D (ed.). 5th World Congress of Biomechanics (München, 29. Juli bis 4. August 2006). Bologna: Medimond International Proceedings; 2006. pp. 51–54.

Schleip R, Naylor IL, Ursu D et al. Passive muscle stiffness may be influenced by active contractility of intramuscular connective tissue. Med Hypotheses. 2006; 66: 66–71.

Sills F. Craniosacral biodynamics. Part 2. Berkeley: North Atlantic Books, 2004.

Snow BJ, Tsui JK, Bhatt MH et al. Treatment of spasticity with botulinum toxin: A double-blind study. Ann Neurol. 1990; 28: 512–515.

Staubesand J, Li Y. Zum Feinbau der Fascia cruris mit besonderer Berücksichtigung epi- und intrafaszialer Nerven. Manuelle Medizin. 1996; 34: 196–200.

Stefano GB, Esch T. Integrative medical therapy: Examination of meditation's therapeutic and global medicinal outcomes via nitric oxide (review). Int J Mol Med. 2005; 16(4): 621–630.

Sutherland WG. Teachings in the science of osteopathy. Fort Worth, Texas: Sutherland Cranial Teaching Foundation, 1990.

Tomasek JJ, Gabbiani G, Hinz B et al. Myofibroblasts and mechano-regulation of connective tissue remodelling. Nat Rev Mol Cell Biol. 2002; 3(5): 349–363.

Yahia LH, Pigeon P, DesRosiers EA. Viscoelastic properties of the human lumbodorsal fascia. J Biomed Eng. 1993; 15: 425–429.

4.3 Die Extrazellulärmatrix
Frans Van den Berg

Die extrazelluläre Matrix besteht im Wesentlichen aus drei Komponenten: Bindegewebsfasern (Kollagenfasern und elastische Fasern), Grundsubstanz (aus Glukosaminoglykanen und Proteoglykanen) und nicht kollagenen Verbindungsproteinen.

Die Matrix wird von verschiedenen Bindegewebszellen gebildet. Ihre Zusammensetzung und die Verhältnisse zwischen den einzelnen Komponenten werden durch die mechanische Belastung bestimmt, der diese Zellen ausgesetzt sind (> Abb. 4.3.1) (Leonhardt 1987). Auch Wasser ist in größerer Menge in der Matrix enthalten: Seine Funktion besteht u. a. darin, wichtige Prozesse wie die Diffusion von Nähr- und Schlackenstoffen zu ermöglichen.

4.3.1 Kollagenfasern

Kollagenfasern sind weiß, und kollagenreiche Gewebe sehen daher weißlich aus. Der Kollagenfaser-„Turnover", also die Rekonstruktionsphase, dauert normalerweise etwa 300 bis 500 Tage (Fleischmajer, Olsen und Kühn 1990, Currier und Nelson 1992, Van den Berg 2011). In Geweben mit längerem Turnover (z. B. Bandscheiben) findet sich bei älteren Patienten manchmal eine gelbbraune Verfärbung (Ishii et al. 1991). Kollagen stellt den zweitgrößten Anteil des Bindegewebes (nach Wasser) und enthält etwa 30 % des Gesamtkörperproteins.

Kollagenarten

Bisher wurden 28 Kollagenarten nachgewiesen. Bei vielen dieser Arten weiß man nicht, welche spezifischen Aufgaben sie in der Matrix zu erfüllen haben, und einige sind bisher gar nicht bekannt. Die wichtigsten Arten sind Kollagen Typ I, II, III und IV, die etwa 95 % des Gesamtkollagens ausmachen. Typ-I-Kollagen macht von diesen 95 % wiederum etwa 80 % aus (Leadbetter, Buckwalter und Gordon 1990, Meyer et al. 2007).

Die Kollagenstruktur

Kollagen besteht im Prinzip aus drei langen Proteinketten (Polypeptiden), die jeweils die Form einer linksgängigen Spirale haben (sog. Alpha-Helix). Die drei Polypeptidspiralen schrauben sich umeinander und bilden zusammen eine rechtsgängige Spirale, die sog. Tripelhelix, die das eigentliche Kollagenmolekül darstellt. Intrazellulär wird dieses Molekül als Tropokollagen bezeichnet. Es wird im endoplasmatischen Retikulum synthetisiert, hat eine Länge von etwa 280 nm und einen Durchmesser von etwa 1,5 nm.

Im Zwischenzellraum verbinden sich die Kollagenmoleküle zu sog. Mikrofibrillen (auch „Subfibrillen" genannt). Mehrere dieser Mikrofibrillen bilden, spiralig umeinander gewunden, die Kollagenfibrille, die einen Durchmesser von 10 nm bis etwa 300 nm haben kann. Solche Kollagenfibrillen finden sich hauptsächlich im hyalinen Knorpel und im Nucleus pulposus der Bandscheibe.

Kollagenfasern bilden sich dadurch, dass sich Fibrillen, z. B. im Typ-I- und Typ-III-Kollagen (und in einigen anderen Arten), spiralig umeinander winden. In Sehnen und Ligamenten sind auch diese Fasern spiralig miteinander verwunden und bilden Faserbündel. Die Drehrichtung der Spiralen wechselt jeweils von einer Ebene zur nächsten: Auf eine linksgängige Helix folgt eine rechtsgängige, dann wieder eine linksgängige etc.

Unter Zug drehen sich die Faserspiralen ineinander und werden fester. Auf diese Weise erreicht das Kollagen seine enorm hohe Zugfestigkeit, die mit 500–1.000 kg/m^2 sogar die Zugfestigkeit von

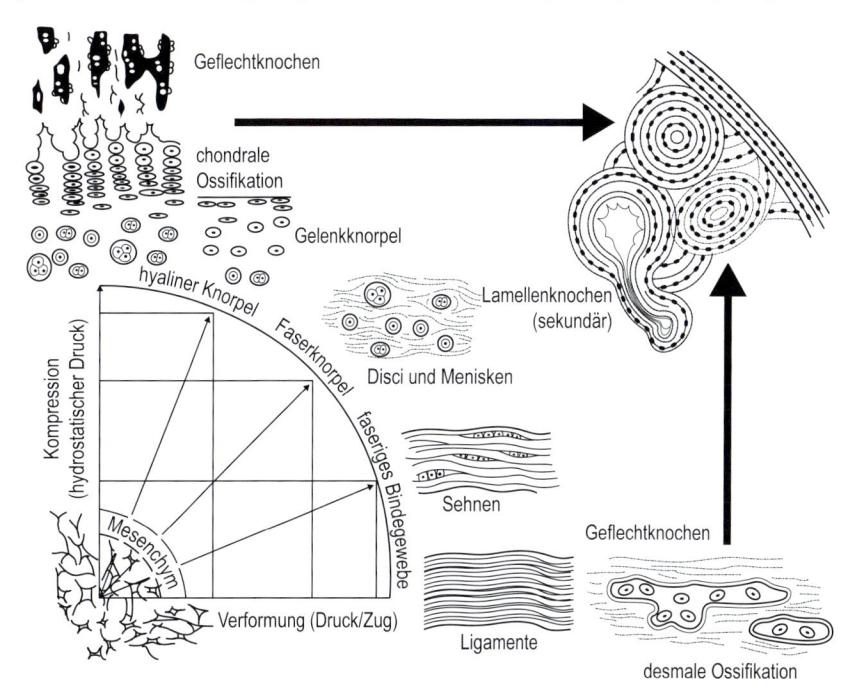

Abb. 4.3.1 Kausale Histogenese der Bindegewebe nach Pauwels Theorie der entwicklungsbiologischen Differenzierung. Aus: Leonhardt 1987; Abdruck mit freundlicher Genehmigung.

Stahl übertrifft. Die Belastbarkeit des Kollagens beruht darüber hinaus auf der Quervernetzung durch die physiologischen Crosslinks, die sich zwischen den einzelnen Proteinketten eines Kollagenmoleküls oder auch zwischen verschiedenen Kollagenmolekülen ausbilden. Biochemisch handelt es sich um Aminosäurebrücken, für deren Ausbildung u. a. Vitamin C wichtig ist (Grodzinsky 1983, Fleischmajer, Olsen und Kühn 1990, Currier und Nelson 1992, Brils et al. 1999a, 1999b, Aaron und Bolander 2005, Van den Berg 2011).

Die Kollagenarchitektur

Die dreidimensionale Anordnung der Kollagenmoleküle, aus denen Fibrillen und Fasern aufgebaut sind, orientiert sich an der vorherrschenden Beanspruchung des Gewebes. Jede Verformung im Gewebe verursacht elektrische Spannungsänderungen. Die Moleküle verwenden diese piezoelektrische Aktivität zur Organisation der Gewebearchitektur.

Wenn das Gewebe immer wieder auf die gleiche Art belastet wird, richten sich die Kollagenfasern entlang der resultierenden Kraftlinien aus. Sie verlaufen daher alle parallel. In diesem Fall spricht man von parallelfaserigem oder geformtem straffem Bindegewebe. Geformtes Bindegewebe kommt u. a. in Sehnen, Ligamenten und Aponeurosen vor.

Wenn das Gewebe immer wieder aus unterschiedlichen Richtungen belastet wird, entsteht eher ein gitterartiges Maschengeflecht – das sog. geflechtartige oder ungeformte straffe Bindegewebe, das in Gelenkkapseln und Faszien sowie im intraneuralen und intramuskulären Bindegewebe zu finden ist.

Die Grundsubstanz befindet sich zwischen den verflochtenen Kollagenfasern, und das darin gebundene Wasser ermöglicht es den Fasern, sich reibungsfrei gegeneinander zu verschieben. Bei krankhaften Prozessen, insbesondere bei einem Verlust von Grundsubstanz, rücken die Kollagenfasern näher zusammen und bilden sog. pathologische Crosslinks aus. Durch solche pathologischen Querverbindungen werden die Entfaltungsmöglichkeiten des Kollagennetzwerks eingeschränkt – am Patienten zeigt die Untersuchung in diesem Fall eine Bewegungseinschränkung (Akeson et al. 1973, 1977, 1987, 1992, Brennan 1989, Van den Berg 2011).

Um pathologische Crosslinks im Gewebe zu lösen, hilft eine therapeutische Mobilisation mit intermittierenden Zugreizen. Dies regt die Fibroblasten zur vermehrten Bildung (+ 200 %) von Kollagenase an, einem Enzym, das die pathologischen Molekülbrücken wieder abbaut (Carano und Siciliani 1996).

Im entspannten Gewebe sind die Kollagenfibrillen und -fasern gewellt. Dadurch wird verhindert, dass das Gewebe bei einer Zugbelastung zu schnell und explosiv reagiert. Je schneller sich eine Belastung aufbaut, umso stärker ist nämlich die Beanspruchung des Gewebes. Dieser Zusammenhang drückt sich auch in dem physikalischen Gesetz aus, nach dem die Kraft das Produkt aus Masse und Beschleunigung ist ($F = M \times a$). Die Wellenstruktur wird einerseits durch elastische Fasern, andererseits möglicherweise auch durch die Myofibroblasten verursacht, die in der Faszie zu finden sind.

4.3.2 Elastische Fasern

Elastische Fasern finden sich v. a. im lockeren Bindegewebe, im elastischen Knorpel (Ohrmuschel, Nasenspitze), in der Haut, den Gefäßwänden sowie Sehnen und Ligamenten. Einige Bänder, wie das Ligamentum flavum an der Wirbelsäule, sind sogar fast ausschließlich aus elastischen Fasern aufgebaut und erhalten durch das Elastin, eine gelbliche Substanz, die in elastischen Fasern in großer Menge enthalten ist, eine typische gelbe Färbung. In den Gefäßwänden machen elastische Fasern etwa 50 % der Substanz aus, in anderen Bindegewebsarten wie der Haut oder den Sehnen dagegen nur 2–5 %. Elastische Fasern werden im endoplasmatischen Retikulum der Fibroblasten und Glattmuskelzellen synthetisiert.

Aufbau

Elastin ist ein Strukturprotein und enthält die gleichen Aminosäuren wie Kollagen. Man unterscheidet zwischen α-Elastin, das aus etwa 27 Peptidketten mit je etwa 35 Aminosäuren besteht, und dem β-Elastin, das nur zwei Peptidketten mit je 27 Aminosäuren enthält. Nur 10 % der Peptidketten haben eine Helixstruktur.

Mikrostruktur

Die elastische Faser hat einen Kern aus amorpher Elastinmasse, der von elastischen Mikrofibrillen umgeben ist. An diesen orientieren sich die Elastinmoleküle beim Aufbau der Faser. Elastische Fasern sind stark verzweigt und vielfach untereinander verbunden; dadurch entsteht die typische netzartige Struktur. Die Fasern können sich um 100–150 % dehnen und speichern dabei potenzielle Energie, die sie nach der Belastung wieder in ihren Ausgangszustand zurückkehren lässt. Drei Synthesestadien werden unterschieden: Oxytalanfasern, die nur aus elastischen Mikrofibrillen bestehen, Elauninfasern, die einen geringen Elastinanteil enthalten, und reife, ausgeformte elastische Fasern. Die Bruchfestigkeit elastischer Fasern liegt bei etwa 300 N/cm^2 (Grodzinsky 1983, Fleischmajer, Olsen und Kühn 1990, Leadbetter, Buckwalter und Gordon 1990, Currier und Nelson 1992, Aaron und Bolander 2005, Van den Berg 2011).

4.3.3 Grundsubstanz

Die Grundsubstanz besteht aus Glukosaminoglykanen (GAG) und Proteoglykanen (PG) sowie PG-Aggregaten. GAG kommen nicht nur im Extrazellulärraum, sondern auch intrazellulär vor. PG und PG-Aggregate verbinden Zellen, kollagene und elastische Fasern und binden Wasser.

Aufbau

Proteoglykane entstehen durch Bindung von Glukosaminoglykanen an eine Proteinkette. Ihre charakteristische gestreckte Form erhalten sie durch die starke negative Ladung der GAG: Sie bewirkt, dass sich die Moleküle gegenseitig abstoßen und den größtmöglichen Abstand zueinander einnehmen. So entsteht eine Form, die an eine Toilettenbürste erinnert. Damit ein PG-Aggregat entsteht, müssen sich zahlreiche PG an eine zentrale Hyaluronsäurekette binden. Dafür sind Verbindungsproteine (Link-Proteine) erforderlich.

Die Mikrostruktur der Proteoglykane

Das Zentralprotein (oder Core-Protein) eines PG-Moleküls enthält über 2.000 Aminosäuren. Etwa 60 % des Außenbereichs dieser Kette bieten Bindungsstellen für 80–100 Chondroitinsulfatketten, weitere 10 % werden von Keratansulfatketten eingenommen. Die restlichen 30 % sind frei und können für die Anbindung des PG an Hyaluronsäureketten verwendet werden. Diese Anbindung wird über kovalent gebundene Verbindungsproteine realisiert.

Im Bindegewebe kommen folgende GAG vor: Hyaluronsäure, Chondroitin-4-Sulfat, Chondroitin-6-Sulfat, Dermatansulfat, Keratansulfat, Heparansulfat und Heparin.

Funktionen

PG und GAG haben viele unterschiedliche Funktionen. Da sie Kollagen- und Elastinfasern sowie Zellen und Wasser binden, stabilisieren sie das Bindegewebe. Vor allem aber nehmen sie Kräfte auf, die auf das geflechtartige Bindegewebe einwirken, und schützen so das Kollagennetz vor Überlastung. Am Gelenkknorpel oder im Bereich des Nucleus pulposus der Bandscheiben hat die Grundsubstanz die wichtige Aufgabe, einwirkende Druckkräfte zu dämpfen (Buckwalter, Hunziker und Rosenberg 1988, Eyre et al. 1989).

Die starke negative Ladung der GAG und PG bildet die Voraussetzung für die hohe Wasserbindungskapazität und Viskoelastizität, die es dem Gewebe erlaubt, nach einer Belastung wieder zum Ausgangszustand zurückzukehren. Das angelagerte Wasser ermöglicht reibungsfreie Verschiebungen der Kollagenfasern. Es dient außerdem als Transportweg für Nährstoffe und Schlacken (Grodzinsky 1983, Fleischmajer, Olsen und Kühn 1990, Currier und Nelson 1992, Aaron und Bolander 2005, Van den Berg 2011).

GAG und PG sorgen nicht nur für Elastizität und Stabilität, sondern haben auch Barriere- und Schutzfunktionen. Wie ein Sieb halten sie großmolekulare Substanzen zurück, die aus den Gefäßen in die Gewebe eindringen könnten, und schützen Zellen und Gewebe vor eindringenden Bakterien, die sich nur mühsam durch das dichte Molekülnetz bewegen können. Nur durch Sekretion des Enzyms Hyaluronidase, das die Matrix abbaut, können Bakterien tiefer in das Gewebe eindringen, wo sie dann vom Immunsystem abgefangen werden müssen (Van den Berg 2005a).

Schließlich lockern GAG auch die Chromatinstruktur im Zellkern, sodass die DNA zuverlässiger und leichter abgelesen werden kann. In Immunzellen binden GAG an die Proteasen (d. h. an die Protein abbauenden Enzyme) und hindern die Zellen so daran, sich selbst abzubauen.

Die Synthese von Hyaluronsäureketten, Peptidketten und bestimmten Oligosacchariden findet im endoplasmatischen Retikulum aller Bindegewebszellen statt. Andere Oligosaccharide werden, ebenso wie GAG, im Golgi-Apparat der Zellen gebildet. Die Lebensdauer der Hyaluronsäuremoleküle beträgt zwei bis vier Tage, die der anderen sulfatierten GAG etwa sieben bis zehn Tage. Die Zelle muss also stets ihre Syntheseaktivität aufrechterhalten, damit die Grundsubstanz nicht schwindet. Abfallprodukte des Auf- und Abbaus von GAG können aus der Zelle freigesetzt werden und wirken als Feedback-Signale zur Kontrolle der Syntheseaktivität. Auch die mechanische Verformung der Zelle stimuliert die Synthetisierung.

4.3.4 Nichtkollagene Proteine

Zu den nichtkollagenen Proteinen zählen die Vernetzungsproteine, von denen sich in den unterschiedlichen Geweben sehr viele verschiedene Arten finden: Fibronektin, Laminin, Chondronektin, Osteonektin, Osteopontin, Osteokalzin, Dekorin, Tenaszin R und C, Ankyrin DII, Thrombospondin, Integrin, Vinkulin, Talin, Vibronektin, α-Aktin und andere.

Ihre Hauptaufgabe besteht darin, die Kollagenfasern an die Zellmembran anzuheften. Auf diese Weise werden mechanische Kräfte, die auf das Gewebe einwirken, auf die Zellmembran übertragen. Da die Syntheseaktivität der Zelle, wie erwähnt, durch mechanische Verformung der Zellmembran beeinflusst werden kann, können extrazelluläre Signale über die Vernetzungsproteine die intrazelluläre Aktivität steuern. Die einzelnen Vernetzungsproteine haben daneben noch weitere spezifische Funktionen: Fibronektin steuert die Migration von Zellen durch das Bindegewebe; Vinkulin, Spektrin und Aktomyosin kontrollieren die Aktivität des Zellkerns, der Mitochondrien und des Golgi-Apparats von der Innenseite der Zellmembran aus. Im Verlauf des Alterungsprozesses nehmen die Vernetzungsproteine zahlenmäßig zu und verringern entsprechend die Beweglichkeit des Bindegewebes.

Verbindungsproteine verbinden auch Proteoglykane mit den Hyaluronsäureketten zu PG-Aggregaten in der Grundsubstanz (> Abb. 4.3.2) (Grodzinsky 1983, Fleischmajer, Olsen und Kühn 1990, Currier und Nelson 1992, Aaron und Bolander 2005, Van den Berg 2011).

4.3.5 Wasser

Der menschliche Körper besteht zu etwa 60–70 % aus Wasser; davon sind etwa 70 % extrazellulär und 30 % intrazellulär. Bis zu 67 % des Extrazellulärwassers befinden sich als interstitielle Flüssigkeit zwischen den Zellen, bis zu 20 % als Bestandteil des Blutes in den Gefäßen. Der Rest (13 %) ist transzelluläre Flüssigkeit im Nervensystem (Liquor, axoplasmatische Flüssigkeit), in Augen, Gelenken, Bauchhöhle etc.

Funktion

Wasser dient als Transport- und Lösungsmittel, setzt die Reibung herab und wirkt als Wärmepuffer. Es ermöglicht Oxidationen und

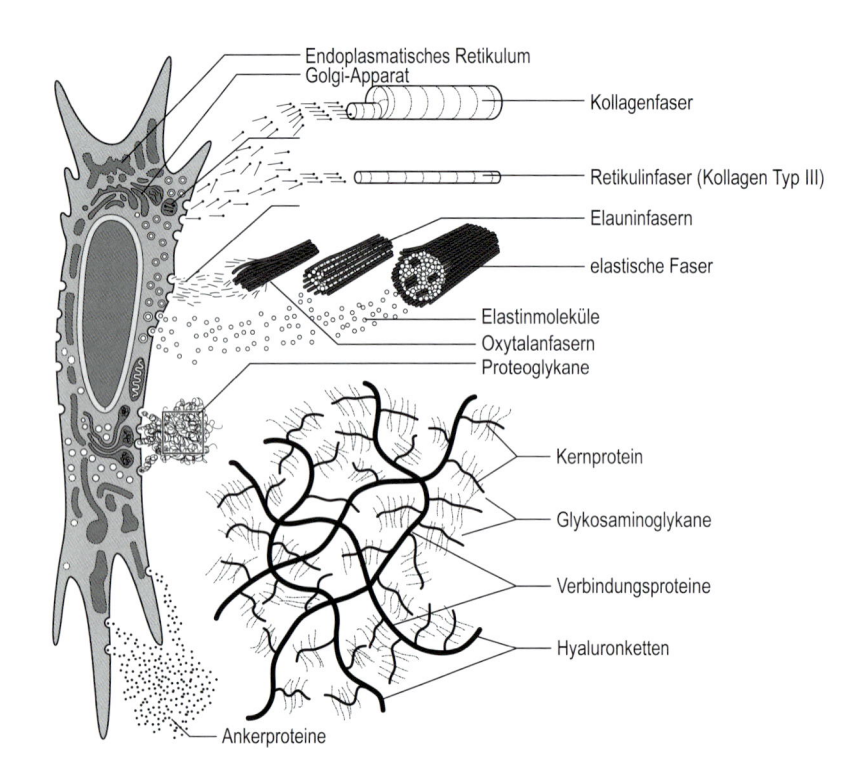

Abb. 4.3.2 Fibroblasten und extrazelluläre Bestandteile. Aus: Krstc 1988; Abdruck mit freundlicher Genehmigung.

Reduktionen (für 99 % aller chemischen Reaktionen im Körper ist Wasser erforderlich), verleiht dem Gewebe Volumen und hat somit auch mechanische Funktionen. Energie- und Informationsweitergabe sind im Biosystem Wasser optimiert durch das Verhältnis zwischen freiem und pseudokristallinem Wasser. Bei einer Temperatur von 37 °C ist der Anteil an pseudokristallinem Wasser genauso hoch wie der Anteil des freien Wassers (Van den Berg 2005b). Wenn man bedenkt, dass der menschliche Körper bis zu zwei Dritteln aus Wasser besteht, ist davon auszugehen, dass selbst kleinste Veränderungen im Zustand dieses Binnenwassers große Auswirkungen auf Körper und Gesundheit haben können.

Aus der Anatomie und Physiologie ist bekannt, dass Wasser in Form von Synovia als Gleitmittel zwischen den Gelenkflächen dient. So werden Reibung und Bewegungswiderstände eliminiert. Auch an der Außenseite von Sehnen, Ligamenten, Nerven und Faszien gibt es synoviale Deckzellen, die ständig eine Synovia-ähnliche Flüssigkeit abgeben, sodass auch diese Strukturen sich reibungsfrei gegenüber ihrer Umgebung bewegen können.

Wenn die Perfusion abnimmt – man denke nur an den reflektorisch erhöhten Sympathikotonus bei Schmerzen –, nimmt die Sekretion der Faszienflüssigkeit ab. Dies zeigt sich an Bewegungseinschränkungen oder vermehrtem Bewegungswiderstand.

4.3.6 Zusammenfassung

Zellen und Extrazellulärmatrix befinden sich in ständigem Austausch und sind voneinander abhängig. Die Matrix schützt die Zellen vor mechanischer Überlastung. Kräfte, die auf das Netz aus kollagenen und elastischen Fasern in der Grundsubstanz einwirken, werden über Vernetzungsproteine auf die Zellmembranen übertragen. Durch solche Signale wird die Zelle informiert und zur Synthese weiterer Matrixbestandteile angeregt. So stellt sich das Gleichgewicht des physiologischen Matrixab- und -umbaus immer wieder neu ein, und das Gewebe behält seine Festigkeit und Beweglichkeit. Wenn Belastungsreize ausbleiben, nimmt die Syntheseaktivität der Zelle ab, und die Matrix beginnt zu schwinden. Dadurch verringert sich nicht nur die Stabilität des Gewebes, sondern auch die Mobilität, da sich pathologische Crosslinks ausbilden. In dieser Situation hat der Therapeut die wichtige Aufgabe, durch langsam gesteigerte Kraftanwendung Heilungs- und Regenerationsprozesse zu fördern und so die Beweglichkeit und Stabilität des Gewebes wiederherzustellen.

LITERATURQUELLEN

Aaron RK, Bolander ME. Physical regulation of skeletal repair. Rosemount, IL: Symposium of the American Academy of Orthopaedic Surgeons, 2005.

Akeson WH, Woo SL, Amiel D, Coutts RD, Daniel D. The connective tissue response to immobility: Biochemical changes in periarticular connective tissue of the immobilized rabbit knee. Clin Orthop. 1973; 93: 356–361.

Akeson WH, Amiel D, Mechanic G et al. Collagen cross-linking alterations in joint contractures: Changes in reducible cross-links in periarticular connective tissue collagen after nine weeks of immobilization. Connect Tissue Res. 1977; 5: 15–19.

Akeson WH, Amiel D, Abel MF et al. Effects of immobilization on joints. Clin Orthop Relat Res. 1987; 219: 28–37.

Akeson WH, Amiel D, Kwan M. et al. (eds.). Stress dependence of synovial joints. Boca Raton: CRC Press, 1992.

Brennan M. Changes in the cross-linking of collagen from rat tail tendons due to diabetes. J Biol Chem. 1989; 264: 20953–20960.

Brils HJM, Brils B, Steilen A et al. Wie funktioniert Kollagen Typ I? Teil I: Grundlagen. Krankengymnastik. 1999a; 51(8): 1370–1378.

Brils HJM, Brils B, Steilen A et al. Wie funktioniert Kollagen Typ I? Teil II: Ein Beispiel zur Kollagensynthese. Krankengymnastik. 1999b; 51(9): 1552–1559.

Buckwalter J, Hunziker E, Rosenberg L. Articular cartilage: Composition and structure. Park Ridge, IL: American Academy of Orthopaedic Surgeons, 1988.

Carano A, Siciliani G. Effect of continuous and intermittent forces on human fibroblasts in vitro. J Orthod. 1996; 18: 19–26.

Currier D, Nelson R. Dynamics of human biologic tissues. Philadelphia: F. A. Davis Company, 1992.

Eyre DR, Mooney V, Caterson B et al. The intervertebral disc. In: Frymoyer JW, Gordon SL (eds.). New perspectives on low back pain. Park Ridge, IL: American Academy of Orthopaedic Surgeons; 1989.

Fleischmajer R, Olsen BR, Kühn K (eds.). Collagen: Structure, molecular biology, and pathology. New York: New York Academy of Sciences, 1990.

Grodzinsky A. Electromechanical and physiochemical properties of connective tissue. Crit Rev Biomed Eng. 1983; 9: 133–199.

Ishii T, Tsuji H, Sano A et al. Histochemical and ultrastructural observations on brown degeneration of human intervertebral disc. J Orthop Res. 1991; 9(1): 78–90.

Krstc RV. Die Bindegewebe des Menschen und der Säugetiere. Berlin: Springer, 1988.

Leadbetter WB, Buckwalter JA, Gordon SL (eds.). Sports-induced inflammation: Clinical and basic science concepts. Park Ridge, IL: American Academy of Orthopaedic Surgeons, 1990.

Leonhardt H (Hrsg.). Anatomie des Menschen – Band 1: Bewegungsapparat. Stuttgart: Thieme, 1987.

Meyer ALM, Berger E, Monteiro O et al. Quantitative and qualitative analysis of collagen types in the fascia transversalis of inguinal hernia patients. Arch Gastroenterol. 2007; 44(3): 230–234.

Van den Berg F. Angewandte Physiologie. Band 5 – Komplementäre Therapien verstehen und integrieren. Stuttgart: Thieme, 2005a.

Van den Berg F. Angewandte Physiologie. Band 2 – Organsysteme verstehen. Stuttgart: Thieme, 2005b.

Van den Berg F. Angewandte Physiologie. Band 1 – Das Bindegewebe des Bewegungsapparates verstehen und beeinflussen. Stuttgart: Thieme, 2011.

4.4 Metabolische Einflüsse auf die Faszie
Jörg Thomas und Werner Klingler

4.4.1 Prinzipien der pH-Regulation

Der intra- und extrazelluläre pH-Wert ist eine der wichtigsten Einflussgrößen für alle biochemischen Reaktionen im Körper. *pH* bezieht sich auf den lateinischen Begriff *potentia hydrogenii* und ist ein Maß für die Konzentration der Protonen (H^+), d. h. die Azidität oder den Säuregehalt des Körpers. Sämtliche Organe, das Immunsystem, die Gerinnungskaskade und alle anderen Körpersysteme brauchen für ihre Funktion ein spezifisches Mikromilieu mit einem bestimmten pH-Optimum. Im Blut wird der pH-Wert daher in einem ganz engen Normbereich zwischen 7,36 und 7,44 eingestellt. Bereits wenn er – unter pathologischen Bedingungen – unter 7,0 abfällt oder über 7,7 ansteigt, besteht ein hohes Risiko für lebensbedrohliche Organfunktionsstörungen.

Bei der pH-Regulation arbeiten Lunge und Nieren zusammen. Sie verändern die Komponenten der Puffersysteme im Blut stets so, dass der Blut-pH-Wert konstant bei 7,4 gehalten wird. In geringerem Ausmaß werden Säuren auch über Haut, Leber und Darm ausgeschieden. Der Körper verfügt über drei hauptsächliche Puffersysteme: Der wichtigste Puffer ist der Kohlensäure-Bikarbonat-Puffer, eine geringere Rolle spielt der Phosphatpuffer. Auch das Protein Hämoglobin kann entweder H^+ oder O_2 reversibel binden und unterstützt bei körperlichen Anstrengungen die pH-Regulation, indem es einen Teil der überschüssigen Protonen bindet, die im Muskel erzeugt werden.

Wie funktioniert nun die pH-Regulation über den Kohlensäure-Bikarbonat-Puffer, und wie können Lunge und Nieren dieses Hauptpuffersystem des Körpers steuern?

Allgemein halten Säure-Base-Puffer den pH-Wert im Blut konstant, indem entweder Wasserstoffionen oder Hydroxidionen gebunden oder freigesetzt werden. Ein Säure-Base-Puffer besteht typischerweise aus einer schwachen Säure und ihrer konjugierten Base. Wenn Protonen von außen zu der Lösung hinzugefügt werden, wird ein Teil der Pufferbasenmoleküle zur schwachen Säure umgewandelt; wenn dagegen Hydroxidionen zugefügt werden, werden von einem Teil der Säuremoleküle Protonen abgespalten. Beim Kohlensäure-Bikarbonat-Puffer laufen dazu im Blut folgende Gleichgewichtsreaktionen ab:

$$H^+ + HCO_3^- \Leftrightarrow H_2CO_3 \Leftrightarrow H_2O + CO_2$$

(H^+ Wasserstoffion, HCO_3^- Bikarbonation, H_2CO_3 Kohlensäure, H_2O Wasser, CO_2 Kohlensäure)

Aus der zugehörigen Henderson-Hasselbalch-Gleichung lässt sich entnehmen, wie dieses Puffersystem funktioniert:

$$pH = pK - \log([CO_2]/[HCO_3^-])$$

Der pH-Wert der Pufferlösung (des Blutes) hängt vom Verhältnis der Menge bzw. des Partialdrucks von CO_2 und HCO_3^- ab. Dieses Verhältnis ist relativ konstant, da die Konzentrationen der beiden Puffersubstanzen viel höher sind als die Menge an H^+-Ionen, die unter normalen Umständen vom Körper aufgenommen werden oder verloren gehen kann. Erst bei schwerer körperlicher Arbeit oder unter pathologischen Bedingungen wird die Protonenlast so groß, dass der Blut-pH vom Puffer allein nicht ausgeglichen werden kann. Wenn das der Fall ist, muss eines der Organe einspringen, um den pH-Wert konstant zu halten.

In ➤ Abb. 4.4.1 sind die Zusammenhänge zwischen dem Bikarbonat-Kohlensäure-Puffer und den beiden wichtigsten Einflussorganen Lunge und Niere skizziert. Körperliche Anstrengung führt z. B. zu einem relevanten Anfall saurer Metaboliten (wie Laktat oder CO_2) aus der Glykolyse und der zellulären Atmungskette. Der damit einhergehende Anstieg des CO_2-Partialdrucks wird im Hirnstamm sowie in peripheren Chemorezeptoren im Aortenbogen und den Karotiden registriert und wirkt als starker Aktivierungsstimulus auf das Atemzentrum im Hirnstamm. Daher wird die Atmung sofort vertieft und beschleunigt. Durch die gesteigerte Ventilation wird vermehrt CO_2 eliminiert und der Blut-pH im Normalbereich gehalten. Auch wenn unter pathologischen Bedingungen – z. B. bei einer Sepsis mit pH < 7,3 und geringer Pufferbasenkonzentration – eine metabolische Azidose auftritt, wird die Atmung gegenregulatorisch oft enorm gesteigert.

Im Gegensatz dazu kommt es bei Patienten mit einer metabolischen Alkalose (pH > 7,5 und hohe Pufferbasenkonzentration, z. B. durch

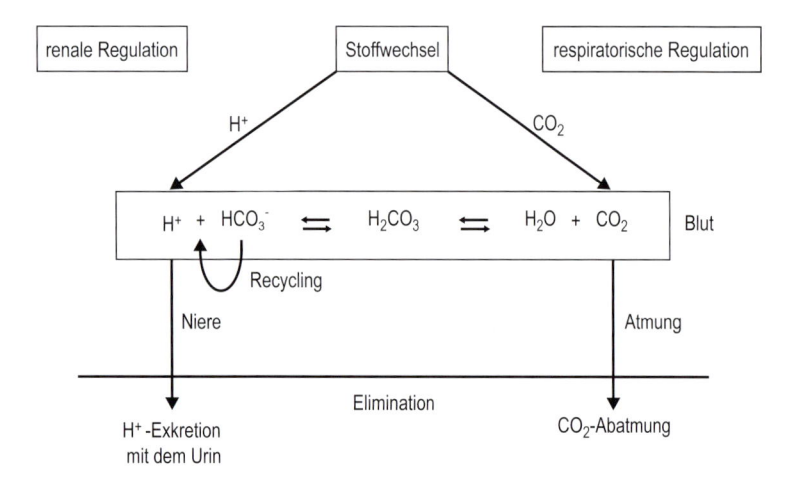

Abb. 4.4.1 Einfluss der Lungen- und Nierentätigkeit auf den Kohlensäure-Bikarbonat-Puffer. Eine metabolische Azidose kann kurzfristig ausgeglichen werden, indem durch Hyperventilation die CO_2-Elimination verstärkt wird. Längerfristig werden die H^+-Exkretion und die Reabsorption von Bikarbonat (HCO_3^-) in der Niere verstärkt. Eine metabolische Alkalose wird umgekehrt durch Hypoventilation, d. h. verminderte CO_2-Abatmung, korrigiert. Eine respiratorische Azidose bzw. Alkalose wird durch verstärkte bzw. verminderte H^+-Exkretion und HCO_3^--Reabsorption ausgeglichen.

starkes Erbrechen) unter Umständen zu einer Atemdepression mit Anstieg des CO_2-Partialdrucks, um den pH-Wert im physiologischen Bereich zu halten. Dieser Kompensationsmechanismus funktioniert jedoch nur begrenzt, da eine Hypoventilation in größerem Umfang nicht toleriert wird. Dann springen die Nieren ein, indem sie vermehrt Bikarbonat rückresorbieren und H^+ freisetzen. Dieser renale Mechanismus spielt darüber hinaus eine große Rolle bei Lungenerkrankungen wie COPD (chronisch obstruktive Lungenerkrankung). Die betroffen Patienten haben einen chronisch erhöhten CO_2-Partialdruck im Blut und eine sog. respiratorische Azidose (CO_2 erhöht, Bikarbonat zunächst normal). Die Niere kann dieser Azidose nun durch eine verstärkte Rückresorption von Bikarbonat und die Ausscheidung von Säuren mit dem Urin entgegenwirken. Im Vergleich zur Lunge ist die Niere bei der pH-Gegenregulation sehr viel langsamer.

4.4.2 Einfluss der pH-Regulation auf das myofasziale Gewebe

Eine chronische Hyperventilation erzeugt einen als „Hypokapnie" bezeichneten Zustand der CO_2-Verarmung im Blut. Dieser führt zur Alkalose mit Vasokonstriktion und gesteigerter Erregbarkeit von Nerven und Muskeln. Eine solche hypokapnische Alkalose wurde bei Angststörungen und anderen negativen Gefühlszuständen (oder Wesenszügen) beobachtet und im Englischen auch als „breathing pattern disorder" bezeichnet (Chaitow, Bradley und Gilbert 2002). Die Korrektur einer chronischen oder spontanen Hyperventilation mittels therapeutischer Kapnometrie hat eine positive Wirkung bei Panikstörungen und Asthma (Meuret und Ritz 2010). Interessanterweise haben Patienten mit psychogener Hyperventilation zwar häufig einen erhöhten Laktatspiegel, aber die normale Assoziation zwischen hohen Laktatkonzentrationen und (pathologischer) Azidose ist bei diesen Patienten aufgrund von Adaptationsvorgängen nicht mehr vorhanden (Ter Avest et al. 2011).

Im Zusammenhang damit ist von Interesse, dass durch Panikstörungen (PS) und andere psychiatrische Erkrankungen mit akuter oder chronischer Hyperventilation möglicherweise die Faszienfunktion beeinflusst werden kann. Beispielsweise wurde eine signifikant höhere Inzidenz von Hypermobilitätssyndromen und Gelenklaxität bei Patienten mit PS festgestellt (Martin-Santos et al. 1998). Tamam et al. (2000) stellten bei einer Studie fest, dass PS-Patienten signifikant häufiger unter einem Mitralklappenprolaps litten, was ebenfalls für eine erhöhte Bindegewsbelaxität spricht. Bei anderen Untersuchungen wurde allerdings keine signifikante Assoziation zwischen PS und Gelenkhypermobilität oder Mitralklappenprolaps gefunden (Gulpek et al. 2004).

Es ist bisher auch kein eindeutiger Pathomechanismus bekannt, der den Beobachtungen von Martin-Santos und Tamam zugrunde liegen könnte. In genetischen Studien wurden u. a. Elastin-Polymorphismen untersucht und dabei keinerlei Assoziationen mit PS gefunden (Philibert et al. 2003). Bekannt ist, dass PS-Patienten häufig Störungen (z. B. eine Hypophosphatämie als Zeichen der chronischen Hyperventilation), erhöhte Laktatspiegel und einen gesteigerten CO_2-Atemantrieb aufweisen (Sikter et al. 2007). Ob diese Veränderungen die erhöhte Inzidenz der Bindegewebslaxität bei Patienten mit PS erklären können, bleibt zu klären.

Der Säure-Base-Status der Zelle ist eng mit dem Elektrolythaushalt verknüpft. Im Ruhezustand ist die Zellmembran für H^+ (Protonen) und K^+ (Kalium) permeabel, und diese beiden Kationen werden stets über die Zellmembranen hinweg gegeneinander ausgetauscht, um das elektrochemische Gleichgewicht aufrechtzuerhalten. Die Einflüsse des Säure-Base-Status auf den Serumkaliumspiegel sind komplex und können je nach der zugrunde liegenden Störung unterschiedlich sein. Generell lässt sich sagen, dass die extrazelluläre K^+-Konzentration unter Azidosebedingungen zu- und bei einer Alkalose abnimmt. Das ist deshalb von Bedeutung, weil K^+ das Ruhemembranpotenzial stabilisiert und Konzentrationsverschiebungen u. a. zu Herzrhythmusstörungen und Muskelschwäche führen können.

Beim Sport kann die extrazelluläre K^+-Konzentration in der Muskulatur messbar ansteigen, und nach einer intensiven körperlichen Belastung steigt der Kaliumspiegel sogar im Blut signifikant an. Daher müssen bei nahezu jedem Marathonlauf einige Teilnehmer notfallmedizinisch wegen Herzrhythmusstörungen behandelt werden (allerdings können in dieser Situation natürlich auch noch andere Faktoren zur kardialen Instabilität beitragen). Eine K^+-Akkumulation in der muskulären Mikroumgebung (d. h. in den transversalen Tubuli) wird auch für die Muskelermüdung verantwortlich gemacht. Gegenregulationsmechanismen sind ein simultaner Anstieg der Muskeltemperatur, eine Laktazidose und die Ausschüttung endogener Katecholamine (Pedersen, Clausen und Nielsen 2003).

Nicht nur die globale pH-Regulation kann gestört sein; es kann auch zu regionalen Störungen durch die lokale Akkumulation von Säuren kommen. Dies ist z. B. bei Entzündungen der Fall, und für die lokale Azidose spielt es keine Rolle, ob eine solche Entzündung traumatisch, infektiös oder autoimmunologisch bedingt ist.

4.4.3 Welche Bedeutung hat der pH-Wert für die Faszienfunktion?

Bisher gibt es keine umfassenden Untersuchungen zum Einfluss des pH-Werts auf die Faszienfunktion. Pipelzadeh und Mitarbeiter konnten an der oberflächlichen Lumbalfaszie von Ratten zeigen, dass sich die durch Adenosin oder Mepyramin induzierten Myofibroblastenkontraktionen verstärkten, wenn das Gewebe mit laktathaltiger Krebs-Lösung (pH 6,6) stimuliert wurde (Pipelzadeh und Naylor 1998). Im Gegensatz dazu hatte eine alkalische Umgebung keinen Einfluss auf die agonistisch induzierte Myofibroblastenkontraktion. Einschränkend muss gesagt werden, dass der Stichprobenumfang in dieser Studie klein war und die Ergebnisse bisher noch nicht durch weitere Untersuchungen bestätigt (oder widerlegt) wurden. Die Autoren schlossen jedoch aus ihren Beobachtungen, dass dieser pH-Effekt – neben Wachstums- und anderen Faktoren – ein wichtiges Element für die Wundkontraktion und -heilung darstellen könnte.

4.4.4 Wachstumsfaktoren

Kollagen wird in den Sehnen von Fibroblasten gebildet, die stets parallel zur Hauptzugrichtung angeordnet sind. Diese Sehnen-Fibroblasten werden allgemein als Hauptakteure bei der Gewebeerhaltung, der Anpassung und Homöostase sowie beim Umbau nach Störungen des Sehnengewebes angesehen und sind daneben die wichtigsten mechanoreaktiven Zellen des Gewebes (Kjaer et al. 2009). Auch in vielen anderen Zell- und Gewebearten nimmt die Kollagensynthese als Reaktion auf eine verstärkte Belastung zu. Man vermutet, dass dies auf eine mechanisch induzierte Expression von Wachstumsfaktoren zurückzuführen ist, die dann autokrin bzw. parakrin die Bildung von Extrazellulärmatrixproteinen anregen (Kjaer et al. 2009). Infolge einer mechanischen Belastung werden verschiedene Wachstumsfaktoren gebildet, die die Kollagensynthese stimulieren; die wichtigsten davon sind TGF-β1 (Transforming Growth Factor-β1), CTGF (Connective Tissue Growth Factor) und IGF-1 (Insulin-like growth factor-1). Beim Menschen ist die belastungsinduzierte Kollagen-I- und -III-Synthese direkt von der TGF-β1-Aktivität abhängig (Nakatani et al. 2002). Zusammenfassend lässt sich sagen, dass die genannten Wachstumsfaktoren offensichtlich eine wesentliche Rolle für die Anpassung der Sehnen an vermehrte mechanische Belastungen spielen, indem sie die Fibroblasten zur verstärkten Kollagensynthese anregen.

Interessant ist auch der Befund, dass nach 14-tägiger Immobilisation der Hinterbeine (Hinterlaufaufhängung) bei Ratten zwar die Muskelmasse des Soleus erheblich abnimmt, aber die Sehnenmasse sowie die Expression von Kollagen I und III, TGF-β1 und CTGF in Sehnen und Muskeln nahezu unverändert bleiben. Die allgemeine Reaktion der Sehnen auf eine Entlastung verläuft also nicht einfach umgekehrt wie bei einer Belastungsreaktion. Das könnte bedeuten, dass das Sehnengewebe bei wechselnder Belastung vor raschen Veränderungen der Gewebemasse geschützt ist, während die Muskulatur, die ja auch als Proteinspeicher fungiert, schnellen und substanziellen Veränderungen der Gewebemasse unterworfen ist (Kjaer et al. 2009).

4.4.5 Geschlechtshormone

In den Synovialzellen der Gelenkhäute sowie in Fibroblasten und Gefäßwandzellen des vorderen Kreuzbands wurden Östrogenrezeptoren nachgewiesen (Liu et al. 1997). *In vitro* wurde in Gewebeproben aus dem vorderen Kreuzband nach Zugabe von Estradiol in physiologischen Konzentrationen eine Abnahme der Kollagensynthese und Fibroblastenproliferation um mehr als 40 % beobachtet (Liu et al. 1997). Dies könnte nach Ansicht der Autoren eine Erklärung für die Beobachtung sein, dass Frauen häufiger Kreuzbandrupturen und bestimmte andere Verletzungen der kollagenreichen Gewebe erleiden als Männer.

Unter Dauereinnahme oraler Kontrazeptiva besteht ein erhöhtes Risiko für Lumbalgien, Frakturen, Beckenringinstabilität und chronischen Beckenschmerz. Eine mögliche Erklärung dafür liefert eine *In-vivo*-Studie von Hansen et al. (2008) zur belastungsinduzierten Kollagensynthese in den Sehnen. Bei dieser Studie zeigte sich, dass die Kollagensynthese bei Frauen mit einem hohen Spiegel synthetischer Östrogene (durch Kontrazeptiva) geringer war als bei Frauen, die keine Östrogenpräparate einnahmen. Unter oraler Kontrazeption war zudem die Bioverfügbarkeit von IGF-I und IGF-bindenden Proteinen (gemessen an den Konzentrationen im Serum und in der peritendinösen interstitiellen Gewebeflüssigkeit) vermindert. Insgesamt zeigt diese Studie also, dass Estradiol direkt und indirekt – über eine Abnahme der IGF-I-Konzentration – die belastungsinduzierte Kollagensynthese hemmt (Hansen et al. 2008).

4.4.6 Relaxin

Das Hormon Relaxin ist ein Peptiddimer und gehört strukturell zur Familie der insulinartigen Peptide. Als es vor knapp 80 Jahren entdeckt wurde, stellte man fest, dass es überwiegend im Ovar und in der Plazenta während der Schwangerschaft gebildet wird, und betrachtete es daher zunächst als Schwangerschaftshormon. Beim Menschen gibt es drei Relaxin-Gene, H1, H2 und H3. H2-Relaxin ist die wichtigste zirkulierende Form und Speicherform von Relaxin (Samuel 2005).

Ein durchgängig zu beobachtender Effekt von Relaxin ist die Stimulation des Kollagenabbaus. Relaxin hemmt daher die Fibrosierung (d. h. die Gewebevernarbung), die ja hauptsächlich das Ergebnis einer übermäßigen Kollagenablagerung ist (Samuel 2005). Eine Fibrose ist eine universelle Antwort des Körpers auf chronische Schädigungen und Entzündungen in den verschiedenen Organen und manifestiert sich durch übermäßige Bildung von Bindegewebe. Dadurch kommt es zu einem irreversiblen Verlust der organspezifischen Funktion, wie es z. B. bei einer Leberzirrhose, Lungenfibrose oder Nierenfibrose zu beobachten ist. Die Wirkung von Relaxin auf den Kollagenumsatz wird in erster Linie über den Rezeptor LGR7 vermittelt (Samuel 2005).

Knockout-Mäuse ohne Relaxin-Gen (RLX[−/−]) zeigten mit zunehmendem Alter eine progrediente Fibrose in Lunge, Herz und Nieren mit entsprechenden Organschäden und Funktionsstörungen (Samuel et al. 2005a). Zusätzlich entwickelten sie eine progrediente Sklerodermie: Bei männlichen und weiblichen RLX(−/−)-Mäusen kam es zu einer altersabhängig zunehmenden Fibrose und Verdickung der Haut mit deutlicher Zunahme von Typ-I- und Typ-III-Kollagen (Samuel et al. 2005b). Dies waren die ersten Hinweise darauf, dass Relaxin ein wichtiger Mediator des Kollagenstoffwechsels ist und die Organe vor einer Fibrose schützen kann (Samuel et al. 2005a, 2005b).

Interessanterweise konnte die Organfibrose der RLX(−/−)-Mäuse durch Gabe von menschlichem rekombinantem H2-Relaxin zur Rückbildung gebracht werden. Durch diese Daten und weitere Studien ist Relaxin als wirksames Antifibrotikum bekannt geworden, das künftig bei verschiedenen Erkrankungen Anwendung finden könnte. Die Zukunft wird zeigen, ob uns mit Relaxin möglicherweise auch ein wirksames Arzneimittel gegen fibrotisch bedingte Faszienkontrakturen (z. B. bei chronischen Entzündungen) zur Verfügung stehen wird.

4.4.7 Kortikosteroide

Sehnenverletzungen durch Überlastung sind im Freizeit- und Leistungssport nicht selten. Bei der Behandlung kommen häufig Kortikoidsalben und -gele zum Einsatz, um die lokale Entzündung zu dämpfen und Schmerzen zu lindern. Die Wirkungen und Nebenwirkungen einer Kortikosteroidanwendung auf das Gewebe sind im Einzelnen allerdings noch gar nicht bekannt.

Bei Ratten nahm durch Injektion von Methylprednisolon in die Schwanzsehne die Dehngrenze der Faszikel signifikant stärker ab als bei Kontrolltieren, denen NaCl injiziert wurde (Haraldsson et al. 2009). Fratzl et al. (1998) vermuten, dass durch eine Kortikoidinjektion die Bestandteile der EZM bzw. deren Beitrag zur Zugfestigkeit der Fibrillen auf irgendeine Weise verändert werden. Außerdem sollen Kortikosteroide die Expression des Decorin-Gens vermindern und die Proliferation und Aktivität der Tenozyten in den Sehnen hemmen, sodass die Kollagensynthese unterdrückt wird (Chen et al. 2007). Auch die Migration der Sehnenzellen, die für die Heilung von Sehnenverletzungen essenziell ist, wird durch Kortikoidinjektionen verlangsamt (Tsai et al. 2003). Solche kortikoidbedingten Störungen des Sehnenzellmetabolismus können die strukturelle Integrität der Sehne beeinträchtigen und ihre mechanischen Eigenschaften verschlechtern.

Andererseits wurde in verschiedenen Studien auch ein analgetischer Effekt der Kortikosteroide bei Sportlern beschrieben, die unter chronischen Schmerzzuständen der oberen oder unteren Extremitäten litten. Der konkrete Mechanismus, der hinter dieser dauerhaften schmerzlindernden Wirkung bei Tendinopathien steckt, ist schwer nachvollziehbar, und der Vergleich hinsichtlich schmerzlindernder Effekte von Kortikoidinjektionen und Physiotherapie bei Patienten mit Tennisellenbogen geht langfristig eher zugunsten der Physiotherapie aus (Bisset et al. 2006).

Insgesamt ist die Anwendung von Kortikosteroiden bei Tendinopathien immer noch weit verbreitet und akzeptiert. Die unkritische Injektion von Kortikoiden bei Sehnenverletzungen oder chronischen, von der Faszie ausgehenden Schmerzen sollte jedoch vermieden werden.

4.4.8 Laktat

Bis in die frühen 1970er-Jahre wurde Laktat weitgehend als End- und Abfallprodukt der Glykolyse unter Hypoxiebedingungen, als eine der Hauptursachen von Muskelermüdung und als entscheidender Faktor bei der azidotischen Gewebeschädigung betrachtet (Gladden 2004). In den letzten 40 Jahren hat hier jedoch ein Paradigmenwechsel stattgefunden.

Milchsäure liegt im physiologischen pH-Bereich zu über 99 % in dissoziierter Form als Laktat und H^+ vor. Bei körperlicher Anstrengung und Muskelkontraktionen können die Laktat- und H^+-Spiegel im Blut und in den Muskeln auf hohe Werte ansteigen. Zahlreiche experimentelle Untersuchungen zeigten, dass ein Anstieg der H^+-Konzentration die Muskelfunktion auf verschiedenen Wegen beeinträchtigen kann: u. a. durch eine Reduktion der maximalen Verkürzungsgeschwindigkeit, durch Hemmung der myofibrillären ATPase, durch Drosselung der Glykolyse und Hemmung der sarkoplasmatischen ATPase mit Reduktion der Ca^{2+}-Wiederaufnahme (und nachfolgend auch der Ca^{2+}-Freisetzung) (Gladden 2004). Neuere Studien zeigten jedoch, dass eine erhöhte H^+-Konzentration bei physiologischen Temperaturen vergleichsweise geringe Effekte auf die Muskelfunktion hat (Bangsbo et al. 1996). Darüber hinaus zeigte sich, dass die Laktazidose sogar vor den nachteiligen Auswirkungen erhöhter extrazellulärer K^+-Konzentrationen auf die Muskelerregbarkeit und Muskelkraft schützt (Nielsen, de Paoli und Overgaard 2001). Noch in den 1990er-Jahren ging man davon aus, dass eine erhöhte Laktatkonzentration zur Muskelermüdung führt. Neuere Studien zeigten dagegen, dass Laktat nur eine geringe Rolle bei der Muskelermüdung spielt.

Interessanterweise wird Laktat inzwischen eine wichtige Rolle für die Wundheilung zugeschrieben, denn es fördert die Kollagenablagerung und die Angiogenese (Trabold et al. 2003). Die Stimulation der Kollagensynthese wird über eine Steigerung der Kollagenpromotor-Aktivität erreicht; dadurch nimmt die Bildung der Prokollagen-Messenger-RNA zu, und es wird vermehrt Kollagen synthetisiert. Für die Angiogenesestimulation scheint der wichtigste Mechanismus die verstärkte Bildung von VEGF (Vascular Endothelial Growth Factor) in den Makrophagen zu sein (Trabold et al. 2003).

Unter dem Strich ist Laktat inzwischen also nicht mehr nur „der Bösewicht"; es hat vielmehr wichtige Funktionen für die Wundheilung: erstens durch Verstärkung der Kollagensynthese in den Fibroblasten und zweitens durch eine Förderung der Angiogenese, die durch verstärkte Sekretion von VEGF aus den Makrophagen vermittelt wird.

LITERATURQUELLEN

Bangsbo J, Madsen K, Kiens B, Richter EA. Effect of muscle acidity on muscle metabolism and fatigue during intense exercise in man. J Physiol. 1996; 495 (Pt 2): 587–596.

Bisset L, Beller E, Jull G, Brooks P, Darnell R, Vicenzino B. Mobilisation with movement and exercise, corticosteroid injection, or wait and see for tennis elbow: Randomised trial. BMJ. 2006; 333(7575): 939.

Chaitow L, Bradley D, Gilbert C. Multidisciplinary approaches to breathing pattern disorders. Edinburgh: Churchill Livingstone, 2002.

Chen CH, Marymont J, Huang MH et al. Mechanical strain promotes fibroblast gene expression in presence of corticosteroid. Connect Tissue Res. 2007; 48(2): 65–69.

Fratzl P, Misof K, Zizak I et al. Fibrillar structure and mechanical properties of collagen. J Struct Biol. 1998; 122(1–2): 119–122.

Gladden LB. Lactate metabolism: A new paradigm for the third millennium. J Physiol. 2004; 558(Pt 1): 5–30.

Gulpek D, Bayraktar E, Akbay SP, et al. Joint hypermobility syndrome and mitral valve prolapse in panic disorder. Prog Neuropsychopharmacol Biol Psychiatry. 2004; 28(6): 969–973.

Hansen M, Koskinen SO, Petersen SG et al. Ethinyl oestradiol administration in women suppresses synthesis of collagen in tendon in response to exercise. J Physiol. 2008; 586(Pt 12): 3005–3016.

Haraldsson BT, Aagaard P, Crafoord-Larsen D et al. Corticosteroid administration alters the mechanical properties of isolated collagen fascicles in rat-tail tendon. Scand J Med Sci Sports. 2009; 19(5): 621–626.

Kjaer M, Langberg H, Heinemeier K et al. From mechanical loading to collagen synthesis, structural changes and function in human tendon. Scand J Med Sci Sports. 2009; 19(4): 500–510.

Liu SH, Al-Shaikh RA, Panossian V et al. Estrogen affects the cellular metabolism of the anterior cruciate ligament. A potential explanation for female athletic injury. Am J Sports Med. 1997; 25(5): 704–709.

Martín-Santos R, Bulbena A, Porta M et al. Association between joint hypermobility syndrome and panic disorder. Am J Psychiatry. 1998; 155(11): 1578–1583.

Meuret AE, Ritz T. Hyperventilation in panic disorder and asthma: Empirical evidence and clinical strategies. Int J Psychophysiol. 2010; 78: 68–79.

Nakatani T, Marui T, Hitora T et al. Mechanical stretching force promotes collagen synthesis by cultured cells from human ligamentum flavum via transforming growth factor-beta1. J Orthop Res. 2002; 20(6):1,380–1,386.

Nielsen OB, de Paoli F, Overgaard K. Protective effects of lactic acid on force production in rat skeletal muscle. J Physiol. 2001; 536(Pt 1): 161–166.

Pedersen TH, Clausen T, Nielsen OB. Loss of force induced by high extracellular [K^+] in rat muscle: Effect of temperature, lactic acid and beta2-agonist. J Physiol. 2003; 551(Pt 1): 277–286.

Philibert RA, Nelson JJ, Bedell B et al. Role of elastin polymorphisms in panic disorder. Am J Med Genet B Neuropsychiatr Genet. 2003; 117B(1): 7–10.

Pipelzadeh MH, Naylor IL. The in vitro enhancement of rat myofibroblast contractility by alterations to the pH of the physiological solution. Eur J Pharmacol. 1998; 357(2–3): 257–259.

Samuel CS. Relaxin: Antifibrotic properties and effects in models of disease. Clin Med Res. 2005; 3(4): 241–249.

Samuel CS, Zhao C, Bathgate RA et al. The relaxin gene-knockout mouse: A model of progressive fibrosis. Ann N Y Acad Sci. 2005a; 1041: 173–181.

Samuel CS, Zhao C, Yang Q et al. The relaxin gene knockout mouse: A model of progressive scleroderma. J Invest Dermatol 2005b; 125 (4): 692–699.

Sikter A, Frecska E, Braun IM et al. The role of hyperventilation: Hypocapnia in the pathomechanism of panic disorder. Rev Bras Psychiat. 2007; 29(4): 375–379.

Tamam L, Ozpoyraz N, San M, Bozkurt A. Association between idiopathic mitral valve prolapse and panic disorder. Croat Med J. 2000; 41(4): 410–416.

Ter Avest E, Patist FM, Ter Maaten JC, Nijsten MW. Elevated lactate during psychogenic hyperventilation. Emerg Med J. 2011; 28: 269–273.

Trabold O, Wagner S, Wicke C et al. Lactate and oxygen constitute a fundamental regulatory mechanism in wound healing. Wound Repair Regen. 2003; 11(6): 504–509.

Tsai WC, Tang FT, Wong MK, Pang JH. Inhibition of tendon cell migration by dexamethasone is correlated with reduced alpha-smooth muscle actin gene expression: A potential mechanism of delayed tendon healing. J Orthop Res. 2003; 21(2): 265–271.

WEITERE LITERATURHINWEISE

Krapf R, Beeler I, Hertner D, Hulter HN. Chronic respiratory alkalosis. The effect of sustained hyperventilation on renal regulation of acid-base equilibrium. N Engl J Med. 1991; 324(20): 1394–1401.

4.5 Strömungsdynamik im Fasziengewebe
Guido F. Meert

Man vergisst leicht, dass die Konzentrationsverhältnisse der Salze (NaCl, KCl, $CaCl_2$) in der Interstitialflüssigkeit praktisch die gleichen sind wie im Meerwasser. Unsere Zellen sind gewissermaßen schwimmende Gelstrukturen im Meer der interstitiellen Flüssigkeit, und wir tragen dieses Meer in uns.

Bindegewebe besteht aus Zellen (Fibroblasten und Leukozyten), interstitiellem Wasser, Fasern (Kollagen oder Elastin) und Matrixmolekülen (Glykoproteinen und Proteoglykanen). Die Interstitialflüssigkeit bietet einen Transportraum für Nährstoffe, Abfallstoffe und Botenstoffe und ermöglicht so die Homöostase zwischen dem Extrazellulär- und dem Intrazellulärraum. Auch das lymphatische System speist sich aus dem interstitiellen Meer und drainiert sein Filtrat in das venöse System.

Die neuere Bindegewebsforschung hat zahlreiche interessante Erkenntnisse hervorgebracht. Schleip und Mitarbeiter untersuchten die Kontraktilität des Fasziengewebes (Schleip, Klingler und Lehmann-Horn 2005) – ein ausgesprochen spannendes Thema für die myofasziale manuelle Therapie! Auch wissen wir inzwischen, dass alle Zellen des menschlichen Körpers über das Bindegewebe miteinander in Verbindung stehen und gemeinsam eine geniale Tensegrity-Architektur bilden. Durch Mechanotransduktion werden mechanische Signale zum Zellkern und anderen Zellorganellen geleitet und wird sogar der Weg für genetische „Anpassungen" gebahnt (Ingber 2006).

Wir sollten nun nach Antworten auf die Frage suchen, inwiefern sich das lebendige Bindegewebe und Zytoplasma von einer leblosen, aus denselben chemischen Bestandteilen bestehenden wässrigen Lösung unterscheidet!

4.5.1 Merkmale des interstitiellen Wassers

Aus kleinen, einfachen Molekülen aufgebaut, ist Wasser ausgesprochen vielseitig und wandlungsfähig. Seine Struktur ist bis heute nicht in allen Einzelheiten bekannt. Szent-Györgyi (1957) bezeichnete Wasser als die „Lebensmatrix". Wasser interagiert mit Zellen und Molekülen auf komplexe, subtile und grundlegende Art und Weise. Im menschlichen Körper – also auch im Bindegewebe – haben wir es mit „normalem", freiem Wasser und mit Grenzflächenwasser zu tun. Das Grenzflächenwasser scheint Einfluss auf die Funktion von Proteinen zu nehmen (Bellissent-Funel 2005).

Wassermoleküle bilden über starke Wasserstoffbrücken sog. Polyeder (Vielflächner) aus. Über die Wasserstoffbrücken werden die Wassermoleküle zu größeren, tetraedrisch koordinierten Strukturen verbunden. Aber dies ist kein statischer Zustand: Die Wasserstoffbrücken werden in Abständen von wenigen Femtosekunden bis Pikosekunden gebildet und wieder gespalten, und die Umlagerung der Wassermoleküle geschieht ultraschnell (Fayer et al. 2009). Nach Martin Chaplin (2004) kann man sich Wasser im kleinsten Maßstab als einen Gleichgewichtszustand zwischen zwei Wassertetrameren vorstellen:

- einer dichten, kollabierten Struktur A, die nicht durch chemische Bindungen, sondern durch wechselwirkende Kräfte fest zusammengehalten wird, und
- einer weniger dichten, nicht kollabierten Struktur B, in der die Moleküle durch Wasserstoffbrücken in etwas größerem Abstand voneinander gehalten werden.

Dieses Gleichgewicht kann durch die Anwesenheit von Lösungsmitteln oder Oberflächen sowie durch Temperatur- und Druckänderungen schnell verschoben werden. Chaplin beschreibt weiterhin, dass Wasser bei gemäßigten Temperaturen normalerweise eher die „kollabierte" Struktur A einnimmt, aber sich aus den weniger dichten B-Strukturen aber große, nichtkristalline Cluster bilden können, deren Grundelement dodekaedrische Wasserclusterkerne sind, wie man sie auch in den kristallinen „Clathrat-Hydraten" findet; beispielsweise als ausgedehntes ikosaedrisches $[H_2O]_{280}$-Aggregat aus tetraedrisch über Wasserstoffbrücken verbundenen Wassermolekülen, die einen Dodekaeder aus 20 Wassermolekülen umgeben (dem grundlegenden Clathrat-Käfig). Vielleicht schätzen wir also die Bedeutung des Wassers für die Zellbiologie bisher noch zu gering ein und sollten dringend weitere Untersuchungen auf diesem Gebiet anstellen (Chaplin 2004, 2006).

Wasser hat auch die Fähigkeit, über größere Bereiche sog. strukturiertes Wasser oder sog. Flüssigkristalle zu bilden. Im strukturierten Wasser bewegen sich die Wassermoleküle gemeinsam wie ein Schwarm Fische, verlieren dabei jedoch nichts von ihrer Beweglichkeit. Flüssigkristallwasser hat einige besondere Eigenschaften: eine erhöhte Festigkeit der Molekülbindungen, negative elektrische Ladung, höhere Viskosität, die Kopplung von Molekülen und die Fähigkeit, bestimmte Lichtspektren zu absorbieren (Pollack 2002).

Freies Wasser verhält sich anders als Wasser, das auf einen engen Raum beschränkt ist (Ye, Naguib und Gogotsi 2004). Wasser scheint also neben dem gasförmigen, dem flüssigen und dem festen noch einen vierten Aggregatzustand zu haben, der sich an Grenzflächen ausbildet (Pollack 2002). Dabei hat die Tatsache, dass eine Grenzfläche vorhanden ist, erstaunlicherweise einen größeren Einfluss auf die Dynamik der Wasserstoffbrücken als die chemische Beschaffenheit dieser Grenzfläche (Fenn, Wong und Fayer 2009). Im menschlichen Körper bilden Faszien, Faserbündel, Zellmembranen, Moleküle usw. überall größere und kleinere hydrophile oder hydrophobe Grenzflächen zur Interstitialflüssigkeit. Aus wissenschaftlichen Untersuchungen weiß man, dass Wasser im Inneren von Nanoröhren offenbar „Wasserzylinder" bildet, in denen ultraschnelle Protonensprünge möglich sind. Damit vergleichbar ist das Verhalten des Grenzflächenwassers, in dem biochemische Reaktionen auf engstem Raum an der Oberfläche von Proteinen, Membranen etc. ablaufen.

Zwischen den Polymeren und Wassermolekülen der Zelle ist die Affinität so groß, dass das Gel zu einer kompakten Struktur kondensiert und die Zelle sich bewegen oder z. B. Ionenkanäle in der Zellmembran öffnen kann, ohne dabei auseinanderzufallen. Auch die Extrazellulärmatrix (EZM) bildet ein gelartiges Fasernetzwerk, in dem das vorhandene Wasser „gebunden" ist.

Drei „Populationen" von Wassermolekülen kommen mit den Kollagenfasern in Kontakt (Peto und Gillis 1990):

- in der Tripelhelix des Kollagenmoleküls gebundenes Wasser,
- an der Oberfläche der Tripelhelix oder an Matrixmolekülen (Proteoglykanen, Glykoproteinen, Glukosaminoglykanen) gebundene Wassermoleküle,
- „freies" Wasser in den Räumen zwischen Fibrillen und Fasern.

An dieser Stelle möchte ich darauf hinweisen, dass das interstitielle Wasser an der Zell-Matrix-Grenzfläche in alle Richtungen fließt. Mehr zu dieser interstitiellen Strömung später.

4.5.2 Morphogenese durch Interstitialflüssigkeit

Die Moleküle und Fasern der EZM bestimmen die Eigenschaften des interstitiellen Gels. Fibroblasten, Matrixmoleküle, Enzyme und Enzyminhibitoren regulieren die Zusammensetzung der gelartigen Grundsubstanz des Bindegewebes. Das ist wichtig, denn von der Zusammensetzung dieser interstitiellen Matrix hängen die Bedingungen für den Transport von Nähr- und Schlackstoffen zwischen den Kapillaren und Parenchymzellen sowie die mechanischen Eigenschaften des Bindegewebes ab.

Der deutsche Anatom und Embryologe Blechschmidt stellte fest, dass die Bewegungen mikroskopisch kleiner Teilchen geordnet ablaufen und einen kinetischen Aspekt haben, den er als „Stoffwechselbewegung" bezeichnete. Der Strom von Wasser, Nähr- und Schlackstoffen im Embryo führt zur Ausbildung von Kanälen im embryonalen Binnengewebe und unterstützt die Bildung von Blutgefäßen. Abbauprodukte aus den Zellen häufen sich an und werden zur Grundsubstanz im Binnengewebe verdichtet. In den sog. Dilationsfeldern strömt das Wasser in Richtung der konzentrierten Kataboliten und drängt die Zellen auseinander.

Wo dagegen Wasser aus dem embryonalen Gewebe herausgedrückt wird, entsteht ein „Verdichtungsfeld", in dem die Zellen sich dicht an dicht aneinanderreihen. Der Flüssigkeitsstrom entwickelt kreative morphogenetische Kräfte und formt dadurch die embryonalen Gewebe. Offenbar spielt der Fluss des Wassers sogar eine Rolle für die Proteinfaltung, und zwischen der Form und den Eigenschaften von Proteinen und der Wasserhülle, die sie umgibt, scheint es Wechselwirkungen zu geben. Die Funktion der Proteine, der Bausteine des Lebens, wird also in gewisser Weise vom Wasser koordiniert (Ball 2008).

Proteinmoleküle funktionieren nur, wenn sie fluktuieren, und sie können dies auf zwei Arten tun:
- α-Fluktuationen finden im freien Wasser um das Protein herum statt.
- β-Fluktuationen finden dagegen in der (zwei Lagen breiten) Wasserhülle statt, die das Protein umgibt (Frauenfelder et al. 2009).

Die Biochemie muss sich mit den Interaktionen zwischen den Molekülen und ihrer jeweiligen Umgebung auseinandersetzen. Für die von den Zellen freigesetzten Moleküle (Zytokine, Neurotransmitter, Hormone, Wachstumsfaktoren …) bilden die EZM und die Interstitialflüssigkeit diese Umgebung.

4.5.3 Die interstitielle Flüssigkeit als Zellkommunikationsmedium

Sowohl Kollagen- als auch Wassermoleküle sind elektrisch polar und leitfähig. Dies gilt auch für die Matrixmoleküle. Auf diese Weise können Polarisationswellen auftreten, bei denen die Protonen schneller durch die Kollagenfasern „springen", als ein elektrisches Signal sich entlang einem Nerv ausbreiten kann (Jaroszyk und Marzec 1993). Das Netz der Wassermoleküle im Netzwerk der Matrix bildet ein außergewöhnliches und faszinierendes Kommunikationssystem.

Da Wassermoleküle Dipole sind, bedeutet der Fluss von Wasser immer auch einen Energie- und Informationsfluss. Selbst die Hypothese, dass Akupunkturmeridiane durch Ketten von Wassermolekülen entlang des Verlaufs von Kollagenfasern gebildet werden (Ho 2008), ist also nicht von vornherein von der Hand zu weisen.

Ich denke, dass der Schlüssel zur Kommunikation im Bindegewebe mehrere Komponenten umfasst:
- eine mechanische: die Tensegrity-Struktur des Kollagennetzes mit ihrer spezifischen geometrischen Anordnung der Fasern, Matrixmoleküle und Wassermoleküle,
- eine elektrische/elektromagnetische: den Elektronentransport, die Wasserbrücken und Wasserstoffbrücken mit den Ionenladungen der gelösten Substanzen und den hydrophoben bzw. hydrophilen Eigenschaften der Biomoleküle,
- eine chemische: die Interaktionen von Aminosäuren, Kohlenhydraten und Fettsäuren mit ihren jeweiligen hormonellen, neuronalen, immunologischen, reparativen und wachstumsfördernden Eigenschaften und Funktionen. Die interstitielle Strömung ist eine wichtige Treibkraft für diese biochemische Maschinerie,
- eine energetische: Flüssigkristallwasser ermöglicht Signalübertragungen und Informationsfluss.

4.5.4 Das „Atmen" des Gewebes

Fibroblasten üben über die Integrine Zugkräfte auf die Kollagenfasern der EZM und dadurch gleichzeitig Druck auf die Grundsubstanz aus. Wenn der Zug an den Kollagenfasern wieder nachlässt, kann die EZM Flüssigkeit aufnehmen und aufquellen (Reed, Liden und Rubin 2010). Das „Auspressen" der EZM durch das Fibroblasten-Kollagen-Netz wird u.a. durch PDGF-BB (platelet-derived growth factor BB) und β1-Integrine angeregt, die Relaxation des Netzes und Quellung der EZM durch proinflammatorische Zytokine, insbesondere Prostaglandin E1 (PGE1), Interleukin (IL)-1 und -6 sowie Tumornekrosefaktor-α (TNF-α) (Martin und Resch 2009). Es scheint Parallelen zu geben zwischen Substanzen, die den interstitiellen Flüssigkeitsdruck (IFD) senken, und Substanzen, die das Auspressen der EZM auslösen. Umgekehrt wirken Substanzen, die den IFD erhöhen, mit den Substanzen, die die EZM aufquellen lassen, zusammen (Reed, Liden und Rubin 2010).

Bei einer akuten Entzündung fällt der IFD innerhalb von Minuten ab und wird so zur Treibkraft für die Entstehung eines Ödems, weil die osmotische Aktivität der Glykosaminoglykane (Hyaluronsäure) zum Aufquellen der interstitiellen Matrix führt. Begrenzt wird die

4.5 Strömungsdynamik im Fasziengewebe

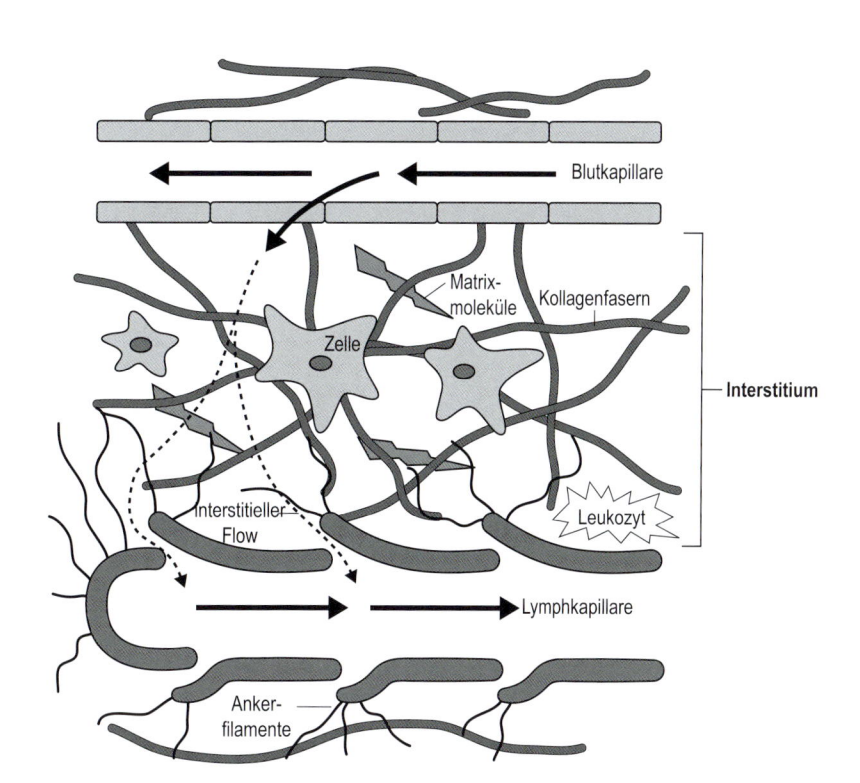

Abb. 4.5.1 Der interstitielle Fluss auf mikroskopischer Ebene. Nach Meert 2012; Abdruck mit freundlicher Genehmigung.

Anschwellung des Gewebes durch das Kollagennetz. Einige Zytokine (IL-1, IL-6, TNF-α) senken den interstitiellen Flüssigkeitsdruck, andere (Prostaglandin F2α, Vitamin C …) können ihn steigern.

Dynamische mechanische Belastungen und Druckgradienten verursachen in jedem lebenden Gewebe feine Flüssigkeitsströme durch die EZM (> Abb. 4.5.1). Da der Strömungswiderstand in der EZM hoch ist, ist der interstitielle Fluss wesentlich langsamer als der Blutstrom in den Gefäßen und erfolgt in alle Richtungen (Rutkowski und Swartz 2006). Eine wissenschaftliche Erforschung der interstitiellen Ströme wäre dringend erforderlich, aber bei Lebenden lassen die Ströme sich leider nur schwer messen.

Man kann sich das Bindegewebe wie einen Schwamm vorstellen: Beim Dehnen und Zusammendrücken des Gewebes wird Wasser herausgedrückt, und das Gewebe wird weicher und nachgiebiger. Nach einiger Zeit wird wieder Wasser aufgesogen, und das Gewebe findet zu einem neuen Gleichgewicht. Manuelle Therapien machen sich dieses Prinzip zunutze: Mit Pump- und Weichgewebetechniken drücken sie das Gewebe aus und füllen es wieder auf (Meert 2006). Das Auspumpen dient einerseits dazu, proinflammatorische Substanzen und Schlacken auszuwaschen, und andererseits dazu, Adhäsionen im Kollagennetz zu lösen, um die Sauerstoff- und Nährstoffversorgung zu verbessern.

Die gleiche Wirkung können die Atmung und der kraniosakrale Rhythmus hervorbringen: ein Ausmelken und Ernähren der Grundsubstanz in Form eines dynamischen Gleichgewichts zwischen Inspiration (Anschwellen – Aufrichten – Auswärtsdrehen der Extremitäten) und Exspiration (Abschwellen – Zusammensacken – Einwärtsdrehen der Extremitäten) mit rhythmischen „Änderungen" des interstitiellen Drucks (> Abb. 4.5.2; Meert 2012). Es gibt viele verschiedene Körperrhythmen (Herzschlag, Atmung, Peristaltik, Produktionsrhythmus von Hormonen und Zytokinen, Wechsel von mentaler Konzentration und Entspannung usw.), die sich überlagern und unter dem Strich einen langsamen Interferenzrhythmus im menschlichen Körper erzeugen, der für die jeweilige Person und den jeweiligen Zeitpunkt charakteristisch ist. Einer der faszinierendsten Rhythmen, die zu diesem Körper- oder Geweberhythmus beitragen, entsteht durch die aktive Vasomotorik der Lymph- und Blutgefäße (Meert 2012). Der Autor bevorzugt für diesen Interferenzrhythmus die Bezeichnung „Geweberhythmus", denn die Gewebe scheinen dabei tatsächlich „Atembewegungen" zu machen.

Bei Kompressions-, Traktions-, Torsions- und Schubbelastungen sowie durch die Scherkräfte in Flüssigkeiten wirken Kräfte auf Zellen, Rezeptoren und Proteine ein. Wenn sich der interstitielle Flüssigkeitsstrom verlangsamt, wird eine Kontraktion der Lymphgefäße und Zunahme der Frequenz und Amplitude der aktiven Lymphpumpe (lymphatische Vasomotorik) ausgelöst (Gashev, Davis und Zawieja 2002). Die einzelnen Lymphgefäße können sich dabei unabhängig voneinander an die lokalen Veränderungen der interstitiellen Strömung anpassen (Venugopal et al. 2007). Die Endothelzellen der Gefäße scheinen in der Lage zu sein, den Strom bzw. fehlenden Strom der Interstitialflüssigkeit „herauszufühlen" und darauf durch Sekretion von Chemokinen und verschiedenen Zytokinen zu reagieren (Ng, Helm und Swartz 2004). Über den interstitiellen Strom scheinen die Zellen den Zustand ihrer Umgebung mitzuteilen und bei Zellmigration, Differenzierung, Matrixumbau und Sekretion von Proteinen und Zytokinen zu interagieren. Da Proteine zu groß sind, um einfach diffundieren zu können, ist eine Strömung erforderlich, um sie aus dem Blut zu den Zellen (oder von den Zellen zum Blut) zu bringen. Untersuchungen zeigen, dass sich aus Endothelzellen insbesondere dann

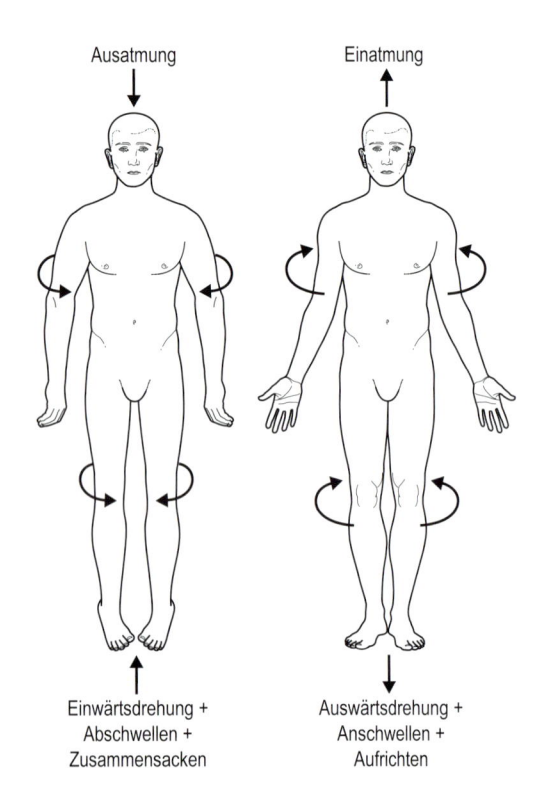

Abb. 4.5.2 Der interstitielle Fluss auf makroskopischer Ebene. Nach Meert 2012; Abdruck mit freundlicher Genehmigung.

neue Kapillaren organisieren, wenn sowohl VEGF (vascular endothelial growth factor) als auch ein interstitieller Strom vorhanden sind (Helm et al. 2005).

Es gehört zu den faszinierendsten Erfahrungen überhaupt, diese individuellen und feinen Wellenbewegungen im Gewebe eines Patienten palpieren, stimulieren und kanalisieren zu lernen. Nach der Lösung faszialer Adhäsionen durch myofasziale Techniken ist es sinnvoll, das Bindegewebe durchzuspülen und zu reinigen. Schließlich wird auch der Kampf zwischen Infektionserregern und dem Abwehrsystem des Körpers überwiegend im Bindegewebe ausgefochten und hinterlässt dort Trümmer und Überbleibsel.

Die Dynamik der Interstitialflüssigkeit scheint ein wichtiger Schlüssel zur normalen Gewebefunktion und -homöostase zu sein. Wir dürfen uns auf künftige Forschungsarbeiten freuen, die die zugrunde liegenden Mechanismen entschlüsseln und „frischen Fluss" in die Therapie und Gewebetechnologie bringen werden. Nicht umsonst hat Andrew Taylor Still (1992) uns angewiesen: „Lasst die Lymphgefäße sich immer natürlich füllen und entleeren. Dann wird niemals irgendeine Substanz so lange zurückgehalten, bis sie Gärung, Fieber, Krankheit und Tod erzeugt."

LITERATURQUELLEN

Ball P. Water as an active constituent in cell biology. Chem Rev. 2008; 108(1): 74–108.
Bellissent-Funel MC. Hydrophilic-hydrophobic interplay: From model systems to living systems. Comptes Rendus Geosciences. 2005; 337(1): 173–179.
Blechschmidt E. The ontogenetic basis of human anatomy. A biodynamic approach to development from conceptionto birth. Berkeley, CA: North Atlantic Books, 2004. (Dt. Originalausgabe: Anatomie und Ontogenese des Menschen. Kißlegg: Fe-Medienverlags GmbH, 2003.)
Chaplin MF. The importance of cell water. Science in Society. 2004; 24: 42–45.
Chaplin M. Do we underestimate the importance of water in cell biology? Nat Rev Mol Cell Biol. 2006; 7(11): 861–866.
Fayer MD, Moilanen DE, Wong D, Rosenfeld DE, Fenn EE, Park S. Water dynamics in salt solutions studied with ultrafast 2D IR vibrational echo spectroscopy. Acc Chem Res. 2009; 15, 42(9): 1210–1219.
Fenn EE, Wong DB, Fayer MD. Water dynamics at neutral and ionic interfaces. Proc Natl Acad Sci U.S.A. 2009; 106(36): 15243–15248.
Frauenfelder H, Chen G, Berendzen J et al. A unified model of protein dynamics. Proc Natl Acad Sci U.S.A. 2009; 106(13): 5129–5134.
Gashev AA, Davis MJ, Zawieja DC. Inhibition of the active lymph pump by flow in rat mesenteric lymphatics and thoracic duct. J Physiol. 2002; 540(3): 1023–1037.
Helm CE, Fleury ME, Zisch AH, et al. Synergy between interstitial flow and VEGF directs capillary morphogenesis in vitro through a gradient amplification mechanism. Appl Biol Sci. 2005; 102(44): S15779–S15784.
Ho MW. The rainbow and the worm. The physics of organisms. Hackensack, NJ: World Scientific Publishing, 2008.
Ingber DE. Cellular mechanotransduction: Putting all the pieces together again. FASEB. J. 2006; 20: S811–S827.
Jaroszyk F, Marzec E. Dielectric properties of BAT collagen in the temperature range of thermal denaturation. Ber Bunsenges Phys Chem. 1993; 97: 868–872.
Martin M, Resch K. Immunologie. Stuttgart: Ulmer, 2009.
Meert GF. Das venöse und lymphatische System aus osteopathischer Sicht. München: Elsevier, 2006.
Meert GF. Veno-lymphatische kraniosakrale Osteopathie. München: Elsevier, 2012.
Ng CP, Helm CL, Swartz MA. Interstitial flow differentially stimulates blood and lymphatic endothelial cell morphogenesis in vitro. Microvasc Res. 2004; 68(3): 258–264.
Peto S, Gillis P. Fiber-to-field angle dependence of proton nuclear magnetic relaxation in collagen. Magn Reson Imaging. 1990; 8(6): 703–712.
Pollack G. The cell as a biomaterial. J Mater Sci Mater Med. 2002; 13: 811–821.
Reed RK, Lidén A, Rubin K. Edema and fluid dynamics in connective tissue remodelling. J Mol Cell Cardiol. 2010; 48: 518–523.
Rutkowski JM, Swartz MA. A driving force for change: Interstitial flow as a morphoregulator. Trends Cell Biol. 2006; 17(1): 44–50.
Schleip R, Klingler W, Lehmann-Horn F. Active fascial contractility: Fascia may be able to contract in a smooth muscle-like manner and thereby influence musculoskeletal dynamics. Med Hypotheses. 2005; 65: 273–277.
Still AT. Philosophy of Osteopathy. Seattle: Eastland Press, 1992.
Szent-Györgyi A.: Bioenergetics. New York: Academic Press Inc., 1957.
Venugopal AM, Stewart RH, Laine GA et al. Lymphangion coordination minimally affects mean flow in lymphatic vessels. Am J Physiol Heart Circ Physiol. 2007; 293: H1,183–H1,189.
Ye H, Naguib N, Gogotsi Y. TEM Study of water in carbon nanotubes. JOEL News Magazine. 2004; 39(2): 2–7.

WEITERE LITERATURHINWEISE

Lee RP. The living matrix. In: Findley TW, Schleip R (eds.). Fascia research. Basic science and implications for conventional and complementary health care. München: Elsevier, 2007.

II Klinische Anwendungsbereiche

Thomas W. Findley und Leon Chaitow

5 Fasziale Erkrankungen 137

6 Diagnostische Verfahren zur Bestimmung der Faszienelastizität 195

7 Faszienorientierte Therapieformen 217

KAPITEL 5

Fasziale Erkrankungen

5.1	**Fasziale Erkrankungen – eine Einführung** Thomas W. Findley	139
5.2	**Morbus Dupuytren und andere Fibromatosen** Ian L. Naylor	142
5.2.1	Einleitung	142
5.2.2	Wer ist von dieser Erkrankung betroffen?	142
5.2.3	Das Grundproblem der Dupuytren-Kontraktur	142
5.2.4	Anatomische Grundlagen der Dupuytren-Kontraktur	142
5.2.5	Palmarknoten	143
5.2.6	Palmarstränge	143
5.2.7	Warum sind bestimmte Finger besonders oft betroffen?	144
5.2.8	Sind alle Myofibroblasten gleich?	144
5.2.9	Woher kommen die Zellen, die die Einziehungen an der distalen Hohlhandfalte verursachen?	145
5.2.10	Wer „beauftragt" die Zellen auf der Aponeurose zur Kontraktion?	145
5.2.11	Wer „beauftragt" die Zellen auf der Aponeurose zur Proliferation?	145
5.2.12	Ermöglicht die Kenntnis der kausalen Faktoren rationale Behandlungsmöglichkeiten?	145
5.2.13	Morbus Peyronie	146
5.2.14	Morbus Ledderhose	146
5.2.15	Schlussbemerkung	146
5.3	**Kapsuläre Schultersteife (Frozen Shoulder)** Axel Schultheis, Frank Reichwein und Wolfgang Nebelung	148
5.3.1	Einleitung	148
5.3.2	Diagnose und Klassifikation	148
5.3.3	Epidemiologie	148
5.3.4	Ätiologie und Pathogenese	148
5.3.5	Klinisches Bild	149
5.3.6	Bildgebung	150
5.3.7	Therapie	150
5.3.8	Zusammenfassung	152
5.4	**Spastische Lähmung** Mick Kreulen, Mark J. C. Smeulders und Peter A. Huijing	154
5.4.1	Einleitung	154
5.4.2	Operative Eingriffe bei spastischen Armparesen	154
5.4.3	Spastische Muskulatur	155
5.4.4	Intraoperative Befunde	155
5.4.5	Epimuskuläre Kraftübertragung	156
5.4.6	Hypothese zur Entstehung spastischer Gelenkfehlstellungen	157
5.4.7	Zusammenfassung	158
5.5	**Diabetisches Fußsyndrom** Sicco A. Bus	160
5.5.1	Einleitung	160
5.5.2	Untersuchungsmethoden	160
5.5.3	Nichtenzymatische Glykierung	160
5.5.4	Plantarfaszie	161
5.5.5	Achillessehne	162
5.5.6	Einschränkung der Gelenkbeweglichkeit	163
5.5.7	Zusammenfassung	165
5.6	**Sklerodermie und verwandte Krankheitsbilder** Tanya M. Ball	167
5.6.1	Was ist Sklerodermie?	167
5.6.2	Klinische Symptome mit besonderer Bedeutung für die MT	167
5.6.3	Formen der Sklerodermie: Wo ist die systemische Sklerose (SS) einzuordnen?	169
5.6.4	Konventionelle medizinische Maßnahmen	169
5.6.5	Hilft MT gegen fibrotische Veränderungen der Sklerodermie?	170
5.6.6	Wissenschaftliche Basis: potenzielle Wirkmechanismen	171
5.6.7	Schlussbemerkung	172
5.7	**Triggerpunkte als fasziale Störung** Roland U. Gautschi	174
5.7.1	Triggerpunkte (TrP)	174
5.7.2	Faszien und myofasziale Triggerpunkte	177
5.7.3	Therapeutische Konsequenzen	179
5.8	**Hypermobilität** Nicol C. Voermans und Peter A. Huijing	182
5.8.1	Einleitung	182
5.8.2	Klinische Symptomatik von EDS und Marfan-Syndrom	182
5.8.3	Neuromuskuläre Symptome bei EDS und Marfan-Syndrom	182

5 Fasziale Erkrankungen

- 5.8.4 Auswirkungen des TNX-Mangels auf die Muskeleigenschaften in einem Mausmodell des EDS 183
- 5.8.5 Intramuskuläre Veränderungen: erhöhte muskuläre Compliance 185
- 5.8.6 Intermuskuläre Veränderungen: verminderte epimuskuläre myofasziale Kraftübertragung 185

- 5.9 **Anatomie der Plantaraponeurose**
  Scott Wearing 188
- 5.9.1 Biomechanische Funktion der Plantaraponeurose 188
- 5.9.2 Vorspannung der Plantaraponeurose 189
- 5.9.3 Plantarfasziitis 189
- 5.9.4 Zusammenfassung 193

5.1 Fasziale Erkrankungen – eine Einführung

Thomas W. Findley

Im fünften Kapitel dieses Buches werden ausgewählte Krankheitsbilder vorgestellt, bei denen die Faszie betroffen ist oder betroffen sein könnte. Es soll dabei nicht um eine vollständige Auflistung gehen, sondern darum, ein Spektrum von Krankheitsformen aufzuzeigen, dem Manualtherapeuten im Laufe ihres Berufslebens begegnen können. Jede dieser Erkrankungen veranschaulicht eine andere physiologische Grundstörung. Einige Kapitel stellen lokale Veränderungen vor, andere Kapitel systemische Prozesse, die mehrere Bereiche des Körpers betreffen. Ziel ist es, Diskussionen über die Bedeutung der Faszie für manuelle Therapien zwischen Praktikern und klinischen Wissenschaftlern anzuregen.

Anhand der Dupuytren-Kontraktur (➤ Kap. 5.2) wird dargestellt, welche Kontraktionskräfte die Faszie aufbringen kann. In den Frühstadien erzeugen vertikal von der Palmarfaszie zur Haut verlaufende Fasern an ihren Anheftungsstellen Einziehungen oder Grübchen. Im weiteren Verlauf entwickeln sich zwischen der Faszie und der Haut zunächst palmare Knötchen, später dann Längsstränge, die insbesondere im Bereich des kleinen Fingers und des Ringfingers Fehlstellungen verursachen. Es gibt chirurgische, lokale und systemische pharmakologische Therapieverfahren, die auf die echanischen Faserverbindungen oder auf die zugrunde liegenden Prozesse gerichtet sind.

Die kapsuläre Schultersteife (Frozen Shoulder) (➤ Kap. 5.3) ist ein häufig auftretendes Krankheitsbild, nicht selten im Rahmen eines Diabetes. Die Erkrankung verläuft über die typischen Phasen Bewegungsschmerz („Freezing"), Einsteifung („Frozen") und allmähliche Lösung („Thawing"). Der Verlauf der einzelnen Krankheitsstadien ist gut dokumentiert, über die Ursachen der primären Schultersteife ist jedoch nur wenig bekannt. Die sekundäre Form kann dagegen durch eine Vielzahl von Erkrankungen ausgelöst werden. Bei der Behandlung kommen je nach Krankheitsstadium unterschiedliche physikalische und pharmakologische Ansätze zur Anwendung.

Anhand der Zerebralparese (➤ Kap. 5.4) wird ein Beispiel für eine neurologische Erkrankung vorgestellt, bei der die Kontrolle über die Muskulatur und die Muskelkontraktion gestört ist. Die Folge sind spastische Lähmungen, und die betroffenen Muskeln können atrophieren, hypertrophieren oder fibrotisch werden. Durch chirurgische und pharmakologische Interventionen wird versucht, den Muskeltonus zu reduzieren. Bei der Überprüfung der Muskelfunktion – konkret: im Rahmen chirurgischer Eingriffe zur Wiederherstellung des Spannungsgleichgewichts zwischen den Handgelenkbeugern und -streckern – hat man erkannt, was für eine große Bedeutung die faszialen Verbindungen zwischen benachbarten und selbst zwischen gegenüberliegenden Muskeln am Gelenk haben. Diese faszialen Verbindungen können individuell ganz unterschiedlich ausgebildet sein. Wenn es gelänge, genauer zu klären, wo, wie und warum sich fasziale Verbindungen ausbilden, könnte die Behandlung von Spastik individuell auf den einzelnen Patienten zugeschnitten werden. Entsprechende Analysen sind vermutlich auch bei anderen neurologischen Erkrankungen mit erhöhtem Muskeltonus sinnvoll, z. B. bei Schlaganfall, multipler Sklerose oder Querschnittslähmung, die sich – wie Fallberichte zeigen – ebenfalls durch manuelle Therapien beeinflussen lassen.

In ➤ Kap. 5.5 wird das diabetische Fußsyndrom thematisiert. Einen „diabetischen Fuß" entwickeln etwa 15 % aller Diabetiker. Diabetes ist eine Erkrankung der kleinen Blutgefäße und betrifft nicht nur die Bauchspeicheldrüse, sondern auch die Nerven (sog. diabetische Neuropathie) und die Haut der Extremitäten. Aufgrund des hohen Blutzuckergehalts werden Strukturproteine im Bindegewebe glykosyliert; infolgedessen werden die faszialen Gewebe dicker und steifer. Strukturveränderungen in der Plantarfaszie und der Achillessehne sowie Einschränkungen der Gelenkbeweglichkeit an den Beinen führen zu einer Symptomkonstellation, die als „diabetischer Fuß" bezeichnet wird.

Das ➤ Kap. 5.6 befasst sich mit der Sklerodermie, einer Autoimmunstörung, die zu Entzündung, Vernarbung und Verdickung der Haut, der oberflächlichen und der tiefen Faszie, der Blut- und Lymphgefäße sowie der inneren Organe führt. Dadurch entsteht ein viel breiteres Spektrum von Veränderungen als bei der in ➤ Kap. 5.2 beschriebenen lokalen Erkrankung. Sklerodermiepatienten haben entweder lokal begrenzte Störungen wie Flecken bzw. Streifen verhärteten Gewebes oder eine eher systemische Erkrankung, bei der Hände und Füße, Kopf und Hals, Lunge und Herz sowie der Gastrointestinaltrakt beteiligt sind. Die konventionelle Therapie richtet sich auf die Gefäß- und Immunveränderungen sowie auf die Fibroblastenproliferation und kann durch manuelle Therapien sinnvoll ergänzt werden, um die Beweglichkeit und Geschmeidigkeit des Gewebes wiederherzustellen.

Myofasziale Triggerpunkte (➤ Kap. 5.7) lassen sich im klinischen Alltag bei vielen Patienten palpatorisch nachweisen. Pathophysiologisch liegt ihnen vermutlich eine lokale Hypoxie mit Bindegewebeverkürzung und Bildung von Crosslinks zugrunde; Ursache hierfür kann ein unmittelbares Trauma oder eine akute bzw. chronische Belastung sein. Im Bereich der Triggerpunkte entstehen strangförmige Verhärtungen (taut bands), die zu Bewegungs- und Koordinationseinschränkungen, Durchblutungs- und Sensibilitätsstörungen oder Nerven- und Gefäßkompressionen führen können.

Die meisten Beiträge dieses fünften Kapitels beschäftigen sich mit Erkrankungen, bei denen es zur Verkürzung des Bindegewebes kommt. In ➤ Kap. 5.8 wird demgegenüber Hypermobilität thematisiert. Eine Hypermobilität tritt bei erblichen Bindegewebekrankheiten wie dem Marfan-Syndrom oder dem Ehlers-Danlos-Syndrom auf. Die Betroffenen leiden unter Muskelschwäche, Schmerzen und Ermüdbarkeit, und ihr Vibrationsempfinden ist herabgesetzt. Die muskulären Symptome stehen offenbar unmittelbar mit einem Mangel an Tenascin X in Zusammenhang. Tenascin X bildet im Extrazellulärraum Brücken zwischen den Kollagenfibrillen und verstärkt auf diese Weise die Steifigkeit des Bindegewebes. In Studien am Mausmodell konnte nachgewiesen werden, dass ein Tenascin-X-Mangel zur Schwächung der epimuskulären myofaszialen Kraftübertragung führt.

Abschließend werden in ➤ Kap. 5.9 die normale Anatomie und die biomechanischen Funktionen der Plantarfaszie sowie klinische Symptome, bildgebende Diagnostik und histopathologische Veränderungen bei einer Plantarfasziitis dargestellt. Nach Ansicht des Autors kann in einer gesunden Plantarfaszie eine physiologische Belastung allein keinen Überlastungsschaden verursachen. Vielmehr muss dafür ein Ungleichgewicht zwischen der Belastung einerseits und der Schwelle für einen Gewebeumbau andererseits bestehen. Ein solches Ungleichgewicht kann dadurch zustande kommen, dass eine vorbestehende Faszienstörung die Belastbarkeit des Gewebes herabsetzt, oder aber dadurch, dass eine neuromuskuläre Störung die Last für das ansonsten gesunde Gewebe verstärkt. Beide Faktoren spielen auch beim Diabetes eine Rolle, wie in ➤ Kap. 5.5 beschrieben wird.

Nach neuestem Kenntnis- und Forschungsstand ist der Therapeut immer noch vorwiegend auf seine Palpationsfähigkeiten (➤ Kap. 6.2) angewiesen. Auf diese und auf seine pathophysiologischen Kenntnisse muss er seine Therapie aufbauen. In ➤ Kap. 6 werden verschiedene physiologische Veränderungen beschrieben, die bei verminderter oder vermehrter Verschieblichkeit der faszialen Gewebe auftreten.

Spezifischere Informationen für unsere Therapieentscheidungen können möglicherweise künftig die bildgebende Verfahren liefern. Mit den in ➤ Kap. 8.2 und ➤ Kap. 8.3 beschriebenen nichtinvasiven Verfahren können Gewebeveränderungen dargestellt und in ihrem Verlauf verfolgt werden. Eine wichtige Neuerung ist dabei die Quantifizierung der visuellen Bildinformationen, wie sie zurzeit für die Gewebeelastografie ausgearbeitet wird. Mit diesem Verfahren können maligne Veränderungen aufgrund ihrer erhöhten Dichte nachgewiesen werden. Mit zunehmender Verbreitung dieser Methoden wird sich die Bedeutung der Faszie auch bei anderen Krankheitsbildern besser dokumentieren lassen, und wir werden unsere Therapien spezifischer gestalten und differenzieren können.

Zwei Fallbeispiele aus meiner klinischen Praxis sollen abschließend illustrieren, welche Möglichkeiten die Muskelsonografie bieten kann. Alle Bilder wurden mit einem modernen 12-MHz-Gerät (Terason t3000) aufgenommen.

FALLBEISPIEL 5.1.1

Eine 47-jährige Frau war als Beifahrerin an einem Verkehrsunfall beteiligt; sie saß auf dem rechten Vordersitz. Fünf Jahre nach diesem Unfall klagte sie noch immer über Schmerzen im Unterleib. Der Bereich maximaler Druckempfindlichkeit lokalisierte sich palpatorisch auf einen quer über den Unterleib ziehenden Streifen ca. 3 cm unterhalb der beiden Spinae iliacae ant. sup. (entsprechend dem Unterrand des Sicherheitsgurts). Die Ultraschalluntersuchung mit einem 12-MHz-Schallkopf zeigte einen Riss in der Bauchfaszie, der genau mit dem palpatorisch ermittelten Schmerzbereich übereinstimmte.

In ➤ Abb. 5.1.1 ist der Schallkopf sagittal ausgerichtet, und der Riss zeigt sich auf der rechten Seite bzw. bei Verschiebung des Schallkopfs in gerader Linie über dem gesamten Bauch.

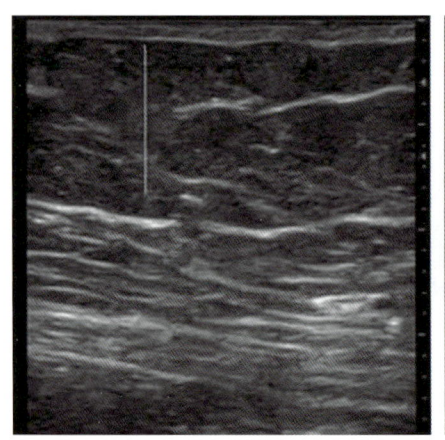

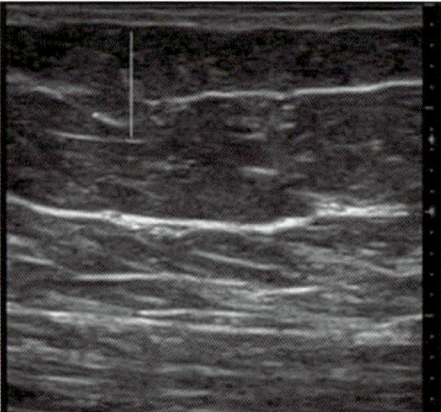

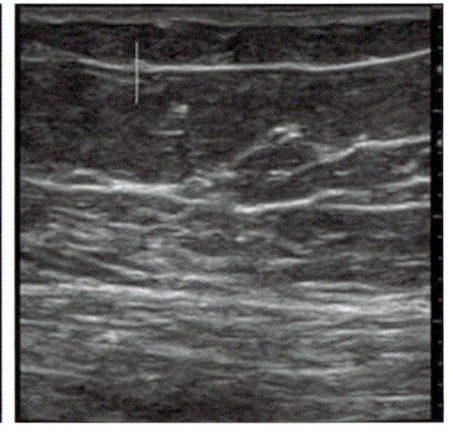

Abb. 5.1.1 Ultraschalluntersuchung der Muskulatur mit einem sagittal aufgesetzten 12-MHz-Schallkopf. Das linke Bild stammt von der rechten Seite der Bauchdecke, das mittlere von der Bauchmitte und das rechte von der linken Bauchseite. Auf der linken Seite, wo der Bauchgurt am Schultergurt befestigt ist und die einwirkenden Kräfte daher besser verteilt werden, sind weniger Faszienschäden sichtbar. Die vertikale Linie zeigt jeweils den unteren Rand des Bauchgurts an.

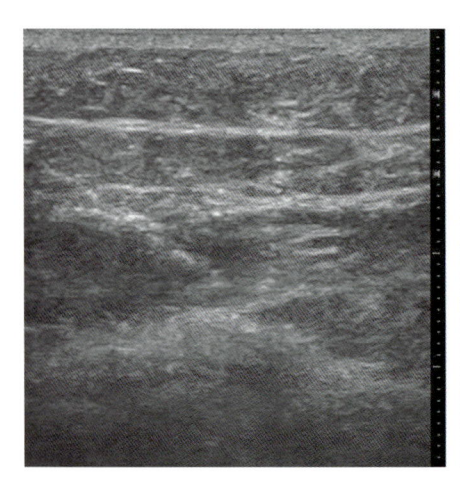

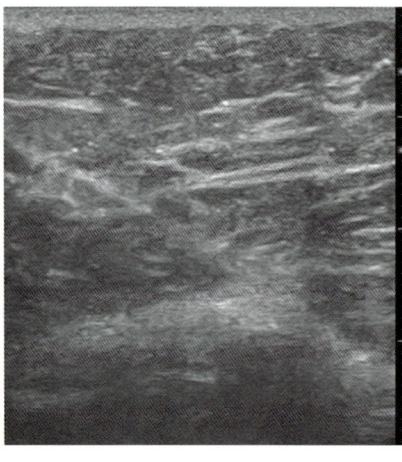

Abb. 5.1.2 Im Ultraschallbild zeigt sich eine Faszienverdickung am lateralen Epikondylus. Von links wurde diagonal eine Kanüle eingestochen; im rechten Bild sieht man die injizierte Flüssigkeit als weißlichen Fleck vor der Kanülenspitze.

FALLBEISPIEL 5.1.2

Ein 48-jähriger Golflehrer litt seit einem Jahr unter einer Epicondylitis lateralis (Tennisellenbogen) und war wegen seiner Schmerzen bereits mit Kortisoninjektionen, Akupunktur und physikalischer Therapie behandelt worden.

Er hatte über die Wirkung von plättchenreichem Plasma (PRP) gelesen (Mishra und Pavelko 2006, Peerbooms et al. 2010, Gosens et al. 2011) und wollte sich daraufhin damit behandeln lassen. Die während der Injektion angefertigten Ultraschallbilder (➤ Abb. 5.1.2) zeigen den Ort der Schädigung und die Einführung der Kanüle. Das Bild zeigt die verdickte Faszie am lateralen Epikondylus und die von links nach diagonal unten verlaufende Kanüle. Im rechten Bild sieht man die austretende Flüssigkeit. Es handelt sich um plättchenreiches Plasma mit Wachstumshormonen zur Beschleunigung der Faszienheilung. Nach drei Injektionen im Abstand von je zwei Wochen und allmählichem Wiederaufbau der Belastung war der Patient beschwerdefrei.

LITERATURQUELLEN

Gosens T, Peerbooms JC, van Laar W, den Oudsten BL. Ongoing positive effect of platelet-rich plasma versus corticosteroid injection in lateral epicondylitis: A double-blind randomized controlled trial with 2-year follow-up. Am J Sports Med. 2011; 29: 1200–1208.

Mishra A, Pavelko T. Treatment of chronic elbow tendinosis with buffered platelet-rich plasma. Am J Sports Med. 2006; 34: 1774–1778.

Peerbooms JC, Sluimer J, Bruijn DJ, Gosens T. Positive effect of an autologous platelet concentrate in lateral epicondylitis in a double-blind randomized controlled trial. Am J Sports Med. 2010; 38: 255–262.

5.2 Morbus Dupuytren und andere Fibromatosen

Ian L. Naylor

5.2.1 Einleitung

Mehr als 180 Jahre nach der Erstbeschreibung der Veränderungen an der Hand durch Baron Dupuytren sind erstaunlicherweise noch immer viele grundlegende Details der nach ihm benannten Erkrankung nicht oder nicht sicher bekannt. *Was* man weiß, ist, dass die Dupuytren-Kontraktur von der Handfaszie ausgeht; deshalb wird sie üblicherweise zu den Fibromatosen oder fibrotischen Kontrakturen gezählt. Im Kontext dieses Buchs ist sie vor allem ein sehr gutes Beispiel für die Kontraktionskraft, die eine „kranke" Faszie aufbringen kann.

Die Dupuytren-Kontraktur wird in vielen Lehrbüchern beschrieben. Sehr empfehlenswert ist das Buch von Tubiana et al. (2000), das auch heute noch die umfassendste Beschreibung der Erkrankung enthält und dem Leser alle Einzelheiten bietet, die in diesem kurzen Kapitel keine Berücksichtigung finden. Wir werden uns hier auf die neueren Erkenntnisse über die Dupuytren-Kontraktur konzentrieren und versuchen, die Ursachen, Folgen und möglichen Behandlungsansätze dieser rätselhaften Erkrankung etwas zu beleuchten.

Die Hände spielen in der Menschheitsgeschichte eine entscheidende Rolle für die Entwicklung des Menschen und wurden häufig für ihr „Design" und ihre Fähigkeiten gepriesen – so u.a. von dem Engländer Thomas Traherne (ca. 1637–1674), der die Hände beschrieb als *„eine Art Füße, um uns auf dem Weg in den Himmel zu tragen, merkwürdig gegliedert in Gelenke und Finger und verwendbar für alles, was sich der Verstand nur denken oder wünschen kann"* (Traherne 1717/1966).

Bei einem Patienten mit Dupuytren-Krankheit nimmt die Verwendbarkeit der Hände für „alles, was man sich nur denken oder wünschen kann", kontinuierlich ab – und Frustration und Verzweiflung entsprechend immer mehr zu. Im Endstadium des unaufhaltsamen und unumkehrbaren Verlaufs kann eine fixierte Fehlstellung vorhanden sein, bei der die Finger fest gegen die Handfläche gekrümmt und nicht mehr in der Lage sind, selbst die einfachsten Alltagsfunktionen zu erfüllen (Pratt und Byrne 2009). Das ist glücklicherweise nur bei der extremsten Form der Erkrankung der Fall, aber selbst für Menschen, die unter weniger ausgeprägten Formen leiden, kann es schnell schwierig – wenn nicht sogar unmöglich – werden auszuführen, was ihr „Verstand sich nur denken und wünschen kann".

5.2.2 Wer ist von dieser Erkrankung betroffen?

An der Dupuytren-Kontraktur erkranken hauptsächlich Nordeuropäer, insbesondere diejenigen keltischer und skandinavischer Abstammung. Bei Männern beginnt die Erkrankung in der Regel im vierten bis fünften Lebensjahrzehnt (mit einem Häufigkeitsgipfel bei 50 Jahren). Bei Frauen tritt sie seltener als bei Männern auf, der Häufigkeitsgipfel liegt zwischen 60 und 70 Jahren. Wesentlich seltener treten Dupuytren-Kontrakturen weltweit bei Menschen anderer Rassen auf. Laut Statistik ist das Vorkommen jedoch selbst in einzelnen weißen bzw. europäischen Populationen nicht homogen. Vermutlich liegt eine erbliche Veranlagung zugrunde, denn die Erkrankung kann familiär gehäuft auftreten und wird in einigen Fällen autosomal-dominant vererbt. Als weitere Risikofaktoren werden Typ-1-Diabetes, Alkoholkonsum, Rauchen, Einnahme von Antiepileptika und Ausübung von Berufen mit mechanisch-physikalischen Belastungen für die Hände genannt. Einige dieser Faktoren sind jedoch umstritten – und das ist nur eine von vielen Ungewissheiten über die Ätiologie der Dupuytrem-Krankheit.

Zusätzlich kompliziert wird die Sache dadurch, dass die Erkrankung nicht bei allen Betroffenen gleich schnell fortschreitet. In der Regel verläuft sie umso weniger aggressiv, je später sie begonnen hat. Die Dupuytren-Kontraktur kommt überzufällig häufig zusammen mit anderen Fibromatosen wie der Peyronie- (➤ Kap. 5.2.13) oder der Ledderhose-Krankheit (➤ Kap. 5.2.14) vor.

5.2.3 Das Grundproblem der Dupuytren-Kontraktur

Die wunderbare Feinheit, Vielseitigkeit und Geschicklichkeit der Hände kommt durch ein perfekt koordiniertes Wechselspiel von Nerven, Muskeln, Sehnen und Knochen zustande, die – wie überall im Körper – durch Fasziengewebe miteinander verbunden sind. In den Händen ist das Fasziengewebe allerdings besonders komplex aufgebaut. Dies trifft besonders für die direkt unter der Haut der Handflächen liegende Faszie zu, die – was außergewöhnlich ist – als verdickte Bindegewebeplatte (sog. Palmaraponeurose) ausgebildet ist. Diese Bindegewebeplatte fungiert vermutlich als Schutzschild für die direkt darunter verlaufenden Fingerbeugesehnen und sorgt dafür, dass die Sehnen trotz der auf die Handfläche einwirkenden Kräfte und Belastungen immer bewegt werden können. Auf diese Weise wird sichergestellt, dass die Finger ihre komplexen und fein abgestimmten Bewegungen ohne Störungen durch äußere Einwirkungen durchführen können.

Genau dieses Bindegewebe, die Aponeurose, wird für die Problematik der Dupuytren-Krankheit verantwortlich gemacht. Warum gerade dieses Bindegewebe betroffen ist und welche Faktoren als Auslöser infrage kommen, ist nicht bekannt, auch wenn es etliche Vermutungen darüber gibt. Spekuliert wird ebenfalls über die Faktoren, die für die Progredienz der einmal eingetretenen Erkrankung verantwortlich sind. In beiden Fällen könnte es sich – muss es sich aber nicht – um die gleichen Faktoren handeln. Bevor wir Spekulationen darüber anstellen, ist es sicher sinnvoll, die Grundlagen der Erkrankung – besonders im Hinblick auf die beteiligten Faszienstrukturen in der Hand – kurz zu rekapitulieren.

5.2.4 Anatomische Grundlagen der Dupuytren-Kontraktur

In Untersuchungen zu den (makro- und mikro-)anatomischen und den klinisch-medizinischen Veränderungen wurde gezeigt, dass sich als allererstes Anzeichen einer Dupuytren-Krankheit kleine, meist im Bereich der distalen Hohlhandfalte liegende Hauteinziehungen bilden. Ursache dafür sind Veränderungen an den vertikalen Fasern der Aponeurose, die an der darüber liegenden subkutanen Faszie fixiert sind. Die Grübchen entwickeln sich zunächst nur sehr langsam und werden auf eine progrediente „Stimulation" der vertikalen Bindegewebeelemente in der Aponeurose zurückgeführt.

Eigentlich ist die Zahl der vertikalen Fasern viel geringer als die der longitudinalen und transversalen, mit denen die Aponeurose gegenüber tangentialen Krafteinwirkungen an der Haut verankert ist. Sie können daher normalerweise kaum Kraft auf die darüber liegende Haut ausüben. Im stimulierten Zustand nimmt ihre Kraft allerdings merklich zu, und es kommt dann zu den beschriebenen Hauteinziehungen, da die Haut gegenüber dem Zug der Fasern nachgiebiger ist als die Verankerungsstellen in der Palmaraponeurose.

Diese Beobachtung zeigt, dass bereits im Frühstadium der Erkrankung eine Umwandlung der Palmarfaszie stattfindet: von einer hochkomplexen, aber geordneten und passiven Schutzkonstruktion hin zu einer aktiv kontraktionsfähigen Struktur. Bisher liegen zwar verschiedene Hypothesen, aber noch keine eindeutigen Erkenntnisse darüber vor, warum als Erstes eine vertikale Übertragung von Kontraktionskräften auftritt und die Hauteinziehungen verursacht. Was immer der Grund dafür sein mag – die Existenz dieser Fasern, die 1982 in den Mikrodissektionsstudien von McGrouther dargestellt wurden, steht außer Frage: McGrouther zeigte eindeutig, dass auf Höhe der distalen Hohlhandfalte vertikale Verbindungen zwischen der Palmaraponeurose und der darüber liegenden Haut vorhanden sind.

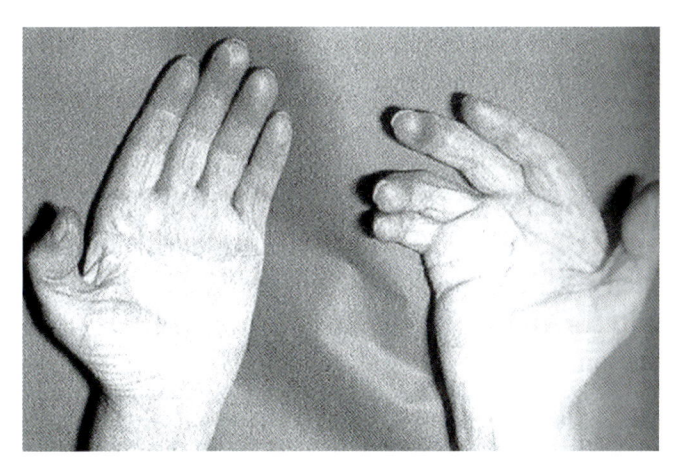

Abb. 5.2.1 Dupuytren-Kontraktur. Aus: Forbes und Jackson 2002; Abdruck mit freundlicher Genehmigung.

5.2.5 Palmarknoten

Der weitere Krankheitsverlauf kann unterschiedlich sein. Bei manchen Menschen entwickelt sich die Erkrankung gar nicht oder nur sehr langsam über das Grübchenstadium hinaus; bei anderen kommt es zu einer Zellproliferation an der Oberfläche der Palmaraponeurose. Mit der Zeit kann die Zellmasse so groß werden, dass sie einen abgegrenzten, zunächst tastbaren und dann sichtbaren Knoten bildet. Diese Palmarknoten sind nicht Teil der Palmaraponeurose, sondern liegen oberhalb davon, zwischen der Aponeurose und der Haut, und können mit der Haut verwachsen sein.

Die Zellproliferation kann so ausgeprägt sein, dass die Palmarknoten in früheren Zeiten bei der histologischen Untersuchung gelegentlich als maligne Tumoren (z. B. Sarkome) klassifiziert und der Amputation zugeführt wurden. Heute können aufgrund der verbesserten Kenntnis der Erkrankung solche radikalen Eingriffe vermieden werden. Die proliferierenden Zellen liegen in einem Netzwerk aus Bindegewebe, das so dicht ist, dass das Gefühl beim Durchschneiden mit dem Skalpell als „hart" oder „körnig" beschrieben wurde – ganz anders also als bei der nicht betroffenen Palmarfaszie.

Im Rahmen der Erkrankung werden neue Bindegewebefasern und neue Zellen an Orten gebildet, wo eigentlich kein Bindegewebe und keine zusätzlichen Zellen hingehören. Biochemische Untersuchungen ergaben, dass das neu gebildete Kollagen aus einer Mischung von Typ-III- und Typ-I-Kollagen besteht, während Typ-II-Kollagen in den Knoten überwiegt. Die Zellen, die sich in den Palmarknoten bilden, haben z. T. die funktionellen Eigenschaften von Fibroblasten (sie synthetisieren das neue Kollagen) und weisen teilweise bestimmte ultrastrukturelle Ähnlichkeiten mit Glattmuskelzellen auf (sie verursachen die für die Erkrankung typischen Kontraktionen) (> Abb. 5.2.1).

Die Zellen in den Knoten weisen sowohl licht- als auch elektronenmikroskopisch einige recht ungewöhnliche morphologische Merkmale auf. Mit beiden Techniken lässt sich eine Kernpleomorphie nachweisen. Unter der stärkeren Vergrößerung des Elektronenmikroskops sieht man, dass das Zytoplasma Myofilamente und die dazugehörigen Verdichtungszonen enthält. Dieses mikroskopische Erscheinungsbild der Zellen in den Palmarknoten war übrigens für Gabbiani und Majno (1972) der Ausgangspunkt für ihre Überlegungen zur Existenz und möglichen Funktion von Myofibroblasten.

Mit fortschreitender Erkrankung werden immer mehr Zellen gebildet, und die Kontraktionskräfte dieser Myofibroblasten werden über die longitudinalen Fasern auch auf den übrigen Bereich der Aponeurose übertragen. Infolgedessen werden die longitudinalen Fasern dicker und üben ihrerseits Kraft auf die proximalen Metakarpophalangealgelenke (MP-Gelenke) aus. Im weiteren Verlauf bilden sich aus den Knoten Stränge in der Hohlhand, die ihre Kontraktionskraft über die MP-Gelenke hinaus übertragen und auf diese Weise die Deformität erzeugen.

5.2.6 Palmarstränge

Die als „Stränge" bezeichneten Veränderungen unterscheiden sich histologisch von den Palmarknoten; sie enthalten weniger Zellen, dafür aber mehr Kollagen. Sie werden auch für stärkere Fehlstellungen verantwortlich gemacht als die Knoten (die nur die MP-Gelenke beeinflussen). Die Stränge entwickeln sich als deutlich pathologische Kollagenstrukturen entlang der vorhandenen Faszie. Eine bemerkenswerte Beobachtung zeigt hier erneut, wie komplex die

Verhältnisse bei der Erkrankung sind: Wenn der Kleinfinger betroffen ist und sich eine Fingerfehlstellung mit Beugekontraktur im proximalen Interphalangealgelenk (PIP) ausbildet, muss dem keine Palmarknotenbildung vorausgehen. Man würde erwarten, dass die Palmarknoten eine wesentliche Rolle für die Krankheitsentwicklung spielen, aber das ist offenbar nicht immer der Fall.

5.2.7 Warum sind bestimmte Finger besonders oft betroffen?

Am häufigsten manifestiert sich die Dupuytren-Kontraktur am Kleinfinger und am Ringfinger. Warum das so ist, ist unklar, denn eigentlich verlaufen die Beugesehnen aller Finger unter derselben Aponeurose. Es wäre daher interessant zu wissen, ob die Palmaraponeurose vielleicht regionale Unterschiede aufweist. Bisher sind keine beschrieben worden – aber das ist weniger ein Versäumnis als eine Folge der Tatsache, dass eine Struktur wie die Palmaraponeurose nicht einfach zu untersuchen ist. Gesundes Vergleichsgewebe könnte man, wenn überhaupt, höchstens nach Handverletzungen gewinnen, und dann kann die Gewebearchitektur durch die Verletzung wiederum so verändert sein, dass man bei der vergleichenden Untersuchung zwangsläufig zu falschen Schlussfolgerungen kommt. Ein Tiermodell, an dem man die Erkrankung studieren könnte, gibt es ebenfalls nicht – und wird es wohl auch nicht geben, da keine andere Spezies über eine der Palmaraponeurose vergleichbare Struktur verfügt.

5.2.8 Sind alle Myofibroblasten gleich?

Das fehlende Tiermodell für die Dupuytren-Krankheit stellt ein gravierendes Problem für die Prüfung neuer, rationaler pharmakologischer Behandlungsansätze dar. Immerhin ist es möglich, Myofibroblasten in verschiedenen Tiermodellen „anzuzüchten", aber es gibt keine allgemein akzeptierte Standardmethode dafür. Am häufigsten wird wahrscheinlich das Krotonöl-induzierte Granulom bei der Ratte verwendet. Bei dieser Methode wird auf dem Rücken der Ratte ein luftgefüllter Raum im Subkutangewebe angelegt und mit Krotonöl aufgefüllt. Das injizierte Öl ruft eine heftige Entzündungsreaktion hervor, in deren Folge die Fibroblasten aus dem umgebenden Subkutangewebe innerhalb von 14 bis 21 Tagen rasch und nachhaltig zu Myofibroblasten umgewandelt werden.

Dabei besteht jedoch das grundsätzliche Problem, dass die im Subkutangewebe der Ratte durch das Kokarzinogen Krotonöl induzierten Zellen andere Eigenschaften haben können als die bei einer Fibromatose entstehenden Zellen. Insbesondere haben die rasch induzierten und entzündlich stimulierten Zellen möglicherweise eine andere Rezeptorausstattung als die durch einen pathologischen Prozess langsam entstehenden Zellen der Dupuytren-Erkrankung. Obwohl die Krotonöl-induzierten Zellen sämtliche ultrastrukturellen Merkmale von Myofibroblasten aufweisen, ist die grundlegende Frage, ob sie die gleichen Rezeptoren tragen wie die Zellen, die bei menschlichen Erkrankungen eine Rolle spielen, bisher nicht beantwortet.

Die Frage, ob und wie man Daten aus der Grundlagenforschung auf die Dupuytren-Erkrankung des Menschen übertragen kann, wird inzwischen noch dadurch verkompliziert, dass in einigen neueren Studien Kulturen von Zellen aus der Lunge verwendet wurden. Diese Zellen lassen sich vielleicht am besten als „strukturelle Myofibroblasten" beschreiben: Sie haben alle entsprechenden morphologischen Merkmale, aber ob sie bezüglich ihrer Rezeptoren den bei Krankheit induzierten Zellen entsprechen, ist noch nicht geklärt. Für die Entwicklung rationaler, rezeptorbasierter Behandlungsansätze ist es jedoch erforderlich, diese Frage eindeutig und ausführlich zu beantworten

Ohne geeignete Tiermodelle lassen sich Erkenntnisse über Entstehung und Progredienz der Dupuytren-Kontraktur nur in kleinen Schritten gewinnen. Erschwerend kommt hinzu, dass keine Gewebeproben aus frühen Krankheitsstadien für In-vitro-Untersuchungen zur Verfügung stehen, da eine chirurgische Resektion des Gewebes in der Regel erst dann erfolgt, wenn sie aufgrund erheblicher Beschwerden unumgänglich geworden ist – also lange nach dem Beginn der Erkrankung. Bei der Untersuchung dieser Gewebeproben aus dem späteren Krankheitsverlauf ergeben sich dann wieder andere Probleme, z. B. durch die Zelldegeneration in den fortgeschrittenen Krankheitsstadien. (Natürlich kann es sinnvoll sein festzustellen, welche Rezeptoren und Eigenschaften die degenerierenden Zellen haben, aber das hilft wenig, wenn man etwas über die initialen Vorgänge der Erkrankung wissen möchte.) Dabei ließen sich, wie bei anderen Erkrankungen auch, viele später auftretende Probleme vermeiden, wenn man feststellen könnte, wie sich das Fortschreiten der Dupuytren-Kontraktur in den frühen Stadien aufhalten lässt.

Eine Alternative zum Tiermodell sind Kulturen aus Zellen, die bei der Resektion von Knoten und Strängen der Dupuytren-Patienten gewonnen wurden. Doch auch dieser Ansatz hat seine Tücken. Die meisten (nicht alle) Untersucher gingen davon aus, dass es sich bei den angezüchteten Zellen um die „pathologisch transformierten" Zellen aus den Knoten bzw. Strängen handelte. Aber es könnten auch die besonders beweglichen Zellen sein oder sogar Zellen aus der Aponeurose, die gar nichts mit dem Krankheitsprozess zu tun haben. Für die Zellen in den Strängen greift diese Kritik vielleicht nicht so sehr wie für die Knotenzellen, weil die Strangzellen strukturell eindeutig verändert sind. Andererseits gibt es in den Strängen weniger Zellen, die wandern und sich in Gewebekultur entwickeln können. Das nächste Problem besteht dann darin, dass die Umgebungsbedingungen in der Gewebekultur für die Zellen ungewohnt sind, auch wenn man versucht, die „normalen" Zellwachstumsbedingungen möglichst gut nachzuahmen. Durch vorhandene Antibiotika, Kalbsfetserum und komplexe Ionenmischungen können an den bereits transformierten Zellen weitere Veränderungen entstehen. Das Bemühen um die Vereinfachung der experimentellen Bedingungen kann letztendlich sogar die Feststellung erschweren, welche Rezeptoren denn nun auf den Zellen sitzen. Last, not least bedeutet das bloße Vorhandensein eines Rezeptors auf den Zellen jedoch nicht, dass dieser Rezeptor etwas mit den Vorgängen bei der Dupuytren-Erkrankung zu tun hat. Angesichts der komplexen Probleme dieser rätselhaften Erkrankung werden alle Hoffnungen, sie einmal umfassend zu verstehen, bisher immer wieder enttäuscht.

5.2.9 Woher kommen die Zellen, die die Einziehungen an der distalen Hohlhandfalte verursachen?

Spätestens bei dieser Frage verlassen wir den Boden nachgewiesener wissenschaftlicher Fakten und bewegen uns im Bereich der Spekulationen. Es gibt prinzipiell zwei Möglichkeiten für die Herkunft dieser Zellen: Entweder entwickeln sie sich aus Zellen, die in der Aponeurose vorhanden sind und aus irgendwelchen Gründen aus ihrem Ruhezustand heraus in die Lage versetzt werden, einen neuen Phänotyp anzunehmen. Oder sie stammen aus einem Gewebe außerhalb der Aponeurose, wandern oberflächlich in die Aponeurose ein, vermehren sich dort und lösen eine Veränderung der Aponeurosenfunktion aus. In letzterem Fall wäre es naheliegend, die Quelle im lokalen Bindegewebe der über der Aponeurose liegenden Palmarhaut zu suchen. Es ist bemerkenswert, dass sich die Knoten niemals auf der dorsalen Seite der Aponeurose bilden.

Dass subkutane Zellen aus den benachbarten Hautbereichen die Ursache des Problems sein könnten, wurde bereits 1963 vermutet (Hueston 1963). (Hueston erzählte mir übrigens einmal, dass er seine chirurgischen Assistenzärzte erst dann Patienten mit Dupuytren-Kontrakturen operieren ließ, wenn sie sein Buch vollständig gelesen und verstanden hatten – selbst 1963 galt die Dupuytren-Kontraktur also schon als besonders komplexe Erkrankung!)

Huestons Vermutung wurde über die Jahre durch wissenschaftliche Untersuchungen erhärtet. Insbesondere ein Befund bestätigt seine Hypothese auf überzeugende Weise: Wenn bei der Resektion der Knoten bzw. Stränge die Haut über dem Palmarknoten mitentfernt und durch ein Transplantat aus einem anderen Bereich als der Hohlhand ersetzt wird (sog. Dermofasziektomie), ist die Rezidivrate signifikant niedriger als bei dem Verfahren, die ursprüngliche Haut einfach wieder zu vernähen. Daraus könnte man schließen, dass in der palmaren subkutanen Faszie bei Dupuytren-Patienten Veränderungen vorliegen, die die Faszie zu einem Reservoir für potenzielle „mobile, reaktive Fibroblasten" machen, die wandern und in kontraktile Zellen (Myofibroblasten) transformiert werden können. Warum jedoch bestimmte Finger besonders anfällig für die Wirkungen dieser subkutanen Zellen sind, ist bisher nicht bekannt.

5.2.10 Wer „beauftragt" die Zellen auf der Aponeurose zur Kontraktion?

Mit dieser Frage muss man sich zwangsläufig auseinandersetzen, wenn man eine rationale (chirurgische oder pharmakologische) Behandlungsstrategie für die Dupuytren-Krankheit entwickeln will. Genau genommen, ist kaum etwas darüber bekannt, was die Zellen zur Kontraktion veranlasst, aber aus neueren Untersuchungen ergeben sich zumindest einige Anhaltspunkte.

Ein Teil dieser Untersuchungen wurde an Gewebekulturen durchgeführt. In diesem Zusammenhang lohnt die Lektüre von Hinz et al. (2007), die der Frage nachgehen, wie man die Bedingungen für Fibroblasten so gestalten kann, dass sie zu Myofibroblasten transformiert werden.

5.2.11 Wer „beauftragt" die Zellen auf der Aponeurose zur Proliferation?

Über proliferationsfördernde Substanzen weiß man schon deutlich mehr als über die Substanzen, die die Kontraktilität der Fibroblasten/Myofibroblasten stimulieren. Mitogene wurden meistens an Gewebekulturen explantierter Zellen aus Dupuytren-Knoten untersucht. PDGF (platelet-derived growth factor) und bFGF (basic fibroblast growth factor) erwiesen sich als mitogen für normale Fibroblasten wie auch für Zellen, die von Dupuytren-Patienten gewonnen wurden. Rezeptoren für TGF-β (transforming growth factor β) wurden auf Zellen von Dupuytren-Patienten nachgewiesen. Dieser Wachstumsfaktor kommt in mehreren Formen – als TGF-β1, TGF-β2 und TGF-β3 – vor. Die β1- und β2-Formen sind für Myofibroblasten mitogen, und eine Kombination der beiden ist besonders effektiv bei hoher Zelldichte in Kultur. Wipff et al. (2007) zeigten (allerdings an Myofibroblasten der Lunge), dass auch Stress und TGF-β1 eine Rolle bei der Transformation von Fibroblasten in Myofibroblasten spielen.

5.2.12 Ermöglicht die Kenntnis der kausalen Faktoren rationale Behandlungsmöglichkeiten?

Chirurgische Ansätze

Traditionell wird die Dupuytren-Kontraktur operativ, also durch Fasziotomie, Fasziektomie oder neuerdings auch Dermofasziektomie, behandelt. Bei der Fasziotomie werden alle Verbindungen zwischen dem Knoten und der Haut durchtrennt, bei der Fasziektomie wird der Knoten entfernt, aber die darüber liegende Haut bleibt erhalten, und bei der Dermofasziektomie wird der Knoten entfernt und die ursprüngliche Haut durch ein Transplantat ersetzt. Der Erfolg eines operativen Eingriffs kann nicht garantiert werden, und bei den beiden zuerst genannten Methoden stellt eine hohe Rezidivrate ein großes Problem dar.

Rezidive machen eine erneute chirurgische Revision erforderlich. Bei jeder Operation entsteht jedoch Narbengewebe, durch das Nerven verlagert und bei Folgeoperationen dann möglicherweise geschädigt werden können. Allein die große Anzahl chirurgischer Techniken zeigt, dass die Dupuytren-Kontraktur nicht leicht zu behandeln ist. Gelegentlich wird sogar die Meinung vertreten, dass die möglichen Folgeschäden der operativen Therapie unter Umständen schlimmer sind als die ursprüngliche Fehlstellung und Bewegungseinschränkung. Und doch bleibt die Operation trotz all dieser Probleme für die meisten Betroffenen derzeit die einzige praktikable Lösung.

Pharmakologische Ansätze

Alternativ können wir die zunehmenden Kenntnisse über die Rezeptorausstattung der Myofibroblasten einsetzen, um gezielte und rationale Therapien zu entwickeln, durch die ein operativer Eingriff umgangen werden kann. Die auf diese Weise entstandenen

"Medikamente" werden entweder lokal (als Injektion in die Knoten) oder systemisch angewendet und zielen auf folgende Angriffspunkte:

1. a) Verhinderung der Transformation von Zellen aus der Oberflächenfaszie (oder welchen Quellen auch immer) und ihrer Absiedelung auf der Palmaraponeurose bzw. b) Verhinderung der Proliferation von bereits transformierten Zellen
2. Hemmung der zellulären Kontraktionskräfte, durch die weitere Zellen induziert und die MP- bzw. IP-Gelenke an die Handfläche herangezogen werden
3. Hemmung der Kollagenbildung dieser Zellen, d. h. Hemmung/Verzögerung der Knoten- und Strangbildung
4. Selektive Entfernung von bereits bestehenden Kollagenablagerungen

Am bekanntesten ist wohl die lokale Kortikoidtherapie, bei der z. B. Triamcinolon über einen Zeitraum von sechs Wochen mehrmals direkt in die Palmarknoten injiziert wird. Das Verfahren ist jedoch technisch anspruchsvoll, und die Erfolgsaussichten waren stets umstritten. Kortikosteroide können die Zellteilung in den Knoten hemmen und beeinflussen auch die Kollagensynthese, sodass die Knoten insgesamt weicher und flacher werden. Gleichzeitig können jedoch unerwünschte Wirkungen auf die nicht am Krankheitsprozess beteiligten Fibroblasten und Kollagengewebe in der Faszie und in der Haut über den Knoten und Strängen auftreten.

Eine selektivere, mit weniger Nebenwirkungen behaftete Methode wurde erstmals 1973 von Hueston vorgeschlagen. Er versuchte mit seiner „enzymatischen Fasziektomie" das Kollagen in den Knoten und Strängen selektiv mithilfe einer Mischung kollagenolytischer Enzyme zu zerstören. Über den Erfolg dieser Methode wurden kaum Berichte veröffentlicht; kürzlich wurde das Konzept jedoch unter Verwendung einer wesentlich stärkeren Kollagenase aus *Clostridium histolyticum* wieder aufgenommen (Hurst et al. 2009), und die Autoren geben eine hohe Erfolgsquote für Knoten und Stränge mit Beteiligung der MP-Gelenke an.

Ein alternativer Ansatz war die Proliferationshemmung der Myofibroblasten mit dem Zytostatikum 5-Fluoruracil (5-FU), das normalerweise gegen maligne Tumoren wie Brust- und Hautkrebs oder kolorektale Karzinome eingesetzt wird. Die Ergebnisse waren jedoch enttäuschend und erfüllten nicht die theoretischen Erwartungen (Bulstrode et al. 2004).

Der Kalziumkanalblocker Verapamil soll die Freisetzung von Kollagen aus den Fibroblasten bzw. Myofibroblasten reduzieren (Rayan, Parizi und Tomasek 1996). Verapamil wurde für die lokale Anwendung als 15-prozentiges Gel hergestellt, aber obwohl es bereits seit 1998 zur Verfügung steht, wurden bisher noch keine größeren Ergebnisberichte publiziert.

Die Anwendung von Tamoxifen (einem Antiöstrogen/Östrogen) wurde ebenfalls vorgeschlagen, aber es wurden keine Studien mit Dupuytren-Patienten durchgeführt.

In > Tab. 5.2.1 sind alle Substanzen zusammengestellt, die in den letzten Jahren zur Behandlung der Dupuytren-Kontraktur eingesetzt wurden. Einige Anwendungen sind noch relativ neu, einige auch sehr umstritten; es wird sich erst im Laufe der Zeit herausstellen, ob sie tatsächlich in der Lage sind, den Krankheitsverlauf zu beeinflussen.

Tab. 5.2.1 Neuere Arzneimitteltherapien bei Dupuytren-Kontraktur

Wirkstoff	Üblicherweise angewendet für/als
Clostridien-Kollagenase	enzymatische Auflösung
Verapamil 15 % Gel	Kalziumkanalblocker
Imiquimod	Behandlung von Warzen
N-Acetyl-L-cystein	Mukolytikum
Mercaptoethansulfonat-Natrium (Mesna)	Adjuvans bei bestimmten Formen der Chemotherapie
Vitamin E	Nährstoff, Antioxidans
Neprinol®, Nattokinase, Serrapeptase	proteolytische Enzyme
Tamoxifen	Antiöstrogen
5-FU	Zytostatikum
Bromelin	proteolytisches Enzym

Im Folgenden werden noch zwei weitere Fibromatosen kurz vorgestellt, bei denen die neueren Erkenntnisse zur Ätiologie und Behandlung noch umstrittener als bei der Dupuytren-Krankheit sind.

5.2.13 Morbus Peyronie

Über diese Fibromatose weiß man noch weniger als über die Dupuytren-Kontraktur. Bekannt ist, dass die Erkrankung von der Buck-Faszie am Penis ausgeht. Transformierte fibroblastenähnliche Zellen wachsen in dieser Faszie zu dicken Plaques heran, aber erst wenn sich das Corpus cavernosum bei der Erektion mit Blut füllt, sieht man die entsprechende Formveränderung des Penis. Therapeutisch versuchte man bisher, die Veränderungen chirurgisch (durch Exzision der Plaques) oder pharmakologisch (mit den gleichen Substanzen wie bei der Dupuytren-Kontraktur) zu beeinflussen, aber beide Ansätze sind problematisch. In den Plaques wurden Myofibroblasten nachgewiesen, aber man weiß kaum etwas darüber, welche Rezeptoren sie tragen. Dies ist noch ein weites Feld für wissenschaftliche Studien.

5.2.14 Morbus Ledderhose

Diese Erkrankung ähnelt in vieler Hinsicht der Dupuytren-Kontraktur, sie spielt sich aber in der Faszie des Fußes ab. Es kommt dabei zu einer Verdickung der Plantaraponeurose und der Faszie im Bereich des Fußgewölbes. Es bilden sich ähnliche Knoten wie in der Hand, doch die Kontraktion der Zellen ist deutlich weniger ausgeprägt. Die Knoten können chirurgisch reseziert werden, aber der Erfolg dieses Eingriffs ist begrenzt. Pharmakologische Behandlungsansätze wurden bisher nicht verfolgt.

5.2.15 Schlussbemerkung

Am Ende dieses Beitrags sind wir wieder mehr oder weniger dort angelangt, wo wir angefangen haben. Als Thomas Traherne (ca. 1637–1674)

vor langer Zeit die Hände als „eine Art Füße" beschrieb, wusste er noch nichts darüber, dass Hände und Füße auch im Hinblick auf ihre Erkrankungen, auf die Fibromatosen, die an ihnen auftreten können, bemerkenswert viel Ähnlichkeit besitzen. Hände *sind* eine Art Füße – und umgekehrt!

LITERATURQUELLEN

Bulstrode NW, Bisson M, Jemec B, Pratt AL, McGrouther DA, Grobbelaar AO. A prospective randomised clinical trial of the intra-operative use of 5-fluorouracil on the outcome of Dupuytren's disease. J Hand Surg Br. 2004; 29(1): 18–21.

Forbes, CD, Jackson, WF. Color atlas and text of clinical medicine, 3rd ed. Edinburgh: Mosby, 2002.

Gabbiani G, Majno G. Dupuytren's contracture: Fibroblast contraction? An ultrastructural study. Am J Pathol. 1972; 66(1): 131–146.

Hinz B, Phan SH, Thannickal VJ et al. The myofibroblast – one function, multiple origins. Am J Pathol. 2007; 170: 1807–1816.

Hueston JT. Dupuytren's Contracture. Edinburgh–London: Churchill Livingstone, 1963.

Hurst LC, Badalamente MA, Hentz RA, et al. Injectable collagenase Clostridium histolyticum for Dupuytren's contracture. N Engl J Med. 2009; 361: 968–979.

McGrouther D. The microanatomy of Dupuytren's contracture. The Hand. 1982; 14: 215–236

Pratt AL, Byrne G. The lived experience of Dupuytren's disease of the hand. J Clin Nurs. 2009; 18: 1793–1802.

Rayan GM, Parizi M, Tomasek JJ. Pharmacologic regulation of Dupuytren's fibroblast contraction in vitro. J Hand Surg Am. 1996; 21(6): 1,065–1,070.

Traherne T. Meditations on the six days of creation. London 1717. Reprinted with introduction by GH Guffey. Los Angeles: William Andrews Clark Memorial Library, 1966.

Tubiana R, Leclercq C, Hurst LC et al. (eds.). Dupuytren's Disease. London: Martin Dunitz, 2000.

Wipff PJ, Rifkin DB, Meister JJ, et al. Myofibroblast contraction activates latent TGF-b1 from the extracellular matrix. J Cell Biol. 2007; 179: 1311–1323.

5.3 Kapsuläre Schultersteife (Frozen Shoulder)

Axel Schultheis, Frank Reichwein und Wolfgang Nebelung

5.3.1 Einleitung

Die kapsuläre Schultersteife (Frozen Shoulder) ist ein eigenständiges Krankheitsbild, das in der Regel einem einheitlichen Verlauf folgt. Die Diagnose wird aufgrund der klinischen Symptomatik gestellt. Die Erkrankung wurde bereits 1934 von Codman als „frozen shoulder" und 1945 von Neviaser als „adhesive capsulitis" beschrieben; beide Begriffe werden noch immer synonym verwendet. Das Leitsymptom ist die Einschränkung der aktiven und passiven Beweglichkeit; dazu kommen je nach Krankheitsstadium auch starke Schmerzen. Man unterscheidet zwischen der primären Schultersteife und den sekundären Formen (Lundberg 1969). Die Ursache der primären Schultersteife ist nicht bekannt; es besteht eine enge Assoziation zum Diabetes mellitus und zu anderen Stoffwechselerkrankungen. Eine sekundäre Schultersteife ist häufig Folge einer Erkrankung, Verletzung oder Operation im Bereich der Schulter. Die klinischen Symptome entwickeln sich sowohl bei der primären Form als auch bei den sekundären Formen stadienhaft und können in drei Phasen unterteilt werden.

Im ersten Stadium („Einfrieren") nimmt der Bewegungsumfang im Schultergelenk immer mehr ab, und es bestehen teilweise starke Schmerzen. In der zweiten Phase („Frozen Shoulder") nehmen die Schmerzen wieder ab; im Vordergrund steht jetzt die eingeschränkte Beweglichkeit. Es handelt sich um eine konzentrische Bewegungseinschränkung, die alle Freiheitsgrade, besonders stark aber die Außenrotation und Abduktion betrifft. Im dritten und letzten Stadium („Auftauen") löst sich die Schultersteife, und der Bewegungsumfang des Gelenks nimmt allmählich wieder zu. Die Frozen Shoulder ist daher eine selbstlimitierende Erkrankung, ihre Gesamtdauer bzw. die Dauer der einzelnen Krankheitsstadien lässt sich jedoch nicht vorhersagen. Es wurden Krankheitsverläufe mit einer Dauer von wenigen Monaten bis zu mehreren Jahren beschrieben.

Die stadiengerechte Behandlung beginnt in der ersten Phase mit analgetischen und antiphlogistischen Maßnahmen. Physiotherapie oder manuelle Therapieverfahren sollten in dieser Phase noch nicht eingesetzt werden, sind aber in der zweiten Phase die wichtigste Säule der Behandlung. Neben der ambulanten Physiotherapie kommen eine Narkosemobilisation, eine arthroskopische Arthrolyse oder eine stationäre Behandlung mit Schmerzkatheter und intensiver Physiotherapie infrage, um den Übergang in die dritte Phase zu beschleunigen und die freie Gelenkbeweglichkeit so schnell wie möglich wiederherzustellen.

5.3.2 Diagnose und Klassifikation

Als „Frozen Shoulder" werden Erkrankungen mit dem Leitsymptom einer aktiven und passiven Bewegungseinschränkung beschrieben. Wenn die Erkrankung ohne ersichtliche Ursache auftritt, wird sie als primäre oder idiopathische Schultersteife klassifiziert und läuft als typisches, zyklisches Krankheitsbild ab, für das im engeren Sinne die Begriffe „Frozen Shoulder" oder „kapsuläre Schultersteife" verwendet werden. Wenn dagegen eine Grunderkrankung feststellbar ist, die in irgendeiner Weise eine Bewegungseinschränkung des Schultergelenks verursachen oder auslösen könnte, wird die Schultersteife als sekundäre Form klassifiziert. Dies ist beispielsweise der Fall, wenn mechanische Ursachen oder eine glenohumerale Arthrose Bewegungsunfähigkeit, Steifigkeit oder Blockierung bestimmter Bewegungen im Schultergelenk hervorrufen. Systemische Ursachen können ebenfalls die Entwicklung einer Frozen Shoulder begünstigen, auch wenn der Zusammenhang dabei oft nicht geklärt ist. Erster Schritt bei der primären Frozen Shoulder ist die korrekte Diagnosestellung mit Ausschluss anderer Krankheitsprozesse (Brue et al. 2007).

5.3.3 Epidemiologie

Die Inzidenz der primären Frozen Shoulder wird in der Regel mit 2–5 % der Bevölkerung angegeben (Pal et al. 1986, Hannafin und Chiaia 2000, Ricci et al. 2004). Viele leichtere Formen klingen jedoch ohne ärztliche Intervention ab und entgehen vermutlich der Statistik. Die Erkrankung tritt zwischen dem 40. und dem 70. Lebensjahr auf. Frauen sind häufiger betroffen als Männer (Arslan und Celiker 2001), keine Schulterseite wird bevorzugt (Bunker und Esler 1995). In etwa 20–30 % der Fälle tritt die Schultersteife beidseitig auf; Rezidive nach vollständiger Erholung sind selten (Ogilvie-Harris und Myerthall 1997, Hannafin und Chiaia 2000).

5.3.4 Ätiologie und Pathogenese

Im Laufe der Jahre wurden viele Theorien entwickelt und mögliche Assoziationen beschrieben, aber die Ätiologie der primären Frozen Shoulder ist noch immer unbekannt. Bulgen, Hazelman und Voak (1976) stellten eine erhöhte Inzidenz von HLA-B27 fest, die jedoch in späteren Untersuchungen nicht bestätigt wurde (Miller, Wirth und Rockwood 1996). Bunker et al. (2000) untersuchten die Expression von Zytokinen, Wachstumsfaktoren und Metalloproteinasen. Bei Patienten mit Frozen Shoulder fanden sie etwas höhere Werte als bei Gesunden und dem Vergleichskollektiv mit Dupuytren-Kontraktur; daneben bestand ein Mangel an der Metalloproteinase MMP-14, die für die Aktivierung des proteolytischen Enzyms Gelatinase A erforderlich ist.

Daten verschiedener Arbeitsgruppen zeigen, dass die kapsuläre Schultersteife gehäuft bei Diabetikern auftritt. Beim Diabetes mellitus beträgt das Erkrankungsrisiko 10–19 %, beim insulinpflichtigen Diabetes sogar bis zu 36 %, und bei bis zu 42 % dieser Patienten können beide Seiten betroffen sein. Der Krankheitsverlauf ist bei Diabetikern protrahiert, und eine unvollständige Ausheilung mit verbleibender Resteinschränkung der Beweglichkeit kommt vor (Bridgman 1972, Sattar und Luqman 1985, Fisher, Kurtz und Shipley 1986, Moren-Hybbinette, Moritz und Schersten 1987). Lequesne et al. (1977) diagnostizierten unter 60 Patienten mit Frozen Shoulder einen Fall von bisher nicht bekanntem Typ-1-Diabetes.

Auch andere Faktoren wie eine Hyperthyreose, Autoimmunstörungen, hormonelle Veränderungen und eine genetische Veranlagung wurden diskutiert (Hakim et al. 2003, Milgrom et al. 2008). Einige Autoren vermuteten einen Zusammenhang mit der Dupuytren-Kontraktur der Hände (Bunker et al. 2000, Smith, Devaraj und Bunker 2001). Smith und Mitarbeiter stellten bei 52 % der Frozen-Shoulder-Patienten gleichzeitig eine Dupuytren-Kontraktur fest und damit eine im Literaturvergleich achtfach erhöhte Inzidenz dieser Erkrankung. Ruy et al. (2006) führten bei 11 Eingriffen wegen diabetischer Frozen Shoulder immunhistochemische Untersuchungen durch und stellten in der Synovia eine verstärkte Neovaskularisation und Expression von VEGF (vascular endothelial growth factor) fest, für die sie eine pathogenetische Bedeutung vermuteten.

Pathohistologisch findet sich anfangs (in Stadium I) eine diffuse Synovialitis und Kapsulitis, die sich in Stadium II durch Vermehrung von Fibroblasten und Myofibroblasten zu einer Kapselfibrose entwickelt. Dieser Verlauf hin zu einer hypertrophen, kontrakten Gelenkkapsel ist für die typische Bewegungseinschränkung verantwortlich (Neer et al. 1992, Hannafin, DiCarlo und Wickiewicz 1994, Bunker 1997).

Ozaki et al. (1989) beobachteten eine zentrale Veränderung im Ligamentum coracohumerale und im Rotatorenintervall der Gelenkkapsel. Diese beiden Strukturen sind bei der Frozen Shoulder immer kontrakt, verdickt und verklebt und behindern auf diese Weise die Bewegungen des Humeruskopfs in der Gelenkpfanne. Hand et al. (2007) fanden bei der histologischen und immunhistochemischen Aufarbeitung von Biopsiematerial aus dem Rotatorenintervall (nach arthroskopischer Arthrolyse) typische Zellen einer chronischen Entzündung im Rahmen der proliferativen Fibrose: T- und B-Lymphozyten als Hinweis auf immunmodulatorische Veränderungen und Mastzellen, die eine wichtige Rolle bei der zellulären Steuerung hin zur Entzündung oder zur Fibrose spielen können.

In Stadium III löst sich die Kapselfibrose mehr oder weniger vollständig wieder auf, und der Bewegungsumfang des Humeruskopfs erweitert sich.

Aufgrund der Erscheinungsbilder bei der Schulterarthroskopie unterscheiden Neviaser und Neviaser (1987) inzwischen vier Krankheitsstadien:
- Stadium I: leichte Synovialitis
- Stadium II: adhäsive Kapsulitis und proliferative Synovialitis
- Stadium III: Rückgang der Synovialitis, Recessus axillaris verkleinert
- Stadium IV: hochgradige Verengung des Gelenkraums

Die Erkrankung ist grundsätzlich selbstlimitierend. Die Dauer wird mit vier bis sechs Monaten für jedes Stadium angegeben; es wurden jedoch auch Verläufe von bis zu 10 Jahren Dauer und ohne vollständige Restitutio ad integrum beschrieben (Warner 1997).

Im Gegensatz dazu sind die Gründe für eine sekundäre Frozen Shoulder besser nachvollziehbar. Eine Schultersteife wird häufig nach Immobilisation, Verletzungen und schmerzbedingten oder postoperativen Schonhaltungen festgestellt und kann auch bei Omarthrosis, Tendinosis calcarea oder Läsionen der Rotatorenmanschette auftreten. Eine weniger häufige Ursache ist die dorsale Schulterluxation. Im Rahmen systemischer Erkrankungen, z. B. Stoffwechselstörungen oder Infektionen, wird ebenfalls gelegentlich die Entwicklung einer Frozen Shoulder beobachtet. Die Behandlung der sekundären Formen erfolgt in Abhängigkeit von der Ursache.

5.3.5 Klinisches Bild

Typisches Merkmal der Frozen Shoulder ist die Einschränkung der aktiven und passiven Bewegung im Glenohumeralgelenk. Bei der häufigsten Form, der primären oder idiopathischen kapsulären Schultersteife, ist die Bewegung in alle Richtungen eingeschränkt. Bei der klinischen Untersuchung zeigt sich insbesondere eine Innenrotations-, Abduktions- und Außenrotationseinschränkung (> Abb. 5.3.1, > Abb. 5.3.2).

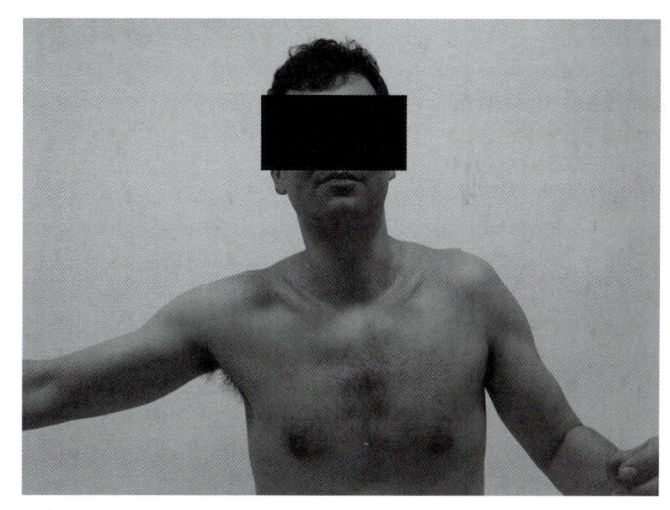

Abb. 5.3.1 Frozen Shoulder: Im linken Glenohumeralgelenk besteht eine Abduktionseinschränkung mit kompensatorischer Schulterelevation.

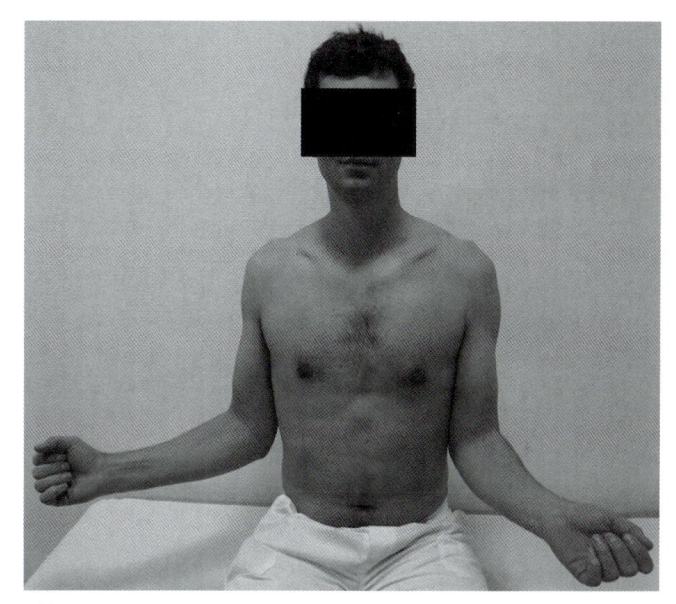

Abb. 5.3.2 Frozen Shoulder: Bei adduziertem Arm ist die Außenrotation links eingeschränkt.

Nicht selten weichen die mechanischen Veränderungen aber von dieser Regel ab, und je nach zugrunde liegender mechanischer Störung liegt dann ein anderes Bewegungseinschränkungsmuster vor. Sekundäre, nicht entzündliche Ursachen weisen auf eine Frozen Shoulder hin, wenn die Reduktion des Bewegungsumfangs klinisch nicht in allen Ebenen gleich stark ausgeprägt ist. Ein typisches Beispiel ist die sog. bipolare Bewegungseinschränkung, die bei Läsionen der Rotatorenmanschette auftritt. Nach einer Frakturbehandlung oder einem offenen Eingriff findet man häufig Kombinationen mit ausgeprägter subakromialer Gewebevermehrung, wofür oft der Begriff „subakromiales Adhäsionssyndrom" verwendet wird. Wenn eine idiopathische Form vorliegt, folgt der klinische Verlauf fast immer den üblichen drei Stadien, wobei die Dauer jedes Stadiums nicht vorhersehbar ist (Reeves 1975).

In Phase I („Einfrieren") ist das Hauptsymptom der Schmerz. Die Betroffenen beschreiben ein plötzliches Auftreten ohne eigentliches Unfallereignis sowie eine rasche Progression mit Ruheschmerz, manchmal mit besonders ausgeprägten nächtlichen Schmerzen. An der Gelenkkapsel laufen dann die entzündlichen Veränderungen ab, und es kommt zu einer Bewegungseinschränkung (Außenrotation, Abduktion, Innenrotation). Die Einschränkung im Glenohumeralgelenk wird anfangs skapulothorakal kompensiert und zeigt sich später durch eine Abduktionsbewegung beim Anheben der Schulter. Diese Phase kann wenige Wochen, aber auch mehrere Monate andauern (Murnaghan 1990, Bunker und Anthony 1995).

Die Patienten haben zunehmend Schwierigkeiten, selbst kleinere Bewegungen auszuführen, und geben beispielsweise an, dass sie die Hand nicht mehr hinter das Gesäß führen können, um die Brieftasche aus der Hosentasche zu ziehen. Der Arm wird in einer Schonhaltung – in der Regel adduziert – gehalten. Das gesamte periartikuläre Weichgewebe ist oft schmerzhaft, und es können sich Myogelosen und paravertebrale Beschwerden ausbilden, die das klinische Bild häufig verschleiern.

Der Übergang in Phase II ist nicht scharf abgrenzbar. Die Schmerzen nehmen allmählich ab, aber die aktive und passive konzentrische Bewegungseinschränkung bleibt bestehen: Die Schulter ist jetzt „eingefroren" („frozen"), der Entzündungsprozess in der Kapsel ist „ausgebrannt". Die Patienten beschreiben, dass kein Ruheschmerz mehr besteht, und auch die klinische Untersuchung kann mehr oder weniger schmerzfrei sein; sie ergibt jedoch die typischen Bewegungseinschränkungen, oft mit einem festen Stopp am Ende des Bewegungsausschlags.

In Phase III („Auftauphase") löst sich die Steife, die Bewegungseinschränkung nimmt allmählich ab, und die Schulter kann zunehmend mobilisiert werden. Bei der sekundären Frozen Shoulder ist die Selbstheilungstendenz im Vergleich zur primären Form deutlich geringer (Habermeyer und Agneskircher 2002). Wenn eine mechanische Störung zugrunde liegt, bildet sich diese in der Regel nicht von selbst zurück, sondern kann nur durch aktive Therapie beseitigt werden.

5.3.6 Bildgebung

Für die Basisdiagnostik empfehlen wir Röntgenaufnahmen der Schulter in drei Ebenen: Trichteraufnahme nach Morrison (outlet view), transglenoidal nach Grashey (true ap) und axillär. Bei der primären Frozen Shoulder zeigen die nativen Röntgenaufnahmen keine pathologischen Veränderungen. Die Arthrografie des Glenohumeralgelenks wird kaum noch zum Nachweis eines eingeschränkten Kapselvolumens verwendet (Attmanspacher 2002).

Auch die Sonografie zeigt keinen eindeutigen Befund, aber sie kann durch Darstellung der Gelenkflüssigkeit, einer verdickten langen Bizepssehne oder einer Ruptur der Rotatorenmanschette Hinweise auf mögliche Ursachen geben (Fett und Hedtmann 2002).

Die Szintigrafie wird zur Diagnosestellung nicht routinemäßig eingesetzt, kann aber zur differenzialdiagnostischen Abgrenzung von einer Reflexdystrophie beitragen, da es bei der Frozen Shoulder allenfalls zu einer isolierten Anreicherung im Bereich der Schulter und nicht zur multilokulären Anreicherung entlang der gesamten oberen Extremität kommt.

Bei der Magnetresonanzarthrografie (MR-Arthrografie) zeigen sich typische Veränderungen in Form einer Verdickung der korakohumeralen Ligamente und der Gelenkkapsel (insbesondere des Intervalls) (Mengiardi et al. 2004), während sich bei der MRT ohne Kontrastmittelgabe Signalveränderungen und eine Verdickung der Gelenkkapsel und Synovia darstellen können. Dabei ist besonders auf den häufig verdickten Recessus axillaris zu achten (Lefevre-Colau et al. 2005).

Die Bildgebung zeigt möglicherweise pathologische Befunde, die die Ursache für eine sekundäre Schultersteife erklären und für die Therapieplanung hilfreich sein können. In der Regel reichen die Röntgenaufnahmen der Schulter in drei Ebenen aus, um die knöchernen Anteile des Schultergelenks zu beurteilen; und falls danach noch Fragen offen bleiben, kann die weitere Bildgebung mittels MRT ggf. Hinweise auf die Ursache einer sekundären Frozen Shoulder geben. Tumoren oder Entzündungsprozesse können u. U. ein ähnliches klinisches Bild wie die Frozen Shoulder hervorrufen (Robinson et al. 2003).

5.3.7 Therapie

Aufgrund des langwierigen Krankheitsverlaufs und der ständigen Schmerzen im Entzündungsstadium sind Frozen-Shoulder-Patienten häufig schwer zu führen. Hier hilft es, die Befunde ausführlich zu besprechen und die Gutartigkeit der Erkrankung zu erläutern. Wir empfehlen eine sorgfältige klinische Befunderhebung mit Messung und Dokumentation des Bewegungsumfangs im Schultergelenk. Wenn sich der Verlauf dabei als untypisch herausstellt, kann eine weiterführende bildgebende Diagnostik sinnvoll sein.

In Anbetracht des selbstlimitierenden Verlaufs ist die Behandlung der primären Frozen Shoulder eine Domäne der konservativen Therapie, und das jeweils vorliegende Krankheitsstadium bestimmt die therapeutischen Maßnahmen. Bei ausbleibendem Erfolg der konservativen Therapie, protrahiertem Verlauf oder relevanter Resteinschränkung der Beweglichkeit am Ende der Behandlung bietet sich die Narkosemobilisation bzw., noch besser, die arthroskopische Arthrolyse als Alternative an. Die individuelle Situation des Patienten muss bei allen Therapieentscheidungen berücksichtigt werden: Seine Compliance, seine berufliche Tätigkeit und seine funktionellen Bedürfnisse stellen wesentliche Einflussfaktoren für die Behandlungsplanung dar.

Konservative Behandlung

In Stadium I stehen die Sicherung der Diagnose, die Erhebung von Informationen zum klinischen Bild, die Anpassung der Belastung für das Gelenk und die bestmögliche Schmerzlinderung im Zentrum der Bemühungen. Die akute Entzündung und die Synovialitis führen zu Schmerzen, die in allen Positionen und Haltungen des Arms vorhanden sind – auch bei Schulteradduktion und in Ruhe. Die sofortige Aufnahme einer Übungs- und Physiotherapie ist nur sinnvoll, wenn der Verlauf leicht und unkompliziert ist. Bei schweren Formen verstärkt eine Physiotherapie eher die Beschwerden und verlängert den Gesamtverlauf der Erkrankung.

Nichtsteroidale Antiphlogistika helfen nur in leichteren Fällen, der zusätzliche Einsatz von Kortison ist daher sinnvoll. Die Wirksamkeit ist bei intraartikulärer Injektion besser als bei systemischer Anwendung (Widiastuti-Samekto und Sianturi 2004). Für die intraartikuläre Injektion empfehlen wir die Kombination von z. B. Lidocain (5–10 ml) und Triamcinolon (20–40 mg) unter Beachtung eventueller Kontraindikationen; die Injektion kann nach etwa vier Wochen noch einmal wiederholt werden. Alternativ kann zur Entzündungshemmung ein Kortikoid oral eingenommen werden. Nach Habermeyer und Agneskircher (2002) erfolgt dies in Form einer Stufentherapie, bei der die Tagesdosis anfangs 40 mg beträgt und dann alle fünf Tage um 10 mg reduziert wird.

Die positive Beeinflussung von Schmerz und Beweglichkeit hält nur etwa sechs Wochen lang an (Buchbinder et al. 2006). Aufgrund der allgemeinen Verbesserung des klinischen Bildes ist die Anwendung dennoch sinnvoll. In leichteren Fällen oder aber nach Abklingen der hochentzündlichen Phase kann mit einer vorsichtig ausgeführten Physiotherapie begonnen werden. Umfang und Intensität müssen der Stärke der Entzündungsreaktion angepasst werden. Zur Verbesserung des Gelenkspiels werden Mobilisation durch manuelle Therapie und lokale Wärmeanwendung empfohlen (Yang et al. 2007, Leung und Cheing 2008).

Sobald die Entzündung „ausgebrannt" ist, wird die Physiotherapie zum wichtigsten Element der Therapie. Die Patienten erhalten dann ein häusliches Übungsprogramm zur täglichen Durchführung und Selbstmobilisation (Kivimaki et al. 2007). Eine intensive Physiotherapie sollte mindestens dreimal wöchentlich in Kombination mit einer manualtherapeutischen Mobilisation durchgeführt werden. In schweren Fällen, in denen keine Verbesserung der Beweglichkeit eintritt, kann die Physiotherapie unter stationären Bedingungen und mit Einlage eines ISB-Katheters (ISB = interskalenäre Plexusblockade) durchgeführt werden, denn die vollständige Schmerzfreiheit, die durch die Regionalanästhesie erzielt wird, ermöglicht eine wesentlich wirksamere Mobilisation der kontrakten und verdickten Gelenkkapsel.

In unserer schnelllebigen Zeit erwarten Ärzte, Patienten und Kostenträger des Gesundheitssystems rasche Behandlungserfolge; aufgrund von Zeitdruck und Therapieresistenz muss deshalb immer wieder einmal eine Narkosemobilisation oder eine arthroskopische Arthrolyse in Betracht gezogen werden.

Narkosemobilisation

Wenn die Entzündungszeichen abgeklungen sind und die Physiotherapie nach sechs bis acht Wochen keine weitere Verbesserung erbracht hat, können in Abhängigkeit von der klinischen Symptomatik invasive Therapiemethoden in Erwägung gezogen werden. Standardmethode war hierbei die Narkosemobilisation (Farrell, Sperling und Cofield 2005). Allerdings kann die forcierte Lösung der Gelenkkapsel zu unbeabsichtigten Schäden an Labrum und Kapsel führen (Loew, Heichel und Lehner 2005), deren Auswirkungen nicht genau bekannt sind. Die Langzeitergebnisse der Manipulation unter Narkose sind nicht immer überzeugend (Farrell, Sperling und Cofield 2005). Eine verblindete, randomisierte Vergleichsstudie zwischen der Physiotherapie nach Narkosemobilisation und der alleinigen Physiotherapie ergab für die mobilisierten Patienten nur einen geringfügigen Vorteil bezüglich der Wiederherstellung der Beweglichkeit; bezüglich der Gesamtbewertung und der Schmerzen ergaben sich keine Unterschiede (Kivimaki et al. 2007).

Wir empfehlen in jedem Fall die Einlage eines Interskalenuskatheters, mit dem sich Schmerzen bei der nachfolgenden postoperativen Übungstherapie sehr wirksam beseitigen lassen. Die gleichzeitige Injektion eines Kortikoids in das Glenohumeralgelenk bietet vermutlich zusätzliche Vorteile. Theoretisch birgt die Mobilisation das Risiko einer subkapitalen Humerusfraktur; aber sofern der Eingriff mit angemessener Vorsicht durchgeführt wird, der Patient unter 60 Jahre alt ist und eine Osteoporose radiologisch ausgeschlossen wurde, treten Frakturen äußerst selten auf. Jegliche forcierte Kraftanwendung ist ebenso zu vermeiden wie eine zu straffe Manipulation; dies lässt sich durch eine korrekte, gelenknahe Grifftechnik erreichen. Wenn die Kapsel allmählich nachgibt, sollte ein deutlich hör- und spürbares Rissgeräusch auftreten, das etwa so klingt, als ob ein Schneeball zerdrückt würde. Ohne das Auftreten dieses Rissgeräusches wird es voraussichtlich zu keiner Besserung kommen.

In unserem Praxisalltag ist die Narkosemobilisation in den letzten Jahren praktisch vollständig von der arthroskopischen Arthrolyse oder der ISB-gestützten physiotherapeutischen Mobilisation verdrängt worden.

Arthroskopische Arthrolyse

Eine chirurgische Arthrolyse des Schultergelenks kann grundsätzlich als offener Eingriff durchgeführt werden (Omari und Bunker 2001), erfolgt aber heutzutage praktisch ausschließlich arthroskopisch (Beaufils et al. 1999, Pearsall, Osbahr und Speer 1999). Chen und Mitarbeiter führten nach einer konservativen Entzündungsbehandlung Arthroskopien mit Dehnung, Debridement, Release und Manipulation bei Patienten mit Frozen Shoulder durch. Sie erzielten bei 23-monatiger Nachbeobachtung zufriedenstellende Ergebnisse bei 173 von 186 Patienten und beurteilten ihre Methode als sehr erfolgreich (Chen et al. 2002). Musil et al. (2009) betrachten die arthroskopische Kapsulotomie als Methode der Wahl bei Patienten, die auf die konservative Therapie nicht ausreichend ansprechen.

Die Indikation entspricht im Wesentlichen der Indikation der Narkosemobilisation. Zwar gibt es keine relevanten direkten Vergleichsstudien, aber die arthroskopische Intervention scheint doch besser und schneller wirksam zu sein als die reine Narkosemobilisation (Baums et al. 2007). Wahrscheinlich bewirkt die plötzliche Lösung der Gelenkkapsel eine rasche Schmerzfreiheit, nachdem der Operationsschmerz abgeklungen ist. Gleichzeitig bestehende Läsionen wie ein subakromiales Impingement oder die ursächlichen Faktoren bei einer sekundären Schultersteife können während des gleichen Eingriffs mitbehandelt werden. Auch bei der arthroskopischen Arthrolyse erleichtert ein zusätzlicher ISB-Katheter die Nachbehandlung.

Bei Patienten mit einer Tendinosis calcarea der Supraspinatussehne und begleitender Schultersteife konnten Chen et al. (2008) zufriedenstellende Ergebnisse erzielen, indem sie arthroskopisch den Glenohumeralbereich revidierten und anschließend mehrfach den Kalkherd punktierten.

Der Zugang bei der Arthroskopie der Frozen Shoulder ist aufgrund der Kontraktion und Verkleinerung der Gelenkkapsel anspruchsvoll; eine besonders vorsichtige Punktionstechnik ist daher unerlässlich. Nach Aufsuchen der Bizepssehne führt man das Arthroskop vorsichtig zwischen der Sehne und dem Humeruskopf ein und stellt sich die Subscapularissehne dar. Knapp oberhalb davon wird der anteriore Zugang angelegt. Zunächst wird dann das fibrosierte Gewebe im Rotatorenintervall (also dem Bereich zwischen der Subscapularis- und der Supraspinatussehne) mit dem Elektroresektor vaporisiert. Im nächsten Schritt stellt man sich das Korakoid und den Oberrand der Subscapularissehne dar und spaltet mit einer periglenoidalen Kapsulotomie die vordere Gelenkkapsel direkt neben dem Labrum glenoidale. Nach Umsetzen in das hintere Portal wird die dorsale Kapsulotomie durchgeführt, sodass sich beide Inzisionen unten treffen. An diesem Punkt ist unbedingt auf den Nervus axillaris zu achten. Nach Spaltung aller Kapselanteile wird die Mobilität gleich intraoperativ geprüft; falls erforderlich können kleinere Nachmobilisationen vorgenommen werden. In der gleichen Sitzung kann eine subakromiale Dekompression oder, sofern erforderlich, eine arthroskopische Resektion des Akromioklavikulargelenks vorgenommen werden. Falls intraoperativ noch Zeichen einer Synovialitis bestehen, injizieren wir am Ende des Eingriffs noch ein Kortikoid in das Gelenk. In diesem Fall sollte die Drainage postoperativ erst nach zwei Stunden geöffnet werden.

Rekonstruktionsverfahren, die eine Ruhigstellung erfordern, sollten nicht angewendet werden, da nach der Arthrolyse eine aggressive Nachbehandlung erforderlich ist. Ausschlaggebend für den Erfolg des Eingriffs sind die Wahl des richtigen Zeitpunkts sowie eine angemessene Nachbehandlung.

Behandlung der sekundären Schultersteife

Eine sekundäre Schultersteife ist die Folge einer anderen Erkrankung, die zu diesem Zeitpunkt in der Regel abgeklungen ist, sodass keine akute Entzündung mehr vorliegt. Damit können die Patienten in der Praxis wie in Stadium II der primären Frozen Shoulder behandelt werden. Eine Kortisonbehandlung kommt also selten infrage, und die wichtigste Maßnahme ist eine angemessene Physiotherapie. Falls die Bewegung im Schultergelenk noch durch mechanische Faktoren behindert wird, sollten diese beseitigt werden. Dabei kann es sich um Osteosynthesematerial handeln, aber auch funktionelle Störungen können bei bestimmten Bewegungen Schmerzen auslösen und schließlich zu einer dauerhaften Bewegungseinschränkung führen. Selbst eine Ruhigstellung des Schultergelenks (z. B. durch eine Gilchrist-Bandage) kann zur Versteifung führen. Die Tendenz zur relativ raschen Einsteifung ist insbesondere in höherem Alter vorhanden. Wenn die Frozen Shoulder mit metabolischen Störungen assoziiert ist, neigen wir eher zur Durchführung einer arthroskopischen Arthrolyse. Grundsätzlich sind konservative Maßnahmen hier oft weniger erfolgreich.

5.3.8 Zusammenfassung

Die kapsuläre Schultersteife (Frozen Shoulder) stellt ein eigenständiges Krankheitsbild dar. Therapeutisch muss zwischen der primären (idiopathischen) Form und sekundären Formen der Schultersteife unterschieden werden.

Im Akutstadium, wenn neben der Steife vor allem Schmerzen vorhanden sind, kann Kortison systemisch oder (bevorzugt) intraartikulär angewendet werden. Physiotherapeutische Übungen sind in diesem Stadium noch nicht indiziert. Erst später, wenn die Schmerzen abgeklungen sind, wird die Physiotherapie zur Methode der Wahl. Wenn die Schultersteife unter der Physiotherapie langfristig unverändert bestehen bleibt oder nur sehr langsam abklingt, kann der Krankheitsverlauf in ausgewählten Fällen durch den Einsatz der Narkosemobilisation, der arthroskopischen Arthrolyse oder der intensivierten Physiotherapie mit interskalenärer Plexusblockade signifikant verkürzt werden.

LITERATURQUELLEN

Arslan S, Celiker R. Comparison of the efficacy of local corticosteroid injection and physical therapy for the treatment of adhesive capsulitis. Rheumatol Int. 2001; 21(1): 20–23.

Attmanspacher W. Schultersteife. In: Nebelung W, Wiedemann E (eds.). Schulterarthroskopie. Berlin: Springer; 2002. p. 293–303.

Baums MH, Spahn G, Nazaki M et al. Functional outcome and general health status in patients after arthroscopic release in adhesive capsulitis. Knee Surg Sports Traumatol Arthrosc. 2007; 15(5): 638–644.

Beaufils P, Prévot N, Boyer T et al. Arthroscopic release of the glenohumeral joint in shoulder stiffness: A review of 26 cases. French Society for Arthroscopy. Arthroscopy. 1999; 15(1): 49–55.

Bridgman JF. Periarthritis of the shoulder and diabetes mellitus. Ann Rheum Dis. 1972; 31(1): 69–71.

Brue S, Valentin A, Forssblad M, Werner S, Mikkelsen C, Cerulli G. Idiopathic adhesive capsulitis of the shoulder: A review. Knee Surg Sports Traumatol Arthrosc. 2007; 15: 1048–1054.

Buchbinder R, Green S, Youd JM, Johnston RV. Oral steroids for adhesive capsulitis. Cochrane Database Syst Rev. 2006; 18(4): CD006189.

Bulgen DY, Hazleman BL, Voak D. HLA-B27 and frozen shoulder. Lancet. 1976; 1(7968): 1042–1044.

Bunker TD. Frozen shoulder: Unravelling the enigma. Ann R Coll Surg Engl. 1997; 79(3): 210–213.

Bunker TD, Anthony PP. The pathology of frozen shoulder: A Dupuytren-like disease. J Bone Joint Surg Br. 1995; 77(5): 677–683.

Bunker TD, Esler C. Frozen shoulder and lipids. J Bone Joint Surg Am. 1995; 77(B): 684–686.

Bunker TD, Reilly J, Baird KS, Hamblen DL. Expression of growth factors, cytokines and matrix metalloproteinases in frozen shoulder. J Bone Joint Surg Br. 2000; 82(5): 768–773.

Chen SH, Chien SH, Fu YC, Huang PJ, Chou PH. Idiopathic frozen shoulder treated by arthroscopic brisement. Kaohsiung J Med Sci. 2002; 18(6): 289–294.

Chen SH, Chou PH, Lue YJ, Lu YM. Treatment for frozen shoulder combined with calcific tendinitis of the supraspinatus. Kaohsiung J Med Sci. 2008; 24(2): 78–84.

Codman EA. The shoulder: Rupture of the supraspinatus tendon and the other lesions in or about the subacromial bursa. Boston: Thomas Todd and Co., 1934.

Farrell CM, Sperling JW, Cofield RH. Manipulation for frozen shoulder: Long-term results. J Shoulder Elbow Surg. 2005; 14(5): 480–484.

Fett H, Hedtmann A. Frozen shoulder. In: Wirth CJ, Zichner L, Hedtmann A, Golke F (Hrsg.). Orthopädie und Orthopädische Chirurgie – Schulter. Stuttgart: Thieme; 2002. S. 339–348.

Fisher L, Kurtz A, Shipley M. Association between cheiroarthropathy and frozen shoulder in patients with insulin-dependent diabetes mellitus. Br J Rheumatol. 1986; 25(2): 141–146.

Habermeyer P, Agneskirchner J. Schulterchirurgie. München: Urban & Fischer, 2002.

Hakim AJ, Cherkas LF, Spector TD, MacGregor AJ. Genetic associations between frozen shoulder and tennis elbow: A female twin study. Rheumatology (Oxford). 2003; 42(6): 739–742.

Hand GC, Athanasou NA, Matthews T, Carr AJ. The pathology of frozen shoulder. J Bone Joint Surg Br. 2007; 89(B): 928–932.

Hannafin J, Chiaia T. Adhesive capsulitis: A treatment approach. Clin Orthop. 2000; 372: 95–109.

Hannafin J, DiCarlo E, Wickiewicz T. Adhesive capsulitis: Capsular fibroplasia of the glenohumeral joint. J Shoulder Elbow Surg. 1994; 3(Suppl): 5.

Kivimaki J, Pohjolainen T, Malmivaara A et al. Manipulation under anaesthesia with home exercises versus home exercises alone in the treatment of frozen shoulder: A randomized, controlled trial with 125 patients. J Shoulder Elbow Surg. 2007; 16(6): 722–726.

Lefevre-Colau MM, Drapé JL, Fayad F et al. Magnetic resonance imaging of shoulders with idiopathic adhesive capsulitis: Reliability of measures. Eur Radiol. 2005; 15(12): 2,415–2,422.

Leung MS, Cheing GL. Effects of deep and superficial heating in the management of frozen shoulder. J Rehabil Med. 2008; 40(2): 145–150.

Lequesne M, Danq N, Bensasson M, Mery C. Increased association of diabetes mellitus with capsulitis of the shoulder and shoulder-hand syndrome. Scand J Rheumatol. 1977; 6(1): 53–56.

Loew M, Heichel TO, Lehner B. Intraarticular lesions in primary frozen shoulder after manipulation under general anaesthesia. J Shoulder Elbow Surg. 2005; 14(1): 16–21.

Lundberg BJ. The frozen shoulder. Clinical and radiographical observations. The effect of manipulation under general anaesthesia. Structure and glycosaminoglycan content of the joint capsule. Local bone metabolism. Acta Orthop Scand Suppl. 1969; 119: 1–59.

Mengiardi B, Pfirrmann CW, Gerber C, Hodler J, Zanetti M. Frozen shoulder: MR arthrographic findings. Radiology. 2004; 233(2): 486–492.

Milgrom C, Novack V, Weil Y, Jaber S, Radeva-Petrova DR, Finestone A. Risk factors for idiopathic frozen shoulder. Isr Med Assoc J. 2008; 10: 361–364.

Miller MD, Wirth MA, Rockwood CA Jr. Thawing the frozen shoulder: The „patient" patient. Orthopaedics. 1996; 19(10): 849–853.

Moren-Hybbinette I, Moritz U, Schersten B. The clinical picture of the painful diabetic shoulder – natural history, social consequences and analysis of concomitant hand syndrome. Acta Med Scand. 1987; 221(1): 73–82.

Murnaghan JP. Frozen shoulder. In: Rockwood CA Jr, Matsen FA III (eds.). The Shoulder. Philadelphia, PA: WB Saunders; 1990. p. 837–862.

Musil D, Sadovský P, Stehlík J, Filip L, Vodicka Z. Arthroscopic capsular release in frozen shoulder syndrome. Acta Chir Orthop Traumatol Cech. 2009; 76(2): 98–103.

Neer CS 2nd, Satterlee CC, Dalsey RM, Flatow EL. The anatomy and potential effects of contracture of the coracohumeral ligament. Clin Orthop Relat Res. 1992; 280: 182–185.

Neviaser JS. Adhesive capsulitis of the shoulder: Study of pathological findings in peri-arthritis of the shoulder. J Bone Joint Surg Am. 1945; 27A: 211–222.

Neviaser RJ, Neviaser TJ. The frozen shoulder. Diagnosis and management. Clin Orthop Relat Res. 1987; 223: 59–64.

Ogilvie-Harris D, Myerthall S. The resistant frozen shoulder: Arthroscopic release. Arthroscopy. 1997; 13: 1–8.

Omari A, Bunker TD. Open surgical release for frozen shoulder: Surgical findings and results of the release. J Shoulder Elbow Surg. 2001;10(4): 353–357.

Ozaki J, Nakagawa Y, Sakurai G, Tamai S. Recalcitrant chronic adhesive capsulitis of the shoulder. Role of contracture of the coracohumeral ligament and rotator interval in pathogenesis and treatment. J Bone Joint Surg Am. 1989; 71(10): 1511–1515.

Pal B, Anderson J, Dick WC, Griffiths ID. Limitation of joint mobility and shoulder capsulitis in insulin- and non-insulin-dependent diabetes mellitus. Br J Rheumatol. 1986; 25:147–151.

Pearsall AWT, Osbahr DC, Speer KP. An arthroscopic technique for treating patients with frozen shoulder. Arthroscopy. 1999; 15(1): 2–11.

Reeves B. The natural history of the frozen shoulder syndrome. Scand J Rheumatol. 1975; 4(4): 193–196.

Ricci M, Castellarin G, Vecchini E, Sembenini P. Adhesive capsulitis of the shoulder: Aarthroscopic and rehabilitative treatment. GIOT. 2004; 30 :60–64.

Robinson D, Halperin N, Agar G et al. Shoulder girdle neoplasms mimicking frozen shoulder syndrome. J Shoulder Elbow Surg. 2003; 12(5): 451–455.

Ryu JD, Kirpalani PA, Kim JM, Nam KH, Han CW, Han SH. Expression of vascular endothelial growth factor and angiogenesis in the diabetic frozen shoulder. J Shoulder Elbow Surg. 2006; 15(6): 679–685.

Sattar MA, Luqman WA. Periarthritis: Another duration-related complication of diabetes mellitus. Diabetes Care. 1985; 8(5): 507–510.

Smith SP, Devaraj VS, Bunker TD. The association between frozen shoulder and Dupuytren's disease. J Shoulder Elbow Surg. 2001; 10(2): 149–151.

Warner JJ. Frozen shoulder: Diagnosis and management. J Am Acad Orthop Surg. 1997; 5(3): 130–140.

Widiastuti-Samekto M, Sianturi GP. Frozen shoulder syndrome: Comparison of oral route corticosteroid and intra-articular corticosteroid injection. Med J Malaysia. 2004; 59(3): 312–316.

Yang JL, Cheng CW, Chen SY et al. Mobilization techniques in subjects with frozen shoulder syndrome: Randomized multiple-treatment trial. Phys Ther. 2007; 87(10): 1307–1315.

5.4 Spastische Lähmung
Mick Kreulen, Mark J. C. Smeulders und Peter A. Huijing

5.4.1 Einleitung

„Spastische Lähmung" oder „Spastik" – mit diesen Begriffen wird im allgemeinen Sprachgebrauch die typische Erscheinungsform der motorischen Störung bei einer Zerebralparese bezeichnet. Laut Definition fallen unter die Bezeichnung „Zerebralparese" (CP) Störungen der Bewegungsfunktionen und Haltungskontrolle, die auf eine nicht progrediente Störung des unreifen Gehirns beim Fetus, Neugeborenen oder Säugling zurückzuführen sind (Bax et al. 2005). Im Gegensatz zu den anderen in diesem Buch beschriebenen Krankheitsbildern ist die CP eine neurologische Störung, von der die Faszien und die Bindegewebe nicht direkt betroffen sind. Aus diesem Grund erörtert dieses Kapitel die Frage: Was geschieht an der Faszie bei einer Erkrankung, die die Faszie primär gar nicht betrifft?

Spastik ist ein neurologisches Symptom und definiert als geschwindigkeitsabhängige Steigerung der tonischen Dehnungsreflexe mit übersteigerten Sehnenreflexen infolge der Übererregbarkeit der Dehnungsreflexe (Smeulders und Kreulen 2007). Obwohl der Diagnose „Zerebralparese" häufig das Attribut „spastisch" hinzugefügt wird, steht die Spastik eigentlich selten im Vordergrund des klinischen Bilds.

Nach klassischer Auffassung erfahren die zur Spastik neigenden Muskeln zu wenig Gegenkraft von ihren paretischen Antagonisten; daraus folgt eine spontane Vorzugshaltung mit Innenrotation, Flexion, Pronation und Adduktion der Extremitäten. Das veränderte Wechselspiel und Gleichgewicht zwischen den agonistischen und antagonistischen Muskelgruppen führt beim aktiven Gebrauch der Extremitäten zu einer Einschränkung des verfügbaren Bewegungsumfangs und zu charakteristischen Störungen der Bewegungsmuster. Letztendlich ist dieses Gleichgewicht die Grundlage für die steif wirkenden Haltungen, aus denen heraus sich eine Spastik bei der klinischen Untersuchung unter Umständen kaum provozieren lässt. Insofern sind die Gelenke in der beim Patienten zu beobachtenden Haltung nicht unbedingt statisch kontrakt im klassischen Sinn, sondern können in Ruhe, nach vorsichtiger Manipulation oder unter Narkose in beträchtlichem Umfang akut verändert werden. Die Rolle, die die Faszie bei diesem Mechanismus spielt, wird in der Literatur viel zu selten berücksichtigt. Wie sind die funktionellen Eigenschaften der intra-, inter- und extramuskulären faszialen Bindegewebe an dem veränderten muskuloskelettalen Gleichgewicht beteiligt?

5.4.2 Operative Eingriffe bei spastischen Armparesen

Ziel jeglicher Intervention ist es, die spastischen Haltungsänderungen zu korrigieren sowie funktionelle und kosmetische Verbesserungen zu erreichen – durch verschiedene konservative Behandlungsformen, durch Schienen und Korsette, durch eine medikamentöse oder durch eine operative Therapie. In diesem Kapitel wollen wir uns näher mit den chirurgischen Interventionsmöglichkeiten befassen, denn die Rolle der Faszie bei einer spastischen Lähmung der oberen Extremität lässt sich am besten anhand von Beobachtungen verdeutlichen, die intraoperativ gewonnen wurden.

Ein operativer Eingriff ist nur in ausgewählten Fällen indiziert. Entscheidend für den Erfolg ist dabei, dass die Vorstellungen und Ziele des Patienten annähernd übereinstimmen mit dem, was chirurgisch realistischerweise erreichbar ist. Bei Patienten, die sich eine Verbesserung der Geschicklichkeit ihrer Hände wünschen, liegt die Messlatte für die Prüfung der Voraussetzungen einer Operation deshalb höher als bei Patienten, denen es lediglich um eine Schmerzlinderung oder um eine günstigere Gelenkstellung für hygienische Verrichtungen geht. Ziele eines operativen Eingriffs können sein:

- Verbesserung der aktiven Beweglichkeit der spastisch gelähmten Hand
- Verbesserung der bimanuellen Geschicklichkeit durch günstigere Stellung der gelähmten Hand
- Verbesserung des äußeren Erscheinungsbilds
- Schmerzlinderung und/oder eine günstigere Handstellung für praktische Zwecke, z. B. für die Körperhygiene

Bevor der Eingriff geplant wird, muss sichergestellt werden, dass der Patient (1) realistische Erwartungen bezüglich des erreichbaren Ergebnisses hat, (2) ausdrücklich motiviert ist, dieses Ziel zu erreichen, und (3) Zugang zu einer gut strukturierten postoperativen Rehabilitation hat. Wenn die Behandlung auf eine verbesserte Geschicklichkeit der Hände abzielt, muss der Patient außerdem (4) willkürliche Kontrolle über die Muskeln von Hand und Unterarm haben, (5) den betroffenen Arm aktiv zum Greifen einsetzen und (6) genug Verständnis für die Grundlagen der Behandlung aufbringen, um bei der Rehabilitation aktiv mitarbeiten zu können.

Im nächsten Schritt wird die optimale Kombination chirurgischer Maßnahmen ermittelt, mit der das Behandlungsziel in einer Sitzung erreicht werden kann. Der Operationsplan umfasst drei Behandlungsgebiete:

- Schwächung unerwünschter Funktionen durch Tenotomie, Aponeurektomie, Sehnenverlängerung oder Muskeleinkerbung
- Stärkung erwünschter Funktionen auf der paretischen Seite durch Sehnenverpflanzung oder Sehnenverlagerung
- Stabilisierung von Gelenken durch Arthrodese (permanente Gelenkversteifung), Kapsulodese (Straffung der Gelenkkapsel) oder Tenodese (Beschränkung der Gelenkausschläge durch Sehnenfixation)

In der wissenschaftlichen Literatur finden sich Berichte über langjährige Erfahrungen mit verschiedenen chirurgischen Verfahren, jedoch fehlt bisher eine Datengrundlage für einen zuverlässigen Therapiealgorithmus. Daher beruht die Planung chirurgischer Interventionen in der Regel auf aktuellen Vorstellungen darüber, wie die Muskeln bei einer spastischen Lähmung arbeiten und auf welche Weise sie zu den ungünstigen Gelenkstellungen, die man korrigieren möchte, beitragen. Die auf diese Weise geplanten Interventionen liefern jedoch unkalkulierbare und von Patient zu Patient oft unterschiedliche Resultate. Aus diesem Grund wird die oben skizzierte Patientenauswahl sehr streng gehandhabt. Es besteht international Einigkeit darüber, dass (a) eine Operation nur durchgeführt werden darf, wenn kein Risiko besteht, dass die noch vorhandene Handfunktion sich dadurch verschlechtert, und dass man (b) die Erwartungen an die klinischen Ergebnisse des Eingriffs bewusst bescheiden halten sollte.

Hätte man eine genauere Vorstellung davon, wie bei der spastischen Lähmung das Zusammenspiel unterschiedlich betroffener Muskeln zu den einschränkenden Arm-, Hand- und Fingergelenkstellungen beiträgt, so hätte man auch eine bessere und verlässlichere Argumentationsgrundlage für eine individuell zugeschnittene Operationstechnik, mit der sich die gewünschten funktionellen Ergebnisse erzielen lassen.

5.4.3 Spastische Muskulatur

Spastische Gelenkfehlstellungen lassen sich erfolgreich durch Schienung, Botulinustoxin-Injektionen, Tenotomie oder operative Verlängerung der spastischen Muskeln behandeln. Daraus wurde die Schlussfolgerung gezogen, dass diese Muskeln selbst die primäre Ursache für die Einschränkung des aktiven und passiven Bewegungsumfangs sind. Klinisch ist dies naheliegend und folgerichtig, aber wissenschaftliche Evidenz für die spezifischen Ursachen der Gelenkfehlstellung oder selbst für das Geheimnis des Erfolgs der durchgeführten Behandlungen ist nur schwer zu erkennen.

Viele Autoren, die diese Evidenz liefern wollten, konzentrierten ihre Aufmerksamkeit auf die angenommenen strukturellen Anpassungsvorgänge in der spastischen Muskulatur. Spastische Muskeln sollten infolge der Fehlbelastung atrophieren (Gracies 2005) oder als Anpassung an den erhöhten Muskeltonus hypertrophieren und fibrosieren, d. h., einen erhöhten Kollagenanteil aufweisen (Booth, Cortina-Borja und Theologis 2001) oder die chronisch kontrakte Gelenkstellung sollte eine strukturelle Verkürzung des intramuskulären Bindegewebes, der Muskelfasern und der Gelenkkapsel nach sich ziehen (Tardieu et al. 1982, Botte, Nickel und Akeson 1988, Fry et al. 2007, Pontén, Gantelius und Lieber 2007).

Dass das Fasziengewebe bei spastischen Lähmungen eine Rolle spielt, wird im Grunde schon lange anerkannt, aber dennoch immer wieder kontrovers diskutiert, da sich in den meisten histologischen Untersuchungen keine Hinweise für eine Fibrosierung und strukturelle Verkürzung der spastischen Muskeln finden lassen. Einige Autoren beschrieben sogar ausdrücklich einen normalen Bindegewebeanteil in Biopsaten aus spastischer Muskulatur (Romanini et al. 1989, Ito et al. 1996, Marbini et al. 2002). Andere widersprachen dem teilweise, da sie zumindest in einigen Gewebeproben aus verschiedenen spastischen Muskeln einen erhöhten Bindegewebeanteil fanden. Auch in diesen Studien wurden jedoch 50 % der Biopsate als normal oder nur geringfügig auffällig beurteilt, obwohl bei den untersuchten Muskeln „statische und dynamische Kontrakturen" festgestellt wurden. Umgekehrt wiesen einige Patienten, deren Muskelbiopsate als fibrotisch eingeschätzt wurden, klinisch keine Kontrakturen auf (Castle, Reyman und Schneider 1979, Rose et al. 1994). Nur eine Arbeitsgruppe beschreibt eine signifikante Korrelation zwischen dem klinisch gemessenen Muskeltonus und dem Kollagengehalt in den Gewebeproben aus der spastischen Muskulatur (Booth, Cortina-Borja und Theologis 2001).

Entsprechend wird zunehmend akzeptiert, dass nicht durchgängig ein Verlust serieller Sarkomere als Ursache für eine strukturelle Muskelverkürzung vorliegt: Atrophiezeichen sind bei einigen, aber durchaus nicht bei allen spastischen Muskeln zu finden (Fry et al. 2007, Pontén, Gantelius und Lieber 2007).

Anhand dieser kurzen Übersicht zur wissenschaftlichen Literatur wird vor allem eines deutlich: Wissenschaftlich liegt noch kein solider Konsens zu der Frage vor, in welcher Weise die spastische Muskulatur zu den behindernden Gelenkfehlstellungen der spastischen Lähmungen beiträgt.

5.4.4 Intraoperative Befunde

Bei mechanischen Untersuchungen des spastischen Muskelgewebes (Lieber et al. 2003) und Direktmessungen der passiven Kraft-Längen-Charakteristik am partiell isolierten spastischen M. flexor carpi ulnaris (FCU) des Menschen (Smeulders et al. 2004) ergaben sich keine ungewöhnlichen Muskelcharakteristiken, die eine Erklärung für die pathologische Handgelenkstellung liefern könnten. Somit kann die Veränderung der Muskelcharakteristik nicht *per se* verantwortlich sein für die Einschränkung der Gelenkfunktion.

Interessanterweise stellten wir bei unseren intraoperativen Untersuchungen fest, dass sich der FCU nach Durchtrennung seiner Sehne (selbst bei maximaler Muskelaktivierung) nicht vollständig auf seine Ruhelänge zusammenzog; vielmehr verkürzte er sich nur wenig, und sein Ende blieb relativ nahe an der ursprünglichen Insertionsstelle (> Abb. 5.4.1) (Kreulen et al. 2003). Noch überraschender war der Befund, dass sich der *tenotomierte* FCU (der das Gelenk ja gar nicht mehr überspannte) bei einer passiven Bewegung des Handgelenks von der Flexion in die Extension fast genauso weit dehnte wie im intakten Zustand. Der Muskel muss also über das epimuskuläre und epitendinöse Bindegewebe in Verbindung mit anderen Strukturen stehen, die das Handgelenk überspannen (und eine nach distal gerichtete myofasziale Kraft auf den FCU ausüben; > Kap. 3.2). Selbst bei durchtrennter Sehne wird der Muskel über diese Verbindungen bei der passiven Handgelenkextension auseinandergezogen. Bei einer Flexionsbewegung zieht er sich dann elastisch wieder zusammen, sodass sich dieser Ablauf beim Hin- und Herbewegen des Handgelenks reproduzieren lässt. Offensichtlich sind die beteiligten Bindegewebeverbindungen so steif, dass sie die gesamte Kraft des FCU aufnehmen, und zwar so kräftig, dass sie dabei nicht zerreißen. Nach partieller Isolierung von distal nach proximal (über etwa 50–60 % der Muskellänge; erforderlich für die nachfolgende Sehnenumlagerung) nahm die Längenänderung des FCU deutlich ab, war aber immer noch nachweisbar.

Diese Erkenntnisse werfen ein ganz neues Licht auf die Rolle der Faszie für die Ausbildung spastischer Gelenkfehlstellungen. Bisher wurde die Rolle des Bindegewebes als kraftübertragende Matrix ja kaum beachtet. Die Messung der Kraft-Längen-Charakteristik an der durchtrennten distalen FCU-Sehne bei verschiedenen Handgelenkwinkeln erlaubt uns nun, die Wirkungen der faszialen Verbindungen näher zu untersuchen.

Wir konnten mit diesem Ansatz auch zeigen, dass selbst bei Patienten mit vergleichbaren spastischen Gelenkdeformitäten die Kraft-Längen-Charakteristik an der distalen Sehne des (partiell

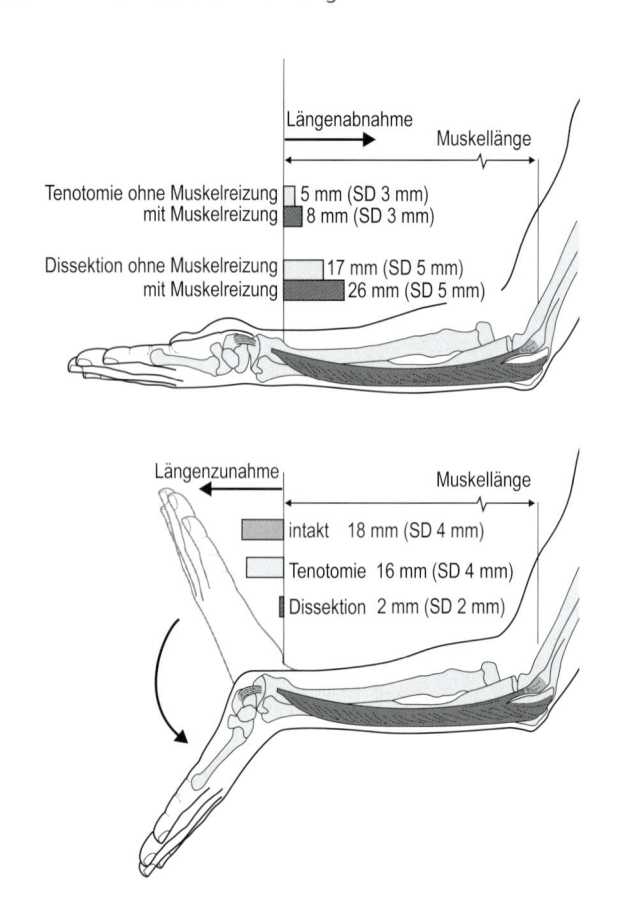

Abb. 5.4.1 In der oberen Grafik ist die durchschnittliche Verkürzung des FCU (in mm) nach Tenotomie und nach Muskeldissektion, vor und nach tetanischer Kontraktion dargestellt. Die untere Grafik zeigt die durchschnittliche passive Exkursion des FCU bei einer Bewegung des Handgelenks von der maximalen Flexion in die maximale Extension vor Tenotomie, nach Tenotomie und nach Muskeldissektion.

isolierten) FCU sehr unterschiedlich sein kann (Kreulen und Smeulders 2008). Diese (am halb isolierten Muskel gemessenen) Parameter können somit allein nicht ausschlaggebend für die Entwicklung einer Gelenkfehlstellung sein. Jedoch wurde stets sowohl die aktive als auch die passive Kraft-Längen-Kurve des tenotomierten FCU deutlich davon beeinflusst, ob die benachbarten Muskeln und Bindegewebe (durch eine Manipulation am Handgelenk ohne Längenänderung des FCU) kurz gehalten oder lang gelassen wurden (Smeulders et al. 2005). Dies beweist, dass die Merkmale und funktionellen Möglichkeiten des FCU u. a. durch die relative Länge und Position der angrenzenden Strukturen bestimmt werden.

Teilweise war die Kraft-Längen-Charakteristik bei flektiertem und extendiertem Handgelenk unterschiedlich. Bei einigen Patienten war dies besonders bei geringer FCU-Länge nachweisbar, und die passive Kraft war bei flektiertem Handgelenk am größten; bei anderen Patienten bestanden Unterschiede eher bei großer FCU-Länge, und die passive Kraft des FCU war in Extensionsstellung des Handgelenks am größten. Diese interindividuellen Unterschiede hatten keinen direkten Bezug zum klinischen Erscheinungsbild oder Schweregrad der Spastik; sie zeigen jedoch, dass epimuskuläre fasziale Verbindungen die Eigenschaften – und somit auch die funktionellen Möglichkeiten – spastischer Muskeln direkt beeinflussen.

5.4.5 Epimuskuläre Kraftübertragung

Neben dem Weg über die Sehnen wird Muskelkraft auch über andere an den Muskel angrenzende Gewebe übertragen. Für diese sog. nicht myotendinöse Kraftübertragung ist das Fasziengewebe um den Muskel herum, das sog. Epimysium, verantwortlich. So können Kräfte direkt auf benachbarte Muskeln oder auf das bindegewebige Faszienkompartment übertragen werden. Daran können sogar Gewebe beteiligt sein, von denen man dies gar nicht erwarten würde: die Gefäß-Nerven-Straßen. Nerven und Blutgefäße verlaufen in der Regel in kollagenverstärkten Schutzhüllen, die steif genug für die Übertragung von Kräften sind, häufig mehrere anatomische Kompartments durchziehen und mit ihren Ausläufern in die Muskeln hineinziehen, wo sie sich zwischen dem proximalen und distalen Sehnen-Muskel-Übergang an die Muskelfasern anheften. Bei der Untersuchung der Muskelkraftübertragung dürfen sie daher nicht außer Acht gelassen werden.

Welche Konsequenzen die epimuskuläre Kraftübertragung für die Muskelfunktion hat und wie sie daher letztendlich in neuen Hypothesen zu den Ursachen der spastischen Gelenkdeformitäten bei CP berücksichtigt werden muss, lässt sich am besten verstehen, wenn man folgende Phänomene berücksichtigt:

1. Zwischen synergistischen Muskeln (und ihren Faszienhüllen) gibt es mechanische Verbindungen, und wenn diese Muskel- oder Fasziengewebe ihre relative Lage zueinander durch Bewegung oder Kontraktion verändern, ändern sich auch die Länge, die Steifigkeit und die Ausrichtung (nach proximal oder distal) dieser Verbindungen. Dies wiederum beeinflusst Betrag und Richtung der epimuskulär übertragenen Muskelkräfte. Infolgedessen werden Kräfte, die am Ursprung des Muskels wirken, anders beeinflusst als Kräfte, die am Ansatz wirken (Huijing und Baan 2001, Huijing 2007). Für die Unterarmmuskulatur sollten diese Auswirkungen der Lagebeziehungen vor allem im distalen Muskelbereich bedeutsam sein, da dort die größten Lageveränderungen zu erwarten sind.

Zwischen antagonistischen Muskeln sind die Lageverschiebungen bei der Bewegung noch größer als zwischen Synergisten. Hier sind ausgeprägte Effekte der epimuskulären Kraftübertragung zu erwarten, sofern Verbindungen zwischen antagonistischen Muskeln vorhanden sind. Tatsächlich ergeben sich substanzielle funktionelle Hinweise auf solche Verbindungen aus tierexperimentellen Untersuchungen (Huijing et al. 2007, Meijer, Rijkelijkhuizen und Huijing 2007, Rijkelijkhuizen et al. 2007), aber auch aus einigen In-vivo-MRT-Studien am Menschen (▶ Kap. 8.3).

2. Innerhalb der seriell miteinander verbundenen Sarkomere einer Muskelfaser muss es immer eine Verteilung unterschiedlicher Längen geben (Yucesoy et al. 2006), weil die Sarkomere individuell unterschiedliche (außerhalb der Muskelfaser verlaufende) Verbindungen zum angrenzenden Bindegewebe aufweisen. Auch die mittlere Sarkomerlänge der einzelnen Muskelfaser ist in verschiedenen Bereichen des Muskels unterschiedlich und weist eine Längenverteilung auf (Einzelheiten in ▶ Kap. 3.2 sowie bei Yucesoy und Huijing 2007).

3. Oft wirken mehrere myofasziale Kräfte gleichzeitig auf den Muskel ein. Die proximal in den Muskel eintretenden Gefäß-Nerven-

Bündel üben beispielsweise eine nach proximal gerichtete Kraft auf den Muskel aus, die distalen, über das Gelenk verlaufenden Faszienverbindungen dagegen eine nach distal gerichtete epimuskuläre Kraft. Wenn diese Kräfte gleichzeitig, aber in unterschiedlicher Richtung wirken, können sich die epimuskulären Krafteinwirkungen auf den Muskel ganz oder teilweise aufheben. Leider liegen bisher keine wissenschaftlichen Beweise, sondern lediglich Indizien dafür vor, dass die beschriebenen Phänomene tatsächlich an der spastischen Muskulatur beim Menschen auftreten. Ein direkter Nachweis der epimuskulären Kraftübertragung ist durch Untersuchungen am Menschen kaum zu führen, denn auf lokaler Ebene sind die zu erwartenden Effekte eher unscheinbar und die beteiligten Strukturen so zart, dass die beteiligten Kraftübertragungswege allein durch invasive Messmethoden ge- oder zerstört werden können. Aber die verfügbaren wissenschaftlichen Indizien liefern schon einen recht guten Rahmen für die Entwicklung geeigneter Hypothesen.

5.4.6 Hypothese zur Entstehung spastischer Gelenkfehlstellungen

Das Gleichgewicht zwischen den teils spastischen, teils gesunden Muskeln bestimmt die spastische Gelenkstellung und wird seinerseits von den besonderen Bedingungen in den betroffenen Extremitäten beeinflusst. Hypertone Muskeln mit spastischen Dehnungsreflexen werden im Vergleich zu gesunden Muskeln oft stärker verkürzt gehalten. Dies beeinflusst die myofaszialen Kräfte, die an diesem Muskel wirken. Die Verkürzung eines oder mehrerer spastischer Muskeln gegenüber der Umgebung kann ausgeprägter sein, als man es in nicht betroffenen Extremitäten sieht. Es wurde gezeigt, dass die distale myofasziale Last in verkürzten Muskeln hoch ist (Huijing et al. 2007, Meijer, Rijkelijkhuizen und Huijing 2007, Rijkelijkhuizen et al. 2007) und dass Änderungen der Handgelenkstellung die Kraft beeinflussen, die an der distalen Sehne des spastischen FCU aufgebracht wird, sodass hier tatsächlich eine distal gerichtete myofasziale Kraft wirkt (Huijing und Baan 2001).

Die Größe des Anteils der Muskelkraft, der auf die distale Sehne übertragen wird, verändert sich ebenfalls, da mit zunehmender distaler myofaszialer Last (die zur erhöhten Bindegewebesteifigkeit führt) ein zunehmend großer Anteil der Muskelkraft über myofasziale Verbindungen geleitet wird. Es ist daher gut möglich, dass die Kraft eines spastischen Muskels nicht einfach über die distale Sehne wirksam wird, sondern hauptsächlich über epimuskuläre Verbindungen auf extramuskuläre Gewebe oder auf synergistische Muskeln übertragen wird, die weniger stark verkürzt sind. Eine solche distale myofasziale Kraftübertragung allein würde jedoch noch nicht die hohen Momente erklären, die erforderlich sind, um die pathologischen und steifen Gelenkstellungen einer spastischen Extremität zu erzeugen, da ein verkürzter Muskel in einem ungünstigen Längenbereich seiner Kraft-Längen-Charakteristik arbeitet und eigentlich keine starken Kräfte aufbringen kann.

Unsere Hypothese (Huijing 2007) ist daher, dass die extremen Bedingungen in einer spastischen Extremität nach proximal gerichtete epimuskuläre myofasziale Kräfte verursachen, die, von antago-

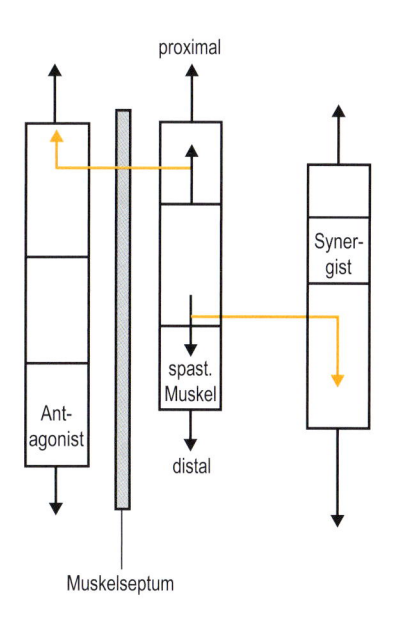

Abb. 5.4.2 Kraftübertragung zwischen einem spastischen Muskel und seinen Antagonisten und Synergisten. Dieses hypothetische Schema bietet eine Erklärung für die spastische Bewegungseinschränkung. Die Rechtecke stellen Muskelfasern dar, die in einen proximalen, einen mittleren und einen distalen Teil untergliedert sind; die Größe der einzelnen Anteile drückt die Länge der dortigen Sarkomere aus. Die auf die Muskelfasern bzw. ihre Teile einwirkenden Kräfte sind durch Pfeile angedeutet. Der farbige Pfeil links zeigt die extramuskuläre myofasziale Kraftübertragung zwischen dem Antagonisten und dem spastischen Agonisten, der farbige Pfeil rechts die Kraftübertragung zwischen dem spastischen Muskel und seinem Synergisten. Zu beachten ist die komplexe Längenverteilung der seriell in den Muskelfasern angeordneten Sarkomere (die parallele Sarkomerlängenverteilung der Muskeln wurde in der Zeichnung nicht berücksichtigt). Der Hypothese zufolge stammen die Kräfte, die für die Bewegungseinschränkung verantwortlich sind, großenteils aus den proximalen Sarkomeren im Antagonisten; sie werden über die Sarkomere bzw. die mit ihnen in Verbindung stehende und durch Kollagenfasern verstärkte Extrazellulärmatrix im mittleren Bereich des spastischen und synergistischen Muskels weitergeleitet und wirken letztendlich an der distalen Sehne des Synergisten. Aus: Huijing et al. 2007; Abdruck mit freundlicher Genehmigung.

nistischen Muskeln ausgehend, auf spastische oder synergistische Muskeln einwirken, und zwar über ähnliche Wege wie die, deren Wirkung in experimentellen Arbeiten an gesunden Tieren gezeigt wurden (Huijing et al. 2007, Meijer, Rijkelijkhuizen und Huijing 2007, Rijkelijkhuizen et al. 2007). Die antagonistischen Extensoren arbeiten (wegen der Winkelstellung des flektierten Gelenks) im hohen Längenbereich, und auch das angrenzende Bindegewebe ist relativ gedehnt. Daher sind sie einer distal gerichteten epimuskulären myofaszialen Last ausgesetzt, die die Möglichkeit einer Kraftübertragung über extramuskuläre Faszienstrukturen eröffnet. Der Übertragungsweg kann durch die Muskelsepten (z. B. über die Gefäß-Nerven-Scheiden) verlaufen und Kraft auf den spastischen Muskel übertragen, sodass eine proximal gerichtete myofasziale Last auf dessen Muskelfasern und Bindegewebestroma wirkt (> Abb. 5.4.2). Dort, wo diese Last wirkt, wird sie die Sarkomere lang halten. Diese starke Kraft könnte prinzipiell (a) an der distalen Sehne des spastischen Muskels oder (b) über die distalen myofaszialen Verbindungen (distale Last) wirksam werden, und auf diese Weise ein Flexionsmoment am Gelenk erzeugen.

Dies würde die starr flektierte Gelenkstellung der Patienten erklären, denn je aktiver die Antagonisten sind, umso stärker wäre das entstehende Flexionsmoment. Natürlich wird diese Rigidität durch die Ko-Kontraktion und Hyperreflexie des spastischen Muskels zusätzlich verstärkt. Da (wie oben ausgeführt) auch eine distal gerichtete Last auf den spastischen Muskel wirkt, werden die distalsten Sarkomere in den Muskelfasern des spastischen Muskels entlastet (und kürzer), wodurch die Situation noch etwas komplexer wird. Ein Teil der Kraft wird entweder auf synergistische Muskeln übertragen und wirkt an deren distalen Sehnen (wo sie auch Flexionsmomente erzeugen kann) oder auf extramuskuläres Bindegewebe, das auf der Beugeseite über das Gelenk zieht (und deshalb ebenfalls Flexionsmomente erzeugen kann). Auch unter diesen komplexeren Bedingungen kommt es also zwangsläufig zu einer flektierten Winkelstellung des Gelenks.

Die Komplexität der Bedingungen ist durch Berücksichtigung der Sarkomerlängenverteilungen innerhalb der Muskelfasern des spastischen Muskels dargestellt. Dabei können drei Gruppen unterschieden werden:

1. Die proximal liegenden Sarkomere sind ausschließlich einer proximalen myotendinösen Last ausgesetzt und richten ihre Länge entsprechend aus.
2. Auf die distal davon liegenden Sarkomere wirkt eine myotendinöse Last (die über die seriell verbundenen Sarkomere übertragen wird) und eine myofasziale Last (die vom antagonistischen Muskel ausgeht). Beide Lasten sind nach proximal gerichtet, sie addieren sich und bewirken, dass die Sarkomere länger sind als im proximalsten Abschnitt der Muskelfaser.
3. Distal des Punktes, an dem die distal gerichtete myofasziale Last einwirkt, sind die Sarkomere ausschließlich der vergleichsweise kleinen distal gerichteten myotendinösen Last ausgesetzt (die sogar gleich null sein kann, wenn die *myofaszialen* Verbindungen sehr steif sind) und infolgedessen kürzer.

Hohe Werte für die Sarkomerlängen im mittleren Drittel von spastischen Unterarmflexoren und -extensoren wurden mittels Laserdiffraktometrie gemessen und als repräsentativ für die gesamte Muskelfaser dargestellt (Pontén, Gantelius und Lieber 2007). Letzteres ist unserer Meinung nach unzutreffend. Eine solche Anpassung des spastischen FCU ist unwahrscheinlich (Smeulders et al. 2004), und doch wurden die hohen Sarkomerlängen bisher der Atrophierung als Anpassungsreaktion auf die verkürzte Muskelhaltung zugeschrieben (Lieber und Fridén 2002). Nachgewiesen wurde dies jedoch nie. Unserer Auffassung nach zeigt der spastische FCU möglicherweise keinerlei Nettoeffekte der Atrophie oder Anpassung der seriellen Sarkomerzahl, da lokale Anpassungseffekte dem entgegenwirken (➤ Kap. 8.4).

5.4.7 Zusammenfassung

Wir möchten noch einmal betonen, dass das vorgestellte Modell zur Erklärung der Gelenkeinstellung durch epimuskuläre Kraftübertragung ein theoretisches ist. Es basiert auf wissenschaftlichen Experimenten und klinischen Beobachtungen, die noch der weiteren wissenschaftlichen Bestätigung bedürfen. Aber es passt zu den Daten, die zur spastischen Muskulatur vorliegen, und bietet einen neuen Denkansatz zur Entstehung der Gelenkfehlstellungen bei spastischen Lähmungen und zu den möglichen therapeutischen Interventionen.

Es steht fest, dass die Rolle der Faszie für das muskuloskelettale Gleichgewicht im Körper nicht vernachlässigt werden darf. Wie groß ihr Beitrag zu den klinischen Auffälligkeiten ist, wo genau der Mechanismus sitzt, welche Adaptationsmöglichkeiten sie nach einer therapeutischen Intervention hat und welche interindividuellen Unterschiede sie aufweist, ist noch nicht bekannt. Wenn es gelingt, die Mechanismen der myofaszialen Kraftübertragung in gesunden menschlichen Extremitäten durch weitere wissenschaftliche Untersuchungen zu klären, wird dies Auswirkungen auf die künftigen therapeutischen Ansätze haben. Chirurgen und Therapeuten wären dann in der Lage, ihre Behandlungspläne objektiver als bisher auf die individuellen Bedürfnisse eines Patienten zuzuschneiden.

LITERATURQUELLEN

Bax M, Goldstein M, Rosenbaum P et al. Executive Committee for the Definition of Cerebral Palsy. Proposed definition and classification of cerebral palsy. Dev Med Child Neurol. 2005; 47(8): 571–576.
Booth CM, Cortina-Borja MJ, Theologis TN. Collagen accumulation in muscles of children with cerebral palsy and correlation with severity of spasticity. Dev Med Child Neurol. 2001; 43(5): 314–320.
Botte MJ, Nickel VL, Akeson WH. Spasticity and contracture. Physiologic aspects of formation. Clin Orthop Relat Res. 1988; 233: 7–18.
Castle ME, Reyman TA, Schneider M. Pathology of spastic muscle in cerebral palsy. Clin Orthop Relat Res. 1979; 142: 223–232.
Fry NR, Gough M, McNee AE, Shortland AP. Changes in the volume and length of the medial gastrocnemius after surgical recession in children with spastic diplegic cerebral palsy. J Pediatr Orthop. 2007; 27(7): 769–774.
Gracies JM. Pathophysiology of spastic paresis. I: Paresis and soft tissue changes. Muscle Nerve. 2005; 31(5): 535–551.
Huijing PA. Epimuscular myofascial force transmission between antagonistic and synergistic muscles can explain movement limitation in spastic paresis. J Electromyogr Kinesiol. 2007; 17(6): 708–724.
Huijing PA, Baan GC. Extramuscular myofascial force transmission within the rat anterior tibial compartment: Proximo-distal differences in muscle force. Acta Physiol Scand. 2001; 173(3): 297–311.
Huijing PA, van de Langenberg RW, Meesters JJ, Baan GC. Extramuscular myofascial force transmission also occurs between synergistic muscles and antagonistic muscles. J Electromyogr Kinesiol. 2007; 17(6): 680–689.
Ito J, Araki A, Tanaka H, Tasaki T, Cho K, Yamazaki R. Muscle histopathology in spastic cerebral palsy. Brain Dev. 1996; 18(4): 299–303.
Kreulen M, Smeulders MJ. Assessment of flexor carpi ulnaris function for tendon transfer surgery. J Biomech. 2008; 41(10): 2130–2135.
Kreulen M, Smeulders MJ, Hage JJ, Huijing P. Biomechanical effects of dissecting flexor carpi ulnaris. J Bone Joint Surg Br. 2003; 85(6): 856–859.
Lieber RL, Fridén J. Spasticity causes a fundamental rearrangement of muscle-joint interaction. Muscle Nerve. 2002; 25(2): 265–270.
Lieber RL, Runesson E, Einarsson F, Fridén J. Inferior mechanical properties of spastic muscle bundles due to hypertrophic but compromised extracellular matrix material. Muscle Nerve. 2003; 28(4): 464–471.
Marbini A, Ferrari A, Cioni G, Bellanova MF, Fusco C, Gemignani F. Immunohistochemical study of muscle biopsy in children with cerebral palsy. Brain Dev. 2002; 24(2): 63–66.
Meijer HJ, Rijkelijkhuizen JM, Huijing PA. Myofascial force transmission between antagonistic rat lower limb muscles: Effects of single muscle or muscle group lengthening. J Electromyogr Kinesiol. 2007; 17(6): 698–707.
Pontén E, Gantelius S, Lieber RL. Intraoperative muscle measurements reveal a relationship between contracture formation and muscle remodeling. Muscle Nerve. 2007; 36(1): 47–54.

Rijkelijkhuizen JM, Meijer HJ, Baan GC, Huijing PA. Myofascial force transmission also occurs between antagonistic muscles located within opposite compartments of the rat lower hind limb. J Electromyogr Kinesiol. 2007; 17(6): 690–697.

Romanini L, Villani C, Meloni C, Calvisi V. Histological and morphological aspects of muscle in infantile cerebral palsy. Ital J Orthop Traumatol. 1989; 15(1): 87–93.

Rose J, Haskell WL, Gamble JG, Hamilton RL, Brown DA, Rinsky L. Muscle pathology and clinical measures of disability in children with cerebral palsy. J Orthop Res. 1994; 12(6): 758–768.

Smeulders MJ, Kreulen M. Myofascial force transmission and tendon transfer for patients suffering from spastic paresis: A review and some new observations. J Electromyogr Kinesiol. 2007; 17(6): 644–656.

Smeulders MJ, Kreulen M, Hage JJ, Huijing PA, van der Horst CM. Overstretching of sarcomeres may not cause cerebral palsy muscle contracture. J Orthop Res. 2004; 22(6): 1331–1335.

Smeulders MJ, Kreulen M, Hage JJ, Huijing P, van der Horst CM. Spastic muscle properties are affected by length changes of adjacent structures. Muscle Nerve. 2005; 32(2): 208–215.

Tardieu C, Huet de la Tour E, Bret MD, Tardieu G. Muscle hypoextensibility in children with cerebral palsy: I. Clinical and experimental observations. Arch Phys Med Rehabil. 1982; 63(3): 97–102.

Yucesoy CA, Huijing PA. Substantial effects of epimuscular myofascial force transmission on muscular mechanics have major implications on spastic muscle and remedial surgery. J Electromyogr Kinesiol. 2007; 17(6): 664–679.

Yucesoy CA, Maas H, Koopman BH, Grootenboer HJ, Huijing PA. Mechanisms causing effects of muscle position on proximo-distal muscle force differences in extra-muscular myofascial force transmission. Med Eng Phys. 2006; 28(3): 214–226.

5.5 Diabetisches Fußsyndrom
Sicco A. Bus

5.5.1 Einleitung

Diabetes mellitus ist eine chronische Erkrankung, von der heute weltweit über 200 Millionen Menschen betroffen sind. In den nächsten 20 Jahren wird sich diese Zahl voraussichtlich verdoppeln (http://www.idf.org/diabetesatlas; letzter Zugriff: 13.11.2013). Diabetes kann verschiedene vaskuläre und neurologische Komplikationen nach sich ziehen; u. a. können sich Ulzera, Infektionen oder eine Zerstörung der tiefen Gewebe im Fuß entwickeln. Dieser „diabetische Fuß" betrifft ungefähr 15 % der Patienten (Boulton, Kirsner und Vileikyte 2004). Klinisch sind dabei vor allem die Fußulzera von Bedeutung, die sich infizieren und bis hin zur Amputation führen können. Die Inzidenz solcher Fußulzera beträgt bei Diabetikern mit peripherer Neuropathie 7,2 % pro Jahr (Abbott et al. 1998). Da die periphere Neuropathie zum Verlust der protektiven Sensibilität führt, bemerkt der Patient oft gar nicht, wenn durch wiederholte mechanische Druckeinwirkung auf den Fuß eine traumatische Läsion entsteht. Zonen erhöhten Drucks entstehen am Fuß beispielsweise infolge von anatomischen Veränderungen (wie Klauenzehen, Charcot-Deformität, prominente Metatarsalköpfchen) oder von Veränderungen der subkutanen und periartikulären Bindegewebestrukturen (Sehnen, Faszien, Ligamente, Gelenkkapseln). Morphologische Veränderungen der Plantarfaszie und Achillessehne sowie Einschränkungen der Gelenkbeweglichkeit wurden bei Diabetikern beschrieben. Alle diese Veränderungen stehen ätiologisch im Zusammenhang mit der chronischen Hyperglykämie; sie können die Mechanik des Fußes beim Gehen verändern und die Entstehung von Fußulzera begünstigen. Mit dem vorliegenden Kapitel möchten wir das Bewusstsein für die Veränderungen schärfen, die im Gefolge eines Diabetes mellitus in der Plantarfaszie und der Achillessehne sowie bezüglich der Gelenkbeweglichkeit im Bereich der unteren Extremität auftreten. Fragen zu pathogenetischen Mechanismen und ihren biomechanischen und klinischen Folgen werden ebenso diskutiert wie Fragen zu verfügbaren Behandlungsoptionen.

5.5.2 Untersuchungsmethoden

Anatomische Veränderungen, Gelenkbeweglichkeit und biomechanische Funktionen beim diabetischen Fuß können mit verschiedenen Methoden untersucht werden.

Untersuchung von Faszien, Sehnen und Ligamenten

Morphologische Veränderungen der subkutanen und periartikulären Gewebe in Fuß und Unterschenkel lassen sich am besten mit bildgebenden In-vivo-Verfahren untersuchen. Mit der hochauflösenden Sonografie können die geometrischen Grenzen zwischen den oberflächlichen Schichten von Fuß und Unterschenkel dargestellt und entsprechend die Dicke der beteiligten Schichten bestimmt werden (D'Ambrogi et al. 2003, Giacomozzi et al. 2005). Detailliertere qualitative und quantitative Informationen über die oberflächlichen und tiefer gelegenen Strukturen können mit der Magnetresonanztomografie (MRT) gewonnen werden. Die MRT ist den anderen bildgebenden Verfahren bezüglich der Differenzierung von Weichgeweben wie Muskulatur, Sehnen, Ligamenten, Faszien und Fettgewebe überlegen und kann zur Bestimmung der Gewebedicke sowie zum Nachweis eventueller Rupturen eingesetzt werden.

Funktionell kann die Plantarfaszie mit dem sog. Hyperextensionstest nach Jack untersucht werden (Chuter und Payne 2001). Bei diesem Test wird die Großzehe unter Gewichtsbelastung des Fußes passiv dorsalflektiert. Die normale Reaktion auf dieses Manöver ist eine Anspannung der Faszie und eine Aufrichtung des Fußgewölbes. Bleibt diese Reaktion aus, kann eine Fasziendysfunktion oder -ruptur vorliegen.

Untersuchung der Gelenkbeweglichkeit und Steifigkeit

Ob bei Patienten eine Einschränkung der Gelenkbeweglichkeit vorliegt, wurde anfangs mithilfe der sog. Gebetshaltung getestet. Dieser Test fällt positiv aus, wenn der Patient beim Zusammenbringen der Handflächen (wie zum Gebet) die Metakarpophalangealgelenke nicht aneinanderlegen kann. Die Methode ist einfach anzuwenden; eine eingeschränkte Beweglichkeit der Fußgelenke kann damit jedoch nicht festgestellt werden. Die Bewegungsausschläge der Fuß- und Sprunggelenke ohne Gewichtsbelastung werden in der Regel mit einem Goniometer gemessen. Solche goniometrischen Messungen sind recht zuverlässig; der Variationskoeffizient wird mit 8,5 % im Subtalargelenk und mit 7,4 % bis 11,0 % im ersten MTP-Gelenk (Großzehengrundgelenk) angegeben (Delbridge et al. 1988, Zimny, Schatz und Pfohl 2004). Bewegungsumfang und Steifigkeit des ersten MTP-Gelenks können mit einem mechanischen Gerät gemessen werden (Birke, Franks und Foto 1995). Für die Bestimmung der Gelenksteife wird dabei die vertikale Verschiebung des ersten Metatarsalköpfchens gegen den aufgewendeten Druck aufgetragen.

Messung der Druckverteilung

Die biomechanische Fußfunktion wird bei Diabetikern meistens anhand von Messungen der dynamischen Druckverteilung unter der Fußsohle beurteilt. Dafür läuft der Patient barfuß über eine Platte, die mit einer Matrix aus Hunderten oder Tausenden von Sensoren zur Messung des vertikalen Drucks ausgestattet ist. Meist werden Spitzendrucke und das Spitzendruck-Zeit-Integral für mehrere anatomische Regionen des Fußes gemessen und daraus Schlussfolgerungen über lokale Druckwirkungen gezogen.

5.5.3 Nichtenzymatische Glykierung

Die Strukturveränderungen der Plantarfaszie und Achillessehne sowie die veränderte Gelenkbeweglichkeit haben bei Diabetikern eine gemeinsame Ätiologie: die nichtenzymatische Glykierung von Strukturproteinen im Bindegewebe infolge des chronisch erhöhten Glukosespiegels (Bailey 1981, Brownlee, Cerami und Vlassara 1988). Bei der nichtenzymatischen Glykierung reagieren freie Glukosemoleküle spontan mit Strukturproteinen wie Kollagen und Keratin (Schnider und Kohn 1980, Delbridge et al. 1985). Die Glykierung von Kollagen begünstigt eine verstärkte Bildung von Crosslinks zwischen den Molekülen, und es kommt zu signifikanten Veränderungen der Strukturstabilität verschiedener kollagenreicher subkutaner und periartikulärer Bindegewebe wie Sehnen, Ligamente, Faszien und Gelenkkapseln (Delbridge et al. 1988). Die Glykierung von Keratin führt zur Hyperkeratose der Haut (Delbridge et al. 1985). Die betroffenen Gewebe zeigen nun verminderte Geschmeidigkeit, erhöhte Zugfestigkeit und andere morphologische Anpassungen (Crisp und Heathcote 1984), die vermutlich für einige der strukturellen Veränderungen beim diabetischen Fußsyndrom verantwortlich sind.

5.5.4 Plantarfaszie

Die Plantarfaszie oder Plantaraponeurose (Aponeurosis plantaris) sorgt als wichtige Bindegewebestruktur am Fuß für die erforderliche Festigkeit, Stabilität und Unterstützung unter dynamischen Bedingungen (Hicks 1954, Sarrafian 1983, Sharkey, Ferris und Donahue 1998). Die Aponeurose besteht aus longitudinal verlaufenden Kollagen- und Elastinfasern. Sie entspringt am posteromedialen Tuber calcanei und teilt sich in Höhe der Metatarsalia in fünf Zügel auf, die in die Ligamenta plantaria sowie in die darüber liegende Haut einstrahlen (Bojsen-Moller und Flagstad 1976, Theodorou et al. 2000, Theodorou, Theodorou und Resnick 2002).

Durch den von Hicks (1954) beschriebenen Seilwindenmechanismus wird die Plantaraponeurose in der Abstoßungsphase des Gehens (Terminal Stance) durch die Extension der MTP-Gelenke gestrafft; Kalkaneus und Metatarsalköpfchen werden dabei aufeinander zu gezogen. Dadurch hebt sich das Längsgewölbe und der Rückfuß geht in Supinationsstellung, sodass der Fuß beim Abstoßen insgesamt zu einem stabilen und festen Hebel wird. Bei der Gewichtsaufnahme in der ersten Hälfte der Standbeinphase flacht das Fußgewölbe ab, und die Spannung in der Plantaraponeurose nimmt zu. Durch die Spannung wird die „Seilwinde abgewickelt", und es kommt zur Beugung im MTP-Gelenk.

Störungen an der Plantaraponeurose treten meistens im proximalen Anteil auf. Bei Nichtdiabetikern wurde gezeigt, dass die Stabilisierungsfunktion der Aponeurose durch eine Ruptur beeinträchtigt werden kann und der Druck auf den Vorfuß dann durch Abflachung des Längsgewölbes oder Ausbildung einer Krallenzehenstellung zunimmt (Hicks 1954, Sarrafian 1983, Sharkey, Ferris und Donahue 1998). Bei einer Verdickung der Faszie kann sich die Höhe des Längsgewölbes verändern (Arangio, Chen und Salathé 1998). Welche Auswirkungen eine diabetische Stoffwechsellage auf die Plantaraponeurose hat, ist noch weitgehend unbekannt.

Ruptur und Fasziitis

In einer Studie zeigte sich magnetresonanztomografisch bei Diabetikern mit Krallenzehenstellung eine Diskontinuität in der Plantarfaszie als Hinweis auf eine Ruptur (Taylor, Stainsby und Richardson 1998). Die Autoren interpretierten dies so, dass die Aponeurose durch nichtenzymatische Glykierung ihre Elastizität verliert und daher leichter reißen kann. Allerdings zeigte in einer anderen MRT-Studie keiner der Patienten mit Klauenzehen eine Diskontinuität in der Plantaraponeurose (Bus 2004) (> Abb. 5.5.1).

Auch eine Zunahme der Signalintensität und deutliche Verdickung des Aponeurosenansatzes am Kalkaneus im Sinne einer Plantarfasziitis wurde bei Patienten mit diabetischer Neuropathie festgestellt. Diese Veränderungen korrelierten jedoch nicht mit dem Vorliegen einer Zehenfehlstellung (Bus 2004). Bisher ist die Datenlage zur Faszienruptur und zur Rolle der Aponeurose bei der Entstehung von Zehenfehlstellungen bei Diabetikern also noch nicht schlüssig.

Verdickung der Plantaraponeurose

Die Plantaraponeurose ist bei Diabetikern möglicherweise dicker als bei gesunden Vergleichspersonen (D'Ambrogi et al. 2003, Bolton et al. 2005). Im hochauflösenden Sonogramm betrug die durchschnittliche Fasziendicke am Kalkaneusansatz bei Gesunden 2,0 mm, bei Diabetikern 2,9 mm, bei Patienten mit diabetischer Neuropathie 3,0 mm und bei Diabetikern mit oder nach Fußulzera 3,1 mm (D'Ambrogi et al. 2003). Auch in der Computertomografie stellte sich die Aponeurose bei Diabetikern dicker dar als bei gesunden Kontrollpersonen (Bolton et al. 2005). Die Zunahme der Fasziendicke bei Diabetikern kann durch eine nichtenzymatische Kollagenglykierung bedingt sein, denn bei Diabetikern wurde ein um 30 %

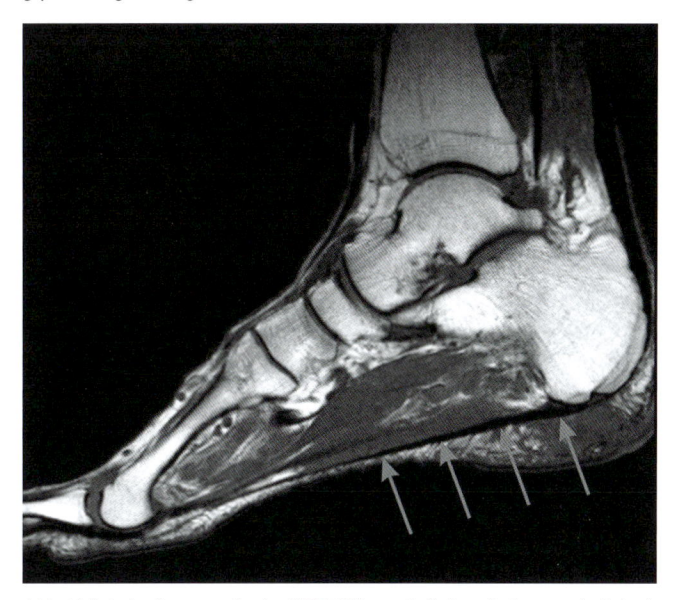

Abb. 5.5.1 In diesem sagittalen MRT-Bild vom Fuß eines Patienten mit diabetischer Neuropathie stellt sich die Plantaraponeurose als Linie mit geringer Signalintensität dar. Eine Kontinuitätsunterbrechung im Sinne einer Faszienruptur liegt nicht vor.

verminderter Kollagengehalt in der Plantaraponeurose festgestellt (Andreassen, Seyer-Hansen und Oxlund 1981). Offenbar können sich also nach längerer Diabetesdauer Veränderungen am Bindegewebe im Sinne einer Verdickung der Plantaraponeurose entwickeln.

Biomechanische Folgen

Durch die Faszienverdickung verändert sich die biomechanische Fußfunktion bei Diabetikern. Die dynamischen Drücke im Vorfußbereich waren in verschiedenen Untersuchungen bei Diabetikern mit verdickter Plantaraponeurose signifikant höher als bei Gesunden und bei Diabetikern mit dünnerer Aponeurose (D'Ambrogi et al. 2003, Giacomozzi et al. 2005). Es bestand sogar eine signifikante Korrelation ($r = 0{,}52$) zwischen der Faszendicke und der Vorfußdruckbelastung bei diesen Patienten. Diese Assoziation lässt sich durch die Funktion der Aponeurose erklären, die in der mittleren Standbeinphase der Abflachung des Fußes entgegenwirkt. Den vertikalen Kräften, die bei der Abflachung des Fußgewölbes auf den Vorfuß wirken, wirken horizontale Kräfte entgegen, die in passiven Strukturen wie der Plantaraponeurose entstehen und durch den Vor- und Rückfuß zusammengehalten werden. Bei einer Verdickung der Faszie nimmt der Widerstand zu, d.h., es sind größere vertikale Kräfte (gemessen als höhere Drücke) am Vorfuß erforderlich, um den Fuß in der Standbeinphase abzuflachen.

Bei Patienten mit Charcot-Neuroarthropathie kann sich eine Dysfunktion oder Ruptur der Plantaraponeurose durch eine fehlende Reaktion im Jack-Test zeigen (Chuter und Payne 2001). Außerdem könnten Plantarfaszienrupturen mit dafür verantwortlich sein, dass das Verhältnis zwischen Vorfuß- und Rückfußdrücken bei Patienten mit diabetischer Neuropathie höher ist als bei gesunden Vergleichspersonen (Caselli et al. 2002): Ein Absinken des Vorfußes infolge der Faszienruptur (Sharkey, Donahue und Ferris 1999) könnte die verstärkte Belastung für den Vorfuß verursachen. Es sind jedoch weitere Untersuchungen nötig, um besser zu verstehen, welche Rolle die Plantaraponeurose für die veränderte biomechanische Fußfunktion bei Diabetikern spielt.

Klinische Folgen und Behandlungsmöglichkeiten

Welche Folgen die Strukturveränderungen der Plantaraponeurose bei Diabetikern nach sich ziehen, ist nicht bekannt. Dies mag auch der Grund dafür sein, dass nur sehr wenige Daten zu Behandlungsoptionen vorliegen. Veränderungen der Fußfunktion durch eine Dysfunktion der Plantaraponeurose könnten ein Hinweis darauf sein, dass die Faszie bei der Entstehung von diabetischen Fußulzera eine Rolle spielt (Caselli et al. 2002, D'Ambrogi et al. 2003). Bisher gibt es jedoch noch keine gezielten Untersuchungen zu diesem Zusammenhang.

5.5.5 Achillessehne

Die Achillessehne beginnt etwa in der Mitte der Wade und setzt am mittleren Abschnitt der Hinterfläche des Kalkaneus an. Sie ist die dickste und kräftigste Sehne des Körpers. Die kontrahierende Wadenmuskulatur zieht an der Achillessehne und bewirkt so eine Plantarflexion im oberen Sprunggelenk. Störungen im Sinne einer Tendinose, Ruptur oder Verkürzung (Spitzfuß) sind möglich. Bei Diabetikern wurde die Achillessehne vor allem bezüglich ihrer morphologischen Adaptation (Länge und Dicke) sowie im Hinblick auf eine Sehnenverlängerung als therapeutische Option bei Fußulzera untersucht.

Achillessehnenverkürzung/Spitzfußstellung

Elektronenmikroskopisch wurde ein verminderter Kollagengehalt der Achillessehne bei Diabetikern festgestellt, der wahrscheinlich eine Folge der nichtenzymatischen Glykierung ist (Grant et al. 1997). Dadurch nimmt die Widerstandsfähigkeit der Sehne ab, und es kommt zu einer funktionellen Verkürzung mit Zunahme der Gelenksteife und Einschränkung der Dorsalflexion. Die Prävalenz der Spitzfußstellung (Dorsalflexion < 0°) kann bei Diabetikern bis zu 10,3 % betragen (Lavery et al. 2002). Bewegungseinschränkungen im Sprunggelenk sind also häufig und müssen mit besonderer Aufmerksamkeit diagnostiziert und therapiert werden.

Achillessehnenverdickung

Genauso wie die Plantaraponeurose kann auch die Achillessehne bei Diabetikern verdickt sein. Am Sehnenansatz am Kalkaneus wurde eine Dicke von 4,0 mm bei Gesunden, 4,6 mm bei Diabetikern, 4,9 mm bei Patienten mit diabetischer Neuropathie und 5,2 mm bei Patienten mit oder nach Fußulzera gemessen (D'Ambrogi et al. 2003, Giacomozzi et al. 2005). Die Ursache für die Sehnenverdickung ist wiederum vermutlich eine nichtenzymatische Glykierung im Bindegewebe. Alternativ könnten veränderte Gangstrategien, die die Patienten mit Diabetes als Reaktion auf ihre Muskelschwäche und/oder Neuropathie entwickelten, zu abnormen kumulativen Belastungen der Sehne und somit zu ihrer reaktiven Verdickung geführt haben (Maluf und Mueller 2003). Oberhalb eines Schwellenwerts von 3,0 mm besteht eine inverse Korrelation zwischen der Verdickung der Achillessehne und der Plantaraponeurosendicke ($r^2 = 0{,}61$–$0{,}79$) (Giacomozzi et al. 2005). Als Erklärung für diese Beobachtungen könnte die Fußdynamik beim Gehen infrage kommen: Wenn der Fuß beim Initial Contact durch die verdickte Plantaraponeurose flacher steht, ist die Belastung für die Achillessehne geringer, und es kommt seltener zu einer Verdickung (Giacomozzi et al. 2005). Dies widerspricht allerdings der oben erwähnten Hypothese, dass „Gangstrategien" für die Sehnenverdickung verantwortlich sein könnten, und zeigt, dass prospektive Untersuchungen zur Aufklärung dieses Zusammenhangs erforderlich sind.

Biomechanische und klinische Folgen

Die Verkürzung oder Verdickung der Achillessehne hat sowohl auf biomechanischer als auch auf klinischer Ebene Konsequenzen. Bei

Patienten mit einer Spitzfußstellung sind die dynamischen Vorfußdrücke erhöht, vermutlich da die Ferse sich in der Standbeinphase aufgrund der eingeschränkten Dorsalflexion früher hebt und somit die Fußsohlenfläche, auf die sich der Druck verteilt, effektiv geringer wird (Lavery et al. 2002, Orendurff et al. 2006). Patienten mit Spitzfuß haben ein nahezu dreifach erhöhtes Risiko für hohe Fußdrücke (> 850 kPa) (Lavery et al. 2002); der Bewegungsumfang bei der Dorsalflexion des Fußes ist negativ mit dem Vorfußdruck korreliert ($r = -0{,}39$) (Orendurff et al. 2006). Die univariate Analyse (Lavery et al. 1998) zeigt, dass Patienten mit Spitzfußstellung ein erhöhtes Risiko für Fußulzera haben (Odds Ratio 2,3); in multivariaten Modellen mit Berücksichtigung weiterer Faktoren wie Hallux rigidus, Klauenzehen und erhöhter Fußdruck ist der Einfluss des Faktors „Spitzfuß" jedoch nicht mehr signifikant.

Eine Assoziation zwischen der Achillessehnendicke und den Fußdrücken war nur in multivariaten Modellen nachweisbar, die auch die Plantarfasziendicke und die Beweglichkeit des Großzehengrundgelenks als Faktoren enthielten (Giacomozzi et al. 2005). Insgesamt war die Korrelation zwischen diesen strukturellen Parametern und dem Fußdruck relativ schwach ($r = 0{,}41$), nahm jedoch oberhalb eines bestimmten Schwellenwerts (94 % des Körpergewichts) der vertikalen Fußbelastung deutlich zu ($r = 0{,}83$), sodass die Bindegewebeveränderungen bei Diabetespatienten mit ihren hohen Fußdrücken vermutlich eine große Rolle spielt. Die klinischen Folgen der Sehnenverdickung im diabetischen Fuß sind nicht bekannt. Insgesamt zeigen diese Daten, dass die Pathogenese der erhöhten Fußdrücke und Fußulzera bei Diabetikern mehrere Komponenten umfasst, wobei Veränderungen der Achillessehne einen, aber wohl nicht den dominierenden Faktor darstellen.

Therapie: Achillessehnenverlängerung

Eine Achillessehnenverlängerung (ASV) wird durchgeführt, um die Einschränkung der Dorsalflexion im Sprunggelenk aufzuheben und die Abheilung von Vorfußulzera bei Spitzfußstellung zu begünstigen. Unmittelbar postoperativ kann der Vorfußdruck um bis zu 27 % absinken (Armstrong et al. 1999, Maluf et al. 2004). Zusätzlich kann die maximale Dorsalflexion um 15° zunehmen und die Kraft der Plantarflexoren beim Gehen um 65 % abnehmen (Maluf et al. 2004). Diese biomechanischen Effekte bleiben längerfristig (über 8 Monate) jedoch nicht erhalten. Da die Vorfußdrücke eng mit der Kraft der Plantarflexoren korrelieren ($r = 0{,}60$), ist die allmähliche Rückkehr der Drücke auf das Ausgangsniveau wohl auf die Wiedergewinnung der Plantarflexorenkraft nach der ASV zurückzuführen (Maluf et al. 2004).

Die Achillessehnenverlängerung kann zur Ausheilung und Sekundärprävention von diabetischen Fußsohlenulzerationen beitragen. Innerhalb von 40 Tagen nach einer ASV heilten die Ulzera in 93–100 % der Fälle aus, innerhalb von 58 Tagen nach Anlegen eines Vollkontaktgipses bei 88 % der Patienten (Lin, Lee und Wapner 1996, Mueller et al. 2003). Ulkusrezidive traten innerhalb von 7–24 Monaten bei 0–38 % der Patienten nach ASV, aber bei 59–81 % nach alleiniger Gipsbehandlung auf (Lin, Lee und Wapner 1996, Mueller et al. 2003).

Trotz dieser positiven klinischen Ergebnisse wurden auch Einwände gegen die Durchführung der ASV bei Diabetikern vorgebracht (Mueller et al. 2004, Salsich et al. 2005). Der Fersendruck kann nach dem Eingriff deutlich zunehmen, sodass es bei einigen Patienten zur Ausbildung von Fersenulzera kommt (Mueller et al. 2004), und die subjektive Beurteilung der körperlichen Leistungsfähigkeit war nach der ASV schlechter als vor dem Eingriff und auch schlechter als nach einer konservativen Behandlung (Mueller et al. 2004). Es kann bei diesen Patienten daher eine Rehabilitationsbehandlung zur Verbesserung der Gehfunktion und der körperlichen Funktionsfähigkeit erforderlich werden. Obwohl die ASV also eine biomechanisch und klinisch wirksame Behandlungsform für Patienten mit Fußulzera darstellt, sollte sie doch mit Bedacht eingesetzt werden, da der Eingriff mit Komplikationen verbunden sein kann und die Wirkung u. U. nicht nachhaltig ist.

5.5.6 Einschränkung der Gelenkbeweglichkeit

Die Beweglichkeit der Fuß- und Sprunggelenke ist eine wichtige Voraussetzung für den normalen Gang. Bewegungen im Tibiotalargelenk, Subtalargelenk und in den MTP-Gelenken ermöglichen die Stoßabfederung und die Anpassung an den Untergrund beim Initialkontakt, die Vorwärtsbewegung von Fuß und Tibia in der mittleren Standphase, die stabile Haltung des Fußes für die Hebelbewegung, das effektive Abstoßen am Ende der Standphase und das Abheben und Halten des Fußes beim Durchschwingen. Einschränkungen der Gelenkbeweglichkeit können die normale Vorwärtsbewegung des Fußes beeinträchtigen und zu biomechanischen Veränderungen führen, die auch klinische Bedeutung erlangen können. Eine eingeschränkte Gelenkbeweglichkeit liegt bei 30–50 % aller Diabetiker vor (Frost und Beischer 2001).

Bewegungseinschränkung in Fuß- und Sprunggelenken

In > Tab. 5.5.1 sind die Ergebnisse verschiedener Studien zum Bewegungsumfang im Tibiotalargelenk, Subtalargelenk und den MTP-Gelenken zusammengestellt. Bei Diabetikern mit oder nach Fußulzera ist die Gelenkbeweglichkeit gegenüber Diabetikern und Nichtdiabetikern ohne eine Fußulkus-Anamnese signifikant vermindert (Delbridge et al. 1988, Mueller et al. 1989, Fernando et al. 1991, Birke, Franks und Foto 1995, Viswanathan et al. 2003; Zimny, Schatz und Pfohl 2004). Der Bewegungsumfang des Subtalargelenks korreliert signifikant mit dem des I. MTP-Gelenks ($r = 0{,}53$–$0{,}59$) und ist bei Patienten mit eingeschränkter Beweglichkeit der Hand- und Fingergelenke („Gebetshaltung" nicht möglich) ebenfalls herabgesetzt. Die Bewegungseinschränkung betrifft die obere und untere Extremität mehr oder weniger gleich stark (Delbridge et al. 1988, Fernando et al. 1991). Bei Weißen ist die Prävalenz offenbar höher als bei Schwarzen oder Hispanoamerikanern (Veves et al. 1995, Frykberg et al. 1998).

Die Gelenksteife folgt ungefähr dem gleichen Muster wie der Bewegungsumfang: Bei Patienten mit höhergradigem Fußsyndrom

Tab. 5.5.1 Bewegungsumfang und Steifigkeit der Fuß- und Sprunggelenke in verschiedenen Diabetikerkollektiven und bei gesunden Vergleichspersonen

Studie	Diabetiker, Z. n. Fußulkus	Diabetiker mit Neuropathie	Diabet. Vergleichspersonen	Gesunde Vergleichspersonen
Bewegungsumfang Subtalargelenk (°)				
Delbridge et al. (1988)	17,9		31,1	35,2
Mueller et al. (1989)	26		31	35
Fernando et al. (1991)		29, 18[a]	29, 20[a]	30
Birke et al. (1995)	24,7[b], 25,7[c]		32,3	31,7
Viswanathan et al. (2003)	28,8	34,3	48,0	55,3
Zimny et al. (2004)		17,9	28,4	31
Dorsalflexion im Tibiotarsalgelenk (°)				
Birke et al. (1995)	2,2[b], 3,6[c]		5,9	5,9
Bewegungsumfang Zehengrundgelenk (°)				
Birke et al. (1995)	34,7[b], 31.6[c]		46,8	47,2
Viswanathan et al. (2003)	44,5	53,3	73,0	91,3
Zimny et al. (2004)		35,3	62,0	59,4
Steifigkeit Zehengrundgelenk (kg/cm)				
Birke et al. (1995)	12,1[b], 10,3[c]		8,9	9,7

[a] Patienten mit diagnostizierter Bewegungseinschränkung („Gebetshaltung" nicht möglich).
[b] Patienten nach Ulkus am ersten Metatarsalköpfchen.
[c] Patienten nach Ulkus an anderen Lokalisationen.

sind die Gelenke steifer (Birke, Franks und Foto 1995). Die nichtenzymatische Glykierung ist vermutlich ursächlich für den Verlust der Gelenkbeweglichkeit bei Diabetikern verantwortlich, erklärt jedoch nicht vollständig die unterschiedlichen Befunde bei unterschiedlich weit fortgeschrittenen Fußsyndromen. Auch die Rolle der peripheren Neuropathie für die Gelenkbeweglichkeit bei Diabetikern ist nicht geklärt (Viswanathan et al. 2003, Zimny et al. 2004). Die Analyse der Krankheitsprogression in Verbindung mit der Entwicklung einer Gelenkstörung ist notwendig und erfordert prospektive Studien.

Biomechanische Folgen

Die Fußdrücke können bei Diabetikern mit eingeschränkter Gelenkbeweglichkeit deutlich höher sein als bei Diabetikern ohne Gelenkbeteiligung. In einer Studie lag der durchschnittliche Spitzendruck bei Patienten mit diabetischer Neuropathie und Gelenkstörungen bei 1.425 kPa, bei Diabetikern mit Gelenkstörungen bei 1.250 kPa, bei Diabetikern mit Neuropathie, aber ohne Gelenkbeteiligung bei 565 kPa und bei gesunden Vergleichspersonen bei 550 kPa (Fernando et al. 1991). Darüber hinaus ist der Bewegungsumfang der Gelenke eng mit dem dynamischen Vorfußdruck korreliert (> Tafel 5.5.1) (Fernando et al. 1991, Birke, Franks und Foto 1995, Zimny et al. 2004). Die Korrelationskoeffizienten betrugen –0,67 bis –0,70 für die Beweglichkeit des Subtalargelenks (Fernando et al. 1991, Zimny et al. 2004) und –0,62 bis –0,71 für den Bewegungsumfang des Großzehengrundgelenks (Birke, Franks und Foto 1995, Zimny et al. 2004). Bei eingeschränkter Beweglichkeit scheinen Fuß und Sprunggelenk ihre Fähigkeit zur Stoßdämpfung und effektiven Führung des Fußes durch die Standbeinphase zu verlieren. Das Ergebnis ist eine verminderte Effektivität zur Einhaltung normaler Fußdrücke. Durch Feststellung einer Bewegungseinschränkung im ersten MTP-Gelenk und Subtalargelenk konnte mit einer Sensitivität von 80 % und einer Spezifität von 90 % zwischen Hoch- und Niedrigrisikopatienten unterschieden werden (Zimny et al. 2004). Das Verfahren zur Beurteilung der Gelenkbeweglichkeit könnte also sinnvollerweise zum Screening eingesetzt werden, da es offenbar sehr genau feststellen kann, welche Patienten erhöhte Fußdrücke und ein erhöhtes Risiko für Fußulzera aufweisen.

Klinische Folgen

Diabetiker mit positiver Fußulkus-Anamnese haben einen geringeren Bewegungsumfang und steifere Gelenke am Fuß (Delbridge et al. 1988, Birke, Cornwall und Jackson 1988). Bei diesen Patienten scheint zudem der Bewegungsumfang des Subtalargelenks am betroffenen Fuß (mit Ulkus) geringer zu sein als am nicht betroffenen Fuß. Die Seite der stärkeren Bewegungseinschränkung stimmte in 79 % der Fälle mit der Seite des abgelaufenen Ulkus überein (Mueller et al. 1989). Außerdem haben Patienten mit Gelenkbeteiligung deutlich häufiger Fußulzera durchgemacht (65 %) als Patienten ohne Gelenkbeteiligung (5 %) (Fernando et al. 1991). Während diese Befunde den hypothetischen Zusammenhang zwischen eingeschränkter Gelenkbeweglichkeit und Fußulzera herstellen, der vermutlich über die erhöhten Fußdrücke vermittelt wird (Fernando et al. 1991), kann eine Ursache-Wirkungs-Beziehung bisher jedoch nicht nachgewiesen werden.

Die Gelenkbeweglichkeit wurde in mehreren prospektiven Studien im Rahmen einer multifaktoriellen Analyse des Fußsyndroms untersucht. Es zeigte sich, dass eine Bewegungseinschränkung der Fuß- und Sprunggelenke ein Risikofaktor für Fußulzera ist (Odds Ratio in univariaten Modellen 2,1–4,6) (Lavery et al. 1998, Boyko et al. 1999). In der multivariaten Analyse blieb jedoch nur noch die Bewegungseinschränkung im I. MTP-Gelenk (Hallux rigidus), allerdings in Kombination mit einer Klauenzehenstellung, als signifikanter Faktor übrig (Lavery et al. 1998). Die Gelenkbeweglichkeit war bei Patienten, die ein Ulkus entwickelten, im Subtalargelenk signifikant um 2° und im I. MTP-Gelenk um 14° reduziert. Die entsprechenden Odds Ratios waren jedoch klein (0,97) und in der Multivarianzanalyse nicht signifikant (Pham et al. 2000). Diese Daten zeigen, dass die eingeschränkte Gelenkbeweglichkeit ein Faktor ist, der zur Entstehung von diabetischen Fußulzera beiträgt, dass jedoch andere Faktoren wie die Neuropathie oder bestimmte Fußfehlstellungen möglicherweise größere Bedeutung haben. Die Beurteilung der Gelenkbeweglichkeit kann zum Screening herangezogen werden, aber einfache Untersuchungen zu Neuropathie und Fußfehlstellungen sind möglicherweise wichtiger, um das Risiko für Fußulzera abzuschätzen.

Therapie: Gelenkmobilisierung

Im klinischen Alltag werden in der Regel nur die Folgen der eingeschränkten Gelenkbeweglichkeit – z. B. durch Verordnung orthopädischer Schuhe oder Einlagen – behandelt. Eine Gelenkmobilisation, z. B. durch physikalische Therapie, scheint nicht stattzufinden, obwohl die Patienten davon potenziell profitieren könnten (Mueller et al. 1989). Durch ein Behandlungsprogramm mit zwei Sitzungen passiver Gelenkmobilisation pro Woche konnten Einschränkungen der Gelenkbeweglichkeit bei Diabetikern kurzfristig (5 Wochen lang) verbessert werden, aber der Effekt hielt nicht an, und die Gelenkbeweglichkeit verschlechterte sich nach dem Ende des Programms wieder (Dijs et al. 2000). Alternativ reduzierten häusliche, nicht überwachte aktive und passive Übungen zur Erweiterung des Bewegungsumfangs bei Patienten mit Gelenkbeteiligung die Spitzendrücke am Fuß (um 4 %) und die Gelenksteife nach einem Monat (Goldsmith, Lidtke und Shott 2002). Diese Studien zeigen, dass eine Mobilisationsbehandlung oft nur minimale und vorübergehende Wirkung hat. Die Patienten benötigen daher möglicherweise eine Dauerbehandlung, um anhaltende Erfolge zu erzielen. Diese Annahme müsste durch größere prospektive Studien mit geeignetem Design noch überprüft werden.

5.5.7 Zusammenfassung

Das diabetische Fußsyndrom ist eine komplexe und schwerwiegende Komplikation des Diabetes mellitus mit häufig ungünstigen Verläufen und intensivem Therapiebedarf. In diesem Kapitel wurden insbesondere die Veränderungen beschrieben, die im subkutanen und periartikulären Gewebe des Fußes auftreten können und Auswirkungen auf die Biomechanik des Fußes und das Risiko für diabetische Fußulzera haben können. Konstante Befunde sind die Verdickung der Plantarfaszie, die Verdickung und Verkürzung der Achillessehne und die eingeschränkte Beweglichkeit der Fuß- und Sprunggelenke, die sämtlich zu einem Anstieg der Fußsohlendrücke bei Diabetikern führen können. Daten zur Häufigkeit von Plantaraponeurosenrupturen bei Diabetikern sind nicht eindeutig. Nichtenzymatische Glykierung im Bindegewebe wird als ursächlicher Mechanismus für diese Veränderungen angesehen, obwohl ein direkter Zusammenhang bisher nie nachgewiesen wurde. Während Daten für die Plantaraponeurose fehlen, ist bei Patienten mit anderen strukturellen Auffälligkeiten das Risiko für Fußulzera erhöht, wenngleich der Beitrag anderer biomechanischer und Patientenfaktoren für die Entwicklung eines Ulkus wichtiger sein können. Es liegen nur wenige Untersuchungen zur Behandlung der strukturellen Veränderungen vor. Nur die Verlängerung der Achillessehne bei Diabetikern wurde als wirksame Maßnahme zur Ausheilung und Sekundärprävention von Fußulzera nachgewiesen; allerdings können dabei Komplikationen auftreten, die Zurückhaltung bei der Anwendung dieser Methode beim diabetischen Fuß nahelegen und eine Rehabilitationsbehandlung zur Verbesserung der körperlichen Funktionsfähigkeit erforderlich machen können. Zu den Wirkungen der Gelenkmobilisation bei der Behandlung einer Bewegungseinschränkung in Fuß- und Sprunggelenken liegt bisher nur eine kleine Anzahl von Studien vor – und die Ergebnisse sind uneinheitlich. Behandlungsmöglichkeiten für die Veränderungen der Plantaraponeurose und Verdickung der Achillessehne sind nicht bekannt. Es wird deutlich, dass weitere Studien nötig sind, um unser Verständnis für mögliche Behandlungen der Plantaraponeurose, der Achillessehne und der veränderten Gelenkbeweglichkeit bei Patienten mit diabetischem Fußsyndrom zu verbessern.

LITERATURQUELLEN

Abbott CA, Vileikyte L, Williamson S et al. Multicenter study of the incidence of and predictive risk factors for diabetic neuropathic foot ulceration. Diabetes Care. 1998; 21: 1071–1075.

Andreassen TT, Seyer-Hansen K, Oxlund H. Biomechanical changes in connective tissues induced by experimental diabetes. Acta Endocrinol (Copenh). 1981; 98: 432–436.

Arangio GA, Chen C, Salathé EP. Effect of varying arch height with and without the plantar fascia on the mechanical properties of the foot. Foot Ankle Int. 1998; 19: 705–709.

Armstrong DG, Stacpoole-Shea S, Nguyen H, Harkless LB. Lengthening of the Achilles tendon in diabetic patients who are at high risk for ulceration of the foot. J Bone Joint Surg Am. 1999; 81: 535–538.

Bailey AJ. The nonenzymatic glycosylation of proteins. Horm Metab Res. 1981;(Suppl. 11): 90–94.

Birke JA, Cornwall MW, Jackson M. Relationship between hallux limitus and ulceration of the great toe. J Orthop Sports Phys Ther. 1988; 10: 172–176.

Birke JA, Franks BD, Foto JG. First ray joint limitation, pressure, and ulceration of the first metatarsal head in diabetes mellitus. Foot Ankle Int. 1995; 16: 277–284.

Bojsen-Moller F, Flagstad KE. Plantar aponeurosis and internal architecture of the ball of the foot. J Anat. 1976; 121: 599–611.

Bolton NR, Smith KE, Pilgram TK, Mueller MJ, Bae KT. Computed tomography to visualize and quantify the plantar aponeurosis and flexor hallucis longus tendon in the diabetic foot. Clin Biomech (Bristol, Avon). 2005; 20: 540–546.

Boulton AJ, Kirsner RS, Vileikyte L. Clinical practice. Neuropathic diabetic foot ulcers. N Engl J Med. 2004; 351: 48–55.

Boyko EJ, Ahroni JH, Stensel V, Forsberg RC, Davignon DR, Smith DG. A prospective study of risk factors for diabetic foot ulcer. The Seattle Diabetic Foot Study. Diabetes Care. 1999; 22: 1036–1042.

Brownlee M, Cerami A, Vlassara H. Advanced glycosylation end products in tissue and the biochemical basis of diabetic complications. N Engl J Med. 1988; 318: 1315–1321.

Bus SA. Foot deformity in diabetic neuropathy: A radiological and biomechanical analysis. Dissertation. Amsterdam: Universiteit van Amsterdam, 2004.

Caselli A, Pham H, Giurini JM, Armstrong DG, Veves A. The forefoot-to-rearfoot plantar pressure ratio is increased in severe diabetic neuropathy and can predict foot ulceration. Diabetes Care. 2002; 25: 1066–1071.

Chuter V, Payne C. Limited joint mobility and plantar fascia function in Charcot's neuroarthropathy. Diabet Med. 2001; 18: 558–561.

Crisp AJ, Heathcote JG. Connective tissue abnormalities in diabetes mellitus. J R Coll Physicians Lond. 1984; 18: 132–141.

D'Ambrogi E, Giurato L, D'Agostino MA et al. Contribution of plantar fascia to the increased forefoot pressures in diabetic patients. Diabetes Care. 2003; 26: 1525–1529.

Delbridge L, Ellis CS, Robertson K, Lequesne LP. Non-enzymatic glycosylation of keratin from the stratum corneum of the diabetic foot. Br J Dermatol. 1985; 112: 547–554.

Delbridge L, Perry P, Marr S, et al. Limited joint mobility in the diabetic foot: Relationship to neuropathic ulceration. Diabet Med. 1988; 5: 333–337.

Dijs HM, Roofthooft JM, Driessens MF, De Bock PG, Jacobs C, Van Acker KL. Effect of physical therapy on limited joint mobility in the diabetic foot. A pilot study. J Am Podiatr Med Assoc. 2000; 90: 126–132.

Fernando DJ, Masson EA, Veves A, Boulton AJ. Relationship of limited joint mobility to abnormal foot pressures and diabetic foot ulceration. Diabetes Care. 1991; 14: 8–11.

Frost D, Beischer W. Limited joint mobility in type 1 diabetic patients: Associations with microangiopathy and subclinical macroangiopathy are different in men and women. Diabetes Care. 2001; 24: 95–99.

Frykberg RG, Lavery LA, Pham H, Harvey C, Harkless L, Veves A. Role of neuropathy and high foot pressures in diabetic foot ulceration. Diabetes Care. 1998; 21: 1714–1719.

Giacomozzi C, D'Ambrogi E, Uccioli L, Macellari V. Does the thickening of Achilles tendon and plantar fascia contribute to the alteration of diabetic foot loading? Clin Biomech (Bristol, Avon). 2005; 20: 532–539.

Goldsmith JR, Lidtke RH, Shott S. The effects of range-of-motion therapy on the plantar pressures of patients with diabetes mellitus. J Am Podiatr Med Assoc. 2002; 92: 483–490.

Grant WP, Sullivan R, Sonenshine DE et al. Electron microscopic investigation of the effects of diabetes mellitus on the Achilles tendon. J Foot Ankle Surg. 1997; 36: 272–278.

Hicks JH. The mechanics of the foot. II. The plantar aponeurosis and the arch. J Anat. 1954; 88: 25–30.

Lavery LA, Armstrong DG, Vela SA, Quebedeaux TL, Fleischli JG. Practical criteria for screening patients at high risk for diabetic foot ulceration. Arch Intern Med. 1998; 158: 157–162.

Lavery LA, Armstrong DG, Boulton AJ; Diabetex Research Group. Ankle equinus deformity and its relationship to high plantar pressure in a large population with diabetes mellitus. J Am Podiatr Med Assoc. 2002; 92: 479–482.

Lin SS, Lee TH, Wapner KL. Plantar forefoot ulceration with equinus deformity of the ankle in diabetic patients: The effect of tendo-Achilles lengthening and total contact casting. Orthopedics. 1996; 19: 465–475.

Maluf KS, Mueller MJ. Novel Award 2002. Comparison of physical activity and cumulative plantar tissue stress among subjects with and without diabetes mellitus and a history of recurrent plantar ulcers. Clin Biomech (Bristol, Avon). 2003; 18: 567–575.

Maluf KS, Mueller MJ, Strube MJ, Engsberg JR, Johnson JE. Tendon Achilles lengthening for the treatment of neuropathic ulcers causes a temporary reduction in forefoot pressure associated with changes in plantar flexor power rather than ankle motion during gait. J Biomech. 2004; 37: 897–906.

Mueller MJ, Diamond JE, Delitto A, Sinacore DR. Insensitivity, limited joint mobility, and plantar ulcers in patients with diabetes mellitus. Phys Ther. 1989; 69: 453–459.

Mueller MJ, Sinacore DR, Hastings MK, Strube MJ, Johnson JE. Effect of Achilles tendon lengthening on neuropathic plantar ulcers. A randomized clinical trial. J Bone Joint Surg Am. 2003; 85-A: 1436–1445.

Mueller MJ, Sinacore DR, Hastings MK, Lott DJ, Strube MJ, Johnson JE. Impact of Achilles tendon lengthening on functional limitations and perceived disability in people with a neuropathic plantar ulcer. Diabetes Care. 2004; 27: 1559–1564.

Orendurff MS, Rohr ES, Sangeorzan BJ, Weaver K, Czerneicki JM. An equinus deformity of the ankle accounts for only a small amount of the increased forefoot plantar pressure in patients with diabetes. J Bone Joint Surg Br. 2006; 88: 65–68.

Pham H, Armstrong DG, Harvey C, Harkless LB, Giruini JM, Veves A. Screening techniques to identify people at high risk for diabetic foot ulceration. Diabetes Care. 2000; 23: 606–611.

Salsich GB, Mueller MJ, Hastings MK, Sinacore DR, Strube MJ, Johnson JE. Effect of Achilles tendon lengthening on ankle muscle performance in people with diabetes mellitus and a neuropathic plantar ulcer. Phys Ther. 2005; 85: 34–43.

Sarrafian SK. Anatomy of the foot and ankle. Philadelphia, PA: JB Lippincott Co, 1983.

Schnider SL, Kohn RR. Glucosylation of human collagen in aging and diabetes mellitus. J Clin Invest. 1980; 66: 1179–1181.

Sharkey NA, Ferris L, Donahue SW. Biomechanical consequences of plantar fascial release or rupture during gait. Part I: Disruptions in longitudinal arch conformation. Foot Ankle Int. 1998; 19: 812–820.

Sharkey NA, Donahue SW, Ferris L. Biomechanical consequences of plantar fascial release or rupture during gait. Part II: Alterations in forefoot loading. Foot Ankle Int. 1999; 20: 86–96.

Taylor R, Stainsby GD, Richardson DL. Rupture of the plantar fascia in the diabetic foot leads to toe dorsiflexion deformity. Diabetologia. 1998; 41: A277.

Theodorou DJ, Theodorou SJ, Kakitsubata Y et al. Plantar fasciitis and fascial rupture: MR imaging findings in 26 patients supplemented with anatomic data in cadavers. Radiographics. 2000; 20(Spec No): 181–197.

Theodorou DJ, Theodorou SJ, Resnick D. MR imaging of abnormalities of the plantar fascia. Semin Musculoskelet Radiol. 2002; 6: 105–118.

Veves A, Sarnow MR, Giurini JM et al. Differences in joint mobility and foot pressures between black and white diabetic patients. Diabet Med. 1995; 12: 585–589.

Viswanathan V, Snehalatha C, Sivagami M, Seena R, Ramachandran A. Association of limited joint mobility and high plantar pressure in diabetic foot ulceration in Asian Indians. Diabetes Res Clin Pract. 2003; 60: 57–61.

Zimny S, Schatz H, Pfohl M. The role of limited joint mobility in diabetic patients with an at-risk foot. Diabetes Care. 2004; 27: 942–946.

5.6 Sklerodermie und verwandte Krankheitsbilder
Tanya M. Ball

5.6.1 Was ist Sklerodermie?

„Sklerodermie" ist ein Sammelbegriff für komplexe Autoimmunerkrankungen mit ähnlichen oder überlappenden Symptombildern. Das Spektrum reicht von relativ lokal begrenzten Störungen wie dem primären Raynaud-Phänomen bis hin zu wesentlich belastenderen systemischen Erkrankungen wie der systemischen Sklerose (SS) und dem systemischen Lupus erythematodes (SLE) (Denton und Black 2002, Assassi et al. 2007). Insgesamt fallen unter diesen Oberbegriff neben SS und SLE die Mischkollagenose (mixed connective tissue disease, MCTD), das Sjögren-Syndrom (SjS), primäre und sekundäre Raynaud-Phänomene (PRP/SRP) sowie die rheumatoide Arthritis (RA).

Die Bezeichnung *Sklerodermie* bringt zum Ausdruck, dass es im Rahmen der Erkrankungen zu einer Verdickung, Verhärtung und Vernarbung der Haut kommt; als *systemisch* werden Autoimmunerkrankungen bezeichnet, die sowohl die Haut und die Faszien (subkutane Faszie und tiefe Muskelfaszien) als auch die inneren Organe befallen. In diesem Kapitel konzentrieren wir uns auf die systemischen Formen, da sie eine größere Bedeutung für die manuelle Therapie haben.

Die Krankheitsbilder unter dem Oberbegriff „Sklerodermie" weisen folgende allgemeine Merkmale auf:
1. Sie sind chronisch-entzündliche Autoimmunerkrankungen.
2. Ihre Ätiologie ist multifaktoriell, und ihre Ursache ist nicht bekannt. Genetische, physikalische, psychische und Umweltfaktoren können eine Rolle spielen. Wenn die individuelle Immuntoleranz eines Menschen durch das Zusammentreffen mehrerer solcher Faktoren überfordert wird, „verwechselt" das Immunsystem gesunde, körpereigene Zellen mit bedrohlichen „Fremdlingen", die durch Antikörperbildung zerstört werden müssen. Im Blut können daher krankheitsspezifische abnorme Antikörper nachgewiesen werden, die sich insbesondere gegen die Haut oder die Faszie und das Bindegewebe richten (Denton und Black 2002).
3. Die Prävalenz ist bei Frauen insgesamt achtmal höher als bei Männern; der Krankheitsbeginn liegt zwischen Mitte 20 und Mitte 50.
4. Es gibt zwar verschiedene Interventionsmöglichkeiten (z. B. Medikamente) zur Verzögerung und Stabilisierung des Krankheitsverlaufs, aber eine kurative Therapie ist für keine der Erkrankungen bekannt. Die chronische Entzündung in den betroffenen Geweben führt zu belastenden Symptomen wie Schmerzen, Erschöpfung, Überlastung des Immunsystems, Gewebe- und Organschäden, Verlust der funktionellen Selbstständigkeit und Lebensqualität. Aufgrund von Komplikationen (durch Infektionen oder kardiorespiratorisches bzw. Nierenversagen) können die systemischen Sklerodermieformen tödlich verlaufen. Allerdings sind die Überlebenschancen gestiegen (Denton und Black 2002): Während die 5-Jahres-Überlebensrate beispielsweise beim SLE in den 1950er-Jahren unter 50 % lag, liegt die 10-Jahres-Überlebensrate gegenwärtig bei 85 % (Merrell und Shulman 1955, Urowitz et al. 1997, Bernatsky et al. 2006, Abu-Shakra 2008).
5. Die pathologische Verhärtung, Verdickung und Vernarbung aller Gewebe betrifft drei große Systeme mit unmittelbarer Bedeutung für die manuelle Therapie (MT):
   – das Gefäßsystem,
   – das Immunsystem einschließlich des lymphatischen Systems und
   – das Fasziensystem (Denton et al. 1996, Denton und Black 2002, Assassi et al. 2007, Abu-Shakra 2008).

5.6.2 Klinische Symptome mit besonderer Bedeutung für die MT

Die wichtigste Frage aus Sicht der MT ist die nach den Auswirkungen der Sklerodermie auf die Bindegewebe und Faszien. Ein profundes Verständnis dieser Auswirkungen ist wesentliche Grundlage für die Erstellung eines effektiven Behandlungsplans durch adäquates Clinical Reasoning. In Martins Fallstudie eines Patienten mit diffuser systemischer Sklerose (dSS) sind alle beteiligten pathologischen Prozesse anschaulich zusammengefasst (Martin 2009). Typisch sind fibrotische Veränderungen durch Überaktivität und übermäßige Kollagenproduktion der fibroblastischen Zellen in den betroffenen Geweben (Denton und Black 2002). Daraus ergeben sich pathologische Gewebeveränderungen wie Verdickung, Verkürzung, Verhärtung und Vernarbung, die wiederum zur Einschränkung des Bewegungsumfangs sowie Einengung, Kompression oder Konstriktion von Blut- und Lymphgefäßen, Nerven, Gelenken und Organen führen. Die Folge ist ein „Teufelskreis", der durch ischämische Schmerzen, möglicherweise lokale Gewebenekrosen oder Infektionen, sensible, motorische und vegetative Ausfälle sowie einer weiteren Verstärkung der Immunregulationsstörung gekennzeichnet ist (Adams et al. 2002, Denton und Black 2002). Die eng verwobenen neurovaskulär-faszialen pathologischen Vorgänge sind für einen Großteil der Schmerzen, Funktionseinschränkungen und psychischen Belastungen des Patienten verantwortlich (Findley und Schleip 2007, Martin 2009).

Unter klinischen Gesichtspunkten ist es für den Manualtherapeuten wichtig, Art und Ablauf der Schädigung an den Faszien der verschiedenen Strukturen und Organe einschätzen und verstehen zu können.

Veränderungen am neurovaskulären und faszialen Gewebe

Vaskulitis

Eine Kollagenüberproduktion in den Gefäßen (epi- und endothelial) macht die Gefäßwände dicker und steifer, der Innendurchmesser nimmt ab, und es entwickelt sich eine Ischämie der durch die Gefäße versorgten Zellen und Gewebe. Am empfindlichsten sind die kleinsten Kapillaren, die die Sauerstoffversorgung auf Einzelzellebene bewerkstelligen. Häufig betroffene Organe und Gewebe sind die Extremitäten (Hände und Füße, insbesondere Finger und Zehen), der Gastrointestinaltrakt, die Lunge, das Herz, die Nieren sowie Muskeln und Gelenke.

Myofasziale Gewebe

Fibrotische Veränderungen am myofaszialen Gewebe können sowohl von der lokalen Ausdehnung als auch von der resultierenden Einschränkung und Funktionsstörung her sehr unterschiedlich ausgeprägt sein. Bei den systemischen Formen der Sklerodermie sind diese Veränderungen nahezu überall im Körper vorhanden und können unablässige, kraftraubende und krankmachende myofasziale Schmerzen verursachen.

Nach der Erfahrung der Autorin treten fibrotische Verkürzungen und Einschränkungen insbesondere an Beugemuskeln auf. Häufig entwickeln sich verstärkte sekundäre Krümmungen im Bereich der Lendenwirbelsäule sowie der mittleren und oberen Halswirbelsäule; der Kopf wird dadurch nach vorn, vor den Schwerpunkt des Körpers, geschoben und kompensatorisch nach hinten gekippt („vorgeschobenes Kinn"). Zusätzlich können asymmetrische Veränderungen lokal und über Entfernungen auftreten und Veränderungen der Haltung und Funktionen verursachen, die durch Schmerzen, Erschöpfung und gelegentlich Muskelschwäche noch verstärkt werden. Häufig sind Gesicht, Mund und Kiefer betroffen, und es kann zur Engstellung der Zähne, zur Einschränkung der Mundöffnung und zu entsprechenden Problemen beim Essen und im Alltag kommen.

Gelenkentzündungen (insbesondere bei SLE-Patienten) manifestieren sich mit akuter Schwellung, mit Schmerzen und Gelenksteifigkeit. An Handgelenken, Händen und Fingern oder Füßen und Zehen können sich permanente Fehlstellungen entwickeln, die in der Regel mit einem sekundären Raynaud-Phänomen oder einer Sklerodaktylie assoziiert sind.

Sekundäres Raynaud-Phänomen

Bei den meisten Menschen, die unter einer Sklerodermie leiden, kann eine ausgeprägte, pathologische Vasokonstriktion in den feinen Kapillaren der Finger oder Zehen auftreten. Dies geschieht als Reaktion auf Kälteexposition, psychische Belastungen oder eine Überlastung des Immunsystems, beispielsweise durch Überarbeitung und Schlafmangel.

Typischerweise entwickelt sich in den betroffenen Händen und insbesondere in den Fingern eine chronische Schwellung, durch die die Blut- und Lymphzirkulation zusätzlich beeinträchtigt wird. Durch fibrotische Veränderungen und Kollagenüberproduktion (wie oben beschrieben) verdicken und versteifen sich die Kapillarwände. Dadurch nimmt der Lumendurchmesser ab, oder es kommt sogar zum vollständigen Kapillarverschluss.

Sklerodaktylie

Aggressive fibrotische Veränderungen an der Haut und subkutanen Faszie manifestieren sich vor allem an Händen und Füßen. Die gespannte und verhärtete Haut über den geschwollenen Fingern und Zehen atrophiert und nimmt ein wächsern-glänzendes Aussehen an. Das damit einhergehende Spannungsgefühl ist häufig durch eine Verkürzung der darunter liegenden Faszie bedingt; diese Verkürzung kann zu klauenartigen Fingerfehlstellungen führen. In der Regel sind Handgelenke und Fingergrundgelenke (MCP-Gelenke) in relativer Extension fixiert, die proximalen und distalen Interphalangealgelenke (IP-Gelenke) dagegen in mehr oder weniger ausgeprägter Beugestellung. Am Daumen steht das Sattelgelenk in Adduktion, das IP-Gelenk in Hyperextension. Sind zudem auch die distalen Arm- oder Beinabschnitte betroffen, werden die Ellbogen- und Kniegelenke aufgrund der Kontrakturen in Ruhe in halbgebeugter Stellung gehalten.

Pulmonalsklerose/pulmonale Hypertension (PHT)

Durch Verdickung, Verhärtung und Vernarbung der Alveolen und Epi-/Endothelien der angrenzenden Kapillaren können sich im Rahmen einer Fibrose zwei eng miteinander verwandte und potenziell lebensbedrohliche Situationen entwickeln: (a) Eine verminderte Sauerstoffaufnahme und Kohlendioxidabgabe durch die verdickten, unelastischen, fibrotischen Alveolarmembranen führt zu ausgeprägter Atemnot, während (b) aufgrund derselben Fibrosierungsvorgänge in den an die Alveolen angrenzenden Kapillaren das Gefäßlumen ab- und der Pulmonalarteriendruck zunimmt.

Auch eine Pleuritis (Entzündung der äußeren Faszienhülle der Lunge) kann auftreten und thorakale Schmerzen verursachen, die durch Husten verstärkt werden.

Myo-/perikardiale Schäden

Seltener kann die oben beschriebene interstitielle Lungenfibrose auch zu einer schweren Lungenschädigung führen, die in der Folge eine immunentzündliche Reaktion am Herz auslöst. Symptome sind eine Perikardschwellung, eine Hypertrophie des linken Ventrikels (der „Druckpumpe") und ein reduzierter rechtsventrikulärer („Volumenpumpe") Zustrom durch die Pulmonalarterienhypertonie, Arrhythmie und diastolische Dysfunktion. Die Fibrosierung des Herzmuskelgewebes kann als weiterer gravierender Risikofaktor hinzukommen (de Groote et al. 2008, Allnore et al. 2010).

Gastrointestinaltrakt (GI-Trakt)

1. Oberer GI-Trakt: Der untere Ösophagussphinkter öffnet sich beim Schluckakt, damit die Nahrung in den Magen befördert werden kann, und schließt sich dann wieder, sodass ein Rückfluss des Mageninhalts in den Ösophagus verhindert wird. Diese koordinierte Bewegung ist ein wesentliches Element der Gesamtperistaltik (Gaumnitz und Fayyad 2009). Atrophie und Fibrose führen zum Rückfluss von Säure und Mageninhalt beim Vorbeugen, im Liegen oder sogar im Sitzen nach dem Essen oder Trinken. Außerdem erzeugen sie eine Schluckstörung, die sich insbesondere dann bemerkbar macht, wenn feste Speisen geschluckt werden, die letzte Flüssigkeitsaufnahme schon länger zurückliegt oder der Speichelfluss wenig ausgeprägt ist.

2. Mittlerer bis unterer GI-Trakt: Durch Atrophie und Fibrose der glatten Muskulatur kann die Kontraktion der Dünndarmschlingen gestört werden, sodass die Peristaltik ineffektiv, manchmal sogar gegenläufig wird. Aufgrund der beeinträchtigten Peristaltik kommt es periodisch zum Überwachsen durch Bakterien mit fol-

genden Symptomen: Wechsel zwischen Obstipation und Diarrhö, Übelkeit (z. T. mit Erbrechen), Blähungen, Schwellungen, starke Schmerzen, Druckempfindlichkeit und extreme Müdigkeit.
3. Unterster GI-Trakt/Analkanal: Fibrotische Schäden an neurovaskulären und faszialen Strukturen des inneren und/oder äußeren Analsphinkters beeinträchtigen die sensible und motorische Nervenversorgung der Beckenbodenmuskulatur und stören den normalen Schließreflex. Dies kann zum Verlust der Defäkationskontrolle und zu intermittierendem Stuhlschmieren oder Inkontinenz führen.

Die Beteiligung des GI-Trakts kann besonders tief greifende psychosoziale Folgen für die Betroffenen und ihre Familien haben.

Andere mögliche Organbeteiligungen

Selten betreffen gleichartige entzündliche/fibrotische Prozesse auch Gehirn, Leber oder Nieren.

Eine Abnahme der weißen Blutkörperchen (Leukopenie) oder Neigung zur blauen Flecken und verstärkten Blutungen durch Abnahme der Blutplättchen (Thrombopenie) kann ebenfalls auftreten. Periphere Nervenstörungen können sich anhand von Missempfindungen, vermindertem Tastempfinden, Taubheitsgefühl oder Schwäche bemerkbar machen.

5.6.3 Formen der Sklerodermie: Wo ist die systemische Sklerose (SS) einzuordnen?

Die Sklerodermieerkrankungen werden entsprechend der Haut- und Organbeteiligung in Unterformen eingeteilt. Bei einem Krankheitsbeginn in der Kindheit können Wachstumsstörungen auftreten.

Zirkumskripte Sklerodermie

Bei der sog. *Morphea* bilden sich auf der Haut lokal begrenzte, meist ovale oder runde verdickte, sklerotische Herde. Sie sind meistens (hell oder dunkel) verfärbt und können überall am Körper auftreten. In der Regel verursachen sie keine Schmerzen, können aber jucken.

Die *lineare Sklerodermie* manifestiert sich mit bandförmigen sklerotischen Hautverhärtungen, die am Kopf sowie an Armen oder Beinen auftreten und die subkutane Faszie (areoläre Bindegewebeschicht) sowie die tiefer liegende Muskelfaszie und gelegentlich sogar den Knochen einbeziehen können.

Systemische Sklerose (SS)

Die *kutan limitierte systemische Sklerose* manifestiert sich mit Hautverkalkung (Calcinosis cutis), Raynaud-Phänomen, Störungen der Ösophagusmotilität, Sklerodaktylie und Teleangiektasien (Denton und Black 2002). Aus den englischen Bezeichnungen dieser Symptome wurde das Akronym „CREST"-Syndrom gebildet.

Bei der *kutan diffusen* systemischen Sklerose sind Beteiligungen der Faszie und der inneren Organe am häufigsten und die Morbidität und die Mortalität am höchsten (Denton und Black 2002, de Groote et al 2008). Eine häufige Komplikation ist Nierenversagen.

Mischkollagenose (MCTD)

Bei Patienten mit Mischkollagenosen liegt eine Kombination von lokalen und diffusen Gewebesymptomen vor, bei denen Sklerosierungen auftreten können.

5.6.4 Konventionelle medizinische Maßnahmen

Mit dem Rückgang der Mortalität traten für Sklerodermiepatienten Strategien zur Krankheitsbewältigung in den Vordergrund (Merrell und Shulman 1955, Urowitz et al. 1997, Denton und Black 2002, Bernatsky et al. 2006, Abu-Shakra 2008). Die Stabilisation des Krankheitsverlaufs und die Betreuung der Patienten stellen nach wie vor anspruchsvolle Aufgaben dar, die leider oft nur von mäßigem Erfolg gekrönt sind. Ein wichtiger Bestandteil der Therapie ist die Schulung und Aufklärung der Patienten über die vorhandenen Behandlungsoptionen und das erforderliche Selbstmanagement. Alle Interventionen müssen dabei genau auf die Unterform und das Stadium der Erkrankung abgestimmt werden (Denton und Black 2002).

Neuere medizinische Entwicklungen, die Auswirkungen auf die Prognose der Erkrankung haben, sind:
- Screening auf die „pathognomonischen" Antikörper, um festzustellen, welche Patienten ein erhöhtes Risiko für Komplikationen haben;
- präventives Screening der Patienten auf eine pulmonale Hypertension.

Die üblichen medizinischen Maßnahmen zur Stabilisierung oder möglichst sogar Beeinflussung des Krankheitsverlaufs werden allgemein drei Kategorien zugeordnet:
- Strategien zur Beeinflussung des Gefäßsystems und insbesondere des Raynaud-Syndroms: Dazu zählt die orale oder intravenöse Therapie mit Vasodilatoren (Prostazyklin/Iloprost) und Antikoagulanzien zur Kapillarerweiterung und Blutgerinnungshemmung, um so den Blutfluss durch die feinsten Gefäße in den Extremitäten bzw. inneren Organen zu optimieren. Daneben werden mit wechselndem Erfolg übliche blutdrucksenkende Maßnahmen zur Beeinflussung der pulmonalen Hypertension eingesetzt (Wigley et al. 1992, Denton und Black 2002).
- Immunsuppressiva, die darauf abzielten, die autodestruktiven Immunreaktionen zu hemmen, zeigten bei Patienten mit diffuser systemischer Sklerose begrenzte Erfolge, waren bei limitierter systemischer Sklerose jedoch weitgehend unwirksam.
- Die antifibrotische Therapie – in Form von Antagonisten zur Hemmung der Fibroblastenproliferation und Extrazellulärmatrixsynthese – ist bei Denton und Black (2002) beschrieben.

Während sich durch die Fortschritte der Medizin also immerhin die Mortalität reduziert hat und stabilere Krankheitsverläufe sowie ein besseres Selbstmanagement der Patienten möglich geworden sind, sind die Erfolge insgesamt immer noch sehr begrenzt und variabel. Zudem haben die eingesetzten Medikamente häufig Nebenwirkungen. Erforderlich sind daher Untersuchungen zu nichtpharmakologischen Behandlungsmöglichkeiten, mit denen die Beschwerden der Patienten und insbesondere die Gewebefibrose kontrolliert oder sogar zur Rückbildung gebracht werden können.

5.6.5 Hilft MT gegen fibrotische Veränderungen der Sklerodermie?

Bisherige klinische Evidenz

Fascial Release (FR) und strukturelle Integration (SI)

Walton (2007) beschrieb eine Verkürzung der Raynaud-Attacken nach einer Serie von FR-Behandlungen und Martin (2009) demonstrierte sogar eine Vielzahl von Wirkungen: eine signifikante Verbesserung der Thoraxexkursionen, eine Zunahme der Beweglichkeit im Temporomandibulargelenk mit verbesserter Mundöffnung, eine deutliche Zunahme des Bewegungsumfangs in Hand- und Fingergelenken (um bis zu 100 %), einen Rückgang der Fingerulzerationen und Raynaud-Symptome überhaupt, eine Erholung des Nagelwachstums und, vielleicht am wichtigsten, eine Schmerzlinderung oder sogar Schmerzfreiheit in allen betroffenen Bereichen. Diese Verbesserungen gingen über längere therapiefreie Zeiträume verloren, ließen sich aber durch intermittierende Wiederaufnahme der Behandlung ohne Schwierigkeiten wiederherstellen. Eine verstärkte parasympathische Aktivität mit verbesserter Regulation der vegetativen Funktionen sowie weitere, damit in Zusammenhang stehende Verbesserungen nach manueller Therapie (einschließlich FT) wurden in einer Übersichtsarbeit von Moyer, Rounds und Hannum (2004) beschrieben.

Die Autorin selbst verfügt über klinische Erfahrungen mit über 20 SS-Patienten in Großbritannien und Europa, bei denen sich ermutigende Ergebnisse durch manuelle Therapien in Verbindung mit der laufenden medizinischen Behandlung (u. a. durch geeignete Arzneimittel) erzielen ließen (Ball 2011). So kam es u. a. zu einer verbesserten faszialen „Gewebetextur", Gleitfähigkeit und Remodeling.
- Vermindert waren Schmerzen, Schmerzmittelverbrauch, Erschöpfungsphasen, Dauer und Häufigkeit von gastrointestinalen Funktionsstörungen sowie Schwellungen, Steifigkeit und Schmerzhaftigkeit der Hand- und Fingergelenke.
- Verbessert wurden die funktionale Beweglichkeit und der Bewegungsumfang, Hand- und Fingergreiffunktion, Mundöffnung, funktionelle Selbstständigkeit, positive Gestimmtheit und Lebensqualität.

Grundlagen für eine Wirksamkeit der MT

FR-Techniken, strukturelle Integration und das KMI®-Modell

Durch manuelle FR-Manipulationen der Bindegewebe in Verbindung mit einer Bewegungsschulung versucht die strukturelle Integration (SI) Länge, Symmetrie und Gleichgewicht des Körpers um seine vertikale Achse in allen Ebenen wiederherzustellen (Myers 2009). Mithilfe der Begriffe der SI ausgedrückt, besteht das Ziel darin, eine optimale „Tensegrity" wiederherzustellen: Die Spannung (tension), die durch den „Zug" des Fasziengewebes entsteht und einen nach innen gerichteten Druck auf das Skelettsystem bewirkt, soll nach allen Richtungen gleich groß und in ein Gleichgewicht integriert werden.

Das SI-Modell der „Kinesis Myofascial Integration" (KMI®) von Thomas Myers (2009), das die Grundlage für den therapeutischen Ansatz der Autorin bildet, basiert auf dem „Lesen und Behandeln der kohäsiven myofaszialen Verbindungen der sog. Anatomischen Zuglinien". Bei diesen Zuglinien handelt es sich um ein System aus 12 wichtigen myofaszialen Verbindungen, den sog. myofaszialen Meridianen, die den Körper von Kopf (oder Hals) bis Fuß und vom Rumpf bis zu den Händen in verschiedenen teils relativ geraden, teils spiralförmigen, kurvigen oder sich kreuzenden Bahnen umwinden (Myers 1997, 2009; ▶ Kap. 3.4). Zum Behandlungsablauf gehört daher zunächst ein korrektes „Lesen" des Körpers, um verkürzte, verquollene Bindegewebe einerseits und die kompensatorisch überdehnten, verlängerten Faszienbereiche andererseits zu identifizieren. Es folgt die methodische Anwendung von „interaktiven" manuellen Manipulationen, bei denen der Klient in der Regel aktiv mitarbeitet und sich mitbewegt, entsprechend einer strukturierten Behandlungsstrategie, die auf gründlichem Clinical Reasoning basiert.

Potenzieller Wirkmechanismus

Die Veränderungen, die sich durch SI/KMI® an der Faszie allgemein und bei bestimmten Krankheitsbildern (z. B. Skoliose) erzielen lassen, sind gut dokumentiert (Chaitow und DeLany 2003, LeBauer, Brtalik und Stowe 2008, Myers 2009). Auch bei Sklerodermiepatienten könnten ähnliche Interventionen zur Lösung von Verklebungen, Verhärtungen und Verspannungen – möglicherweise mit mehr oder häufigeren Sitzungen – über längere Zeit zur Rückbildung der fibrotischen Haut- und Bindegewebeveränderungen führen (DeLany 2002, Schleip 2003).

Diese kurz- und langfristigen Veränderungen können wiederum den Bewegungsumfang der Gelenke und die allgemeine Beweglichkeit verbessern sowie Einschränkungen und Druck auf Blut- und Lymphgefäße, Nerven, Gelenke und innere Organe lindern.
Die Folge davon:
- Es kommt zu einer Verbesserung der Blut- und Lymphzirkulation und somit zu einer besseren Sauerstoff- und Nährstoffversorgung der chronisch ischämischen, entzündeten oder geschädigten Gewebe.
- Aufgestaute Gewebeflüssigkeit, Stoffwechselschlacken etc. werden aus dem Gewebe entfernt.
- Schmerzen und Steifigkeit nehmen ab.
- Die Nervenleitung im sensiblen, motorischen und vegetativen System verbessert sich.
- Die „Lage" und Funktion der viszeralen Organe verbessert sich. Andererseits bewirkt die Druckentlastung für Gefäße, Nerven und Organe einen Rückgang der ischämischen Schmerzen, eine Anhebung der Schmerzschwelle durch Dekompression der nozizeptiven Nervenendigungen und eine Verbesserung der Funktionen von Atem- und Verdauungstrakt.

Man darf davon ausgehen, dass infolge der genannten Veränderungen
- Erschöpfung und Angst abnehmen und
- Gewebeheilung, funktionelle Beweglichkeit und Selbstständigkeit, Lebensqualität, Stimmungslage sowie vegetative und Immunfunktionen verbessert werden (Chaitow und DeLany 2000, 2003, Evans, Hucklebridge und Clow 2000, Adams et al. 2002, Findley und Schleip 2007, Huijing et al. 2009, Martin 2009).

5.6.6 Wissenschaftliche Basis: potenzielle Wirkmechanismen

Veränderungen in der Faszie: Geschmeidigkeit und Beweglichkeit

Die beobachteten Veränderungen sprechen für ein fasziales Remodeling, bei dem, wie von Martin (2009) postuliert, das Fasziengewebe seine Struktur verändert und weicher wird. Auf welchem Weg dies geschehen könnte, dafür bieten die Pionierarbeiten von Schleip (2003) sowie von Wipff und Hinz (2009) zur Myofibroblastenentwicklung wertvolle und nach Ansicht der Autorin erfolgversprechende Hinweise: Bei der Untersuchung der Frage, warum ein Myofibroblast bei der Reifung seinen „kontraktilen Phänotyp" manchmal beibehält und manchmal nicht, stellten sich in diesen Arbeiten zwei wesentliche Einflussfaktoren heraus: die mechanische Spannung – wie sie auch bei der FR-Therapie angewandt wird – und die Fähigkeit, auf TGF-β1 zu reagieren.

Wiederherstellung der Gleitfähigkeit und Koordination zwischen benachbarten myofaszialen Strukturen sowie verstärkte „Fluidität" der areolären Faszie (Fourie 2008)

Auch dies ist vermutlich teilweise auf den oben beschriebenen Vorgang zurückzuführen. Myers (2009) vergleicht die Wirkung des Release auf die areoläre Faszie, Muskelsepten und Epimysien anschaulich mit dem „Rollen" einer Grapefruit, durch das die verschiedenen Membranschichten zwischen den Saftzellen aufgebrochen und das anschließende Auspressen erleichtert wird.

Rückgang myofaszialer Schmerzen

Bei einer Schmerzlinderung können verschiedene Faktoren eine Rolle spielen. LeMoon (2008) stellte ein überzeugendes Modell „fasziagener" Schmerzen vor, in dem das Auftreten myofaszialer Schmerzen auf eine länger anhaltende und ununterbrochene Faszienverdickung und -versteifung zurückgeführt wird. Umgekehrt bieten sich dann zur Schmerzlinderung als Erstes Interventionen an, die die Faszie entspannen.

Erkenntnisse im Rahmen des 2. Internationalen Faszienkongresses 2009

Anknüpfend an vorausgegangene Untersuchungen, u. a. von Rijkelijkhuizen et al. (2005) und Schleip (Findley und Schleip 2007), zeigte Van der Wal (2009a, 2009b), dass das Bindegewebe in jeglicher Gelenkstellung seine wichtige Funktion erfüllen kann, da die Muskeln, Aponeurosen, Ligamente und Periost nicht „parallel", sondern – in einem ununterbrochenen, den ganzen Körper durchziehenden Muster – „seriell" angeordnet sind. Präparationen an nicht konservierten Kadavern und Videoaufnahmen in vivo bezeugen die allumfassende Verbundenheit der Bindegewebematrix, wodurch Zugspannungen vom Muskel aus seriell über die Bahn Muskel–Aponeurose–Ligament–Periost in ununterbrochenem Verlauf über ein bestimmtes Gelenk, aber auch von einem Gelenk zum nächsten oder durch den ganzen Körper übertragen werden können. Dies ist eine überzeugende anatomische und physiologische Erklärung dafür, wie ein therapeutisches Faszienrelease an einem bestimmten Punkt und in einer bestimmten Schicht Auswirkungen auf tiefere, manuell nicht mehr erreichbare Schichten haben kann. Dabei kann es sich um intrathorakale oder abdominale Muskelfaszien oder viszerale Faszien und Organe handeln, sodass sich die Atem-, Organ- und vegetative Regulation verbessert.

Psychoneuroimmunologie

In Anbetracht der bekannten Assoziation zwischen den Erkrankungen des Sklerodermie-Typs und einer überschießenden Sympathikusaktivität (Denton et al. 1996) liegt die Vermutung nahe, dass die Verbesserung des körperlichen und seelischen Wohlbefindens mit einer SI-Intervention – bei der auch die Parasympathikusaktivität stimuliert wird – zur Regulation der Autoimmunreaktionen beitragen könnte. Mögliche Strategien hierfür wären, eine verstärkte Aufmerksamkeit auf die „Endhaltestellen" im Zervikal- und Sakralbereich zu legen oder bewusst und sensibel die sympathischen Reaktionszonen wie Thorax, Schultern und Abdomen zu behandeln.

Neuromuskuläre Techniken (NMT) und Muskel-Energie-Techniken (MET)

Durch die Arbeiten von Chaitow (2003) sowie Chaitow und DeLany (2000, 2003) gibt es eine solide wissenschaftliche Datengrundlage zur Wirksamkeit von NMT und MET bei der Behandlung chronischer Schmerzen und Funktionsstörungen des Bewegungsapparats: Diese Methoden berücksichtigen nicht nur die lokalen ebenso wie die weiter entfernt liegenden Quellen für Schmerzen und Funktionsstörungen, sondern versuchen auch, sich selbst unterhaltende Faktoren wie myofasziale Triggerpunkte (mTrP), „konzentrisch" bzw. „exzentrisch fixierte" Gewebebereiche, die einen Verlust von Tensegrity aufweisen, sowie ungünstige Haltungs- und Bewegungsmuster aufzufinden und zu behandeln. Dass die NMT *spezifisch zum Ziel haben, die Grundsubstanz des Bindegewebes zu beeinflussen, myofasziale Triggerpunkte zu deaktivieren, Minderdurchblutung zu beseitigen sowie Körperhaltung, muskuloskelettale Funktionseinschränkungen und Nerveneinengungen abzuklären und positiv zu verändern"* (Chaitow und DeLany 2003), bietet eine plausible Grundlage für die zu erwartende Wirksamkeit bei der Rückbildung fibrotischer Faszienveränderungen bei Sklerodermiepatienten.

Desgleichen bildet den neurophysiologischen Kern der MET (z. B. postisometrische Relaxation, reziproke Inhibition) eine

Inhibition im Sinne einer *verstärkten Relaxation*, bei der die verkürzte Muskelfaszie auf ihre „normale" Ruhelänge zurückgebracht werden kann. Die klinische Wirksamkeit bei Störungen des Bewegungsapparats ist gut dokumentiert (Chaitow und DeLany 2003); Mitchell und Mitchell (1995, 1998, 1999) zeigen noch weitere gute Gründe dafür auf, dass man für die Sklerodermie positive Ergebnisse und Verläufe erwarten darf.

Manuelle Lymphdrainage (MLD)

Die Wirksamkeit der MLD zur Beseitigung akuter und chronischer Ödeme und Ansammlungen überschüssiger Interstitialflüssigkeit ist ebenfalls gut dokumentiert (Chaitow und DeLany 2003, Willis 2004, Fourie 2009). Die Akzeptanz der Methode zur Behandlung von Lymphödemen, insbesondere in der Schwangerschaft oder nach Mammakarzinomtherapie/Brustrekonstruktion, nimmt in Großbritannien gerade sehr zu, und auch zur Wirksamkeit bei rheumatoider Arthritis und Sklerodermie liegen erste ermutigende Daten vor (http://www.bmlda.org.co.uk; letzter Zugriff: 6.5.2013).

5.6.7 Schlussbemerkung

Die unbefriedigenden Möglichkeiten der konventionellen Medizin, anekdotische Erfolge der MT bei der Linderung oder Korrektur sklerodermiebedingter faszialer Veränderungen und die zunehmende Evidenzbasis für potenzielle Wirkmechanismen der MT bilden – zusammengenommen – gute Ansatzpunkte für die in den kommenden Jahren dringend benötigten klinischen und theoretischen Forschungsarbeiten auf diesem spannenden Gebiet.

LITERATURQUELLEN

Abu-Shakra M. Do improved survival rates of patients with systemic lupus erythematosus reflect a global trend? J Rheumatol. 2008; 35: 1906–1908.

Adams M, Burton K, Bogduk N, Dolan P. The Biomechanics of Back Pain. Edinburgh: Churchill Livingstone, 2002.

Allanore Y, Meune C, Vonk MC, et al. Prevalence and factors associated with left ventricular dysfunction in the EULAR Scleroderma Trial and Research group (EUSTAR) database of patients with systemic sclerosis. Ann Rheum Dis. 2010; 69(1): 218–221.

Assassi S, Mayes MD, Gourh P et al. SSc and SLE have distinct gene expression profiles in the peripheral blood cells. ACR Annual Scientific Meeting, 2007.

Ball TM. Structural Integration-based fascial release efficacy in alleviating specific symptoms in systemic lupus erythematosus (SLE): Two case studies. J Bodyw Mov Ther. 2011; 15(2): 217–225.

Bernatsky S, Boivin JF, Joseph L et al. Mortality in systemic lupus erythematosus. Arthritis Rheum. 2006; 54: 2550–2557.

Black CM, Denton CP. Systemic sclerosis and related disorders. In: Warrell DA, Cox TM, Firth JD (eds.). Oxford Textbook of Medicine, 4th ed. New York: Oxford University Press, 2002.

Chaitow L. Muscle energy techniques. 3rd ed. Edinburgh: Churchill Livingstone/Elsevier, 2003.

Chaitow L, DeLany JW. Clinical application of neuromuscular techniques. Vol. I. London: Harcourt Publishers/Churchill Livingstone, 2000.

Chaitow L, DeLany J. Neuromuscular techniques in orthopaedics. Techniques in Orthopaedics 2003; 18(1): 74–86.

de Groote P, Gressin V, Hachulla E et al. Evaluation of cardiac abnormalities by Doppler echocardiography in a large nationwide multicentric cohort of patients with systemic sclerosis (SSc). Ann Rheum Dis. 2008; 67(1): 31–36.

DeLany J. Connective tissue perspectives. J Bodyw Mov Ther. 2002; 6(4): 220–227.

Denton CP, Black CM, Korn JH, de Crombrugghe B. Systemic sclerosis: Current pathogenetic concepts and future prospects for targeted therapy. Lancet. 1996; 347(9013): 1453–1458.

Evans P, Hucklebridge F, Clow A. Mind, immunity, and health. London: Free Association Books, 2000.

Findley TW, Schleip R (eds.). Fascia Research. Basic science and implications for conventional and complementary health care. München: Elsevier Urban & Fischer, 2007.

Fourie WJ. Fascia lata: Merely a thigh stocking, or a coordinator of complex thigh muscular activity? J Bodyw Mov Ther. 2008; 12(3): 265–273.

Fourie WJ. Fasciae in recovery from cancer surgery. Präsentation beim Second International Fascia Research Congress: Basic Science and Implications for Conventional and Complementary Health Care. Amsterdam: Vrije Universiteit, 2009.

Gaumnitz EA, Fayyad A. Oesophageal motility disorders. Medscape, 2009. Aus: http://emedicine.medscape.com/article/174783-overview (letzter Zugriff: 11.11.2013).

Huijing PA, Hollander P, Findley TW, Schleip R (eds.). Fascia Research II: Basic Science and Implications for Conventional and Complimentary Health Care. München: Elsevier Urban & Fischer, 2009.

LeBauer A, Brtalik R, Stowe K. The effect of MFR on an adult with idiopathic scoliosis. J Bodyw Mov Ther. 2008; 12(4): 356–363.

LeMoon K. Clinical reasoning in massage therapy. International Journal of Therapeutic Bodywork and Massage 1(1), 2008. Aus: http://www.ijtmb.org/index.php/ijtmb/article/view/2/20 (letzter Zugriff: 11.11.2013).

Martin MM. Effects of myofascial release in diffuse systemic sclerosis. J Bodyw Mov Ther. 2009; 13(4): 320–327.

Merrell M, Shulman LE. Determination of prognosis in chronic disease, illustrated by SLE. J Chron Dis. 1955; 1: 12–32.

Mitchell FL, Mitchell PKG. The muscle energy manual. Vol. 1: Concepts and mechanisms – The musculoskeletal screen – Cervical region evaluation & treatment. East Lansing, MI: MET Press, 1995.

Mitchell FL, Mitchell PKG. The muscle energy manual. Vol. 2: Evaluation & treatment of thoracic spine – Lumbar spine – Rib cage. East Lansing, MI: MET Press, 1998.

Mitchell FL, Mitchell PKG. The muscle energy manual. Vol. 3: Evaluation & treatment of the pelvis and sacrum. East Lansing, MI: MET Press, 1999.

Moyer CA, Rounds J, Hannum JW. A meta-analysis of massage therapy research. Psychol Bull. 2004; 130(1): 3–18.

Myers TW. The anatomy trains. J Bodyw Mov Ther. 1997; 1(2): 91–101.

Myers TW. Anatomy trains. 2nd ed. Edinburgh: Churchill Livingstone, 2009.

Rijkelijkhuizen JM, Baan GC, de Haan A, de Ruiter CJ, Huijing PA. Extramuscular myofascial force transmission for in situ rat medial gastrocnemius and plantaris muscles in progressive stages of dissection. J Exp Biol. 2005; 208: 129–140.

Schleip R. Fascial plasticity: A new neurobiological explanation. J Bodyw Mov Ther. 2003; 7(1): 11–19 (Part 1); 7(2): 104–116 (Part 2).

Urowitz MB, Gladman DD, Abu-Shakra M, Farewell VT. Mortality studies in systemic lupus erythematosus. Results from a single center. III. Improved survival over 24 years. J Rheumatol. 1997; 24: 1061–1065.

Van der Wal J. The architecture of the connective tissue in the musculoskeletal system: An often overlooked functional parameter as to proprioception in the locomotor apparatus. Int J Ther Massage Bodyw Res Educ Pract. 2009a; 2(4): 9–23.

Van der Wal J. The architecture of connective tissue as a functional substrate for proprioception in the locomotor system. Präsentation beim Second International Fascia Research Congress: Basic Science and Implications for Conventional and Complementary Health Care. Amsterdam: Vrije Universiteit, 2009b.

Walton A. Efficacy of MFR in the treatment of primary Raynaud's phenomenon. J Bodyw Mov Ther 2007; 12:274–280.

Wigley FM, Seibold JR, Wise RA, McCloskey DA, Dole WP. Intravenous iloprost treatment of Raynaud's phenomenon and ischemic ulcers secondary to systemic sclerosis. J Rheumatol. 1992; 19(9): 1407–1414.

Willis A. Manual lymphatic drainage and its therapeutic benefits. Positive Health, Online issue 104, 2004. Aus: http://www.positivehealth.com/article/manual-lymphatic-drainage/manual-lymphatic-drainage-and-its-therapeutic-benefits (letzter Zugriff: 11.11.2013).

Wipff JP, Hinz B. Myofibroblast mini-review: Myofibroblasts work best under stress. J Bodyw Mov Ther. 2009; 13(2): 121–127.

5.7 Triggerpunkte als fasziale Störung
Roland U. Gautschi

5.7.1 Triggerpunkte (TrP)

Myofasziale Triggerpunkte (mTrP) sind weit verbreitet und häufig für Schmerzen im Bewegungssystem verantwortlich (Fishbain et al. 1986, Skootsky, Jäger und Oye 1989, Fricton 1990, Gerwin 1995, Travell und Simons 1999, Jarrell 2004, Doggweiler-Wiygul 2004, Hwang, Kang und Kim 2005, Anderson et al. 2006, Ardic et al. 2006, Borg-Stein und Wilkins 2006, Fernández-de-las-Peñas et al. 2006, 2007, Treaster et al. 2006, Ettlin et al. 2008, von Stülpnagel et al. 2009).

Dem Wortsinn nach ist ein Triggerpunkt ein Punkt, von dem aus die bekannten Beschwerden des Patienten – zumeist in Form eines ausstrahlenden Schmerzes – ausgelöst (getriggert) werden können. Es werden verschiedene Arten von TrP (Travell und Simons 1999, Gautschi 2010) unterschieden:

- Aktive bzw. latente TrP: Aktive TrP zeigen bereits in Ruhe oder bei physiologischen Belastungen bzw. Bewegungen ihr charakteristisches Muster. Wenn ein aktiver TrP durch Druck oder Zug (Dehnung) oder Nadeln provoziert wird, lässt sich durch einen solchen mechanischen Stimulus der typische (lokale oder ausstrahlende) Schmerz des Patienten reproduzieren. Latente TrP sind im Gegensatz dazu in Ruhe und bei physiologischer Belastung nicht spontan schmerzhaft; sie sind klinisch stumm. Erst wenn sie durch kräftigen Druck provoziert werden, kann ein Schmerz – und zwar überwiegend ein ausstrahlender Schmerz – ausgelöst werden, der dem Patienten aus seinem Alltag jedoch nicht bekannt ist. Latente TrP können alle klinischen Merkmale eines aktiven TrP aufweisen – mit einer Ausnahme: Es ist nicht möglich, die Beschwerden des Patienten von einem latenten TrP aus zu reproduzieren.
- Je nach Art und Zeitpunkt des Auftretens werden primäre und sekundäre TrP in Synergisten, Antagonisten und Satelliten-TrP (die im Schmerzausstrahlungsgebiet eines primären TrP entstehen) unterschieden.
- Wenn ein TrP im Muskelgewebe liegt, wird er als myofaszialer Triggerpunkt bezeichnet. Wenn er in einer Sehne, einem Band bzw. im Periost etc. auftritt, wird er entsprechend als tendinöser, ligamentärer, periostaler etc. TrP bezeichnet.

Pathophysiologie

Myofasziale Triggerpunkte (mTrP) sind inzwischen ein wissenschaftlich solide erforschtes Phänomen der neuromuskuloskelettalen Medizin.

Pathophysiologisch nachgewiesen sind die lokale Hypoxie im Zentrum des mTrP (Brückle et al. 1990), EMG-Veränderungen, die als Zeichen einer gestörten Funktion der motorischen Endplatten interpretiert werden können (Travell und Simons 1999), und charakteristische Veränderungen des biochemischen Milieus. In der unmittelbaren Umgebung eines mTrP sind die Konzentrationen von Substanz P und CGRP, Bradykinin, Serotonin, Norepinephrin (Noradrenalin), Tumornekrosefaktor α (TNF-α) sowie Interleukin (IL)-1β, IL-6 und IL-8 deutlich erhöht, der pH-Wert andererseits eindeutig erniedrigt (Shah et al. 2005, 2006). Der niedrige pH-Wert (5,4 statt 6,6) und die im Vergleich zum Normalgewebe (ohne aktive TrP) zwei- bis vierfach erhöhten Konzentrationen von Schmerz- und Entzündungsmediatoren bewirken eine Veränderung der Nozizeptoraktivität im Sinne einer peripheren Sensibilisierung.

Histologisch dokumentiert sind Rigorkomplexe in der Kernzone eines mTrP (Myosin- und Aktinfilamente verharren in maximal angenäherter Position) mit reaktiver Überdehnung der angrenzenden Sarkomere (Simons und Stolov 1976) sowie Veränderungen des intramuskulären Bindegewebes (Feigl-Reitinger et al. 1998).

Die pathophysiologischen Veränderungen sind wie einzelne, sich ergänzende Mosaiksteine, die zusammen ein Gesamtbild ergeben. Welche Faktoren bei der Entstehung eines mTrP mitwirken, ist im Modell der „Energiekrise" zusammengefasst (Travell und Simons 1999, Mense et al. 2001; ➤ Abb. 5.7.1).

Durch Störungen der motorischen Endplatten (mit Herabsetzung der Schwelle für die Acetylcholinfreisetzung; ➤ Abb. 5.7.1, Pfeil A) oder traumatische Schädigung des sarkoplasmatischen Retikulums (durch Überlastung, traumatische Überdehnung oder direkte Muskelverletzung mit partieller Ruptur des sarkoplasmatischen Retikulums; ➤ Abb. 5.7.1, Pfeil B) wird in einem lokal begrenzten Muskelbereich eine Dauerkontraktion ausgelöst (Kontraktionsknoten). Kontraktionsknoten komprimieren die lokalen Blutgefäße und die verminderte Durchblutung (lokale Ischämie) verursacht ein lokales Sauerstoffdefizit (Hypoxie). Durch die permanente Kontraktion im Kontraktionsknoten wird vermehrt Energie (ATP) verbraucht, und es kommt zusätzlich zu der lokalen Hypoxie zu einer lokal begrenzten Energiekrise (ATP-Mangel).

Die lokale Ischämie, die auch eine lokale Hypoxie bewirkt, verhindert, dass ausreichend Adenosintriphosphat (ATP) im Muskelgewebe gebildet werden kann. Infolge des ATP-Mangels versagt die Kalzium-Ionenpumpe (sodass der Kontraktionsvorgang in der Muskelzelle dauerhaft weitergeht – wodurch das noch verfügbare ATP verbraucht wird) und der „Weichmachereffekt" von ATP, der für die Lösung der Myosinköpfchen von den Aktinfilamenten erforderlich ist, nicht mehr funktionieren kann. Myosin- und Aktinfilamente bleiben in maximal angenäherter Position ineinander verzahnt (Rigorkomplex). Persistierende Rigorkomplexe in begrenzten Bereichen einer Muskelfaser sind das pathophysiologische Substrat eines myofaszialen Triggerpunkts. Die Muskelfaserabschnitte, die an die verkürzten Sarkomere angrenzen, werden kompensatorisch verlängert und überdehnt. Insgesamt sind die betroffenen Muskelfasern verkürzt und als Hartspannstrang (taut band) tastbar.

Die lokale Ischämie führt zu ischämisch-hypoxischen Gewebenekrosen und lokalen Entzündungsprozessen. Entzündungen durchlaufen regelhaft unterschiedliche Phasen, die jeweils in die Bildung einer bindegewebigen Narbe münden. Das sich zusammenziehende Bindegewebe verhindert eine Dekontraktion der verkürzten Sarkomere. Damit ist die erste Stufe der Chronifizierung mit myofaszialen Schmerzproblemen erreicht (Dejung 2009).

Mit der Zeit (d.h. bei chronischen myofaszialen Schmerzsyndromen) erfassen die Bindegewebeverkürzung und -veränderungen (pathologische Crosslinks) sowohl das intramuskuläre Kollagengewe-

5.7 Triggerpunkte als fasziale Störung

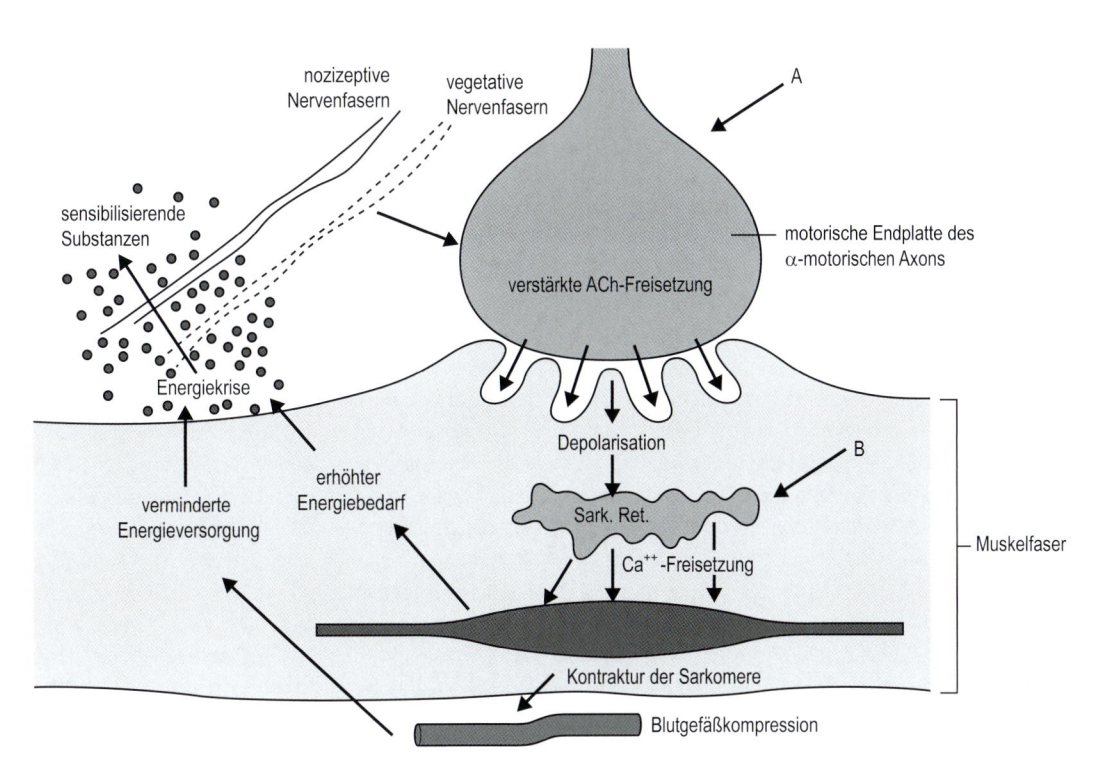

Abb. 5.7.1 Modell der Energiekrise als Entstehungsursache für mTrP. Aus: Travell und Simons 1999; Abdruck mit freundlicher Genehmigung.

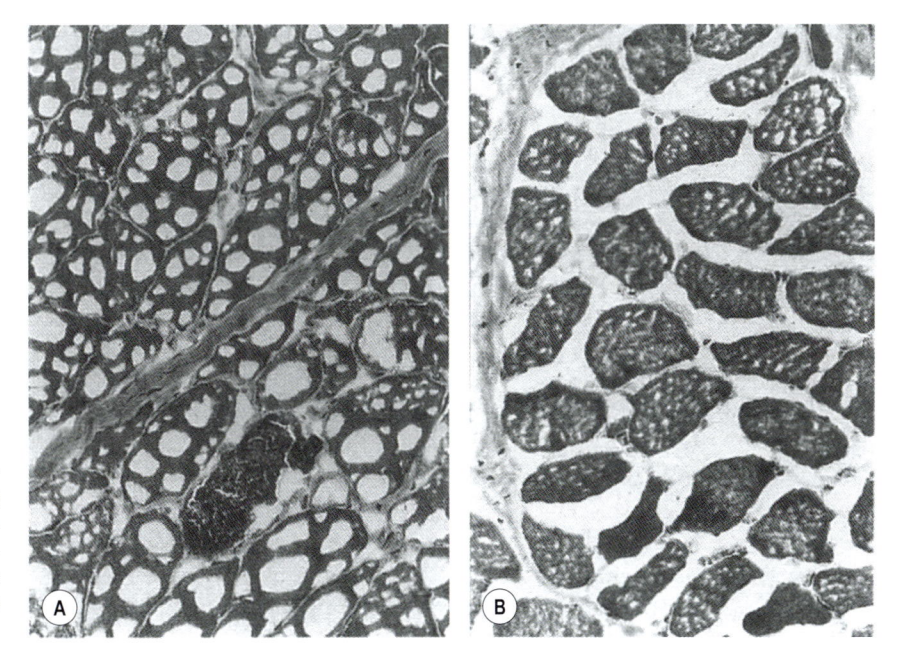

Abb. 5.7.2 In Muskelgewebe mit mTrP ist der Endomysialraum stets enger als in Vergleichsgewebe ohne mTrP. Elektronenmikroskopie, 300-fache Vergrößerung. (A) Muskelgewebe mit mTrP: Endomysium geschrumpft. (B) Vergleichsgewebe ohne mTrP: normales Endomysium. Aus: Feigl-Reitinger et al. 1998; Abdruck mit freundlicher Genehmigung.

be (Endomysium, Perimysium) als auch Muskelfaszien und intermuskuläres Bindegewebe. Histomorphologische Untersuchungen zeigen, dass die endomysialen Zwischenräume zwischen den einzelnen Muskelfasern in Muskelgewebe mit mTrP stets enger sind als in Vergleichsgewebe ohne mTrP (Feigl-Reitinger et al. 1998; ➤ Abb. 5.7.2).

Die lokale Ischämie wirkt als nozizeptiver Reiz und führt zur Freisetzung sensibilisierender Substanzen; myofaszialer Schmerz ist daher ein ischämischer Schmerz (Dejung 2009).

Klinische Symptome

Direkt durch mTrP induzierte Störungen zeigen sich in Form von
- Schmerzen (lokal und ausstrahlend) unterschiedlicher Qualität (ziehend, stechend, brennend oder dumpf, deutlich begrenzt oder diffus, oberflächlich oder „tief im Gelenk" etc.). Die Triggerpunktaktivität äußert sich manchmal auch durch Parästhesien, Dysästhesien oder Hypästhesie (Kribbeln, Brennen, Taubheitsge-

fühl, ein Gefühl „wie eingeschnürt in eine enge Manschette" oder als sei die betroffene Körperregion geschwollen etc.).
- motorischen Funktionsstörungen: Reflektorische oder schmerzbedingte Muskelschwäche ohne Atrophie sowie intra- und intermuskuläre Koordinationsstörungen können unmittelbar durch mTrP verursacht werden (Travell und Simons 1999, Lucas et al. 2004, Invanichev 2007).
- vegetativen und trophischen Störungen: Häufig gehen von mTrP autonom-vegetative Phänomene aus (Travell und Simons 1999). Sie können sich auf mannigfache Art sowohl im Gebiet des Triggerpunkts selbst als auch im Schmerzausstrahlungsgebiet bemerkbar machen und umfassen erhöhte Hauttemperatur im Bereich des mTrP, Veränderungen von Hauttemperatur und der Trophik im Schmerzausstrahlungsgebiet, verstärkte Schweißsekretion, Übelkeit, Schwindel u. a. m. Diese Symptome werden als Reflexantwort des Sympathikus interpretiert (Dejung 2009).

Auch die Hartspannstränge, die im Rahmen der Triggerpunktpathologie und Bindegewebsveränderungen entstehen, können eine Reihe von klinischen Problemen verursachen:
- Störungen der intra- und intermuskulären Koordination: Die Bewegungsökonomie ist aufgrund der Hartspannstränge und Bindegewebeveränderungen behindert. In der Folge kommt es zu Fehlbelastung und Überlastung von Muskeln und Gelenken.
- Bewegungseinschränkungen: Hartspannstränge führen zu Muskelverkürzung (Lewit 2007), die Minderbeweglichkeit und artikuläre Dysfunktionen nach sich ziehen. Faszienverklebungen zwischen benachbarten Muskeln verursachen oftmals drastische Bewegungseinschränkungen.
- Durchblutungsstörungen: Wenn durch die Hartspannstränge Blutgefäße komprimiert werden, kommt es zu Durchblutungsstörungen (Ödembildung) und Störungen der Trophik.
- Neuromuskuläres Entrapment: Nerven durchdringen an vielen Stellen die Muskulatur. Wenn die Muskelfasern an solchen Stellen aufgrund von mTrP verkürzt sind, üben sie Druck auf die neurale Struktur aus. Das Nervengewebe wird schlechter durchblutet und es kommt zu Symptomen im Versorgungsgebiet des Nervs (Dysästhesie, Schwäche, Störung der Trophik).
- Irritation der Tiefensensibilität, Propriozeption und Nozizeption: Bindegewebedysfunktionen verändern den Impulseinstrom, der von den im Muskelbindegewebe liegenden Rezeptoren her kommt.
- Periphere Chronifizierung: Die Bindegewebeschrumpfungen überlagern und fixieren die Rigorkomplexe, und es kommt zur sog. peripheren Chronifizierung der myofaszialen Schmerzen.

Die Gesamtheit all dieser direkt (durch mTrP) oder indirekt (durch Hartspannstränge und Binegewebsveränderungen) ausgelösten Veränderungen wird als myofasziales Syndrom (MFS) bezeichnet.

Diagnostik

Im klinischen Alltag wird meistens die manuelle Palpation zur Auffindung von mTrP verwendet. Die palpatorische Diagnose stützt sich im Wesentlichen auf drei Kriterien (Travell und Simons 1999):

- Auffindung des Hartspannstrangs, der zum mTrP gehört (taut band)
- Aufsuchen der empfindlichsten Stelle im Verlauf des Hartspannstrangs (spot tenderness)
- Reproduktion des Schmerzmusters oder anderer dem Patienten bekannter Symptome durch mechanische Provokation (Druck, Dehnung, Nadelung) des mTrP (pain recognition)

Weitere Merkmale, z. B. ein tastbares Knötchen am Ort des mTrP, ausstrahlende Schmerzen oder eine lokale Zuckungsreaktion (local twitch response) bei mechanischer Stimulation des mTrP, zeigen sich bei vielen, aber nicht bei allen mTrP und können zur Bestätigung der Diagnose dienen.

Die Zuverlässigkeit der klinischen Diagnose von mTrP wurde in mehreren Studien geprüft. Dabei stellte sich heraus, dass die interindividuelle Reliabilität bei der Identifikation von mTrP sehr unterschiedlich ist und vor allem vom Wissen und der Erfahrung der Therapeuten abhängt. Die gemessenen Kappa-Werte variieren in den Studien deutlich und reichen von 0,35 (schlechte Reproduzierbarkeit) bei ungeschulten/ungeübten Untersuchern (Nice et al. 1992, Wolfe et al. 1992) über moderate Werte (Njoo und van der Does 1994, Hsieh et al. 2000) bis hin zu 0,8 (sehr gute Reproduzierbarkeit) für spezifisch ausgebildete und palpatorisch versierte Therapeuten (Gerwin et al. 1997, Al-Shenqti und Oldham 2005, Bron et al. 2007, Licht et al. 2007).

Ätiologie

Zentral für die Entstehung von Triggerpunkten ist eine ausgeprägte lokale Hypoxie mit der daraus resultierenden Energiekrise (> Abb. 5.7.1) und der nachfolgenden Entstehung von persistierenden Rigorkomplexen bzw. Kontraktionsknoten. Sauerstoffmangel und eingeschränkte Energieversorgung (ATP-Mangel) im Muskelgewebe können unterschiedliche Ursachen und Auslöser haben, die in der Regel einer der folgenden Kategorien zuzuordnen sind:
- Direktes Trauma, z. B. Muskelverletzung als direkte Folge einer Gewalteinwirkung (bei Sport, Unfällen etc.)
- Akute Überdehnung des Muskels (z. B. beim Sport oder unfallbedingt)
- Akute Überlastung (z. B. durch Sport oder Unfälle)
- Chronische Überlastung der Muskulatur (haltungsbedingt oder repetitiv-stereotype Bewegungsabläufe bei der Arbeit oder im Training, anhaltende Muskelkontraktion in verkürzter Stellung, exzentrische Muskelaktivität, stressbedingte Überlastung etc.)
- Triggerpunktaktivität in anderen Muskeln (Triggerpunktketten mit sekundären oder Satelliten-TrP)

Diese Faktoren führen initial oft zunächst zur Bildung latenter TrP, die klinisch noch stumm sind und erst dann aktiviert werden, wenn die ursprünglichen Auslöser weiter anhalten oder wenn Ko-Faktoren wie Kälte, Nässe, Zug, Stress etc. hinzukommen, die in gesunder Muskulatur allein keine Schäden verursachen (sog. Aktivierungsmechanismen; > Abb. 5.7.3). Aktive TrP können andererseits durch Deaktivierungsmechanismen (wie Ruhe, körpereigene Regenerationsprozesse, Therapie) in latente TrP oder gesundes Muskelgewebe übergehen (> Abb. 5.7.3).

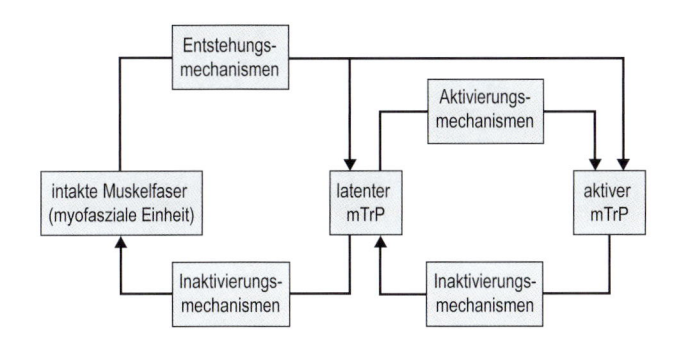

Abb. 5.7.3 Entstehung latenter und aktiver mTrP: Entstehungs-, Aktivierungs- und Inaktivierungsmechanismen. Aus: Gautschi 2010; Abdruck mit freundlicher Genehmigung.

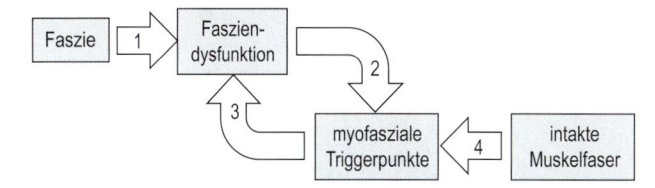

Abb. 5.7.4 Wechselbeziehungen zwischen Fasziendysfunktion und myofaszialen Triggerpunkten. 1) Ursachen für Fasziendysfunktion. 2) Fasziendysfunktion als mögliche Ursache für die Entstehung/Perpetuierung von mTrP. 3) mTrP als mögliche Ursache für die Entstehung/Perpetuierung einer Fasziendysfunktion. 4) Ursachen für die Entstehung von mTrP.

Chronische myofasziale Schmerzen werden überwiegend durch eine Kombination mehrerer Faktoren verursacht. Dabei wirken prädisponierende Faktoren (z. B. Trainingsmangel und geringe Ausdauer), ursächliche Faktoren (z. B. akute Überlastung) und perpetuierende Faktoren (unökonomische Haltung bei der Arbeit, Triggerpunktaktivität in Synergisten oder Antagonisten, beeinträchtigte körpereigene Deaktivierungsmechanismen) häufig zusammen (Einzelheiten bei Gautschi 2010).

5.7.2 Faszien und myofasziale Triggerpunkte

Die Faszie umfasst – im weitesten Sinne – alle faserig-kollagenen Bindegewebsformationen (> Kap. 1 *Anatomie*). Die Faszienstrukturen bilden ein den gesamten Körper und alle Organe umhüllendes und durchdringendes Netzwerk, das vielfältig in Taschen und Kammern gegliedert ist und alles mit allem verbindet. Die unterschiedlichen Ausprägungen der Faszien in Form von Septen, umhüllenden Fasergeflechten, band- bzw. kapselartigen Verdickungen etc. können als lokale Anpassungen eines zusammenhängenden Netzwerks an die jeweils spezifischen örtlichen Zugbelastungen verstanden werden (Schleip 2009). Nicht nur die äußere Muskelfaszie (Epimysium), sondern auch die dünnen Bindegewebestrukturen innerhalb der Muskeln (wie das Endomysium, das die einzelnen Muskelfasern umhüllt, oder das Perimysium, das das ganze Muskelfaserbündel umgibt) sind Teil dieses faszialen Netzwerks (Trotter 1992).

Auf diese Weise ist jeder Muskel untrennbar mit dem Organ Faszie verbunden – genauer gesagt: Er *ist* ein *Teil* des Faszienorgans. In diesem myofaszialen System dynamisieren die kontraktilen Elemente der Muskeln das fasziale Netzwerk und sind sowohl für die optimale Vorspannung der Spannungselemente (> Kap. 3.5) als auch für die Bewegung des gesamten Systems verantwortlich. Dabei treiben die Muskelzellen – bildhaft gesprochen – im Fasziennetz umher wie Fische in einem Fischernetz. Durch ihre Bewegung üben sie Zug auf die Faszienstrukturen aus, der wiederum auf das Periost weitergeleitet wird. Auf diese Weise wird die Zugkraft der Muskeln auf die Knochen übertragen. So gesehen, gibt es im Körper nur einen einzigen Muskel, der in 600 oder mehr Faszientaschen „herumlungert" (Myers 2001).

Faszie und Muskulatur stehen also in ständiger und unmittelbarer Wechselbeziehung. Sie bedingen sich gegenseitig und teilen ein gemeinsames Schicksal – in guten wie in schlechten Zeiten.

Dysfunktionale Faszienstrukturen können auf diese Weise eine muskuläre Dysfunktion (mTrP) provozieren (siehe unten), und ebenso haben pathologische Veränderungen der Muskulatur (in Form von mTrP) immer auch eine fasziale Komponente und können eine fasziale Dysfunktion hervorrufen (siehe unten) (> Abb. 5.7.4).

Faszial bedingte Muskeldysfunktion

Pathologische Veränderungen faszialer Strukturen können durch verschiedenste Einflüsse entstehen, z. B. durch Entzündungsvorgänge, mechanische Fehlbelastung, metabolische Störungen oder Verletzungen (> Abb. 5.7.4, Pfeil 1; > Kap. 4 *Physiologie*). Sind Fasziendysfunktionen einmal entstanden, können sie in der Folge zu muskulären Störungen, insbesondere mTrP, führen (> Abb. 5.7.4, Pfeil 2).

Entstehung und Aktivierung von mTrP durch fasziale Dysfunktion

Eine gestörte Faszienfunktion kann auf unterschiedlichen Wegen zur Entstehung oder Aufrechterhaltung von mTrP beitragen.

Überlastung durch gestörte Faszienmechanik
Intra- und extramuskuläre Bindegewebeveränderungen können Auswirkungen auf die Bewegungsmuster haben: Pathologische Crosslinks schränken die Elastizität des muskulären Bindegewebes ein (> Abb. 5.7.5); intramuskuläre Verkürzungen, Verschmälerungen und Adhäsionen intramuskulärer Faszienstrukturen (Endomysien und Perimysien; siehe unten) beeinträchtigen die Koordination und die Stoffwechselversorgung innerhalb des Muskels. Durch Verkürzung extramuskulärer Faszien und intermuskulärer Faszienverklebungen wird das Zusammenspiel der Muskeln gestört und die Beweglichkeit eingeschränkt. Einseitige Belastungen oder Überlastungen bleiben nicht auf den ursprünglichen Ort beschränkt, sondern breiten sich über das myofasziale Netzwerk aus – entsprechend der Dynamik von Tensegrity-Strukturen (> Kap. 3.5).

Faszienveränderungen (aus welchen Gründen auch immer entstanden) führen somit regelmäßig zu veränderten Haltungs- und

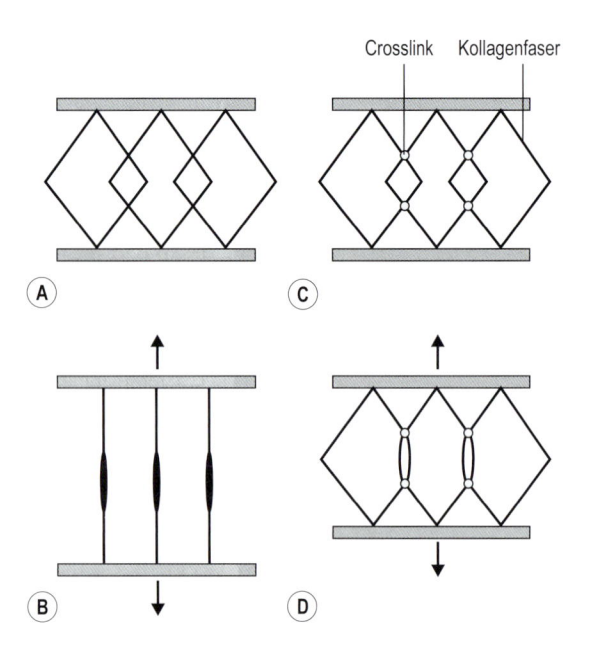

Abb. 5.7.5 Gefügestörungen im Kollagennetzwerk des muskulären Bindegewebes. (A) Normale Situation bei Entspannung und (B) bei Dehnung. (C) Situation mit pathologischen Crosslinks bei Entspannung und (D) bei Dehnung. Aus: van den Berg 2003; Abdruck mit freundlicher Genehmigung.

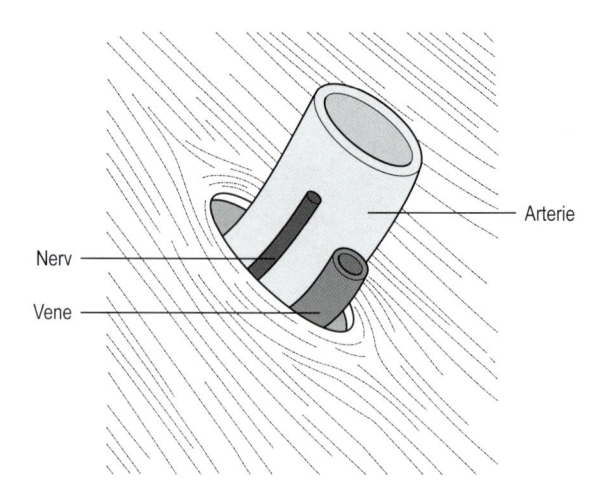

Abb. 5.7.6 Die „Perforanten-Trias" beim Durchbruch durch die äußere Faszie eines Muskels. Stets ziehen eine Vene (V. perforans), eine Arterie (A. perforans) und ein Nerv (N. perforans) gemeinsam durch eine Öffnung in der Muskelfaszie. Aus: Staubesand 1994; Abdruck mit freundlicher Genehmigung.

Bewegungsmustern. Die resultierenden Abweichungen von ökonomischen Belastungsmustern erzeugen Fehlbelastungen im muskuloskelettalen System, sodass myofasziale (und auch artikuläre) Strukturen mit erhöhter Wahrscheinlichkeit chronisch fehl- bzw. überlastet werden. Chronische Überlastung gehört zu den häufigsten Ursachen für die Entstehung und Aktivierung von mTrP.

Bei myofaszialen Funktionsstörungen entstehen häufig nicht nur lokal in einzelnen Muskeln mTrP. Vielmehr bilden sich oft infolge der anhaltend unphysiologischen Spannungsverhältnisse tendinöse TrP am Muskel-Sehnen-Übergang und periostale TrP im Bereich des Muskelansatzes. Ebenso entstehen vielfach mTrP entlang struktureller oder funktioneller kinetischer Ketten (➤ Kap. 3) in synergistisch tätigen Muskelgruppen vor.

Veränderungen des sensorischen Inputs

Die Faszie nimmt wichtige Aufgaben als Rezeptororgan wahr (➤ Kap. 2); eine Fasziendysfunktion zieht daher immer einen veränderten Impulsstrom aus den faszialen Mechanorezeptoren nach sich. Faszienstörungen verändern somit die Sensorik (Interozeption, Propriozeption).

Die Steuerung der Motorik bzw. die Bewegungskontrolle ist eine integrative sensomotorische Leistung, und der sensorische Input, der aus der myofaszialen Einheit kommt, bestimmt die Generierung des motorischen Outputs maßgeblich mit. Sind die sensiblen Impulsströme betroffen, wird daher auch die Bewegungskontrolle beeinträchtigt. Dies ist mit erhöhten Belastungen für die Muskulatur verbunden und begünstigt die Entstehung bzw. Aktivierung von mTrP.

Ein verändertes Muskelaktivierungsmuster infolge von Triggerpunktaktivität ist nachgewiesen (Lucas et al. 2004). Ob und ggf. in welchem Ausmaß dies in Zusammenhang mit den veränderten sensiblen Signalen der faszialen Rezeptoren steht, wurde bisher nicht untersucht.

Es ist naheliegend, dass die vegetative Regulation im Muskel ebenfalls durch veränderte sensible Afferenzen modifiziert wird. Mögliche Folge sind Veränderungen der Durchblutung oder des Stoffwechselgeschehens.

Vegetative Störungen

Die lokale Durchblutung und Trophik des Muskelgewebes können durch eine fasziale Dysfunktion anhaltend gestört werden. Als Ursache hierfür kommt ein veränderter sensibler Signaleinstrom (siehe oben) ebenso infrage wie direkte mechanische Einflüsse.

Die äußere Muskelfaszie muss den Durchtritt von Nerven und Gefäßen erlauben, die für die Versorgung des Muskels (und somit für eine optimale Muskelfunktion) erforderlich sind. Nerven, Arterien und Venen passieren die Muskelfaszie (Perimysium) jeweils gemeinsam als „Perforanten-Trias" (Staubesand 1994, Staubesand und Li 1996; ➤ Abb. 5.7.6). Wenn der Widerstand der äußeren Muskelfaszie zunimmt, können Nerven und Gefäße an diesen Durchtrittstellen komprimiert werden.

Ein derartiges Entrapment der distalsten Nervenabschnitte in der äußeren Faszie eines Muskels verhindert, dass der Nerv – und somit auch der Muskel – optimal funktionieren kann. Motorische, sensible und vegetative Nervenfasern können betroffen sein. Dadurch werden Kraft, Koordination und Beweglichkeit der Muskeln eingeschränkt; gleichzeitig kann durch die Irritation vasomotorischer Fasern die Durchblutung und damit auch die Regenerationsfähigkeit des Muskels beeinträchtigt werden.

Da in der Regel zusammen mit dem Nerv arterielle und venöse Gefäße durch die äußere Muskelfaszie treten, können Durchblutung und Erholungspotenzial des Muskels durch ein Entrapment auch auf diesem Weg direkt beeinträchtigt werden.

Solche distalen Entrapments vegetativer Nervenfasern bzw. von Blutgefäßen vermögen die Erholungsfähigkeit des Muskels nachhaltig zu reduzieren. Dann wird die Belastungsgrenze des Muskels früher erreicht, was wiederum die Entstehung von mTrP begünstigt. Solange das Entrapment bestehen bleibt, werden positive Effekte einer (aktiven oder passiven) Behandlung und Rehabilitation verhindert oder zumindest abgeschwächt.

Mit der Entlastung solcher Mini-Entrapments im Bereich der Perforanten-Trias durch eine gezielte Therapie (siehe unten) kann einer der möglichen Faktoren für die Perpetuierung neuromuskuloskelettaler Beschwerden eliminiert werden: motorische, sensible und vegetative Nervenfasern werden nicht mehr irritiert. Damit sind optimale Voraussetzungen geschaffen, dass der Muskel motorisch und sensorisch bestmöglich innerviert ist und durchblutet wird; der Muskel kann wieder voll funktionsfähig werden.

Periphere Chronifizierung

Intra- und extramuskuläre Faszienveränderungen spielen als chronifizierender Faktor in der Peripherie eine außerordentlich wichtige (und bisher unterschätzte) Rolle. Einerseits können sie kontinuierlich als Entstehungs- bzw. als Aktivierungsmechanismen muskuloskelettaler Probleme wirken (siehe oben und ➤ Abb. 5.7.3); andererseits verhindern Faszienstörungen häufig die spontane Rückbildung von mTrP: Die körpereigenen, autonom ablaufenden Deaktivierungsmechanismen (➤ Abb. 5.7.3) werden durch die Fasziendysfunktion behindert. Pathologische Crosslinks, bindegewebige Verkürzung und Adhäsionen beinträchtigen dabei die Erholung der myofaszialen Strukturen, während die Irritation der faszialen Rezeptoren den sensorischen Input verändert (wodurch gleichzeitig fehlerhafte motorische Efferenzen entstehen können). Darüber hinaus ist im Bereich der dysfunktionalen oberflächlichen Muskelfaszie der lokale Stoffwechsel infolge der Mini-Entrapments eingeschränkt – und damit auch die Regenerationsmöglichkeit des Muskelgewebes.

Besonders ist zu beachten, dass intramuskuläre Bindegewebeveränderungen sehr wahrscheinlich eine entscheidende Rolle bei der Chronifizierung myofaszialer Veränderungen spielen. Myofasziale Schmerzen entstehen in der Regel in Zusammenhang mit ischämischen Schadreizen im Muskel (siehe oben). Die ausgeprägte Ischämie im Bereich der mTrP kann lokale Gewebenekrosen erzeugen, die wiederum lokal begrenzte Entzündungsprozesse mit Reparaturvorgängen auslösen. Im Verlauf der Abheilung werden Kollagenfasern eingelagert, und das neu gebildete Bindegewebe beginnt sich unter dem Einfluss von Myofibroblasten zu kontrahieren (van Wingerden 1995). Das Bindegewebe durchläuft damit eine Schrumpfungsphase, wobei Entzündungsmediatoren die Aktivität der Myofibroblasten verstärken und ein niedriger pH-Wert (saures Milieu) die Kontraktilität der Myofibroblasten steigert (Pipelzadeh 1998). Der ganze Prozess endet mit einer Narbenbildung. Dejung (2009) postuliert, dass sich in der TrP-Region derart entstandene endo- und perimysalen Bindegewebsverkürzungen den kontrakten Sarkomeren überlagern und diese damit strukturell fixieren. Das sich zusammenziehende Bindegewebe verhindert so die Dekontraktion der kontrakten Sarkomere in den Rigorkomplexen. Dies ist die erste Stufe der myofaszialen Chronifizierung, und sie wird durch periphere – nicht zentrale – Prozesse ausgelöst.

Triggerpunkt-induzierte Fasziendysfunktion

Einerseits kann eine Fasziendysfunktion die Entstehung oder Perpetuierung von mTrP verursachen (siehe oben; ➤ Abb. 5.7.4, Pfeil 2). Andererseits können aber mTrP zur Fasziendysfunktion führen (➤ Abb. 5.7.4, Pfeil 3).

Mechanisch induzierte Fasziendysfunktion

Myofasziale Triggerpunkte treten stets mit Hartspannsträngen auf, und diese induzieren Anpassungsreaktionen im Gewebe, die häufig zu einer Störung der Faszienarchitektur und -funktion führen.
- Hartspannstränge setzen die Faszienstrukturen unter permanente Spannung. Dies geschieht insbesondere im Bereich des Muskel-Sehnen-Übergangs und am Muskelansatz, sodass an diesen Stellen oft tendinöse oder periostale TrP entstehen („Insertionstendinopathie").
- Hartspannstränge können sich in Form einer Muskelverkürzung äußern. Bewegungseinschränkung sowie veränderte Haltungs- und Bewegungsmuster stellen sich ein und können zu Sadaptionsprozessen und zur Dekompensation faszialer Strukturen führen.

Biochemisch induzierte Fasziendysfunktion

Im Bereich der mTrP verändert sich das biochemische Milieu messbar. Nachgewiesen wurde:
- eine ausgeprägte Hypoxie (Brückle et al. 1990),
- eine eindeutige Zunahme von Entzündungsmediatoren wie Bradykinin, Substanz P und CGRP (Shah et al. 2005, 2008) und
- eine signifikante Erniedrigung des pH-Werts, also ein vorwiegend saures Gewebemilieu (Shah et al. 2005, 2008).

Diese nachweisbaren Veränderungen des biochemischen Milieus begünstigen die Entstehung und Unterhaltung einer Fasziendysfunktion. Die Kontraktionsneigung von Faszien wird verstärkt durch ein saures Gewebemilieu sowie durch Botenstoffe, die im Körper bei Entzündungen auftreten (Pipelzadeh und Naylor 1998). Auf die besondere Bedeutung von Entzündungsprozessen wurde bereits hingewiesen. Sie sind eine Reaktion auf ischämische Gewebenekrosen und verursachen allgemein eine Fasziendysfunktion sowie insbesondere eine periphere Chronifizierung der myofaszialen Veränderungen.

5.7.3 Therapeutische Konsequenzen

Eine kausale Therapie der (myo-)faszialen Dysfunktion muss sich an den zugrunde liegenden (patho-)physiologischen Abläufen orientieren. Im Wesentlichen führt eine lokale Ischämie zur Hypoxie, die pathogenetisch zum Ausgangspunkt für myofasziale Schmerzen und Funktionsstörungen wird. Die Folgen der Hypoxie sind:
- ATP-Mangel („Energiekrise") mit Bildung von Rigorkomplexen (Fehlen der „Weichmacher"-Wirkung von ATP) und
- lokale Entzündungsprozesse, auf die das Bindegewebe mit Adhäsionen und Schrumpfung reagiert (siehe oben).

Eine chronifizierte myofasziale Triggerpunktpathologie ist somit durch zwei Faktoren gekennzeichnet: Rigorkomplexe und Bindegewebsveränderungen (Adhäsionen, Verkürzung), wobei Letztere für die Chronifizierung der myofaszialen Beschwerden maßgeblich verantwortlich sind (siehe oben). Wenn eine Behandlung nachhaltig wirksam sein soll, muss sie beide Faktoren berücksichtigen, die Rigorkomplexe und die Bindegewebeveränderungen.

Wenn Methoden eingesetzt werden, die rein reflektorisch wirken (Muscle-Release-Techniken) oder ausschließlich auf die Behandlung der Rigorkomplexe ausgerichtet sind (z. B. Dry Needling oder Stoßwellentherapie), wird dies den faszialen Aspekten nicht gerecht. Erforderlich ist vielmehr die konsequente und gründliche Behandlung der Rigorkomplexe *und* der Faszienveränderungen mit gezielt auf das Bindegewebe gerichteten manuellen Techniken.

Es ist ein Alleinstellungsmerkmal der von Dejung begründeten myofaszialen Triggerpunkttherapie IMTT®, dass hierbei Rigorkomplexe und Bindegewebeveränderungen gleichermaßen im Fokus der therapeutischen Bemühungen stehen (Swiss Approach; Dejung 1988, 2009). Vier manuelle Techniken werden eingesetzt, um mit der Behandlung sowohl den Rigorkomplex als auch die reaktiven Veränderungen an der Faszie gezielt zu erreichen (> Tab. 5.7.1). Im Konzept der manuellen Triggerpunkttherapie werden diese manuellen Techniken zusätzlich durch Dehnungen (Technik V), funktionelle Kräftigung der Muskulatur und ergonomische Maßnahmen (Technik VI) ergänzt. Ein Heimprogramm mit Dehnungs-/Detonisierungsübungen unterbricht monotone Arbeitshaltungen und fördert die Regenerationsfähigkeit der Muskelfasern und die Remodellierung der Faszienstrukturen. Funktionelles Training unterstützt den Heilungsprozess durch physiologische Belastung und Bewegungen. Auf diese Weise wird die Belastbarkeit der myofaszialen Einheit gesteigert; gleichzeitig werden Fehlbelastungen durch ergonomische Maßnahmen reduziert. Für eine dauerhafte Beseitigung der myofaszialen Schmerzen müssen neben der lokalen Behandlung der myofaszialen Strukturen auch die perpetuierenden Faktoren erkannt und in der Therapie berücksichtigt werden. Die myofasziale Triggerpunkttherapie IMTT® ist eine differenzierte Methode, die von spezifisch ausgebildeten Physiotherapeuten und Ärzten durchgeführt wird. Weitere Informationen können unter http://www.triggerpunkt-therapie.eu (letzter Zugriff: 13.11.2013) abgerufen werden.

LITERATURQUELLEN

Al-Shenqiti AM, Oldham JA. Test-retest reliability of myofascial trigger point detection in patients with rotator cuff tendonitis. Clin Rehabil. 2005; 19(5): 482–487.

Anderson RU, Wise D, Sawyer T, Chan CA. Sexual dysfunction in men with chronic prostatitis/chronic pelvic pain syndrome: Improvement after trigger point release and paradoxical relaxation training. J Urol. 2006; 176(4.1): 1534–1538.

Ardic F, Gokharman D, Atsu S, Guner S, Yilmaz M, Yorgancioglu R. The comprehensive evaluation of temporomandibular disorders seen in rheumatoid arthritis. Aust Dent J. 2006; 51(1): 23–28.

Borg-Stein J, Wilkins A. Soft tissue determinants of low back pain. Curr Pain Headache Rep. 2006; 10(5): 339–344.

Bron C, Franssen J, Wensing M, Oostendorp RA. Interrater reliability of palpation of myofascial trigger points in three shoulder muscles. J Manual Manipulative Ther. 2007; 15(4): 203–215.

Brückle W, Sückfull M, Fleckenstein W, Weiss C, Müller W. Gewebe-pO$_2$-Messung in der verspannten Rückenmuskulatur. Z Rheumatol. 1990; 49: 208–216.

Dejung B. Triggerpunkt- und Bindegewebsbehandlung – neue Wege in Physiotherapie und Rehabilitationsmedizin. Physiotherapeut. 1988; 6: 3.

Dejung B. Triggerpunkt-Therapie: Die Behandlung akuter und chronischer Schmerzen im Bewegungsapparat mit manueller Triggerpunkt-Therapie und Dry Needling. 3. Aufl. (Erstauflage 2003). Bern: Hans Huber, 2009.

Tab. 5.7.1 Triggerpunkttherapie (Swiss Approach): die Behandlungsmethoden und ihre Wirkungen (aus: Gautschi 2008)

Technik	Maßnahme	Lokale, gewebespezifische Wirkung der Therapie
I	manuelle Kompression des mTrP	• Auspressen der „entzündlichen Suppe" und des lokalen Ödems • auf Ischämie folgende reaktive Hyperämie → Stoffwechselsteigerung • reflektorische Detonisierung des zum mTrP gehörenden Hartspannstrangs
II	manuelle Dehnung der TrP-Region	• Auspressen der „entzündlichen Suppe" und des lokalen Ödems • auf Ischämie folgende reaktive Hyperämie → Stoffwechselsteigerung • reflektorische Detonisierung des zum mTrP gehörenden Hartspannstrangs • Zerstörung des lokalen Rigorkomplexes • Aufdehnen reaktiv entstandener bindegewebiger Adhäsionen (pathologische Crosslinks) und Verkürzungen → Verbesserung der intramuskulären Versorgung und Geschmeidigkeit
III	Fasziendehnung (manuelle Dehnung der oberflächlichen und intramuskulären Faszien)	• Lösung reaktiv entstandener bindegewebiger Adhäsionen (pathologische Crosslinks) und Verkürzungen → Verbesserung der intramuskulären Beweglichkeit und Versorgung → Muskel besser dehnbar • Stimulierung faszialer Mechanorezeptoren → reflektorische Detonisierung des zum Triggerpunkt gehörenden Hartspannstrangs → Senkung der Sympathikusaktivität → Senkung des globalen Grundtonus
IV	Faszientrennung (manuelles Lösen von intermuskulären Faszienverklebungen)	• Lösen von Verklebungen zwischen Faszien benachbarter Muskeln → Verbesserung der intermuskulären Beweglichkeit
V	Dehnung/Detonisierung	• Verbesserung der Dehnbarkeit des Muskels
VI	funktionelles Training/Ergonomie	• physiologische Belastung und Bewegung unterstützt den Regenerationsprozess und macht die Muskeln belastbarer • Ergonomie reduziert Fehlbelastungen der Muskulatur

Doggweiler-Wiygul R. Urologic myofascial pain syndromes. Curr Pain Headache Rep. 2004; 8(6): 445–451.

Ettlin T, Schuster C, Stoffel R, Brüderlin A, Kischka U. A distinct pattern of myofascial findings in patients after whiplash injury. Arch Phys Med Rehabil. 2008; 89: 1290–1293.

Feigl-Reitinger A, Radner H, Tilscher H et al. Der chronische Rückenschmerz: Histomorphologische Veränderungen der Muskulatur entlang der Wirbelsäule als Substrat der Myogelose. In: Feigl-Reitinger A, Bergsmann O, Tischer H (eds.). Myogelose und Triggerpunkte. Wien: Facultas, 1998.

Fernández-de-las-Peñas C, Alonso-Blanco C, Cuadrado ML, Gerwin RD, Pareja JA. Myofascial trigger points and their relationship to headache clinical parameters in chronic tension-type headache. Headache. 2006; 46(8): 1264–1272.

Fernández-de-las-Peñas C, Ge HY, Arendt-Nielsen L, Cuadrado ML, Pareja JA. The local and referred pain from myofascial trigger points in the temporalis muscle contributes to pain profile in chronic tension-type headache. Clin J Pain. 2007; 23(9): 786–792.

Fishbain DA, Goldberg M, Meagher BR, Steele R, Rosomoff H. Male and female chronic pain patients categorized by DMS-III psychiatric criteria. Pain. 1986; 26: 181–197.

Fricton JR. Myofascial pain syndrome: characteristics and epidemiology. Adv Pain Res Ther. 1990; 17: 107–128.

Gautschi R. Myofasziale Triggerpunkt-Therapie. In: van den Berg F (Hrsg.). Angewandte Physiologie. Bd. 4: Schmerzen verstehen und beeinflussen. 2. Aufl. Stuttgart: Thieme; 2008. p. 310–366.

Gautschi R. Manuelle Triggerpunkt-Therapie: Myofasziale Schmerzen und Funktionsstörungen erkennen, verstehen und behandeln. Stuttgart: Thieme, 2010.

Gerwin RD. A study of 96 subjects examined both for fibromyalgia and myofascial pain. J Musculoskeletal Pain. 1995; 3(Suppl 1): 121.

Gerwin RD, Shannon S, Hong CZ, Hubbard D, Gevirtz R. Interrater reliability in myofascial triggerpoint examination. Pain. 1997; 69: 65–73.

Hsieh CY, Hong CZ, Adams AH et al. Interexaminer reliability of the palpation of trigger points in the trunk and lower limb muscles. Arch Phys Med Rehabil. 2000; 81(3): 258–264.

Hwang M, Kang YK, Kim DH. Referred pain pattern of the pronator quadratus muscle. Pain. 2005; 116(3): 238–242.

Ivanichev GA. Myofaszialer Schmerz. Russisch Kazan: Russian Kazan University Press, 2007.

Jarrell J. Myofascial dysfunction in the pelvis. Curr Pain Headache Rep. 2004; 8(6): 452–456.

Lewit K. Das wissenschaftliche Konzept der manuellen Therapie. Punkt für Punkt. Manuelle Medizin. 2007; 45: 309–313.

Licht G, Müller-Ehrenberg H, Mathis J et al. Untersuchung myofaszialer Triggerpunkte ist zuverlässig. Intertester-Reliabilität an insgesamt 304 Muskeln überprüft. Manuelle Medizin. 2007; 45(6): 402–408.

Lucas K, Karen R, Polus B, Rich P. Latent myofascial trigger points: Their effects on muscle activation and movement efficiency. J Bodyw Mov Ther. 2004; 8: 160–166.

Mense S, Simons DG, Russell IJ. Muscle pain: Understanding its nature, diagnosis and treatment. Philadelphia: Williams & Wilkins, 2001.

Myers TW. Anatomy Trains. Myofascial meridians for manual and movement therapists. Edinburgh: Churchill Livingstone, 2001.

Nice D, Riddle D, Lamb R, Mayhew TP, Rucker K. Intertester reliability of judgments of the presence of trigger points in patients with low back pain. Arch Phys Med Rehabil. 1992; 73: 893–898.

Njoo K, van der Does E. The occurrence and inter-rater reliability of myofascial trigger points in the quadratus lumborum and gluteus medius: A prospective study in non-specific low back pain patients and controls in general practice. Pain. 1994; 58: 317–323.

Pipelzadeh MH, Naylor IL. The in vitro enhancement of rat myofibroblast contractility by alterations to the pH of the physiological solution. Eur J Pharmacol. 1998; 357: 257–259.

Schleip R. Myofasziale Triggerpunkte und Faszien. In: Irnich D (Hrsg.). Leitfaden Triggerpunkte. München: Elsevier Urban & Fischer, 2009.

Shah JP, Phillips TM, Danoff JV, Gerber LH. An in vivo microanalytical technique for measuring the local biochemical milieu of human skeletal muscle. J Appl Physiol. 2005; 99: 1977–1984.

Shah JP, Danoff JV, Deshai MJ et al. Biochemicals associated with pain and inflammation are elevated in sites near to, and remote from active myofascial trigger points. Arch Phys Med Rehabil. 2008; 89: 16–23.

Simons DG, Stolov WC. Microscopic features and transient contraction of palpable bands in canine muscle. Am J Phys Med. 1976; 55(2): 65–88.

Skootsky SA, Jäger B, Oye RK. Prevalence of myofascial pain in general internal medicine practice. West J Med. 1989; 151: 157–160.

Staubesand J. Die Perforanten-Trias: Ein funktionelles System. Vasomed. 1994; 6: 447–450.

Staubesand J, Li Y. Zum Feinbau der Fascia cruris mit besonderer Berücksichtigung epi- und intrafaszialer Nerven. Manuelle Medizin. 1996; 34: 196–200.

Travell JG, Simons DG. Myofascial pain and dysfunction. The trigger point manual. Vol. 1. 2nd ed. Baltimore: Williams & Wilkins, 1999.

Treaster D, Marras WS, Burr D, Sheedy JE, Hart D. Myofascial trigger point development from visual and postural stressors during computer work. J Electromyogr Kinesiol. 2006; 16: 115–124.

Trotter JA, Purslow PP. Functional morphology of the endomysium in series fibered muscles. J Morphol. 1992; 212: 109–122.

van den Berg F. Angewandte Physiologie: Das Bindegewebe des Bewegungsapparates verstehen und beeinflussen. Stuttgart: Thieme, 2003.

van Wingerden BAM. Connective tissue in rehabilitation. Vaduz: Scipro, 1995.

von Stülpnagel C, Reilich P, Straube A et al. Myofascial trigger points in children with tension-type headache: A new diagnostic and therapeutic option. J Child Neurol. 2009; 24: 406–409.

Wolfe F, Simons D, Fricton J et al. The fibromyalgia and myofascial pain syndromes: A preliminary study of tender points and trigger points in persons with fibromyalgia, myofascial pain syndrome and no disease. J Rheumatol. 1992; 19: 944–951.

5.8 Hypermobilität
Nicol C. Voermans und Peter A. Huijing

5.8.1 Einleitung

Fasziale Erkrankungen sind laut Definition Erkrankungen, die aufgrund einer veränderten Steifigkeit oder Nachgiebigkeit der Faszie entstehen. Steifigkeit ist definiert als Kraftänderung pro Längenänderung (also $\Delta F/\Delta l$), Compliance oder Nachgiebigkeit reziprok dazu als Längenänderung pro Kraftänderung (also $\Delta l/\Delta F$). Eine erhöhte fasziale Compliance – und daraus resultierende Hypermobilität – findet sich bei verschiedenen erblichen Bindegewebeerkrankungen (z. B. Ehlers-Danlos-Syndrom, Marfan-Syndrom, Cutis laxa oder Osteogenesis imperfecta). Es handelt sich um Multisystemerkrankungen mit unterschiedlicher Beteiligung von Gefäßsystem, Haut, Gelenken, Knochen, inneren Organen, Augen, Muskeln und Zentralnervensystem oder peripheren Nerven.

In diesem Kapitel geht es um die Auswirkungen, die die erhöhte Nachgiebigkeit der Faszien beim Marfan-Syndrom und insbesondere beim Ehlers-Danlos-Syndrom (EDS) auf die Muskelfunktionen hat. Nach einer kurzen Darstellung der klinischen Symptombilder werden die neuromuskulären Vorgänge dieser Erkrankungen beschrieben. Anschließend werden die Ergebnisse der vorhandenen Studien zu den Auswirkungen der erhöhten Bindegewebecompliance auf die Muskelcharakteristik beim EDS diskutiert.

5.8.2 Klinische Symptomatik von EDS und Marfan-Syndrom

Als Ehlers-Danlos-Syndrom wird eine klinisch und genetisch heterogene Gruppe von erblichen Bindegewebeerkrankungen bezeichnet, bei denen typischerweise eine Hypermobilität der Gelenke, eine Überdehnbarkeit der Haut und eine Brüchigkeit der Gewebe zu beobachten ist. In einem kleinen Teil der Fälle ist das EDS durch Veränderungen der Extrazellulärmatrixkomponenten Kollagen (Typ I, III oder V), Lysylhydroxylase oder Tenascin X (TNX) bedingt; bei den meisten Patienten lässt sich der genetische Hintergrund jedoch nicht aufklären (Beighton et al. 1998).

In der revidierten EDS-Klassifikation wird die Erkrankung daher auf der Grundlage klinischer und laborchemischer Zeichen in sechs Haupttypen eingeteilt (Beighton, Royce und Superti-Furga 1998): den klassischen Typ, den Hypermobilitätstyp, den vaskulären Typ, den Kyphoskoliosetyp, den Arthrochalasietyp und den Dermatosparaxistyp. Am häufigsten ist der Hypermobilitätstyp des EDS, am zweithäufigsten der klassische Typ; beide zusammen sind für etwa 90 % der Krankheitsfälle verantwortlich (Steinmann et al. 2002). Deutlich seltener ist der vaskuläre Typ, bei dem es zu Arteriendissektionen (d.h. Rissen in der Gefäßwand mit Eindringen von Blut zwischen die Gefäßwandschichten) oder Aneurysmen (d.h. lokalen Aussackungen der Gefäße durch Erkrankung oder Schwächung der Gefäßwand) mit gravierenden neurologischen Komplikationen kommen kann. Kyphoskoliose-, Arthrochalasie- und Dermatosparaxistyp sind selten.

2001 wurde eine neue, autosomal-rezessiv vererbte Form des EDS entdeckt, die durch einen Mangel an TNX verursacht wird (Schalwijk et al. 2001). Eine Haploinsuffizienz des TNXB-Gens wurde in der Folge dann auch bei einer geringen Zahl von Patienten mit dem Hypermobilitätstyp festgestellt (Zweers et al. 2003).

Auch das Marfan-Syndrom ist eine erbliche Bindegewebeerkrankung mit Beteiligung der inneren Organe. In unterschiedlichen Mustern können Herz und Gefäße, Lunge, Augen, Skelett, Haut und Dura mater betroffen sein. Mindestens 91 % der Patienten, auf die die klinischen Kriterien des Marfan-Syndroms zutreffen, tragen eine Mutation im Fibrillin-1-Gen (*FBN1*) auf Chromosom 15; in 27 % dieser Fälle handelt es sich um eine spontane Neumutation (Loeys et al. 2004). Viele Symptome manifestieren sich frühestens in der Pubertät, und die schweren Komplikationen entwickeln sich selten vor dem Erwachsenenalter. Durch die Möglichkeiten der elektiven Herzchirurgie und der Betreuung in spezialisierten Zentren ist die durchschnittliche Lebenserwartung für Marfan-Patienten zwischen 1972 und 1993 von 32 Jahren auf 41 Jahre und seither vermutlich noch weiter auf inzwischen nahezu normale Werte gestiegen (Silverman et al. 1995, Pyeritz 2009). In Folge der steigenden Lebenserwartung hat sich eine Verschiebung von den lebensbedrohlichen kardialen Komplikationen hin zu weniger schwerwiegenden und eher chronischen Beschwerden ergeben; so stehen heute oft Augensymptome und orthopädische Erkrankungen sowie unter Umständen neuromuskuläre Komplikationen im Vordergrund (Dean 2007, Hasan, Poloniecki und Child 2007, Jones et al. 2007, Ramirez und Dietz 2007, von Kodolitsch und Robinson 2007, Voermans et al. 2009a).

Physikalische oder manuelle Therapien sind beim EDS und Marfan-Syndrom auf die Linderung muskuloskelettaler Schmerzen, Erhaltung der Muskelkraft, Verbesserung der Gelenkstabilität, Korrektur der Skoliose und Verbesserung der funktionellen Fähigkeiten gerichtet (Braverman 1998). Auf die therapeutischen Optionen wird in diesem Kapitel nicht näher eingegangen.

5.8.3 Neuromuskuläre Symptome bei EDS und Marfan-Syndrom

Eine Beteiligung neuromuskulärer Strukturen beim EDS und Marfan-Syndrom ist aufgrund der Wechselbeziehungen zwischen Muskelfasern und Extrazellulärmatrix (EZM) durchaus zu erwarten, auch wenn dies über lange Zeit wenig beachtet wurde (Voermans et al. 2008). Muskuläre Hypotonie, Muskelrupturen, Ermüdbarkeit und muskuloskelettale Schmerzen gehören inzwischen zu den diagnostischen Kriterien des EDS (Beighton et al. 1998); in einer neueren Arbeit wurde auch eine Muskelschwäche leichter bis mittlerer Ausprägung bei EDS-Patienten beschrieben (Voermans et al. 2009b). Beim Marfan-Syndrom hat die muskuläre Beteiligung durch neuere Erkenntnisse zur Bedeutung der EZM für die Muskelpathophysiologie ebenfalls wieder vermehrt Aufmerksamkeit erfahren (Behan et al. 2003, Cohn et al. 2007, Voermans et al. 2008). Darauf werden wir später noch genauer eingehen.

Kürzlich konnten wir zeigen, dass bei einem Großteil der EDS-Patienten neuromuskuläre Veränderungen leichter bis mittlerer

Ausprägung nachweisbar sind (Voermans et al. 2009b). Von einer neuromuskulären Beteiligung wurde in dieser Untersuchung ausgegangen, wenn konstant auffällige Befunde bei der körperlichen Untersuchung oder Befragung erhoben wurden und sich diese Befunde durch entsprechende apparative Untersuchungen bestätigen ließen. Die meisten Patienten gaben Muskelschwäche, Myalgien und rasche Ermüdbarkeit an; bei der körperlichen Untersuchung war häufig eine leicht- bis mittelgradige Muskelschwäche (Handmuskelkraftprüfung mit einem mobilen Dynamometer) oder eine leichte Einschränkung des Vibrationsempfindens nachweisbar (in 85 % bzw. 60 % der Fälle). Durch Messung der Nervenleitgeschwindigkeit wurde bei fünf Patienten (13 %, überwiegend Patienten mit TNX-Mangel-Typ) eine axonale Polyneuropathie festgestellt; die Elektromyografie ergab bei 26 % der Patienten Myopathiezeichen sowie in der Mehrzahl der Fälle (60 %) ein gemischt neurogen-myopathisches Muster. In der Muskelsonografie zeigten sich vermehrte Echogenität (48 %) und Muskelatrophien (50 %). Anzeichen einer leichten Myopathie (variable Muskelfaserdurchmesser, sporadisch einzelne atrophische Fasern und leichte Zunahme der Zahl der Zellkerne im Inneren der Fasern) fanden sich bei fünf Patienten (28 %) in der Muskelbiopsie. Die Kreatinkinase war bei vier Patienten etwas erhöht.

Festzustellen war, dass bei Patienten mit vollständigem TNX-Mangel (d. h. Patienten mit EDS vom TNX-Mangel-Typ) die neuromuskuläre Symptomatik gravierender war als bei Patienten, deren TNX-Serumspiegel bzw. TNX-Anfärbung von Muskelpräparaten lediglich reduziert war (d. h. Patienten mit EDS vom Hypermobilitätstyp durch TNXB-Haploinsuffizienz). Eine inverse Relation zwischen TNX-Restspiegel in Serum bzw. Muskulatur und dem Ausmaß der neuromuskulären Beteiligung lässt sich aufgrund dieser Daten vermuten (Voermans et al. 2009b), die außerdem frühere Fallberichte über neuromuskuläre Symptome bei EDS-Patienten bestätigen (Bilkey et al. 1981, Banerjee et al. 1988, Bertin et al. 1989, Takaluoma et al. 2007, Voermans et al. 2007).

Daneben zeigte eine neuere Studie zum Marfan-Syndrom auch bei der Mehrzahl der zehn untersuchten Marfan-Patienten eine – allerdings unterschiedlich stark ausgeprägte – neuromuskuläre Beteiligung (Voermans et al. 2009b). Vier ältere Patienten gaben eine Muskelschwäche an, die sich bei der körperlichen Untersuchung bestätigte. Außerdem war bei fünf Patienten das Vibrationsempfinden leicht- bis mittelgradig herabgesetzt, und alle älteren Patienten gaben leichte funktionelle Einschränkungen an. Eine axonale Polyneuropathie wurde bei vier Patienten festgestellt, und das EMG zeigte bei allen Patienten myopathische und neurogene Veränderungen im Sinne einer Myopathie und lumbosakralen Radikulopathie. Eine erhöhte Echogenität und Atrophie der Muskulatur wurde bei mehr als der Hälfte der Patienten festgestellt. In der Muskelbiopsie (bei zwei Patienten durchgeführt) zeigten sich nur bei einer älteren Frau myopathische Veränderungen (Voermans et al. 2009a). Auf MRT-Bildern war bei sieben Patienten eine lumbosakrale Duraerweiterung mit spinaler Arachnoidalzyste sichtbar; einer dieser Patienten hatte zusätzlich eine thorakolumbale Kyphoskoliose. Die Kreatinkinase war nicht erhöht.

Vorbestehende kardiovaskuläre Komplikationen (Endokarditis, Mitralklappenprolaps oder Erweiterung der Aortenwurzel/Aorta ascendens) und Medikamente trugen möglicherweise zu der von den Marfan-Patienten beklagten Müdigkeit bei. Auch Simvastatin, ein Mittel zur Senkung des Cholesterinspiegels, kann Myalgien und myopathieartige Beschwerden verursachen und erhöht das Risiko für Polyneuropathien (Gaist et al. 2002). Studienergebnisse zeigen jedoch, dass kardiovaskuläre Erkrankungen und Nebenwirkungen die bei Marfan-Patienten beobachtete Muskelschwäche nicht vollständig erklären können (Percheron et al. 2008). Auch die Ergebnisse unserer Untersuchung deuten darauf hin, dass die neuromuskuläre Symptomatik beim Marfan-Syndrom in direktem Zusammenhang mit leichten bis mittelschweren Myopathien und/oder Polyneuropathien steht – und die lumbosakralen Radikulopathien mit dem Vorliegen einer Duraerweiterung und spinalen Arachnoidalzyste.

Für die Myopathie könnte beim Marfan-Syndrom ein abnormes Fibrillin im muskulären Bindegewebe (Endo-, Epi- und Perimysium) verantwortlich sein (Behan et al. 2003, Voermans et al. 2009a), das über eine verstärkte TGF-β-Signalgebung zur gestörten Muskelzellentwicklung und abnormen Reaktionen auf Entzündungen und Traumen beiträgt (Neptune et al. 2003, Cohn et al. 2007).

Angesichts dieser Daten zu den erblichen Bindegewebeerkrankungen stellt sich die Frage, inwieweit myopathische Veränderungen – die in den Muskelbiopsien relativ gering ausgeprägt und nur bei wenigen Patienten nachzuweisen waren – die neuromuskuläre Symptomatik erklären können, die bei der Mehrzahl der EDS- und Marfan-Patienten vorlag. Auch nicht neuromuskuläre Erscheinungen des EDS und Marfan-Syndroms können sicher zu den diversen neuromuskulären Beschwerden beitragen. Beispielsweise können muskuloskelettale Schmerzen, rasche Ermüdbarkeit und leichte Funktionseinschränkungen beim EDS auf Gelenk- und Skelettveränderungen zurückzuführen sein (Voermans et al. 2009b). Bei Marfan-Patienten werden vermutlich kardiovaskuläre Beschwerden und Medikamente zur vorzeitigen Ermüdung beitragen (Voermans et al. 2009a).

Daneben aber lassen der Befund einer engen Beziehung zwischen TNX-Restspiegel und dem Ausmaß der neuromuskulären Symptome beim EDS sowie die Ergebnisse zur Bedeutung von Fibrillin und TGF-β beim Marfan-Syndrom darauf schließen, dass es noch einen weiteren pathophysiologischen Mechanismus gibt: Die veränderte Zusammensetzung der EZM könnte bei diesen Erkrankungen Auswirkungen auf die Muskelphysiologie (infolge der erhöhten Compliance) oder Muskelbiochemie (veränderte Signalkaskaden in der EZM) haben.

5.8.4 Auswirkungen des TNX-Mangels auf die Muskeleigenschaften in einem Mausmodell des EDS

Durch pathologische Veränderungen der EZM im Muskel kann die myofasziale Kraftübertragung gestört werden. Auch das könnte ein Grund für die Muskelschwäche bei EDS-Patienten sein (Voermans et al. 2007, 2009b; Einzelheiten zur myofaszialen Kraftübertragung in ► Kap. 3.2 sowie bei Huijing 2007). Unter Berücksichtigung der veränderten myofaszialen Kraftübertragung wird verständlich, warum bei den meisten EDS-Patienten die Muskelkraft etwas eingeschränkt ist, während die konventionelle Histologie nur bei wenigen Patienten geringfügige Veränderungen zeigt.

TNX ist ein in der Extrazellulärmatrix vorkommendes Glykoprotein, das während der Embryonalentwicklung in verschiedenen Geweben (z. B. Sehnen und Perimysien der Skelettmuskulatur; Matsumoto et al. 1994, Burch et al. 1995) reichlich exprimiert wird. Im ausgewachsenen Organismus wird TNX vor allem im Bindegewebe der Skelett- und Herzmuskulatur exprimiert (Matsumoto et al. 1994) und spielt dort eine Rolle bei der Kollagenablagerung und -reifung (Schalkwijk et al. 2001, Egging et al. 2006). Untersuchungen zeigen, dass TNX vermutlich eine Art Brückenfunktion für die in Bündeln angeordneten Kollagenfibrillen hat (Lethias et al. 1996) und wichtig für eine ausreichende Steifigkeit des Bindegewebes ist (Lethias et al. 2006). Für die Brückenfunktion ist die chemische Struktur des TNX-Moleküls (durch Disulfidbrücken verbundenes Trimer) ausschlaggebend. TNX reagiert mit fibrillären Kollagenmolekülen (Typ I, III und V) und mit Decorin und bindet an die fibrillenassoziierten Kollagene vom Typ XII und XIV (Lethias et al. 2006). Die Fn-III-Domänen des TNX-Moleküls sind wahrscheinlich wichtig für dessen elastische Eigenschaften (Lethias et al. 2006). Bei TNX-Knockout-Mäusen ist die Ultrastruktur der muskulären EZM erheblich gestört. Vorläufige (bisher unveröffentlichte) elektronenmikroskopische Daten aus einer Kooperation mit Dr. Delage in Bordeaux zeigten Veränderungen der Kollagenarchitektur innerhalb der Muskelfaserbündel, und auch pathologisch veränderte Organellen in den Muskelfasern wurden beobachtet. Hierzu ist weitere umfangreiche Forschungsarbeit erforderlich.

Bisher wurden TNX-defiziente Mäuse für die genaue dermatologische Phänotypisierung und die Untersuchung der Hautveränderungen beim TNX-Mangel-EDS eingesetzt (Mao et al. 2002, Bristow et al. 2005, Egging et al. 2007a, 2007b). Außerdem wurden Gelenkveränderungen und gynäkologische Aspekte untersucht (Egging et al. 2006, 2008). Wir führten an diesen Mäusen Muskelkraftmessungen durch, um die Auswirkungen des TNX-Mangels auf die Muskulatur festzustellen (Huijing et al. 2010).

Bei einer isometrischen Kontraktion wird die Länge des Muskel-Sehnen-Komplexes auf einen konstanten Wert eingestellt. Die aktuelle Länge der aktiven Muskelfasern hängt jedoch von den Charakteristika der seriellen elastischen Komponente (SEC) ab. Man beachte, dass die SEC aufgrund der myofaszialen Kraftübertragung nicht allein durch Sehnen und Aponeurosen, sondern auch durch das *intra*muskuläre Netzwerk aus Endo-, Peri- und Epimysien (bei einem vollständig isolierten Muskel) sowie durch das *inter*muskuläre Bindegewebe (bei einem in seiner physiologischen Umgebung arbeitenden Muskel) bestimmt wird. Die Sarkomere innerhalb der Muskelfasern sind also mit diesen SEC-Elementen (Bindegewebe der Sehnen und Faszien) verbunden, und die SEC-Elemente sind untereinander mechanisch parallel geschaltet. Die Gesamtcompliance der SEC bestimmt die Längenänderung der Muskelfasern während der Initialphase der isometrischen Krafteinwirkung und beeinflusst somit, wie schnell sich die Kraft aufbaut. Das Verhältnis der Nachgiebigkeiten von myofaszialen und myotendinösen Bahnen bestimmt, welcher Anteil der Kraft über jeden dieser beiden Wege geleitet wird: Der am wenigsten nachgiebige (d. h. steifste) Weg wird den größten Teil der Kraft übertragen. Umgekehrt müss-

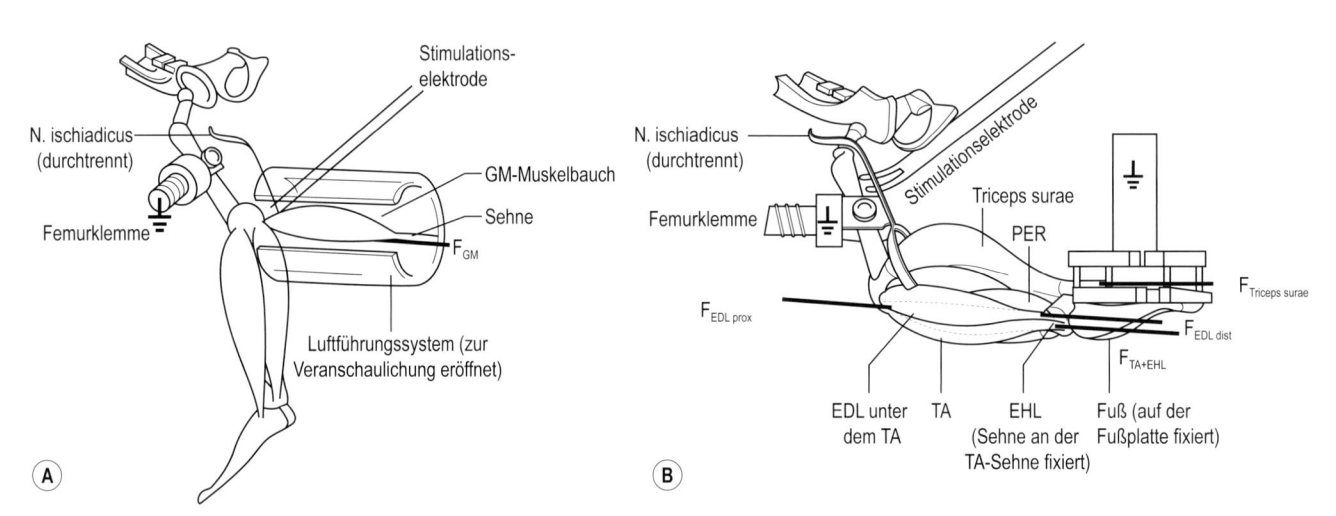

Abb. 5.8.1 Experimenteller Aufbau und Ablauf. Längen-Kraft-, Stimulationsfrequenz-, Kraft-Geschwindigkeits- und Ermüdungscharakteristika wurden mit den folgenden Protokollen ermittelt: (A) Intramuskuläre Faktoren: Gastrocnemius medialis (GM) maximal freipräpariert. Der N. ischiadicus wurde freigelegt, und alle Äste, mit Ausnahme der Versorgung des GM, wurden durchtrennt. Das Femur wurde in eine Klemme eingespannt. Der GM wurde bis auf die Blut- und Nervenversorgung vollständig isoliert, die distale GM-Sehne wurde mit einem Kraftaufnehmer verbunden. Mit einem computerkontrollierten Servomotor wurde die Länge des GM verändert, und Muskelkontraktionen wurden durch elektrische Stimulation des N. ischiadicus induziert, sodass alle Fasern des GM maximal aktiviert wurden. (B) Intermuskuläre Faktoren: vordere Unterschenkelmuskulatur und Triceps surae minimal freipräpariert. Über eine lokal begrenzte distale Fasziotomie wurden die distalen Sehnen des Tibialis anterior (TA), Extensor hallucis longus (EHL) und Extensor digitorum longus (EDL) freigelegt und die Retinakula durchtrennt. Die distalen EDL-Sehnen wurden zusammengebunden und distal des Knotens durchtrennt. Auch die distalen Sehnen des TA und des EHL wurden an ihrem Ansatz abgetrennt und zusammengebunden (sog. TA/EHL-Komplex). Alle Sehnen – die distalen EDL- und TA/EHL-Sehnen sowie die proximale EDL-Sehne – wurden mit Kraftaufnehmern verbunden. Zur Aufnahme der Kraft-Längen-Kurve des Triceps surae (TS) wurde die Länge des TA/EHL-Muskel-Sehnen-Komplexes konstant bei einer Länge gehalten, die der initialen Länge bei ca. ⅓ der optimalen Kraft entsprach, und für die Messung der Längen-Kraft-Charakteristika des TA/EHL-Komplexes wurde entsprechend der TS bei einer konstanten Muskel-Sehnen-Länge von ca. ⅓ seiner optimalen Kraft gehalten. Der EDL wurde bei allen Messungen in konstanter Länge und Position gehalten.

te die erhöhte Compliance der Faszie bei erblichen Bindegewebeerkrankungen dazu führen, dass die myofasziale Interaktion (Kraftübertragung) zwischen benachbarten Muskeln abnimmt.

Diese Vermutung überprüften wir in einer Studie, in der sowohl die *intra*muskulären Bedingungen (Kraft-Zeit-Charakteristik des *vollständig isolierten* M. gastrocnemius medius) als auch die *epi*muskulären Faktoren (Kraft-Längen-Charakteristik des M. triceps surae und der Unterschenkelextensoren *ohne wesentliche Durchtrennung* von Gewebeverbindungen) betrachtet wurden, um die mechanischen Wechselwirkungen zwischen den Muskelgruppen bei TNX-Knockout- und TNX-Wildtyp-Mäusen zu untersuchen. Der experimentelle Aufbau ist in > Abb. 5.8.1 dargestellt.

Die Untersuchungen zeigten, dass die veränderten Eigenschaften der SEC bei TNX-Mangel Auswirkungen auf die Parameter der Muskelfunktion haben. Genauer gesagt, zeigten sich bei der Studie zu den intramuskulären Faktoren Veränderungen der SEC innerhalb des (maximal freipräparierten) Muskel-Sehnen-Komplexes. Die Studie zu den mechanischen intermuskulären Interaktionen wies eine Abnahme der myofaszialen Interaktionen zwischen den Muskeln nach, die in ihrem normalen Bindegewebezusammenhang arbeiteten. Ein Beispiel hierfür zeigt > Abb. 5.8.2A. Man beachte, dass eine myofasziale Kraftübertragung auch bei TNX-Mangel stattfindet; sie ist jedoch erheblich reduziert.

Durch die Veränderungen der intra- und epimuskulären myofaszialen Kraftübertragung ändern sich auch die Bedingungen für die Muskelkoordination bei physiologischen Bewegungen, und die mechanische Interaktion zwischen Muskelantagonisten wird beeinträchtigt (Matsumoto et al. 1994, Huijing 2007, Voermans et al. 2007, Huijing und Baan 2008). Wir wollen diese Befunde im Folgenden näher erläutern.

5.8.5 Intramuskuläre Veränderungen: erhöhte muskuläre Compliance

Bei der optimalen Länge (λ_0) sind einige Eigenschaften des isolierten M. gluteus maximus (GM) bei TNX-Knockout-Mäusen unverändert gegenüber dem Wildtyp: (1) die maximale isometrische Kraft und maximale Energieerzeugung, (2) die Stimulationsfrequenz-Kraft-Kurve und (3) die Ermüdung im Verlauf wiederholter isometrischer Kontraktionen. Im Gegensatz dazu sind bei geringer Muskellänge (λ_0-4, $\lambda_0-3{,}5$, λ_0-3) verschiedene Charakteristika des GM bei TNX-defizienten Mäusen signifikant beeinträchtigt: (4) die aktiv aufgebrachte Kraft war bei kurzer Länge geringer, (5) die maximale Relaxationsgeschwindigkeit war geringer, und (6) die Zeitverzögerung zwischen dem ersten Stimulationsimpuls und der Erreichung von 2 % der maximalen Aktivkraft war größer bei den TNX-Knockout-Mäusen.

Das letztgenannte Ergebnis passt zu der Annahme, dass TNX-defiziente Mäusen bei geringerer Muskellänge mehr Schlupf kompensieren müssen. Die anderen Befunde ergeben sich aus der erhöhten SEC-Compliance bei der Erkrankung: dadurch werden bei TNX-defizienten Mäusen die Muskelfasern zu Beginn der Kontraktion bei geringer Muskellänge stärker verkürzt, bzw. dadurch nimmt, umgekehrt, die Länge der Muskelfasern zu Beginn der Relaxation bei geringer Muskellänge stärker zu.

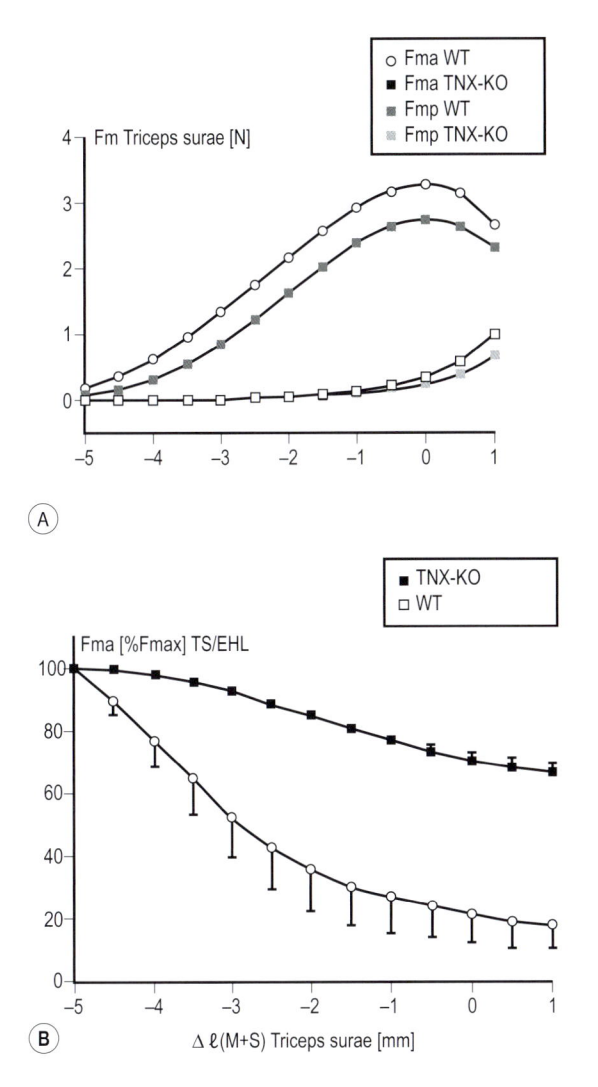

Abb. 5.8.2 Bei TNX-Mangel sind die myofaszialen Interaktionen zwischen antagonistischen Muskeln abgeschwächt. (A) Aktive und passive Längen-Kraft-Charakteristik des Triceps-surae-Komplexes (TS) bei gesunden (Wildtyp, WT) und TNX-defizienten Ratten (TNX-KO). Die Muskeln arbeiten in ihrem normalen Bindegewebezusammenhang. (B) Gesamtkraft von Tibialis anterior und Extensor hallucis longus (TA/EHL) bei konstanter Länge. Sowohl bei gesunden Ratten (WT) als auch bei TNX-defizienten Mäusen (TNX-KO) nimmt die TA/EHL-Kraft mit zunehmender Länge des Muskel-Sehnen-Komplexes ($\Delta L(M+S)$) ab; bei den defizienten Tieren jedoch in viel geringerem Umfang (< 25 %). Die aktive Kraftentwicklung ist relativ (%) zur initial (bei der geringsten TS-Länge) aufgebrachten Kraft aufgetragen.

5.8.6 Intermuskuläre Veränderungen: verminderte epimuskuläre myofasziale Kraftübertragung

Das wichtigste Ergebnis unserer Studie ist der Nachweis, dass ein TNX-Mangel die myofasziale Kraftübertragung in den Hinterbeinen der Mäuse erheblich beeinflusst.

Die proximal-distale Kraftdifferenz im M. extensor digitorum longus (EDL) – als eindeutiges Zeichen einer epimuskulären myofasziale Kraftübertragung – ist bei TNX-defizienten Mäusen geringer als bei gesunden Mäusen. Der Mangel beeinflusst die epimuskuläre myofasziale Netto-Kraftübertragung signifikant, nicht nur bezüglich der Größe der myofaszialen Netto-Kraftwirkung auf den EDL, sondern auch bezüglich der Richtung dieser Kraftwirkung. Während sich bei Wildtyp-Mäusen die Richtung mit zunehmender Länge des M. triceps surae (TS) rasch von proximal nach distal bis zur distalen Last auf den EDL ändert, findet diese Richtungsänderung bei TNX-Knockout-Mäusen nicht statt.

Der mechanische Zusammenhang zwischen den Muskeln war geschwächt, was sich an einem wichtigen Aspekt zeigte: der Abnahme der normalisierten distal aktiven Kraft agonistischer Muskeln mit zunehmender Länge des antagonistischen Muskels (Tibialis anterior [TA] + Extensor hallucis longus [EHL] bei Längenzunahme des Triceps surae [> Abb. 5.8.2B] und umgekehrt [nicht dargestellt]).

Die einzelnen Muskeln der TNX-defizienten Mäuse arbeiten also unabhängiger voneinander als bei gesunden Mäusen. Durch diese funktionelle Veränderung erhöhen sich zwangsläufig die Anforderungen an die Steuerung der Muskelkoordination, damit die Effektivität der Bewegung erhalten bleibt.

Insgesamt zeigen unsere Daten, dass die SEC des Muskel-Sehnen-Komplexes intra- und intermuskulär bei den TNX-Knockout-Mäusen verändert ist, und stützen somit die Hypothese, dass bei einem Mangel an TNX die Steifigkeit der myofaszialen Verbindungen und damit auch die Kraftübertragung über diese Verbindungen pathologisch vermindert ist (Voermans et al. 2007). Diese und frühere tierexperimentelle Studien zeigen, dass es zwischen antagonistischen Muskeln eine myofasziale Kraftübertragung gibt und die Muskeln somit stärker voneinander abhängig sind als gedacht. Dies hat sicher auch eine Bedeutung für die höheren Ebenen der Bewegungsorganisation (Huijing 2007). Inwiefern bei TNX-defizienten EDS-Patienten die Muskelkoordination und die mechanische Interaktion der Muskeln durch veränderte myofasziale Kraftübertragung beeinträchtigt sind, muss im Detail noch untersucht werden. Wenn die neuromuskuläre Kontrolle in dieser Situation nicht optimiert werden kann, bietet die veränderte myofasziale Kraftübertragung eine mögliche Erklärung für die verstärkte Ermüdbarkeit der EDS-Patienten.

Zusammenfassend lässt sich die beeinträchtigte Muskelfunktion bei TNX-Knockout-Mäusen zumindest teilweise durch Veränderungen der myofaszialen SEC des Muskel-Sehnen-Komplexes erklären, die zu einer Abnahme der myofaszialen Interaktionen zwischen antagonistischen Muskeln führen. Eine vollständige Beschreibung dieser Untersuchungen findet sich bei Huijing et al. 2010.

LITERATURQUELLEN

Banerjee G, Agarwal RK, Shembesh NM, el Mauhoub M. Ehlers Danlos syndrome – masquerading as primary muscle disease. Postgrad Med J. 1988; 64: 126–127.

Behan WM, Longman C, Petty RK et al. Muscle fibrillin deficiency in Marfan's syndrome myopathy. J Neurol Neurosurg Psychiatry. 2003; 74: 633–638.

Beighton P, De Paepe A, Steinmann B, Tsipouras P, Wenstrup RJ. Ehlers-Danlos syndromes: revised nosology, Villefranche, 1997. Ehlers-Danlos National Foundation (USA) and Ehlers-Danlos Support Group (UK). Am J Med Genet. 1998; 77: 31–37.

Bertin P, Treves R, Julia A, et al. Ehlers-Danlos syndrome, clotting disorders and muscular dystrophy. Ann Rheum Dis. 1989; 48: 953–956.

Bilkey WJ, Baxter TL, Kottke FJ, Mundale MO. Muscle formation in Ehlers-Danlos syndrome. Arch Phys Med Rehabil. 1981; 62: 444–448.

Braverman AC. Exercise and the Marfan syndrome. Med Sci Sports Exerc. 1998;30: S387–S395.

Bristow J, Carey W, Egging D, Schalkwijk J. Tenascin-X, collagen, elastin, and the Ehlers-Danlos syndrome. Am J Med Genet C Semin Med Genet. 2005; 139: 24–30.

Burch GH, Bedolli MA, McDonough S, Rosenthal SM, Bristow J. Embryonic expression of tenascin-X suggests a role in limb, muscle, and heart development. Dev Dyn. 1995; 203: 491–504.

Cohn RD, van Erp C, Habashi JP et al. Angiotensin II type 1 receptor blockade attenuates TGF-beta-induced failure of muscle regeneration in multiple myopathic states. Nat Med. 2007; 13: 204–210.

Dean JC. Marfan syndrome: Clinical diagnosis and management. Eur J Hum Genet. 2007; 15: 724–733.

Egging DF, van Vlijmen I, Starcher B et al. Dermal connective tissue development in mice: An essential role for tenascin-X. Cell Tissue Res. 2006; 323: 465–474.

Egging D, van den Berkmortel F, Taylor G, Bristow J, Schalkwijk J. Interactions of human tenascin-X domains with dermal extracellular matrix molecules. Arch Dermatol Res. 2007a; 298: 389–396.

Egging D, van Vlijmen-Willems I, van Tongeren T, Schalkwijk J, Peeters A. Wound healing in tenascin-X deficient mice suggests that tenascin-X is involved in matrix maturation rather than matrix deposition. Connect Tissue Res. 2007b; 48: 93–98.

Egging DF, van Vlijmen-Willems I, Choi J, et al. Analysis of obstetric complications and uterine connective tissue in tenascin-X-deficient humans and mice. Cell Tissue Res. 2008; 332: 523–532.

Gaist D, Jeppesen U, Andersen M, García Rodríguez LA, Hallas J, Sindrup SH. Statins and risk of polyneuropathy: a case-control study. Neurology. 2002; 58: 1333–1337.

Hasan A, Poloniecki J, Child A. Ageing in Marfan syndrome. Int J Clin Pract. 2007; 61: 1308–1320.

Huijing PA. Epimuscular myofascial force transmission between antagonistic and synergistic muscles can explain movement limitation in spastic paresis. J Electromyogr Kinesiol. 2007; 17: 708–724.

Huijing PA, Baan GC. Myofascial force transmission via extramuscular pathways occurs between antagonistic muscles. Cells Tissues Organs. 2008; 188: 400–414.

Huijing PA, Voermans NC, Baan GC, Busé TE, van Engelen BG, de Haan A. Muscle characteristics and altered myofascial force transmission in tenascin-X deficient mice, a mouse model of Ehlers-Danlos syndrome. J Appl Physiol. 2010; 109(4): 986–995.

Jones KB, Sponseller PD, Erkula G, et al. Symposium on the musculoskeletal aspects of Marfan syndrome: meeting report and state of the science. J Orthop Res. 2007; 25: 413–422.

Lethias C, Descollonges Y, Boutillon MM, Garrone R. Flexilin: A new extracellular matrix glycoprotein localized on collagen fibrils. Matrix Biol. 1996; 15: 11–19.

Lethias C, Carisey A, Comte J, Cluzel C, Exposito JY. A model of tenascin-X integration within the collagenous network. FEBS Lett. 2006; 580: 6281–6285.

Loeys B, De Backer J, Van Acker P, et al. Comprehensive molecular screening of the FBN1 gene favors locus homogeneity of classical Marfan syndrome. Hum Mutat. 2004; 24: 140–146.

Mao JR, Taylor G, Dean WB, et al. Tenascin-X deficiency mimics Ehlers-Danlos syndrome in mice through alteration of collagen deposition. Nat Genet. 2002; 30: 421–425.

Matsumoto K, Saga Y, Ikemura T, Sakakura T, Chiquet-Ehrismann R. The distribution of tenascin-X is distinct and often reciprocal to that of tenascin-C. J Cell Biol. 1994; 125: 483–493.

Neptune ER, Frischmeyer PA, Arking DE et al. Dysregulation of TGF-beta activation contributes to pathogenesis in Marfan syndrome. Nat Genet. 2003; 33: 407–411.

Percheron G, Fayet G, Ningler T et al. Muscle strength and body composition in adult women with Marfan syndrome. Rheumatology (Oxford). 2007; 46: 957–962.

Pyeritz RE. Marfan syndrome: 30 years of research equals 30 years of additional life expectancy. Heart. 2009; 95: 173–175.

Ramirez F, Dietz HC. Marfan syndrome: from molecular pathogenesis to clinical treatment. Curr Opin Genet Dev. 2007; 17: 252–258.

Schalkwijk J, Zweers MC, Steijlen PM et al. A recessive form of the Ehlers-Danlos syndrome caused by tenascin-X deficiency. N Engl J Med. 2001; 345: 1167–1175.

Silverman DI, Burton KJ, Gray J et al. Life expectancy in the Marfan syndrome. Am J Cardiol. 1995; 75: 157–160.

Steinmann B, Royce PM, Superti-Furga A. The Ehlers-Danlos syndromes. In: Steinmann B, Royce PM (eds.). Connective Tissue and its Heritable Disorders. New York: John Wiley & Sons Inc; 2002. p. 431–523.

Takaluoma K, Hyry M, Lantto J et al. Tissue-specific changes in the hydroxylysine content and cross-links of collagens and alterations in fibril morphology in lysyl hydroxylase 1 knock-out mice. J Biol Chem. 2007; 282: 6588–6596.

Voermans NC, Altenburg TM, Hamel BC et al. Reduced quantitative muscle function in tenascin-X deficient Ehlers-Danlos patients. Neuromuscul Disord. 2007; 17: 597–602.

Voermans NC, Bonnemann CG, Huijing PA et al. Clinical and molecular overlap between myopathies and inherited connective tissue diseases. Neuromuscul Disord. 2008; 18: 843–856.

Voermans NC, Timmermans J, van Alfen N et al. Neuromuscular features in Marfan syndrome. Clin Genet. 2009a; 76: 25–37.

Voermans NC, van Alfen N, Pillen S, et al. Neuromuscular involvement in various types of Ehlers-Danlos syndrome. Ann Neurol. 2009b; 65: 687–697.

von Kodolitsch Y, Robinson PN. Marfan syndrome: An update of genetics, medical and surgical management. Heart. 2007; 93: 755–760.

Zweers MC, Bristow J, Steijlen PM, et al. Haploinsufficiency of TNXB is associated with hypermobility type of Ehlers-Danlos syndrome. Am J Hum Genet. 2003; 73: 214–217.

5.9 Anatomie der Plantaraponeurose
Scott Wearing

Die Plantaraponeurose (Plantarfaszie) ist Teil der tiefen Faszie im Bereich der Fußsohle und sorgt für eine starke mechanische Verbindung zwischen dem Fersenbein und den Zehen. Sie entspringt überwiegend am Tuber calcaneum und setzt distal mit mehreren Ausläufern an der Plantarfläche des Vorfußes sowie an den medialen und lateralen Muskelsepten an. Anatomisch unterscheidet man ein mediales, ein laterales und ein zentrales Faszienband. Während die medialen und lateralen Bänder variabel angelegt sind, bildet das zentrale Band sowohl morphologisch als auch funktionell den Hauptteil der Plantarfaszie und wird oft als die Plantaraponeurose im engeren Sinn aufgefasst (Sarrafian 1983).

Das Ende dieser Plantaraponeurose geht von der Plantarfläche des medialen Fortsatzes am Tuber calcaneum aus; dort dient die Oberseite der Aponeurose gleich einem Teil des M. flexor digitorum brevis als Ursprungsort. Auf Höhe der Mitte der Metatarsalia spaltet sich die Plantaraponeurose in fünf Längszüge auf, die sich wiederum knapp proximal der Metatarsalköpfchen jeweils in einen oberflächlichen und einen tiefen Strang verzweigen. Die beiden außen liegenden oberflächlichen Stränge ziehen diagonal zu den Fußkanten, die drei zentralen strahlen vor den Metatarsalköpfchen in die Haut der Fußsohle ein und sind an der Bildung des Ligamentum metatarsale transversum superficiale und dem äußeren Verstärkungszug für die Ligg. plantaria beteiligt (Sarrafian 1983).

Die fünf kräftigen tiefen Züge des Zentralbands teilen sich auf und bilden sagittale Septen; diese ziehen nach anterior in die Tiefe des Fußes, legen sich von medial und lateral an die Zehenbeuger an und strahlen dann nacheinander in die Flexorsehnenscheiden, die Fascia interossea, die Faszie des Caput transversum des M. adductor hallucis, das Lig. metatarsale transversum profundum sowie über die Plantarplatte und Seitenbänder der Metatarsophalangealgelenke in die Basis der proximalen Phalangen ein. Das am weitesten medial gelegene Septenpaar setzt daneben am tibialen und fibularen Sesambein sowie den beiden Köpfen des M. flexor hallucis brevis an. Die Plantaraponeurose überspannt also beim Menschen sowohl den inneren als auch den äußeren Längsbogen des Fußes und stützt das Längsgewölbe.

5.9.1 Biomechanische Funktion der Plantaraponeurose

Im statischen Stand stützt die Plantaraponeurose das Längsgewölbe des Fußes. Wenn die Aponeurose experimentell beim simulierten statischen Stehen durchtrennt wird, weichen die Metatarsalia auseinander und das Gewölbe bricht ein (Ker et al. 1987). Die Aponeurose bildet also einen wichtigen Teil der transversalen und der longitudinalen Verstrebung im Fuß.

Hicks (1955) beschrieb den medialen Längsbogen als eine Trägerkonstruktion, bei der die Plantaraponeurose als Spannungselement oder Verstrebung zwei Kompressionselemente miteinander verbindet. Bei der Gewichtsaufnahme und Innenrotation der Tibia wird die Verlängerung des medialen Längsbogens teilweise durch die Spannung in den Plantarstrukturen begrenzt (Sarrafian 1987). An der Bewegungsbegrenzung wirken alle plantaren Bandstrukturen mit; die Plantaraponeurose leistet jedoch, wie Huang et al. (1993) zeigen konnten, den wichtigsten Beitrag zur Erhaltung des Gewölbes, denn nach einer Plantarfasziotomie nimmt die Steifigkeit des Gewölbebogens um 25 % ab, bleibt jedoch andererseits interessanterweise selbst nach Resektion des Lig. plantare longum und breve (Lig. calcaneocuboideum), des Pfannenbands (Lig. calcaneonaviculare) und der Plantaraponeurose zu 65 % erhalten. Offensichtlich nehmen im statischen Stand also andere Faktoren als die Bänder (z. B. die Knochengeometrie) den größten Einfluss auf die Stabilität des medialen Längsgewölbes. Dennoch lässt sich die Plantaraponeurose als Teil eines passiven Systems auffassen, durch das die Steifigkeit des medialen Längsbogens in Abhängigkeit von der einwirkenden Last modifiziert werden kann.

In einem Zustand ohne Gewichtsbelastung wird die Spannung in der Plantaraponeurose durch Dorsalextension der Zehen erhöht. Die zugehörigen Metatarsalia machen daraufhin eine Platarflexionsbewegung, und der mediale Längsbogen hebt sich. Dies bezeichnete Hicks (1954) als „Seilwindenmechanismus". Unter Gewichtsbelastung (z. B. im statischen Stand) wird die Plantarflexion der Metatarsalia jedoch durch die Gegenkraft des Bodens gebremst, und die Hebung des Längsgewölbes wird durch eine komplexe Supinations-Außenrotations-Bewegung von Fuß und Unterschenkel erzielt. Durch dieses Bewegungsmuster wird die Stabilität des Fußgewölbes verbessert, und die Aktivierung des Seilwindenmechanismus kommt, so wird angenommen, beim Gehen in der Abstoßphase zum Tragen.

Wenn die Dorsalextension der Zehen, wie in der Phase des Terminal Stance, mit einer Anspannung der Wadenmuskulatur gekoppelt ist, kann die Vorspannung der Plantaraponeurose dadurch effektiv verstärkt werden. Carlson und Mitarbeiter simulierten den Terminalstand (45 % des Gangzyklus) durch Belastung der Achillessehne mit bis zu 500 N und stellten fest, dass in der Aponeurose bei einer Dorsalflexion des Großzehengrundgelenks über 30° eine noch stärkere Spannung auftrat als in der Achillessehne (Carlson, Fleming und Hutton 2000). Dieses Ergebnis steht im Einklang mit Bewegungsanalysen, die zeigen, dass zunächst eine Dorsalflexion der Großzehe von etwa 20° auftritt, bevor die Hebung des Längsbogens (Seilwindenmechanismus) sichtbar wird. Das Modell berücksichtigte jedoch nicht die Stützwirkung der intrinsischen und extrinsischen Fußflexoren auf das Gewölbe: Die langen Zehenbeuger und insbesondere der M. tibialis posterior üben nämlich bei einem quasi-statischen Manöver eine Stützwirkung auf das Gewölbe aus (Kitaoka, Luo und An 1997), die noch zunimmt, sobald die Ferse von der Unterlage abgehoben wird (Sharkey, Ferris und Donahue 1998). Die Hebung des Fußgewölbes durch den Seilwindeneffekt fällt beim Gehen außerdem zusammen mit dem Zeitpunkt der maximalen intrinsischen Muskelaktivität und Abnahme der Wadenmuskelaktivität, mit der Reduktion der vertikalen Belastung, der Plantarflexion im Sprunggelenk, der maximalen Vorwärtsbewegung und dem Beginn der beidfüßig unterstützten Gangphase. Alle diese Faktoren zusammen bewirken eigentlich eher eine Minimierung der Vorspannung der Plantaraponeurose (Wearing et al. 2006). Statt als Urheber des Seilwindeneffekts zur Hebung des Fußgewölbes kann die Plantaraponeurose daher alternativ als ein Bewegungskoordinator angesehen werden, der die Dorsalextension der Zehen effektiv mit der Supination des Fußes und der Außenrotation des Unterschenkels synchronisiert.

5.9.2 Vorspannung der Plantaraponeurose

Die Funktion der Plantaraponeurose beim Gehen wurde überwiegend extrapoliert aus Untersuchungen, bei denen Post-mortem-Präparate statisch belastet wurden. Es gibt nur wenige Studien, in denen die interne Krafteinwirkung auf die Plantarfaszie bei dynamischen Abläufen (wie Gehen oder Laufen) untersucht wurde. Scott und Winter (1990) verwendeten hierfür ein zweidimensionales Modell der unteren Extremität mit vier Segmenten. Die Plantaraponeurose war in diesem Modell beim Laufen für 50 % des Biegemoments im Chopart-Gelenk verantwortlich. Spitzenbelastungen für die Aponeurose im Bereich des 2,8-fachen Körpergewichts waren danach in der mittleren Standbeinphase (Mid Stance) und frühen Abstoßphase zu erwarten. Giddings et al. (2000) berechneten vergleichbare Lasten für die Aponeurose (1,8-faches bzw. 3,7-faches Körpergewicht) beim Gehen und Laufen anhand eines zweidimensionalen Finite-Elemente-Modells des Fußes mit drei Segmenten, für das die Anordnung und Bewegung der Knochensegmente aus Röntgendurchleuchtungsfilmen abgeleitet wurden. Während die interne Belastung in der späten Standbeinphase (60–70 %) am höchsten war, überschritten die vom Modell vorhergesagten Belastungen in beiden Studien die Bruchgrenze (1.189 ± 244 N), die für menschliche Knochen-Plantaraponeurose-Knochen-Verbindungen bei Bruchlastbestimmungen beschrieben wurden (Kitaoka et al. 1994).

Erdemir et al. (2004) ermittelten beim simulierten Gehen erheblich geringere Spitzenlasten für die Aponeurose (538 ± 193 N). Die maximale Last wirkte in ihrer Untersuchung bei 80 % der Standbeinphase und entsprach 47 % der an der Achillessehne ansetzenden Kraft (1.041 ± 213 N) bzw. etwa 40 % der Bruchgrenze der Plantaraponeurose (1.372 ± 347 N). Danach entspräche der Sicherheitsfaktor für die Spannung in der Plantaraponeurose (2,5) dem des vorderen Kreuzbands (2,4), läge aber deutlich niedriger als im Knochen (~ 6) und in den meisten tierischen Sehnen (~ 8) sowie selbst in den hoch belasteten Sehnen, bei denen die Rückgewinnung der elastisch gespeicherten Energie als besonders wichtig angesehen wird (~ 2–4) (Frost 2001). Allerdings wird in diesen Modellen die Aktivität der intrinsischen Fußmuskeln außer Acht gelassen, die von ihrer Anatomie her durchaus in der Lage sind, die Vorspannung der Plantaraponeurose zu beeinflussen. Die kleinen Fußmuskeln sind beim statischen, beidbeinigen Stehen normalerweise nicht aktiv, wohl aber beim Gehen während der mittleren Standbeinphase (Mid Stance) und beim Abstoßen.

Die Plantaraponeurose wird manchmal als reine Zuggurtung angesehen; die Kollagenstruktur in den zentralen Abschnitten der Aponeurose scheint diese Auffassung zunächst zu bestätigen. Allerdings setzt der zentrale Bereich nicht direkt am Kalkaneus an, sondern an einer Zone aus teils nicht verkalktem und teils verkalktem Faserknorpel. Solche Ansatzzonen mit allmählichem Übergang vom Hart- zum Weichgewebe sind vorteilhaft für die Verteilung von Spannungen, und innerhalb von Sehnen und Ligamenten findet sich Faserknorpel typischerweise dort, wo mit Biege-, Scher- und Kompressionskräften zu rechnen ist (Benjamin und Ralphs 1998). Da am Kalkaneusansatz der Plantaraponeurose auch der M. flexor digitorum brevis ansetzt, ist die Enthese wahrscheinlich tatsächlich Biege-, Scher- und Kompressionskräften ausgesetzt, die eine gewisse Anfälligkeit für Verletzungen im Ansatzbereich nach sich ziehen können (Wearing et al. 2006).

5.9.3 Plantarfasziitis

Eine Plantarfasziitis liegt bei 10–20 % aller verletzten Sportler vor und ist somit die häufigste Störung im Bereich des Fußes (Rome 1997). Ihre Gesamtprävalenz ist allerdings nicht bekannt, denn die meisten Fälle treten bei körperlich inaktiven Menschen mittleren Alters auf. Im Alter nimmt die Häufigkeit möglicherweise noch zu. Auch über den klinischen Verlauf der Plantarfasziitis ist wenig bekannt. Nur 5–10 % der Betroffenen werden schließlich operiert; in den meisten Fällen bilden sich die Beschwerden unter konservativer Therapie innerhalb von 6 bis 18 Monaten zurück, sodass die Plantarfasziitis gelegentlich als selbstlimitierte Erkrankung angesehen wird.

Klinische Symptomatik der Plantarfasziitis

Obwohl der auftretende Fersenschmerz sehr komplex sein kann, wird die Plantarfasziitis in der Regel allein aufgrund klinischer Kriterien diagnostiziert. Am häufigsten klagen die Patienten über Schmerzen im medialen Bereich der Fersenunterseite, die bei einer Gewichtsbelastung des Fußes auftreten. Dies kommt häufig nach längeren Ruhephasen vor; insbesondere am Morgen treten oft Anlaufschmerzen auf. Im Gegensatz zum akuten Schmerz einer Ruptur, der eher im mittleren Bereich der Plantaraponeurose lokalisiert wird, entwickeln sich die Schmerzen bei der Plantarfasziitis allmählich und nehmen ab, wenn man sich eine Weile bewegt hat.

Ein Schmerz an der Ansatzstelle der Aponeurose am medialen Tuber calcanei wird als pathognomonisches Zeichen für eine Plantarfasziitis aufgefasst. Weniger häufig werden Schmerzen im sonstigen Verlauf der Aponeurose angegeben. Druckschmerz an anderen Stellen des Rückfußes wird allgemein als Hinweis auf das Vorliegen einer anderen Erkrankung verstanden.

Mit Ausnahme der Sonografie und der Magnetresonanztomografie gibt es, wenn überhaupt, nur wenige klinische Verfahren, die bei der Diagnosestellung zuverlässig helfen können. Die Schmerzverstärkung durch Dorsalextension der Großzehe – einst als *Conditio sine qua non* der Plantarfasziitis betrachtet – hat eine geringere Sensitivität als die Palpation. Dass Beschwerden durch die Dorsalextension des Fußes ausgelöst werden, wird häufig als diagnostisches Zeichen für eine Plantarfasziitis betrachtet; aber ebenso wie die Dorsalextension der Großzehe provoziert dieses Manöver gleichzeitig andere, mit der Plantaraponeurose verbundene Strukturen im Fuß, sodass die Validität als diagnostisches Zeichen fraglich ist.

Bildgebende Verfahren bei Plantarfasziitis

Röntgenuntersuchung

Bei der Röntgenuntersuchung stellt sich ggf. ein plantarer Fersensporn dar, dem allein allerdings noch keine klinische Relevanz zukommt. Zwar treten knöcherne Spornbildungen gehäuft bei Fersenschmerzen auf; sie sind jedoch oft nicht in der Aponeurose lokalisiert, sondern eher in der Tiefe unter dem faserknorpeligen Ansatz der Aponeurose (Kumai und Benjamin 2002) oder in anderen Strukturen wie dem Ursprung des Flexor digitorum brevis, Quadratus plantae oder Ligamentum plantare longum. Da dem Faserknorpel eine Rolle bei der Umverteilung von Kompressions-, Biege- und Scherkräften zugesprochen wird, sind manche Autoren der Auffassung, dass sich plantare Fersensporne als Reaktion auf die am faserknorpeligen Ansatz auftretende Biegebelastung entwickeln – im Gegensatz zu der verbreiteten Annahme, dass sie dort entstehen, wo ein starker Zug an der Faszie vorhanden ist (Kumai und Benjamin 2002, Wearing et al. 2006).

Sonografie

Ein typischer sonografischer Befund bei Plantarfasziitis sind diffuse oder lokal begrenzte echoarme Bereiche innerhalb des verdickten Ansatzes am Kalkaneus im sagittalen Bild (> Abb. 5.9.1). In der Klinik wird als Kriterium häufig eine sagittale Plantarfasziendicke von über 4 mm am Faszienansatz (plus echoarme Bezirke) verwendet. Sensitivität und Spezifität des Ultraschalls beim Nachweis einer Plantarfasziitis liegen zwischen 74 % und 100 % bzw. zwischen 71 % und 91 %. Allerdings wurde in den entsprechenden Studien die klinische Symptomatik anstelle histologischer Veränderungen als diagnostischer Standard herangezogen; die Interpretation dieser Daten ist daher in Anbetracht der oft unspezifischen klinischen Befunde beim Fersenschmerz schwierig. Bei Sehnen korrelieren entsprechende Beobachtungen mit histologisch bestätigten degenerativ veränderten Bereichen; andererseits wird eine Zunahme der Faszendicke auch bei Achillessehnen-Tendinopathie und seronegativer Arthritis beschrieben (Gibbon und Long 1999). Darüber hinaus gibt es Hinweise, dass die Dicke der Faszienenthese zumindest bei gesunden Personen auch von allgemeinen Faktoren wie dem Körpergewicht abhängt. Solange keine gewichtsbezogenen Daten zur Verfügung stehen, können die Sensitivität und die Spezifität der sonografischen Befunde daher kaum beurteilt werden.

Sonografische Messungen wurden auch zur Verlaufsbeurteilung der Plantarfasziitis herangezogen. Mit dem Abklingen der Fersenschmerzsymptomatik nahm bei diesen Untersuchungen die Dicke der Plantaraponeurose um 0,5–1,0 mm ab. Dieser Wert geht allerdings kaum über die Grenze der Reproduzierbarkeit (± 0,6 mm) hinaus (Wearing et al. 2004). Außerdem ist eine der Grundannahmen für die Ultraschalluntersuchung nicht unbedingt erfüllt: Die Schallgeschwindigkeit im Gewebe muss für die Messung der Weichgewebedicke konstant sein. Bei der Rückbildung einer Plantarfasziitis verändert sich jedoch typischerweise der Kollagen- und Flüssigkeitsgehalt des Gewebes, und die relativen Anteile dieser Gewebekomponenten beeinflussen das Ultraschallsignal. Bei der

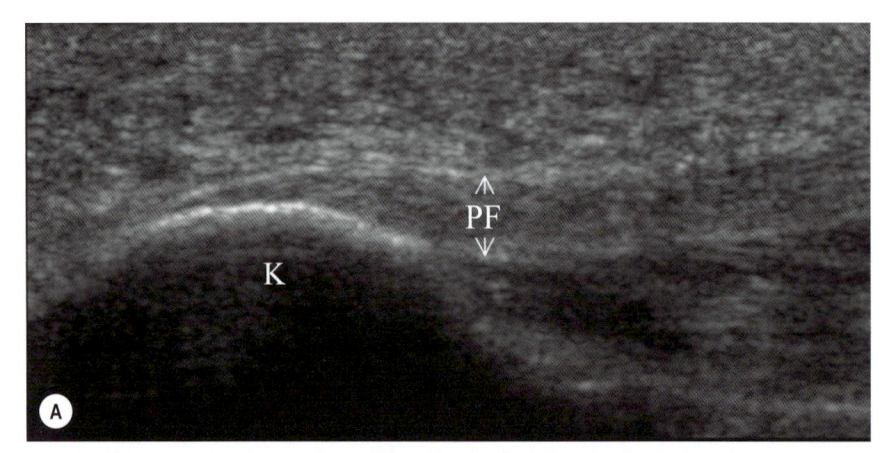

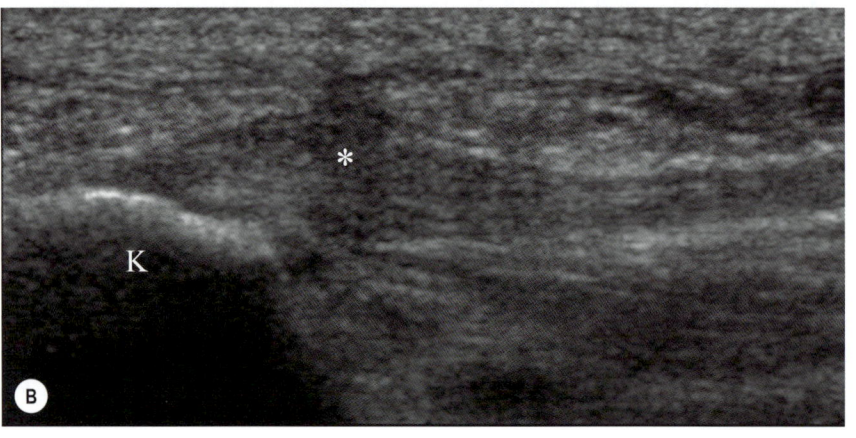

Abb. 5.9.1 Sonografischer Sagittalschnitt durch die Plantarfaszie bei einem Gesunden und einem Patienten mit Plantarfasziitis. (A) Bei einem gesunden, schmerzfreien Menschen stellt sich die Plantarfaszie (PF) mäßig echoreich geschichtet dar und ist an ihrem Ansatz am Kalkaneus (K) etwa 3 mm dick. Aus: Tsai et al. 2000, Wearing et al. 2007; Abdruck mit freundlicher Genehmigung. (B) Die Plantarfasziitis ist charakterisiert durch diffuse oder lokal begrenzte echoarme Bereiche (*) und einen verdickten Kalkaneusansatz. Aus: Gibbon und Long 1999; Abdruck mit freundlicher Genehmigung. Eine sagittales Maß von über 4 mm wird als diagnostisches Kriterium für eine Plantarfasziitis angesehen. Aus: Tsai et al. 2000; Abdruck mit freundlicher Genehmigung. Die normalerweise vorhandene echoreiche Begrenzung der Plantarfaszie wird bei einer Fasziitis unscharf. Aus: Wall, Harkness und Crawford 1993; Abdruck mit freundlicher Genehmigung.

sonografischen Verlaufskontrolle der Rückbildung einer Plantarfasziitis ist daher vermutlich mit kleineren Fehlern zu rechnen.

Magnetresonanztomografie

In den T1- und T2-gewichteten MRT-Standardsequenzen erscheint die normale Plantaraponeurose als ein homogenes, flaches Band mit geringer Signalintensität. Im Gegensatz zur Sonografie wird bei der MRT-Bildgebung primär auf Veränderungen des Signalverhaltens und weniger auf die Volumenänderung des Gewebes geachtet. Als charakteristisches Zeichen einer Plantarfasziitis wird eine Signalanhebung innerhalb der Aponeurose gewertet. Bei Sehnen korreliert wiederum eine erhöhte Signalintensität auf den üblichen MRT-Sequenzen mit degenerativ veränderten Sehnenbereichen. Allerdings können diese degenerativen Veränderungen allein nicht für die Signalanhebung verantwortlich sein. Dies mag einer der Gründe dafür sein, dass die Signalparameter im MRT relativ schlecht mit dem klinischen Verlauf einer Plantarfasziitis korrelieren.

Mit der MRT lässt sich die Größe degenerativer Läsionen oft genauer darstellen als mit der Sonografie, ansonsten ergeben sich jedoch kaum Vorteile bezüglich der Sensitivität und der Spezifität bei der Diagnostik der Plantarfasziitis. Angesichts der hohen Kosten und eingeschränkten Verfügbarkeit der MRT bleibt die Sonografie daher das bevorzugte Verfahren für die Initialdiagnostik.

Histopathologie der Plantarfasziitis

Zur Pathogenese der Plantarfasziitis liegen bisher nur wenige gesicherte Erkenntnisse vor. Dies kann zum Teil durch das Fehlen einer einheitlichen Nomenklatur und Terminologie zur Beschreibung pathologischer Befunde erklärt werden. In > Tab. 5.9.1 sind die wichtigsten histologischen Befunde zusammengestellt, die nach chirurgischen Resektionen bei chronischem plantarem Fersenschmerz erhoben wurden. Am häufigsten wurde eine Kollagendegeneration unterschiedlichen Ausmaßes mit ungeordneter Faserausrichtung, Zunahme der mukoiden Grundsubstanz und angiofibroblastischer Hyperplasie beschrieben. Anzeichen einer aktiven Entzündung mit lymphogranulozytären Infiltraten und Makrophageneinwanderung wurden nur gelegentlich und ggf. hauptsächlich in Zusammenhang mit Faszieneinrissen bei sportlich aktiven Patienten beobachtet. Bei einer Plantarfasziitis sind also degenerative Veränderungen in der Regel in unterschiedlichen Kombinationen zu finden; dagegen sind Entzündungsreaktionen, die durch inflammatorische Zellen vermittelt werden, eher die Ausnahme – insbesondere bei älteren und körperlich inaktiven Patienten.

Auch bei anderen chronischen Sehnenerkrankungen werden degenerative Veränderungen mit fehlender zellulärer Entzündungsreaktion beschrieben. Der Entstehungsmechanismus der Plantarfasziitis entspricht also vermutlich eher dem einer Tendinose (Sehnendegeneration) als dem einer Tendinitis (Entzündung) und stellt einen fortgeschrittenen degenerativen Zustand dar.

Alternativ kann das Fehlen eines entzündlichen Infiltrats bei den chronischen Formen der Plantarfasziitis auch einen Spätzustand bei chronischer Entzündung anzeigen. Eine Degeneration des Sehnengewebes verläuft über akut- und chronisch-entzündliche Stadien, bevor manifeste degenerative Vorgänge eintreten (Hess et al. 1989); die Entzündung spielt vermutlich eher in den frühen Stadien des Krankheitsprozesses eine Rolle. Andererseits wurden degenerative Läsionen in der Plantarfaszie – wenngleich in geringerem Umfang – auch in Amputaten von Patienten ohne bekannten Fersenschmerz beschrieben, und auch einer Plantarfaszienruptur (als Endstadium degenerativer Veränderungen) muss nicht immer ein Beschwerdebild im Sinne einer Plantarfasziitis vorausgehen. Es ist also möglich, dass sich degenerative Veränderungen in der Plantarfaszie asymptomatisch entwickeln – oder alternativ Entzündung und Degeneration bei der Fasziitis kein Krankheitskontinuum darstellen, sondern zwei voneinander unabhängige Vorgänge.

Tab. 5.9.1 Histopathologische Veränderungen bei der chronischen Plantarfasziitis

Studie	Patienten	Methodik	Histologische Veränderungen
Snider, Clancy und McBeath (1983)	9 männl. Pat. 1 amputierte Extremität (Kontrolle)	Lichtmikroskopie	4 mögliche Befunde: • Kollagendegeneration (in 100 % der Fälle) • angiofibroblastische Hyperplasie (56 %) • chondroide Metaplasie (22 %) • Matrixverkalkung (11 %)
Leach, Seavey und Salter (1986)	15 Sportler	keine Angabe	• chronisch-granulomatöse Gewebeveränderungen • in einigen Fällen mukoide Degeneration • 2 Fälle mit partieller Ruptur • lokale Entzündungsreaktion
LeMelle, Kisilewicz und Janis (1990)	2 Patienten	Elektronenmikroskopie	Fall 1: • fibrokartilaginäre Degeneration • fibrovaskuläre Hyperplasie Fall 2: • unregelmäßige Anfärbung • Aufspleißen der Kollagenfasern • keine Fibrose oder lymphozytäre Infiltration
Schepsis, Leach und Gorzyca (1991)	25 Sportler	keine Angabe	• Kollagendegeneration • kollagene Metaplasie • Verkalkungen

Tab. 5.9.1 Histopathologische Veränderungen bei der chronischen Plantarfasziitis (Forts.)

Studie	Patienten	Methodik	Histologische Veränderungen
Tountas und Fornasier (1996)	21 sportlich nicht aktive Patienten 5 amputierte Extremitäten (Kontrolle)	keine Angabe	Unterschiedlich ausgeprägte: • Kollagendegeneration • mukoide Degeneration • fibrinoide Degeneration • fibrovaskuläre Proliferation • partielle Rupturen Keine aktive Entzündung
Lemont, Ammirati und Usen (2003)	50 Fersenspornpräparate	keine Angabe	• normales histologisches Bild (10 Fälle) • Kollagenfragmentierung im Rahmen einer mukoiden Degeneration (16 Fälle) • Gefäßerweiterungen im angrenzenden Knochenmark (12 Fälle) • Kristallablagerungen (2 Fälle) Keine entzündlichen Veränderungen
Jardé et al. (1999)	38 Fersenspornpräparate (30 Partialrupturen)	keine Angabe	• chronisch-granulomatöse Gewebeveränderungen (in 100 % der Fälle) • angiofibroblastische Hyperplasie (100 %) • chondroide oder kartilaginäre Metaplasie (4 Fälle) • Fibromatose (4 Fälle)

Ätiologie

Welche Mechanismen zu den degenerativen Veränderungen in der Plantarfaszie führen, ist weitgehend ungeklärt. In tierexperimentellen Studien wurde ein Zusammenhang zwischen Sehnendegeneration und mechanischer Überlastung gefunden (Soslowsky et al. 2000). Wiederholte mechanische Belastungen allein verursachen jedoch noch keine degenerativen Veränderungen, sondern es müssen zusätzlich externe oder interne Risikofaktoren vorliegen (Carpenter et al. 1998).

Es wird angenommen, dass eine Kombination von internen Risikofaktoren – wie Alter, Körpergewicht (oder BMI), Fußform, Eigenschaften des Fersenpolsters, Ausbildung des Fußgewölbes oder Sprunggelenkbeweglichkeit – und externen Risikofaktoren – wie ungewohnte Anstrengung, langes Stehen oder ungeeignetes Schuhwerk – zu einer Prädisposition führt; sobald ein (noch nicht bekannter) Auslöser hinzukommt, entwickelt sich daraus eine Plantarfasziitis (Rome 1997). Verbreitet ist die Auffassung, dass intrinsische Risikofaktoren die Belastung am Faszienansatz erhöhen, indem die Höhe des medialen Längsbogens abnimmt oder die direkt auf die Enthese wirkenden Kompressionskräfte zunehmen. Empirisch ist die Rolle dieser Risikofaktoren für die Entstehung von Fersenschmerzen jedoch bestenfalls als umstritten zu bezeichnen (Wearing et al. 2006). Studien zur unilateralen Plantarfasziitis deuten darauf hin, dass viele Parameter, die traditionell als Risikofaktoren eingeschätzt wurden, eigentlich eher als Verstärkungsfaktoren zu betrachten sind, sodass inzwischen ein neues Modell für die Plantarfasziitis entwickelt wurde (> Abb. 5.9.2) (Wearing et al. 2004, 2007, 2009).

Grundlage für dieses Modell ist die Beobachtung, dass eine Verdickung des Plantaraponeurosenansatzes zwar charakteristisch für die Plantarfasziitis ist, aber auch ohne Symptome oder Schmerzen auftreten kann (Wearing et al. 2004). Die verdickte Enthese bei Plantarfasziitis könnte daher – ähnlich wie beim Diabetes postuliert – das Ergebnis eines bilateralen oder systemischen Entstehungsvorgangs sein (Wearing et al. 2004) und ein Zeichen dafür, dass die Plantarfaszie entweder eine inhärente Schwachstelle aufweist und die normalen Belastungen daher nicht toleriert, oder aber, dass die mechanisch einwandfreie Plantarfaszie bilateral außergewöhnlich beansprucht worden ist und darauf mit einer adaptiven Verdickung reagiert hat. Wenn durch extrinsische Faktoren wie ungewohnte Anstrengung, längeres Stehen oder ungeeignetes Schuhwerk die Belastungsschwelle überschritten wird, ab der es zu Umbauvorgängen in der Plantarfaszie kommt, überschritten wird, treten kumulative Mikroschäden und in der Folge degenerative Veränderungen auf. Diese degenerativen Veränderungen können auch asymptomatisch fortschreiten. Es ist nicht bekannt, welche Strukturen und Mechanismen ursächlich für die Entwicklung einer Fersenschmerzsymptomatik verantwortlich sind.

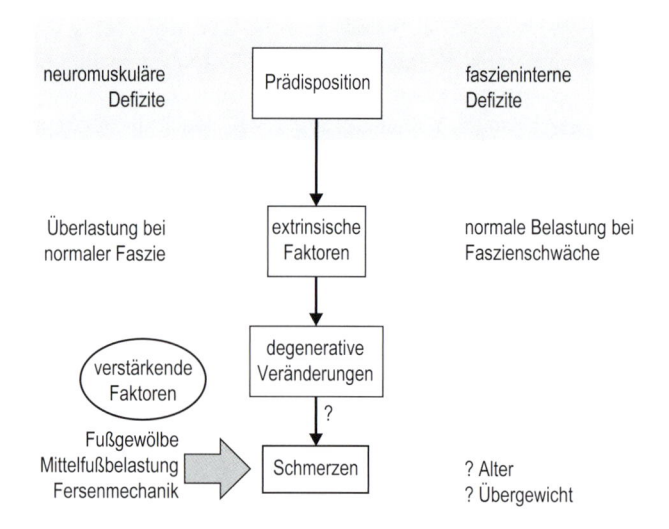

Abb. 5.9.2 Ätiologie der Plantarfasziitis. Nach diesem Modell entstehen durch neuromuskuläre oder faszieninterne Schwachstellen in Kombination mit extrinsischen Faktoren senkrecht auf die Faszie einwirkende Belastungen. Wenn die Belastungsgrenze, bis zu der strukturelle Anpassungen möglich sind, überschritten wird, kommt es zu Verdickung und degenerativen Veränderungen der Plantarfaszie. Die Mechanismen, die zur Entstehung klinischer Symptome führen, sind im Einzelnen nicht bekannt; Fußgewölbe- und Fersenmechanik oder Mittelfußbelastungen sind wahrscheinlich eher verstärkende als prädisponierende Faktoren. Welche Rolle Alterung und Übergewicht für die Entstehung der Plantarfasziitis spielen, ist bisher nicht bekannt. Durch Beeinflussung der verstärkenden Faktoren kann wohl eine symptomatische Linderung von Fersenschmerzen erzielt werden, die Ursachen der Erkrankung werden dadurch jedoch vermutlich nicht beeinflusst.

Traditionell wird der Schmerz bei einer Plantarfasziitis auf entzündliche Abläufe oder die Zerstörung von Kollagenfasern zurückgeführt. Jedoch sind Entzündungszellinfiltrate in histologischen Präparaten selten zu finden, und die Zerstörung des Kollagengefüges, die mit den bildgebenden Verfahren darstellbar ist, korreliert nur schwach mit der klinischen Symptomatik. Es gibt zwar dopplersonografische Daten, die zeigen, dass die Schmerzstärke mit dem Ausmaß der Gefäßneubildung korreliert, aber weder eine verminderte Echogenität noch der Flussnachweis im Farbdoppler sind spezifische oder konstante Zeichen einer Plantarfasziitis, sie werden oft auch in Aponeurosen asymptomatischer Patienten beschrieben. Die Gefäßneubildung ist also wahrscheinlich nicht der ausschlaggebende Grund für die Entstehung von Schmerzen bei der Plantarfasziitis. Alternative Hypothesen gehen davon aus, dass Neurotransmitter wie Glutamat oder Substanz P eine Rolle für den Sehnenschmerz spielen, aber die Bedeutung dieser Faktoren für die Plantarfasziitis ist nicht bekannt.

Intrinsische Faktoren wie die Form des medialen Längsbogens, die Mittelfußbelastung und die Fähigkeit des Fersenpolsters zur Energiedissipation wirken beim Fersenschmerz wohl eher verstärkend als auslösend (Wearing et al. 2004, 2007, 2009). Struktur und Bewegungen des medialen Längsbogens beim Gehen unterschieden sich bei Patienten mit und ohne Plantarfasziitis nicht, dagegen waren Schmerzen und fasziale Verdickung bei flacheren Längsbögen eindeutig nachweisbar (Wearing et al. 2004, 2007). Auch eine höhere Mittelfußbelastung beim Gehen war mit stärkeren Fersenschmerzen verbunden (Wearing et al. 2007), sodass offenbar sowohl Zug- als auch Druckkräfte Schmerzen provozieren können. Die Energiedissipation im Fersenpolster war bei Patienten mit Plantarfasziitis geringer als bei schmerzfreien Personen (Wearing et al. 2009). Der Energiedissipationsquotient ist ein Maß für die Energie, die durch viskose Reibung im Gewebe verlorengeht; diese Dissipation wird als wichtiger Mechanismus für die Dämpfung hochfrequenter Vibrationen angesehen. Wenn die Energiedissipation im Fersenpolster beim Gehen gering ist, wird die Ansatzzone der Plantaraponeurose am Kalkaneus stärker durch Vibrationen belastet.

Behandlungsmaßnahmen, die auf die Erhaltung des Fußgewölbes, Reduktion der Mittelfußbelastung und Verbesserung der stoßdämpfenden Eigenschaften des Fersenpolsters abzielen, können also dazu beitragen, die Schmerzen der Plantarfasziitis zu lindern. Allerdings wird die Ursache der Erkrankung, die wir ja nicht genau kennen, durch solche Maßnahmen nicht behoben. Auch die Einflüsse von Alter und Übergewicht bei der Entstehung einer Plantarfasziitis müssen noch genauer erforscht werden.

Hinweise auf neuromuskuläre Störungen bei der Plantarfasziitis

Sowohl aktive (Muskeln) als auch passive (Plantaraponeurose und Ligamente) Elemente sind wichtig für die Stützung des medialen Längsbogens (Fiolkowski et al. 2003). Wenn nun durch eine neuromuskuläre Störung die Muskeltätigkeit – insbesondere die Aktivität der inneren Fußmuskeln, die z. T. an der Plantaraponeurose ansetzen – verändert wird, kann dies zu einer stärkeren oder komplexeren internen Belastung der Plantaraponeurose führen. Eine Kraftminderung der Fußbeuger und der plantar verlaufenden Zehenbeuger wurde bei Patienten mit Plantarfasziitis festgestellt, sodass die passiven Strukturen wie die Plantaraponeurose selbst einen größeren Anteil an der Last übernehmen müssen. Obwohl diese Befunde natürlich nicht ausschließen, dass die Muskelkraft erst sekundär und reflektorisch aufgrund der Fersenschmerzen vermindert war, konnten Chundru et al. (2008) doch zeigen, dass eine Plantarfasziitis signifikant häufiger bei Menschen mit einer Atrophie des M. abductor digiti minimi auftritt und somit die Muskelveränderungen vermutlich doch den klinischen Symptomen der Fasziitis vorausgehen. Der gleiche Mechanismus könnte auch verantwortlich sein für die Verdickung der Faszie bei Patienten mit diabetischer Neuropathie, bei denen häufig eine Atrophie der intrinsischen Fußmuskulatur vorliegt.

Hinweise auf eine fasziale Schwachstelle

Es gibt kaum direkte Hinweise auf einen faszieninternen mechanischen Mangel, der dazu führen würde, dass die Plantaraponeurose normalen Beanspruchungen nicht mehr gewachsen wäre. Allerdings können Faszienverdickungen, die als charakteristisches Symptom der Plantarfasziitis gelten, auch bei asymptomatischen Personen ohne Fersenschmerz nachweisbar sein (Wearing et al. 2004), sodass davon auszugehen ist, dass die Plantarfasziitis ein bilateraler oder systemischer Prozess ist. Im Hinblick auf die Sehnen wird angenommen, dass sich solche degenerativen Verdickungen asymptomatisch entwickeln und schließlich die Zugfestigkeit der Sehne beeinträchtigen (Soslowsky et al. 2000). Vergleichbare degenerative Veränderungen wurden darüber hinaus bei ähnlichen „Überlastungsschäden" der Bandscheiben, der Kreuzbänder im Kniegelenk, der Achillessehne und der Rotatorenmanschette beschrieben (Järvinen et al. 1997).

Zumindest teilweise haben die degenerativen Veränderungen in diesen Strukturen eine genetische Komponente. Beispielsweise wurden Polymorphien von *COL5A1*, das für die Steuerung der Fibrillogenese und Modulation des Fibrillenwachstums wichtig ist, bei Achillessehnentendinopathien und Kreuzbandrupturen festgestellt, während den *COL9A2*-Polymorphien, bei denen die Brückenbindung zwischen Kollagenen und Nichtkollagenproteinen betroffen ist, eine Rolle bei den degenerativen Bandscheibenerkrankungen zugeschrieben wird. Ob diese und andere Varianten direkt an der Entwicklung degenerativer Veränderungen beteiligt sind oder nur ein starkes Kopplungsungleichgewicht zu den eigentlich krankheitsverursachenden Loci besteht, bleibt festzustellen. Ebenso wenig bekannt ist über die potenziellen Gen-Gen- und Gen-Umwelt-Interaktionen, die hier eine Rolle spielen könnten. Für die degenerativen Bandscheibenerkrankungen gibt es Hinweise, dass *COL9A3*-Polymorphismen und Übergewicht synergistisch zu dem Risiko beitragen. Die genetischen Faktoren, die zur Entwicklung einer Plantarfasziitis prädisponieren können, wurden dagegen bisher nicht untersucht.

5.9.4 Zusammenfassung

Traditionell wird die Plantarfasziitis als Folge einer Überlastung betrachtet: Biomechanische Gegebenheiten im Fuß sollen das Auftreten erhöhter Zugspannungen in der Plantaraponeurose begünstigen und auf diese Weise eine Prädisposition für chronische Entzündungsprozesse schaffen. Wissenschaftliche Beweise für diese Annahme gibt es allerdings kaum. Typisch für die Plantarfasziitis ist eine ausgeprägte Kollagendegeneration ohne wesentliche Entzündungszellinfiltrate. Ebenso gibt es Hinweise darauf, dass wiederholte physiologische Beanspruchungen nicht ausreichen, um degenerative Veränderungen im Weichgewebe zu verursachen, und dass Faktoren, die früher als prädisponierend galten (Form des medialen Längsbogens, Mittelfußbelastung, Energiedissipation im Fersenpolster), wohl tatsächlich Verstärkungsfaktoren sind und eher das Ausmaß der Schmerzen beeinflussen, als dass sie die Erkrankung auslösen.

Unserer Auffassung nach liegt eine inhärente fasziale oder neuromuskuläre Störung vor, durch die die Plantaraponeurose entweder normalen Beanspruchungen nicht mehr gewachsen ist oder aber unphysiologisch belastet wird. In Kombination mit einem extrinsischen Faktor, z. B. einer ungewohnten Aktivität, wird die Belastungsschwelle überschritten, und es kommt zu Umbauvorgängen sowie nachfolgend zu degenerativen Veränderungen in der Faszie. Die Ursachen für die Entstehung der Schmerzen bei der Plantarfasziitis sind nicht bekannt. Weitere Studien sind erforderlich, um zu klären, welche Rolle Biege-, Scher- und Kompressionskräfte sowie neuromuskuläre und genetische Komponenten für den Krankheitsprozess spielen.

LITERATURQUELLEN

Benjamin M, Ralphs JR. Fibrocartilage in tendons and ligaments – an adaptation to compressive load. J Anat. 1998; 193(4): 481–494.
Carlson RE, Fleming LL, Hutton WC. The biomechanical relationship between the tendoachilles, plantar fascia and metatarsophalangeal joint dorsiflexion angle. Foot Ankle Int. 2000; 21(1): 18–25.
Carpenter JE, Flanagan CL, Thomopoulos S, Yian EH, Soslowsky Lj. The effects of overuse combined with intrinsic or extrinsic alterations in an animal model of rotator cuff tendinosis. Am J Sports Med. 1998; 26(6): 801–807.
Chundru U, Liebeskind A, Seidelmann F, Fogel J, Franklin P, Beltran J. Plantar fasciitis and calcaneal spur formation are associated with abductor digiti minimi atrophy on MRI of the foot. Skeletal Radiol. 2008; 37(6): 505–510.
Erdemir A, Hamel AJ, Fauth AR, Piazza SJ, Sharkey NA. Dynamic loading of the plantar aponeurosis in walking. J Bone Joint Surg Am. 2004; 86(3): 546–552.
Fiolkowski P, Brunt D, Bishop M, Woo R, Horodyski M. Intrinsic pedal musculature support of the medial longitudinal arch: An electromyography study. J Foot Ankle Surg. 2003; 42(6): 327–333.
Frost HM. Does the anterior cruciate have a modeling threshold? A case for the affirmative. J Musculoskelet Neuronal Interact. 2001; 2(2): 131–136.
Gibbon WW, Long G. Ultrasound of the plantar aponeurosis (fascia). Skeletal Radiol. 1999; 28(1): 21–26.
Giddings VL, Beaupre GS, Whalen RT, Carter DR. Calcaneal loading during walking and running. Med Sci Sports Exerc. 2000; 32: 627–634.
Hess GP, Cappiello WL, Poole RM, Hunter SC. Prevention and treatment of overuse tendon injuries. Sports Med. 1989; 8: 371–384.
Hicks JH. The mechanics of the foot: The plantar aponeurosis and the arch. J Anat. 1954; 88: 25–30.
Hicks JH. The foot as a support. Acta Anat. 1955; 25: 34–45.
Huang CK, Kitaoka HB, An KN, Chao EYS. Biomechanical stability of the arch. Foot Ankle. 1993; 14(6): 353–357.
Jardé O, Trinquier-Lautard JL, Boulu G, Vives P. Aponévrotomie et lésions dégénératives de l'aponévrose plantaire: Apport de l'imagerie par résonance magnétique. Foot Ankle Int. 1999; 20: 616 [Abstract].
Järvinen M, Józsa L, Kannus P, Järvinen TL, Kvist M, Leadbetter W. Histopathological findings in chronic tendon disorders. Scand J Med Sci Sports. 1997; 7(2): 86–95.
Ker RF, Bennett MB, Bibby SR, Kester RC, Alexander RM. The spring in the arch of the human foot. Nature. 1987; 325: 147–149.
Kitaoka HB, Luo ZP, Growney ES, Berglund LJ, An KN. Material properties of the plantar aponeurosis. Foot Ankle Int. 1994; 15(10): 557–560.
Kitaoka HB, Luo ZP, An KN. Effect of the Posterior Tibial tendon on the arch of the foot during simulated weightbearing: Biomechanical analysis. Foot Ankle Int. 1997; 18(1): 43–46.
Kumai T, Benjamin M. Heel spur formation and the subcalcaneal enthesis of the plantar fascia. J Rheumatol. 2002; 29(9): 1957–1964.
Leach RF, Seavey MS, Salter DK. Results of surgery in athletes with plantar fasciitis. Foot Ankle. 1986; 7: 156–161.
LeMelle DP, Kisilewicz P, Janis LR. Chronic plantar fascial inflammation and fibrosis. Clin Podiatr Med Surg. 1990; 7: 385–389.
Lemont H, Ammirati KM, Usen N. Plantar fasciitis: A degenerative process (fasciosis) without inflammation. J Am Podiatr Med Assoc. 2003; 93(3): 234–237.
Rome K. Anthropometric and biomechanical risk factors in the development of plantar heel pain: A review of the literature. Phys Ther Rev. 1997; 2: 123–134.
Sarrafian SK. Anatomy of the foot and ankle: Descriptive, topographic, functional. New York: J. B. Lippincott Company, 1983.
Sarrafian SK. Functional characteristics of the foot and plantar aponeurosis under tibiotalar loading. Foot Ankle. 1987; 8(1): 4–18.
Schepsis AA, Leach RE, Gorzyca J. Plantar fasciitis: Etiology, treatment, surgical results, and review of the literature. Clin Orthop. 1991; 266: 185–196.
Scott SH, Winter DA. Internal forces of chronic running injury sites. Med Sci Sports Exerc. 1990; 22(3): 357–369.
Sharkey NA, Ferris L, Donahue SW. Biomechanical consequences of plantar fascial release or rupture during gait: Part I – disruptions in longitudinal arch conformation. Foot Ankle Int. 1998; 19: 812–820.
Snider MP, Clancy WG, McBeath AA. Plantar fascia release for chronic plantar fasciitis in runners. Am J Sports Med. 1983; 11: 215–219.
Soslowsky LJ, Thomopoulos S, Tun S et al. Overuse activity injures the supraspinatus tendon in an animal model: A histologic and biomechanical study. J Shoulder Elbow Surg. 2000; 9(2): 79–84.
Tountas AA, Fornasier VL. Operative treatment of subcalcaneal pain. Clin Orthop. 1996; 332: 170–178.
Tsai WC, Chiu MF, Wang CL, Tang FT, Wong MK. Ultrasound evaluation of plantar fasciitis. Scand J Rheumatol. 2000; 29: 255–259.
Wall JR, Harkness MA, Crawford A. Ultrasound diagnosis of plantar fasciitis. Foot Ankle. 1993; 14: 465–470.
Wearing SC, Smeathers JE, Yates B, Sullivan PM, Urry SR, Dubois P. Sagittal movement of the medial longitudinal arch is unchanged in plantar fasciitis. Med Sci Sports Exerc. 2004; 36(10): 1761–1767.
Wearing SC, Smeathers JE, Urry SR, Hennig EM, Hills AP. The pathomechanics of plantar fasciitis. Sports Med. 2006; 36(7): 585–611.
Wearing SC, Smeathers JE, Sullivan PM, Yates B, Urry SR, Dubois P. Plantar fasciitis: Are pain and fascial thickness associated with arch shape and loading? Phys Ther. 2007; 87(8): 1002–1008.
Wearing SC, Smeathers JE, Yates B, Urry SR, Dubois P. Bulk compressive properties of the heel fat pad during walking: A pilot investigation in plantar heel pain. Clin Biomech. 2009; 24(4): 397–402.

WEITERE LITERATURHINWEISE

Collins M, Raleigh SM. Genetic risk factors for musculoskeletal soft tissue injuries. Med Sport Sci. 2009; 54: 136–149.
Ker RF, Alexander RM, Bennett MB. Why are mammalian tendons so thick? J Zool. 1988; 216(2): 309–324.
Riddle DL, Pulisic M, Pidcoe P, Johnson RE. Risk factors for plantar fasciitis: A matched case-control study. J Bone Joint Surg Am. 2003; 85-A(5): 872–877.
Salathe EP, Arangio GP. A biomechanical model of the foot: The role of muscles, tendons, and ligaments. J Biomech Eng. 2002; 124(3): 281–287.
Thordarson DB, Schmotzer H, Chon J, Peters J. Dynamic support of the human longitudinal arch: A biomechanical evaluation. Clin Orthop. 1995; 316:165–172.

KAPITEL 6

Diagnostische Verfahren zur Bestimmung der Faszienelastizität

6.1	**Diagnostische Verfahren zur Bestimmung der Faszienelastizität – eine Einführung** Thomas W. Findley	196		
6.2	**Faszienpalpation** Leon Chaitow, Patrick Coughlin, Thomas W. Findley und Thomas Myers	199		
6.2.1	Aktive versus passive Untersuchung	199		
6.2.2	Wann wird palpiert?	199		
6.2.3	Palpationswerkzeug	199		
6.2.4	Was wird palpiert?	199		
6.2.5	Wichtig: ein entspannter Therapeut	200		
6.2.6	Schichten	200		
6.2.7	Kommunikation mit dem Klienten	200		
6.2.8	Palpatorische Informationserhebung	201		
6.2.9	Zielsetzung der Palpation	201		
6.2.10	Nicht denkend, sondern „fühlend" palpieren	201		
6.2.11	Physiologie der Berührung	202		
6.2.12	Filtern der Informationen	202		
6.2.13	Palpation aus osteopathischer Sicht	202		
6.2.14	Praxis der Palpation	203		
6.2.15	Palpationsübungen (Myers 2010)	203		
6.2.16	Zusammenfassung	205		
6.3	**Hypermobilität und Hypermobilitätssyndrome** Jane Simmonds	207		
6.3.1	Einleitung	207		
6.3.2	Pathogenese	207		
6.3.3	Diagnostische Kriterien der Hypermobilität	208		
6.3.4	Prävalenz und Inzidenz der Hypermobilität	209		
6.3.5	Klinisches Bild des Hypermobilitätssyndroms	209		
6.3.6	Grundlagen der Behandlung	211		
6.3.7	Zusammenfassung	214		

6.1 Diagnostische Verfahren zur Bestimmung der Faszienelastizität – eine Einführung
Thomas W. Findley

Das sechste Kapitel ist das kürzeste dieses Buchs – nicht etwa, weil es ein unbedeutendes Fachgebiet behandelt, sondern weil das Thema wissenschaftlich noch nicht weit entwickelt und ausgearbeitet wurde.

In Anbetracht der spärlichen wissenschaftlichen Datenlage zur Faszienpalpation stellt ➤ Kap. 6.2 eine Untersuchungsmethode vor, die die Basis einer standardisierten und somit überprüfbaren Palpationstechnik für fasziale Erkrankungen bilden könnte. Bisher fallen bei der spinalen Palpation die Befunde verschiedener Untersucher oft unterschiedlich aus; entsprechend wurde in einer Übersichtsarbeit von Seffinger et al. (2004) eine geringe bis mäßige Reliabilität für dieses Verfahren festgestellt. Schmerzprovokationsmanöver hatten eine höhere Reliabilität als die Weichgewebepalpation, die ja eigentlich aus Sicht der manuellen Therapeuten den höchsten Stellenwert besitzt. Die Reliabilität lässt sich verbessern, wenn statt „blinder" Untersuchung des Patienten die klinischen Zusammenhänge berücksichtigt werden; dies zeigten Hickey et al. (2007) und Smith et al. (2010) beispielhaft für die Untersuchung der oberen Extremität. Auch durch Standardisierung des Untersuchungsverfahrens konnte die Wertigkeit von diagnostischen Zeichen verbessert werden, bei denen zuvor eine besonders geringe Übereinstimmung zwischen verschiedenen Untersuchern geherrscht hatte (Cibere et al. 2008, Brunse et al. 2010). Neuere Testverfahren wie die muskuloskelettale Sonografie schaffen hierfür die Voraussetzungen. Allerdings stellten Kim und Mitarbeiter fest, dass sie damit zwar strukturelle Veränderungen diagnostizieren konnten, ihre Befunde jedoch leider praktisch keinen Bezug zum körperlichen Untersuchungsbefund oder zu der vorliegenden Schmerzsymptomatik hatten (Kim, Kim und Seo 2007).

Wenn erst einmal eine standardisierte Untersuchung ausgearbeitet worden ist, kann sie zu einem psychometrisch zuverlässigeren Test weiterentwickelt werden (Hunt et al. 2009). Seffinger fordert deshalb: „Da doch die spinale Palpation in allen Disziplinen ein Grundpfeiler der diagnostischen und therapeutischen Interventionen für Patienten mit Lumbalgien oder Nackenschmerzen ist, sollten die Fachgesellschaften und -organisationen nun auch Aus- und Fortbildungsprogramme hierzu einrichten und wissenschaftliche Verfahren zur Prüfung der Reliabilität spinaler Palpationsverfahren etablieren" (Seffinger et al. 2004).

➤ Kap. 6.3 beschäftigt sich mit einem anderen ernsten Problem: der Hypermobilität. Während es zur Behandlung von Bewegungseinschränkungen viele verschiedene Methoden gibt, sind die Optionen für Patienten mit erhöhter Gelenkbeweglichkeit wesentlich beschränkter. Das *British Medical Journal* gibt eine Artikelreihe für Ärzte heraus, in der häufig übersehene Krankheitsbilder vorgestellt werden; den Beitrag von Ross und Grahame (2011) kann ich Ihnen für Ihre Diskussionen mit Schulmedizinern nur empfehlen. In dem Artikel werden verschiedene Symptome (neben der Überstreckbarkeit der Gelenke) aufgeführt, die an ein Hypermobilitätssyndrom denken lassen sollten. Bei Erwachsenen können dies Schmerzen, Arthritis, vegetative Funktionsstörungen oder gastrointestinale Störungen sein; bei Kindern und Jugendlichen dagegen Symptome wie spätes Laufenlernen, häufige Knöchelverstauchung, schlechte Koordination oder großflächige Schmerzen.

Zu den psychischen Aspekten der faszialen Erkrankungen liegen bisher leider nicht genügend Untersuchungen vor, um dieses Thema in einem eigenen Kapitel vorzustellen. Es gibt jedoch bereits einige bewerkenswerte Daten zur Hypermobilität: In einer Fall-Kontroll-Studie von Martín-Santos et al. (1998) wurde ein enger Zusammenhang zwischen Hypermobilität und Angst-/Panikstörungen festgestellt, denn 68 % der Patienten mit einer Angststörung, aber nur 10 % der Patienten mit anderen psychischen oder inneren Erkrankungen wiesen eine Hypermobilität auf. Im weiteren Verlauf konnte die Arbeitsgruppe diesen Zusammenhang auch in der Allgemeinbevölkerung nachweisen: In einer allgemeinmedizinischen Ambulanz wurde mithilfe von Fragebogen das Merkmal „Angst" (Bulbena et al. 2004), in einer Stichprobe aus der Allgemeinbevölkerung das Merkmal „Ängstlichkeit" (Bulbena et al. 2006) erfasst. In beiden Fällen hatten Menschen mit überstreckbaren Gelenken höhere Punktwerte. In ihrer jüngsten Veröffentlichung (Bulbena et al. 2011) stellen die Autoren eine Verlaufsuntersuchung vor, an der Personen aus der Allgemeinbevölkerung teilnahmen, die im Alter von 16 bis 20 Jahren rekrutiert wurden. In diesem Kollektiv beträgt die Inzidenz von Hypermobilitätssymptomen 20 % und ist damit mit der Inzidenz in vielen anderen Regionen vergleichbar. In den 15 Jahren seit ihrer Aufnahme in die Studie haben 41 % der Personen mit hypermobilen Gelenken Panikstörungen entwickelt – bei normaler Gelenkbeweglichkeit waren es nur 2 %. Auch Sozialphobie (6×), einfache Phobien (3×) und die Einnahme anxiolytisch wirksamer Medikamente (4×) kommen bei Personen mit Hypermobilität gehäuft vor.

Diese Ergebnisse konnten von zwei anderen Arbeitsgruppen reproduziert werden: Ercolani et al. (2008) stellten in einer Fall-Kontroll-Studie häufiger Angst- und somatische Symptome als in der Normalbevölkerung oder in einer Gruppe von Fibromyalgiepatienten fest. García-Campayo et al. (2010) dokumentierten einen vergleichbaren Anstieg von Panikstörungen bei Personen mit hypermobilen Gelenken (61 % vs. nur 10 % in der Allgemeinbevölkerung) und eine direkte Korrelation ($r = 0{,}52$) zwischen dem Hypermobilitätsscore nach Beighton und der Panik-Agoraphobie-Skala. Eine aktuelle Übersicht zum Zusammenhang zwischen Angst und Hypermobilität findet sich bei García-Campayo et al. (2011).

Dass es hier eine Parallele zu den vermehrten Angst- und Panikstörungen bei Patienten mit Magen-Darm-Erkrankungen gibt, fiel Zarate und Mitarbeitern auf. Sie untersuchten daraufhin das Zusammentreffen von Hypermobilität und gastrointestinalen Störungen und stellten fest, dass bei 50 % der Patienten, die zur Erstvorstellung in eine gastroenterologische Ambulanz kamen, eine gesteigerte Gelenkbeweglichkeit vorlag (Zarate et al. 2010). Ätiologisch könnte dies nach Ansicht der Autoren auf bindegewebige Veränderungen und veränderte passiv-mechanische Eigenschaften der Darmwand oder auf gleichzeitig vorliegende Störungen des vegetativen Nervensystems zurückzuführen sein. Die gleiche Arbeitsgruppe veröffentlichte auch eine Untersuchung zu Patienten mit Darmentleerungsstörungen, von denen 32 % gemäß eines kurzen 5-Fragen-Screenings Zeichen einer Hypermobilität hatten; bei den Kontrollpersonen traf dies nur auf 14 % zu (Mohammed et al. 2010). Vounotrypidis et al. (2009) schließlich betrachteten einzelne gastrointestinale Erkrankungen und stellten in einer Klinik bei 70 % der Patienten mit Morbus Crohn, 35 % der Patienten mit Colitis ulcerosa und 25 % der Kontrollpatienten eine Überstreckbarkeit der Gelenke fest.

In diesen Studien wird der Hypermobilitätsscore stets aufgrund der Anzahl überstreckbarer Gelenke ermittelt; unterschiedliche Verteilungsmuster gehen in den Score nicht ein. In meiner klinischen Praxis habe ich dagegen Patienten kennengelernt, die z. B. eine distale, armbetonte Hypermobilität hatten und das gestreckte Bein dabei teils vermehrt, teils aber auch vermindert anheben konnten. Voermans et al. (2009) verwenden eine ansprechende Klassifikation für die Verteilungsmuster der Gelenküberstreckbarkeit bei Myopathiepatienten, die auch für die Untersuchung der Hypermobilität im Allgemeinen hilf- und aufschlussreich ist. Während Voermans die Befunde nach Muskelerkrankungen gruppiert, können die Gelenkbefunde auch so kategorisiert werden, wie es für die Untersuchung der Faszie besser geeignet ist:

- I. Erkrankungen mit diffuser distaler und proximaler Hypermobilität. Das Ellbogengelenk kann anfangs hypermobil sein, dann aber kontrakt werden: Marfan-Syndrom sowie klassischer, Tenascin-X-Mangel- und Hypermobilitätstyp des Ehlers-Danlos-Syndroms. Bei der Central-Core-Myopathie können auch die Sprunggelenke kontrakt werden.
- IA. Diffuse distale und in geringerem Umfang auch proximale Hypermobilität: Multi-Minicore-Myopathie.
- II. Ausschließlich distale Hypermobilität: vaskulärer und Kyphoskoliosetyp des Ehlers-Danlos-Syndroms.
- III. Distale Hypermobilität mit proximalen Kontrakturen: kongenitale Muskeldystrophie (CMD) Typ Ullrich, Bethlem-Myopathie, kongenitale Muskeldystrophie mit Gelenkhypermobilität (CMDH). Auch im Bereich des Sprunggelenks entwickeln sich Kontrakturen.
- IV. Gemischte Muster: Bei Gliedergürteldystrophien sind die Handgelenke, PIP- und MCP-Gelenke hypermobil, die DIP-Gelenke, Ellbogen- und Kniegelenke dagegen kontrakt.

Bei vielen dieser Erkrankungen entwickeln sich Kontrakturen im Ellbogengelenk. Das könnte Ausdruck der erhöhten Verletzungsanfälligkeit dieses Gelenks sein. (In meiner Facharztausbildung vor 30 Jahren wurde mir beigebracht, dass man bei der physikalischen Therapie jedes Gelenk des Körpers forciert dehnen darf – nur nicht das Ellbogengelenk, an dem man durch forcierte Dehnung den Bewegungsumfang oft eher verschlechtert als erweitert.) Vielleicht hat es aber auch mit dem Muskel-Ligament-Komplex am Ellbogengelenk zu tun, den van der Wal sehr treffend beschreibt: *„Bei jeder Bewegung im Gelenk muss sich die Länge der Ligamente anpassen, um den veränderten Abstand zwischen den Knochen auszugleichen. Diese Anpassung wird durch die Muskeln moduliert, die Verbindung zu den Ligamenten haben. Wenn also beim Versuch, die Ligamente zu dehnen, die muskuläre Komponente nicht berücksichtigt wird, ist dies kontraproduktiv"* (van der Wal 2009).

Die Diagnose Hypermobilität wird primär durch bewährte klinische Tests gestellt, die eine gute Reproduzierbarkeit (Kappa-Score 0,75–0,85) aufweisen (Remvig et al. 2007, Juul-Kristensen et al. 2007). In den letzten Jahren wurden außerdem klinische Verfahren zur Messung der Hautelastizität entwickelt, die es möglicherweise erlauben werden, die Hypermobilität zu quantifizieren (Delalleau et al. 2008, Remvig et al. 2009, 2010, Farmer et al. 2010). Weitere physiologische Veränderungen bestehen bezüglich der Bewegungssteuerung, Haltung, Reflexantwort (Ferrell et al. 2007), Kraftentwicklung im Muskel (Mebes et al. 2008) und Propriozeption (Fatoye et al. 2009); sie wurden kürzlich gerade von Keer und Simmonds (2011) im Hinblick auf die Erstellung eines geeigneten physiotherapeutischen Rehabilitationsprogramms zusammengestellt. Bei der elektromyografischen Abklärung von Patienten mit Verdacht auf Karpaltunnelsyndrom zeigte sich, dass umso häufiger eine Hypermobilität vorhanden war, je gravierender die Karpaltunnelbefunde ausfielen ($r = 0,6$) (Aktas et al. 2008). 85 % der Personen mit positivem EMG-Befund hatten eine Hypermobilität, bei den Patienten mit einer Karpaltunnelsymptomatik mit negativem EMG-Befund waren es nur 20 %. Diese physiologische Befunde sind eine gute Grundlage für die gezielte Erforschung und Entwicklung von Behandlungsmöglichkeiten für Patienten mit Hypermobilität.

LITERATURQUELLEN

Aktas I, Ofluoglu D, Albay T. The relationship between benign joint hypermobility syndrome and carpal tunnel syndrome. Clin Rheumatol. 2008; 27: 1283–1287.

Brunse MH, Stochkendahl MJ, Vach W et al. Examination of musculoskeletal chest pain – an inter-observer reliability study. Man Ther. 2010; 15: 167–172.

Bulbena A, Agulló A, Pailhez G et al. Is joint hypermobility related to anxiety in a nonclinical population also? Psychosomatics. 2004; 45: 432–437.

Bulbena A, Gago J, Sperry L, Berge D. The relationship between frequency and intensity of fears and a collagen condition. Depress Anxiety. 2006; 23: 412–417.

Bulbena A, Gago J, Pailhez G, Sperry L, Fullana MA, Vilarroya O. Joint hypermobility syndrome is a risk factor trait for anxiety disorders: A 15-year follow-up cohort study. Gen Hosp Psychiatry. 2011; 33(4): 363–370.

Cibere J, Thorne A, Bellamy N et al. Reliability of the hip examination in osteoarthritis: Effect of standardization. Arthritis Rheum. 2008; 59: 373–381.

Delalleau A, Josse G, Lagarde JM, Zahouani H, Bergheau JM. A nonlinear elastic behavior to identify the mechanical parameters of human skin in vivo. Skin Res Tech. 2008; 14: 152–164.

Ercolani M, Galvani M, Franchini C, Baracchini F, Chattat R. Benign joint hypermobility syndrome: Psychological features and psychopathological symptoms in a sample pain-free at evaluation1. Percept Mot Skills. 2008; 107: 246–256.

Farmer AD, Douthwaite H, Gardiner S, Aziz Q, Grahame R. A novel in vivo skin extensibility test for joint hypermobility. J Rheumatol. 2010; 37: 1513–1518.

Fatoye F, Palmer S, Macmillan F, Rowe P, van der Linden M. Proprioception and muscle torque deficits in children with hypermobility syndrome. Rheumatology. 2009; 48: 152–157.

Ferrell WR, Tennant N, Baxendale RH, Kusel M, Sturrock RD. Musculoskeletal reflex function in the joint hypermobility syndrome. Arthritis Rheum. 2007; 57: 1329–1333.

García-Campayo J, Asso E, Alda M, Andres EM, Sobradiel N. Association between joint hypermobility syndrome and panic disorder: A case-control study. Psychosomatics. 2010; 51: 55–61.

García-Campayo J, Asso E, Alda M. Joint hypermobility and anxiety: The state of the art. Curr Psychiatry Rep. 2011; 13: 18–25.

Hickey BW, Milosavljevic S, Bell ML, Milburn PD. Accuracy and reliability of observational motion analysis in identifying shoulder symptoms. Man Ther. 2007; 12: 263–270.

Hunt TN, Ferrara MS, Bornstein RA, Baumgartner TA. The reliability of the modified Balance Error Scoring System. Clin J Sport Med. 2009; 19: 471–475.

Juul-Kristensen B, Rogind H, Jensen DV, Remvig L. Inter-examiner reproducibility of tests and criteria for generalized joint hypermobility and benign joint hypermobility syndrome. Rheumatology. 2007; 46: 1835–1841.

Keer R, Simmonds J. Joint protection and physical rehabilitation of the adult with hypermobility syndrome. Curr Opin Rheumatol. 2011; 23: 131–136.

Kim HA, Kim SH, Seo YI. Ultrasonographic findings of the shoulder in patients with rheumatoid arthritis and comparison with physical examination. J Korean Med Sci. 2007; 22: 660–666.

Martín-Santos R, Bulbena A, Porta M, Gago J, Molina L, Duró JC. Association between joint hypermobility syndrome and panic disorder. Am J Psychiatry. 1998; 155: 1,578–1,583.

Mebes C, Amstutz A, Luder G, et al. Isometric rate of force development, maximum voluntary contraction, and balance in women with and without joint hypermobility. Arthritis Rheum. 2008; 59: 1665–1669.

Mohammed SD, Lunniss PJ, Zarate N et al. Joint hypermobility and rectal evacuatory dysfunction: An etiological link in abnormal connective tissue? Neurogastroenterol Motility. 2010; 22: 1085–1283.

Remvig L, Jensen DV, Ward RC. Are diagnostic criteria for general joint hypermobility and benign joint hypermobility syndrome based on reproducible and valid tests? A review of the literature. J Rheumatol. 2007; 34: 798–803.

Remvig L, Duhn PH, Ullman S et al. Skin extensibility and consistency in patients with Ehlers-Danlos syndrome and benign joint hypermobility syndrome. Scand J Rheumatol. 2009; 38: 227–230.

Remvig L, Duhn P, Ullman S et al. Skin signs in Ehlers-Danlos syndrome: Clinical tests and para-clinical methods. Scand J Rheumatol. 2010; 39: 511–517.

Ross J, Grahame R. Joint hypermobility syndrome. BMJ. 2011; 342: c7167.

Seffinger MA, Najm WI, Mishra SI et al. Reliability of spinal palpation for diagnosis of back and neck pain: A systematic review of the literature. Spine. 2004; 29: E413–E425.

Smith CK, Bonauto DK, Silverstein BA, Wilcox D. Inter-rater reliability of physical examinations in a prospective study of upper extremity musculoskeletal disorders. J Occup Environ Med. 2010; 52: 1,014–1,018.

van der Wal J. The architecture of the connective tissue in the musculoskeletal system – an often overlooked contributor to proprioception in the locomotor apparatus. Int J Ther Massage Bodyw. 2009; 2: 9–23.

Voermans NC, Bonnemann CG, Hamel BC, Jungbluth H, van Engelen BG. Joint hypermobility as a distinctive feature in the differential diagnosis of myopathies. J Neurol. 2009; 256: 13–27.

Vounotrypidis P, Efremidou E, Zezos P et al. Prevalence of joint hypermobility and patterns of articular manifestations in patients with inflammatory bowel disease. Gastroenterology Res Pract. 2009; 2009: 924138. Aus: http://www.ncbi.nlm.nih.gov/pmc/articles/PMC2821781/ (letzter Zugriff: 11.11.2013).

Zarate N, Farmer AD, Grahame R et al. Unexplained gastrointestinal symptoms and joint hypermobility: Is connective tissue the missing link? Neurogastroenterol Motil. 2010; 22: 252–278.

6.2 Faszienpalpation

Leon Chaitow, Patrick Coughlin, Thomas W. Findley und Thomas Myers

Fühlen ist – neben Sehen, Hören, Riechen und Schmecken – einer unserer fünf Sinne. Neuroanatomen bezeichnen es üblicherweise als „somatische Sensibilität" oder „somatosensibles System", um die sensible oder „afferente" Funktion zu beschreiben. Palpation ist ein Fühlen in diagnostischer Absicht, mit dem eine therapeutische Fragestellung beantwortet werden soll. Da die Berührung eines anderen Menschen eine intensive individuelle Erfahrung ist, ist die Absicht des Therapeuten für das Ergebnis (die Informationserhebung) sehr wichtig. Informationen können aktiv eingeholt („beschafft" oder „eingefordert") werden, aber auch auf eine eher passive Art und Weise, indem man Informationen in sein somatosensibles System eintreten lässt. In beiden Fällen ist eine genaue Kenntnis und Vorstellung von den anatomischen Strukturen, die unter der tastenden Hand liegen, von großem Vorteil. In den letzten Jahren hat die manuelle Therapie das Fasziensystem in den Fokus gerückt und als Hauptziel und -angriffspunkt der therapeutischen Maßnahmen erkannt. Mehrere wichtige Lehrer haben ihre Form der manuellen Therapie – z. B. strukturelle Integration oder Rolfing® – über das Fasziensystem begründet und um das Fasziensystem herum aufgebaut.

Dieses Fasziensystem wird als ein Netz ohne Anfang und Ende beschrieben, das in sich stärker organisiert ist als bisher angenommen (Schultz und Feitis 1996). Faszien umgeben den gesamten Körper – als Fascia superficialis direkt unter der Haut und zudem als tiefe Faszie alle einzelnen Organe und Gewebe des Körpers. Die Faszie ist, wie die Biochemikerin Ida P. Rolf feststellte, das „Organ der Form" (Rolf 1977). Über ihre anatomischen und physikalischen Eigenschaften hinaus hat sie jedoch, wie immer deutlicher erkannt wird, auch physiologische Merkmale und Funktionen (Langevin et al. 2004, 2006).

6.2.1 Aktive versus passive Untersuchung

Die Palpation einer beweglichen Struktur kann zahlreiche klinische Informationen liefern. Sie kann aktiv durchgeführt werden (d. h., der Klient führt die Bewegung selbst durch) oder passiv, indem der Therapeut den zu untersuchenden Körperteil des Klienten bewegt. Bewegungsqualität, -umfang und -endgefühl können mit dieser Methode erfasst werden. Eine Bewegung gegen Widerstand liefert dazu Informationen über die Kraft bzw. Sensibilität einer Bewegung. Auf einige Aspekte hierzu wird bei der Vorstellung der Übungen am Ende dieses Kapitels noch eingegangen.

6.2.2 Wann wird palpiert?

Jedes Mal, wenn ein Therapeut Handkontakt aufnimmt, nimmt er dabei auch palpatorische Informationen auf. Palpation wird routinemäßig vor jeder therapeutischen Intervention eingesetzt, um den aktuellen Zustand des Klienten zu ermitteln (unabhängig davon, ob dabei eine Diagnose festgelegt wird). Auch während und nach einer therapeutischen Intervention kann Palpation eingesetzt werden, um das Ergebnis der Intervention(en) festzustellen.

6.2.3 Palpationswerkzeug

Das Hauptwerkzeug des manuellen Therapeuten ist sicherlich die Hand; gelegentlich werden für die Palpation aber mehr als nur die Hand- und Fingerballen verwendet: Fingerknöchel, Faust, Unterarm, Ellbogen und manchmal sogar Geräte (> Kap. 7.14) kommen zum Einsatz.

Wie viel Druck der Therapeut dabei anwendet, hängt überwiegend davon ab, wie tief die zu untersuchende Struktur liegt. Die Druckrichtung kann ebenfalls unterschiedlich sein, je nachdem, ob der Therapeut eine „direkte" oder „indirekte" Technik anwendet (d. h. auf eine Bewegungsbarriere zu oder von einer Barriere weg schiebt). Bis zu einem gewissen Grad hängen solche Parameter auch davon ab, wie akut bzw. chronisch die Gewebeveränderungen sind. Je nach gesuchter Information kann die Palpationsrichtung quer zu einem Muskel, einer Sehne oder einem Ligament gewählt werden. Wie schnell der Therapeut seine Finger bzw. seine Hand durch das Gewebe führt, hängt wiederum davon ab, wie schnell das Gewebe nachgibt (Release). In druckschmerzhaften Bereichen sind langsame Bewegungen erforderlich, ebenso in Bereichen, die sich „anders", z. B. vom Gefüge her dichter, anfühlen.

6.2.4 Was wird palpiert?

Welche anatomischen Strukturen von Interesse sind, kann je nach der verwendeten Form der manuellen Therapie unterschiedlich sein. Unabhängig davon ist aber eine genaue Vorstellung von der unter den Händen liegenden Anatomie unabdingbar – egal, ob sich die Hände des Therapeuten flächig oder in die Tiefe bewegen. Nur wer mit der Anatomie vertraut ist, weiß, wohin sich seine Hände gerade bewegen und worauf sie als Nächstes stoßen sollten. In diesem Sinne sind Anatomiekenntnisse wichtig zur Entwicklung der Behandlungsstrategie, d. h. für die Entscheidung, wohin die Hände als Nächstes geführt werden sollten (bzw. manchmal auch, wohin sie *nicht* geführt werden sollten). Zwei Beispiele:

- Erstens der Aufbau der Fascia thoracolumbalis, in der die oberflächliche posteriore Schicht eine ganz andere Ausrichtung aufweist als die tiefe Schicht; die mittlere Schicht wiederum hat eine ganz andere Dicke und einen ganz anderen Aufbau als die beiden erstgenannten Schichten. Dies spricht eindeutig dafür, dass diese Schichten eine unterschiedliche funktionelle Rolle spielen, und die Kenntnis der Anatomie sollte dementsprechend den Behandlungsplan beeinflussen.
- Zweitens die Nackenmuskulatur: Diese außerordentlich komplexe Muskelgruppe hat die wichtige Funktion, den Kopf so auszurichten, dass die Augen parallel zum Horizont stehen. Jeweils mindestens ein Dutzend Muskeln oder Muskelgruppen arbeiten dafür beidseits der Mittellinie. Wenn Finger und Hände hier von der Oberfläche aus in die Tiefe palpieren, werden sie unter-

schiedlich ausgerichtete Muskelfasern und einen unterschiedlich hohen Muskeltonus spüren.

6.2.5 Wichtig: ein entspannter Therapeut

Um bei der Palpation einen möglichst großen Informationsgewinn zu erzielen, ist es sinnvoll, das Rauschen im System zu minimieren. Der Therapeut wird mit sensorischen Informationen aus dem eigenen Körper „bombardiert", die nicht nur von der Haut, sondern auch von den Gelenken, Muskeln, Faszien etc. kommen. Diese Signale müssen während der Palpation weitgehend reduziert werden – anders ausgedrückt: Der Therapeut muss das Signal-Rausch-Verhältnis in seinem eigenen System optimieren. Dies kann er dadurch erreichen, dass er seinen Körper von unten bis oben gut unterstützt, eine korrekte Haltung einnimmt und Schultern und Arme so weit wie möglich entspannt. Das gilt insbesondere für die Muskeln des Schultergürtels, des Nackens, des Temporomandibulargelenks und des Gesichts. Außerdem sollte bei der Palpation der Atem langsam, tief und so frei wie möglich fließen.

6.2.6 Schichten

Die Palpation beginnt, *per definitionem,* mit einem Hautkontakt. Dabei wird die Haut beobachtet: Ist sie glatt, rau, fettig, trocken, schwitzig? Sind diese Eigenschaften auf einen bestimmten Bereich beschränkt etc.? Für die Palpation werden die Hände einfach leicht über die Oberfläche geführt, ohne dabei die Haut selbst zu verschieben (➤ Abb. 6.2.1).

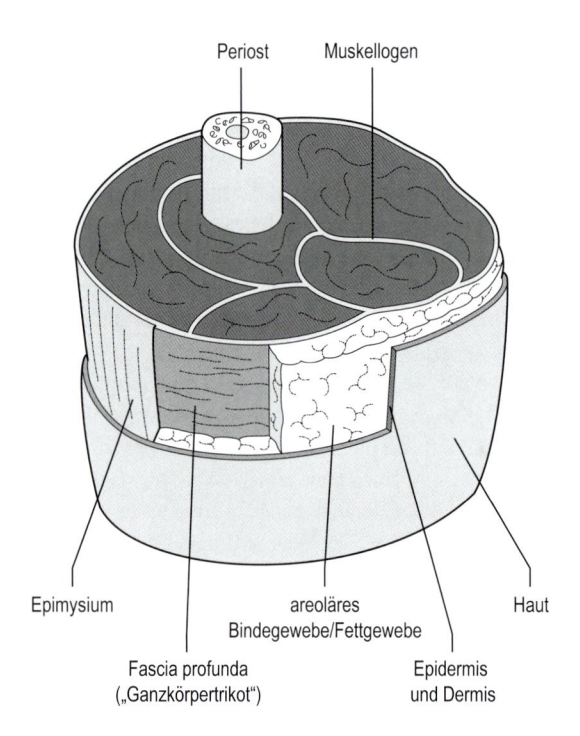

Abb. 6.2.1 Typische Faszienschichtung, hier am Oberschenkel dargestellt. In anderen Bereichen können mehr oder weniger Faszienlagen zwischen Haut und Knochen liegen. Aus: Chaitow 2010; Abdruck mit freundlicher Genehmigung.

Die nächste Schicht unter der Haut ist die oberflächliche Faszie (Fascia superficialis). Diese Schicht ist in verschiedenen Körperregionen unterschiedlich dick; sie kann gespürt werden, wenn die Hand des Therapeuten gerade so viel Druck ausübt, dass die Haut der Bewegung der Hand folgt. Die oberflächliche Faszie besteht aus lockerem, areolärem Bindegewebe.

In bestimmten Bereichen nimmt die oberflächliche Faszie Spezialformen an und erfüllt besondere Funktionen, z. B. als Polsterung unter den Fußsohlen oder zur Stützung der unteren Bauchwand (Scarpa-Faszie). Stellenweise verschwindet sie praktisch völlig und lässt die tiefe Faszie dicht an die Oberfläche treten; dies ist beispielsweise an den Grübchen über den Spinae iliacae postt. supp. der Fall.

Gleich unterhalb der Fascia superficialis beginnt die tiefe Faszie, die das von Schultz und Feitis (1996) so bezeichnete „Endlosnetz" bildet. Sie umgibt und stützt Muskeln, Nerven, Blutgefäße und Organe.

Entwicklungsgeschichtlich stammt die Faszie vom embryonalen Mesoderm ab und bildet die Schablone, in der sich alle anderen mesenchymalen Strukturen entwickeln; so zum Beispiel Knochen und Muskeln in den mesodermalen Gewebescheiden des Periosts bzw. des Perimysiums. Infolgedessen kommt es kaum je vor, dass ein Muskel unmittelbar an einem Knochen ansetzt – in der Regel ist noch Bindegewebe in irgendeiner Form dazwischengeschaltet. Sogar jede einzelne Muskelzelle ist bindegewebig durch das Endomysium umschlossen, und Gruppen von Muskelzellen – die Faserbündel oder Faszikel – sind vom Perimysium umhüllt. Gelenkkapseln, Sehnen und Ligamente sind Spezialformen des mesodermalen Bindegewebes und werden von vielen Therapeuten als fasziale Elemente betrachtet.

Die Untersuchung der tiefsten Faszienschichten stellt für den Therapeuten eine Herausforderung dar. Um bis in die Tiefe vorzudringen, ist es paradoxerweise günstiger, sich nicht nur besonders langsam, sondern auch mit besonders wenig Druck vorzuarbeiten. Zwischen dem Palpationsdruck und der Palpationstiefe scheint eine inverse Beziehung zu bestehen.

Es ist möglich, sich so durch die Faszie zu bewegen, dass es für den Patienten/Klienten nicht unangenehm ist. Es gibt das Phänomen, dass das Gewebe unter den Händen des Therapeuten geradezu „schmilzt". Wenn man langsam in den Endpunkt der Bewegung hineingeht, kommt es in der Regel zum Release, und eine weitergehende Bewegung wird möglich.

Dieses Releasephänomen steht möglicherweise in Zusammenhang mit einer Eigenschaft der Extrazellulärmatrix, die als Thixotropie bezeichnet wird. Bisher gibt es für die Palpationserfahrung von Manualtherapeuten jedoch noch keine genaue Erklärung.

6.2.7 Kommunikation mit dem Klienten

Ein Problem bei der Palpation besteht darin, dass die neuronale und Rezeptoraktivität zwar objektiv gemessen werden könnte, ihre Interpretation jedoch subjektiv ist.

Die Interpretationen können sprachlich sehr unterschiedlich ausgedrückt werden. Eine effektive Kommunikation ist daher ein Schlüsselelement jeder erfolgreichen therapeutischen Beziehung. Therapeut und Klient gehen eine Partnerschaft ein, die nur dann optimal funktioniert, wenn eine offene Kommunikation und Vertrauen vorhanden sind. Dazu gehört es, dafür zu sorgen, dass der Klient jederzeit die Kontrolle über seine Situation behält, die Sprache des Therapeuten versteht und genau weiß, was als Nächstes geschehen wird.

Es ist hierbei wichtig zu bedenken, dass viele der Mechanorezeptoren in der Faszie eine Zweitfunktion als Schmerzrezeptoren (Nozizeptoren) haben. Insofern gibt es bei jedem Menschen eine Intensitätsschwelle, von der ab Druck als schmerzhaft empfunden wird. Da diese Schwelle individuell sehr unterschiedlich ist, müssen die Wahrnehmungen des Klienten immer wieder durch Nachfrage überprüft werden. Das gilt insbesondere für Bereiche, die besonders druckempfindlich sein können (z. B. in der Nähe eines Knochens).

6.2.8 Palpatorische Informationserhebung

Ein Therapeut, der seine Hände zur Manipulation von Weichgewebe oder knöchernen Strukturen einsetzt, muss grundsätzlich in der Lage sein, akkurat und relativ schnell ein breites Spektrum von physiologischen und pathologischen Zuständen und Parametern zu erfühlen, zu analysieren und zu beurteilen – und das nicht nur in Bezug auf die Gewebe, mit denen er Kontakt aufgenommen hat, sondern auch in Bezug auf die anderen, damit verbundenen und möglicherweise tiefer liegenden Gewebe.

Welche Informationen durch die Palpation erfasst werden sollen, hängt vom geplanten therapeutischen Ansatz ab. Es können Informationen zu folgenden Punkten erhoben werden:
- Bewegungsumfang,
- Gelenkspiel,
- Schwäche oder Verspannungen in den Muskeln,
- Verhärtungen, Ödeme oder Fibrosen in Weichgeweben,
- Gefühl, Dichte und Mobilität der tastbaren Faszienstrukturen,
- Reflexaktivität,
- Unterschiede in der wahrzunehmenden Gewebevitalität (schlaff, tonisiert etc.),
- Unterschiede zwischen den Körperregionen

und viele andere Detailinformationen mehr. Dabei muss jeder Therapeut die gewonnenen Informationen in sein eigenes, individuelles Weltbild einpassen und sie gemäß der Therapiemethode verwenden, die ihm angemessen erscheint. Das Ziel ist es, zu erfassen, was unter unseren Händen liegt, wenn wir in Kontakt mit dem Patienten sind, und – besonders im Kontext dieses Buchs –, was für Informationen wir über die Faszienstrukturen und ihren Zustand gewinnen können.

6.2.9 Zielsetzung der Palpation

Philip Greenman (1989) führt in seinem Buch *Principles of manual medicine* die fünf Ziele der Palpation auf. Danach sollte der Praktizierende/Therapeut in der Lage sein, durch Palpation
1. einen veränderten Gewebecharakter festzustellen,
2. die symmetrische Stellung von Strukturen taktil und visuell zu prüfen,
3. Veränderungen von Bewegungsumfang und -qualität im Verlauf des Bewegungsausschlags sowie die Qualität jeglicher Bewegung an den Enden des Bewegungsumfangs zu erfassen und zu analysieren,
4. seine eigene Position und die des Palpierten im Raum zu spüren,
5. Veränderungen der Palpationsbefunde – sei es zum Besseren oder zum Schlechteren – im Zeitverlauf zu erfassen und zu bewerten.

Diese von Greenman beschriebenen Punkte sind auch unsere Hauptziele auf dem Weg zur Palpationskunde – wobei wir uns im Rahmen dieses Kapitels natürlich schwerpunktmäßig auf die Faszie beschränken.

6.2.10 Nicht denkend, sondern „fühlend" palpieren

Durch Palpation können wir Rückschlüsse auf die Gewebefunktion ziehen. Unterschiede im histologischen Aufbau der Gewebe bringen eine unterschiedliche Nachgiebigkeit bzw. Elastizität mit sich. Deshalb fühlt sich beispielsweise ein Muskel ganz anders an als ein Ligament oder ein Knochen oder ein Organ. Wie es sich „normal", d. h. wenn das Gewebe gesund ist, anfühlt, ist bei jeder Gewebeart unterschiedlich. Die Fähigkeit, diese Unterschiede zu erkennen, kann erlernt werden, indem man immer wieder „normales" Gewebe untersucht, und jeder Therapeut entwickelt sein eigenes Vokabular zur Beschreibung des „Normalen". Je mehr Erfahrung man gewinnt, umso effektiver wird die Palpation, da man lernt, immer feinere Unterschiede zwischen den Geweben wahrzunehmen. Dies ist essenziell für die Fähigkeit, Abweichungen vom „Normalen" zu differenzieren.

Kappler sagt dazu: *„Für die Kunst der Palpation braucht man Disziplin, Zeit, Geduld und Übung. Besonders effektiv und fruchtbar wird die Palpation, wenn die Tastbefunde mit guten Kenntnissen zur funktionellen Anatomie, Physiologie und Pathophysiologie korreliert werden.*

Es ist wesentlich einfacher, eindeutig pathologische Zustände zu erkennen, als Symptome und Palpationsbefunde zu beschreiben, die zur Identifikation von Pathomechanismen führen. Die Palpation mit Fingern und Händen liefert Tastinformationen, die das Gehirn interpretiert: als Temperatur, Gewebecharakter, Oberflächenfeuchte, Elastizität, Turgor, Gewebespannung, Dicke, Form, Empfindlichkeit, Bewegung. Für diese Aufgabe muss man die Finger lehren zu fühlen, zu überlegen, zu sehen und zu wissen. Man fühlt durch die palpierenden Finger auf dem Patienten. Man sieht die Strukturen unter dem tastenden Finger mithilfe der visuellen Vorstellungskraft, die auf anatomischen Kenntnissen beruht. Man überlegt, was normal ist und was nicht, und man weiß mit der Überzeugung, die durch Erfahrung kommt, dass das, was man fühlt, wirklich und richtig ist" (Kappler 1997).

Diese Worte beschreiben prägnant und einfühlsam, welche Aufgabe wir beim Palpieren mit welcher Art von Werkzeug erfüllen müssen.

Die verschiedenen Teile der menschlichen Hand sind mehr oder weniger gut geeignet, um Veränderungen von Gewebeeigenschaf-

ten wie Spannung, Charakter, Feuchtigkeit, Temperatur etc. zu unterscheiden. Die palpatorische Sensibilität beruht also insgesamt auf einer Kombination verschiedener Perzeptions- (und Propriozeptions-)qualitäten und -fähigkeiten:
- Wahrnehmung von Temperaturunterschieden und von den feinen Unterschieden, die innerhalb des Spektrums der Gewebezustände von sehr weich bis extrem hart existieren können
- Wahrnehmung und Größenfeststellung von teilweise extrem kleinen Strukturen, wie sie in fibrotischem Gewebe oder in Bereichen mit myofaszialer Triggerpunktaktivität zu finden sind
- Sensible Unterscheidung zwischen vielen verschiedenen Gefügearten und zwischen verschiedensten Tonuszuständen von schlaff bis spastisch sowie aller Möglichkeiten dazwischen

6.2.11 Physiologie der Berührung

Die palpatorische Wahrnehmung ist zu einem sehr großen Teil das Ergebnis von Unterschieden in Bezug auf Anzahl und Art der sensiblen Nervenrezeptoren (Zusammenstellung siehe ➤ Tab. 6.2.1) in der Haut und in den Geweben verschiedener anatomischer Regionen, da diese die Diskriminationsfähigkeit dieser Regionen erheblich beeinflussen.
- Leichte Berührung wird nach allgemeiner Auffassung über Mechanorezeptoren (wie Meissner-Körperchen, Merkel-Scheiben sowie Haarfollikelsensoren) in Haut, Muskeln, Gelenken und Organen wahrgenommen. Diese Rezeptoren reagieren auf mechanische Verformung durch Druck, Dehnung oder Bewegung der Haare. Sie sind in großer Zahl in der Haut zu finden.
- Für gröbere Berührungen sind vermutlich Krause-Endkolben, Ruffini-Körperchen und Pacini-Körperchen zuständig.

Tab. 6.2.1 Rezeptoren und Wahrnehmungen (aus: Chaitow 2010)

Mechanorezeptoren	
leichte Berührung	Meissner-Körperchen Merkel-Scheiben Haarfollikelsensoren
tiefer Druck	Pacini-Körperchen
grobe Berührung	vermutlich Krause-Endkolben vermutlich Ruffini-Körperchen
Propriozeption	
Muskellänge, Sehnenposition und Extremitätenstellung	Muskelspindeln Golgi-Sehnenorgane Gelenkrezeptoren, kinästhetische Rezeptoren
Nozizeptoren	
Schmerz	freie Nervenendigungen
Thermorezeptoren	
Wärme	vermutlich freie Nervenendigungen
Kälte	vermutlich freie Nervenendigungen
Körperbinnentemperatur	hypothalamischer „Thermostat"

- Wärme und Kälte werden von Thermorezeptoren wahrgenommen, die, wie man annimmt, von den freien Nervenendigungen in der Haut gebildet werden.
- Wenn die Kälte intensiv wird, übernehmen Nozizeptoren – spezialisierte Schmerzrezeptoren – die Wahrnehmung. Auch sie sind freie Nervenendigungen.

6.2.12 Filtern der Informationen

In Bezug auf das Filtern der Informationen gibt es einen scheinbaren Widerspruch: Während durch Adaptation der Berührungsrezeptoren die Sensibilität abnehmen kann, können manchmal auch zu viele Informationen auf einmal aufgenommen werden, sodass dann ein gewisses Maß an Diskrimination oder Filterung erforderlich ist, um den Sinn dieser Informationen zu erfassen.

Kappler fasst dies folgendermaßen zusammen: *„Wichtiger noch ist [für die Palpationsfertigkeit] die Fähigkeit, sich auf die Masse der ankommenden Informationen zu konzentrieren, genau auf jene Qualitäten zu achten, welche mit pathologischen Veränderungen des Gewebecharakters verbunden sind, und über viele andere palpatorische Hinweise hinwegzugehen, die zurzeit nicht relevant sind. Dies ist eine Frage der Entwicklung mentaler Filter […] Das Gehirn kann nicht alles auf einmal verarbeiten. Durch Konzentration allein auf die gerade gewünschten Teile kann man Bereiche relevanter Gewebeveränderungen schnell und leicht entdecken"* (Kappler 1997).

Kappler und Mitarbeiter testeten dieses Konzept anhand eines Vergleichs von Therapieschülern und erfahrenen Untersuchern und stellten fest, dass die Schüler zwar eine größere Anzahl an Palpationsbefunden beschrieben, die erfahrenen Therapeuten jedoch mehr relevante Befunde erfassten (Kappler, Larson und Kelso 1971). Die erfahrenen Therapeuten filterten also offenbar das Unwichtige heraus und konzentrierten sich auf das Relevante, statt sich „von der Masse der Palpationsdaten überwältigen zu lassen".

6.2.13 Palpation aus osteopathischer Sicht

Gibbons und Tehan (2001) beschreiben die Grundlagen der osteopathischen Palpation zur Erfassung somatischer Dysfunktionen (ihr Schwerpunkt liegt auf den Wirbel- und Gelenkdysfunktionen) mit dem Akronym ARTT:
- A steht für *asymmetry* (Asymmetrie). DiGiovanna (1991) betrachtet das Kriterium Asymmetrie allein positional: *„Die Stellung der Wirbel bzw. anderer Knochen ist asymmetrisch."* Greenman (1996) weitet das Asymmetrie-Konzept aus: Zusätzlich zu den morphologischen beschreibt er funktionelle Asymmetrien.
- R steht für *range of motion* (Bewegungsumfang). Dieser kann in einem Gelenk, in mehreren Gelenken oder in einer ganzen Region des Bewegungsapparats verändert sein; die Beweglichkeit kann eingeschränkt oder erhöht sein. Bei der Untersuchung ist auch auf die Qualität der Bewegung sowie auf das sog. Endgefühl zu achten.
- T steht für *tissue texture* (Gewebecharakter oder -gefüge). Die Erfassung von Veränderungen des Gewebegefüges ist bei der

Diagnose somatischer Dysfunktionen wichtig. Veränderungen können im oberflächlichen, mittleren oder tiefen Gewebe palpabel sein. Für die Klinik ist es vor allem wichtig, normal und abnorm unterscheiden zu können.
- T steht für *tenderness* (Schmerzhaftigkeit). Das Gewebe kann ungewöhnlich empfindlich sein. Schmerzprovokation und die Reproduktion der bekannten Symptome des Patienten werden häufig zur Lokalisation somatischer Dysfunktionen herangezogen.

6.2.14 Praxis der Palpation

Im Folgenden wird eine Reihe von Faszienpalpationsübungen beschrieben. Als Manualtherapeut sollten Sie nach der Kontaktaufnahme mit dem zu untersuchenden Gewebe den Druck der palpierenden Finger gerade nur so weit erhöhen, dass ein Kontakt zu den Geweben tief in der Haut hergestellt wird – also nicht in das Gewebe eindringen, sondern der Spannung im Gewebe mit gleicher Kraft entgegengehen.

Während sich die Finger auf diese Weise ohne Kraftaufwand in das Gewebe „einschleichen", lassen sich verschiedene Veränderungen fühlen: Veränderungen der Beweglichkeit, Ödeme, Schmerzhaftigkeit, Spannungen in der tiefen Muskulatur, Fibrose oder eine veränderte Stellung der Knochen zueinander. Alle diese Veränderungen – bis auf die Fibrose – findet man sowohl bei akuten als auch bei chronischen Störungen.
- Um Befunde aufzuspüren, muss man wissen, was überhaupt gefunden werden kann, und die Techniken zur Darstellung dieser möglichen Befunde einüben.
- Um die Wahrnehmung zu verstärken, muss man sich auf eine konkrete Aufgabe konzentrieren und alle nicht dazugehörigen Informationen ausblenden können.
- Um die Befunde interpretieren zu können, muss man die aufgespürten und verstärkten Informationen in Bezug setzen können.

Fragen Sie sich, nachdem Sie mit Ihren Händen Kontakt aufgenommen haben: Ist das, was ich dort fühle,
- oberflächlich oder tief?
- nachgiebig oder rigide?
- warm oder kalt?
- feucht oder trocken?
- schmerzhaft oder schmerzfrei?
- umschrieben/begrenzt oder großflächig/diffus?
- entspannt oder angespannt?
- hyperton oder hypoton?
- normal oder pathologisch?

Und, wenn es um die Faszie geht, fragen Sie sich vor allem: Sind die Gewebe gegeneinander verschieblich, oder sind sie eingeschränkt/fixiert?

6.2.15 Palpationsübungen (Myers 2010)

Im Folgenden wird eine Reihe von (Übungen zu) palpatorischen Faszienuntersuchungen vorgestellt, die auf den Arbeiten von Thomas Myers beruhen. Die Übungen beinhalten die Palpation der Vorder-, Rück- und Außenseite des Unterschenkels – also der unteren Abschnitte der von Myers (2008) so beschriebenen oberflächlichen Frontallinie, oberflächlichen Rückenlinie, Laterallinie und tiefen Frontallinie.

Wer umfassendere Palpationsanleitungen zu diesen faszialen Bahnen kennenlernen möchte (die aus Platzgründen hier nur teilweise vorgestellt werden können), sei auf das Hauptwerk von Myers (Myers 2008) oder auf sein Kapitel zur Faszienpalpation in dem Herausgeberwerk von Chaitow (2010) verwiesen.

Palpation der oberflächlichen Frontallinie (➤ Abb. 6.2.2)

Fuß und Unterschenkel:
- Der Patient liegt in Rückenlage. Sie halten mit einer Hand seine Zehen plantarflektiert; der Patient hebt die Zehen gegen Ihren Gegendruck.
- Mit der anderen Hand können Sie die Sehnen der kurzen und langen Zehenbeuger ertasten, die unter der Haut vorspringen, sofern die Muskeln kontrakt sind.
- Die kurzen Extensoren biegen ab in Richtung Fußaußenseite, die langen Extensoren ziehen unter unserer ersten Zwischenstation, dem Retinaculum extensorum, hindurch.
- Die markanteste Sehne auf der Medialseite ist die des M. tibialis anterior. Die Retinakula werden in Anatomieatlanten üblicherweise als abgegrenzte Strukturen dargestellt, wie eine Mullbinde, die über die Sehnen gelegt wurde. Tatsächlich entstehen die scharfen Begrenzungen erst durch das Skalpell des Präparators. Unter der tastenden Hand des Therapeuten sind die Retinakula sehr unterschiedlich dick und ziehen unterschiedlich weit am Schienbein hinauf bzw. am Fuß hinunter.

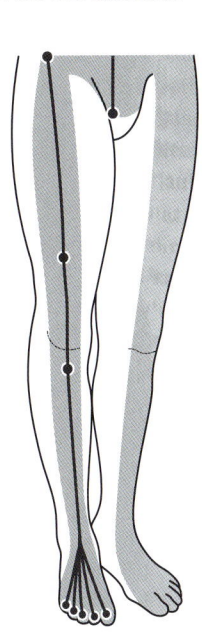

Abb. 6.2.2 Unterer Abschnitt der oberflächlichen Frontallinie. Aus: Chaitow 2010; Abdruck mit freundlicher Genehmigung.

- Während der Patient die Zehen weiterhin gegen Ihren Widerstand hochzieht und seine Extensoren angespannt hält, bewegen Sie die Finger mit leichter Berührung den Sehnen entlang. Dort, wo die Finger am Knöchel vorbeiziehen, können Sie die Retinakula zwischen den Sehnen und der Haut fühlen.
- Je nach individueller Konstitution kann es entweder fast unmöglich sein, die Struktur der Retinakula überhaupt herauszufühlen, oder der obere und untere Rand lassen sich so deutlich abgrenzen, wie es in den Lehrbüchern oft dargestellt wird.
- Dennoch sind die Retinakula keine eigenständigen Strukturen, sondern Verdickungen innerhalb der Fascia cruris, die den gesamten Unterschenkel wie ein Stützstrumpf überzieht.
- Fahren Sie mit den Fingern weiter nach oben zum Schienbein, und bewegen Sie die Haut über der vorderen Tibiafläche. Wie weit lässt sich die Haut über dem Knochen verschieben?
- Das ist von Mensch zu Mensch unterschiedlich. Können Sie die Schicht der tiefen Faszie (Fascia cruris) zwischen der leicht verschieblichen Haut und dem unbeweglichen Knochen spüren?
- Diese Faszienschicht kann „geöffnet" oder auf dem Knochen „bewegt" werden. Unserer Erfahrung nach ist es am besten, wenn sie nach kranial gehoben wird.

Palpation der oberflächlichen Rückenlinie (➤ Abb. 6.2.3)

Fuß und Unterschenkel:
Das Gegengewicht zur Frontallinie bildet eine Zuglinie, die über die Rückseite des Körpers verläuft.

- Die erste Faszienstruktur im Verlauf dieser Linie ist die bekannte Plantaraponeurose, die gut tastbar ist, wenn sie durch Dorsalextension der Zehen gespannt wird.
- Vorn am Fußballen spannt sie die gesamte Breite über alle fünf Zehen und verengt sich in ihrem Verlauf zum Ansatz am Periost der Fersenbeinvorderseite bis auf 2 cm. Ihre Kanten sind deutlich tastbar (und manchmal druckempfindlich).
- Ein Abzweig der Faszie, das laterale Band, kann zwischen dem äußeren Unterrand des Kalkaneus und der prominenten Basis des fünften Mittelfußknochens getastet werden.
- Die Aponeurose ist wesentlich für die Stabilität des Fußgewölbes verantwortlich; ihre Behandlung empfiehlt sich sowohl bei Pronations- als auch bei Supinationsstellungen des Fußes. Sie strahlt in einen um die Ferse verlaufenden „Fasziengürtel" ein, der sich in die Achillessehne fortsetzt.
- Verfolgen Sie die Achillessehne nach oben, und spüren Sie, wie die Sehne immer dünner und breitflächiger wird, wenn sie in die Dorsalseite des M. soleus einstrahlt.
- In der Kniekehle besteht eine fasziale Verbindung zwischen den Gastrocnemiusköpfen und den benachbarten Sehnen der dorsalen Oberschenkelmuskulatur.

Palpation der Laterallinie (➤ Abb. 6.2.4)

Fuß und Unterschenkel:
Entlang der Faszienbahn, die seitlich am Körper hinaufzieht, können wir die Sehnen der Mm. fibulares (peronei) longus et brevis direkt unterhalb des Außenknöchels tasten. Die Peronei ziehen seitlich entlang des Unterschenkels bis zur Außenseite der Fibula.

- Wenn Sie den Patienten bitten, die Zehen einzukrallen (stark zu plantarflektieren), lassen sich die Muskeln leicht zwischen dem Wulst des Soleus und dem Tibialis anterior tasten. Zu beiden Seiten trennen Muskelsepten die laterale Muskelloge der Peronei von den benachbarten Kompartments ab.
Diese Logenwände sind bei einem Kompartmentsyndrom häufig verkürzt und kontrakt. Da sie mit der äußeren Faszienhülle des Unterschenkels in Verbindung stehen, sprechen die Symptome eines Kompartmentsyndroms häufig gut auf ein tiefes Release der Fascia cruris über den Peronei mit Bearbeitung in die Muskelsepten hinein an.

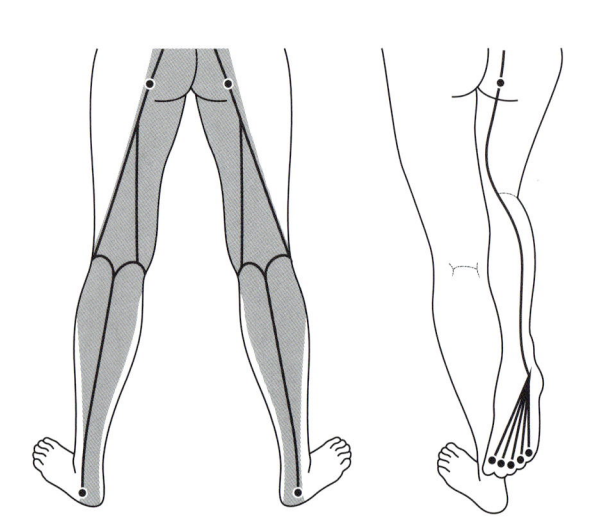

Abb. 6.2.3 Unterer Abschnitt der oberflächlichen Rückenlinie. Aus: Chaitow 2010; Abdruck mit freundlicher Genehmigung.

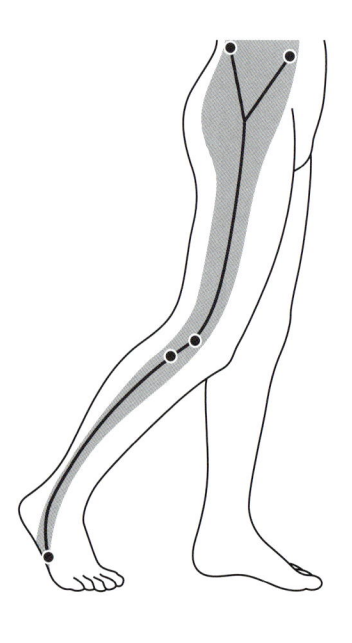

Abb. 6.2.4 Unterer Abschnitt der Laterallinie. Aus: Chaitow 2010; Abdruck mit freundlicher Genehmigung.

- Das vordere Septum (zwischen Tibialis anterior und den Peronei) findet man, wenn man vom Außenknöchel aus nach oben palpiert, entlang des schmalen „Tals" zwischen diesen Muskeln, das vor dem Fibulaköpfchen endet.
- Das hintere Septum kann in dem Zwischenraum zwischen der Achillessehne und der Dorsalseite des Außenknöchels palpiert und vor dem Soleus entlang bis zur Dorsalseite des Fibulaköpfchens verfolgt werden.
- Idealerweise sollten diese „Täler" leicht bis hinunter auf die Fibula verfolgt werden können. In vielen Fällen sind sie jedoch so fixiert, dass kaum überhaupt ein Tal oder eine Verschieblichkeit des Gewebes tastbar ist. In diesem Fall ist eine Spreizung des Gewebes zur Öffnung der „Täler" sinnvoll.

Palpation der tiefen Frontallinie (> Abb. 6.2.5)

Unterschenkel: Das distale Ende der drei Sehnen, die den untersten Abschnitt dieser Zuglinie bilden, kann man medial am Sprunggelenk auffinden.

- Wenn die Großzehe aktiv oder passiv dorsalextendiert wird, kann die Sehne des M. flexor hallucis longus an der Fußsohle parallel zum Innenrand der Plantaraponeurose palpiert werden.
- Am Knöchel spürt man die Sehne, wenn man den Daumen oder eine Fingerspitze in den Bereich zwischen der Achillessehne und dem Hinterrand des Innenknöchels legt.
- Wenn der Patient die Großzehe abwechselnd flektiert und extendiert, können Sie die Sehne auf der Unterseite des Knochens spüren, wo sie den medialen Längsbogen im Talusbereich stützt. Vorsicht – der Nervus tibialis verläuft hier ebenfalls.
- Die kräftige Sehne des M. tibialis posterior fühlen Sie, wenn Sie Ihre Fingerspitze direkt unterhalb der Spitze des Innenknöchels auflegen und den Patienten dann bitten, die Zehen zu krallen und den Fuß zu supinieren. Die Sehne springt dabei kräftig gegen den Finger.
- In ihrem weiteren Verlauf unter der Fußsohle liegt sie zu tief, um noch tastbar zu sein.
- Die Sehne des M. flexor digitorum longus liegt etwa 1 cm dorsal der Tibialis-posterior-Sehne, aber sie ist deutlich zarter und manchmal schwierig aufzufinden.

Die drei Muskeln können oberhalb des Sprunggelenks nur wenige Zentimeter weit verfolgt werden, bevor sie unter der Muskelmasse des Soleus verschwinden. Aber das tiefe Querseptum, das an ihrer Dorsalseite verläuft und die tiefe Muskulatur der tiefen Frontallinie vom Triceps surae der oberflächlichen Rückenlinie trennt, ist – zumindest an seinen Außenrändern – tastbar.

- Der Patient liegt auf dem Rücken und stellt ein Bein auf, sodass der Fuß flach auf der Unterlage steht.
- Legen Sie, neben dem aufgestellten Fuß sitzend, die Daumen etwa auf halber Höhe vorne auf das Schienbein, und lassen Sie die Finger der inneren Hand knapp hinter die Tibia gleiten.
- Lassen sie die Finger der äußeren Hand in gleicher Weise um die Peroneusmuskulatur herum und an deren Rückseite zum Hinterrand der Fibula gleiten.
- Wenn Sie das tiefe Querseptum auf diese Weise „in die Zange genommen haben", bitten Sie den Patienten, die Ferse und dann den Vorfuß abwechselnd zu heben und zu senken. Sie spüren dann, wie sich die Muskeln über das Septum bewegen.
- Zur Untersuchung der tiefen Loge ist dieses Verfahren günstiger als der Versuch, die Muskeln durch die Masse des Soleus und Gastrocnemius hindurch zu lesen.

In dieser Position lässt sich auch der Pes anserinus (der eigentlich nicht zur tiefen Rückenlinie gehört) an der Knieinnenseite gut palpieren. Die drei Sehnen des M. sartorius, M. gracilis und M. semimembranosus können an ihrem unteren Ende an der Innenseite des Femurkondylus oberhalb der Tibia getastet werden.

6.2.16 Zusammenfassung

Die Palpationsübungen in diesem Kapitel zeigen exemplarisch dass mit reichen und vielseitigen Erfahrungen bei der palpatorischen Exploration des Fasziennetzes zu rechnen ist.

Es ist wichtig, sich bewusst zu machen, dass die Palpationsuntersuchung als nicht sehr zuverlässige Methode zur Informationserhebung gilt. Die Verwendung unterschiedlicher Palpationsmethoden, die unterschiedlichen Fähigkeiten der Untersucher und die Subjektivität der Interpretation der Tastbefunde lassen Raum für Fragen und Unsicherheiten. Und selbst wenn die Untersuchungsmethode als solche zuverlässig reproduzierbar wäre, blieben doch Unsicherheiten über die Richtigkeit der Befundinterpretation. Bevor quantitative Methoden wie die Sonografie (> Kap. 8.2), die Magnetresonanztomografie und die Elastografie (> Kap. 8.3) entwickelt wurden, gab es für die Untersuchung der Faszie selbst für Forschungszwecke keinerlei Alternativen zur Palpation. Bisher haben Kliniker auf die quantitativen Methoden jedoch noch keinen Zugriff; sie sind nach wie vor auf die Palpation als einzige Untersuchungsmethode angewiesen. Bei der klinischen Arbeit muss man jedoch ständig reflektieren: Was spüre ich? Wie ist der Zustand? Was bedeutet das diagnostisch? Wie genau und zutreffend sind meine Befunde?

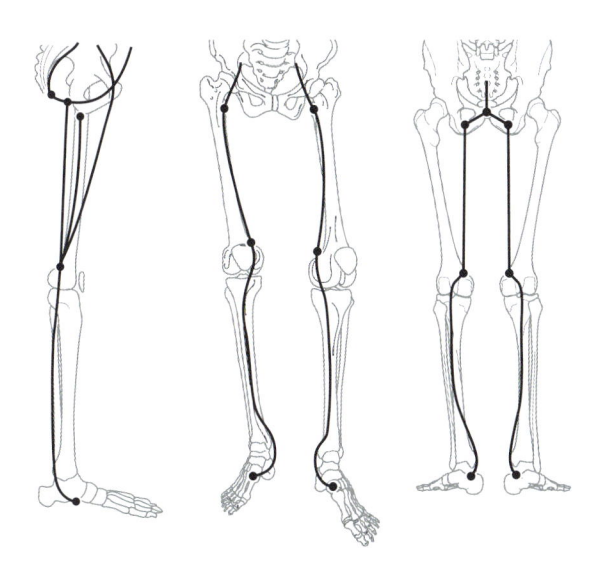

Abb. 6.2.5 Unterer Abschnitt der tiefen Frontallinie. Aus: Chaitow 2010; Abdruck mit freundlicher Genehmigung.

Seffinger fasst diese Überlegungen so zusammen: *„Genauigkeit ist das Maß für die Variabilität eines (Palpations-)Verfahrens und wird oft synonym als Reliabilität bezeichnet. Ein Palpationsverfahren ist genau oder reliabel, wenn wiederholte Untersuchungen mit geringer Variabilität zum gleichen Ergebnis führen. Und wenn das Palpationsverfahren nicht nur reliabel, sondern auch valide ist, sind die Ergebnisse sowohl genau als auch zutreffend"* (Seffinger 2010).

Seffinger et al. (2004) nennen das wichtigste Element der Reliabilität von Palpationsbefunden: Reliabilität wird bestimmt durch den Vergleich der Reproduzierbarkeit und der Übereinstimmung der diagnostischen Befunde von einem einzelnen Untersucher, von verschiedenen Untersuchern bei der Untersuchung desselben Patienten und von verschiedenen Untersuchern bei der Untersuchung einer Gruppe von Patienten. Die Autoren stellen eindeutig fest, dass eine sorgfältige Parameterfestlegung – wie sie qualitativ hochwertige Forschung auszeichnet – notwendig ist, um Reliabilität zu erzielen. In Studien mit weniger sorgfältigem Design fällt die Übereinstimmung von verschiedenen Untersuchern wesentlich geringer aus.

Für die Klinik scheint es daher ratsam, die Palpation als *einen Teil* der Gesamtuntersuchung anzusehen und sich generell bei der Erstellung eines Behandlungskonzepts nicht allein auf ein einziges Verfahren (z. B. die Palpation) zu verlassen. Aber auch ein Kliniker, der die Palpation als zuverlässige *Ergänzung* seiner anderen Befunde einsetzen möchte, hat die Aufgabe, palpatorische Kunstfertigkeit und Virtuosität zu entwickeln.

LITERATURQUELLEN

Chaitow L (ed.). Palpation and Assessment Skills. 3rd ed. Edinburgh: Churchill Livingstone, 2010.

DiGiovanna E. Somatic dysfunction. In: DiGiovanna E, Schiowitz S (eds.). An osteopathic approach to diagnosis and treatment. Philadelphia: JB Lippincott; 1991. p. 6–12.

Gibbons P, Tehan P. Spinal Manipulation: Indications, risks and benefits. Edinburgh: Churchill Livingstone, 2001.

Greenman P. Principles of manual medicine. Baltimore: Williams and Wilkins, 1989.

Greenman P. Principles of manual medicine. Baltimore: Williams and Wilkins, 1996.

Kappler R, Larson N, Kelso A. A comparison of osteopathic findings on hospitalized patients obtained by trained student examiners and experienced physicians. J Am Osteopath Assoc. 1971; 70: 1091–1092.

Kappler R. Palpatory skills. In: Ward R (ed) Foundations for osteopathic medicine. Baltimore: Williams and Wilkins, 1997.

Langevin H, Konofagou E, Badger G et al. Tissue displacements during acupuncture using ultrasound elastography techniques. Ultrasound Med Biol. 2004; 30: 1173–1183.

Langevin H, Bouffard N, Badger G et al. Subcutaneous tissue fibroblast cytoskeletal remodeling induced by acupuncture: Evidence for a mechanotransduction-based mechanism. J Cell Physiol. 2006; 207(3): 767–774.

Myers T. Anatomy trains. 2nd ed. Edinburgh: Churchill Livingstone, 2008.

Myers T. Fascial palpation. In: Chaitow L (ed.). Palpation and assessment skills. 3rd ed. Edinburgh: Churchill Livingstone, 2010.

Rolf IP. Rolfing: Reestablishing the natural alignment and structural integration of the human body of vitality and well being. Rochester, VT: Healing Arts Press, 1977.

Schultz R, Feitis R. The endless web: Fascial anatomy and physical reality. Seattle, WA: North Atlantic Books, 1996.

Seffinger M, Najm W, Mishra S et al. Reliability of spinal palpation for diagnosis of back and neck pain: A systematic review of the literature. Spine. 2004; 29: E413–E425.

Seffinger M. Palpation reliability and validity. In: Chaitow L (ed.). Palpation and assessment skills. 3rd ed. Edinburgh: Churchill Livingstone, 2010.

6.3 Hypermobilität und Hypermobilitätssyndrome
Jane Simmonds

6.3.1 Einleitung

Eine erste klinische Beschreibung der Hypermobilität wird Hippokrates zugeschrieben, der im 4. Jahrhundert v. Chr. feststellte, die Skythen (ein zentraleuropäischer Stamm) hätten eine so „feuchte und erschlaffte Konstitution", dass sie Schlachten verlören, weil sie aufgrund der Instabilität ihrer Schulter- und Ellbogengelenke den Bogen nicht effizient spannen könnten (zitiert nach Beighton, Grahame und Bird 1999).

In der medizinischen Literatur taucht die Hypermobilität erst im 19. Jahrhundert wieder auf. In der Malerei stellte Matthias Grünewald (1460–1528) eine Hypermobilität dar, und zwar in dem Bild „Hl. Cyriakus", das auf dem „Heller-Altar" (> Abb. 6.3.1) zu sehen ist; später malte Peter Paul Rubens „Die drei Grazien" (1638–1640, Prado/Madrid) – mit Plattfüßen, Hyperlordose und überstreckten Metakarpalgelenken. In der Musik wurden die großen Erfolge von Paganini im 18. Jahrhundert auf seine extreme Handbeweglichkeit zurückgeführt (Larsson, Baum und Mudholkar 1993).

Die Überstreckbarkeit der Gelenke ist gemeinsames Merkmal der hereditären Bindegewebeerkrankungen (heritable disorders of connective tissue, HDCT; Beighton, Grahame und Bird 1999), einer Gruppe erblicher Erkrankungen, bei denen die Matrixproteine des Bindegewebes verändert sind. Zu diesen erstmals im 19. Jahrhundert beschriebenen Krankheiten gehören das Ehlers-Danlos-Syndrom (EDS), das Marfan-Syndrom (MFS) und die Osteogenesis imperfecta (OI). Seit einigen Jahren wird noch eine relativ häufig vorkommende und weniger gravierende Bindegewebeerkrankung mit variablem Phänotyp dazugezählt: das Hypermobilitätssyndrom (HMS). Das HMS wird als atypische oder abortive Form der HDCT aufgefasst, seine Symptome überschneiden sich mit denen von EDS, MFS und OI (> Abb. 6.3.2). Einige Fachleute betrachten das HMS als identisch mit dem EDS Typ III (Grahame 2003).

Die HDCT haben viele gemeinsame Merkmale: chronische Schmerzen des Bewegungsapparats, Weichgewebe- und Organschäden, kardiovaskuläre Erkrankungen und Funktionsstörungen, Hautveränderungen, Erschöpfung und neurogene Dysfunktion (Bird 2007, Grahame 2009). Durch genetische und histologische Untersuchungen können sie oft nicht differenziert werden; daher wird die Diagnose klinisch gestellt – unter anderem mithilfe der Echokardiografie zur Abgrenzung einer kardiovaskulären Beteiligung oder der Spaltlampenuntersuchung zur Feststellung einer okulären Beteiligung (Hakim und Grahame 2003a). Überdehnbare Haut, marfanoider Körperbau und brüchige Knochen sind die Kardinalsymptome von EDS, MFS und IO, jedoch keineswegs pathognomonisch für die jeweilige Erkrankung. Hakim und Grahame (2003a) weisen darauf hin, dass allen Krankheitsbildern auch eine Überstreckbarkeit der Gelenke gemeinsam ist, mit kleineren Unterschieden, aber auch Ähnlichkeiten zwischen den einzelnen HDCT.

6.3.2 Pathogenese

Beim Hypermobilitätssyndrom (HMS), einer hereditären Erkrankung mit autosomal-dominantem Erbgang, ist vermutlich die genetische Kodierung des Bindegewebeproteins Kollagen gestört (Grahame 2003). Bei Menschen mit HMS ist das Mengenverhältnis zwischen Kollagen Typ I und Typ III verändert (Child 1986). Typ-I-

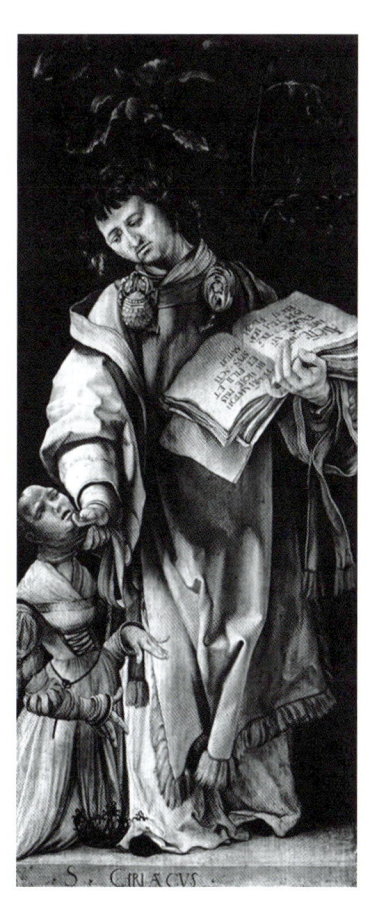

Abb. 6.3.1 Matthias Grünewald (1460–1528) hielt in seinem Bild „Hl. Cyriakus" eine Hypermobilität fest. Aus: Wikipedia (Artikel „Heller-Altar"; http://de.wikipedia.org/wiki/Heller-Altar; letzter Zugriff: 11.11.2013).

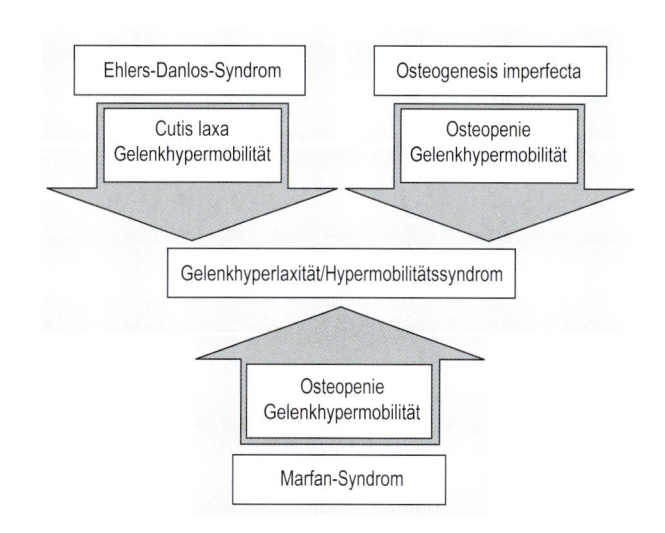

Abb. 6.3.2 Beziehungen zwischen den hereditären Bindegewebeerkrankungen. Adaptiert nach Grahame 2003.

Kollagen hat eine hohe Zugfestigkeit und macht den größten Anteil des Gesamtkörperkollagens aus. Besonders reichlich kommt es in der Haut, im demineralisierten Knochen sowie in Sehnen, Gelenkkapseln und Nervenrezeptoren vor. Typ-II-Kollagen kommt im Knorpel vor und ist besonders widerstandsfähig gegen Druckbelastungen. Typ-III-Kollagen ist dagegen besonders dehnbar und weniger streng geordnet; es kommt im Darm, in der Haut und in Blutgefäßen vor (Beighton, Grahame und Bird 1999) und bildet möglicherweise die Grundlage für die Laxität bzw. geringe Steifigkeit dieser Gewebe (Russek 1999). Auch Mutationen der Gene für Kollagen Typ V wurden beschrieben (Malfait et al. 2005). Typ-V-Kollagen interagiert bei der Fibrillogenese mit Typ-I-Kollagen und beeinflusst den Fibrillendurchmesser. Eine Störung dieses Vorgangs führt möglicherweise zur Bildung abnorm dünner, feiner und unstrukturierter Kollagenfasern. Genetische Veränderungen von Tenascin X, einem Nichtkollagenmolekül, wurden ebenfalls als Ursache für die Gelenkhypermobilität diskutiert. Die Untersuchung von Hautfibroblasten in Biopsiematerial ermöglichte weitere Studien zu den mikroskopischen Strukturabweichungen, die die HCTD kennzeichnen. Malfait et al. (2005) vermuten, dass eine Störung bei der Abspaltung des N-Propeptids einer der α-Ketten (α1 oder α2) des Typ-I-Kollagens für die EDS-Symptome überschüssige Haut und Subluxation/Dislokation der Gelenke verantwortlich ist.

6.3.3 Diagnostische Kriterien der Hypermobilität

Die Neun-Punkte-Skala nach Beighton (Beighton, Solomon und Soskolne 1973; > Tab. 6.3.1) stellt eine Adaptation der von Carter und Wilkinson 1964 beschriebenen Skala dar und wurde für erwachsene Patienten von Bird validiert (Bird, Brodie und Wright 1979). Noch sensibler ist die Contempassis-Skala, aber in der Klinik wird meist die Beighton-Skala bevorzugt, weil sie schnell und einfach anwendbar ist (Bird 2007).

Obwohl die Carter-Wilkinson-Skala und Beighton-Skala normalerweise für die klinische Diagnostik eingesetzt werden, wurden beide Tests eigentlich für epidemiologische Untersuchungen entwickelt; sie erfassen bevorzugt Hypermobilitäten der oberen Extremität mit oligoartikulärer Beteiligung. Bewertet wird eine Stichprobe von fünf Gelenken; eine Hypermobilität anderer Gelenke geht ggf. nicht in das Ergebnis des Tests ein (Hakim und Grahame 2003b). Bei Erwachsenen wird eine Hypermobilität diagnostiziert, wenn sie vier oder mehr überstreckbare Gelenke haben; bei Kindern sollen es fünf oder mehr betroffene Gelenke sein (Rikken-Bultmann, Wellink und van Dongen 1997).

Die revidierten Brighton-Kriterien (> Tab. 6.3.2) wurden für wissenschaftliche Fragestellungen zu den Zusammenhängen zwischen Hypermobilität und anderen muskuloskelettalen Erkrankungen entwickelt (Grahame, Bird und Child 2000), sie finden aber auch Anwendung in der Klinik zur Diagnostik des HMS. Zu beachten ist, dass dabei ein einziges symptomatisch hypermobiles Gelenk für die Diagnose eines HMS ausreicht. In den Brighton-Kriterien von 1998 wird auch eine lokale oder oligoartikuläre Hypermobilität berücksichtigt: Sie zählt neben verschiedenen anderen Bindegewebesymptomen als Nebenkriterium für die Diagnose.

Tab. 6.3.1 Neun-Punkte-Hypermobilitätsskala nach Beighton (aus Beighton, Solomon und Soskolne 1973)

Bewertung der …	Rechts	Links
… passiven Dorsalextension des Kleinfingergrundgelenks um ≥ 90°	1	1
… Opposition des Daumens gegen die Volarseite des ipsilateralen Unterarms	1	1
… Hyperextension des Ellbogengelenks ≥ 10°	1	1
… Hyperextension des Kniegelenks ≥ 10°	1	1
… Auflegen der Handflächen auf den Boden, ohne die Knie zu beugen		1
Gesamt		9

Für jedes der ersten vier Manöver gibt es für jede Seite einen Punkt, sodass maximal 9 Punkte erzielt werden.

Tab. 6.3.2 Die revidierten Brighton-Kriterien (aus Grahame, Bird und Child 2000)

Hauptkriterien	
1.	Beighton-Score 4/9 oder mehr (aktuell oder anamnestisch)
2.	Arthralgien in 4 oder mehr Gelenken über mehr als 3 Monate
Nebenkriterien	
1.	Beighton-Score 1, 2 oder 3/9 (0–3 ab einem Alter von 50 J.)
2.	Arthralgien in 1 bis 3 Gelenken oder Rückenschmerzen oder Spondylose, Spondylolyse/Spondylolisthese
3.	Dislokation von mehr als einem Gelenk oder häufiger als einmal im gleichen Gelenk
4.	Drei oder mehr Weichgewebeschäden (Epikondylitis, Tenosynovitis, Bursitis)
5.	Marfanoider Körperbau (hochgewachsen, schlank, Armspannweite > Körpergröße, Oberkörper : Unterkörper < 0,89, Arachnodaktylie)
6.	Striae distensae, überdehnbare, dünne Haut oder abnorme Narbenbildung
7.	Augensymptomatik: Ptose oder Myopie oder antimongoloide Lidachsenstellung
8.	Krampfadern oder Hernie oder Uterus-/Rektalprolaps

Ein Hypermobilitätssyndrom wird diagnostiziert, wenn zwei Hauptkriterien oder ein Hauptkriterium und zwei Nebenkriterien oder vier Nebenkriterien erfüllt sind. Zwei Nebenkriterien genügen für die Diagnose, wenn ein Verwandter ersten Grades eindeutig erkrankt ist. Ein Hypermobilitätssyndrom (mit Ausnahme des Hypermobilitätstyps [früher EDS III]) ist ausgeschlossen, wenn ein Marfan-Syndrom vorliegt.

Hakim und Grahame (2003a) entwickelten einen fünfteiligen Fragebogen für die Erfassung der Hypermobilität (> Tab. 6.3.3). Dieses anwenderfreundliche Instrument hat eine sehr gute Spezifität von 80 % und Sensitivität von 90 % (Hakim und Grahame 2003b). Seine Stärke liegt darin, dass es für die orientierende Diagnostik bei Patienten mit diffuser orthopädischer Symptomatik eingesetzt werden kann, bei denen keine eindeutigen degenerativen oder entzündlichen Erkrankungen vorliegen (Hakim und Grahame 2003b). Auch für epidemiologische Studien scheint es sehr gut geeignet zu sein, falls körperliche Untersuchungen nicht oder nur mit großem Aufwand möglich sind (Hakim und Grahame 2003a,

Tab. 6.3.3 Fünfteiliger Fragebogen zur Erfassung der Hypermobilität (adaptiert nach Hakim und Grahame 2003a, 2003b)

1.	Können oder konnten Sie früher die Hände flach auf den Boden auflegen, ohne die Knie zu beugen?
2.	Können oder konnten Sie Ihren Daumen so weit biegen, dass er den Unterarm berührt?
3.	Haben Sie als Kind Ihre Freunde/Freundinnen mit ungewöhnlichen Körperverrenkungen beeindruckt *oder* können/konnten Sie einen Spagat machen?
4.	Haben Sie sich als Kind oder Jugendlicher die Schulter mehr als einmal ausgerenkt?
5.	Sind sie ausgesprochen gelenkig?

Werden zwei oder mehr Fragen mit Ja beantwortet, liegt mit einer Sensitivität von 80–85 % und einer Spezifität von 80–90 % eine Hypermobilität vor.

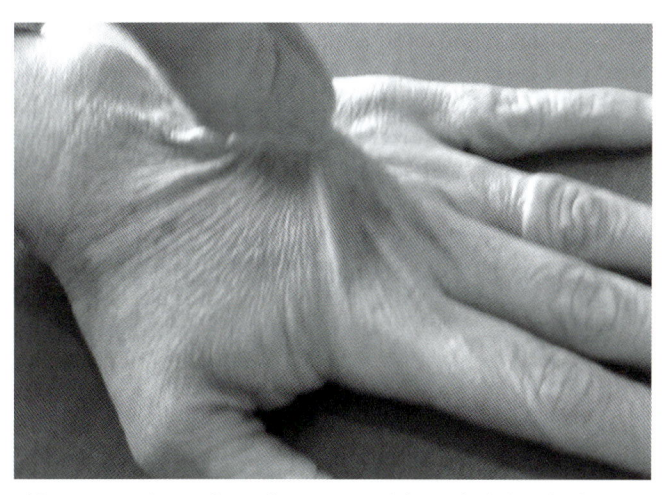

Abb. 6.3.3 Prüfung auf Cutis laxa. Eine mögliche Methode besteht darin, die Haut über dem III. Metakarpale abzuheben. Auch die Hauttransparenz kann beurteilt werden.

2003b). Bird (2007) weist jedoch ausdrücklich darauf hin, dass alle diese Skalen zwar nützliche Screeninginstrumente, aber kein Ersatz für eine gründliche klinische Untersuchung aller Gelenke und Gewebe eines Patienten sind.

6.3.4 Prävalenz und Inzidenz der Hypermobilität

Zur Prävalenz und Inzidenz des HMS und der Hypermobilität werden in der Literatur unterschiedliche Angaben gemacht. Die einzelnen Untersuchungen sind dabei aufgrund der Verschiedenheit der Screening- und Diagnosekriterien kaum zu vergleichen. Geschlecht, ethnische Herkunft und Alter sind wichtige Einflussfaktoren: Eine Hypermobilität tritt gehäuft bei Frauen und bei Menschen afrikanischer oder asiatischer Abstammung auf (Bird 2007). In den Populationen mit der höchsten Gelenkbeweglichkeit scheinen insgesamt weniger Probleme aufzutreten (Bird 2007) – diese Beobachtung muss jedoch noch durch populationsbasierte Studien bestätigt werden. Die Gelenkbeweglichkeit und -überstreckbarkeit nimmt mit zunehmendem Alter ab (Grahame 2009). Bei Kindern liegt die Prävalenz der Hypermobilität zwischen 10 % und 25 %; bei Mädchen ist die Inzidenz generell höher als bei Jungen (Larsson, Baum und Mudholkar 1987). Bei Erwachsenen schwankt die Prävalenz zwischen geringen 5 % in den USA (Jessee, Owen und Sagar 1980) bis hin zu Werten um 25–30 % im Irak und sogar 43 % beim Stamm der Noruba in Nigeria.

In neueren Untersuchungen an klinischen Populationen zeigte sich ein HMS-Phänotyp bei 58 % der weiblichen und 29 % der männlichen nichtweißen Patienten einer Westlondoner Rheumaklinik sowie bei 55 % der weiblichen Patienten zwischen 18 und 50 Jahren in einer Rehabilitationsambulanz im multikulturellen Oman (Clark und Simmonds 2011).

Eine wichtige Frage wurde durch die Forschung bisher nicht beantwortet: Gibt es möglicherweise zwei verschiedene Hypermobilitätspopulationen – eine asymptomatische und eine, die zur Ausbildung klinischer Symptome neigt?

6.3.5 Klinisches Bild des Hypermobilitätssyndroms

Eine Hypermobilität verursacht nicht in jedem Fall Beschwerden, sie wird gelegentlich sogar als vorteilhaft empfunden. Andererseits können dabei aber auch eine Reihe von sehr belastenden Symptomen auftreten (Grahame 2003). Warum dies nur bei manchen Menschen vorkommt, ist bisher nicht bekannt. Das Ausmaß der Gelenkinstabilität und Hautlaxität beeinflusst bis zu einem gewissen Grad das Verletzungsrisiko des Betroffenen und korreliert vermutlich auch mit einer Reihe von biopsychosozialen Faktoren (Murray 2006). Die Prüfung auf Cutis laxa ist ein wichtiger Teil der klinischen Untersuchung (➤ Abb. 6.3.3).

Die Symptome stellen sich häufig bereits in der frühen Kindheit ein und können bis zum Erwachsenenalter bestehen bleiben. Hauptgrund für die Vorstellung beim Arzt sind Schmerzen, die oft diffus und chronisch (Angaben zwischen 15 Tagen und 45 Jahren) auftreten. Bereits bei der Geburt kann sich eine Hypermobilität durch spezifische Probleme (z. B. eine Hüftluxation) bemerkbar machen. Kirk und Mitarbeiter berichteten, dass drei Viertel aller Jugendlichen mit einer Hypermobilität bis zum Alter von 15 Jahren Symptome entwickeln (Kirk, Ansell und Bywaters 1967). Murray und Woo (2001) sowie Adib und Mitarbeiter (Adib, Davies und Grahame 2005) zählen das HMS zu den häufigsten Gründen für muskuloskelettale Beschwerden bei Kindern und Jugendlichen (insbesondere Mädchen) zwischen 13 und 19 Jahren. Dies bestätigt auch Tofts und stellt fest: *„Die Erkrankung kann für die Betroffenen relevante Nachteile für die Funktion und soziale Partizipation verursachen und ist wesentlich belastender, als sie im Allgemeinen wahrgenommen wird"* (Tofts et al. 2009).

Orthopädische Symptome

Beim HMS kann buchstäblich jeder Bereich des Bewegungsapparats betroffen sein. Besondere Probleme ergeben sich in verschiedenen Altersgruppen durch die Kombination von Entwicklungsstörungen oder abweichenden Wachstumsmustern und dem Ausmaß der körperlichen Aktivität. Obwohl die Betroffenen Schmerzen haben, sehen sie häufig nicht krank aus und bewegen sich normal (Russek 1999, Simmonds und Keer 2007), sodass ihre Klagen unter Umständen als psychische Probleme fehlgedeutet und die Patienten als Hypochonder abgestempelt werden (Child 1986).

Kinder leiden am häufigsten unter Gelenkschmerzen in den Beinen und Füßen (Murray 2006). Die Schmerzen sind in der Regel biomechanisch bedingt und werden durch längere Gewichtsbelastung hervorgerufen. Dabei können auch periartikuläre Schwellungen auftreten. Auch die benignen nächtlichen, sog. Wachstumsschmerzen, die bei Kindern häufig auftreten, werden mit einer Hypermobilität in Zusammenhang gebracht. Murray und Woo (2001) vermuten, dass sie infolge geringfügiger Verletzungen nach ungewohnten oder übermäßigen körperlichen und sportlichen Belastungen auftreten. Anhaltende Schmerzen können zu einem Vermeidungsverhalten führen, aus dem sich ein Teufelskreis aus Konditionsverlust, verminderter Funktionsfähigkeit und vermindertem Selbstvertrauen entwickelt.

Eine Hyperlaxität der Bänder mit Gelenkinstabilität und Neigung zu Subluxationen und Dislokationen wird häufig beschrieben (Hakim und Grahame 2003a). Kongenitale Hüftleiden treten ebenfalls in Zusammenhang mit der Hypermobilität auf, zumeist in Form der subluxierbaren Hüfte („knackende Hüfte"), weniger häufig als Hüftdysplasie (Adib, Davies und Grahame 2005, Murray 2006). Wenn die Kinder älter werden, tritt Gelenkknacken auch in anderen Bereichen auf, sowohl spontan als auch durch habituelles Finger-, Kiefer- oder Wirbelknacken. Als Ursache hierfür wird die Bildung bzw. das Platzen kleiner „Luftblasen" im Gelenk durch eine schnelle „übermäßige" Aufdehnung des Gelenkraums angenommen.

Kinder und Erwachsene klagen häufig über rezidivierende und anhaltende Schmerzen oberhalb der Kniescheibe bei oder nach längerem Sitzen, sportlicher Belastung (z. B. beim Fahrradfahren oder Treppensteigen). Bei der Untersuchung finden sich wechselnde Kombinationen von Patellahypermobilität, mangelnder Muskelmasse oder -funktion des Quadrizeps, Genu recurvatum und Valgusstellung des Knies; sehr häufig auch eine Patellalateralisation. Sekundäre Chondromalazie der Patella und rezidivierende Subluxationen werden für einen Teil der Beschwerden verantwortlich gemacht; ebenso auch rezidivierende Zerrungen und Überlastungen durch das sog. In-den-Bändern-Hängen mit überstrecktem Kniegelenk.

Plattfüße entwickeln fast alle Menschen mit Hypermobilität. Der mediale Längsbogen sinkt mit der Zeit ab, der Vorfuß weicht auseinander und das Sprunggelenk steht in Varusstellung. Am unbelasteten Fuß kann das Gewölbe allerdings hoch erscheinen. Wenn Beschwerden auftreten, ist eine podiatrische Mitbetreuung sinnvoll. Im Kleinkindalter hat praktisch jeder Mensch solche Plattfüße, aber beim Gesunden entwickeln sich dann die Fußgewölbe mit zunehmender Gehfähigkeit.

Ein anderer häufiger Grund für Arztbesuche sind sowohl bei Kindern als auch bei Erwachsenen Rückenschmerzen, die insbesondere im Kindes- und Jugendalter gründlich abgeklärt werden müssen (Murray 2006). Das Hypermobilitätssyndrom ist eine der häufigsten Differenzialdiagnosen in dieser Population (Grahame 1999). Bei Jugendlichen treten häufig Wirbelsäulenschmerzen auf, die möglicherweise mit den biomechanischen Veränderungen im Rahmen von Wachstumsschüben zusammenhängen. Nicht selten sind Schmerzen auch durch Muskelverspannungen mitbedingt. Es kann sich eine Skoliose entwickeln, die unter Umständen die Wirbelsäule in ganzer Länge einbezieht. Auch übermäßige oder ungewohnte körperliche Aktivität kann Schmerzen verursachen (Simmonds und Keer 2007). Umgekehrt tragen Übergewicht, sitzende Lebensweise und mangelnde körperliche Fitness ebenfalls zur Entstehung von Schmerzen bei. Die Rückenschmerzen können erste Anzeichen chronischer Lumbalgien und HWS-Beschwerden im Erwachsenenalter sein. Wenn starke oder von Funktionseinschränkungen begleitete Schmerzen auftreten, ist auch an andere Diagnosen wie Spondylolyse oder Spondylolisthese zu denken, die bei Patienten mit Hypermobilität gehäuft auftreten. Bei jungen Erwachsenen muss auch ein Bandscheibenvorfall oder eine beginnende Arthrose in Betracht gezogen werden (Murray 2006).

Die Überstreckbarkeit der Daumen und Finger ist nicht selten der erste sichtbare Hinweis auf eine generalisierte Hypermobilität. Bei Schulkindern, die längere Texte mit der Hand schreiben müssen, und bei Erwachsenen, die viel am Computer arbeiten, ist oft eine beeinträchtigte Handfunktion zu beobachten.

Arthrose

Eine Gelenkhypermobilität gilt als Risikofaktor für die vorzeitige Entwicklung arthrotischer Veränderungen in den Händen, in der Wirbelsäule und in den Kniegelenken (Bird, Tribe und Bacon 1978). Als mögliche Pathomechanismen gelten Instabilität und Überlastung der Gelenke sowie Mutationen der Kollagengene oder Assoziationen zwischen den Genen für Kollagenstörungen und für die Arthroseentstehung. Jónsson et al. (1996) fanden Assoziationen zur Arthrose der Hand- und Fingergelenke (insbesondere der Daumengelenke).

Osteopenie und Osteoporose

Die Knochendichte ist bei Patienten mit EDS (Mishra et al. 1996) oder HMS vermindert. Gulbahar und Mitarbeiter stellten fest, dass die Hypermobilität das Risiko für eine Knochenmineralisationsstörung bei Frauen um den Faktor 1,8 (95 %-Konfidenzintervall 1,01/3,38) erhöht (Gulbahar, Sahin und Baydar 2005). In einer pädiatrischen Studie war die Knochendichte bei Patienten mit Hypermobilität – insbesondere bei Vorhandensein von Schmerzen des Bewegungsapparats – vermindert. Vorbeugende Maßnahmen (d. h. geeignete Ernährung und Training mit Gewichtsbelastung) sollten daher bereits im jungen Alter eingeleitet werden, denn das ist die Zeit, in der die Knochenmasse angelegt wird.

Neurophysiologische Störungen

Es gibt Assoziationen zwischen der Hypermobilität und der kongenitalen Hypotonie (Floppy-Infant-Syndrom), spätem Laufenlernen,

Ungeschicklichkeit (nach Angaben der Eltern) (Adib, Davies und Grahame 2005) sowie teilweise dauerhaften motorischen Entwicklungsstörungen (Kirby und Sugden 2007). Bei Erwachsenen ist die Propriozeption eingeschränkt (Mallik et al. 1994, Hall et al. 1995), bei Jugendlichen die neuromuskuläre Kontrolle. Menschen mit HMS können die Winkelstellung im proximalen Interphalangealgelenk weniger genau reproduzieren (Mallik et al. 1994). Die Wahrnehmung der Kniegelenkstellung ist ebenfalls eingeschränkt, insbesondere die Fähigkeit, endgradige Extensionen zu lokalisieren (Hall et al. 1995). Überdehnbarkeit und Brüchigkeit des Bindegewebes begründen in Kombination mit der verminderten propriozeptiven Wahrnehmung und den beeinträchtigten neuromuskulären Reflexen eine Anfälligkeit für Weichgewebeschädigungen und -verletzungen bei Menschen mit HMS (Ferrell et al. 2007).

Gemessen an der sensiblen Schmerzschwelle ist die Wirksamkeit von Lokalanästhetika sowohl bei parenteraler als auch bei topischer Anwendung vermindert. HMS-Patienten gaben dreimal häufiger eine unzureichende Wirkung ihrer Lokalanästhesie an als Kontrollpersonen ohne Hypermobilität (Hakim und Grahame 2003a). Dies könnte mechanisch bedingt sein, indem das schlaffe Gewebe eine schnellere Clearance des Anästhetikums zulässt, oder auch neurophysiologisch durch eine in irgendeiner Form veränderte Nozizeption (Hakim und Grahame 2003a).

Kardiopulmonale Störungen

Ein Mitralklappenprolaps bei HMS ist – entgegen den Ergebnissen in früheren Publikationen – nicht häufiger als bei Frauen allgemein, und eine Aortenwurzeldilatation tritt (im Gegensatz zum MFS und EDS Typ IV) nicht auf (Mishra et al. 1996). Unter Krampfadern leiden 9,5 % der Patienten mit einem Beighton-Score zwischen 7 und 9 (Al-Rawi, Al-Aszawi und Al-Chalabi 1985).

Nichtorthopädische Symptome wie Ohnmachten und Palpitationen bei Erwachsenen mit HMS können auf vegetative Störungen zurückzuführen sein (Gazit et al. 2003), z. B. auf orthostatische Hypotonie, posturale Tachykardie oder gesteigerte Reaktion auf sowohl α- als auch β-adrenerge Stimulation beim benignen HMS. Als pathophysiologische Mechanismen kommen periphere Neuropathien oder ein verminderter Gefäßtonus mit Pooling in den Beinen infrage. Vegetative Funktionsstörungen mit orthostatischer Tachykardie und Hypotonie treten bei Kindern mit EDS zusammen mit chronischer Müdigkeit auf (Rowe et al. 1999).

EDS und HMS sind auch mit Asthma, Wheezing und Husten assoziiert, und zwar unabhängig von Alter, Geschlecht oder Tabakkonsum. Der Zusammenhang könnte genetisch oder mechanisch (durch eine Bindegewebeveränderung) begründet sein. Auch ein erhöhtes Pneumothoraxrisiko wurde beschrieben (Bird 2007).

Chronisch-diffuse Schmerzen und Müdigkeit

Bei der Fibromyalgie treten diffuse chronische Muskelschmerzen und Erschöpfung auf. Es finden sich zahlreiche Tenderpoints an bestimmten Stellen im Bereich von Brust, Nacken, oberem und unterem Rücken, Ellbogen, Oberschenkeln und Knien. Die Ätiologie der Erkrankung ist bisher unbekannt. Bestimmte Merkmale der Fibromyalgie finden sich häufig bei HMS-Patienten, aber ob eine echte Assoziation zwischen den beiden Erkrankungen besteht, lässt sich nicht eindeutig beantworten (Murray 2006).

Das Wirbelsäulenwachstum im Jugendalter sowie rezidivierende geringfügige Verletzungen und Muskelermüdung könnten durchaus zur Entwicklung einer Fibromyalgie bei Jugendlichen mit HMS beitragen (Murray 2006). Die Assoziation zwischen Fibromyalgie und Hypermobilität wurde zuerst von Gedalia et al. (1993) beschrieben und später von Sendur et al. (2007) bestätigt. Andere Autoren fanden dagegen keine solche Assoziation.

Auch das chronische Erschöpfungssyndrom (chronic fatigue syndrome, CFS), eng verwandt mit den chronischen Schmerzsyndromen bei Jugendlichen, wurde mit der Hypermobilität in Zusammenhang gebracht. Van de Putte und Mitarbeiter zeigten, dass beim CFS häufiger Bindegewebeveränderungen auftreten, der systolische Blutdruck niedriger ist, die Dehnbarkeit der Haut und die arterielle Wandsteifigkeit dagegen erhöht sind. Die Gelenkbeweglichkeit insgesamt war nicht verändert (van de Putte, Uiterwaal und Bots 2005). Barron und Mitarbeiter fanden einen durchschnittlichen Beighton-Score von 4 bei CFS-Patienten gegenüber 1 bei den gesunden Vergleichspersonen (Barron, Cohen und Geraghty 2002). Rowe und Mitarbeiter beschrieben 1999 zwölf Patienten mit CFS, die auch die Kriterien für ein EDS erfüllten (je 6 EDS vom klassischen Typ und vom Hypermobilitätstyp). Alle Betroffenen hatte eine posturale Tachykardie und orthostatische Hypotonie. Möglicherweise gibt es Untergruppen von Patienten mit CFS oder Fibromyalgie, die auch eine Hypermobilität aufweisen; ob aber die Hypermobilität zu diesen Erkrankungen beiträgt, muss noch geklärt werden (Barron, Cohen und Geraghty 2002).

6.3.6 Grundlagen der Behandlung

In den (wenigen) bisher durchgeführten Interventionsstudien wurde eine Verbesserung der Symptomatik durch Training festgestellt (Kerr et al. 2000). Ferrell und Mitarbeiter (2004) beschreiben Verbesserungen von Propriozeption und Schmerzen durch Übungen in der geschlossenen Kette bei HMS-Patienten im Alter von 16 und 49 Jahren. In weiteren Studien wurden Verbesserungen durch ein abgestuftes Übungsprogramm in Kombination mit Schulungen und Beratungen zu Verhaltensweisen und Lebensführung erzielt (Russek 1999, Simmonds und Keer 2007).

Da Kollagen überall im Körper vorkommt, liegt beim HMS immer ein Spektrum unterschiedlicher Symptome vor. Die geltende Best Practice ist daher ein individualisierter, problemorientierter Behandlungsansatz (Simmonds und Keer 2007). Empfohlen wird eine multidisziplinäre Versorgung: In Abhängigkeit von den Bedürfnissen des jeweiligen Patienten sollten Ergotherapeuten, Podologen, Physiotherapeuten, Osteopathen, Sporttherapeuten – und gelegentlich auch Psychologen – hinzugezogen werden. Für die weitere Betreuung ist, insbesondere bei Kindern, die Einbeziehung von Sportlehrern und -trainern, Musik- und Tanzlehrern sowie von Lehrern, die das Kind in der Schule unterrichten, wichtig.

Wichtige Prinzipien für die Behandlung und den Umgang mit HMS sind:
- Behandelbares behandeln, z. B. akute Weichteilschäden und -verletzungen
- Schmerzen lindern – falls möglich – durch Weichteiltechniken, vorsichtige Mobilisationen, Elektrotherapie und Maßnahmen zur Unterstützung von Gelenken und Gewebe.
- Schulung und Vermittlung von Verhaltensänderungen, damit die Betroffenen – mit möglichst geringer Unterstützung durch Ärzte, Therapeuten und Medikamente – selbstständig ihre Erkrankung bewältigen können
- Verbesserung von Kraft und Ausdauer der gelenkstabilisierenden Muskeln und der Haltungsmuskeln
- Verbesserung von Gleichgewicht und Koordination
- Verbesserung von allgemeiner Ausdauer und Fitness
- Gang(um)schulung zur Vermeidung oder Korrektur biomechanisch ungünstiger Abläufe
- Förderung eines aktiven Lebensstils und einer Rückkehr zu normaler Aktivität und Funktion

Behandlungsziele, die durch die Umsetzung dieser Prinzipien erreicht werden sollen, sind eine verbesserte Funktionsfähigkeit, eine verbesserte Wahrnehmung der Besonderheiten des Körpers sowie eine verbesserte Gelenkstabilität und -kontrolle, damit die Betroffenen mit möglichst geringer externer Unterstützung unabhängig leben können.

Durch Verbesserung der Gelenkstabilität und der Muskelkraft sowie der dynamischen muskulären Kontrolle zur Kompensation der Bandinsuffizienzen lassen sich Verletzungen und Schäden am Gelenk weitgehend vermeiden. Kinder sprechen gut auf Maßnahmen zur Muskelkräftigung an. Auch wenn die Muskelmasse dabei nicht immer zunimmt, wird doch die Kraft und die neuromuskuläre Koordination verbessert, sodass die Muskeltätigkeit effektiver wird (Maillard, persönliche Mitteilung 2008). Wenn bei einem Patienten relevante Schmerzen auftreten, können statische Übungen im hypermobilen Bereich vorgeschaltet werden, bevor mit dynamischen Übungen und dann Übungen gegen Widerstand begonnen wird (Kerr et al. 2000); dabei wird zunächst ohne und dann mit zunehmender Gewichtsbelastung gearbeitet. Wenn Übungen mit Gewichtsbelastung problematisch sind, kann eine Hydrotherapie vorteilhaft sein. Eine Stabilisierung der hypermobilen Gelenke durch Schienen kommt selten infrage, denn dadurch wird die Ineffizienz der muskulären Stabilisierung nur verstärkt und die Verletzungsgefahr infolge Muskelatrophien verstärkt. Allerdings können Finger- und Handschienen hilfreich sein, die bei bestimmten Tätigkeiten (z. B. beim Spielen eines Musikinstruments) getragen werden. Hilfsmittel wie z. B. Griffhülsen für Schreibstifte können eine sinnvolle Ergänzung zur Kräftigung der Handmuskulatur sein; sie senken die erforderliche Griffkraft und reduzieren damit die Schmerzen und Ermüdung der Finger und Handgelenke bei den Schularbeiten. Bei akuten Schmerzzuständen oder Funktionsverschlechterungen können Rücken- oder Knieschützen (Bandagen, Orthesen) erforderlich werden. Auch Tapes können hilfreich sein, um gefährdete Gelenke zu stützen und die Propriozeption und Stellungskontrolle zu verbessern (Simmonds und Keer 2007).

Gangschulung und funktionelle Rehabilitation

Durch die Kombination aus Gelenkhypermobilität, verminderter Propriozeption, gestörter muskulärer Kontrolle, Muskelschwäche und mangelnder Ausdauer ist der Gang beim HMS häufig deutlich verändert. Damit er sich wieder normalisiert, müssen die Ursachen für die Veränderungen aufgespürt und einzeln behandelt werden. Durch Videoaufnahmen und die Arbeit vor dem Spiegel erhält der Betroffene hilfreiche Rückmeldungen zu seinen spezifischen Schwächen.

Menschen mit HMS passen ihre Körpermechanik häufig der Hypermobilität an; dies führt aber letztlich zu einer Schmerzzunahme, zum Auftreten von Schmerzen auch an anderen Stellen und zur dauernden Erschöpfung. Es ist daher wichtig, sich einzelne funktionelle Aktivitäten vorzunehmen und energiesparende, biomechanisch korrekte, sichere und schmerzfreie Bewegungsabläufe dafür zu erarbeiten (z. B. Treppauf- oder Treppabgehen, Aufstehen vom Stuhl etc.) (Simmonds und Keer 2007).

Auch die stark pronierte Plattfußstellung, die man bei Menschen mit HMS häufig findet, trägt zur Gangstörung bei und verursacht zudem Beschwerden im Bereich der Füße und Unterschenkel. Oft können diese Beschwerden sehr gut durch orthopädische Schuhzurichtungen (z. B. Fersenschalen, Gewölbestützen), die das Subtalargelenk und den medialen Längsbogen unterstützen, beeinflusst werden. Die Korrektur der biomechanischen Verhältnisse am Fuß hat so positive Auswirkungen auf das gesamte Gangbild, dass sie gegenüber Maßnahmen, die die Fußmuskelschwäche begünstigen, immer vorzuziehen ist (van de Putte, Uiterwaal und Bots 2005). Dadurch werden die pathologischen Kraftverhältnisse und Schmerzen auch im weiteren Verlauf der kinetischen Kette reduziert.

Gleichgewicht und Propriozeption

Das Rehabilitationsprogramm sollte auf jeden Fall auch Übungen zur Behebung der häufig vorhandenen Propriozeptions- und Gleichgewichtsdefizite enthalten. Proske und Gandevia (2009) betonen die Bedeutung der Haut für Propriozeption und kinästhetisches Empfinden. Wir empfehlen, die über die Haut vermittelten sensiblen Reize zu verstärken; dies kann durch „Hands-on-Unterstützung" der Bewegungen, das Tragen von eng anliegender Kleidung und Neoprenhandschuhen sowie den Einsatz von Tapes bei bestimmten Übungen oder während der Sitzungen zur funktionellen Rehabilitation geschehen. Die „rhythmische Stabilisation" ist zur Unterstützung der Haltungsstabilität hilfreich. Diese kann gefördert werden durch Einüben des Einbeinstands (ohne Schuhe und Socken) oder durch Übungen auf dem Balance Board (Wackelbrett) auf unebenem Untergrund. Übungen mit Gewichtsbelastung im Vierfüßlerstand unterstützen die Propriozeption der oberen und unteren Extremität gleichzeitig. Auch Schaumstoffrollen und Gymnastikbälle können für Propriozeptions- und Gleichgewichtsübungen verwendet werden (> Abb. 6.3.4).

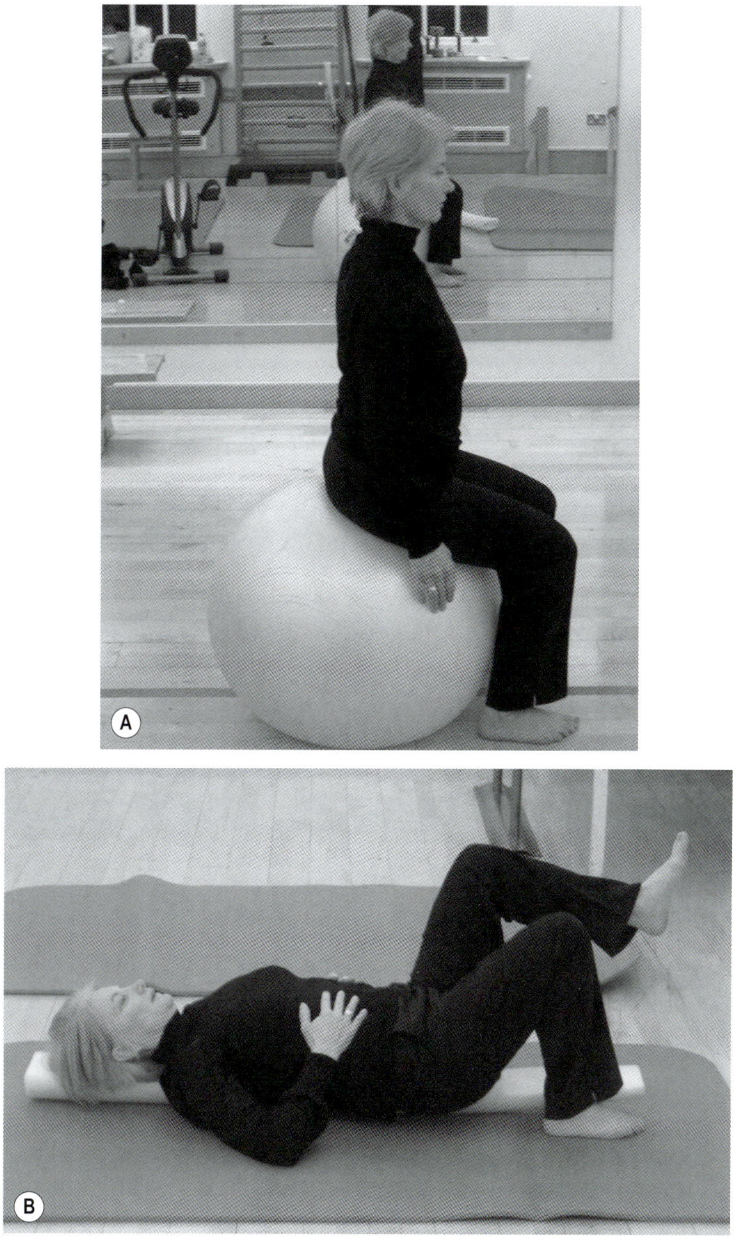

Abb. 6.3.4 Propriozeption, Stabilität und Gleichgewicht können mithilfe eines Gymnastikballs (A) oder einer halben Rolle (B) trainiert werden.

Schmerzlindernde Maßnahmen

Für HMS-Patienten und ihre Angehörigen ist es wichtig zu verstehen, dass Schmerzen in der Regel durch die Hypermobilität selbst sowie die damit verbundenen orthopädischen Funktionsstörungen bedingt sind – und nicht durch andere Erkrankungen wie beispielsweise Gelenkentzündungen. Andernfalls werden sie kaum verstehen, warum zur Schmerzbehandlung in erster Linie ein Aufbauprogramm sinnvoll ist. Viele Betroffene benötigen immer wieder Zuspruch und die Zusicherung, dass ihre Schmerzen abnehmen werden – aber nur, wenn die Muskeln fit und stark genug sind, um die Gelenke sicher zu schützen. Oft gehen die Schmerzen allerdings erst am Ende der Behandlung und nur langsam zurück; dies sollte den Patienten gleich zu Beginn der Behandlung in aller Deutlichkeit gesagt werden. Die Betroffenen müssen verstehen, dass Schmerzen beim HMS nicht Zeichen eines Gelenkschadens oder einer Arthritis sind, sondern Verletzungen durch Fehl- und Überbelastungen anzeigen, die durch eine mangelhafte Gelenkkontrolle zustande kommen – dass diese Schmerzen also „ungefährlich" sind und von selbst abklingen, wenn man richtig damit umgeht.

Die Anwendung anderer Methoden zur Schmerzlinderung, z. B. warme oder kalte Packungen auf einzelnen Gelenken, kann gelegentlich sinnvoll sein. Die transkutane elektrische Nervenstimulation (TENS) ist nur als ergänzende Behandlung anzusehen und darf die Rehabilitationsübungen nicht ersetzen (Murray 2006).

HMS-Patienten haben manchmal sowohl hyper- als auch hypomobile Gelenke. Hier kann eine manuelle Therapie mit Mobilisation hypomobiler, eingeschränkter Gelenke sehr hilfreich sein. Ebenso können Weichteilmassagen, Triggerpunkttherapie und myofasziales Release die Schmerzen lindern, die durch Muskelverspannungen entstanden sind. Entspannungs- und Visualisierungsübungen helfen dem Patienten bei der Schmerzbewältigung und können insbesondere nachts oft hilfreich sein.

Pacing

Pacing ist ein sehr wichtiger Aspekt der Rehabilitation von HMS-Patienten (Simmonds und Keer 2007). Bei Patienten, die ihr Wochenende mit Gartenarbeit, Hausputz, Einkaufen und sportlichen Aktivitäten verbringen, treten montags oft verstärkte Schmerzen auf – bis hin zur Schul- oder Arbeitsunfähigkeit. Bis zum folgenden Wochenende haben sie sich jedoch so weit erholt, dass sie wieder aktiv werden können – und der Kreislauf beginnt von Neuem. Dadurch entsteht ein ständiges Auf und Ab der Beschwerden, was die Lebensplanung erheblich durcheinanderbringen kann.

Durch Pacing soll dieses Auf und Ab beendet werden: Aktivitäten werden gleichmäßiger verteilt, und ihre Anzahl wird nur allmählich gesteigert. Für jeden Tag werden bestimmte Aufgaben zugeteilt, die unabhängig vom Tageszustand erfüllt werden müssen. Die Aufgaben werden – je nach Fitnesslevel und vorhandenen Einschränkungen – zu Beginn des Behandlungsprogramms festgelegt. Dann werden die Anforderungen wöchentlich Schritt für Schritt erhöht, bis der Patient sein Funktions- und Aktivitätsziel erreicht hat.

Psychologische Unterstützung

„Wenn Schmerzen und der Verlust der Unabhängigkeit und Funktionsfähigkeit problematisch sind, muss ein klinischer Psychologe oder Psychotherapeut zum Behandlungsteam gehören, der nicht nur die vorhandenen psychosozialen und emotionalen Belastungsfaktoren, sondern auch maladaptive Überzeugungen und Denkmuster aufspürt."

(Murray 2006)

Psychologen oder psychologisch geschulte Therapeuten können die Patienten bei der Entwicklung von Schmerzbewältigungstechniken unterstützen und auch den Angehörigen helfen, die Auswirkungen für die gesamte Familie zu verstehen und zu bewältigen. Viele Familien empfinden eine solche Unterstützung als äußerst wertvoll und werden dadurch in die Lage versetzt, ungesunde Kompensationsmechanismen durch gesunde zu ersetzen und den „Schmerzkreislauf", der sich entwickelt hat, zu durchbrechen.

Allgemeine Fitness

Menschen mit HMS neigen aufgrund von Schmerzen und Kraftlosigkeit zu körperlicher Inaktivität und verlieren auf diese Weise immer mehr Kondition und Fitness (Simmonds und Keer 2007). Jedes Rehabilitationsprogramm sollte deshalb Elemente eines aeroben Trainings enthalten. Zu Beginn des Programms ist dabei jedoch Zurückhaltung geboten – solange die Muskelkraft noch nicht ausreichend entwickelt ist. Denn die Gelenke sollen durch die Übungen nicht belastet werden. Andernfalls können die Gelenkbeschwerden zu- statt abnehmen und die Betroffenen ihr Vertrauen in das Programm schnell verlieren. In der Regel sind Kinder und ihre Familien ohnehin schwer für therapeutische Interventionen zu begeistern, da sie bei früheren Versuchen zu oft eine Schmerzzunahme erlebt haben. Dies ist dann meist durch eine zu schnelle Steigerung der Belastungen bedingt und/oder durch mangelnde Compliance bezüglich der regelmäßigen häuslichen Übungen, die erforderlich sind, um die Muskeln zu aktivieren und zu kräftigen. Die Zusammenarbeit mit den Sportlehrern in der Schule ist ein wesentlicher Aspekt bei der Behandlung von Kindern (Simmonds und Keer 2007). Schwimmen und Aquajogging sind günstige Trainingsformen, da die Gelenke dabei wenig belastet werden und die Trainingsintensität im aeroben Bereich bleibt. Diese Übungen sollten vorzugsweise in einem normalen Schwimmbecken stattfinden, denn das Wasser in den Hydrotherapiebecken ist in der Regel zu warm, um darin längere Strecken zu schwimmen.

Tai Chi und Pilates sind ebenfalls empfehlenswert, da sie Gleichgewicht und Bewegungskontrolle fördern. Auch Radfahren ist eine günstige Form des aeroben Trainings, bei der die Gelenke nicht überlastet werden. Nordic Walking kann ebenfalls effektiv sein. Man geht davon aus, dass bei dieser Aktivität, die in der sog. geschlossenen Kette stattfindet, die propriozeptive Rückmeldung unterstützt wird und die Muskelschlingen des Rumpfs angesprochen werden, sodass sich die Rumpfstabilität verbessert. Sobald sich die Kraft verbessert, können normale aerobe Übungs- und Sportaktivitäten in das Rehabilitationsprogramm integriert werden – allerdings immer im Rahmen eines Pacingprogramms.

6.3.7 Zusammenfassung

Hypermobilität ist ein relativ häufig vorkommendes Phänomen, das Vorteile, aber auch verschiedene klinische Störungen mit sich bringen kann. Da Kollagen überall im Körper vorkommt, kann sich ein Hypermobilitätssyndrom klinisch in vielerlei Formen äußern. Zu den wichtigsten Maßnahmen gehören positive Wahrnehmung, Vermeidung unnötiger Untersuchungen und Arzneimitteltherapie. Für die meisten Kinder genügen Zuspruch und einfache Ratschläge, während Erwachsene häufig ein strukturiertes Rehabilitationsprogramm benötigen. Um die Unausgewogenheit zwischen gesunder körperlicher Aktivität und intensiven sportlichen Belastungen zu beseitigen, sind Verhaltensänderungen und Modifikationen bei der Planung von Aktivitäten erforderlich.

Ein unerkanntes oder unbehandeltes HMS kann in einen chronischen Schmerzkreislauf mit hochgradigen Funktionseinschränkungen führen. In diesem Fall ist ein intensives Rehabilitationsprogramm erforderlich, um die Symptomatik effektiv zu beherrschen und die Funktionen wiederherzustellen. Ausschlaggebend ist dabei, dass die Betroffenen und ihre Angehörigen ein klares Bild von der Erkrankung haben. Außerdem muss immer wieder betont werden, dass ein überwiegend auf Selbstmanagement beruhendes Programm mit Unterstützung von Fachkräften aus den Bereichen Medizin, Sport und Training langfristig den besten Behandlungsansatz darstellt. Zukünftig werden zweifellos noch bessere Untersuchungsverfahren entwickelt; vielleicht genetische Analysen, die es ermöglichen, Risikopatienten zu erkennen, damit prophylaktische Maßnahmen noch früher als bisher ergriffen werden können.

Danksagung

Dieses Kapitel ist Teil einer berufsbasierten Doktorarbeit (Professional Doctorate), die an der Middlesex University in Großbritannien erstellt wurde. Die Autorin möchte an dieser Stelle Dank und Anerkennung aussprechen: den vielen Patienten, die meine klinische Arbeit und meine Forschungsarbeit geprägt haben, sowie folgenden Kollegen, Beratern und Organisationen: Professor Rodney Grahame, Rosemary Keer, Jan Hickman, Dr. Karen Beeton, Dr. Celia Bell, Dr. Gordon Weller, London and South East Hypermobility Club, Hypermobility Syndrome Patient Association (HMSA) und die Ehlers-Danlos Patient Support Group UK.

LITERATURQUELLEN

Adib N, Davies K, Grahame R. Joint hypermobility syndrome in childhood: A not so benign multisystem disorder? Rheumatology. 2005; 44(6): 744–750.
Al-Rawi ZS, Al-Aszawi AJ, Al-Chalabi T. Joint mobility among university students in Iraq. Br J Rheumatol. 1985; 24(4): 326–331.
Barron DF, Cohen BA, Geraghty MT. Joint hypermobility is more common in children with chronic fatigue syndrome than in healthy controls. J Pediatr. 2002; 141(3): 421–425.
Beighton P, Solomon L, Soskolne CL. Articular mobility in an African population. Ann Rheum Dis. 1973; 32: 413–418.
Beighton P, Grahame R, Bird H. Hypermobility of joints. 3rd ed. Berlin: Springer, 1999.
Bird H. Joint hypermobility. Musculoskeletal Care. 2007; 5(1): 4–19.
Bird HA, Tribe CR, Bacon PA. Joint hypermobility leading to osteoarthritis and chondrocalcinosis. Ann Rheum Dis. 1978; 37: 203–211.
Bird HA, Brodie D, Wright V. Quantification of joint laxity. Rheumatol Rehab. 1979; 18: 161–166.
Carter C, Wilkinson J. Persistent joint laxity and congenital dislocation of the hip. J Bone Joint Surg. 1964; 46: 40–45.
Child AH. Joint hypermobility syndrome: Inherited disorder of collagen synthesis. J Rheumatol. 1986; 13: 239–243.
Clark C, Simmonds JV. An exploration of the prevalence of hypermobility and joint hypermobility syndrome in Omani women attending a hospital physiotherapy service. Musculoskeletal Care. 2011; 9(1): 1–10.
Ferrell WR, Tennant N, Sturock RD et al. Amelioration of symptoms by enhancement of proprioception in patients with joint hypermobility syndrome. Arthritis Rheum. 2004; 50: 3323–3328.
Ferrell WR, Tennant N, Baxendale RH, Kusel M, Sturrock RD. Musculoskeletal reflex function in the joint hypermobility syndrome. Arthritis Rheum. 2007; 57(7): 1329–1333.
Gazit Y, Nahir AM, Grahame R, Jacob G. Dysautonomia in the joint hypermobility syndrome. Am J Med. 2003; 115(1): 33–40.
Gedalia A, Press J, Klein M, Buskila D. Joint hypermobility and fibromyalgia in schoolchildren. Ann Rheum Dis. 1993; 52: 494–496.
Grahame R. Joint hypermobility and genetic collagen disorders: Are they related? Arch Dis Child. 1999; 80: 188–191.
Grahame R. Hypermobility and the heritable disorders of connective tissue. In: Keer R, Grahame R (eds). Hypermobility syndrome – recognition and management for physiotherapists. Edinburgh: Butterworth Heinemann; 2003. p. 15–25.
Grahame R. Joint hypermobility syndrome pain. Curr Pain Headache Rep. 2009; 13: 427–433.
Grahame R, Bird HA, Child A. The revised (Brighton 1998) criteria for the diagnosis of benign joint hypermobility syndrome (BJHS). J Rheumatol. 2000; 27(7): 1777–1779.
Gulbahar S, Sahin K, Baydar M. Hypermobility syndrome increases the risk for low bone mass. Clin Rheumatol. 2005; 26: 1–4.
Hakim A, Grahame R. Joint hypermobility. Best Prac Clin Rheumatol. 2003a; 17(6): 989–1004.
Hakim A, Grahame R. A simple questionnaire to detect hypermobility: An adjunct to the assessment of patients with diffuse musculoskeletal pain. Int J Clin Pract. 2003b; 57: 163–166.
Hall M, Ferrell W, Sturrock R, Hamblen DL, Baxendale RH. The effect of the hypermobility syndrome on knee joint proprioception. Br J Rheumatol. 1995; 34: 121–125.
Jónsson H, Valtysdottir ST, Kjartansson O, Brekkan A. Hypermobility associated with osteoarthritis of the thumb base: A clinical and radiological subset of hand osteoarthritis. Ann Rheum Dis. 1996; 55: 540–543.
Jessee EF, Owen DS, Sagar KB. The benign hypermobility syndrome. Arthritis Rheumatol. 1980; 23: 1053–1056.
Kerr A, Macmillan CE, Uttley W, Luqmani RA. Physiotherapy for children with hypermobility syndrome. Physiotherapy. 2000; 86: 313–316.
Kirby A, Sugden DA. Children with developmental co-ordination disorders. J R Soc Med. 2007; 100(4): 82–186.
Kirk JA, Ansell BM, Bywaters AGL. The hypermobility syndrome – musculoskeletal complaints associated with generalized joint hypermobility. Ann Rheum Dis. 1967; 26: 419–425.
Larsson LG, Baum J, Mudholkar GS. Hypermobility: Features and differential incidences between the sexes. Arthritis Rheum. 1987; 30: 1426–1430.
Larsson LG, Baum J, Mudholkar GS, Kollia GD. Benefits and disadvantages of joint hypermobility among musicians. N Engl J Med. 1993; 329: 1079–1082.
Malfait F, Hakim AJ, De Paepe A, Grahame R. The genetic basis of the joint hypermobility syndromes. Rheumatology. 2005; 45: 502–507.
Mallik AK, Ferrell WR, McDonald AG, Sturrock RD. Impaired proprioceptive acuity at the proximal interphalangeal joint in patients with the hypermobility syndrome. Br J Rheumatol. 1994; 33: 631–637.
Mishra MB, Ryan P, Atkinson P et al. Extra articular features of benign joint hypermobility syndrome. Br J Rheumatol. 1996; 35: 861–866.
Murray K. Hypermobility in children and adolescents. Best Pract Res Clin Rheumatol. 2006; 20(2): 329–351.
Murray KJ, Woo P. Benign joint hypermobility in childhood. Rheumatology. 2001; 40: 489–491.
Proske U, Gandevia SC. The kinaesthetic senses. J Physiol. 2009; 587: 4139–4146.
Rikken-Bultmann DG, Wellink L, van Dongen PW. Hypermobility in two Dutch populations. Eur J Obstet Gynaecol Reprod Biol. 1997; 73: 189–192.
Rowe PC, Barron DF, Calkins H, Maumenee IH, Tong PY, Geraghty MT. Orthostatic intolerance and chronic fatigue syndrome associated with Ehlers-Danlos syndrome. J Pediatr. 1999; 135: 494–499.
Russek L. Hypermobility syndrome. Phys Ther. 1999; 79(6): 591–597.
Sendur OF, Gurer G, Taskis Bozbas G. The frequency of hypermobility and its relationship with clinical findings of fibromyalgia patients. Clin Rheumatol. 2007; 26: 485–487.
Simmonds JV, Keer R. Hypermobility and the hypermobility syndrome. Masterclass. Man Ther. 2007; 12: 298–309.
Tofts LJ, Elliott EJ, Munns C, Pacey V, Sillence DO. The differential diagnosis with joint hypermobility: A review of the literature. Paed Rheumatol. 2009; 7: 1. Aus: http://www.ped-rheum.com/content/7/1/1 (letzter Zugriff: 28.11.2013).
van de Putte EM, Uiterwaal CS, Bots ML. Is chronic fatigue syndrome a connective tissue disorder? A cross-sectional study in adolescents. Pediatrics. 2005; 115: e415–e422.

WEITERE LITERATURHINWEISE

Grahame R. Pain, distress and joint hyperlaxity. Joint Bone Spine. 2000; 67: 157–163.

Grahame R, Hakim A. Joint hypermobility syndrome is highly prevalent in general rheumatology clinics, its occurrence and clinical presentation being gender, age and race-related. Abstract. Ann Rheum Dis. 2006; 65(S2): 263.

KAPITEL 7

Faszienorientierte Therapieformen

7.1	**Einschlusskriterien und Übersicht** Leon Chaitow	220
7.1.1	Nach welchen Kriterien wurde die Themenauswahl für dieses Kapitel getroffen?	220
7.1.2	Aktualisierung älterer und Entwicklung neuer Methoden	220
7.1.3	Narben	220
7.1.4	Behandlung mit Nadeln	221
7.1.5	Allgemeine Einflüsse auf das Bindegewebe	221
7.1.6	Gerätegestützte Faszientherapien	221
7.1.7	Nervenmobilisation	221
7.1.8	Ganzkörpertraining/Bewegungsübungen	221
7.1.9	Manuelle Ganzkörpertherapien	221
7.1.10	Dehnungen	221
7.1.11	Schlussbemerkung	222
7.2	**Triggerpunkttherapie** Jan Dommerholt	223
7.2.1	Einleitung	223
7.2.2	Grundlagen der Triggerpunkttherapie	223
7.2.3	Triggerpunkttherapie	223
7.2.4	Zusammenfassung und Schlussbemerkung	227
7.3	**Rolfing – Strukturelle Integration** Monica Caspari und Heidi Massa	228
7.3.1	Vorbemerkungen	228
7.3.2	Fasziale Grundlagen	228
7.3.3	Bahnung der Struktur- und Funktionsintegration	228
7.3.4	Rolfing – Strukturelle Integration: die traditionelle Behandlungsserie	229
7.4	**Myofasziale Induktion** Andrzej Pilat	234
7.4.1	Einführung	234
7.4.2	Neurophysiologische Mechanismen zur Lösung faszialer Restriktionen	234
7.4.3	Beschreibung der Methodik	235
7.4.4	Wissenschaftliche Untersuchung myofaszialer Techniken	236
7.4.5	Zusammenfassung	237
7.5	**Osteopathische Manipulationen und die Faszie** Hollis H. King	239
7.5.1	Einleitung	239
7.5.2	Die Faszie aus der Sicht der Osteopathie	239
7.5.3	Osteopathische Beiträge zum Verständnis der Faszie	241
7.5.4	Forschung	242
7.6	**Bindegewebsmassage** Stephanie A. Prendergast und Elizabeth H. Rummer	245
7.6.1	Entstehung von Bindegewebszonen	245
7.6.2	Physiologie der Bindegewebsmassage (CTM)	246
7.6.3	Bindegewebsmassage	247
7.7	**Fascial Manipulation** Carla Stecco und Antonio Stecco	251
7.7.1	Einleitung	251
7.7.2	Das biomechanische Modell	251
7.7.3	Behandlung	254
7.8	**Behandlung dysfunktionalen Narbengewebes** Petra Valouchová und Karel Lewit	257
7.8.1	Geschichtliches	257
7.8.2	Die „aktive Narbe" – ein Modellbeispiel für Weichgewebeläsionen	257
7.9	**Akupunktur als faszienorientierte Therapie** Dominik Irnich und Johannes Fleckenstein	261
7.9.1	Einleitung	261
7.9.2	Akupunkturtechnik	263
7.9.3	Dry Needling	265
7.9.4	Wissenschaftliche Belege	267
7.9.5	Zusammenfassung	267
7.10	**Gua Sha** Arya Nielsen	269
7.10.1	Einleitung	269
7.10.2	Wichtige Begriffe	269
7.10.3	Anwendungsgebiete	269
7.10.4	Kontraindikationen	271
7.10.5	Biomechanismen/Physiologie	271
7.10.6	Sicherheit	273

7 Faszienorientierte Therapieformen

7.11 Proliferationstherapie Manuel F. Cusi 275
- 7.11.1 Einleitung 275
- 7.11.2 Geschichtliches 275
- 7.11.3 Wundheilung, Gewebereparatur und Regeneration 275
- 7.11.4 Wirkungsmechanismus und injizierte Substanzen 276
- 7.11.5 Indikationen, Kontraindikationen, Komplikationen und Risiken 277
- 7.11.6 Technische Durchführung 278
- 7.11.7 Ergebnisse und klinische Studien 278
- 7.11.8 Herausforderungen für die Zukunft .. 279
- 7.11.9 Schlussbemerkungen 279

7.12 Neuraltherapie Rainer Wander und Stefan Weinschenk 281
- 7.12.1 Einleitung 281
- 7.12.2 Neuroanatomie 281
- 7.12.3 Durchführung 281
- 7.12.4 Indikationen, Kontraindikationen, Komplikationen 284
- 7.12.5 Zusammenfassung 284
- 7.12.6 Forschungsgebiete 285
- 7.12.7 Dank 285

7.13 Dynamischer Faszien-Release – manuelle und apparative Vibrationsbehandlung Zachary Comeaux 286
- 7.13.1 Einleitung 286
- 7.13.2 Geschichtliche Entwicklung der manuellen und mechanischen Beeinflussung der Faszie 286
- 7.13.3 Die Hebb-Theorie, harmonische Funktion und Oszillation 287
- 7.13.4 Rhythmische Reflexe – der tonische Vibrationsreflex (TVR) und verwandte Effekte 287
- 7.13.5 Der Perkussionsvibrator 288
- 7.13.6 Facilitated Oscillatory Release (FOR) .. 289
- 7.13.7 Andere mechanische Verfahren 290

7.14 Die Graston Technique Warren I. Hammer .. 292
- 7.14.1 Einleitung: moderne instrumentengestützte Mobilisation für die Diagnostik und Therapie von Weichgewebeläsionen 292
- 7.14.2 Grundprinzip 292
- 7.14.3 Anwendungsgebiete 293
- 7.14.4 GT mit Bewegung und Belastung 295
- 7.14.5 Lokaler und globaler Ansatz 295

7.15 Das Fasziendistorsionsmodell Georg Harrer 297
- 7.15.1 Einleitung: das Bindegewebe als mechanosensibles System 297
- 7.15.2 Der Patient ist der Experte – das Typaldos-Modell 297
- 7.15.3 Die Fasziendistorsionen 297
- 7.15.4 Diagnose der Fasziendistorsionen ... 300
- 7.15.5 Behandlung der Fasziendistorsionen . 301
- 7.15.6 Schlussbemerkung 301

7.16 Frequenzspezifische Mikrostromtherapie (FSM) Carolyn McMakin 303
- 7.16.1 Geschichte der FSM 303
- 7.16.2 FSM bei Entzündungen 303
- 7.16.3 FSM am Narbengewebe 303
- 7.16.4 Geräteausstattung 304
- 7.16.5 Klinische Ergebnisse der Behandlung myofaszialer Schmerzen 304
- 7.16.6 Wie unterscheidet sich FSM von anderen Faszientherapien? 305
- 7.16.7 Erklärungsmodell zur Frequenzspezifität 305
- 7.16.8 Konzeptionelles Modell 306

7.17 Operationen und Narbenbildung Willem J. Fourie 308
- 7.17.1 Einleitung 308
- 7.17.2 Anatomie der Gewebeschichten 308
- 7.17.3 Operationen 309
- 7.17.4 Behandlung 310
- 7.17.5 Behandlungsmethoden 312
- 7.17.6 Schlussbemerkung 314

7.18 Temperatureinflüsse auf die Faszie Werner Klingler 316
- 7.18.1 Überblick 316
- 7.18.2 Zusammenfassung 317

7.19 Neurodynamik: Bewegung gegen neuropathischen Schmerz Michel W. Coppieters und Robert J. Nee 319
- 7.19.1 Einleitung 319
- 7.19.2 Aufbau, Funktion und Pathophysiologie des peripheren Nervensystems 319
- 7.19.3 Multilokuläre Nervenkompression ... 320
- 7.19.4 Bewegung gegen neuropathischen Schmerz 320
- 7.19.5 Klinische Daten zur Wirksamkeit 323
- 7.19.6 Der ganzheitliche Blick 323

7.20 Fasziendehnung Thomas Myers und Christopher Frederick 325
- 7.20.1 Einleitung 325
- 7.20.2 Definition 325
- 7.20.3 Uneinheitliche Datenlage 325
- 7.20.4 Veränderungen am Gewebe durch Dehnung 326

7 Faszienorientierte Therapieformen

7.20.5	Schlussbemerkung	329
7.21	**Die Faszie beim therapeutischen Yoga** Thomas Myers	**331**
7.21.1	Yoga als Faszientherapie	331
7.21.2	Yoga und die Faszie	332
7.21.3	Empfehlungen für die Therapie	335
7.22	**Pilates und die Faszie: die Kunst des „Work-in"** Marie-José Blom	**337**
7.22.1	Einleitung	337
7.22.2	Östliches und westliches Gedankengut vereint	337
7.22.3	Verschmelzung und Integration verschiedener Disziplinen	337
7.22.4	Können durch Pilates aufgrund falscher Lebensgewohnheiten eingeschränkt bewegliche Faszien wieder mobilisiert werden?	338
7.22.5	Grundsätze im Pilates und die Faszie	339
7.22.6	Gut vernetzt	341
7.22.7	Von Core bis Fuß	341
7.22.8	Haltungsunterstützung von innen heraus	341
7.22.9	Wie innen, so außen: die innere Wahrnehmung der Bewegung reflektiert das äußere Geschehen	341
7.22.10	Spezialgeräte: der Reformer oder Transformer	342
7.22.11	Reformer versus Maschine	342
7.22.12	Kontraindikationen	342
7.23	**Entzündungshemmende Ernährung bei orthopädischen Erkrankungen** Mary T. Hankinson und Elizabeth A. Hankinson	**344**
7.23.1	Die Entzündungsreaktion	344
7.23.2	Fettsäuren: entzündungshemmende Eigenschaften	344
7.23.3	Fettsäuren als Nahrungsergänzung: entzündungshemmende Eigenschaften	345
7.23.4	Küchenkräuter und Gewürze: entzündungshemmende Eigenschaften	345
7.23.5	Obst und Gemüse: entzündungshemmende Eigenschaften	346
7.23.6	Getränke: entzündungshemmende Eigenschaften	346
7.23.7	Antiinflammatorische Ernährung	347
7.24	**Faszien-Fitness: Empfehlungen für ein faszienorientiertes Training in Sport und Bewegungstherapie** Divo G. Müller und Robert Schleip	**350**
7.24.1	Einleitung	350
7.24.2	Die Plastizität der Faszie	350
7.24.3	Die elastische Rückfederung der Faszie: der „Katapult-Effekt"	351
7.24.4	Trainingsprinzipien	352

7.1 Einschlusskriterien und Übersicht
Leon Chaitow

7.1.1 Nach welchen Kriterien wurde die Themenauswahl für dieses Kapitel getroffen?

Forschung und Kenntnisse über die Faszien und das Bindegewebe haben in den vegangenen zehn Jahren enorm zugenommen, und auch unter den praktisch tätigen Therapeuten wächst das Interesse an den vielfältigen Funktionen der Faszie im Körper.

Die neuerliche und verstärkte Aufmerksamkeit für dieses Thema mündete in drei Weltkongresse zur Faszienforschung: den *First International Fascia Research Congress* an der Harvard Medical School in Boston im Oktober 2007, den *Second International Fascia Research Congress* an der Freien Universität Amsterdam im Oktober 2009 und den *Third International Fascia Research Congress* in Vancouver im März 2012. Da die Nachfrage nach einer Evidenzbasis für eine sichere Anwendung manueller und Trainingstherapien immer stärker wird (Sackett 2000), wird es auch zunehmend wichtiger, nachzuweisen, welche der vielen Techniken, Modalitäten, Systeme und Methoden, die von Manualtherapeuten, Heilpraktikern und Ärzten angewendet werden, Verhalten und Eigenschaften der Faszie tatsächlich beeinflussen können.

Parallel dazu wächst auch das Forschungsinteresse an den Wirkungsmechanismen der Behandlung von Faszienstrukturen durch Manualtherapie, Nadeln, mechanische Kräfte, Training etc.

Dies Themenauswahl in diesem Kapitel umfasst daher ein breites Spektrum an Therapieverfahren – von Methoden mit eindeutiger und direkter Wirkung auf die Faszie bis hin zu Methoden, bei denen die Effekte auf die Faszie diffuser und eher spekulativ sind. In einigen Fällen gibt es überzeugende Belege für einen direkten Zusammenhang, so z. B. bei der Beschreibung der Fascial Manipulation® von Stecco und Stecco in ➤ Kap. 7.7. In anderen Kapiteln ist der Zusammenhang eher hypothetisch, so z. B. bei der Beschreibung möglicher Wirkungen von Pilates-Übungen auf die Faszienstrukturen (➤ Kap. 7.22). Das soll keineswegs bedeuten, dass die Pilates-Methode keinen Einfluss auf die Faszie hat – das wäre sehr unwahrscheinlich. Nur die Art und Weise, auf die die Übungen, Stellungen, Wiederholungen und Bewegungen von Pilates (und übrigens auch von Yoga) die Faszienstrukturen ansprechen, ist en detail noch weitgehend unerforscht und spekulativ.

Da ein fehlender Nachweis der Wirksamkeit durchaus nicht dasselbe ist wie ein Nachweis mangelnder Wirksamkeit, werden in diesem Abschnitt Methoden und Verfahren beschrieben, die entweder *bekannte* und nachgewiesene fasziale Wirkungen haben oder deren Anwender solche Wirkungen *annehmen,* ohne dass dies bisher als unbegründet widerlegt wurde. Wo es konkrete Daten zur Beeinflussung des Binde-/Fasziengewebes durch bestimmte Therapieverfahren gibt, werden die entsprechenden Forschungsergebnisse vorgestellt und diskutiert und weitergehende Literaturempfehlungen gegeben. Wo es keine wissenschaftlichen Daten gibt, die einen postulierten Mechanismus bzw. angenommenen Zusammenhang mit der Faszie stützen, werden diese Mechanismen oder Zusammenhänge als Hypothesen vorgestellt, die zutreffen *können,* aber bisher noch nicht verifiziert wurden.

7.1.2 Aktualisierung älterer und Entwicklung neuer Methoden

Einigen Methoden und Verfahren, die es seit vielen Jahren gibt, wird in jüngerer Zeit wieder zunehmend Aufmerksamkeit geschenkt, und sie werden wieder häufiger angewendet. Das betrifft z. B. die Bindegewebsmassage (BGM; inzwischen meist als Bindegewebsmanipulation bezeichnet), deren frühe Theorien sich z. T. nachträglich bestätigt haben: Inzwischen weiß man, welche Reflexwirkungen durch aktive (und manchmal energische) Stimulation faszialer Strukturen erzielt werden können und welche Erfolge bezüglich der Funktionalität und Mobilität möglich sind, wenn verdichtete Faszienbereiche auf diese Weise beeinflusst werden. Prendergast und Rummer geben einen umfassenden Überblick über die moderne BGM (➤ Kap. 7.6).

Gleiches gilt im Wesentlichen für die Techniken des Myofascial Release (MFR), die ebenfalls in einigen Fällen – wie die BGM – Neubenennungen erfahren haben. Diese Techniken entwickelten sich auf der Basis neuerer Forschungsergebnisse, die einerseits durch anatomische Faszienpräparationen und andererseits durch die Anwendung moderner Untersuchungsverfahren wie der Echtzeitsonografie und Elastografie gewonnen wurden. Andrzej Pilat schlägt die Bezeichnung „Myofascial Induction" – myofasziale Induktion – vor. In ➤ Kap. 7.4 beschreibt er sehr eloquent die Methoden sowie die bekannten und hypothetischen Mechanismen des MFR. MFR erzielt seine positive therapeutische Wirkung offenbar über Veränderungen im kolloidalen Zustand des lockeren Bindegewebes, das auf leichte, aber konsequent angewandte Kräfte anspricht.

Andere Ansätze bauen unmittelbar auf den Erkenntnissen auf, die aus tierexperimentellen Studien, aus der Präparation menschlicher Körper sowie aus der klinischen Beobachtung gewonnen wurden. Das gilt z. B. für die Entwicklung der Fascial Manipulation® (FM®), bei der auf der Grundlage der Ergebnisse komplexer Untersuchungen und Analysen von Bewegungsmustern abgeschätzt wird, welche Faszienstrukturen am ehesten therapeutisch beeinflusst werden müssen. Eine Vielzahl klinischer Studien hat inzwischen dazu beigetragen, die Grundannahmen der FM® zu bestätigen und weiterzuentwickeln. In ➤ Kap. 7.7 erläutern Stecco und Stecco den Hintergrund und die Methodik der Fascial Manipulation®.

7.1.3 Narben

Auch Narben und die damit verbundenen Veränderungen im Bindegewebe gehören zu den Themen, die in jüngerer Zeit neue Aufmerksamkeit erfahren haben. Moderne Untersuchungsverfahren wie die Elektromyografie (EMG) werden inzwischen eingesetzt, um die Veränderungen, die durch Narben entstehen, zu messen. Mit Echtzeitultraschall (und EMG) lassen sich darüber hinaus auch die Veränderungen darstellen, die durch eine geeignete manuelle Therapie erzielt werden; dies wird zur Validierung der entsprechenden Therapieverfahren ausgenutzt. Zwei Kapitel widmen sich der faszialen Beteiligung an pathophysiologischen Vorgängen bzw. der Behandlung der daraus resultierenden Veränderungen und Symptome. Valouchova und Lewit diskutieren die schmerzhaften und manchmal an ganz anderen Körperstellen auftretenden Nachwirkungen von Narben, die unter Umständen viele Jahre zuvor entstanden sind (➤ Kap. 7.8). Beispielsweise können Narben aus abdominalen Eingriffen zur Entwicklung von Rückenschmerzen beitragen. Die äußerst sanfte Deaktivierungsmethode der Autoren weist Ähnlichkeiten, aber auch Unterschiede zu der Technik auf, die Fourie in seiner Betrachtung des Narbengewebes nach Mastektomie darstellt (➤ Kap. 7.17).

7.1.4 Behandlung mit Nadeln

Mit Wander und Weinschenk (➤ Kap. 7.12: Neuraltherapie) sowie Irnich und Fleckenstein (➤ Kap. 7.9 über Akupunktur und Dry Needling) beschäftigen sich gleich mehrere Autoren mit den Grundlagen und Methoden der therapeutischen Nadelung in unterschiedlichen Formen.

Beim Dry Needling stehen die myofaszialen Triggerpunkte im Zentrum, während die Akupunktur eher reflexiv wirkt. Sie basiert auf einer langen geschichtlichen Tradition, wird hinsichtlich ihrer Wirksamkeit aber auch durch das neue und erst kürzlich entdeckte Konzept der faszialen Kommunikationsbahnen untermauert.

Im Gegensatz zur Akupunktur und zum Dry Needling werden bei der Neuraltherapie mit den Nadeln Substanzen wie z. B. Procain in den Körper eingebracht, um fokale Reizzustände zu beheben, die häufig in Faszienstrukturen lokalisiert sind.

In ➤ Kap. 7.11 beschreibt Cusi die Proliferationstherapie, bei der durch Injektion von Irritantien in das Bindegewebe die Proliferation angeregt werden soll. Dies wird z. B. in Bereichen lokaler Bandinstabilitäten versucht.

7.1.5 Allgemeine Einflüsse auf das Bindegewebe

Das wichtige Thema „Auswirkungen der Ernährung auf die Faszie" wird, insbesondere im Hinblick auf entzündliche Abläufe, von Hankinson und Hankinson dargestellt (➤ Kap. 7.23). Klingler behandelt in ➤ Kap. 7.18 die allgemeinen Wirkungen von Wärme auf das Bindegewebe, und McMakin beschreibt die diskreteren therapeutischen Effekte, die sich durch Mikroströme erzielen lassen (➤ Kap. 7.16).

7.1.6 Gerätegestützte Faszientherapien

Äußerliche, mechanische Kraftanwendung kommt bei verschiedenen an der Faszie angreifenden Therapieformen zum Einsatz.

In ➤ Kap. 7.10 beschreibt Nielsen Konzept, Nutzen und Einschränkungen der traditionellen (ostasiatischen) Methode Gua Sha, bei der durch gerichtete Druckstriche auf der Haut das oberflächliche und lockere Bindegewebe beeinflusst wird. Für die gut belegten positiven klinischen Wirkungen bietet die Autorin verschiedene hypothetische Erklärungen an, bei denen die Faszie eine wichtige Rolle spielt.

Eine moderne Weiterentwicklung von Gua Sha ist die Graston Technique®, die umfassend in ➤ Kap. 7.14 beschrieben wird.

Ein weiterer mechanischer Therapieansatz wird von Comeaux vorgestellt (➤ Kap. 7.13): Die Anwendung rhythmischer Vibration oder Perkussion kann – theoretisch – verschiedene positive Wirkungen am und im Bindegewebe hervorrufen.

7.1.7 Nervenmobilisation

Coppieters (➤ Kap. 7.19) weist darauf hin, dass Nerven nicht nur selbst viel Bindegewebe enthalten, sondern auch überall unter dem Einfluss der Faszien/des Bindegewebes stehen, durch die/das sie an den Organen vorbei- oder in die Organe, die sie versorgen, hineinziehen. In ➤ Kap. 7.19 wird dieser Zusammenhang als möglicher Faktor bei der Entstehung neuropathischer Schmerzen diskutiert, und es werden therapeutische Optionen vorgestellt (Neurodynamik).

7.1.8 Ganzkörpertraining/Bewegungsübungen

Yoga- und Pilates-Übungen und -Bewegungsmuster beziehen den ganzen Körper ein. Wie Yoga sich auf das Faszien-/Bindegewebe (möglicherweise) auswirkt, diskutiert Myers in ➤ Kap. 7.21. Unter anderem zeigt er, dass viele der gängigen Yoga-Haltungen (Asanas) ausgedehnte myofasziale kinetische Ketten einbeziehen.

Bei der Methode nach Pilates werden ähnliche myofasziale Wirkungsketten aktiv und potenziell durch die Übungen dieser systematisierten Methode beeinflusst (Blom, ➤ Kap. 7.22). In ➤ Kap. 7.24 schildern Müller und Schleip neue Erkenntnisse zur Wirkung von Bewegung/Training auf die Faszie.

7.1.9 Manuelle Ganzkörpertherapien

Rolfing® (Strukturelle Integration) ist eine traditionell auf die Faszie gerichtete Therapie, wie Caspari und Massa in ➤ Kap. 7.3 darstellen. Sie spielte eine entscheidende Rolle für das Wiederaufleben des klinischen und wissenschaftlichen Interesses an der Rolle der Faszie für die allgemeine Körperökonomie bzw. -pathophysiologie.

In gleicher Weise ist auch die osteopathische Medizin seit ihren Anfängen im späten 19. Jahrhundert an der Faszie interessiert und behandelt sie. King stellt in ➤ Kap. 7.5 das historische und aktuelle Verständnis der Osteopathie in Bezug auf die Faszie im Einzelnen dar. Vorgestellt wird in diesem Kapitel auch die wissenschaftliche Arbeit von Standley und Meltzer, die u. a. zeigen konnten, dass sich durch simulierte osteopathische Behandlungsmethoden – z. B. Myofascial Release oder Strain-Counterstrain – die Funktion belasteter Fibroblasten rasch wieder erholt (Standley und Meltzer 2008).

Ebenfalls aus der osteopathischen Medizin entwickelte sich das Fasziendistorsionsmodell nach Typaldos, das von Harrer in ➤ Kap. 7.15 beschrieben wird.

7.1.10 Dehnungen

In ➤ Kap. 7.20 untersuchen Myers und Frederick die Wirkungen verschiedener Dehnungstechniken auf die Faszie. Dehnungen sind Bestandteil vieler manueller Therapien sowie Rehabilitations- und

Präventionsmethoden – einschließlich einiger Methoden, die bereits in den anderen Kapiteln abgehandelt werden (Yoga, Pilates, Myofascial Release, Osteopathie, Rolfing – Strukturelle Integration sowie verschiedene Massageformen). Dieses Kapitel enthält wohl die meisten thematischen Überschneidungen und hilft so, zumindest partielle Erklärungen für die Wirkung verschiedener manueller und Trainingstherapien, die mit Dehnungen arbeiten, zu finden.

7.1.11 Schlussbemerkung

Die Themen dieses Kapitels decken nicht alle therapeutischen Methoden ab, die in der manuellen Therapie angewendet werden, aber sie sind repräsentativ. Natürlich hätten noch Dutzende weiterer Methoden aufgenommen werden können – insbesondere die Massage war ein heißer Anwärter. Da viele Elemente der Massagetherapie in den Unterkapiteln angesprochen werden und Forschungsarbeiten über die spezifischen Wirkungen der Massage auf die Faszie rar sind, hielten wir ein eigenes Massagekapitel für überflüssig. Dennoch sollte klar sein, dass jede Therapieform, bei der Druck, Scherkräfte, rhythmische Bewegungen und Dehnungen angewendet werden, mit und an der Faszie arbeitet – ob sich der Behandelnde nun dessen bewusst ist oder nicht.

Die intelligente Anwendung manueller Methoden zur Beeinflussung der Faszie ist in der Klinik, wie zahlreiche Beispiele in diesem Kapitel beweisen, einer zufälligen, quasi „versehentlichen" Beeinflussung eindeutig vorzuziehen.

In dem Bemühen, besser zu verstehen, was auf die Faszie *wirkt* und welche *Wirkung* Faszientherapien haben können, sind wir also noch lange nicht am Ende des Weges angelangt.

LITERATURQUELLEN
Sackett D. Evidence-based medicine: How to practice and teach EBM. New York: Churchill Livingstone, 2000.

Standley PR, Meltzer KR. In vitro modeling of repetitive motion strain and manual medicine treatments: Potential roles for pro- and anti-inflammatory cytokines. J Bodyw Mov Ther. 2008; 12: 201–203.

7.2 Triggerpunkttherapie
Jan Dommerholt

7.2.1 Einleitung

Triggerpunkttherapie wird schon seit mehreren Jahrhunderten praktiziert, aber sie drang niemals wirklich in den Bereich der Klinik und Wissenschaft vor, bis Travell die typischen Muster der von Triggerpunkten ausstrahlenden Schmerzen identifizierte, einen strukturierten Behandlungsansatz dafür entwickelte und den Begriff der myofaszialen Schmerzen als eigenständige Diagnose prägte. Ein Triggerpunkt ist definiert als *„eine Stelle erhöhter Irritabilität in der Skelettmuskulatur, die einhergeht mit einem überempfindlichen Knoten in einem Hartspannstrang"* (Travell und Simons 1992/1999). Definitionsgemäß liegen Triggerpunkte also innerhalb eines verspannten Muskelstrangs, und die Palpationsuntersuchung auf Triggerpunkte beginnt deshalb mit der Suche nach einem Hartspannstrang, indem man quer zur Muskelfaserrichtung palpiert.

In der Regel sind Triggerpunkte die Reaktion auf eine lokale Überbeanspruchung der Muskulatur und häufig mit anderen Dysfunktionen assoziiert: Schmerzdiagnosen mit peripherer oder zentraler Sensibilisierung, Gelenkdysfunktionen, Zahn-/Kieferstörungen, HNO-Erkrankungen, Krankheiten und Funktionsstörungen der inneren Organe oder des Beckenraums, Spannungskopfschmerz oder Migräne, Hypothyreose, systemischem Lupus erythematodes, Infektionskrankheiten, Parasitenbefall, systemischen Arzneimittelnebenwirkungen, Störungen/Mängeln in den Bereichen Stoffwechsel und Ernährung. Triggerpunkte wurden in allen Altersgruppen beschrieben, außer bei Säuglingen (Dommerholt, Bron und Franssen 2006).

7.2.2 Grundlagen der Triggerpunkttherapie

Jede therapeutische Intervention sollte evidenzgeprägt sein und auf wissenschaftlicher Evidenz, klinischer Einschätzung und Erfahrung sowie Clinical Reasoning basieren. Die evidenzgeprägte integrierte Triggerpunkthypothese von Stecco et al. (2009) bringt die aktuellen Ansichten und Vorstellungen über Triggerpunkte am besten zum Ausdruck. Wenngleich das von den Autoren beschriebene Modell noch kein abgeschlossenes theoretisches Konzept darstellt, bietet ihre Hypothese (einhergehend mit einigen neueren Modifikationen) doch das umfassendste Rahmenwerk, das wir gegenwärtig haben, um die Rolle des Muskelgewebes bei akuten und längerfristigen Schmerzzuständen zu erklären und die Therapie darauf abzustimmen (Gerwin, Dommerholt und Shah 2004, McPartland 2004, Dommerholt, Bron und Franssen 2006, McPartland und Simons 2006).

In Triggerpunkten ist die Funktion der motorischen Endplatte gestört, und es wird vermehrt Acetylcholin freigesetzt. Als Gründe hierfür wurden genannt: mangelnde Acetylcholinesteraseaktivität, erhöhte Empfindlichkeit der nikotinergen Acetylcholinrezeptoren, saures Milieu mit erniedrigtem pH, Hypoxie, Mangel an Adenosintriphosphat, bestimmte Genmutationen, bestimmte Arzneimittel oder chemische Substanzen wie Calzitonin-Gene Related Peptide, Diisopropylfluorphosphat oder organische Phosphate in Pestiziden (Gröbli und Dommerholt 1997, Müller und Stratz 2004). Die Hypothese wurde in zahlreichen Studien an Kaninchen, Menschen und Pferden bestätigt (z. B. Dommerholt, Bron und Franssen 2006).

Ärzte, Physiotherapeuten, Chiropraktiker, Körpertherapeuten und andere klinische Therapeuten sollten ihre Maßnahmen darauf ausrichten, durch Auflösung des Triggerpunkts und Normalisierung der Gewebedehnbarkeit den Triggerpunktschmerz zu lindern sowie die bestehende Hypoxie und pH-Erniedrigung zu beheben. Therapeutisch kommen sowohl manuelle als auch technische Ansätze und Verfahren infrage. Unterschiedliche Kompressionstechniken scheinen dabei in etwa vergleichbare Wirksamkeit zu haben (Fernández-De-Las-Peñas et al. 2005, Gemmell, Miller und Nordstrom 2008). Triggerpunkte können auch mit invasiven Verfahren wie Dry Needling oder Injektion von Lokalanästhetika, Botulinustoxin oder Serotoninantagonisten behandelt werden (Dommerholt, Mayoral und Gröbli 2006).

Die therapeutischen Interventionen sollten nicht nur auf die Funktionsstörungen selbst, sondern auch auf die auslösenden und unterhaltenden Faktoren ausgerichtet sein. Beispielsweise sollte ein Raucher motiviert werden, die ständige Sensibilisierung seiner nikotinergen Acetylcholinrezeptoren zu beenden. Generell sollten die Patienten ggf. den Kontakt mit sensibilisierenden Substanzen meiden. Mechanische Probleme sind zu beheben – nicht nur ergonomisch schlecht konzipierte Arbeitsplätze, sondern auch Haltungsstörungen (vorgeschobener Kopf, skoliotische Haltung), relevante Beinlängenunterschiede, starke Pronation in Fuß und Sprunggelenk usw. Eine pharmakologische Therapie ist zur Suppression und Beeinflussung der zentralen Sensibilisierung indiziert.

7.2.3 Triggerpunkttherapie

Nichtinvasive Triggerpunkttherapie

Manuelle Verfahren

Zwei neuere Übersichtsartikel beschäftigen sich mit der Wirksamkeit manueller Triggerpunkttherapien wie z. B. ischämischer Kompression, Triggerpunktkompression bei aktiver Kontraktion des betroffenen Muskels, Myofascial Release, postisometrischer Relaxation, Bindegewebs- und Fasziendehnungen, Massagetherapie, Dehnung mit Eis (> Abb. 7.2.1), Muskel-Energie-Techniken (z. B. rollende Hautverschiebung) (> Abb. 7.22, > Abb. 7.2.3), Strain/Counterstrain u. a. m. (Fernández-De-Las-Peñas et al. 2005, Rickards 2006). Welche manuellen Techniken tatsächlich am wirksamsten sind, ist schwer zu sagen, da die meisten Therapeuten in der Praxis multimodal arbeiten (Chaitow und DeLany 2003). Dennoch zeigten verschiedene Studien einen Anstieg der Druckschmerzschwelle, eine Abnahme des Schmerzindex auf der visuellen Analogskala bzw. verbesserte Werte in objektiven Tests wie dem Oswestry Disability Index.

In einer Studie erzielte die Massagetherapie eine bessere Wirkung als Dehnung mit Eis. In einer anderen Studie hingegen bewirkte die Dehnung mit Eis einen Anstieg der Druckschmerzschwelle, zeigte

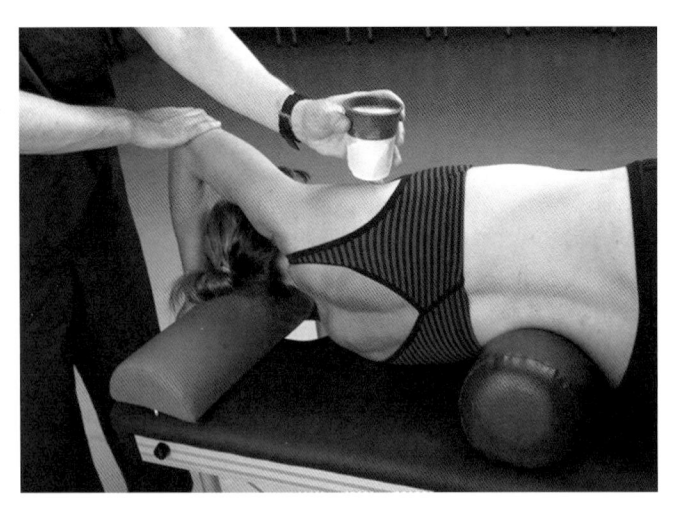

Abb. 7.2.1 Dehnung mit Eis („spray and stretch"). Abdruck mit freundlicher Genehmigung von Myopain Seminars 2010.

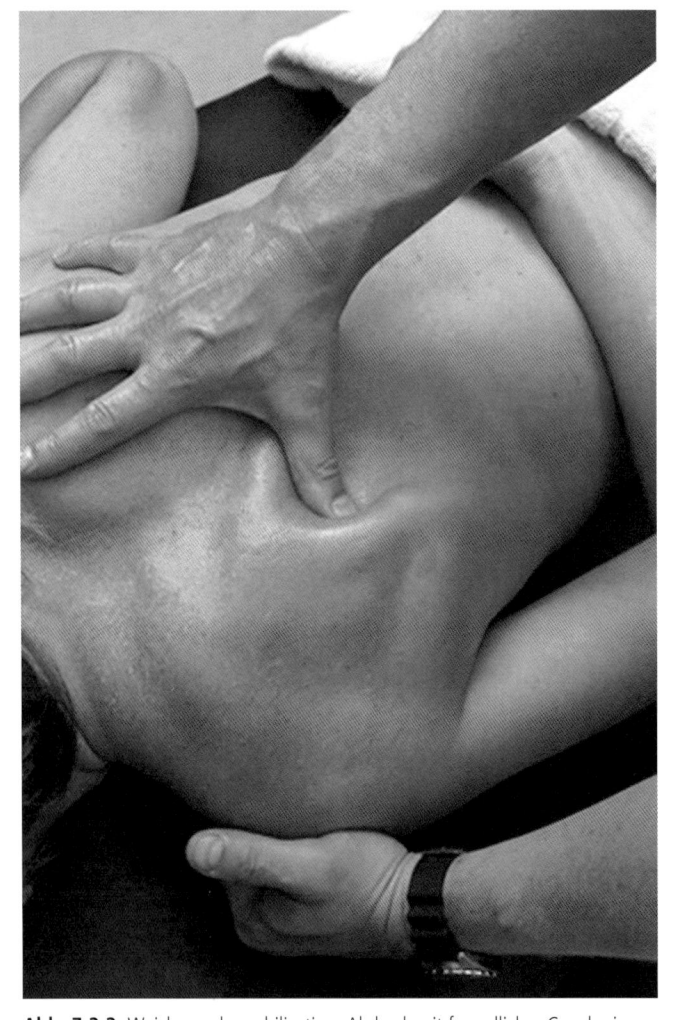

Abb. 7.2.2 Weichgewebemobilisation. Abdruck mit freundlicher Genehmigung von Myopain Seminars 2010.

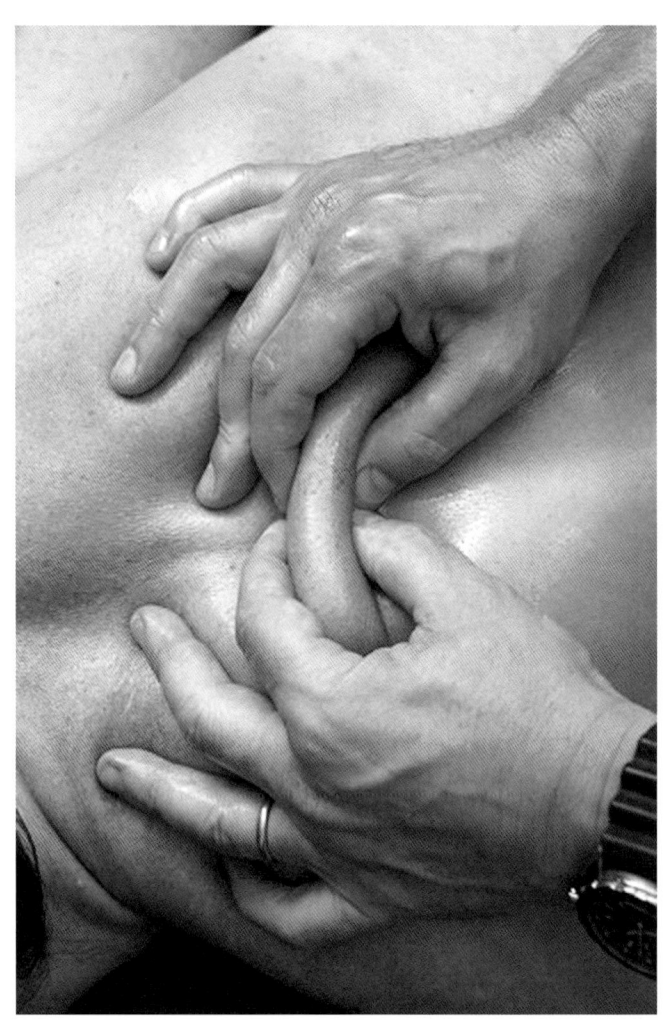

Abb. 7.2.3 Mobilisation durch rollende Hautverschiebung. Abdruck mit freundlicher Genehmigung von Myopain Seminars 2010.

aber eine noch bessere Wirkung in Kombination mit einer tiefen Druckmassage. Die Dehnung mit Eis („spray and stretch") spielte beim therapeutischen Ansatz von Travell, die die Methode bei Dr. Hans Kraus kennengelernt hatte, eine entscheidende Rolle. Bei dieser Technik wird ein Kältespray (z. B. Ethylchlorid oder Fluormethan) in mehreren parallelen Linien auf die Haut über dem Muskel und der Zone des ausstrahlenden Schmerzes gesprüht; der Muskel wird dabei gleichzeitig gedehnt. Das Manöver wird mehrmals wiederholt; dabei wird die Dehnung zunehmend intensiviert. Offenbar lenkt die Kühlung der Haut von der Dehnung ab, was die Inaktivierung des Triggerpunkts erleichtert. Leider schädigt Fluormethan die Ozonschicht und wird daher kaum noch verwendet. Auch ein vor einigen Jahren neu eingeführtes Kältespray enthält teilhalogenierte Kohlenwasserstoffe, die zu den starken Treibhausgasen gehören (klassifiziert als flüchtige organische Verbindung mit einem CO_2-Äquivalent von 1.300, d. h., der Treibhauseffekt ist 1.300-mal stärker als der von Kohlendioxid) (Dommerholt, Mayoral und Gröbli 2006, Dommerholt und McEvoy im Druck).

In den 1980er-Jahren entwickelte der Schweizer Arzt Dejung eine umfassende Behandlungsstrategie, für die er mehrere Muskel- und Faszientechniken kombinierte. Allerdings wurde die Wirksamkeit dieser Kombination bisher nicht in einer randomisierten Kontrollstudie mit Verblendung der Versuchspersonen überprüft (Gröbli und Dommerholt 1997).

Es gibt bisher also zwar einige Belege für die Kurzzeitwirkung manueller Therapien, jedoch, wenn überhaupt, nur wenige Studien, die eine mittel- oder langfristige (über einen Placeboeffekt hinausgehende) Wirkung zeigen (Rickards 2006).

Technische Verfahren

Zur Behandlung myofaszialer Triggerpunkte werden unter anderem Laser, Ultraschall (US) und elektrische Ströme eingesetzt. Nur selten wird eine dieser Therapien ausschließlich angewandt; fast immer stellt sie nur einen kleinen Baustein des Gesamtbehandlungskonzepts dar.

Laserstrahlen („Laser" ist ein Akronym aus „light amplification by stimulated emission of radiation") sind scharf gebündelte, monochromatische Strahlen aus Photonen identischer Frequenz und können bei verschiedenen Beschwerden eingesetzt werden. Es gibt unterschiedliche Laser, z. B. Galliumarsenid-Laser (GaAs), Helium-Neon-Laser (He-Ne) sowie Infrarot-Diodenlaser (IR). Mittel- und langfristige Ergebnisse der Lasertherapie sowie die optimalen Parameter für eine wirksame Laserbehandlung müssen noch durch Studien ermittelt bzw. belegt werden.

Ultraschall wird von Chiropraktikern und Physiotherapeuten häufig eingesetzt, obwohl die Wirksamkeit allgemein als gering eingeschätzt wird. Bei der Behandlung von Triggerpunkten konnte in einer Studie die Schmerzintensität reduziert, die Druckschmerzschwelle erhöht und der Bewegungsumfang der Halswirbelsäule verbessert werden; in anderen Studien zeigte die Ultraschallbehandlung dagegen keine Wirksamkeit. Türkische Wissenschaftler empfehlen „high-power pain threshold static ultrasound" – eine Technik, bei der die Ultraschallintensität zunächst kontinuierlich bis zur maximal erträglichen Schmerzschwelle des Patienten gesteigert, dann 4 bis 5 Sekunden lang gehalten, auf 50 % abgesenkt und auf diesem Level weitere 15 Sekunden lang gehalten wird. Damit ließen sich aktive Triggerpunkte schneller als mit der üblichen Ultraschallanwendung lösen (Majlesi und Unalan 2004). Bei der üblichen Ultraschallanwendung wird eine vorübergehende antinozizeptive Wirkung an Triggerpunkten erzielt, die jedoch nicht groß genug ist, um den Einsatz konventioneller Ultraschallverfahren in der klinischen Praxis zu rechtfertigen (Dommerholt und McEvoy, im Druck).

Die transkutane elektrische Nervenstimulation oder TENS ist die am besten erforschte Elektrotherapie zur Behandlung von Triggerpunkten, und es gibt zuverlässige Hinweise auf eine kurzfristige Wirksamkeit. Interessanterweise nahmen in mehreren Studien unter TENS-Behandlung zwar die myofaszialen Schmerzen allgemein ab, doch die eigentliche Triggerpunktsensibilität reduzierte sich nicht (Rickards 2006). Zu den mittel- und langfristigen Wirkungen von TENS gibt es keine wissenschaftlichen Daten. Aufgrund einer Reihe von retrospektiven Studien geringer Qualität sowie Fallberichten zur frequenzspezifischen Elektrotherapie bei myofaszialen Schmerzen und Fibromyalgie postulierte McMakin, dass TENS effektiver als andere Formen der Elektrotherapie sei. Wissenschaftlich belegen lässt sich dies bisher nicht, auch wenn die Autorin in einem ihrer Artikel eine Abnahme der Zytokinspiegel nach Elektrotherapie beschreibt (McMakin, Gregory und Phillips 2005).

Invasive Triggerpunkttherapie

Die Anwendung von Triggerpunktinjektionen ist durch viele wissenschaftliche Studien gestützt (Dommerholt und Gerwin 2010). Travell empfahl die Injektion von Procainhydrochlorid zur Behandlung von myofaszialen Triggerpunkten. Wenn Procain nicht verfügbar ist, ist nach der aktuellen Datenlage Lidocain 0,25 % die effektivste Alternative, auch wenn viele Forscher viel höher konzentrierte Lösungen (1–2 % Lidocain) einsetzen. In der Klinik werden daneben noch viele andere Lokalanästhetika (z. B. Mepivacain, Bupivacain, Levobupivacain oder Ropivacain) mit unterschiedlichem, im Allgemeinen aber gutem Erfolg injiziert. Einige Ärzte injizieren Vitamin B_{12} in Triggerpunkte, obwohl es keine wissenschaftlichen Belege für die Wirkung gibt. Zwar können bei Patienten mit diffusen Schmerzen Vitamin-B_{12}-Mangelzustände vorliegen, aber es gibt keinerlei Hinweise darauf, dass die Injektion von Vitamin B_{12} in myofasziale Triggerpunkte einen Nutzen bringt. Andere Autoren empfehlen die Verwendung von nichtsteroidalen Antiphlogistika oder von Kortikoiden, aber auch hier gibt es keine Belege für eine Wirksamkeit. Intramuskuläre Kortikoidinjektionen können sogar degenerative und Abbauvorgänge im Gewebe verursachen (Dommerholt und Gerwin 2010).

Aufgrund theoretischer Überlegungen könnten Bienengiftinjektionen sinnvoll sein. Bienengift kann katecholaminerge Neuronen, α_2-adrenerge und serotoninerge Bahnen des absteigenden inhibitorischen Systems sowie präganglionäre sympathische Neuronen aktivieren, die eine verstärkte Freisetzung von Acetylcholin im Rückenmark triggern. Zu den im Bienengift enthaltenen Wirkstoffen zählt Melittin, das die Lipopolysaccharid-induzierte Stickstoffmonoxidfreisetzung und die Transkription von Zyklooxygenase-2-Genen und proinflammatorischen Zytokinen wie Interleukin-1β und Tumornekrosefaktor-α in Mikrogliazellen hemmt. Daneben enthält Bienengift verschiedene andere Peptide (z. B. Apamin, Adolapin, mastzelldegranulierendes Peptid) sowie Enzyme und biologisch aktive Amine wie Histamin und Epinephrin. Diese können durchaus in gewissem Ausmaß am Mechanismus der Schmerzlinderung nach Bienengiftinjektion beteiligt sein, möglicherweise durch Hemmung der c-Fos-Expression im Rückenmark (Dommerholt und Gerwin 2010).

In Deutschland zeigte eine Arbeitsgruppe, dass Injektionen des Serotoninantagonisten Tropisetron wirksamer sind als Lidocaininjektionen (Müller und Stratz 2004). Weitere Injektate, die zur Behandlung von Patienten mit myofaszialen Schmerzen verwendet wurden, sind Diclofenac und Botulinustoxin. Hierzu gibt es eine stetig wachsende, aber teilweise noch widersprüchliche Datenbasis.

Obwohl schon 1944 die Vermutung geäußert wurde, dass die Wirkung der Triggerpunktinjektionen rein mechanisch durch die Nadel bedingt sein könnte, dauerte es noch über drei Jahrzehnte, bis die Nadelung mit Vollnadeln untersucht wurde. Neuere Studien zeigen, dass die sog. Trockennadelung (Dry Needling, ohne Injektat) oder intramuskuläre Stimulation ebenso wirksam ist wie die Injektion von Lokalanästhetika (Dommerholt, Mayoral und Gröbli 2006, Dommerholt und Gerwin 2010). Dry Needling (▶ Abb. 7.2.4) wird überwiegend von Physiotherapeuten praktiziert, gehört aber auch zum Praxisspektrum von Ärzten, Chiropraktikern (in einigen Gel-

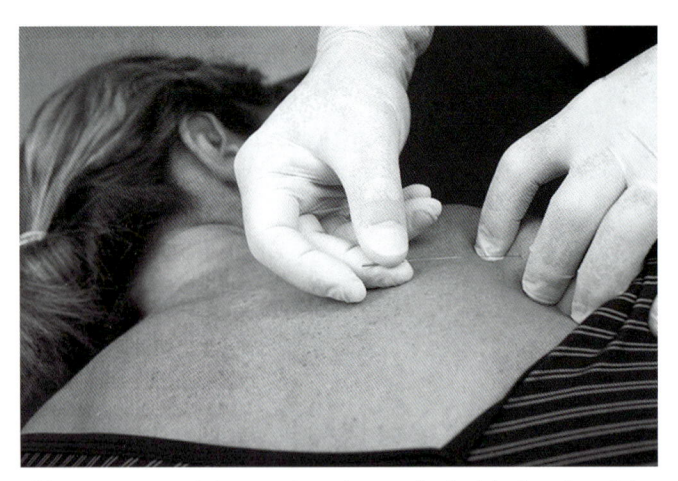

Abb. 7.2.4 Intramuskuläre Stimulation (Dry Needling). Abdruck mit freundlicher Genehmigung von Myopain Seminars 2010.

tungsbereichen, z. B. im US-Bundesstaat Maryland), Akupunkteuren, Zahnärzten und sogar Tierärzten. Die Wirksamkeit des Dry Needling wird durch zahlreiche Studien sowie einen Cochrane Review bestätigt (Furlan et al. 2005, Dommerholt, Mayoral und Gröbli 2006).

Faszien und Triggerpunkte

Traditionell konzentrierte sich die Triggerpunkttherapie in erster Linie auf die Dehnung und Lösung lokaler kontrakter Knoten in den Hartspannsträngen des Muskelgewebes, die Verbesserung der lokalen Durchblutung und die Behebung perpetuierender Faktoren. Obwohl der Begriff „myofasziale" Triggerpunkte auf die Verbindung zwischen Muskeln und Faszien verweist, wurde diese Verbindung sowie auch die Kontinuität der faszialen Strukturen nicht immer berücksichtigt (Stecco et al. 2009). Selbst das zweibändige *Handbuch der Muskel-Triggerpunkte, das* Referenzwerk für die Triggerpunkttherapie, enthält nur wenige Informationen über die Rolle der Faszien bei myofaszialen Schmerzen (Travell und Simons 1992/1999).

Nach neueren Studienergebnissen ist die Faszie so eng mit der Muskulatur verbunden, dass beide als eine Einheit zu betrachten sind. Es bietet sich somit geradezu an, zu untersuchen, ob eine spezifische Faszientherapie nicht auch Einfluss auf myofasziale Triggerpunkte hat. Lässt sich z. B. nicht schon aus der Tatsache, dass alle Muskeln von ihrem Epimysium, die Muskelfaserbündel vom Perimysium und die inneren Muskelfasern vom Endomysium umhüllt sind, schließen, dass lokale myofasziale Dehnungen in der unmittelbaren Umgebung eines Triggerpunkts sowohl das Muskel- als auch das Fasziengewebe dehnen? Das Perimysium kann die Muskelsteifigkeit beeinflussen (die erhöhte Steifigkeit ist ein typischer Befund bei myofaszialen Schmerzen) und scheint sich stärker an Veränderungen der mechanischen Spannungsverhältnisse anzupassen als die anderen intramuskulären Bindegewebe, obwohl auch das Epimysium direkt mit den Muskelfasern verbunden ist (Passerieux et al. 2007). Es ist vorstellbar, dass invasive Maßnahmen am Triggerpunkt die viskoelastischen Eigenschaften der Faszie verändern. Wenn sich dies bestätigen lässt, sollten fasziale Manipulationstechniken einen größeren Stellenwert in der Triggerpunkttherapie erhalten, wie von Stecco und anderen (Gröbli und Dommerholt 1997, Stecco 2004) bereits vorgeschlagen wurde.

Viele Fragen sind noch offen. Beispielsweise die, ob es irgendwelche Beziehungen zwischen Triggerpunkten, Perimysium und Myofibroblasten gibt. Typisch für das Perimysium ist die hohe Dichte an Myofibroblasten (Schleip et al. 2006), die vermuten lässt, dass die Faszie eine relevante Rolle für die Muskelkontraktilität und möglicherweise auch bei der Bildung von myofaszialen Triggerpunkten spielt (Schleip, Klingler und Lehmann-Horn 2005, 2006). Wenn es hier direkte Verbindungen gibt, müssten myofasziale Triggerpunkte dann häufiger in tonisch arbeitenden Muskeln auftreten, da diese ja mehr Perimysium enthalten als die phasisch arbeitende Muskulatur (Schleip et al. 2006)?

Die Rolle der Faszie bei der Bildung und Aufrechterhaltung von Hartspannsträngen ist ebenfalls noch unklar. Diese Hartspannstränge fühlen sich an wie zähe, strangartige Bänder aus kontrakten Fasern. Sie lassen sich elastografisch durch die Phasenkontrastanalyse vibrationsinduzierter zyklischer Scherwellen optisch darstellen, aber die Auflösung der mit bislang verfügbaren Elastografieverfahren erzeugten Bilder ist nicht hoch genug, um den Anteil der Faszie analysieren zu können (Chen, Basford und An 2008, Sikdar et al. 2009).

Könnte sich das augenblickliche Abklingen lokaler und ausstrahlender Schmerzen nach Dry Needling oder Triggerpunktinjektion auf die Beeinflussung von Fibroblasten zurückführen lassen? Langevin und Mitarbeiter zeigten, dass die Effekte von Akupunkturnadeln zumindest teilweise durch eine Fibroblastenstimulation erklärt werden können (Langevin, Churchill und Cipolla 2001, Langevin et al. 2006). Myofibroblasten finden sich überall in der lumbalen Faszie und scheinen mit körperlicher Aktivität zusammenzuhängen (Schleip, Klingler und Lehmann-Horn 2008). Sind von der Stimulation der Triggerpunkte auch Myofibroblasten betroffen, und kann dies vergleichbare mechanische Signalketten auslösen und eine Dämpfung der Nozizeption bewirken?

Faszie und Muskeln sind nicht nur unter biomechanischen Gesichtspunkten miteinander verbunden. Taguchi und Mitarbeiter zeigten, dass die Hinterhornneuronen im Lumbalmark nicht nur Afferenzen von Muskeln, sondern auch von der Fascia thoracolumbalis erhalten (Taguchi, Hoheisel und Mense 2008). Mehrere Arbeitsgruppen bestätigten die Existenz freier und gekapselter Nervenendigungen (u. a. Ruffini- und Vater-Pacini-Körperchen) in der Faszie (Yahia, Pigeon und Desrosiers 1993, Stecco et al. 2008). Wie hängen Triggerpunkte, Triggerpunkttherapien und diese freien und gekapselten Nervenendigungen ggf. zusammen? Zwar sind die Effekte manualtherapeutischer Interventionen schwierig zu messen (Bialosky et al. 2009), aber es gibt Hinweise, dass die Vater-Pacini-Rezeptoren bei schnellen Manipulationen involviert sind (Schleip 2003). Stimulieren Dry Needling oder manuelle Triggerpunkttechniken speziell die Vater-Pacini-Rezeptoren? Wenn ja, kann dies erklären, warum Dry Needling häufig eine augenblickliche Schmerzlinderung bewirkt? Und weiter: Welche Rolle spielen Faszienstrukturen, insbesondere das Perimysium, für die Entstehung der lokalen Zuckungsreaktion („twitch response")? Diese Reaktion ist ein unwillkürlicher Reflex auf Rückenmarksebene, dem eine Bedeutung für die invasiven Triggerpunkttherapien zugeschrieben wird (Dommerholt, Mayoral und Gröbli 2006).

7.2.4 Zusammenfassung und Schlussbemerkung

Dass die Triggerpunktforschung sich mit der Rolle der Faszie für die Ätiologie, Pathophysiologie und Behandlung der Triggerpunkte beschäftigen muss, ist offensichtlich. Zwar gibt es verschiedene nichtinvasive und invasive Techniken mit ordentlicher Wirksamkeit, doch immer noch sind viele Fragen offen. Im Zuge des technischen Fortschritts wird es hoffentlich schon bald möglich sein, Triggerpunkte „live" in ihrer unmittelbaren Umgebung optisch darzustellen.

LITERATURQUELLEN
Bialosky JE, Bishop MD, Price DD et al. The mechanisms of manual therapy in the treatment of musculoskeletal pain: A comprehensive model. Man Ther. 2009; 14: 531–538.
Chaitow L, DeLany J. Neuromuscular techniques in orthopedics. Tech Orthoped. 2003; 18: 74–86.
Chen Q, Basford J, An KN. Ability of magnetic resonance elastography to assess taut bands. Clin Biomech (Bristol, Avon). 2008; 23: 623–629.
Dommerholt J, Bron C, Franssen JLM. Myofascial trigger points; an evidence-informed review. J Man Manip Ther. 2006; 14: 203–221.
Dommerholt J, Mayoral O, Gröbli C. Trigger point dry needling. J Man Manip Ther. 2006; 14: E70–E87.
Dommerholt J, Gerwin RD. Neurophysiological effects of trigger point needling therapies. In: Fernández de las Peñas C, Arendt-Nielsen L, Gerwin RD (eds.). Diagnosis and management of tension type and cervicogenic headache. Boston: Jones & Bartlett; 2010.
Dommerholt J, McEvoy J. Myofascial trigger point release approach. In: Wise CH (ed.). Orthopaedic manual physical therapy: From art to evidence. Philadelphia: FA Davis; im Druck.
Fernández-de-las-Peñas C, Sohrbeck-Campo M, Fernández-Carnero JF, Miangolarra-Page JC. Manual therapies in myofascial trigger point treatment: A systematic review. J Bodyw Mov Ther. 2005; 9: 27–34.
Furlan A, van Tulder M, Cherkin D et al. Acupuncture and dry-needling for low back pain: An updated systematic review within the framework of the Cochrane Collaboration. Spine. 2005; 30: 944–963.
Gemmell H, Miller P, Nordstrom H. Immediate effect of ischaemic compression and trigger point pressure release on neck pain and upper trapezius trigger points: A randomized controlled trial. Clin Chiropr. 2008; 11: 30–36.
Gerwin RD, Dommerholt J, Shah JP. An expansion of Simons' integrated hypothesis of trigger point formation. Curr Pain Headache Rep. 2004; 8: 468–475.
Gröbli C, Dommerholt J. Myofasziale Triggerpunkte; Pathologie und Behandlungsmöglichkeiten. Manuelle Medizin. 1997; 35: 295–303.
Langevin HM, Churchill DL, Cipolla MJ. Mechanical signaling through connective tissue: A mechanism for the therapeutic effect of acupuncture. FASEB J. 2001; 15: 2275–2282.
Langevin HM, Bouffard NA, Badger GJ, Churchill DL, Howe AK. Subcutaneous tissue fibroblast cytoskeletal remodeling induced by acupuncture: Evidence for a mechanotransduction-based mechanism. J Cell Physiol. 2006; 207: 767–774.
Majlesi J, Unalan H. High-power pain threshold ultrasound technique in the treatment of active myofascial trigger points: A randomized, double-blind, case-control study. Arch Phys Med Rehabil. 2004; 85: 833–836.
McMakin CR, Gregory WM, Phillips TM. Cytokine changes with microcurrent treatment of fibromyalgia associated with zervikal spine trauma. J Bodyw Mov Ther. 2005; 9: 169–176.
McPartland JM. Travell trigger points – molecular and osteopathic perspectives. J Am Osteopath Assoc. 2004; 104: 244–249.
McPartland JM, Simons DG. Myofascial trigger points: Translating molecular theory into manual therapy. J Man Manip Ther. 2006; 14: 232–239.
Müller W, Stratz T. Local treatment of tendinopathies and myofascial pain syndromes with the 5-HT3 receptor antagonist tropisetron. Scand J Rheumatol Suppl. 2004; 119: 44–48.
Passerieux E, Rossignol R, Letellier T, Delage JP. Physical continuity of the perimysium from myofibers to tendons: Involvement in lateral force transmission in skeletal muscle. J Struct Biol. 2007; 159: 19–28.
Rickards LD. The effectiveness of non-invasive treatments for active myofascial trigger point pain: A systematic review of the literature. Int J Osteopathic Med. 2006; 9: 120–136.
Schleip R. Fascial plasticity – a new neurobiological explanation: Part 1. J Bodyw Mov Ther. 2003; 7: 11–19.
Schleip R, Klingler W, Lehmann-Horn F. Active fascial contractility: Fascia may be able to contract in a smooth muscle-like manner and thereby influence musculoskeletal dynamics. Med Hypotheses. 2005; 65: 273–277.
Schleip R, Klingler W, Lehmann-Horn F. Fascia is able to contract in a smooth muscle-like manner and thereby influence musculoskeletal mechanics. J Biomech. 2006; 39: S488.
Schleip R, Naylor IL, Ursu D et al. Passive muscle stiffness may be influenced by active contractility of intramuscular connective tissue. Med Hypotheses. 2006; 66: 66–71.
Schleip R, Klingler W, Lehmann-Horn F. Faszien besitzen eine der glatten Muskulatur vergleichbare Kontraktionsfähigkeit und können so die muskuloskelettale Mechanik beeinflussen. Osteopathische Medizin, Zeitschrift für ganzheitliche Heilverfahren. 2008; 9: 19–21.
Sikdar S, Shah JP, Gebreab T et al. Novel applications of ultrasound technology to visualize and characterize myofascial trigger points and surrounding soft tissue. Arch Phys Med Rehabil. 2009; 90: 1829–1838.
Stecco A, Macchi V, Stecco C et al. Anatomical study of myofascial continuity in the anterior region of the upper limb. J Bodyw Mov Ther. 2009; 13: 53–62.Stecco C, Porzionato A, Lancerotto L et al. Histological study of the deep fasciae of the limbs. J Bodyw Mov Ther. 2008; 12: 225–230.
Stecco L. Fascial manipulation for musculoskeletal pain. Padua: Piccin, 2004.
Taguchi T, Hoheisel U, Mense S. Dorsal horn neurons having input from low back structures in rats. Pain. 2008; 138: 119–129.
Travell JG, Simons DG. Myofascial Pain and Dysfunction: The Trigger Point Manual. Baltimore: Williams & Wilkins, 1992/1999.
Yahia LH, Pigeon P, Desrosiers EA. Viscoelastic properties of the human lumbodorsal fascia. J Biomed Eng. 1993; 15: 425–429.

7.3 Rolfing – Strukturelle Integration
Monica Caspari und Heidi Massa

7.3.1 Vorbemerkungen

Die von der Naturwissenschaftlerin Dr. Ida P. Rolf entwickelte Technik *Rolfing – Strukturelle Integration*[1] ordnet den Menschen im Schwerefeld an. Seine strukturelle und funktionelle Integrität wird verstärkt – Ausdruck dessen ist eine harmonische Körperausrichtung und -koordination. Zwei Grundannahmen unterscheiden Rolfing von anderen Körpertherapien: erstens, dass körperliche Balance, Ausgeglichenheit, flüssige Bewegungen, Leichtigkeit und Anmut und letztlich auch das Wohlbefinden eines Menschen eine gute Anpassung an das Schwerefeld erfordern, und zweitens, dass die Grundlage und das Organ der Struktur die Faszie ist.

Für Rolfer sind Fehlhaltungen und chronische Beschwerden am Bewegungsapparat Ausdruck einer allgemeineren Fehlfunktion. Sie gehen davon aus, dass die Beschwerden sich mit hoher Wahrscheinlichkeit von selbst geben, wenn die Haltung und Bewegungsqualität verbessert wird.[2] Rolfer behandeln daher immer den ganzen Menschen und nicht die aktuellen Beschwerden.

7.3.2 Fasziale Grundlagen

Rolfing funktioniert unter der Voraussetzung, dass die Faszie
- ein strukturelles und funktionelles Kontinuum darstellt,
- aufgrund ihrer Viskoelastizität formbar ist,
- Informationen aufnehmen und durch den Körper leiten kann sowie
- auf das Schwerefeld reagiert.

Die Faszie bildet ein zusammenhängendes Netzwerk, das den gesamten Körper durchzieht und alle Muskeln, Nerven und Organe umhüllt. Die einzelnen Faszienabschnitte haben in der Regel keine Namen und werden daher nach der anatomischen Struktur bezeichnet, zu der sie gehören. An lokalen Veränderungen ist über die Faszie in gewisser Weise immer der gesamte Körper beteiligt. Diese fasziale Kontinuität ermöglicht es dem Rolfer, Veränderungen auch an anderen als den Kontaktpunkten einzuleiten, sogar in Bereichen, die selbst nicht direkt mit den Händen erreicht werden können. Um die vielen Schichten und Ebenen der Faszie zu beeinflussen, arbeitet Rolfing mit präzise gerichteten Berührungen, für die ein Rolfer über viel Erfahrung und Anpassungsfähigkeit verfügen muss.

Durch Veränderungen der Form, der chemischen Zusammensetzung und der physikalischen Eigenschaften passt sich das Faszienntzwerk fortlaufend an die vorherrschenden mechanischen und sonstigen Belastungen an. Rolfer kennen und respektieren diese Fähigkeit der Faszie zur Selbstkorrektur und bahnen daher immer nur kleine Haltungs- und Funktionsveränderungen, an die sich der Körper anpassen kann. Zwischen den Interventionen wird dem Körper genügend Zeit für diese Anpassung eingeräumt, und nach jeder Anpassung werden weitere Veränderungen möglich.

Dicht besetzt mit verschiedenen Mechanorezeptoren, bildet das Faszienntz ein körperweites Sinnesorgan für mechanische Reize (Schleip 2003), das uns mitteilt, wie wir im Raum ausgerichtet sind und was unser Körper gerade tut. Indem sie Informationen aufnehmen und durch das Faszienntz weiterleiten (Langevin 2006), fungieren die Mechanorezeptoren als Teil der neuromotorischen Eigenregulation.

Schließlich reagiert die Faszie auch auf das Schwerefeld – auf die Schwerkraft, der wir alle ständig ausgesetzt sind. Sie braucht die Schwerkraft, wie ein Segel den Wind braucht, um seine Funktion zu erfüllen. In gewisser Weise bildet die Schwerkraft einen feststehenden Vektor, gegen den die Faszie die Struktur und Funktion des Körpers ausrichtet.

7.3.3 Bahnung der Struktur- und Funktionsintegration

Die Arbeit des Rolfers besteht großenteils darin, ein Gleichgewicht zwischen gegenüberliegenden bzw. entgegengesetzten Längen und Spannungen innerhalb des Faszienntzwerks herzustellen.

Strukturell strebt der Rolfer eine *palintone* Qualität der Haltung (der relativen Anordnung von Körpersegmenten zueinander) an. Das griechische Wort *palintonos* bezieht sich auf die Harmonie zwischen Gegenpolen innerhalb einer orthogonalen Ordnung, die sich in den Beziehungen zwischen den Strukturen, räumlichen Dimensionen, Volumina und Ebenen manifestiert. Ein gedachtes Lot durch die Mitte des Körpers macht die Belegung des Raums in der sagittalen, frontalen und horizontalen Ebene deutlich (➤ Abb. 7.3.1). Die Bewegungsmöglichkeiten können durch die Haltung unterstützt, aber auch eingeschränkt werden.

Funktionell analysieren Rolfer die Bewegung auf Leichtigkeit, Flüssigkeit und kontralaterale Bewegungen in Extremitäten, Schulter-/Beckengürtel und Wirbelsäule. Im Allgemeinen entstehen, wenn auf struktureller Ebene palinton rechte Winkel hergestellt werden, in der Funktion die Diagonalen der Kontralateralität.

Bevor wir eine Bewegung ausführen können, nehmen wir zunächst unsere räumliche Ausrichtung wahr und orientieren uns entsprechend. Die Arbeit des Rolfers geht über den faszialen Bereich hinaus und beeinflusst auch die Muster der sensorischen Wahrnehmung (Berührungswahrnehmung, Sehen, Hören, Proprio-

---

[1] Dr. Rolfs Werk ist heute unter dem von ihr ursprünglich geprägten und bevorzugten Begriff „Strukturelle Integration" bekannt. „Rolfing – Strukturelle Integration" bezeichnet das Werk der Schüler und Mitglieder des Rolf Institute of Structural Integration, der ursprünglich von Dr. Rolf gegründeten Schule. Die Lerninhalte vieler Schulen, die heutzutage Strukturelle Integration lehren, sind großenteils vergleichbar; dennoch beziehen wir uns in diesem Kapitel ausdrücklich auf Rolfing – Strukturelle Integration, wie es am Rolf Institute gelehrt und von den dort zertifizierten Therapeuten praktiziert wird. Das „Little-Boy"-Logo (➤ Abb. 7.3.1) und die Begriffe „Rolfing" und „Rolf Movement" sind als Marken des Rolf Institute in den USA und anderen Ländern eingetragen. Auch der Begriff „Rolfer" ist eine Marke des Rolf Institute.

[2] Eine Auswahl von Literatur zu den Themen Rolfing und Angststörungen, Zerebralparese, chronische Schmerzen und Fatigue findet sich am Ende des Kapitels unter „Weitere Literaturhinweise".

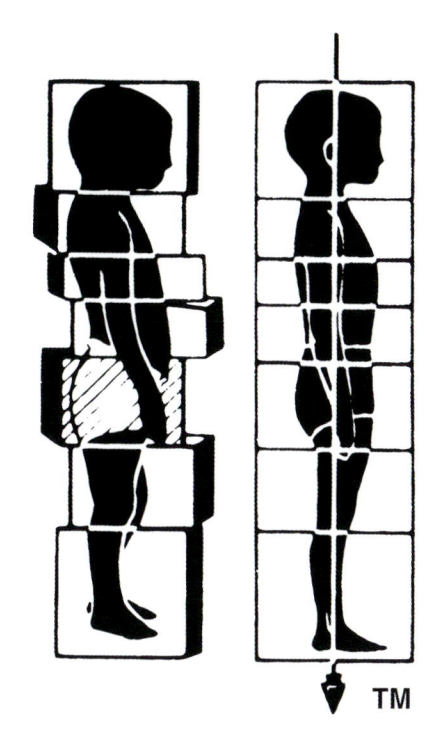

Abb. 7.3.1 Das Logo des Rolf Institute zeigt die fortschreitende orthogonale Ausrichtung des Körpers in drei Dimensionen. Das Logo ist in den USA und anderen Ländern als Dienstleistungsmarke des Rolf Institute eingetragen. Abdruck mit freundlicher Genehmigung des Rolf Institute.

zeption) und neuromotorischen Koordination (Gleichgewicht zwischen tonisch und phasisch arbeitenden Muskeln sowie zwischen lokalen und globalen Körperstabilisatoren), da Fehlfunktionen in irgendeinem dieser Bereiche die gesamte strukturelle und funktionelle Ordnung beeinträchtigen können.

Da für Rolfer Struktur und Funktion in gewissem Sinn Beziehungseinstellungen sind, die auf sämtlichen Facetten der individuellen Erfahrung beruhen, beobachtet er nicht nur, wie der Klient seine soziale und stoffliche Umgebung wahrnimmt, sondern auch, welche Aufmerksamkeit er ihr widmet und welche Bedeutungen er ihr zuweist.

In diesem Kapitel wird anhand der traditionellen, zehn Sitzungen umfassenden Behandlungsserie dargestellt, wie sich Rolfer bei ihrer Arbeit die Kerneigenschaften der Faszie zunutze machen. Die Beschreibung der einzelnen Sitzungen ist allerdings rein deskriptiv und, was die einzelnen Elemente und Abläufe betrifft, keineswegs als vollständig anzusehen.

7.3.4 Rolfing – Strukturelle Integration: die traditionelle Behandlungsserie

Für Ida Rolf war ihr zehn Sitzungen umfassendes Behandlungsprotokoll („the recipe") sowohl ein Lehrinstrument als auch eine Basisstrategie für die Behandlung von Patienten. In der Praxis können Anzahl und Inhalt der Sitzungen je nach den Bedürfnissen des Klienten und der Erfahrung des Therapeuten von diesem Schema abweichen.

Das Protokoll basiert auf den Schlüsselmerkmalen der Faszie als dem Organ der Struktur und Kommunikation. Es wird systematisch daran gearbeitet, die Körpersegmente im dreidimensionalen Raum entlang eines gedachten inneren Lots geordnet und stabil auszurichten. Da die Faszien den Körper bzw. seine Teile in unterschiedlichen Tiefen umhüllen, beginnt das Protokoll an der äußersten Schicht, arbeitet sich von dort aus nach innen in die Tiefe und wieder zurück nach außen vor. Und da sich die Faszie im Laufe der Zeit und durch wechselnde funktionelle Beanspruchung verformen lässt, bahnt das Protokoll Veränderungen in einer bestimmten Reihenfolge, d. h. in einer Reihenfolge, die es der Faszie ermöglicht, sich anzupassen und die Veränderungen zu integrieren. Die gesunde Faszie ist aufgrund ihrer dichten Besetzung mit Mechanorezeptoren (und aufgrund anderer Merkmale) eine Art Datenautobahn (insbesondere für Informationen hinsichtlich der Reaktion auf die Schwerkraft). Deshalb setzt das Protokoll gleich zu Anfang an den Hauptorientierungsbereichen wie den Füßen und dem Hinterkopf an. Da die Faszie auf die Schwerkraft reagiert, beginnt das Protokoll am Boden, arbeitet sich von dort aus nach oben und wieder zurück nach unten vor, sodass von einem adäquaten Fundament aus eine ausgewogene Struktur ohne Torsionen durch Ausleger aufgebaut wird.

Auch funktional enthält das Protokoll eine innere Systematik. So beginnt es mit der Befreiung der Atmung, geht weiter zum Finden des Bodens und schließt mit der Integration der behandelten Person in ihre Umgebung ab. Diese Abfolge erleichtert die Bewegungsintegration auf zunehmend höherer Ebene, was sich in einer verstärkten Kontralateralität äußert.

Erste Sitzung: die Öffnung der oberflächlichen Faszie

Wir beginnen mit der Öffnung der oberflächlichen Faszie und achten dabei insbesondere auf deren Ansätze an knöchernen Rändern (z. B. am Beckenkamm oder der Spina scapulae) sowie auf Regionen, in denen die Faszie die Bewegung wichtiger Knochen begrenzt (wie z. B. die oberflächliche Rippenfaszie oder die Faszie am Femurkopf). Dies dient im Wesentlichen der Vorbereitung weiterer Maßnahmen, da Veränderungen in den tiefer liegenden Schichten durch Einschränkungen in der äußersten Faszienschicht behindert werden.

Strukturell differenzieren wir Thorax und Schultergürtel, Thorax und Becken sowie Becken und Beine. Diese Differenzierung ist eine Voraussetzung für die palintone und ausgeglichene Anordnung der großen Körpersegmente. Wenn das Femur in die Neutralstellung rotiert, wird z. B. das Becken unabhängiger von den Beinen, es kann sich besser über den Füßen ausbalancieren und dadurch den Thorax besser unterstützen.

Funktionell wird in der ersten Sitzung die Atmung befreit. Die ontogenetische Logik ist offensichtlich, denn die erste Handlung eines Neugeborenen ist ein tiefer Atemzug. Durch die verbesserte Stützfunktion des Beckens kann die obere Körperhäfte in ihrem Schwerpunkt (etwa in Höhe von Th4), den die Rolfer G' (G-Strich) nennen, Ausgleichsbewegungen in der sagittalen Ebene ausführen.

Zweite Sitzung: Aufbau der stützenden Basis

Für eine aufrechte Körperhaltung braucht man zuverlässige und anpassungsfähige Füße. Die mit zahllosen Mechanorezeptoren ausgestatteten Füße sammeln für den gesamten Körper Informationen zur Wahrung des Gleichgewichts. Da das Fasziensystem als Ganzes auf die Schwerkraft reagiert, kann ein guter Fuß dem gesamten Körper mehr Leichtigkeit verleihen. In der zweiten Sitzung werden Myofaszie und Knochen von Fuß und Unterschenkel differenziert und anpassungsfähig gemacht. Außerdem wird mit der Lösung faszialer Einschränkungen an den dorsalen Strukturen (ischiokrurale Muskulatur, Erector spinae) begonnen.

Strukturell werden in der zweiten Sitzung die Füße von vorn nach hinten und vom lateralen Längsbogen (über das Quergewölbe) bis zum medialen Längsbogen ausbalanciert. Im Bereich des Unterschenkels werden die Stabilität der Membrana interossea wiederhergestellt und das mediale, laterale und dorsale Kompartment organisiert. Dies erhöht den Ordnungsgrad von G (dem Schwerpunkt der unteren Körperhälfte, der etwa auf Höhe von L4 sitzt), da der Unterleib sein Gewicht besser abstützen kann.

Funktionell werden die intrinsischen von den extrinsischen, über das Sprunggelenk hinausziehenden Fußmuskeln entkoppelt, sodass die Zehen sich unabhängig von den Sprunggelenken bewegen können und die Abstoßungsphase beim Gehen effizienter wird. Die Stimulation der intrinsischen Fußmuskeln verbessert den Kontakt zum Boden und bringt Bewegung in die Frontalebene, indem das Zusammenspiel zwischen Os cuboideum und Os naviculare wiederhergestellt wird. Dies verbessert die Fähigkeit der Füße – in Zusammenarbeit mit Auge, Innenohr, und Temporomandibulargelenk (Bricot 2001) –, das dynamische Gleichgewicht zu halten.

Mit der Bearbeitung der oberflächlichen Wirbelsäulenstrecker beginnt die Arbeit an der optimalen Einstellung der Übergangszone für kontralaterale Wirbelsäulenbewegungen, die idealerweise zwischen Th8 und Th10 liegen sollte. Wenn sie höher liegt, entsteht eine zu lange oder vertiefte Lordose, die dazu führt, dass der von den Beinen kommende Impuls bereits auf Höhe des Abdomens ausläuft. Dies äußert sich in übersteigerten Bewegungen von Beckengürtel und Beinen (im Vergleich zu Schultergürtel und Armen). Umgekehrt entsteht, wenn die Übergangszone unterhalb von TH8–10 liegt, eine relativ flache Lendenlordose mit verlängerter oder verstärkter Kyphose. Bei dieser Konfiguration kann der Impuls von den Beinen nicht effizient in die kontralaterale Bewegung auf Achselhöhe umgesetzt werden. Dies kompensieren Schultergürtel und Arme mit – im Vergleich zu Beckengürtel und Beinen – übertriebenen Bewegungen.

Dritte Sitzung: Ausgleich der faszialen Längen entlang der Seitenlinie

Die dritte Sitzung baut auf das bisher (an Raum, Anpassungsfähigkeit und Stabilität) Erreichte auf, um G und G' an der Seitenlinie des Körpers senkrecht untereinander auszurichten. Wenn G' oder G vor oder hinter die Seitenlinie verlagert sind – sprich: wenn die Seitenlinie zwischen G und G' von der Senkrechten abweicht –, stellen sich die Volumina von Thorax und Bauch verformt dar (ein Beispiel zeigt > Abb. 7.3.2).

In der Haltung manifestieren sich in gewissem Sinn unsere Beziehungseinstellungen, und ihr körperlicher Ausdruck sind die habituellen Positionen von G und G' relativ zur Seitenlinie. Zwar gibt es keine allgemeingültige Korrelation zwischen bestimmten Segmentpositionen und dazugehörigen emotionalen Zuständen, aber wir alle wissen, wie unser Körper auf bestimmte Situationen mit kleinen Vor- oder Rückwärtsverschiebungen des Beckens oder der Brust reagieren kann.

In der dritten Sitzung behandeln wir (a) die Faszie von Arm und Schultergürtel, die die Position und Beweglichkeit von G' behindern kann, und (b) die oberflächlichen Strukturen, die die Beckenneigung über den Femurköpfen beeinflussen und die Vorneigung des Rumpfs über die Hüftgelenke ermöglichen. Schließlich wird die Brücke zwischen Thorax und Becken – die vordere Bauchmuskulatur und der M. quadratus lumborum – ausbalanciert, um Differenzierung und Bewegung zwischen diesen beiden Segmenten zu ermöglichen.

Strukturell bewirkt diese Sitzung eine palintone Ausrichtung der großen Körpersegmente entlang einer seitlichen Linie vom Chopart- bis zum Glenohumeralgelenk. Durch die Lösung von Restriktionen zwischen Thorax und Becken können diese Segmente in der sagittalen Ebene eine nahezu horizontale Position einnehmen.

Funktionell befreit die Sitzung das Hüftscharnier, um prävertebral ausreichend Länge für alle ausgreifenden Bewegungen zu erlauben. Der Ausgleich zwischen der vorderen und hinteren Becken-Rippen-Länge ist – mit den Horizontalen, die dadurch entstehen – die Basis für die diagonalen (d.h. kontralateralen) Extremitätenbewegungen und fördert die Kontralateralbewegung in der Wirbelsäule selbst.

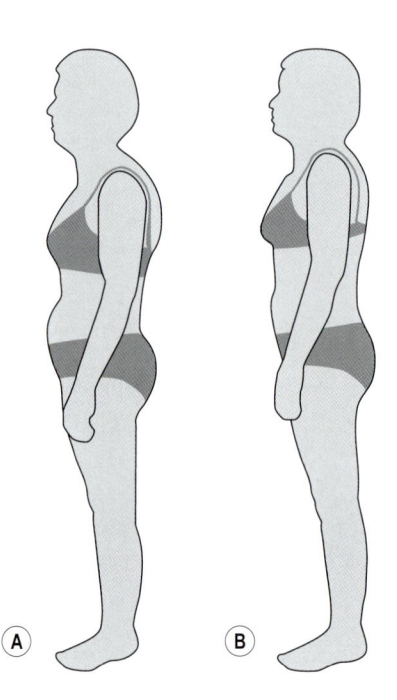

Abb. 7.3.2 Diese nach Fotos angefertigten Zeichnungen zeigen eine Klientin vor (A) und nach (B) zehn Sitzungen Rolfing. Man beachte die Normalisierung der thorakalen und abdominalen Volumina.

Vierte Sitzung: Ausgleich zwischen Beininnen- und -außenseite

Die vierte Sitzung ist die erste von drei Sitzungen, in denen es um das Verhältnis zwischen Becken und Beinen sowie um die Verbindung zwischen den unteren Extremitäten und dem – nicht direkt zugänglichen – prävertebralen Raum geht. Über den Kontaktbereich auf der Innenseite der Beine können wir aufgrund der faszialen Kontinuität zwischen Adduktoren, Beckenbodengewebe und lumbosakralem Prävertebralraum durch unsere Arbeit an den Adduktoren Strukturen beeinflussen, die wir nicht direkt berühren können.

Bei einem Ungleichgewicht zwischen den Oberschenkeladduktoren und -abduktoren entsteht eine Innen- oder Außenrotationsstellung des Femurs. In beiden Fällen ist die Beugung in der Hüfte eingeschränkt und die fasziale Organisation und Funktion von Beckenboden, Iliosakralgelenken und Psoas beeinträchtigt. In der vierten Sitzung wird die Beininnenseite befreit, indem die Adduktoren von der angrenzenden Muskulatur – dem Quadriceps nach ventral bzw. der ischiokruralen Muskulatur nach dorsal – differenziert werden. Dank der faszialen Kontinuität wird durch die bessere Organisation der Adduktoren auch der Beckenboden besser organisiert, und die fasziale Verbindung zwischen der Beininnenseite und der Vorderseite der Wirbelsäule wird deutlich.

Strukturell wird die Arbeit der zweiten Sitzung von den Füßen bis zur Vorderseite der Lendenwirbelsäule fortgesetzt. Zwischen den Innen- und Außenseiten der Beine werden die Längen ausgeglichen, und es wird ein dynamisches Gleichgewicht geschaffen.

Funktionell verbindet die vierte Sitzung die Füße mit der Wirbelsäule. Dies geschieht über die Faszie der Medianlinie, die indirekt den spinalen Punkt des Übergangs zur Kontralateralbewegung beeinflusst (siehe die Ausführungen zur zweiten Sitzung). Wenn sich der Körper zu seiner Mittellinie hin und nach oben organisiert, stellt sich typischerweise sowohl beim Klienten als auch beim Rolfer der Eindruck ein, dass die Beine bis in das Abdomen hineinreichen und die Schritte länger werden. Die Klienten beschreiben ein Gefühl der Volumenzunahme und der bewussten Wahrnehmung des prävertebralen abdominalen Raums.

Fünfte Sitzung: Verbindung der Beine mit der Wirbelsäulenvorderseite

Wenn Längen und Tonus über die großen Gelenke wie die Hüftgelenke hinweg ausgeglichen sind, wirkt die Schwerkraft durch die Gelenke hindurch. Die fünfte Sitzung arbeitet an den Strukturen, die ventral vor dem Hüftscharnier entlangziehen: M. quadriceps und M. iliopsoas. Das Einflussgebiet umfasst auch die Faszie der Bauchwand, die die Kontinuität der Beine mit der Lendenwirbelsäule über den Iliopsoas verstärkt. Da ein großer Teil dieses Einflussgebiets nicht direkt berührt werden kann, beeinflussen wir es mithilfe der faszialen Kontinuität.

Strukturell besteht das Ziel darin, genügend Raum und Länge an der Oberschenkelvorderseite und in der Prävertebralregion zu schaffen, um eine vollständige Streckung der Beine zu ermöglichen und den Organen, die im Becken- und Thoraxraum in der viszeralen prävertebralen Säule liegen (Schwind 2006), Raum zu geben. Wenn die Faszie genügend Länge hat und die tiefen Flexoren sich frei in der Bauchhöhle bewegen können, balanciert sich das knöcherne Becken neu über den Füßen aus, und dysfunktionale Beckenkippungs- oder -versatzmuster werden schwächer (> Abb. 7.3.3).

Funktionell heißt das: Nur wenn sich das Bein ganz durchstreckt, kann der Fuß (insbesondere die Zehen) den Körper wirklich nach vorn abstoßen und die Wirbelsäule strecken. Der Psoas, der vom Trochanter minor zu den Lendenwirbelkörpern zieht, verbindet die Beine direkt (ohne Zwischenschaltung von Strukturen aus dem Beckenraum) mit der Wirbelsäule und kann den Femurkopf so stabilisieren, dass eine kontralaterale Beinbewegung möglich wird und der funktionelle Kern hervortritt. Die funktionelle Differenzierung des tiefen Rumpfmuskels Transversus abdominis vom oberflächlichen Rectus abdominis ist essenziell. Beim Gehen scheint die Schwerkraft das Bein von der Vorderseite der Lendenwirbelsäule aus zu erfassen, bevor es weich nach vorn ausschwingt.

Sechste Sitzung: Herstellung der dorsalen Länge, Kontinuität und Ordnung

In der sechsten Sitzung geht es um die Körperrückseite, die über ihre gesamte Länge durch eine fortlaufende Faszienspanne von den

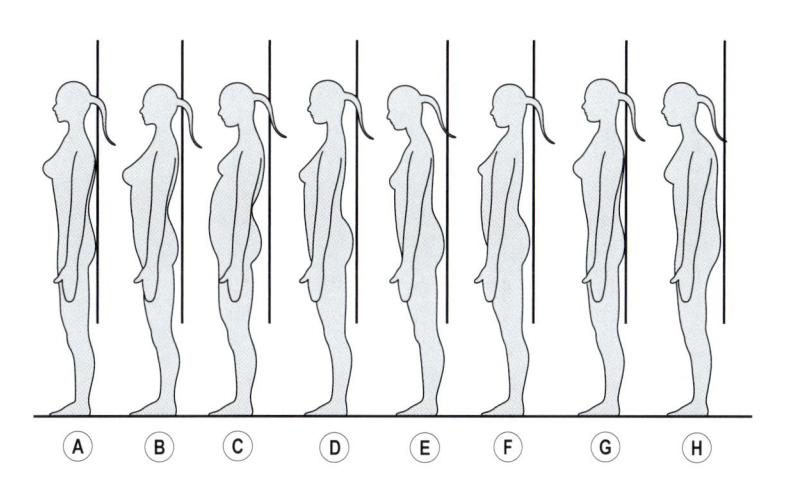

Abb. 7.3.3 Richtige Körperhaltung (A) und häufige Fehlhaltungen (B bis H) aufgrund von Beckenkippung oder -versatz durch fasziale Restriktion.

Fußsohlen bis zur Galea aponeurotica zusammengehalten wird. Aufgrund dieser Kontinuität lässt sich durch lokale Arbeit die gesamte dorsale Oberfläche beeinflussen. Bearbeitet werden die tiefer liegenden Muskelketten (z. B. Biceps femoris/Transversus abdominis/Multifidus) und die diagonalen Bahnen, die über die Fascia lumbalis verbunden sind (z. B. Latissimus dorsi/Gluteus maximus). Hier steht auch die Behandlung von Torsionen und Gegentorsionen der Wirbelsäule bzw. in den Iliosakralgelenken an.

Strukturell behandelt der Rolfer Becken- und Wirbelsäulenrotationen durch Längenausgleich der faszialen Bahnen, die die Knochenstellung beeinflussen. Die Differenzierung der myofaszialen Schichten regt zu differenzierter Bewegungsfunktion an; die Differenzierung der dorsalen Beinstrukturen verbessert die Beinstreckung.

Funktionell wird in der sechsten Sitzung vom Rücken aus die Bein-Wirbelsäulen-Verbindung verbessert. Sie ist essenziell für die Herausbildung des funktionellen Kerns (Core) mithilfe der Wahrnehmungs- und Kommunikationsfähigkeit der Faszie: Die Mechanosensoren in der Plantarfaszie sprechen auf Gewicht oder Druck an und aktivieren die tiefe Kette Biceps femoris/Transversus abdominis/Multifidus, durch die die Lendenwirbelsäule als Fixpunkt für den Iliopsoas stabilisiert wird. Die verbesserte Kontralateralbewegung innerhalb der Wirbelsäule verstärkt die diagonale Koordination zwischen Becken- und Schultergürtel. Und auch eine Extension aller Wirbel sollte möglich sein – entgegen der im Alltag lebenslang vorherrschenden Tendenz zur vorgebeugten Haltung.

Siebte Sitzung: Organisation des oberen Pols

Die Körperhaltung potenziert die Bewegung – aber vor jeder Bewegung steht zunächst die Wahrnehmung und Orientierung in Bezug auf den Boden (durch die Schwerkraft), auf den dreidimensionalen Raum und schließlich auf Gegenstände und andere Menschen. Viele Schlüsselkomponenten unseres Wahrnehmungs- und Orientierungssystems sitzen in Kopf und Hals: die subokzipitale Muskulatur, der Vestibularapparat, Seh- und Hörorgan sowie das Temporomandibulargelenk. Laut Ida Rolf sind wir, wenn wir am Hals arbeiten, mit unseren Händen den Kontrollstellen des Körpers so nahe, wie es überhaupt möglich ist.

Da die Ausrichtung des Halses auch die Position des Hinterkopfs bestimmt, behandelt der Rolfer Hals und Kopf zusammen. Eine Hypertonie des M. sternocleidomastoideus verrät eine fehlende Kernstabilität des Halses, stört die feinmotorische Einstellung der darunter liegenden Scaleni und führt letztlich sogar zu einer Einschränkung des Gesichts- und Hörfelds. Wir verstärken die Mobilität des Halses, insbesondere in Extension, da ein aufgerichteter Nacken ausgeglichene Verhältnisse zwischen Trapezius, Sternocleidomastoideus, Splenius capitis und Longus capitis erfordert. Und schließlich erfordert die normale Position des Kopfs auf dem Hals auch einen ausgeglichenen Tonus in den Masseteren sowie der supra- und infrahyoidalen Muskulatur.

Strukturell werden in der siebten Sitzung die Ausgangsbedingungen für die Funktionsfähigkeit der subokzipitalen Muskeln verbessert: Obwohl diese um ein Vielfaches mehr Dehnungsrezeptoren haben als jeder andere Muskel, aktivieren ihre Rezeptoren keinen Eigenreflex, sondern prägen die tonische Funktion des gesamten Körpers. Die Optimierung der Subokzipitalfunktion rührt daher über das Faziensystem ans Ganze.

Funktionell etabliert der Rolfer nun – da eine ausgeglichene Scalenusaktivität Voraussetzung für die freie Ausrichtung von Kopf und Hals ist – die Funktion des prävertebralen M. longus colli, der die Halswirbelsäule stabilisiert und zusammen mit dem Transversus abdominis, dem Multifidus und dem Iliopsoas auch für die Kernstabilisation verantwortlich ist. Gemeinsam nehmen Scaleni und Longus colli Druck von den Halswirbeln und ermöglichen eine vertiefte Atmung; wenn die Scaleni dagegen allein aktiv sind, drücken sie die Halswirbelsäule in eine Lordose und fördern eher eine oberflächliche Atmung. Da die siebte Sitzung viel mit den Sinnesorganen zu tun hat, kann die Effektivität gesteigert werden, wenn die Manipulationen mit einer Wahrnehmung- und Koordinationsschulung verbunden werden.

Achte bis zehnte Sitzung: Integration des Schulter- und Beckengürtels im Körper und Integration des Menschen in seiner Umgebung

Ida Rolf stellte einmal fest, dass jeder einen Körper auseinandernehmen, aber die wenigsten ihn zusammensetzen könnten (Rolf 1977). Zusammensetzen ist das Thema der Sitzungen acht bis zehn. Bei der Differenzierung der myofaszialen Strukturen in der ersten bis siebten Sitzung wird großenteils *innerhalb* des Körpers gearbeitet (der darauf mit einer verbesserten Ausrichtung im Schwerefeld reagiert); die Stabilität ist überwiegend *statisch* und kommt vom Boden her. Im Gegensatz dazu wird der Körper in den letzten Sitzungen befähigt, sich nicht nur immanent, sondern auch innerhalb seiner Umgebung und relativ zu anderen Menschen und Gegenständen auf die Schwerkraft zu beziehen. Die therapeutische Absicht überschreitet die körperlichen Grenzen, und die Unterstützung – durch die Hände im Raum – wird *dynamisch*.

Je besser die Körperteile differenziert sind, umso leichter können sich die Gelenke bewegen. Aber damit alle Teile wie ein Orchester zusammenklingen, benötigen wir auch die Integration. In der achten und neunten Sitzung werden diejenigen Körperbereiche bearbeitet, die am wenigsten integriert sind – häufig sind dies Beckengürtel und Beine in Sitzung acht und anschließend Schultergürtel und Arme in Sitzung neun. In einer Sitzung wird die *Abwärts*richtung, Masse und Schwerkraft, in der anderen die *Aufwärts*richtung, Expansion und Raum, behandelt.

Ziel ist es, palintone rechte Winkel sowohl in den Faszienebenen als auch in den Ebenen des Raums zu erreichen. Während der Rolfer die Faszie positioniert, bewegt sich der Klient, um die geordnete Übertragung der Bewegungen über das Gelenk und die verbundenen Gewebe zu unterstützen. Dabei macht man sich die physiologischen Reaktionen der Faszie auf Veränderungen (von Intensität oder Richtung) der mechanischen Beanspruchung zunutze. Da die Faszie ein körperweites mechanosensibles Kommunikationsnetz darstellt (Langevin 2006), können Rolfer die Kontralateralbewegungen der Extremitäten, des Schulter-/Beckengürtels und der Wirbelsäule auf immer höherem Niveau unterstützen.

Während die achte und neunte Sitzung auf den Becken- bzw. Schultergürtel zielen, um den Unter- und Oberkörper zu integrieren und ihre Einbindung als Teile eines Ganzen zu verbessern, geht es bei der zehnten Sitzung um die Förderung integrierter Beziehungen zu Gegenständen und anderen Menschen in der Umgebung des Klienten. Der Arbeitsbereich dieser Sitzung umfasst den gesamten Körper. Typischerweise hat der Klient vor Abschluss der zehn Sitzungen Einschränkungen im Hals- und Knöchelbereich, die auf die anfänglichen funktionellen Themen der Orientierung im Raum und zum Boden verweisen. Jetzt aber verbessert die Arbeit des Rolfers an der oberflächlichen Faszie die Fähigkeit des Klienten, nach außen hin vollständig präsent zu sein und gleichzeitig für das Körperinnere auf die Unterstützung des Bodens durch die Schwerkraft zuzugreifen.

Mithilfe der zahlreichen interstitiellen Mechanorezeptoren kann der Rolfer die oberflächliche Faszie so anpassen, dass an den Gelenken eindeutige Horizontalen entstehen. Dies unterstützt die Kontralateralbewegung. Für Ida Rolf war *„die Aufgabe der zehnten Stunde eine Beziehungsaufgabe. Es ist ein In-Beziehung-Setzen von Raumebenen, aber auch von Faszienebenen. Man kann diese Ebenen erst erhalten, wenn man ein Lot hat. Und man kann kein Lot erhalten, außer in Annäherung an diese Ebenen."*

Durch die Arbeit des Rolfers lernt der Klient funktioneller mit seiner Außenwelt in Beziehung zu treten. Dies erfordert eine Lösung von Fixierungen nicht nur in der Faszie, sondern auch in der Psyche, also den Mustern der Wahrnehmung, Koordination und Bedeutungszuweisung, die häufig als biomechanisch missverstanden werden. Klienten, die diese Muster nicht verändern, werden mit der Zeit sehr wahrscheinlich ihre ursprünglichen Gewebefixierungen wiederaufbauen.

Integration hat mehr mit Ausführung als mit Vollendung zu tun. Durch die „Zusammensetzung" wird aus unvollkommenen Segmenten das aktuell bestmögliche Ganze. Sie schließt den Rolfing-Prozess ab und gibt den Klienten dann frei, damit er die Veränderungen nicht nur in die Faszie, sondern auch in seine Wahrnehmung, Koordination und in seine Art des In-der-Welt-Seins integriert.

LITERATURQUELLEN

Bricot B. La reprogrammation posturale globale. Montpellier: Sauramps médical, 2009.
Langevin HM. Connective tissue: A body-wide signaling network? Med Hypotheses. 2006; 66(6): 1074–1077.
Rolf IP. Rolfing: The integration of human structures. Santa Monica, CA: Dennis Landman, 1977.
Schleip R. Fascial plasticity – a new neurobiological explanation. J Bodyw Mov Ther. 2003; 7(1): 11–19 (Part 1), 104–116 (Part 2).
Schwind P. Fascial and membrane technique. Philadelphia, PA: Elsevier Ltd, 2006. Kap. 6.

WEITERE LITERATURHINWEISE

Randomisierte Studien mit Gesunden

Cottingham J. Shifts in pelvic inclination angle and parasympathetic tone produced by Rolfing soft tissue manipulation. Phys Ther. 1988; 68: 1364–1370.
Cottingham J, Porges SW, Lyon T. Effects of soft tissue mobilization (Rolfing pelvic lift) on parasympathetic tone in two age groups. Phys Ther. 1988; 68: 352–356.
Weinberg RS, Hunt VV. Effects of structural integration on state-trait anxiety. J Clin Psychol. 1979; 35(2): 319–322.

Studien mit verschiedenen Patientenpopulationen

Deutsch JE, Judd P, DeMasi I. Structural integration applied to patients with a primary neurologic diagnosis: Two case studies. Neurology Report. 1997; 21(5): 161–162.
Deutsch JE, Derr LL, Judd P et al. Treatment of chronic pain through the use of Structural Integration (Rolfing). Orthop Phys Ther Clin North Am. 2000; 9(3): 411–425.
James H, Castaneda L, Miller ME, Findley T. Rolfing structural integration treatment of cervikal spine dysfunction. J Bodyw Mov Ther. 2009; 13: 229–238.
Perry J, Jones MH, Thomas L. Functional evaluation of Rolfing in cerebral palsy. Dev Med Child Neurol. 1981; 23(6): 717–729.
Talty CM, DeMasi I, Deutsch JE. Structural integration applied to patients with chronic fatigue syndrome: A retrospective chart review. J Orthop Sports Phys Ther. 1998; 27(1):83.

7.4 Myofasziale Induktion
Andrzej Pilat

7.4.1 Einführung

Die Myofasziale Induktionstherapie (MIT) ist eine Hands-on-Therapie, die auf den gesamten Körper gerichtet ist und die Wiederherstellung gestörter Faszienfunktionen anstrebt. Bei der Behandlung setzt der Therapeut mechanische Reize geringer Intensität durch Dehnung oder Kompression des zu behandelnden Bereichs, um fasziale Restriktionen zu beeinflussen und die Spannungsverteilung im Fasziennetzwerk auszugleichen. Das Verfahren beruht auf der Annahme, dass durch solche Manipulationen die Effizienz der Bewegung wiederhergestellt und eine bessere Funktionalität bei verringertem Energieaufwand erzielt werden kann (Useros Olmo und Hernando Rosado 2008).

Als fasziale Restriktion wird jede Hemmung der freien Verschieblichkeit bezeichnet – sei es auf mikroskopischer Ebene zwischen einzelnen Faszienfasern oder makroskopisch zwischen Faszienschichten. Restriktionen können pathologische Spannungen im Gewebe erzeugen und Auslöser für Bewegungsstörungen sein (Fourie 2008).

Unter anderem können Restriktionen im Fasziengewebe durch Fibrosierung infolge einer Überstimulation der Kollagenproduktion entstehen. Dabei verliert das Gewebe seine Gleitfähigkeit und/oder Isotropie, und es entstehen Entrapments, Engstellen im Gewebe, an denen Veränderungen der physiologischen Beweglichkeit (in Bezug auf Amplitude, Geschwindigkeit, Widerstand oder Koordination) feststellbar sein können (Fourie 2008).

Wenn Restriktionen über längere Zeit bestehen bleiben, wird das Fasziengewebe überlastet, und es treten Veränderungen ein, die die Gewebefunktion beeinträchtigen. Dies betrifft zuerst das lockere Bindegewebe, im weiteren Verlauf auch die geflechtartigen und parallelfaserigen straffen Bindegewebe wie Sehnen, Ligamente oder Gelenkkapseln. Durch Umbildungsvorgänge mit Neuausrichtung der Fasern entstehen abnorm verdichtete Gewebebereiche. Kurzzeitig bestehende Restriktionen beeinflussen das Fasziengewebe lokal, längerfristige können dagegen mehr oder weniger globale Funktionsstörungen hervorrufen (Langevin 2006).

Der Zustand des Fasziengewebes beeinflusst sowohl den Austausch von Körperflüssigkeiten als auch die Koordination durch Mechanorezeptoren. Einschränkungen der Fasienmobilität können sich auf die Durchblutung auswirken, sodass sich eine Ischämie mit Beeinträchtigung der Muskelfaserqualität entwickelt. Da viele Mechanorezeptoren in der Faszie liegen, kann bei faszialen Störungen durch Veränderungen der propriozeptiven Afferenzen die Effizienz der tonischen Muskelkontraktion beeinträchtigt werden (Vaticon 2009). Dies kann Auswirkungen auf die Stabilisierungsfunktion sowie die Koordination von Gelenkbewegungen haben: Der Druck auf das Gelenk wirkt dann unter Umständen nicht mehr am optimalen Punkt, und Gelenküberlastung mit Entzündung und/oder Schmerzen in myofaszialen Strukturen kann die Folge sein (Lee 2001).

Nach verschiedenen Theorien ist das dreidimensionale Fasziennetzwerk des Körpers an der Schmerzübertragung beteiligt, und periphere Schmerzen können dementsprechend ihren Ursprung im Bindegewebe haben (Liptan 2009, Han 2009). Für Taguchi und Kollegen ist die Fascia thoracolumbalis eine wichtige Quelle nozizeptiver Signale bei chronischen Lumbalgien (Taguchi, Tesarz und Mense 2009).

Für die manuelle Lösung faszialer Restriktionen wurden mehrere Methoden entwickelt, wobei ähnliche therapeutische Konzepte mit verschiedenen Namen bezeichnet werden (Chaitow und DeLany 2002, Myers 2003). Die Grundlagen der meisten Konzepte sind vergleichbar, sodass sie sinnvollerweise durch weitere klinische Studien zusammengeführt und validiert werden sollten (Remvig 2007).

7.4.2 Neurophysiologische Mechanismen zur Lösung faszialer Restriktionen

Bei den myofaszialen Induktionstechniken werden mechanische Stimuli im Bindegewebe gesetzt. Die Wirkung kann auf mikroskopischer oder makroskopischer Ebene der faszialen Organisation zum Tragen kommen und Zellgruppen, Gewebe, Organe oder den gesamten Körper beeinflussen.

Anatomische Untersuchungen an unfixierten Leichenpräparaten zeigten die Kontinuität des Fasziensystems im gesamten Körper (> Abb. 7.4.1). Benjamin (2009), Stecco et al. (2008), Pilat (2009, 2010), Myers (2003), van der Wal (2009) sowie Maas und Sandercock (2010) weisen in ihren Arbeiten auf makroskopischer Ebene eine Kontinuität der Bewegung nach, die sich nicht nur auf Faszien-Knochen-Verbindungen konzentriert, sondern auch die direkte Übertragung von Faszie zu Faszie sowohl in Gelenk- als auch in intermuskulären Verbindungen einschließt (> Abb. 7.4.2). Ingber (Wang, Tytell und Ingber 2009) und Langevin (2010) zeigten – neben anderen – die dynamische Kontinuität auch auf mikroskopischer, intra- und interzellulärer Ebene.

Ingber stellte 1997 ein Kommunikationsmodell auf der Grundlage der Tensegrity-Prinzipien vor (Ingber 1997, Pilat und Testa 2009). Das Modell geht davon aus, dass bei der Fortleitung mechanischer Kräfte gleichzeitig und zusammenhängend Spannungen auf mehreren Körperebenen entstehen. Die wäre eine mögliche Erklärung für die globale Reaktion des Fasziensystems auf mechanische Reize (Khalsa, Zhang und Sommerfeldt 2000). Andere Untersuchungen (z. B. Wang, Tytell und Ingber 2009) zeigten, dass durch die zelluläre Dynamik und durch aktive Reaktionen des Zytoskeletts auf mechanische Kräfte aus der Extrazellulärmatrix ein Gewebeumbau (Remodeling) auf zellulärer und subzellulärer Ebene induziert wird. Wenn man berücksichtigt, dass die Strukturen des Körpers prinzipiell hierarchisch organisiert sind, kann man schlussfolgern, dass dieser Prozess nicht nur auf die Zellen beschränkt sein kann, sondern auch auf der Ebene der Gewebe und Organe stattfindet (Huang und Ingber 2000). Langevin (2010) zeigte an Mausfibroblasten die kontinuierliche Wirkung mechanischer Impulse von der Haut bis zur Zellkernmembran, Ingber die Kontinuität mechanischer Impulse vom Zytoskelett bis zum Inneren des Zellkerns (Wang, Tytell und Ingber 2009).

Daraus folgt, dass jegliche lokale Manipulation funktionelle Auswirkungen im gesamten Körper haben kann. Bei der Korrektur einer myofaszialen Dysfunktion kann man sich auf ein Segment des Systems beschränken oder an verschiedenen Segmenten ansetzen.

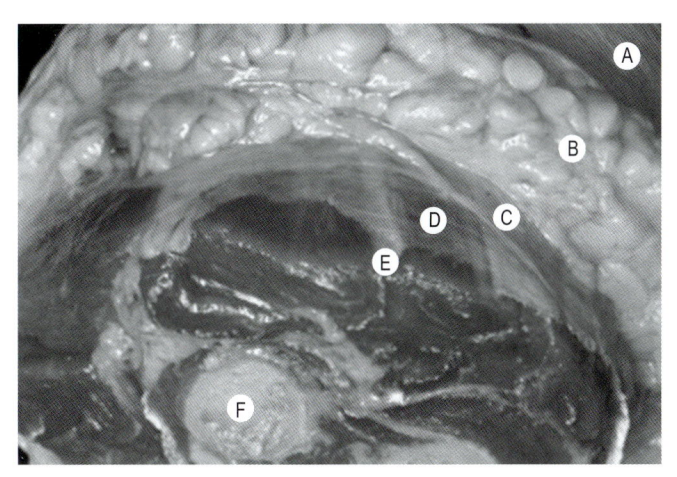

Abb. 7.4.1 Querschnitt durch den Unterarm. Man beachte die Kontinuität der Faszie von der Haut bis zum Knochen. A Haut, B Faszie mit „Wabenstruktur" und eingelagerten Fettlobuli, C Fascia superficialis, D Fascia profunda, E Muskellogen, F Knochen.

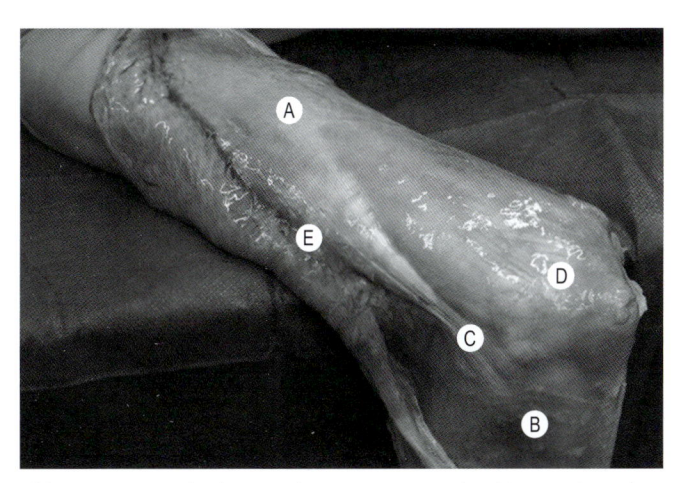

Abb. 7.4.2 Longitudinale Faszienkontinuität. A Fascia brachii, B Fascia antebrachii, C interfasziale Verbindung zwischen der tiefen Ober- und Unterarmfaszie auf der Dorsalseite des Arms, D Ansatz des M. triceps brachii (Sehnen-Knochen-Verbindung), E Übergang von der oberflächlichen zur tiefen Faszie.

Bisher werden mindestens drei Reaktionsformen auf mechanische Reize postuliert:
- Piezoelektrizität: Dieses Phänomen tritt bei bestimmten Kristallen auf, die unter Einwirkung einer mechanischen Spannung eine Polarisation ihrer atomaren Struktur ausbilden, sodass eine elektrische Potenzial- und Ladungsdifferenz an ihrer Oberfläche entsteht (Pilat 2003). Die grundlegenden Eigenschaften des Organismus (Elastizität, Geschmeidigkeit, Dehnbarkeit, Widerstandskraft) sind weitgehend abhängig davon, dass ein kontinuierlicher Informationsfluss im Gewebe stattfindet. Die Informationen werden laut Oschman (2003) elektrisch durch die Bindegewebsmatrix übertragen: Kollagen ist ein Halbleiter (Cope 1975) und fungiert daher als ein integriertes elektronisches Netzwerk, das sämtliche Teile des Fasziensystems miteinander verbindet (O'Connell 2003). Aufgabe künftiger Untersuchungen wird es sein, zu erforschen, wie diese Eigenschaft des Körpernetzwerks durch MIT beeinflusst werden kann.
- Dynamische Myofibroblastenreaktion: Das kontraktile Muskelgewebe bildet die Grundlage für alle Bewegungen des Körpers. Die Faszie ist in diesem Zusammenhang als ein intramuskuläres Bindegewebe anzusehen, das mit den Muskelfasern eine funktionelle Einheit bildet. In dem dicht mit Mechanorezeptoren innervierten Fasziensystem (Stecco et al. 2008) können mechanische Reize von außen (manueller Druck oder Zug) eine ganze Reihe von Reaktionen auslösen, die die muskuläre Bewegung unterstützen. Studien zur Wundkontraktion der Haut sowie zu Erkrankungen, die durch die Kontraktion der Aktin-Mikrofilamente vermittelt werden (u. a. Dupuytren-Kontraktur, Plantarfasziitis, Frozen Shoulder), haben überzeugende Argumente zur Bestätigung dieser Konzepte geliefert (Gabbiani 2007). Chaudhry et al. (2008) zeigten mithilfe eines mathematischen 3-D-Modells, dass die bei manuellen Techniken angewandten mechanischen Kräfte in der Lage sind, plastische Verformungen im lockeren Bindegewebe der menschlichen Faszie (in diesem Fall der oberflächlichen nasalen Faszie) zu erzeugen. Schleip postuliert, dass Veränderungen des Ruhetonus der Skelettmuskelfasern sich auf das Fasziengewebe übertragen können (Schleip, Klingler und Lehmann-Horn 2005).
- Viskoelastizität: Viskoelastische Eigenschaften der Faszie wurden in zahlreichen Studien dokumentiert: für die Fascia thoracolumbalis (Yahia, Pigeon und DesRosiers 1993), für die Fascia lata (Wright und Rennels 1964), für die Subkutanfaszie von Ratten (Iatridies et al. 2003) sowie für die Fascia lata, die Plantarfaszie und die nasale Faszie (Chaudhry et al. 2008). Konzepte für praktisch-therapeutische Anwendungen wurden von Rolf (1994), Threkeld (1992), Barnes (1997), Cantu und Grodin (2001) sowie Pilat (2003, 2009) vorgestellt.

7.4.3 Beschreibung der Methodik

Der Begriff „Myofasziale Integration" subsumiert eine Reihe von Techniken, die der Wiederherstellung optimaler Funktion und Ausgewogenheit der Faszie durch Beseitigung von Fehlfunktionen dienen. Die Behandlung von Fehlfunktionen konzentriert sich auf Korrekturen im Fasziensystem, und zwar auf mikroskopischer wie auf makroskopischer Ebene. Obwohl primär lokale Korrekturen angestrebt werden, zielt die MIT auch auf die Wiederherstellung des globalen dynamischen Gleichgewichts des Körpers sowie auf die Linderung von Schmerzen ab.

Die im Folgenden vorgestellten Anwendungen der MIT basieren auf der klinischen Erfahrung des Autors (Pilat 2003) und auf den oben dargestellten theoretischen Voraussetzungen. MIT kann mit anderen manuellen Therapieformen kombiniert oder als einziges Behandlungsverfahren angewendet werden.

Allgemeine Grundlagen der klinischen Anwendung

- Die Erfassung faszialer Dysfunktionen sollte Teil des Clinical Reasoning sein. Sinnvoll ist eine umfassende Fallaufnahme mit

Anmerkungen zur Dauer der Symptome und einer Beurteilung mittels visueller Analogskala (VAS).
- Wir empfehlen die automatische Erfassung allgemeiner Haltungsstörungen und Prüfung auf lokale Dysfunktionen.
- Biomechanisch reagiert das myofasziale System sowohl auf Druck- als auch auf Zugkräfte (Chaudhry et al. 2008). Bei der MIT können beide als mechanische Reize angewendet werden.
- Die Lösungsbewegung erfolgt immer auf die restriktive Barriere zu. Eine zufällig oder willkürlich ausgerichtete Kontaktaufnahme mit dem Gewebe ist nicht sinnvoll. Restriktionen können in unterschiedlichen Richtungen und Ebenen vorliegen – auch in unterschiedlichen Richtungen in derselben Ebene oder in derselben Richtung in unterschiedlichen Ebenen oder in unterschiedlichen Richtungen in unterschiedlichen Ebenen (vgl. Diskussion der indirekten Myofaszialen Release-Techniken in ▶ Kap. 7.5).
- Der Patient muss keine aktive Muskelkontraktion durchführen, sollte jedoch einen Zustand aktiver Passivität aufrechterhalten.

Grundlagen der klinischen Vorgehensweise

- Infolge einer langsamen, dreidimensionalen Kompression oder Traktion durch den Therapeuten entsteht eine Anspannung im Gewebe. Diese wird als erste restriktive Barriere bezeichnet (▶ Abb. 7.4.3).
- Der Therapeut hält den Druck die ersten 60–90 Sekunden konstant. So lange dauert es, bis die erste restriktive Barriere sich über die viskoelastische Reaktion löst (Chaudhry et al. 2008).
- Während dieser ersten Phase ruft der Therapeut kaum eine Bewegung im Gewebe hervor.
- Erst wenn die erste restriktive Barriere überwunden ist, begleitet der Therapeut die Bewegung in Richtung des Nachgebens und pausiert, wie beschrieben, an jeder weiteren Barriere.

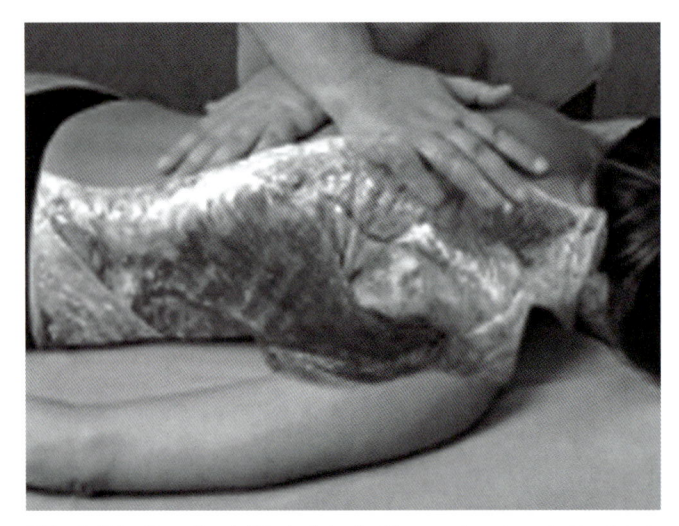

Abb. 7.4.3 „Cross-Hands"-Technik in der Thoraxregion. Angestrebt wird ein Remodeling des Bindegewebes, um die Verschieblichkeit auf der Ebene der intrinsischen und der extrinsischen Strukturen zu fördern. Der Therapeut steht neben dem Oberkörper des auf dem Bauch liegenden Patienten. Er legt seine Hände über Kreuz auf und drückt mit wenig Kraft nach unten (auf die Liege zu) sowie nach kranial und kaudal, den Prinzipien der Induktionsbewegung entsprechend.

- Bei jeder MIT-Anwendung überwindet der Therapeut drei bis sechs aufeinanderfolgende Barrieren. Dafür werden in der Regel je 3–5 Minuten benötigt. Je nachdem, wie ausgeprägt die Veränderungen sind, kann der gesamte Vorgang bis zu 30 Minuten dauern.
- Die Spannung, die im Gewebe erzeugt wird, muss möglichst konstant sein; d. h., der aufgewendete Druck (die Kraft) muss nach der Überwindung der ersten Barriere eventuell angepasst werden. Bei zunehmendem Schmerz oder bei übermäßiger Bewegung oder Aktivität sollte der Druck vermindert werden.

7.4.4 Wissenschaftliche Untersuchung myofaszialer Techniken

Neuere Studien haben sich mit den mikroskopischen Veränderungen im Bindegewebe sowie mit den klinischen Reaktionen bei Kranken und Gesunden befasst.
- Leonard et al. (2009) untersuchten die Wundheilung bei 20 Patienten mit diabetischen Fußulzera und stellten fest, dass sich durch Bindegewebsmanipulationen die periphere Zirkulation verbessern und die Wundheilung beschleunigen ließ.
- Bei der Messung der Druckschmerzschwelle vor und nach Therapie wurden bei Zerrungen/Überlastungen des M. adductor longus (Robba und Pajaczkowski 2009), des oberen Trapezius (Fryer und Hodgson 2005) und der Nackenmuskulatur (Hou et al. 2002) signifikante Veränderungen und eine abnehmende Empfindlichkeit myofaszialer Triggerpunkte berichtet.
- Marshall et al. (2009) stellten fest, dass sich Muskelschmerzen bei Patienten mit chronischem Müdigkeitssyndrom durch ein myofasziales Release bessern lassen.
- Hicks et al. (2009) berichteten, dass lösliche Mediatoren der Myoblastendifferenzierung von menschlichen Fibroblasten sezerniert werden und die Muskelentwicklung auf diese Weise durch ein myofasziales Release beeinflusst werden kann.
- Martínez (2010) beschrieb eine objektive Methode zur Beurteilung der Wirkungen der MIT bei Muskelläsionen mittels dynamischer Sonoelastografie (▶ Abb. 7.4.4).
- Im Anschluss an eine körperliche Anstrengung erholten sich Herzfrequenzvariabilität und Blutdruck nach einem myofaszialen Release schneller als nach einer Scheinelektrotherapie (Arroyo-Morales et al. 2008a).
- Arroyo-Morales et al. (2008b) berichteten auch, dass ein aktives Erholungsprotokoll (mit myofaszialer Ganzkörperbehandlung als passive Erholungstechnik) nach einem intensiven Sportprogramm die EMG-Amplitude und Spannkraft der Muskulatur vermindert.
- Bei Patienten mit chronischem Spannungskopfschmerz kam es direkt nach einer Einzelsitzung mit einem manuellen Therapieprogramm (einschl. MIT) zu einem Anstieg der Herzfrequenzvariabilität sowie zu einer Abnahme von Spannung, Ärger und subjektiven Schmerzen (Toro-Velasco et al. 2009).
- In einer randomisierten, einfach verblindeten, placebokontrollierten Studie beschleunigte die Myofasziale Induktion die Erholung von einer passageren, durch körperliche Anstrengung er-

zeugten Immunsuppression bei gesunden, aktiven Frauen (Arroyo-Morales et al. 2009).
- Henley et al. (2008) zeigten quantitativ, dass sich das vegetative Gleichgewicht durch ein zervikales myofasziales Release vom Sympathikus- zum Parasympathikustonus hin verschiebt.
- In einer Studie an 41 gesunden jungen Männern, die randomisiert einer experimentellen oder Kontrollgruppe zugeteilt wurden, nahm der Angstindex bei jenen, die eine Myofasziale Induktionstherapie erhielten, signifikant ab. Auch die systolischen Blutdruckwerte waren signifikant niedriger als vor der Therapie (Fernández-Pérez et al. 2008).

Insgesamt konnte gezeigt werden, dass durch MIT
- die Zirkulation von Antikörpern in der Grundsubstanz effizienter wird,
- die Durchblutung (Histaminfreisetzung) im Restriktionsgebiet zunimmt,
- die Fibroblastenmechanik verbessert wird,
- das Nervengewebe stärker durchblutet wird,
- der Fluss der Metaboliten zum und vom Gewebe unterstützt wird, sodass Erholungsprozesse beschleunigt werden.

7.4.5 Zusammenfassung

Die Myofasziale Induktionstherapie (MIT) ist ein nicht zum Standardrepertoire gehörendes Behandlungskonzept, das unter verschiedenen Bezeichnungen von zahlreichen Therapeuten weltweit eingesetzt wird. MIT erfüllt die Kriterien (Harris 1996) für einen Einsatz als manuelle Therapieform. Die wissenschaftliche Grundlage umfasst die:
- anatomische Kontinuität der Faszie
- intra- und interfasziale Kraftübertragung
- wissenschaftliche Validierung der Behandlungsparameter
- Definition möglicher Nebenwirkungen
- Identifikation von Kontraindikationen wie Aneurysmen, systemische Erkrankungen, Akutphase entzündlicher Prozesse im Weichgewebe, akute Durchblutungsstörungen, fortgeschrittener Diabetes mellitus oder gerinnungshemmende Therapien

Bisher sind klinische Daten nur in begrenztem Umfang vorhanden. Künftige Studien sollten – unter Anwendung einheitlicher Forschungskriterien – folgende Zielsetzungen verfolgen:
- Erarbeitung objektiverer Bewertungsverfahren
- Klassifikation der Strategien (lokaler vs. globaler Ansatz)
- Vereinheitlichung der Behandlungsparameter (Kraft, zeitliche Abstimmung, Intensität und Häufigkeit der Anwendung)
- Erfassung und Analyse der Reaktionen in verschiedenen Körpersystemen
- Identifikation und Klassifikation von Nonrespondern
- Bewertung der Langzeitergebnisse

LITERATURQUELLEN

Arroyo-Morales M, Olea N, Martínez M, Moreno-Lorenzo C, Díaz-Rodríguez L, Hidalgo-Lozano A. Effects of myofascial release after high-intensity exercise: A randomized clinical trial. J Manipulative Physiol Ther. 2008a; 31(3): 217–223.

Arroyo-Morales M, Olea N, Martínez M, Hidalgo-Lozano A, Ruiz-Rodríguez C, Díaz-Rodríguez L. Psychophysiological effects of massage-myofascial release after exercise. J Altern Complement Med. 2008b; 14(10): 1223–1229.

Arroyo-Morales M, Olea N, Ruíz C, et al. Massage after exercise – responses of immunologic and endocrine markers. J Strength Cond Res. 2009; 23(2): 638–644.

Barnes MF. The basic science of myofascial release. J Bodyw Mov Ther. 1997; 1: 231–238.

Benjamin M. The fascia of the limbs and back – a review. J Anat. 2009; 214(1): 1–18.

Cantu RI, Grodin AJ. Myofascial manipulation: Theory and clinical application. Gaithersburg, Maryland: Aspen Publishers, 2001.

Chaitow L, DeLany J. Clinical application of neuromuscular techniques. In: The Lower Body. Vol. 2. London: Churchill Livingstone, 2002.

Chaudhry H, Schleip R, Ji Z, Bukiet B, Maney M, Findley T. Three-dimensional mathematical model for deformation of human fasciae in manual therapy. J Am Osteopath Assoc. 2008; 108: 379–390.

Cope FW. A review of the applications of solid state physics concepts to biological systems. J Biol Phys. 1975; 3: 1–41.

Fernández-Pérez AM, Peralta-Ramírez MI, Pilat A, Villaverde C. Effects of myofascial induction techniques on physiologic and psychologic parameters: A randomized controlled trial. J Altern Complement Med. 2008; 14(7): 807–811.

Fourie WJ. Considering wider myofascial involvement as a possible contributor to upper extremity dysfunction following treatment for primary breast cancer. J Bodyw Mov Ther. 2008; 12(4): 349–355.

Fryer G, Hodgson L. The effect of manual pressure release on myofascial trigger points in the upper trapezius muscle. J Bodyw Mov Ther. 2005; 9(4): 248–255.

Gabbiani G. Evolution and clinical implications of the myofibroblast concept. In: Huijing PA, Hollander P, Findley TW, Schleip R (eds.). Fascia Research II. München: Elsevier; 2009: p. 56–60.

Han DG. The other mechanism of muscular referred pain: The „connective tissue" theory. Med Hypotheses. 2009; 73(3): 292–295.

Harris SR. How should treatments be critiqued for scientific merit? Phys Ther. 1996; 76(2): 175–181.

Henley C, Ivins D, Mills M, Wen FK, Benjamin BA. Osteopathic manipulative treatment and its relationship to autonomic nervous system activity as

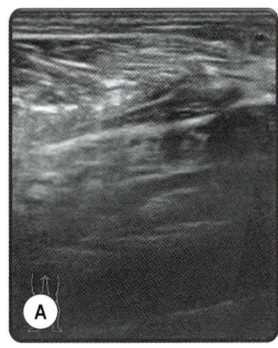

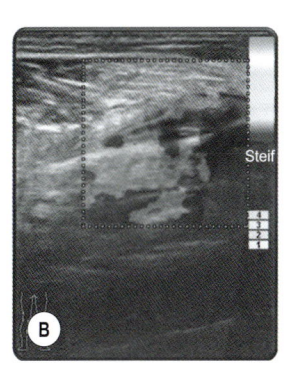

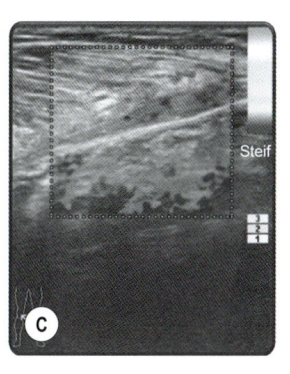

Abb. 7.4.4 Sonoelastografie einer drei Wochen alten Muskelverletzung (A, B). Abbildung C wurde nach 30-minütiger MIT aufgenommen. Es zeigen sich signifikante Veränderungen der lokalen Gewebeelastizität (siehe Falschfarbenüberlagerungen). Abdruck mit freundlicher Genehmigung von Martínez (2010).

demonstrated by heart rate variability: A repeated measures study. Osteopath Med Prim Care. 2008; 2: 7.

Hicks M, Meltzer K, Cao T et al. Human fibroblast (HF) model of repetitive motion strain (RMS) and myofascial release (FR): Potental roles in muscle development. In: Huijing PA, Hollander P, Findley TW, Schleip R (eds.). Fascia research II. München: Elsevier; 2009: p. 259.

Hou CR, Tsai LC, Cheng KF, Chung KC, Hong CZ. Immediate effects of various physical therapeutic modalities on zervikal myofascial pain and trigger point sensitivity. Arch Phys Med Rehabil. 2002; 82: 1406–1414.

Huang S, Ingber D. Shape-dependent control of cell growth, differentiation, and apoptosis: Switching between attractors in cell regulatory networks. Exp Cell Res. 2000; 261(1): 91–103.

Iatridies JC, Wu J, Yandow JA, Langevin HM. Subcutaneous tissue mechanical behavior is linear and viscoelastic under uniaxial tension. Connect Tissue Res. 2003; 44: 208–217.

Ingber D. Tensegrity: The architectural basis of cellular mechanotransduction. Annu Rev Physiol. 1997; 59: 575–599.

Ingber D. Cellular mechanotransduction: Putting all the pieces together again. FASEB J. 2006; 20: 811–827.

Khalsa P, Zhang C, Sommerfeldt D. Expression of integrin alpha2beta1 in axons and receptive endings of neurons in rat, hairy skin. Neurosci Lett. 2000; 293(1): 13–16.

Langevin HM. Connective tissue: A body-wide signaling network? Med Hypotheses. 2006; 66: 1,074–1,077.

Langevin HM. Tissue stretch induces nuclear remodeling in connective tissue fibroblasts. Histochem Cell Biol. 2010; 133: 405–415.

Lee D. An integrated model of joint function and clinical application. In: 4th Interdisciplinary World Congress on Low Back and Pelvic Pain. Montreal, 2001.

Leonard JH, Teng SC, Gan JH et al. Physiological effects of connective tissue manipulation on diabetic foot ulcer. In: Huijing PA, Hollander P, Findley TW, Schleip R (eds.). Fascia research II. München: Elsevier; 2009: p. 95.

Liptan L. Fascia: A missing link in our understanding of the pathology of fibromialgia. J Bodyw Mov Ther. 2009; 14(1): 3–12.

Maas H, Sandercock TG: Force transmission between synergistic skeletal muscles through connective tissue linkages. J Biomed Biotechnlol. 2010; Article ID 575672; doi: 10.1155/2010/575672.

Marshall R, Paula L, McFadyen AK et al. Evaluating the effectiveness of myofascial release to reduce pain in people with chronic fatigue syndrome (CFS): A pilot study. In: Huijing PA, Hollander P, Findley TW, Schleip R (eds.). Fascia research II. München: Elsevier; 2009: p. 305.

Martínez R. Präsentation beim II. Scientific Fascia Research Symposium. Madrid, 2010.

Myers T. Anatomy trains. Philadelphia: Elsevier, 2003.

O'Connell JA. Bioelectric responsiveness of fascia. Tech Orthop. 2003; 18: 67–73.

Oschman J. Energy medicine in therapeutics and human performance. Dover, New Hampshire: Nature's Own Research Association, 2003.

Pilat A. Inducción miofascial. Madrid: MacGraw-Hill, 2003.

Pilat A. Myofascial induction approaches for headache. In: Fernández-de-las-Peñas C, Arendt-Nielsen L, Gerwin RD (eds.). Tension type and cervicogenic headache: Pathophysiology, diagnosis and treatment. Boston: Jones & Bartlett Publishers, 2009.

Pilat A. Myofascial induction. In: Chaitow L, Lovegrove R (eds.). Practical physical medicine approaches to chronic pelvic pain (CPP) & dysfunction. London: Churchill Livingstone/Elsevier, 2010.

Pilat A, Testa M. Tensegridad: El Sistema Craneosacro como la unidad biodinámica. In: Libro de Ponencias XIX Jornadas de Fisioterapia. Madrid: EUF ONCE; 2009: p. 95–111.

Remvig L. Fascia research. Myofascial release: An evidence based treatment concept. In: Huijing PA, Hollander P, Findley TW, Schleip R (eds.). Fascia research II. München: Elsevier, 2007.

Robba A, Pajaczkowski J. Prospective investigation on hip adductor strains using myofascial release. In: Huijing PA, Hollander P, Findley TW, Schleip R (eds). Fascia research II. München: Elsevier GmbH, 2009: p 96.

Rolf I. La integración de las estructuras del cuerpo humano. Barcelona: Ediciones Urano, 1994.

Schleip R, Klingler W, Lehmann-Horn F. Active fascial contractility: Fascia may be able to contract in a smooth muscle-like manner and thereby influence musculoskeletal dynamics. Med Hypotheses. 2005; 65(2): 273–277.

Stecco C, Porzionato A, Macchi V et al. The expansions of the pectoral girdle muscles onto the brachial fascia. Cells Tissues Organs. 2008; 188: 320–329.

Taguchi T, Tesarz J, Mense S. The thoracolumbar fascia as a source of low back pain. In: Huijing PA, Hollander P, Findley TW, Schleip R (eds.). Fascia research II. München: Elsevier; 2009: p. 251.

Threlkeld AJ. The effects of manual therapy on connective tissues. Phys Ther. 1992; 72: 893–902.

Toro-Velasco C, Arroyo-Morales M, Fernández-de-Las-Peñas C, Cleland JA, Barrero-Hernández FJ. Short-term effects of manual therapy on heart rate variability, mood state, and pressure pain sensitivity in patients with chronic tension-type headache. J Manipulative Physiol Ther. 2009; 32: 527–535.

Useros Olmo A, Hernando Rosado A. Liberación Miofascial aplicada en un paciente adulto con daño cerebral. Biociencias Revista de la Facultad de Ciencias de la Salud 6, 2008.

van der Wal J. The architecture of the connective tissue in the musculoskeletal system. Int J Ther Massage Bodyw. 2009; 2: 9–23.

Vaticon D. Sensibilidad Miofascial. In: Libro de Ponencias XIX Jornadas de Fisioterapia. Madrid: EUF ONCE; 2009: p. 24–30.

Wang N, Tytell J, Ingber D. Mechanotransduction at a distance: Mechanically coupling the extracellular matrix with the nucleus. Science. 2009; 10: 75–81.

Wright DG, Rennels DC. A study of the elastic properties of plantar fascia. J Bone Joint Surg Am. 1964; 46: 482–492.

Yahia LH, Pigeon P, DesRosiers EA. Viscoelastic properties of the human lumbodorsal fascia. J Biomed Eng. 1993; 15: 425–429.

7.5 Osteopathische Manipulationen und die Faszie
Hollis H. King

7.5.1 Einleitung

Bei praktisch jeder osteopathischen Technik werden fasziale Elemente ausdrücklich mit angesprochen, und nicht selten ist die Faszie das primäre Ziel der Manipulation. Bereits der Begründer der osteopathischen Medizin Andrew Taylor Still weist der Faszie in seinen Schriften außergewöhnliche Bedeutung für die manuelle Therapie sowie für die menschliche Natur und Krankheit zu: *„Ich schreibe so ausführlich über die Universalität der Faszie, um dem Leser eindrücklich klarzumachen, dass diese verbindende Substanz in allen Teilen frei sein muss, alle Flüssigkeiten zu empfangen und abzugeben und alle Unreinheiten auszustoßen. … Ein Verständnis der universalen Ausdehnung der Faszie ist unabdingbar und eine enorme Hilfe für jeden, der die Ursachen von Krankheit erkennen will."* (Still 1902, S. 61)

Vieles deutet darauf hin, dass Still vorwiegend Manipulationstechniken verwendete, die man heute zu den Gelenk- oder myofaszialen Release-Manövern zählen würde (Van Buskirk 2006).

Brous stellte fest: *„Wenn alle Organe und Gewebe außer den Faszien aus dem Körper herausgenommen würden und die Faszien blieben intakt, so bliebe die Form des Körpers erhalten."* (Brous 1997, S. 23–24)

Das Prinzip der faszialen Kontinuität im gesamten Körper ist eine der zentralen Säulen der osteopathischen Therapie und wurde von praktisch allen Schulen übernommen, die therapeutische Behandlungen auf der Grundlage eines manuell geführten Kontakts zwischen Patienten und Therapeuten anbieten.

Um die zentrale Bedeutung der Faszie für die osteopathischen Techniken zu verdeutlichen, werden im Folgenden die wichtigsten Therapieformen beispielhaft skizziert. Es folgen einige Ausführungen zum Wesen der menschlichen Faszie, und zwar in Bezug auf ihre Bedeutung für medizinische und therapeutische Überlegungen zur menschlichen Anatomie und Physiologie. Abschließend werden klinische und grundlagenwissenschaftliche Studien mit Bezug zur Faszie aus osteopathischer Sicht diskutiert.

7.5.2 Die Faszie aus der Sicht der Osteopathie

HVLA-, Thrust- oder Impulstechniken

Schnelle, kleinamplitudige Manöver (engl. high-velocity low-amplitude, HVLA) werden in der Osteopathie ebenso wie in der manuellen Therapie/manuellen Medizin häufig eingesetzt. Aus der Sicht der Osteopathie ist die HVLA- oder Impulstechnik definiert als *„osteopathische Technik, bei der eine schneller, kurzer therapeutischer Impuls innerhalb des anatomischen Bewegungsumfangs eines Gelenks eine kurze Strecke weit übertragen wird, um eine restriktive Barriere in einer oder mehreren Bewegungsebenen anzugehen und so die vorhandene Restriktion zu lösen"* (Educational Council on Osteopathic Principles [ECOP] 2009). Da die „restriktive Barriere" nahezu immer funktionsgestörte Ligamente beinhaltet, wird die Anleitung der ECOP zur Durchführung der HVLA-Technik von einer detaillierten Betrachtung der Faszie in und um jedes Gelenk, das einer HVLA-Behandlung zugänglich ist, begleitet.

Kappler und Jones (2003, S. 855) beschreiben die Barriere folgendermaßen: *„Je näher man der Barriere kommt, umso mehr Kraft wird erforderlich und umso weniger Bewegung findet statt. Der Begriff ‚Barriere' kann allerdings irreführend sein, wenn man sich eine Art Wand oder starres Hindernis darunter vorstellt, das mit einem Stoß überwunden werden muss. Wenn das Gelenk an die Barriere gelangt, hemmt angespanntes Muskel- und Fasziengewebe die weitere Bewegung. Wir stoßen also nicht gegen eine anatomische Struktur, sondern ziehen gegen Widerstand."*

Muskelenergietechniken

Nach der Definition des Educational Council on Osteopathic Principles (ECOP) sind Muskelenergietechniken *„eine Form diagnostischer und therapeutischer osteopathischer Manipulation, bei der der Patient seine Muskeln auf Kommando aktiv aus einer genau kontrollierten Position gegen eine deutliche Gegenkraft des Arztes in eine spezifische Richtung bewegt"* (ECOP 2009). Da an praktisch jedem Muskel eine Sehne ansetzt, ist auch bei den Manipulationen der Muskelenergietechniken die Faszie eigentlich immer mitbeteiligt.

Ehrenfeuchter und Sandhouse (2003, S. 882) meinen dazu: *„Er [Fred Mitchell Sr.[3]] beschrieb die direkten Methoden zur Behandlung der Weichgewebe (insbesondere Faszien) und die Anwendung von Neidners Faszienrelease[4] vor der Gelenkkorrektur: ‚Die Muskelenergietechniken mit ihren vielen Unterformen sind ein ausgesprochen nützliches Werkzeug zur Vorbereitung der Weichgewebe. Auch kann, bevor die eigentliche Gelenkkorrektur angestrebt wird, eine Dehnung der Bänder sinnvoll sein.'"* (Mitchell 1958)

Strain-Counterstrain-Technik

Diese auch als „Counterstrain" bezeichnete osteopathische Therapieform wurde 1955 von Jones (1964) entwickelt und ist definiert als *„ein osteopathisches System zur Diagnose und indirekten Behandlung, bei dem eine somatische Dysfunktion des Patienten anhand eines oder mehrerer myofaszialer Tenderpoints diagnostiziert und durch eine passive Positionierung behandelt wird, die zu einer spontanen Lösung des Gewebes und einem Rückgang der Schmerzempfindlichkeit um mindestens 70 % führt"* (ECOP 2009). Bei der Counterstrain-Technik wird die nozizeptive Wahrnehmung, die bei einer druckvollen Palpation eines Tenderpunkts auftritt, gelindert,

---

[3] Fred Mitchell Sr. wird die Entwicklung einer Methode zugeschrieben, die heute unter der Bezeichnung Muskel-Energie-Technik bekannt ist.

[4] Der Osteopath William Neidner arbeitete mit Kindern, die an Muskeldystrophien erkrankt waren. Er entwickelte eine effektive myofasziale osteopathische Manipulation, die in der zweiten Auflage von *The Foundations for Osteopathic Medicine* (2003) detailliert beschrieben ist (S. 324).

indem die myofaszialen Strukturen während des Manövers in eine verkürzte Stellung gebracht werden.

Glover und Rennie (2003, S. 1003) stellen fest: *„Die Lage von Tenderpoints stimmt bei verschiedenen Patienten sehr genau überein und ist daher wohl weitgehend anatomisch bedingt. Verschiedene myofasziale Strukturen – Sehnen, Ligamente, Muskelbäuche – können Tenderpoints enthalten. ... Eine weitere interessante anatomische Korrelation ist die hohe Dichte von Tenderpoints in Bereichen, in denen es motorische Punkte gibt. Als ‚motorischer Punkt' wird die Stelle bezeichnet, an der der Nerv die Faszie durchstößt und in den Muskel eintritt, den er motorisch innerviert."* Ohne Berücksichtigung der faszialen Beteiligung könnte die Counterstrain-Technik also gar nicht richtig erklärt werden.

Balanced Ligamentous Tension und Ligamentous Articular Strain

Balanced Ligamentous Tension (ausgeglichene Bänderspannung, BLT) und Ligamentous Articular Strain (ligamentäre Spannungen am Gelenk, LAT) sind Techniken, die Sutherland Anfang der 1940er-Jahre entwickelte. Fasziale Elemente stehen dabei im Zentrum der muskuloskelettalen Diagnostik und Therapie (Lippincott 1949). Balanced Ligamentous Tension basiert auf folgender Grundlage: *„Nach Sutherlands Modell ist jedes Gelenk im Körper eine Art ligamentär-artikulärer Ausgleichsmechanismus. Die Ligamente liefern propriozeptive Informationen, die die muskuläre Einstellung des Gelenks steuern, und die Ligamente selbst führen die Bewegung der artikulären Komponenten."* (ECOP 2009)

So wie ein Manualmediziner/Manualtherapeut den Faszienebenen entsprechend dem Bewegungswiderstand folgt, bringt ein BLT-Therapeut die Ligamente und zugehörigen Faszien, die die Gelenkstellung halten, in eine Position ausgeglichener Spannung, und die körpereigenen Kräfte und/oder eine Bahnung durch die Atmung vervollständigen dann die Gelenkkorrektur. Carreiro (2003, S. 917) schreibt: *„Der Arzt muss das Gelenk auf geschickte Weise so positionieren, dass alle Kräfte innerhalb des artikulären Mechanismus auf einen bestimmten Punkt hin konvergieren. Dieser Punkt wird dann zum Fulkrum, um das herum die Verschiebung oder Veränderung auftritt. ... Je geschickter der Arzt, umso spezifischer ist die Konvergenz und umso weniger Kraft ist für die Korrektur der Dysfunktion erforderlich. Sehr geschickte Ärzte werden die Patienten schlicht bitten auszuatmen oder deren Kopf beugen und das Gelenk artikulieren."*

Lippincott beschreibt in seinem Beitrag (1949) Sutherlands Techniken, die man heute wohl als „myofasziale Release-Technik" bezeichnen würde, weil sie z. B. an Diaphragmastrukturen (Thoraxapertur, Zwerchfell, Beckenboden) angreifen, die nicht wirklich zu den Gelenken gehören. Die BLT-Techniken wurden auf der Grundlage der Arbeiten von Rollin Becker und anderen Osteopathen, die Sutherlands Lehren fortführten, erweitert und weiterentwickelt. Der Begriff Ligamentous Articular Strain hat sich eingebürgert, nachdem ein Lehrbuch mit diesem Titel veröffentlicht wurde (Speece et al. 2009).

Myofasziale Release-Techniken

Wie anfangs erwähnt, steht die Faszie in der osteopathischen Medizin schon seit den 1890er-Jahren im Zentrum der Aufmerksamkeit. Die Techniken für Myofascial Release (MFR) bilden *„ein diagnostisch-therapeutisches System, das zuerst von Andrew Taylor Still und seinen ersten Schülern beschrieben wurde und bei dem die Lösung myofaszialer Gewebe durch kontinuierliches palpatorisches Feedback erreicht wird. Direktes MFR: Eine restriktive Barriere im myofaszialen Gewebe wird angegangen, und das Gewebe wird mit konstanter Kraft belastet, bis das Release eintritt. Indirektes MFR: Das dysfunktionale Gewebe wird in die Richtung des geringsten Widerstands geführt, bis die Bewegung frei wird"* (ECOP 2009).

Wie das vorliegenden Buch zeigt, gibt es eine ganze Reihe verschiedener Schulen und Philosophien zum Thema „myofasziale Techniken". In der osteopathischen Tradition nehmen außer BLT und LAS noch zwei weitere Techniken unmittelbar auf die Faszie Bezug: die indirekte Methode des faszial-ligamentären Release („fascia-ligamentous release" nach Chila 2003) sowie das integrierte neuromuskuloskelettale Release (INR) mit myofaszialem Release („integrated neuromusculoskeletal release and myofascial release" nach Ward 2003). Wenn man die Arbeiten von Chila (2003) und Ward (2003) genauer liest, stellt man fest, beide von sehr ähnlichen Grundannahmen ausgehen; lediglich die konkreten Handpositionen und kontaktierten Körperzonen unterscheiden sich leicht. Zusammengenommen bieten sie ein umfassendes System angewandter myofaszialer Behandlungstechniken. Tatsächlich wird an US-amerikanischen Osteopathieschulen immer auf der Basis irgendeiner Kombination der Techniken BLT und LAS sowie INR und MFR unterrichtet. In diesem Kontext ist es dennoch sinnvoll, die Methoden anhand ihrer unterschiedlichen Terminologien zu beschreiben, denn so werden sie in Schulen und Lehrbüchern dargestellt, und so tauchen sie auch in der Dokumentation und Kodierung medizinischer Maßnahmen für die Kostenerstattung im US-amerikanischen Gesundheitswesen auf.

Osteopathie im kranialen Feld

Bei diesen auch als kraniale Osteopathie bezeichneten Manipulationen am Schädel gilt die Aufmerksamkeit der intrakraniellen Dura (Magoun 1966). *„Osteopathie im kranialen Feld (OCF) – eine Technik, bei der der Osteopath seine Diagnose und Therapie auf den primären Atemmechanismus und den Ausgleich der Membranspannung basiert ... Bezieht sich auf das diagnostische und therapeutische System, das von William G. Sutherland erstmals beschrieben wurde."* (ECOP 2009) *„Es heißt, dass Sutherland für den Kopf tat, was Still für den Körper getan hatte: ein anatomisch basiertes Konzept der Bewegungsrichtungen und -umfänge und der physiologischen Dynamik der Schädelknochen und intrakraniellen Strukturen zu beschreiben"* (King 2011a). Strukturen wie die Falx cerebri und das Diaphragma sellae stehen alle mit der Dura mater im Wirbelsäulenbereich in Verbindung und bilden die Basis für fasziale Manipulationstechniken, durch die die Hirnzentren beeinflusst werden können (King 2007).

Sutherlands „Osteopathy in the Cranial Field" hat ihren Ursprung in der Osteopathie; im Kontext dieses Buchs ist es jedoch wichtig festzuhalten, dass kraniale Manipulationen auch im Rahmen anderer Schulen und Philosophien angeboten werden, z. B. in der Kraniosakralen Therapie (Upledger und Vredevoogd 1983) oder Sacro-Occipital-Technik (SOT) (DeJarnette 1967, Hesse 1991). Allen Traditionen der kranialen Manipulationstherapie ist jedoch gemeinsam, dass die fasziale Kontinuität als wesentliches Element für die Durchführung und Wirkung der Therapie anerkannt wird.

Osteopathische Manipulationen – Zusammenfassung

Die obige Darstellung zeigt, welch zentrale Stellung die Faszie für die Theorie und Praxis der osteopathischen Therapien hat. Entsprechendes gilt auch für andere osteopathische Techniken wie FPR (Facilitated Positional Release; Schiowitz et al. 2003), PINS (Progressive Inhibition of Neuromuscular Structures; Dowling 2003), die Funktionelle Technik nach Johnston (2003) und die Gelenktechnik nach Patriquin und Jones (2003).

7.5.3 Osteopathische Beiträge zum Verständnis der Faszie

Das „übliche Kompensationsmuster"

Das Konzept des „üblichen Kompensationsmusters" (Common Compensatory Pattern, CCP) basiert ausschließlich auf dem faszialen Muster bevorzugter Bewegungen (auch als „ease of motion", etwa „Weg des geringsten Widerstands", bezeichnet) (Zink und Lawson 1979, Pope 2003). Zu den zahlreichen für das CCP beschriebenen strukturellen Auffälligkeiten gehören u. a.: Beckenkamm links höher als rechts, Spina iliaca ant. sup. links höher und geringfügig lateral, Symphyse links höher als rechts, linkes Bein scheinbar länger, rechtes Bein stärker außenrotiert. Die folgende Beschreibung ist ein Beispiel für die dynamische Palpation am stehenden Patienten: *„Der Arzt legt die Hände so an die vorderen oberen Spinae iliacae, dass die Finger parallel zum Beckenkamm liegen. Die rechte Hand des Arztes bewegt sich leicht nach oben und lateral, die linke nach unten und medial über das Gewebe. Wenn die Hände sich in entgegengesetzte Richtung bewegen, spürt man einen Widerstand."* (Zink und Lawson 1979)

„Das CCP lässt sich als bevorzugte Ausrichtung der Körperfaszien entlang der Körperlänge, vom Boden nach oben, betrachten, sodass, relativ zu den Füßen, der Beckengürtel nach rechts, die untere Thoraxapertur nach links, die obere Thoraxapertur nach rechts und der kraniozervikale Übergang wieder nach links rotiert." (Pope 2003)

An den vier Übergangszonen des Körpers – atlanto-okzipital (AO), zervikothorakal (ZT), thorakolumbal (TL) und lumbosakral (LS) – ist bei gesunden Menschen jeweils ein Richtungswechsel des faszialen „Wegs des geringsten Widerstands" festzustellen (> Abb. 7.5.1).

Das „übliche Kompensationsmuster" wird als solches bezeichnet, weil es nach Zink und Lawson (1979) bei etwa 80 % aller Menschen zu finden ist – die restlichen 20 % zeigen das umgekehrte Muster, das entsprechend als „unübliches Kompensationsmuster" (Uncommon Compensatory Pattern, UCCP) bezeichnet wird. Zink hielt die Übergangsbereiche zwischen den alternierenden Faszienebenen bzw. Richtungen des geringsten Widerstands für Schwachstellen, die – unabhängig von den vorliegenden Funktionsstörungen – in jedem Fall mitbehandelt werden sollten. Wenn die faszialen Ebenen z. B. an den Übergangsstellen nicht alternierten, sondern immer in die gleiche Richtung rotierten, interpretierte er dies als „unkompensiertes Muster", das unbehandelt irgendwann zu ernsthafteren Gesundheitsstörungen führen würde.

Zur Behandlung der Übergangszonen könnten Muskel-Energie-Verfahren am AO-Übergang oder kraniale Manipulationen am kranialen Diaphragma angewendet werden, sie erfolgt aber häufiger durch konventionelle myofasziale Manipulationsverfahren, bei denen der Therapeut Handkontakt mit dem zu behandelnden Bereich aufnimmt. Die Hände folgen dem Gewebe in seiner bevorzugten Seitneigung, Rotation oder gemäß anderen Bewegungsvektoren wie Vor- und Rückbeuge und halten es dann in dieser Position, während der Patient ein- und ausatmet. Der Therapeut folgt den Neigungen des Gewebes, bis ein palpatorisch fühlbares „Release" in

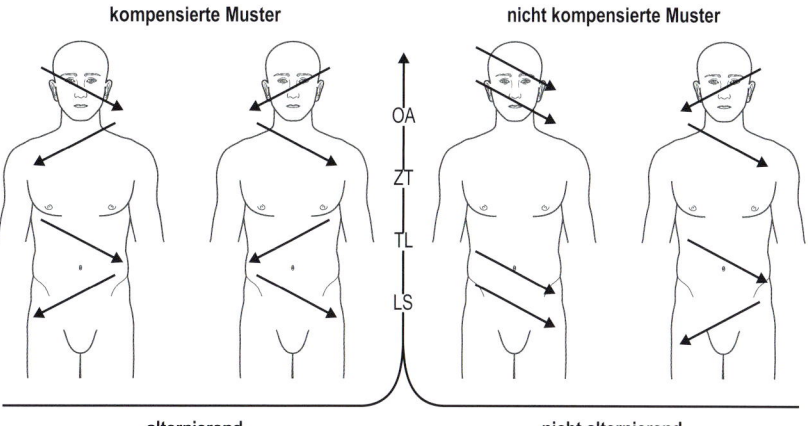

Abb. 7.5.1 Kompensierte und nicht kompensierte Muster. Nach Kuchera und Kuchera 1994; Abdruck mit freundlicher Genehmigung.

Form eines „Nachgebens" oder „Weichwerdens" stattfindet und das Gewebe wieder zur Mitte zurückkehrt.

Die Theorie zur Entstehung des CCP ist spekulativ, aber insofern bemerkenswert, als sie auf den Geburtsvorgang Bezug nimmt: Kopf und Körper des Fetus müssen beim Durchtritt durch den Geburtskanal nacheinander verschiedene Positionen einnehmen, die eine lebenslange fasziale Bewegungspräferenz hinterließen. Gestützt wird diese Vermutung durch die Tatsache, dass bei der Mehrzahl der Kindslagen das linke Hinterhaupt vorangeht; dies beeinflusst die spätere fasziale Vorzugsbewegung ebenso wie die Position der Labyrinthstrukturen im Schläfenbein, die das Stellungsgleichgewicht in kompensierter Form aufrechterhalten (Pope 2003). Zink selbst nahm allerdings an, dass das CCP traumatisch bedingt und auf die vielen Stürze zurückzuführen ist, die ein Kind in der frühen Entwicklung am Übergang vom Säuglings- zum Kleinkindalter durchmacht (Zink 1977). Falls sich die eine oder die andere Hypothese wissenschaftlich bestätigen lässt, wäre eine Konsequenz sicher die, dass die Behandlung von Säuglingen und Kleinkindern verstärkte Aufmerksamkeit erfahren sollte.

Wie bei vielen Konzepten findet sich auch hier eine Verbindung zur griechischen Philosophie und Kunst. Quinn (2000) hat die faszinierende Beobachtung gemacht, dass das CCP möglicherweise schon in der Antike bekannt war, wie man an der griechischen Plastik, z.B. der Aphrodite von Knidos (ca. 340–330 v. Chr.), sehen kann. Auch der italienische Begriff des „contrapposto" nimmt darauf Bezug. Er beschreibt die „natürliche" Haltung von Statuen, deren *Körperteile einander asymmetrisch gegenüberliegen und um eine zentrale Achse angeordnet* sind (Janson und Janson 1997) (> Abb. 7.5.2).

Bioelektrische Faszienaktivierung und Release

O'Connell (1998) entwickelte das Konzept des bioelektrischen Faszienrelease auf der Grundlage von A. T. Stills Schriften; Teile gehen aber auch auf die Arbeit von Fulford (1996) und auf die Erwähnung der piezoelektrischen Eigenschaften der Faszie bei Becker und Selden (1985) zurück. O'Connell beschreibt typische manuelle Kontaktformen, wie sie bei myofaszialen Release-Techniken zur Anwendung kommen, unter dem Aspekt der elektrischen Bioreaktionsfähigkeit der Faszie. Zur Erklärung dieser Phänomene diskutiert und verwendet er die Konzepte des Gewebegedächtnisses und der feinfühligen palpatorischen Techniken. Obwohl diese Techniken noch nicht zur Mainstream-OMT gehören, stehen sie doch im Einklang mit Stills ganzheitlicher Body-Mind-Spirit-Philosophie. Andere Osteopathen, die ebenfalls über solche Zusammenhänge schreiben und lehren, sind Upledger (1990), der das Gewebegedächtnis im Zusammenhang mit einem Phänomen, das er „Energiezyste" nennt, beschreibt, und Jealous (2001), dessen biodynamisches kraniales Osteopathiekonzept O'Connells holografischer Beschreibung der feinfühligen Palpationsbehandlung entspricht.

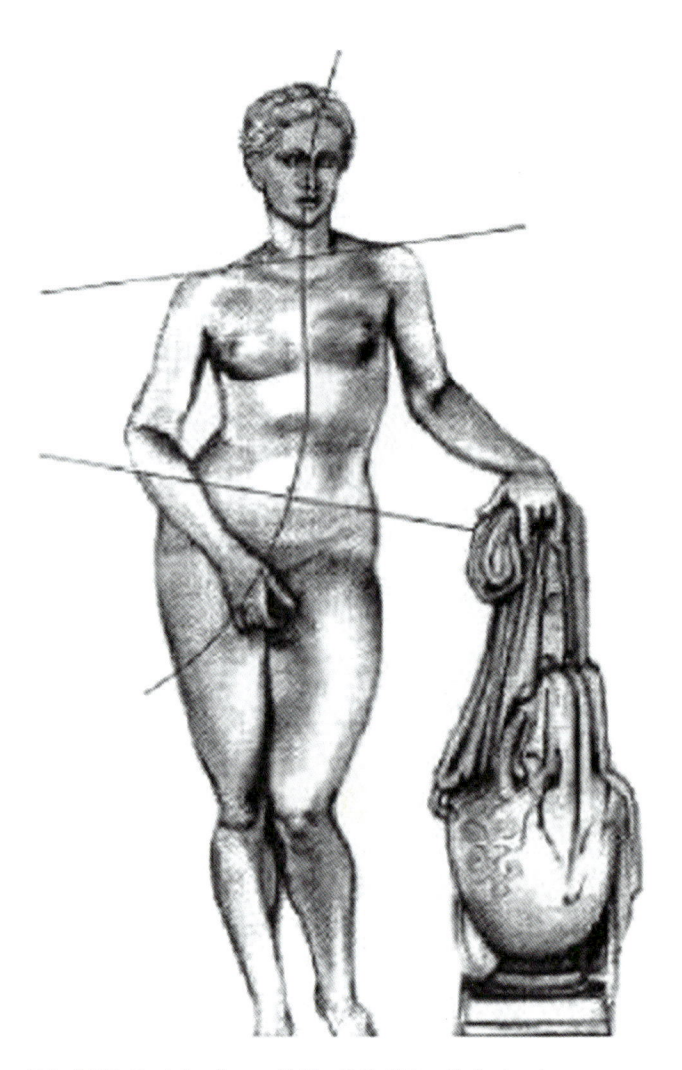

Abb. 7.5.2 Die Aphrodite von Knidos (340–330 v. Chr.) zeigt ein „contrapposto": eine s-förmige Krümmung des Achsenskeletts durch Kippung von Hüften und Schultern in entgegengesetzter Richtung. Nach Quinn 2000; Abdruck mit freundlicher Genehmigung.

7.5.4 Forschung

Licciardone, Brimhall und King (2005) erstellten aus osteopathischer Sicht eine systematische Zusammenfassung und Metaanalyse, um den Nutzen der OMT für chronische Lumbalgien zu zeigen. In anderen Arbeiten wurden Daten vorgestellt, die die Annahme stützen, dass die OMT bei verschiedensten Erkrankungen von Nutzen ist (King 2011a, 2011b). Bei allen diesen Untersuchungen wurden OMT-Techniken angewandt, für die nach obiger Diskussion die Faszie als zentrale Komponente des Wirkungsmechanismus angesehen wird.

Eher in den Kernbereich dieses Buchs fällt die Arbeit von Paul Standley (Dodd et al. 2006, Eagan, Meltzer und Standley 2007, Standley und Meltzer 2008), der die Effekte kontinuierlicher Vibration oder Spannung (zur Simulation indirekter OMT und myofaszialer Release-Techniken) auf *In-Vitro*-Präparate menschlicher Fibroblasten untersuchte. Dazu wurden menschliche Fibroblasten unter vier verschiedenen Bedingungen auf einer Elastomerunterlage gezüchtet.

Tab. 7.5.1 ELISA-Messwerte der Interleukinkonzentrationen in Abhängigkeit vom Belastungsprofil (normalisiert auf die relativen Proliferationsindizes). Aus Dodd et al. 2006; Abdruck mit freundlicher Genehmigung des *Journal of the American Osteopathic Association*.

Interleukin	Belastungsprofil, Mittelwert ± SE*				
	BL	RMS	24RMS	24IOMT	24RMS + IOMT
Proinflammatorisch					
IL-1α	3,41 ± 0,47	2,44 ± 1,69†	4,48 ± 0,54	4,05 ± 0,21	2,54 ± 0,74
IL-3	8,63 ± 0,44	6,46 ± 1,12	5,80 ± 0,67	3,89 ± 0,54‡	3,42 ± 0,85
IL-6	80,32 ± 7,42	70,65 ± 1,16†	92,47 ± 4,36	89,07 ± 7,94	42,73 ± 1,28†
IL-7	1,63 ± 0,78	3,94 ± 2,23	4,86 ± 3,58	4,63 ± 2,40	2,15 ± 1,60

Abkürzungen: BL Baseline (Ausgangswert), RMS simulierte Arbeitsüberlastung (repetitive motion strain), 24RMS 24 Stunden nach RMS, IOMT indirekte osteopathische Manipulationstechnik, 24IOMT 24 Stunden nach IOMT.
* Mittelwert aus drei Messungen und Standardfehler; berechnet für jedes Interleukin als Quotient aus dem ELISA-Messwert und dem gemessenen Proliferationsindex. ELISA-Messungen wurden auch für IL-1β, IL-2, IL-1RA, IL-4 und IL-16 durchgeführt, aber diese Interleukine waren nicht nachweisbar.
† $p < 0,05$ vs. 24RMS. ‡ $p < 0,05$ vs. BCS.

Tab. 7.5.2 Vergleich der Zytokinsekretion nach äquibiaxialer und heterobiaxialer Belastung von Fibroblasten. Angegeben ist die prozentuale Änderung im Vergleich zu den nicht belasteten Kontrollzellen (Mittelwert ± SEM). Aus Eagan, Meltzer und Standley 2007; Abdruck mit freundlicher Genehmigung des *Journal of Manipulative and Physiological Therapeutics*.

Zytokin	Äquibiaxial [% Δ zu unbelasteten Zellen]	Heterobiaxial [% Δ zu unbelasteten Zellen]
Fraktalkin	7,4 ± 57,7	nicht nachweisbar
IL-6	−16,9 ± 2,8[a, b]	58,6 ± 16,4
IL-7	−43,2 ± 28,8	nz
MDC	−26,0 ± 4,3[a, b]	150,9 ± 34,1
NO	45,3 ± 52,3	177,8 ± 54,7
PARC	−25,13 ± 63,0	nz

nz nicht zutreffend, IL Interleukin, MDC macrophage-derived chemokine, NO Stickstoffmonoxid, PARC pulmonary and activation-regulated chemokine.
[a] $p \leq 0,05$ vs. 0 (keine Änderung).
[b] $p \leq 0,05$ vs. prozentuale Änderung nach heterobiaxialer Belastung.

Die nicht belasteten Zellen wurden während des Experiments keinerlei Vibration oder Spannung ausgesetzt. Andere Zellen wurden zur Simulation einer Arbeitsüberlastung (repetitive motion strain, RMS) acht Stunden lang repetitiven Bewegungen mit einer Auslenkung von 10 % auf der Elastomerunterlage ausgesetzt. Zur Simulation von Counterstrain (das in diesem Zusammenhang als eine Form des myofaszialen Release angesehen werden kann) wurden Zellen auf der Elastomerunterlage 60 Sekunden lang um 6 % deflektiert, bevor die Probennahme erfolgte. Für RMS + CS wurde zunächst das RMS-Protokoll (8-stündige Vibration) durchgeführt und drei Stunden später das einminütige CS-Protokoll. Die Unterschiede der zellulären Morphologie (> Tafel 7.5.1) veranschaulichen die möglichen Folgen einer manuellen Therapie. Parallel dazu zeigen die Daten zur Ausschüttung proinflammatorischer Zytokine (> Tab. 7.5.1) Effekte der muskuloskelettalen Schädigung sowie des indirekten myofaszialen Release (OMT) auf die zelluläre Sekretion.

Konsequenzen für die Wahl der Richtung bei Manipulationen am menschlichen Gewebe ergeben sich möglicherweise aus den Ergebnissen von Meltzer und Standley (2007), nach denen äquibiaxiale Spannung (Dehnung in einer Richtung) ein anderes Sekretionsmuster erzeugt als heterobiaxiale Spannung (Dehnung in allen Richtungen gleichzeitig) (> Tab. 7.5.2). Die Autoren stellen fest: *„Diese beobachteten Unterschiede zwischen HETERO- und ÄQUI-belasteten Fibroblasten können möglicherweise die unterschiedliche Wirksamkeit manueller Behandlungsformen erklären, die sich bezüglich der Richtung der Gewebedehnung unterscheiden."* (Meltzer und Standley 2007)

LITERATURQUELLEN

Becker RO, Selden G. The body electric: Electromagnetism and the foundation of life. New York: William Morrow, 1985.

Brous N. Fascia. In: DiGiovanna E, Schiowitz S (eds). An osteopathic approach to diagnosis and treatment. Philadelphia, PA: Lippincott-Raven, 1997.

Carreiro J. Balanced ligamentous tension techniques. In: Ward RC (ed.). Foundations for Osteopathic Medicine. 2nd ed. Philadelphia, PA: Lippincott, Williams & Wilkins; 2003: p. 916–930.

Chila AC. Fascial-ligamentous release – indirect approach. In: Ward RC (ed.). Foundations for Osteopathic Medicine. 2nd ed. Philadelphia, PA: Lippincott, Williams & Wilkins; 2003: p. 908–915.

DeJarnette MB. The philosophy, art and science of sacral occipital technic. Nebraska City, NE: [Eigenveröffentlichung] 1967.

Dodd JG, Good MM, Nguyen TL, Grigg AI, Batia LM, Standley PR. In vitro biophysical strain model for understanding mechanisms of osteopathic manipulative treatment. J Am Osteopath Assoc. 2006; 106: 157–166.

Dowling DJ. Progressive inhibition of neuromuscular structures technique. In: Ward RC (ed.). Foundations for osteopathic medicine. 2nd ed. Philadelphia, PA: Lippincott, Williams & Wilkins; 2003: p. 1026–1033.

Eagan TS, Meltzer KR, Standley PR. Importance of strain direction in regulating human fibroblast proliferation and cytokine secretion. J Manipulative Physiol Ther. 2007; 30: 584–592.

Educational Council on Osteopathic Principles (ECOP). Glossary of Osteopathic Terminology. Chevy Chase, MD: American Association of Colleges of Osteopathic Medicine, 2009.

Ehrenfeuchter WC, Sandhouse M. Muscle energy techniques. In: Ward RC (ed.). Foundations for Osteopathic Medicine. 2nd ed. Philadelphia, PA: Lippincott, Williams & Wilkins; 2003; p. 881–907.

Fulford R. Fulford's touch of life: The healing power of the natural life force. New York: Dr. Pocket Books, 1996.

Glover JC, Rennie PR. Strain and counterstrain techniques. In: Ward RC (ed.). Foundations for Osteopathic Medicine. 2nd ed. Philadelphia, PA: Lippincott, Williams & Wilkins; 2003: p. 1002–1016.

Hesse N. Major Bertrand DeJarnette; six decades of sacro-occipital research, 1924–1984. Chiropr Hist. 1991; 11: 13–15.

Janson H, Janson A. History of art. 5th ed. New York: Harry N. Abrams, 1997: p. 139.

Jealous J. Emergence of originality. 2nd ed. Farmington, ME: Biodynamic/Sargent Publishing, 2001.

Johnston WL. Functional technique: An indirect method. In: Ward RC (ed.). Foundations for Osteopathic Medicine. 2nd ed. Philadelphia, PA: Lippincott, Williams & Wilkins; 2003: p. 969–984.

Jones LH. Spontaneous release by positioning. The DO. 1964; 4: 109–116.

Kappler RE, Jones JM. Thrust (high-velocity/low-amplitude) techniques. In: Ward RC (ed.). Foundations for Osteopathic Medicine. 2nd ed. Philadelphia, PA: Lippincott, Williams & Wilkins; 2003: p. 852–880.

King HH. Cranial fascia: Continuity and motion characteristics. Präsentation beim First International Fascia Research Congress: Basic Science and Implications for Conventional and Complementary Health Care. Harvard University, Boston, 2007.

King HH. Research on somato-visceral interactions and the impact of manual therapy on systemic disorders. In: King HH, Jánig W, Patterson M (eds.). The science and clinical application of manual therapy. Edinburgh: Churchill Livingstone, 2011a.

King HH. Osteopathy in the cranial field. In: Chila AC (ed.). Foundations for osteopathic medicine. 3rd ed. Philadelphia, PA: Lippincott, Williams & Wilkins, 2011b.

Kuchera W, Kuchera M. Osteopathic principles in practice. Columbus, OH: Greyden Press, 1994.

Licciardone JC, Brimhall A, King LN. Osteopathic manipulative treatment for low back pain: A systematic review and meta-analysis of randomized controlled trials. BMC Musculoskelet Disord. 2005; 6: 43–54.

Lippincott HA. The osteopathic technique of Wm. G. Sutherland, D.O. In: Yearbook of the Academy of Applied Osteopathy. Indianapolis, IN: American Academy of Osteopathy; 1949: p. 1–24.

Magoun HI. Osteopathy in the cranial field. 2nd ed. Kirksville, MO: Journal Publishing Company, 1966. Dt.: Osteopathie in der Schädelsphäre. 2. A. Pähl: Jolandos, 2009.

Meltzer KR, Standley PR. Modeled repetitive motion strain and indirect osteopathic manipulative techniques in regulation of human fibroblast proliferation and interleukin secretion. J Am Osteopath Assoc. 2007; 107: 527–536.

Mitchell FL. Structural pelvic function. In: Barnes MW (ed.). Yearbook of the Academy of Applied Osteopathy. Indianapolis, IN: American Academy of Osteopathy; 1958: p. 71–90.

O'Connell JA. Bioelectric fascial activation and release: The physician's guide to hunting with Dr. Still. Indianapolis, IN: American Academy of Osteopathy, 1998.

Patriquin DA, Jones JM. Articulatory techniques. In: Ward RC (ed.). Foundations for Osteopathic Medicine. 2nd ed. Philadelphia, PA: Lippincott, Williams & Wilkins; 2003: p. 835–851.

Pope RE. The common compensatory pattern: Its origin and relationship to the postural model. Am Acad Osteopath J. 2003; 14: 19–40.

Quinn A. The compensatory pattern as seen in art and osteopathy. Am Acad Osteopath J. 2000; 10: 21–23.

Schiowitz S, DiGiovanna EL, Dowling DJ. Facilitated positional release. In: Ward RC (ed.). Foundations for Osteopathic Medicine. 2nd ed. Philadelphia, PA: Lippincott, Williams & Wilkins; 2003: p. 1017–1025.

Speece CA, Crow WT, Simmons SL. Ligamentous articular strain. 2nd ed. Seattle: Eastland Press, 2009.

Standley PR, Meltzer KR. In vitro modeling of repetitive motion strain and manual medicine treatments: Potential roles for pro- and anti-inflammatory cytokines. J Bodyw Mov Ther. 2008; 12: 201–203.

Still AT. Philosophy and mechanical principles of osteopathy. Kansas City, MO: Hudson-Kimberly Publishing Co., 1902.

Upledger JE. Somatoemotional release. Palm Beach Gardens, FL: Upledger Institute Publishing, 1990.

Upledger JE, Vredevoogd JD. Craniosacral therapy. Seattle, WA: Eastland Press, 1983.

Van Buskirk RL. The Still technique manual. 2nd ed. Indianapolis, IN: American Academy of Osteopathy, 2006.

Ward RC. Integrated neuromusculoskeletal release and myofascial release. In: Ward RC (ed.). Foundations for Osteopathic Medicine. 2nd ed. Philadelphia, PA: Lippincott, Williams & Wilkins; 2003: p. 931–968.

Zink JG. Respiratory and circulatory care: The conceptual model. Osteopath Ann. 1977; 5: 108–112.

Zink GJ, Lawson WB. An osteopathic structural examination and functional interpretation of the soma. Osteopath Ann. 1979; 7: 433–440.

WEITERE LITERATURHINWEISE

Becker R. The body electric: Electromagnetism and the foundation of life. New York: William Morrow, 1987.

First International Fascia Research Congress. Basic science and implications for conventional and complementary health care. Boston, MA: Harvard University, 2007.

7.6 Bindegewebsmassage
Stephanie A. Prendergast und Elizabeth H. Rummer

Das Bindegewebe ist verantwortlich für die Formgebung und -erhaltung im Körper; es umgibt jeden Muskel, jede Membran, jede Faser und alle Systeme einschließlich des Nervensystems und Bewegungsapparats. Funktionsstörungen des Bindegewebes können daher nachteilige Wirkungen auf die Skelettmuskulatur, das periphere und zentrale Nervensystem, die Gelenkmechanik und die Eingeweidestrukturen haben. Restriktionen im Bindegewebe tragen in relevantem Ausmaß zu myofaszialen Schmerzsyndromen bei, und ein Behandlungserfolg wird sich bei diesen Syndromen nur einstellen, wenn auch das Bindegewebe untersucht und gegebenenfalls – d. h., sofern dysfunktionales Gewebe gefunden wird – eine Bindegewebsmassage (auch Bindegewebsmanipulation [Connective Tissue Manipulation, CTM]) in den Behandlungsplan aufgenommen wird. Dieses Kapitel beschreibt die Physiologie des Bindegewebes, die lokalen Wirkungsmechanismen und postulierten reflektorischen Effekte der CTM sowie die Durchführung der CTM am *lockeren Bindegewebe*. Auch wissenschaftliche Belege zum klinischen Nutzen der CTM werden aufgeführt.

Lockeres Bindegewebe ist in der oberflächlichen und tiefen Faszie sowie in den Muskelsepten vorhanden. Es umgibt die Blutgefäße und Nerven, bildet ein Gerüst für die meisten Organe sowie die Gewebeschicht zwischen der Haut und den Muskeln. Es gilt als *Bindegewebe im engeren Sinne* (Ebner 1975) und wurde in neueren Untersuchungen öfters als „areoläres Bindegewebe" bezeichnet (Langevin et al. 2009). Areoläres Bindegewebe verbindet nicht nur die Strukturen und hält sie an ihrem Platz, sondern es speichert auch Fett und erleichtert dem Körper die Speicherung von Wärme. Die areoläre Bindegewebsmatrix unterstützt die Gewebereparatur durch Ablagerung von Kollagenfasern und Bildung von Narbengewebe. Durch dieses Gewebe werden Nährstoffe von den Blutgefäßen zu den einzelnen Zellen transportiert und Metaboliten von den Zellen zu den Blut- und Lymphgefäßen. Physiologisch hängt die Struktur des Bindegewebes von der Vaskularisierung und Blutversorgung ab und wird durch Nebennierenhormone beeinflusst. Zwischen den Fibroblasten und Mastzellen im Bindegewebe und den Nebennierenrindenhormonen besteht eine inverse Beziehung; d. h., eine Abnahme der Hormonsekretion führt zu einer Zunahme der Fibroblasten- und Mastzellaktivität, sodass Wasser im Gewebe zurückgehalten wird (Ebner 1975, Holey 1995).

Wenn Bindegewebe dysfunktional wird, verhält sich das Ausmaß der entstehenden Probleme proportional zu der Unterstützung, die das Gewebe in gesundem Zustand bietet. Zur Beschreibung von Bindegewebsrestriktionen und/oder -dysfunktionen werden verschiedene Bezeichnungen verwendet. Nach der Definition von Maigne (1995) versteht man unter einer „Cellulagie" „*neurotrophe Manifestationen*". Damit einher gehen u. a. „*subkutane Druckempfindlichkeit und Verdickung*". Eine Cellulagie kann nachgewiesen werden durch den Hautfaltentest nach Kibler, bei dem eine Hautfalte zwischen den Fingern gerollt wird. Liegt eine Cellulagie vor, entstehen beim Rollen Schmerzen, und der Therapeut bemerkt eine Verdickung. Ebner (1975) verwendete den Begriff „trophisches Ödem" zur Beschreibung des verdickten, überempfindlichen lockeren Bindegewebes. Dysfunktionales Bindegewebe mit entzündlicher Hyperplasie des weißen fibrösen Gewebes wurde außerdem als „Pannikulose" und „Fibrositis" beschrieben (Travell und Simons 1993, Kotarinos 2008). In diesem Kapitel wird der Begriff „subkutane Pannikulose" verwendet, um verdicktes Bindegewebe zu beschreiben, das beim Faltenrollen schmerzt (sprich: dysfunktionales Bindegewebe).

Bereiche subkutaner Pannikulose manifestieren sich beim Faltenrollen nicht nur als verdicktes oder verhärtetes Gewebe, sondern können sich auch mit vasomotorischen, pilomotorischen und sudomotorischen Reaktionen, vermehrter Ansammlung subkutaner Flüssigkeit und Atrophie oder Hypertrophie der darunterliegenden Muskulatur bemerkbar machen (Chaitow 1988). Die Atrophie der darunterliegenden Muskulatur kommt dadurch zustande, dass das verdickte Gewebe die Funktion der Natrium-Kalium-Pumpe in der Muskulatur behindert (Ebner 1975).

Die Pannikulose kann über das periphere Nervensystem lokale nozizeptive Schmerzen verursachen, und man nimmt an, dass sie über das Zentralnervensystem auch ausstrahlende Schmerzen an entfernten Orten verursachen kann (Bischof und Elmiger 1963, Fitzgerald und Kotarinos 2003).

7.6.1 Entstehung von Bindegewebszonen

Wie sich eine Dysfunktion des subkutanen Gewebes – eine sog. „Bindegewebszone" – entwickelt, wurde anhand verschiedener Mechanismen erklärt: als das Ergebnis viszeraler, übertragener Schmerzen in den Geweben oberhalb von myofaszialen Triggerpunkten, im kutanen Versorgungsgebiet entzündeter peripherer Nerven oder oberflächlich über Bereichen mit einer Gelenkdysfunktion.

Viszerosomatische Reflexe

Über viszerosomatische (auch: viszeroparietale) Reflexe führen viszerale Störungen zu somatischen Symptomen. Genauer: Über den viszerokutanen Reflexbogen manifestieren sich Störungen oder Erkrankungen eines viszeralen Organs mit übertragenen Schmerzen im Versorgungsbereich der somatischen Nerven, die aus demselben Rückenmarksegment stammen wie die sensorischen sympathischen Nervenfasern, die das entsprechende Organ versorgen (Head 1893, Janig 1996). Viszerokutane Reflexe wurden von vielen Autoren untersucht und werden auch als „Head-Zonen", „Chapman-Reflexe" oder „Mackenzie-Zonen" bezeichnet (> Abb. 7.6.1).

Der Reflexbogen beginnt mit afferenten Impulsen von den viszeralen Rezeptoren. Diese werden zum Hinterhorn des Rückenmarks geleitet und dort über Interneuronen mit sympathischen und peripheren motorischen efferenten Bahnen verschaltet. Dadurch kommt es zu sensiblen Veränderungen in Blutgefäßen und Haut (sowie in Muskeln und Organen) (Bischof und Elmiger 1963, Arendt-Nielsen, Schipper und Dimcevski 2008). Wenn die pathologische viszeroafferente Erregung chronisch wird, kommt es in der Haut zur neurogenen Plasmaextravasation, die wiederum eine periphere Vasokonst-

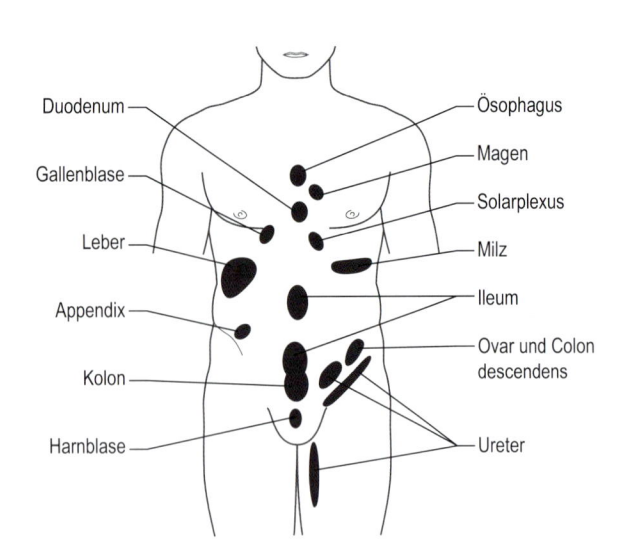

Abb. 7.6.1 Abdominelle Reflexzonen (nach Mackenzie).

riktion, Hyperästhesie und veränderte Thixotropie verursacht. In der neueren Literatur werden drei mögliche neurale Mechanismen zur Erklärung viszerokutaner Reflexe herangezogen, die in Tiermodellen nachgewiesen wurden. Takahashi (1996) stellte fest, dass es infolge einer antidromen Erregung von C-Fasern der Spinalnerven zur Plasmaextravasation kommen kann. Dabei können auch bei unilateraler Erregung beidseitig Veränderungen in der Haut auftreten. Studien zeigen, dass der tatsächlich verantwortliche Mechanismus wahrscheinlich eine Kombination aus den drei von Wesselmann und Lai (1997) beschriebenen Vorgängen ist. Einer dieser Mechanismen beruht auf der Tatsache, dass sensible Neuronen sich in ihrem Verlauf verzweigen und je einen Ast zum Uterus und zur Haut senden. Wenn entzündliche Vorgänge im Uterus über den viszeralen Ast zur Erregung des afferenten Neurons führen, könnten antidrom Signale über den somatischen Ast geleitet werden und eine Plasmaextravasation verursachen. Außerdem nimmt Wesselmann an, dass kutane afferente Neuronen möglicherweise durch viszerale afferente Neuronen erregt werden können. Bei einem solchen spinalen Mechanismus käme es zur antidromen Aktivierung kutaner Afferenzen und damit wiederum zu einer Plasmaextravasation. Dafür müssen die sympathischen postganglionären Nervenendigungen intakt sein – wenn die spinale Vorderwurzel nicht intakt ist, ist die Plasmaextravasation geringer ausgeprägt (Wesselmann und Lai 1997). Auch grundlagenwissenschaftliche Untersuchungen (Beal 1985) haben gezeigt, dass somatische Störungen viszerale Veränderungen hervorrufen können. Dieses Phänomen wird auch als „somatoviszeraler Reflex" bezeichnet (Sato 1995).

Oberhalb von Muskeln mit myofaszialen Triggerpunkten

Travell und Simons (1993) beschreiben eine enge Assoziation zwischen aktiven myofaszialen Triggerpunkten und Restriktionen im subkutanen Bindegewebe. Dermographismus/Fibrositis tritt üblicherweise meist über Muskeln von Nacken, Schultern und Rumpf und seltener über Extremitätenmuskeln auf. Bei einer Pannikulose ist die Viskosität des Subkutangewebes erhöht, was auf eine Thixotropie hinweist. Travell und Simons postulierten, dass die bindegewebigen Restriktionen mit der Aktivität des sympathischen Nervensystems in Zusammenhang stehen könnten und Mechanismen beteiligt sind, die in den darunterliegenden myofaszialen Triggerpunkten wirken. Die Behandlung der Pannikulose kann myofasziale Triggerpunktaktivität lindern und/oder die tiefer liegenden myofaszialen Triggerpunkte der Therapie besser zugänglich machen. Travell und Simons forderten gezielte Studien zur Untersuchung der Beziehung zwischen myofaszialer Triggerpunktaktivität und oberflächlicher Pannikulose.

Dermatome entzündlich veränderter neuraler Strukturen

Der Hautfaltentest (Kibler-Test) am Subkutangewebe im Versorgungsgebiet eines peripheren Nervs wird allgemein als klinisches Zeichen für entzündliche Veränderungen am Nervengewebe angesehen. In den betroffenen Dermatomen treten ausstrahlende Schmerzen sowie eine Hyperalgesie der Haut und Unterhaut auf. Diese Hyperalgesie oder Überempfindlichkeit kann festgestellt werden, indem man vorsichtig eine Hautfalte zwischen Daumen und Zeigefinger fasst, vom Rumpf abhebt und die subkutanen Unterflächen der Falte mit einer rollenden Bewegung gegeneinander verschiebt. Es kann das gesamte Dermatom betroffen sein oder nur ein Teil des Gewebes (Maigne 1996, Beco 2004).

Oberhalb von dysfunktionalen Gelenkbereichen

Robert Maigne prägte den Begriff „Cellulagia" [parallel zum Begriff „Cellulitis" = Entzündung im Unterhautzellgewebe/Phlegmone; A. d. Ü.], als er feststellte, dass eine Dysfunktion der Wirbelgelenke neurotrophe Reflexe auslösen kann. Eine solche „Cellulagie" kann in der Haut auftreten, die oberhalb des dysfunktionalen Wirbelgelenks liegt und von der entsprechenden Nervenwurzel versorgt wird (Maigne 1996).

7.6.2 Physiologie der Bindegewebsmassage (CTM)

Die CTM hat sowohl lokale mechanische als auch hypothetische reflektorische Wirkungen. Die mechanischen Wirkungen umfassen Vasodilatation, verbesserte Gewebemobilität, Beseitigung nozigener Substanzen, vegetative Reaktionen (positiver und negativer Art), verminderte Hyperalgesie und verbesserte Gewebegesundheit (Holey 1995).

Was die reflektorische Ebene betrifft, so wird angenommen, dass die CTM eine Reaktion im sympathischen Terminalretikulum der Haut hervorruft. Dieser Impuls wird über das vegetative Nervensystem (VNS) zum sympathischen Grenzstrang und Rückenmark geleitet und gelangt über die efferenten vegetativen Wurzelzellen zum

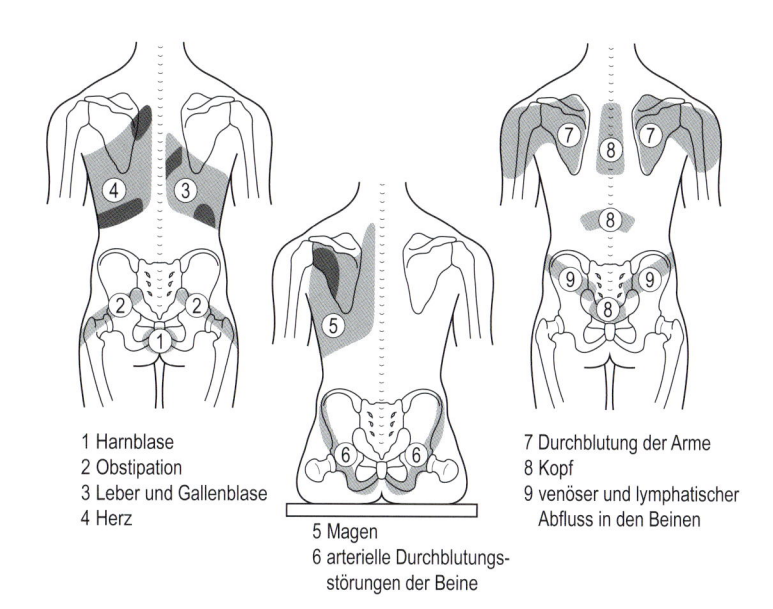

Abb. 7.6.2 Bindegewebsreflexzonen (nach Ebner).

1 Harnblase
2 Obstipation
3 Leber und Gallenblase
4 Herz
5 Magen
6 arterielle Durchblutungsstörungen der Beine
7 Durchblutung der Arme
8 Kopf
9 venöser und lymphatischer Abfluss in den Beinen

segmentalen oder benachbarten sympathischen Ganglion und zum erkrankten Organ (Ebner 1975).

Die Kenntnis der Bindegewebsphysiologie kann zu verstehen helfen, warum unbehandelte Bindegewebsrestriktionen Organfunktionsstörungen, Muskeldysfunktion, erhöhte neurale Spannung, weitere Bindegewebsrestriktionen und persistierende myofasziale Schmerzsyndrome hervorrufen können.

7.6.3 Bindegewebsmassage

Die Bindegewebsmassage (Connective Tissue Manipulation, CTM), ursprünglich von Elisabeth Dicke (1953) und einer Gruppe von Physiotherapeuten und Ärzten in Deutschland entwickelt, ist eine manuelle Technik zur Behandlung von Restriktionen im Subkutangewebe, mit der die normale Gewebemobilität und Durchblutung wiederhergestellt werden soll. Die Technik wurde ursprünglich zur unterstützenden Behandlung von organischen Störungen wie z. B. Herz- oder Lungenerkrankungen entwickelt. Patienten mit Restriktionen des Bindegewebes beschreiben – unabhängig von deren Ätiologie – eine gesteigerte Berührungsempfindlichkeit, Abneigung gegen eng sitzende Kleidung, Schmerzen durch Kompression (z. B. an der Oberschenkelrückseite beim Sitzen), Schmerzen beim Dehnen (z. B. im hinteren Oberschenkel bei Dehnung der Beinrückseite), spontane Schmerzen in der Haut, Juckreiz und verschlechterte Gewebeintegrität. Je ausgeprägter die vorhandenen Symptome sind, umso ausgeprägter sind auch die Bindegewebsrestriktionen. Beispielsweise verusacht längerer Druck bei leichten Gewebeverhärtungen nur eine geringe Gewebeirritation, während bei mittelschweren Restriktionen eine Überempfindlichkeit gegen Berührung zu beobachten ist. Schwere Restriktionen können auch ohne Berührung, Dehnung oder Druck Schmerzen verursachen sowie mit einer Fissurenbildung an der Haut einhergehen. Nach der klinischen Erfahrung der Autorinnen werden solche Symptome häufig fehlinterpretiert und daher falsch oder gar nicht behandelt.

Die klinische Forschung lässt die Vermutung zu, dass Körperoberfläche, Organe und Bindegewebe innerhalb des Versorgungsgebiets eines segmentalen Nervs durch reflektorische Bahnen miteinander verbunden sind (Holey 1995) (> Abb. 7.6.2).

Ursprünglich wurden die CTM-Methoden entwickelt, um Bindegewebe zu beeinflussen, das über die segmentale Nervenversorgung mit einer bestimmten viszeralen Struktur assoziiert ist. Die deutschen Therapeuten, die CTM entwickelten, beschrieben positive Effekte bei Patienten mit kardialen und pulmonalen Erkrankungen, peripheren Durchblutungsstörungen, neurologischen Erkrankungen, gynäkologisch-geburtshilflichen Problemen und Störungen des Gastrointestinal- und Harntrakts. Gegenwärtig wird die CTM dagegen hauptsächlich eingesetzt, um spinale und periphere Gelenkfunktionsstörungen, Arthrose und rheumatische Erkrankungen, Nervenwurzelschmerzen, Ischialgien und Neuralgien zu behandeln (Gifford und Gifford 1994).

Untersuchung

Dicke (1953) und Ebner (1975) beschreiben Streichungen, die je nach Erkrankung in bestimmten Richtungen und nach bestimmten Mustern ausgeführt werden. Die von den Autorinnen praktizierte CTM basiert auf der Theorie und Praxis von Dickes Technik, die teilweise modifiziert wurde. Im Folgenden wird die CTM so beschrieben, wie die Autorinnen sie anwenden.

Das Bindegewebe kann nur manuell untersucht werden, denn es gibt zurzeit keine anderen diagnostischen Methoden zur akkuraten Erfassung von Bindegewebsdysfunktionen. Die Untersuchung beginnt mit einer Inspektion der Haut, die nach sichtbaren Zeichen einer Gewebedysfunktion abgesucht wird. An diesen orientiert sich die nachfolgende Behandlung. Dysfunktionales Gewebe kann verfärbt, eingezogen oder abgeflacht sein (Head 1893), die darunterliegende Muskulatur kann dabei sichtbar hypertrophiert oder atrophiert und die Hautgesundheit beeinträchtigt sein. Vor der manuellen Untersuchung des Bindegewebes wird eine umfassende Untersuchung des Bewegungsapparats durchgeführt. Die CTM-Untersuchung beginnt in den Bereichen, in denen gestörtes Bindegewebe lokalisiert wurde. Alle Gewebe im Umkreis einer muskuloskelettalen Dysfunktion sollten gründlich untersucht werden. Man beginnt dabei typischerweise distal der Hauptbeeinträchtigung und bewegt sich von distal nach proximal, bis das gesamte Gebiet über der Störung sowie die umgebenden Gewebe erfasst sind.

Zu Beginn der Untersuchung liegt der Patient auf dem Rücken oder auf dem Bauch. Das Gewebe wird geprüft, indem man es – unter Verwendung einer minimalen Menge Hautcreme – zwischen den Spitzen von Daumen und Fingern rollt. Die Daumenspitzen gleiten parallel zum darunterliegenden Muskel unter die Bindegewebsschicht, während die Finger das Subkutangewebe greifen und zu den Daumen hinziehen. Dabei sollte man nicht mit den Fingerbeeren arbeiten, die keine ausreichende Griffestigkeit bieten. Eine korrekte Ausführung der CTM ist nur unter Einsatz der Fingerspitzen zur Mobilisierung des Gewebes möglich. Kurze Fingernägel sind dafür essenziell. Das Gewebe wird fest, relativ oberflächlich und mit minimalem Druck auf die Haut gegriffen. Die Kraft ist parallel, nicht senkrecht zum Gewebe ausgerichtet. Weniger verhärtetes Gewebe lässt sich leichter mobilisieren als stärker verhärtetes. Die initialen Streichungen erlauben dem Therapeuten, Form, Temperatur, Sensibilität, Elastizität, Turgor und Konsistenz des Gewebes zu ertasten. Verhärtetes Bindegewebe ist kühler, überempfindlich, weniger elastisch, verdickt („verdichtet") und massiger.

Dicke führte ihre CTM-Technik (1953) am sitzenden Patienten und ohne Verwendung von Gleitmittel für die Untersuchung oder Behandlung durch. Beim Streichen griff sie das Gewebe zwischen Daumen und Fingern. Muster und Anzahl der Wiederholungen variierte sie je nach Körperregion.

Behandlung

Dickes CTM-Protokoll enthält ganz spezifische Striche und Muster, nach denen der Körper – je nach zugrunde liegender Pathologie oder Erkrankung – behandelt wird. Die Behandlung begann über dem Kreuzbein und setzte sich von dort nach kranial zur Lumbalregion, dann zur Thorakal- und Zervikalregion fort. Je nach Pathologie wurde das Behandlungsmuster anschließend auf die Schultern, die Pectoralisregion, die Deltoideusregion, Unterarm und Hand, die Femoralregion, die Rückseite von Oberschenkel, Knie und Unterschenkel, die Vorderseite des Rumpfs, die Subkostalregion, den Beckenrand, den Rectus abdominis, den vorderen Thorax, den vorderen Beckenbereich, das Gesicht und schließlich den Hinterkopf ausgedehnt.

Die im vorliegenden Text beschriebene CTM-Technik folgt keinem so strengen Protokoll. Die Autorinnen schlagen vor, das Gewebe bei der Behandlung mit derselben Technik wie bei der Untersuchung zu mobilisieren, bis eine Verbesserung der Verschieblichkeit, eine Abnahme der Sensibilität und eine Erwärmung festzustellen sind. Dasselbe Gewebe wird in alle Richtungen mobilisiert, um sicherzustellen, dass die Mobilität verbessert wurde. Dieser CTM-Ansatz beruht nicht auf einer bestimmten Anzahl, einer bestimmten Richtung oder auf einem bestimmten Muster von Strichen, sondern richtet sich nach den positiven Veränderungen in dem behandelten Gewebe. Die Behandlung kann je nach Schweregrad der Geweberestriktionen kurz- oder langfristig sein. Typischerweise ist eine Reihe von Behandlungen erforderlich, da die Effekte kumulativ sind. Eine Sitzung dauert zwischen 30 Minuten und zwei Stunden. Es ist zu erwarten, dass ein Patient mit dysfunktionalem Gewebe/dysfunktionaler Bindegewebszone während der Behandlung ein schneidendes oder brennendes Gefühl oder ein dumpfes Druckgefühl empfindet. Bei erheblichen Geweberestriktionen ist die CTM anfangs schmerzhaft. Das Ausmaß der Spannung im Gewebe korreliert mit der Intensität der Schmerzreaktion. Wenn die Gewebeverschieblichkeit besser wird, nehmen die unangenehmen, schmerzhaften Empfindungen ab. Menschen mit gesundem Gewebe beschreiben selten unangenehme Empfindungen während der CTM. Aufgrund der Einflüsse der CTM auf das VNS können bei den Patienten unter Umständen Schwindelgefühle, Übelkeit und verstärktes Schwitzen auftreten. Selten kollabiert ein Patient bei der Behandlung (Ebner 1975, Frazer 1978, Beal 1985). Häufig berichten die Patienten von einem fast sofortigen Nachlassen viszeraler oder myofaszialer Schmerzen und/oder Funktionsstörungen (Ebner 1975, Gifford und Gifford 1994, Holey 1995).

Die zu erwartende Hautreaktion, von Lewis 1927 als „Tripelreaktion" beschrieben, beginnt mit dem Auftreten eines roten Strichs, gefolgt von einer lokalen Rötung und Durchwärmung, wenn die gleiche Region noch einmal behandelt wird, und endet mit einer leichten Gewebeschwellung (Quaddel). Die erste Reaktion tritt immer auf, wenn Spannung im Gewebe vorhanden ist und die Technik korrekt durchgeführt wird; die beiden letzten Reaktionen treten in Abhängigkeit von der Intensität des Stimulus und der Anzahl der Strichwiederholungen auf. Die Hautreaktion wird umso schwächer, je mehr die Spannung im Gewebe nachlässt. Nach den ersten zwei bis vier Behandlungen entwickeln sich häufig Hämatome im Gewebe; dies ist keine Kontraindikation in Bezug auf die weitere Therapie. Typischerweise bleibt das Gewebe nach der Behandlung zwei bis drei Tage lang empfindlich. Nach einer Reihe von Sitzungen werden die nach der Behandlung auftretenden Reaktionen schwächer.

Besonders zu berücksichtigen ist, dass a) übergewichtige Patienten mehr Spannung im Gewebe haben, b) sich das Gewebe bei älteren Patienten „loser" anfühlt und c) die Gewebespannung stark von der anatomischen Lokalisation abhängt. Beispielsweise ist das Bindegewebe über der Brustwirbelsäule und über dem Tractus iliotibialis typischerweise angespannt. Es empfiehlt sich, die Patienten genau darüber aufzuklären, was sie während und nach der Behandlung erwartet.

Ziele der CTM sind eine verbesserte Durchblutung und Gewebegesundheit, verminderte Ischämie, Verminderung nozigener Substanzen im verhärteten Gewebe, Linderung oder Behebung viszeraler Schmerzen bzw. Funktionsstörungen sowie Abnahme der pathologischen neuralen Spannung an peripheren Nervenästen.

Wenn diese Restriktionen nicht gelöst werden, kann eine Hypertonie der darunterliegenden Muskulatur auftreten bzw. sich verstärken, kann die Beeinträchtigung der Gewebequalität bestehen bleiben oder zunehmen, werden unerwünschte viszerale Reaktionen bestehen bleiben oder zunehmen und können die peripheren Nervenbahnen komprimiert oder in ihrer Funktion gestört werden.

Kontraindikationen

Es gibt nur wenige Kontraindikationen in Bezug auf eine CTM-Behandlung. Die einzigen beschriebenen Kontraindikationen sind Gewebemanipulation über einem malignen Tumor, akute Entzündungen, geschlossene Abszesse und das letzte Drittel der Schwangerschaft (Goats und Keir 1991).

Wissenschaftliche Belege für den klinischen Nutzen

Die Grundlagenforschung zeigt, dass es Wechselbeziehungen zwischen Muskulatur, Haut, inneren Organen sowie dem zentralen und peripheren Nervensystem gibt, und bestätigt so, wie wichtig es ist, das Bindegewebe in jedwedes Behandlungsprogramm einzubeziehen. Neuere klinische Studien belegen die positiven physiologischen und klinischen Veränderungen durch die CTM. In einer Wirksamkeitsstudie wurde der Nutzen eines Rehabilitationsprogramms, das auf einer Kombination von CTM und Gelenkmanipulationen nach McMennell basierte, an Patienten mit systemischer Sklerose unter speziellem Bezug auf die Hände untersucht (Maddali Bongi et al. 2009). Von den 40 teilnehmenden Patienten wurden 20 (Interventionsgruppe) neun Wochen lang mit einer Kombination aus CTM und Gelenkmanipulationen nach McMennell – ergänzt durch ein häuslichen Übungsprogramm – behandelt, während die anderen 20 (Kontrollgruppe) nur ein häusliches Übungsprogramm absolvierten. Bei der Interventionsgruppe waren verschiedenste Funktions- und Lebensqualitätsparameter am Ende der Behandlung besser als in der Kontrollgruppe ($p < 0,0001$). Die Autoren schlossen daraus, dass die Kombinationsbehandlung zur Verbesserung der Handfunktion und Lebensqualität führt.

2008 prüfte Kotarinos in Zusammenarbeit mit dem Urological Pelvic Pain Collaborative Research Network und den National Institutes of Health die Durchführbarkeit einer randomisierten klinischen Studie zum Vergleich zweier manualtherapeutischer Methoden, der externen und internen myofaszialen Physiotherapie (MPT) und der traditionellen externen globalen therapeutischen Massage (GTM), bei Patienten mit urologischen chronischen Beckenschmerzsyndromen. In der MPT-Gruppe wurde als primäre externe myofasziale Technik die CTM angewendet. Beide Behandlungsprotokolle waren standardisiert. Die Ansprechrate in der MPT-Gruppe war signifikant höher als die Ansprechrate in der GTM-Gruppe (57 % vs. 21 %; $p < 0,03$). Die MPT (CTM) kann somit durchaus eine klinisch sinnvolle Behandlungsoption für Patienten mit myofaszialen Beckenschmerzen und -dysfunktionen sein.

Brattberg (1999) untersuchte die Wirkung der CTM bei der Behandlung von Patienten mit Fibromyalgie. 48 Patienten mit diagnostizierter Fibromyalgie wurden randomisiert, 23 in die Behandlungsgruppe und 25 in die Referenzgruppe. Nach 15 CTM-Behandlungen ergaben sich bei der Behandlungsgruppe eine Schmerzlinderung um 37 %, eine Abnahme von Depressionen und Schmerzmittelverbrauch sowie positive Effekte auf die Lebensqualität.

Kaada und Torsteinbo (1989) untersuchten die Konzentrationen der Beta-Endorphine im Plasma von 12 Probanden vor sowie 5, 30 und 90 Minuten nach einer 30-minütigen CTM-Sitzung. Sie stellten einen Anstieg des Beta-Endorphin-Spiegels um durchschnittlich 16 % (von 20,0 auf 23,2 pg/0,1 ml; $p < 0,025$) fest, der etwa eine Stunde lang anhielt und bei der Untersuchung 5 Minuten nach dem Behandlungsende maximal ausgeprägt war. Sie schlossen daraus, dass die bei der CTM auftretende Schmerzlinderung und das Gefühl von Wärme und Wohlbefinden mit einer Ausschüttung von Beta-Endorphinen in Zusammenhang steht.

> **FALLBEISPIEL 7.6.1**
>
> Der folgende Fallbericht zeigt die positive Wirkung der CTM:
>
> Die 27-jährige Lisa litt seit über zehn Jahren an Vaginismus. Das erste Symptom trat im Teenageralter auf: Es war ihr nicht möglich, einen Tampon einzuführen. Später konnte sie keinen Geschlechtsverkehr durchführen, da sie Schmerzen hatte und ihre Scheide „viel zu eng und verkrampft" war. Aktuell klagte Lisa über Brennen in der Scheide, das sich beim Sitzen und beim Sport verstärkte, sowie über Schmerzen bei sexueller Erregung und eine starke Überempfindlichkeit der Klitoris. Die Inspektion des Vulvabereichs zeigte eine ausgeprägte dunkle Verfärbung der Labien (➤ Abb. 7.6.3A), links mehr als rechts, während die Vorhaut über der Klitoris weiß war. Bei der Untersuchung fanden sich hochgradige Gewebereriktionen entlang des knöchernen Beckens sowie weniger extreme Restriktionen im Oberschenkel- und Gesäßbereich. Bei der Prüfung mit einem Wattestäbchen zeigte sich eine ausgeprägte Hypersensibilität in allen Bereichen des Scheidenvorhofs. Zusätzlich wurden eine Hypertonie des gesamten Beckenbodens und eine erhöhte neurale Spannung am N. dorsalis clitoridis (beidseits) festgestellt.
>
> Lisa erhielt eine Physiotherapie. Diese bestand hauptsächlich aus CTM, myofaszialem Release der Beckenbodenmuskulatur und neuraler Mobilisation. Nach dreimonatiger Behandlung stellte der Therapeut fest, dass die Hypertonie der Beckenbodenmuskulatur sowie die erhöhte neurale Spannung zurückgegangen waren und die Mobilität des Bindegewebes, insbesondere im Oberschenkel- und Gesäßbereich zugenommen hatte. Die Patientin selbst bemerkte eine deutliche Abnahme des vaginalen Spontanschmerzes, eine gewisse Linderung der Schmerzen beim Sitzen und eine leichte Abnahme der Überempfindlichkeit von Klitoris und Vestibulum. Nach sechsmonatiger Behandlung begann sich der Beckenboden zu normalisieren, war jedoch immer noch instabil. Das Bindegewebe um das knöcherne Becken herum verbesserte sich, genauso wie die Farbe des Vulvagewebes und der Klitoris (➤ Abb. 7.6.3B). Das Vestibulum zeigte sich beim Wattestäbchentest weniger überempfindlich, und die Mobilität der Klitorisnerven normalisierte sich zunehmend. Subjektiv stellte Lisa fest, dass sie immer länger sitzen und gehen konnte, ihre Vaginalschmerzen nur noch minimal auftraten und ihre Vulva- und Klitorisüberempfindlichkeit weiter abnahm.
>
> In den folgenden 3 Monaten konzentrierte sich die Behandlung auf die Normalisierung des Bindegewebes im Bereich des knöchernen Beckens, insbesondere im Bereich der Klitoris und der Vulva. Nach neunmonatiger Behandlung hatte sich die Färbung des Vulva- und Klitorisgewebes weiter normalisiert, bei der Prüfung mit dem Wattestäbchen bestand nur noch eine minimale Überempfindlichkeit, und der Beckenboden war im Normbereich. Zu diesem Zeitpunkt stellte Lisa noch eine geringfügige Überempfindlichkeit von Vulva und Klitoris fest, hatte leichte Beschwerden beim Sitzen sowie leicht- bis mittelgradige Beschwerden bei sexueller Erregung und beim Gehen. Nach elfmonatiger Physiotherapie hatte sich das Vulvagewebe im Vergleich zur Ausgangsuntersuchung dramatisch verbessert (➤ Abb. 7.6.3C), und die Prüfung mit dem Wattestäbchen ergab, wenn überhaupt, nur noch eine minimale Überempfindlichkeit im Bereich des Scheidenvorhofs.

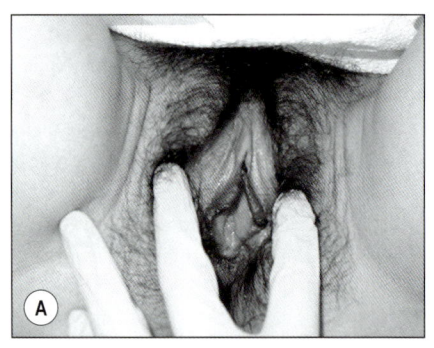

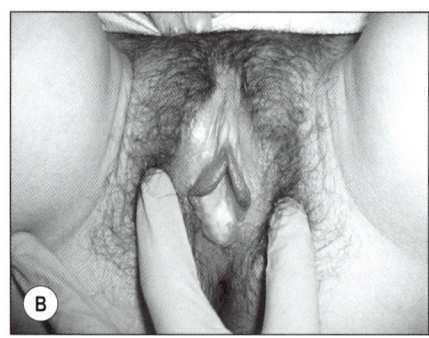

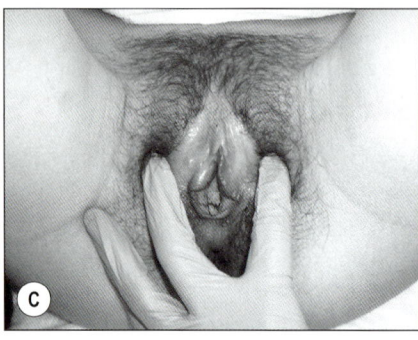

Abb. 7.6.3 (A) Vor der Physiotherapie. (B) Nach dreimonatiger Physiotherapie. (C) Nach sechsmonatiger Physiotherapie konnte die Patientin einen mittelgroßen Dilatator schmerzfrei einführen, sie hatte nur noch minimale bis gar keine vaginalen Schmerzen, minimale bis gar keine Vulva- und Klitorisüberempfindlichkeit bei Reizung, geringen Juckreiz bei Erregung und geringe Beschwerden bei längerem Sitzen oder zügigem Gehen.

LITERATURQUELLEN

Arendt-Nielsen L, Schipper KP, Dimcevski G. Viscero-somatic reflexes in referred pain areas evoked by capsaicin stimulation of the human gut. Eur J Pain. 2008; 12(5): 544–551.

Beal MC. Viscerosomatic reflexes: A review. J Am Osteopath Assoc. 1985; 85(12): 786–801.

Beco J. Pudendal nerve decompression in perineology: A case series. BMC Surg. 2004; 4: 1–17.

Bischof I, Elmiger G. Connective tissue massage. In: Licht S (ed.). Massage, manipulation and traction. Huntingdon, NY: Krieger, 1963.

Brattberg G. Connective tissue massage in the treatment of fibromyalgia. Eur J Pain. 1999; 3(3): 235–244.

Chaitow L. Soft-tissue manipulation. Rochester, NY: Healing Arts Press, 1988.

Dicke E. Meine Bindegewebsmassage. Stuttgart: Marquardt, 1953.

Ebner M. Connective tissue massage: Theory and therapeutic application. Edinburgh: Churchill Livingstone, 1975.

Fitzgerald MP, Kotarinos R. Rehabilitation of the short pelvic floor. Part 1 and 2. Int J Urogyn. 2003;14(4): 269–275.

Frazer FW. Persistent post-sympathetic pain treated by connective tissue massage. Physiotherapy. 1978; 64(7): 211–212.

Gifford J, Gifford L. Connective tissue massage. In: Wells PE, Framptom V, Bowsher D (eds.). Pain: Management and control in physiotherapy. London: Heinemann Medical, 1994 (chp. 14).

Goats G, Keir K. Connective tissue massage. Br J Sports Med. 1991; 25(3): 131–133.

Head H. On disturbances of sensation with especial reference to the pain of visceral disease. Brain. 1893; 16: 1–130.

Holey L. Connective tissue manipulation: Towards a scientific rationale. Physiotherapy. 1995; 81(12): 730–739.

Janig W. Spinal cord reflex organization of sympathetic systems. In: Holstege G, Bandler R, Saper CB (eds.). Progress in brain research. Vol. 107. Amsterdam: Elsevier, 1996.

Kaada B, Torsteinbo O. Increase of plasma beta-endorphins in connective tissue massage. Gen Pharmacol. 1989; 20(4): 487–489.

Kotarinos R. Randomized multicenter pilot trial shows benefit of manual physical therapies in treatment of urologic chronic pelvic pain. Urological Pelvic Pain Collaborative Research Network (National Institutes of Health), 2008.

Langevin HM, Bouffard NA, Fox JR et al. Fibroblast cytoskeletal remodeling contributes to viscoelastic response of areolar connective tissue under uniaxial tension. In: Huijing PA, Hollander P, Findley TW, Schleip R (eds.). Fascia Research II. München: Elsevier, 2009.

Maddali Bongi S, Del Rosso A, Galluccio F et al. Efficacy of connective tissue massage and McMennell joint manipulation in the rehabilitative treatment of the hands in systemic sclerosis. Clin Rheumatol. 2009; 28(10): 1167–1173.

Maigne R. Thoraco-lumbar junction syndrome: A source of diagnostic error. J Ortho Med. 1995; 17: 84–89.

Maigne R. Diagnosis and treatment of pain of vertebral origin. Baltimore: Williams & Wilkins, 1996.

Sato A. Somatovisceral reflexes. J Manipulative Physiol Ther. 1995; 18(9): 597–602.

Takahashi Y. Dermatomes in the rat limbs as determined by antidromic stimulation of the C-fibers in spinal nerves. Pain. 1996; 67: 197–202.

Travell J, Simons D. Myofascial pain and dysfunction: The trigger point manual. Vol. 1/2. Philadelphia, PA: Lippincott Williams & Wilkins, 1993.

Wesselmann U, Lai J. Mechanisms of referred visceral pain: Uterine inflammation in the adult virgin rat results in neurogenic plasma extravasation in the skin. Pain. 1997; 73: 309–317.

WEITERE LITERATURHINWEISE

Merck Manual Online, 2010. http://www.merck.com/mmpe/index.html.

Palastanga N. Connective tissue massage. In: Grieve GP (ed.). Modern manual therapy of the vertebral column. Edinburgh: Churchill Livingstone, 1986.

7.7 Fascial Manipulation

Carla Stecco und Antonio Stecco

7.7.1 Einleitung

Fascial Manipulation© (Fasziale Manipulation) wurde von dem italienischen Physiotherapeuten Luigi Stecco als eine manuelle Therapieform zur Behandlung von Schmerzen am Bewegungsapparat entwickelt. In den vergangenen 30 Jahren wurde die Methode durch die klinische Praxis sowie systematische anatomische Untersuchungen immer weiter entwickelt. Sie basiert auf einem dreidimensionalen biomechanischen Modell des menschlichen Fasziensystems (Stecco L 1988, 1990, 1996, 2004, Stecco L und Stecco C 2009), das die Faszie nicht als eine einfache, gleichförmige Membran ansieht, sondern ihr eine bestimmte Organisation und Beziehung zur darunter liegenden Muskulatur zuweist. Insbesondere wird die Faszie angesehen als

- das koordinierende Element für die motorischen Einheiten (zusammengefasst in myofaszialen Einheiten),
- das koppelnde Element zwischen gleich gerichteten myofaszialen Einheiten (myofaszialen Sequenzen),
- das verbindende Element – über die myofaszialen Ausläufer und Retinakula – zwischen den Gelenken des Körpers (myofasziale Spiralen).

Detaillierte Studien zur Anatomie und Physiologie bestätigen die Annahmen dieses Modells. Bei der Präparation zahlreicher unfixierter menschlicher Leichen zeigte sich,

- dass es Muskelfasern gibt, die direkt an der tiefen Faszie ansetzen (Stecco C et al. 2007a),
- dass die Faserverteilung genau den motorischen Richtungen entspricht (Stecco C et al. 2008, 2009),
- dass myotendinöse Ausläufer benachbarte Segmente miteinander verbinden (Stecco A et al. 2009).

Umfangreiche histologische Untersuchungen der tiefen Muskelfaszien bestätigten daneben die Annahmen über die Rolle der Faszie bei der Propriozeption und der Verteilung von Spannkräften innerhalb des Fasziensystems (Stilwell 1957, Yahia, Rhalmi und Newman 1992, Stecco C et al. 2006, 2007a). Die aktuelle anatomische Forschung richtet sich auf die Untersuchung

- der oberflächlichen Faszie in Bezug auf ihren Einfluss auf den lymphatischen und venösen Rückstrom und
- der inneren Faszien in Bezug auf ihre Bedeutung für viszerale Funktionsstörungen (Stecco L, im Druck).

Es wurden Behandlungsformen entwickelt, die diese Faszienschichten jeweils spezifisch ansprechen.

Die Fasziale Manipulation als Methode zur Behandlung von Funktionsstörungen am Bewegungsapparat zeichnet sich durch ein analytisches Verfahren aus, das die Grundlage für eine personalisierte Behandlung jedes Patienten bildet. Eine Kombination aus kodifizierten Bewegungen und Palpationsuntersuchungen erlaubt es dem Therapeuten festzustellen, welche *Faszienpunkte*[5] an einer vorhandenen Dysfunktion beteiligt sind. Jeder dieser Faszienpunkte lässt sich innerhalb des Fasziensystems – basierend auf einer funktionellen Interpretation der Bewegung, entsprechend dem biomechanischen Modell – anatomisch genau lokalisieren. Ein wesentlicher Aspekt der Methode ist die Möglichkeit, zwischen dem Bereich, in dem der Patient aktuell Schmerzen empfindet, und den Faszienpunkten, die eigentlich der Behandlung bedürfen, zu unterscheiden.

7.7.2 Das biomechanische Modell

Die Fasziale Manipulation betrachtet das myofasziale System als ein dreidimensionales Kontinuum und strebt die Beeinflussung der tiefen Muskelfaszie (einschließlich Epimysium und Retinakula) an, um Schmerzen im Bewegungsapparat zu beheben. Dieses fasziale Kontinuum ist nicht unspezifisch, sondern gut organisiert und mithilfe eines innovativen biomechanischen Modells, das das Fasziensystem unter funktionellen Gesichtspunkten interpretiert, leicht analysierbar. Grundelement bzw. Funktionseinheit des biomechanischen Modells ist die myofasziale Einheit.

Die myofasziale Einheit

Jede myofasziale Einheit (MFE) umfasst ein- und zweigelenkige Muskelfasern sowie die Faszienstrukturen, Knochen, Nervenendigungen und Gelenkabschnitte, die an der Bewegung eines bestimmten Körpersegments in eine bestimmte Richtung beteiligt sind. Mit anderen Worten: Jede MFE ist eine funktionelle Einheit aus drei zusammenarbeitenden Elementen:

1. dem Kraft ausübenden Element – den parallel verlaufenden Muskelfasern,
2. dem koordinierenden Element – der Faszie und
3. dem wahrnehmenden Element – den Nerven, der Gelenkkapsel und den Ligamenten.

Ein wichtiges Merkmal jeder MFE ist das Vorhandensein sowohl eingelenkiger als auch zweigelenkiger Muskelfasern. Die eingelenkigen Fasern jeder MFE sind die tiefer liegenden Fasern, die ein Gelenk spezifisch in einer Ebene bewegen. Diese Fasern könnten an dem Wechselspiel zwischen Agonisten und Antagonisten beteiligt sein, denn in fast jeder MFE inserieren eine Reihe eingelenkiger Fasern an dem Muskelseptum, das zwei antagonistische MFE derselben Ebene voneinander trennt. Jedes Mal wenn die agonistische MFE aktiviert wird, könnte der entstehende Zug am Muskelseptum auch Spannung in der antagonistischen MFE erzeugen und so zu deren simultaner Anpassung – entsprechend dem Neigungswinkel der Fasern und dem beteiligten Segment – beitragen. Die aktuellen Untersuchungen von Huijing (2009) stützen diese Hypothese.

Die zweigelenkigen Fasern jeder MFE könnten dafür sorgen, dass die Aktivität zweier seriell angeordneter MFE synchronisiert wird, indem, falls notwendig, die Position des proximalen Segments relativ zu den Bewegungen des distalen modifiziert wird – oder umgekehrt. Gleichzeitig können die eingelenkigen Fasern der MFE für zusätzliche Stabilität der Gelenke sorgen, wenn diese bewegt werden.

---

[5] Diese Punkte bzw. Bereiche werden im Verlauf des Kapitels noch genauer beschrieben.

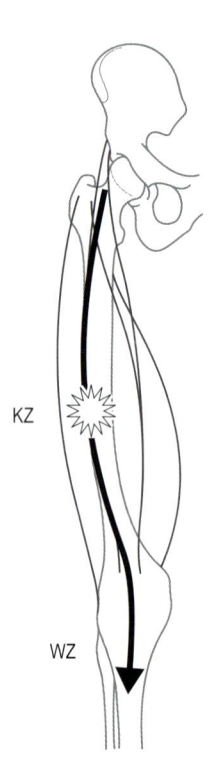

Abb. 7.7.1 Koordinationszentrum (KZ) und Wahrnehmungszentrum (WZ) der myofaszialen Einheit (MFE) für die Antemotio im Knie (AN-GE). Das KZ sitzt über der Fascia lata in Höhe des M. vastus intermedius, das WZ an der Vorderseite des Knies. Aus: Stecco L und Stecco C 2007; Abdruck mit freundlicher Genehmigung.

Verschiedene Studien belegen die Funktionen der ein- und zweigelenkigen Muskelfasern bei Bewegungen multipler Gelenke (Savelberg und Meijer 2003, Kurtzer et al. 2006).

Innerhalb jeder MFE setzen einige Muskelfasern auch direkt an der darüber liegenden Faszie an. Diese Insertionen könnten zur Aufrechterhaltung einer Grundspannung der Faszie beitragen und dafür sorgen, dass die Faszie jedes Mal, wenn diese Muskelfasern kontrahieren, in eine bestimmte Richtung gespannt wird (Stecco C et al. 2008, Stecco A et al. 2009).

Innerhalb jeder MFE können zwei spezifische Punkte identifiziert werden (> Abb. 7.7.1):
- Das *Wahrnehmungszentrum* (WZ), ein umschriebener Bereich des Gelenks, in dem der von der MFE erzeugte Zug an der Gelenkkapsel, den Sehnen und Ligamenten hypothetisch konvergiert. In einer funktionsgestörten MFE ist dieser Zug nicht korrekt an der physiologischen Achse ausgerichtet, sodass die Gelenkbewegung inkongruent oder nicht mehr achsengerecht abläuft. Mit der Zeit können daraus Gelenkprobleme mit verstärkter Reibung und nachfolgender Entzündung der periartikulären Weichgewebe entstehen, die für den Betroffenen Schmerzen oder ein Gefühl der Gelenkinstabilität verursachen.
- Das *Koordinationszentrum* (KZ), ein kleiner Bereich in der tiefen Muskelfaszie, an dem die von den Muskelfasern einer MFE erzeugte Kraft konvergiert (der oben erwähnte „Faszienpunkt"). Die resultierenden myofaszialen Kräfte könnten aufgrund der Kontinuität mit dem Endomysium, Perimysium und Epimysium auf die Oberfläche der tiefen Faszie übertragen werden. Man nimmt an, dass das KZ innerhalb jeder MFE die Funktion hat, die motorischen Einheiten, aus denen sich die MFE zusammensetzt, zu koordinieren.

Es gibt Hinweise, dass sich die Koordination der motorischen Einheiten bei Vorliegen von Gelenkschmerzen verschlechtert (Mellor und Hodges 2005). Der zugrunde liegende Mechanismus ist allerdings unbekannt. Das Modell der Faszialen Manipulation legt eine neue neurophysiologische Basis für die Koordinationsfunktion des KZ nahe: Bei jeder Bewegung werden motorische Einheiten aktiviert, und die zugehörigen Muskelfasern kontrahieren gemäß Richtung und Ausmaß der erforderlichen Gelenkbewegung. Die zwischen den Muskelfasern liegenden Muskelspindeln sind eingebettet in das umgebende Endomysium. Daher pflanzt sich, wenn die intrafusalen Muskelfasern durch Erregung der Gammafasern kontrahieren, eine minimale Dehnung durch das gesamte fasziale Kontinuum – einschließlich der Faszie am KZ – fort. Wenn die Faszie am KZ elastisch ist, kann sie sich an diese Dehnung anpassen: Die Muskelspindeln können normal kontrahieren, die motorischen Alphafasern werden korrekt stimuliert, und die nachfolgende Muskelkontraktion verläuft glatt. Wenn die Faszie am KZ nicht elastisch ist, kann die Muskelspindelkontraktion mit der Aktivierung der motorischen Einheit interferieren. Eine inkongruente Aktivierung der motorischen Einheit resultiert in einer unkoordinierten Bewegung, die am WZ entweder als Gelenkinstabilität oder als Schmerz wahrgenommen wird (Pedrelli, Ramilli und Stecco 2009).

In jedem Körpersegment wurden sechs MFE identifiziert, von denen jede einer bestimmten Bewegungsrichtung zugeordnet ist. Dies gilt auch für Gelenke, die in einigen Ebenen nur begrenzt beweglich sind (z. B. das Knie- oder Ellenbogengelenk in der Frontalebene), da diese Gelenke stets muskuläre und fasziale Komponenten haben, die in den entsprechenden Ebenen als Stabilisatoren wirken.

Jede MFE ist in einer der drei Ebenen des Raums lokalisiert. Die für die Bewegungsrichtung Antemotio[6] (AN) zuständigen MFE sitzen an der Vorderseite des Rumpfs und der Extremitäten, die für die Retromotio[7] (RE) an der Rückseite. Die MFE für die Lateromotio (LA), also die Bewegung von der Medianlinie weg, sitzen alle seitlich am Rumpf bzw. den Extremitäten; die MFE für die Mediomotio, die Bewegung zur Medianlinie hin, sitzen medial. Die MFE für die Extrarotatio (ER) sitzen im dorsolateralen, die der Intrarotatio im anterolateralen Rumpf- und Extremitätenbereich (> Abb. 7.7.2). Jede MFE ist nach dem Segment, das sie bewegt, und nach der Richtung, *in* die sie das Segment bewegt, benannt. Es gibt 14 Körpersegmente und 6 Bewegungsrichtungen, also insgesamt 84 KZ und 84 WZ (> Abb. 7.7.3).

---

[6] Die Autoren haben den Begriff „Antemotio" gewählt, weil er die Richtung genau bezeichnet. Selbst das ZNS organisiert die Bewegungen entsprechend den Richtungen im Raum und nicht entsprechend der Öffnung (Extension) oder Schließung (Flexion) der Gelenke. Alle MFE der Antemotio (AN) sind an der Vorwärtsbewegung eines Körpersegments in der Sagittalebene beteiligt, und diese MFE sitzen stets in einem der vorderen Körperbereiche. Am Knie ist die Antemotio-MFE z. B. an der Koordination der Vorwärtsbewegung des Beins in der sagittalen Ebene (nach gängiger Bezeichnung also an der Knieextension) beteiligt.

[7] Aus den in der vorherigen Fußnote genannten Gründen haben die Autoren den Begriff „Retromotio" für alle Bewegungen gewählt, die in der Sagittalebene nach hinten gerichtet sind.

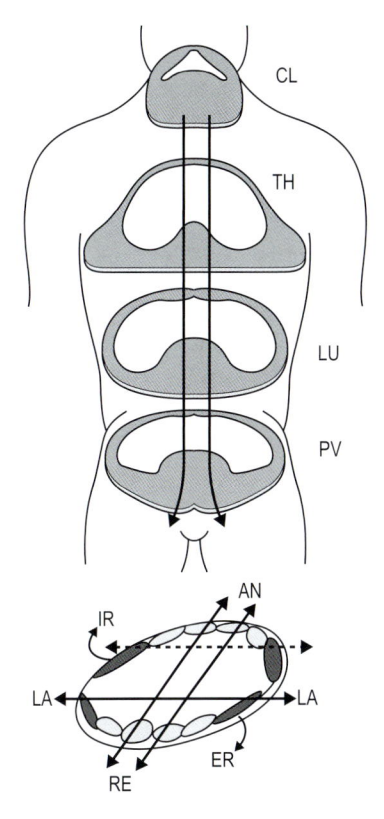

Abb. 7.7.2 Rumpfabschnitte (CL Halsregion, TH Thorax, LU Lumbalregion, PV Becken). Jeder Rumpfabschnitt hat 6 MFE, die jeweils eine spezifische räumliche Zuordnung aufweisen: MFE für die Bewegungsrichtung Antemotio (AN, entsprechend der Flexion) befinden sich an der Vorderseite, MFE für die Retromotio (RE, Extension) an der Dorsalseite des Rumpfes. MFE für die Lateromotio (LA, Neigung zur Außenseite) sitzen im lateralen, MFE für die Mediomotio (ME, Neigung zur Innenseite) im medialen, MFE für die Extrarotatio (ER, Außenrotation) im dorsolateralen und MFE für die Intrarotatio (IR, Innenrotation) im ventrolateralen Rumpfbereich. In der Abbildung ist die Sequenz der Retromotio dargestellt.

Die Sequenzen

Myofasziale Sequenzen werden von aufeinanderfolgenden MFE gebildet, die alle in einer bestimmten Richtung verlaufen. Diese Anordnung erlaubt es, insbesondere bei forcierten Bewegungen die Aktivität der einzelnen MFE zu synchronisieren und die aufrechte Haltung in den drei Ebenen des Raums zu kontrollieren.

Anatomisch sind diese gleichgerichteten MFE untereinander verbunden über
- die Muskelfaszie, die die Einheiten innerhalb der gleichen Faszienloge verbindet,
- die zweigelenkigen Muskelfasern, die sich zwischen zwei seriell angeordneten MFE erstrecken, und
- die myotendinösen Ausläufer zur außen liegenden Faszie, die Segmentgrenzen überbrücken.

Die Anordnung dieser myotendinösen Ausläufer (Stecco C et al. 2007b, 2008a) sorgt dafür, dass die Faszie immer zugleich an mehr als einem Punkt gedehnt wird, sodass selbst minimale Bewegungen in eine bestimmte Richtung wahrgenommen werden.

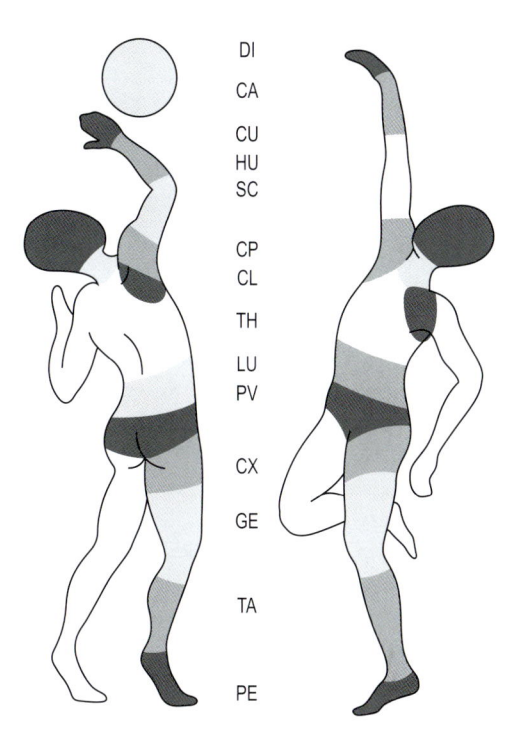

Abb. 7.7.3 Körpersegmente (DI Digiti/Finger, CA Carpus/Handgelenk, CU Cubitus/Ellbogen, HU Humerus/Schulter, SC Scapula/Schulterblatt, CP Caput/Kopf, CL Collum/Hals, TH Thorax, LU Lumbalregion, PV Pelvis/Becken, CX Coxa/Hüfte, GE Genu/Knie, TA Talus/Sprunggelenk, PE Pes/Fuß). Jedes Körpersegment hat sechs MFE. Aus: Stecco L 2004; Abdruck mit freundlicher Genehmigung.

Als Beispiel einer myofaszialen Sequenz sei die Antemotio-Sequenz der oberen Extremität dargestellt, die aus den folgenden MFE gebildet wird:
1. AN-SC: Vorwärtsbewegung der Scapula – motorische Einheiten aus dem Pectoralis major (zweigelenkige Fasern) und Pectoralis minor (eingelenkige Fasern) sowie das verbindende Fasziengewebe
2. AN-HU: Vorwärtsbewegung des Humerus – motorische Einheiten aus der Pars clavicularis des Pectoralis major, langer Kopf des Biceps (zweigelenkige Fasern), vorderer Teil des Deltoideus, Coracobrachialis (eingelenkige Fasern) sowie das verbindende Fasziengewebe
3. AN-CU: Vorwärtsbewegung des Ellenbogens – motorische Einheiten aus dem Biceps brachii (zweigelenkige Fasern) und Brachialis (eingelenkige Fasern) sowie das verbindende Fasziengewebe
4. AN-CA: Vorwärtsbewegung des Handgelenks – motorische Einheiten aus dem Flexor carpi radialis (zweigelenkige Fasern) und Flexor pollicis longus (eingelenkige Fasern) sowie das verbindende Fasziengewebe
5. AN-DI: Vorwärtsbewegung der Finger – motorische Einheiten aus dem Flexor pollicis longus (zweigelenkige Fasern) und dem Flexor und Abductor pollicis brevis (eingelenkige Fasern) sowie das verbindende Fasziengewebe

Man beachte, dass die zweigelenkigen Muskelfasern und die tiefe Faszie (Fascia brachii und Fascia antebrachii), zu der der Pectoralis major, der Biceps brachii und der Flexor carpi radialis kräftige myotendinöse Ausläufer senden, die genannten MFE zu einer myofaszialen Sequenz vereinen.

Alle myofaszialen Sequenzen enden in den Extremitäten: Fingern, Zehen oder Kopf (> Abb. 7.7.4). Eine Spannungskompensation über diese Extremitäten hinaus ist nicht möglich. Eine fasziale Fibrose entlang einer bestimmten Sequenz könnte also in myofaszialer Retraktion der Finger oder Zehen kulminieren und mit der Zeit unter Umständen zu knöchernen Fehlstellungen (z. B. Hammerzehen) führen. Je nachdem, welche Zehen betroffen sind, lässt sich die entsprechende myofasziale Sequenz identifizieren.

Dieses Gesamtkonzept der myofaszialen Sequenzen kann bei der Interpretation der Ausbreitung von Spannungskompensationen im Verlauf des Fasziensystems helfen. Mehrere Autoren schreiben übereinstimmend, dass Kompensationen nicht zufällig verteilt sind (Rolf 1977, Zink und Lawson 1979, Myers 2001). Häufige Kompensationstypen sind:
- Aszendierend/deszendierend
- Ipsilateral/kontralateral

Wenn der menschliche Körper lediglich ein einziges Gelenk hätte, würde eine Kompensation zwischen Agonisten und Antagonisten genügen, um das Gleichgewicht zu halten. Doch am Spannungsgleichgewicht sind zahlreiche Segmente beteiligt, und jede Gelenkverbindung reguliert ihre Ausrichtung in Bezug auf proximale und distale Segmente. In der klinischen Praxis sind Dysfunktionen, die sich über eine räumliche Ebene – oder, was allerdings seltener ist, über mehrere Ebenen – verteilen, sehr viel häufiger als rein segmentale Dysfunktionen. Die Methode der Faszialen Manipulation betont die Bedeutung der Wiederherstellung des Gleichgewichts durch korrekte Interpretation der vorliegenden Kompensationen und arbeitet dementsprechend an der angemessenen Dehnung und Lockerung der vollständigen Sequenz sowie an der Wiederherstellung des Gleichgewichts zwischen agonistischen und antagonistischen MFE (Day, Stecco L und Stecco C 2009).

Die Spiralen

Normalerweise bewegen sich alle Gelenke über intermediäre Winkelstellungen von einer Ebene zur nächsten. Dies erfordert eine allmähliche Abnahme der Aktivität einer MFE mit gleichzeitiger Zunahme der Aktivität einer benachbarten MFE sowie die Aktivierung der passenden rotatorischen MFE (zur Intra- oder Extrarotatio). Außerdem bewegen sich Extremitätensegmente häufig simultan in entgegengesetzte Richtungen und nicht nur simultan in dieselbe Richtung.

Neben den KZ sind weitere Punkte in der tiefen Muskelfaszie – sogenannte Fusionszentren (FZ) – an der Koordination solch komplexer Bewegungen beteiligt. Anatomisch sind FZ über die Retinakula lokalisiert (Stecco A et al. 2008, Stecco C et al. 2010). Diese Retinakula, spezialisierte Verstärkungen der Muskelfaszie in den periartikulären Zonen, setzen sich genau genommen über die diagonalen Fasern innerhalb der tiefen Faszie von einem Gelenk zum nächsten fort, und über diese diagonalen Fasern entstehen makroskopisch sichtbare, ausgedehnte Spiralformen. Während komplexer Bewegungen, z. B. beim Gehen oder Laufen, werden diese Kollagenspiralen auf- und abgewickelt, spannen und entspannen dabei die Retinakula und aktivieren, deaktivieren und synchronisieren die FZ. Auf segmentaler Ebene gelten FZ als verantwortlich für die Kontrolle intermediärer Bewegungen zwischen zwei Richtungen, während sie, wenn sie in einer myofaszialen Spirale aktiviert werden, einander entgegengesetzte Bewegungen aneinandergrenzender Segmente kontrollieren könnten.

7.7.3 Behandlung

Bei der Durchführung der Faszialen Manipulation ist es wichtig, über die Behandlung des schmerzhaften Bereichs (WZ) hinauszudenken und den Schmerz bis zu seinem Ursprung in der Faszie des entsprechenden KZ oder FZ zurückzuverfolgen, das eigentlich der Behandlung bedarf.

Fasziale Störungen innerhalb einer MFE führen zu
- einer unpräzisen Muskelrekrutierung,
- unphysiologischen Gelenkbewegungen,
- der Erregung von Schmerzrezeptoren im Gelenk und
- Gelenkschmerzen.

Es ist somit nur folgerichtig, die Ursache und nicht die Wirkung des Problems therapeutisch anzugehen. Eine klare Vorstellung von der Anatomie der MFE hilft bei deren Identifikation.

Die Technik der Fascial Manipulation© beinhaltet einen systematischen Untersuchungsablauf zur Prüfung der MFE-Funktionen. Nach einer genauen Anamneseerhebung werden spezifische Bewe-

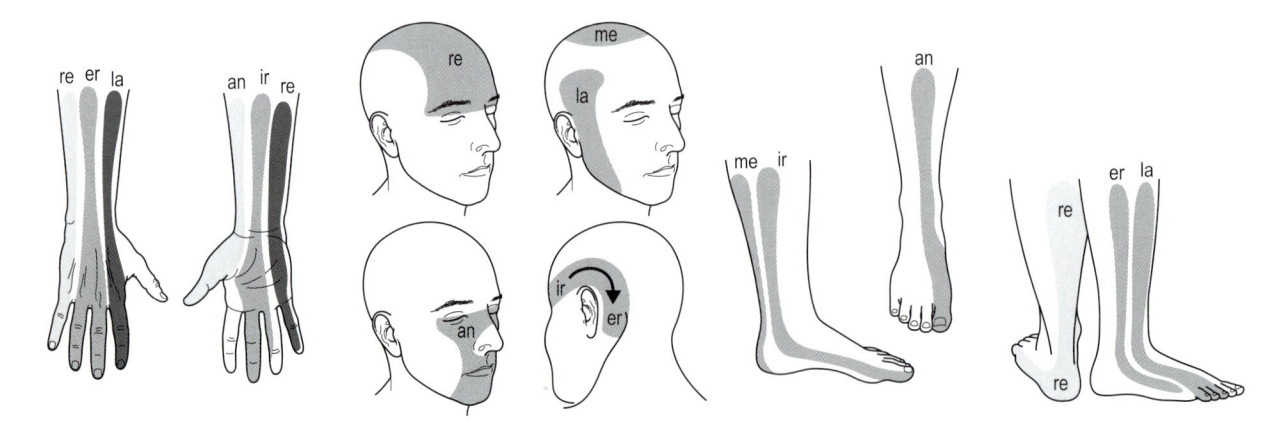

Abb. 7.7.4 Zusammentreffen der myofaszialen Sequenzen an Händen, Kopf und Füßen.

gungsprüfungen durchgeführt, um dysfunktionale MFE zu erkennen. Da jede MFE an einem einzigen Gelenk eine einzige Bewegung in eine bestimmte Richtung ausführt, können einfache isotonische oder isometrische Bewegungsprüfungen zeigen, welche Bewegungsebene relativ eingeschränkt und/oder schmerzhaft ist. Daher wurden zur Prüfung der einzelnen MFE jeweils sechs spezifische Bewegungen für jedes Segment ausgewählt.

Der nächste Schritt besteht darin, die KZ, die nach den Ergebnissen der Bewegungsprüfung beeinträchtigt erscheinen, vergleichend zu palpieren. Dafür ist die Kenntnis der genauen Lage der verschiedenen KZ wichtig. Der Therapeut vergleicht die Empfindungen des Patienten bei der Palpation (z. B. nadelstichartiger Schmerz, ausstrahlender Schmerz) und die Qualität des Faszingewebes (z. B. fibrotisch, fehlende Elastizität etc.). Im gesunden Zustand sind KZ und FZ nicht schmerzhaft und lösen bei der Palpation auch keine ausstrahlenden Schmerzen aus, denn wenn die Faszie elastisch ist, gibt sie bei Kompression nach, und die eingebetteten Rezeptoren werden nicht erregt. Eine schmerzhafte Palpation zeigt an, dass die tiefe Muskelfaszie betroffen ist und daher die Dehnung der darunter liegenden Muskelfasern nicht mitmachen kann; zudem ist die Schmerzschwelle der eingebetteten Rezeptoren (z. B. freien Nervenendigungen) durch Überstimulation erniedrigt.

Durch die vollständige und genaue Erfassung der Angaben im Beurteilungsbogen (> Abb. 7.7.5) wird deutlich, in welchem Ausmaß die verschiedenen MFE beteiligt sind. Das erleichtert die Auswahl der zu behandelnden KZ/FZ. Probleme in Einzelsegmenten sind relativ selten. Vielmehr betreffen Funktionsstörungen häufig mehrere benachbarte Segmente (agonistisch/antagonistische Kompensation) oder myofasziale Sequenzen (Kompensation entlang faszialer Logen) oder involvieren ein alternierendes Muster über mehrere Gelenke (myofasziale Spiralen).

Das biomechanische Modell ist hilfreich für die Interpretation des kompensatorischen Übergangs von einer MFE zur anderen bzw. der Entwicklung einer generalisierten Dysfunktion aus einer initial segmentalen Störung. Die Untersuchung erstreckt sich deshalb notwendigerweise:
- von einer MFE zu einem distal oder proximal gelegenen KZ entlang derselben myofaszialen Sequenz,
- auf KZ in der antagonistischen Sequenz,
- auf assoziierte FZ.

Dieser Untersuchungsablauf kann auch die sogenannten stummen KZ und FZ einschließen, also Punkte, die nicht durch die spezifischen Bewegungsprüfungen angezeigt, sondern aus dem Kontext der dysfunktionalen Bewegung oder Haltung abgeleitet werden. Auf diese Weise umfasst am Ende jeder individuelle Behandlungsplan eine individuelle Auswahl faszialer Punkte.

Die Behandlung selbst besteht aus tiefen Friktionen, die in einem genau umschriebenen Bereich (an den pathologischen KZ/FZ) angewendet werden (> Abb. 7.7.6). Der erforderliche Druck hängt vom zu behandelnden Bereich ab und liegt zwischen 35 und 75 N; zum Körpermasseindex oder Alter besteht keine eindeutige Beziehung (Pedrelli, Stecco und Day 2009). Ziel der Behandlung ist es, einen lokalen Temperaturanstieg zu provozieren (> Kap. 7.18).

Durch die enge Begrenzung des Behandlungsgebiets wirkt der manuelle Druck besonders tief und intensiv. Auch die Richtung der Manipulation ist wichtig. Sie ist von Region zu Region, je nach Tiefe der Faszie und Ausrichtung der Fasern, unterschiedlich. Für eine möglichst effektive Behandlung jedes Faszienpunkts ist eine optimale Stellung sowohl des Patienten als auch des Therapeuten erforderlich.

Die durch die umschriebenen Friktionen erzeugte Wärme verursacht vermutlich Veränderungen in der Extrazellulärmatrix (Chen und Ingber 1999). Durch Zunahme der Fluidität der Extrazellulär-

Untersuchungsbogen zur Fascial Manipulation						
Name		Anschrift		Geburtsdatum			
Beruf		Sport		Diagnose			
SzO				SzB			
BSz				SzB			
FSz				Untersuchungen, Röntgenaufnahmen			
Parästhesien CP		DI	PE	Operationen/Frakturen/Viszeral			
Haltung							
HYPOTHESE: Segmente				Ebene			

BA	Segment	Sagittalebene	Frontalebene	Horizontalebene	FZ
PU	Segment				

Behandlung	Ergebnisse nach 1 Woche
1	1
2	2
3	3

Abb. 7.7.5 Beurteilungsbogen zur Fascial Manipulation©. SzO Schmerzort, SzB Schmerzbewegung, BSz Begleitschmerz, FSz früherer Schmerz, CP Symptome im Kopfbereich, DI Symptome an den Händen, PE Symptome an den Füßen, BA Bewegungsanalyse, PU palpatorische Untersuchung, FZ Fusionszentrum.

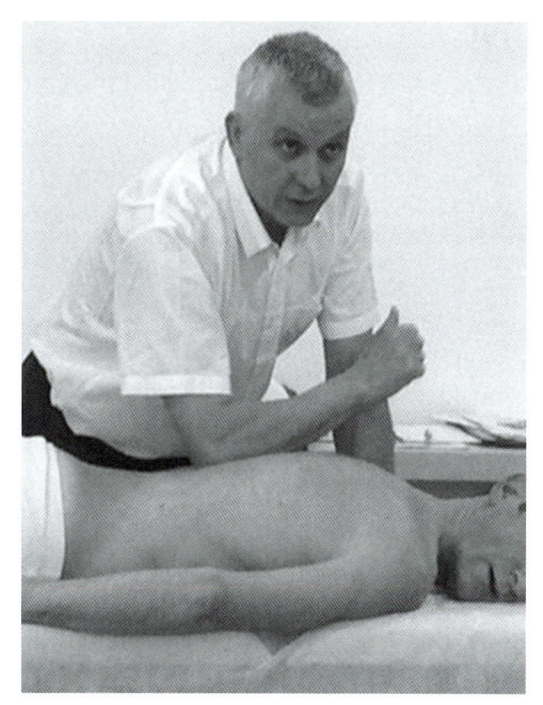

Abb. 7.7.6 Position zur Behandlung des Koordinationszentrums RE-LU (auf der Faszie des M. erector spinae auf Höhe des ersten Lendenwirbels) nach den Prinzipien der Faszialen Manipulation.

matrix könnte Spannung von den in den Faszienschichten eingebetteten Rezeptoren genommen werden. Dies würde die plötzliche „Release"-Empfindung erklären, die der Therapeut nach durchschnittlich dreiminütiger Friktion wahrnehmen kann, während die Patienten gleichzeitig häufig Nachlassen des lokalen Schmerzes und Druckgefühls über dem behandelten Punkt beschreiben. Beobachtete Veränderungen bezüglich der ausstrahlenden Schmerzen im Verlauf der Behandlung eines pathologischen KZ könnten auf die Normalisierung der Spannung entlang der myofaszialen Sequenz zurückzuführen sein.

Die Fasziale Manipulation erzeugt eine örtlich umschriebene Entzündungsreaktion. Die dadurch angestoßenen Reparaturprozesse könnten die Ablagerung neuer Kollagenfasern ermöglichen. Damit diese entlang der physiologischen Bewegungsrichtung erfolgt, ist allerdings ein korrektes Spannungsgleichgewicht erforderlich (Williams 1995). Um Rezidive zu vermeiden, sollte die Behandlung daher stets darauf ausgerichtet sein, das Gleichgewicht innerhalb des gesamten Fasziensystems wiederherzustellen.

Da die Fasziale Manipulation in der Regel nicht am Ort der aktuell bestehenden Gelenkschmerzen (WZ) durchgeführt wird, gibt es kaum Kontraindikationen, und die Methode kann selbst in der akuten Phase einer Dysfunktion sicher durchgeführt werden.

Relative Kontraindikationen sind Fieber, Verdacht auf Fraktur sowie ein hochgradig beeinträchtigter Allgemeinzustand. Die wichtigste Einschränkung ist vielleicht die Unerfahrenheit des Behandlers bzw. unzureichende Kenntnis der Methode. Ohne eine klare Vorstellung von allen Folgen und Wechselbeziehungen ist es schwierig, das fasziale System wieder ins Gleichgewicht zu bringen.

LITERATURQUELLEN

Chen CS, Ingber DE. Tensegrity and mechanoregulation: From skeleton to cytoskeleton. Osteoarthritis Cartilage. 1999; 7: 81–94.
Day JA, Stecco C, Stecco A. Application of Fascial Manipulation technique in chronic shoulder pain – anatomical basis and clinical implications. J Bodyw Mov Ther. 2009; 13: 128–135.
Huijing PA. Epimuscular myofascial force transmission between antagonistic and synergistic muscles can explain movement limitation in spastic paresis. In: Huijing PA, Hollander P, Findley TW, Schleip R (eds.). Fascia Research II. München: Elsevier; 2009: p. 40–55.
Kurtzer I, Pruszynski JA, Herter TM, Scott SH. Primate upper limb muscles exhibit activity patterns that differ from their anatomical action during a postural task. J Neurophysiol. 2006; 95: 493–504.
Mellor R, Hodges PW. Motor unit synchronization is reduced in anterior knee pain. J Pain. 2005; 6: 550–558.
Myers T. Anatomy trains: Myofascial meridians for manual and movement therapists. Edinburgh: Churchill Livingstone, 2001.
Pedrelli A, Ramilli L, Stecco C. How much force is required to treat lumbar fasciae? In: Huijing PA, Hollander P, Findley TW, Schleip R (eds.). Fascia Research II. München: Elsevier; 2009: p. 307.
Pedrelli A, Stecco C, Day JA. Treating patellar tendinopathy with Fascial Manipulation. J Bodyw Mov Ther. 2009: 13: 73–80.
Rolf I. Rolfing – the Integration of the human studies. New York: Harper and Row, 1977.
Savelberg HCM, Meijer K. Contribution of mono- and biarticular muscles to extending knee joint moments in runners and cyclists. J Appl Physiol. 2003; 94: 2241–2248.
Stecco A, Masiero S, Macchi V et al. Le basi anatomiche del danno propriocettivo negli esiti di distorsione di caviglia. Eur Med Phys. 2008; 44 (Suppl. 1): 1–5.
Stecco A, Macchi V, Stecco C et al. Anatomical study of myofascial continuity in the anterior region of the upper limb. J Bodyw Mov Ther. 2009; 13: 53–62.
Stecco C, Porzionato A, Macchi V et al. Histological characteristics of the deep fascia of the upper limb. Ital J Anat Embryol. 2006; 111: 105–110.
Stecco C, Gagey O, Macchi V et al. Tendinous muscular insertions onto the deep fascia of the upper limb. First part: anatomical study. Morphologie 2007a; 91:29–37.
Stecco C, Gagey O, Belloni A, et al. Anatomy of the deep fascia of the upper limb. Second part: study of innervation. Morphologie. 2007b; 91: 38–43.
Stecco C, Porzionato A, Macchi V et al. The expansions of the pectoral girdle muscles onto the brachial fascia: Morphological aspects and spatial disposition. Cells Tissues Organs. 2008; 188; 320–329.Stecco C, Pavan PG, Porzionato A et al. Mechanics of crural fascia: From anatomy to constitutive modelling. Surg Radiol Anat. 2009; 31: 523–529.
Stecco C, Macchi V, Porzionato A et al. The ankle retinacula: Morphological evidence of the proprioceptive role of the fascial system. Cells Tissues Organs. 2010; 192(3): 200–210.
Stecco L. Sequenze neuro-mio-fasciali e meridiani agopunturei. Arzignano: Dal Molin ed., 1988.
Stecco L. Il dolore e le sequenze neuro-mio-fasciali. Palermo: IPSA, 1990.
Stecco L. La Manipolazione Neuroconnettivale. Rom: Marrapese, 1996.
Stecco L. Fascial Manipulation for Musculoskeletal Pain. Padua: Piccin, 2004.
Stecco L. Manipolazione Fasciale: parte internistica. Padova: Piccin, im Druck.
Stecco L, Stecco C. Manipolazione Fasciale – Parte pratica. Padua: Piccin, 2007.
Stecco L, Stecco C. Fascial Manipulation: Practical part. Padua: Piccin, 2009.
Stilwell D. Regional variations in the innervation of deep fasciae and aponeuroses. Anat Rec. 1957; 23: 94–104.
Williams PL (ed.). Gray's anatomy. The anatomical basis of medicine and surgery. 38th ed. Edinburgh: Churchill Livingston, 1995.
Yahia H, Rhalmi S, Newman N. Sensory innervation of human toracolumbar fascia, an immunohistochemical study. Acta Orthop Scand. 1992; 63: 195–197.
Zink G, Lawson W. Osteopathic structural examination and functional interpretation of the soma. Osteopath Ann. 1979; 7(12): 433–440.

7.8 Behandlung dysfunktionalen Narbengewebes

Petra Valouchová und Karel Lewit

7.8.1 Geschichtliches

Die Narbenbehandlung mit Lokalanästhetika wurde lange von Laienmedizinern praktiziert, von Ferdinand und Walter Huneke erstmals 1947 (Huneke 1947, Huneke 1953). Die beiden Brüder hatten festgestellt, dass sie Schmerzzustände, z. B. Schulterschmerzen, durch Injektionen in eine Narbe beheben konnten, die gar nicht im Schmerzbereich lag und auch keine ersichtliche Beziehung zu der schmerzenden Struktur hatte. Daraus entwickelte sich in Deutschland eine als *Neuraltherapie* bezeichnete Behandlungsform mit Lokalanästhetika, die bei jeglicher Art von „Störfeldern", die möglicherweise eine Fernreaktion – z. B. in Form von Schmerzen – auslösten, angewendet wurden. Der bekannteste Vertreter dieser Richtung war Gross (1972). Viele, die Lokalanästhetika in dieser Weise einsetzten, stellten zwangsläufig irgendwann fest, dass vergleichbare Wirkungen mit jeder beliebigen Substanz (Kibler 1958) erzielt werden konnten. Frost und Mitarbeiter z. B. verwendeten schließlich isotone Kochsalzlösung und wandten sich dann der Akupunktur zu (Frost, Jessen und Siggard-Andersen 1980). Am Ende war die Narbe mehr oder weniger vergessen – vielleicht liegt es daran, dass es insgesamt so wenig relevante Literatur zu diesem Thema gibt (Lewit und Olšanská 2004).

Traditionell hat die Rheumatologie hauptsächlich mit entzündlichen Erkrankungen zu tun, die früher als „schmerzhafte Weichteilerkrankungen" oder „Weichteilrheumatismus" bezeichnet wurden und mit Begriffen wie Tendovaginitis, Fibromyalgie oder Myositis assoziiert werden – wobei nicht bei allen Formen eine entzündliche Ursache nachweisbar ist (Reveille 1997).

Die Autoren sind der Auffassung, dass Kenntnisse und Verständnis der Physiologie und Pathophysiologie der Weichgewebe, insbesondere im Zusammenhang mit dem Bewegungsapparat, bisher noch unzureichend sind. Damit sich die Weichgewebe harmonisch mit den anderen Elementen des motorischen Systems bewegen können, müssen sie sich bei jeder Bewegung des Körpers geschmeidig dehnen und verlagern können – das gilt übrigens auch für die inneren Organe (Ward 1993). Wann immer diese fein differenzierte Beweglichkeit gestört ist, sind Beschwerden zu erwarten. Die Autoren sind jedoch der Meinung, dass über diese äußerst komplexen Bewegungen viel zu wenig bekannt ist. Anerkannte Normen oder Normwerte hierzu fehlen leider völlig.

7.8.2 Die „aktive Narbe" – ein Modellbeispiel für Weichgewebeläsionen

Definition

Eine normale (frische oder alte) Narbe verhält sich wie jedes andere gesunde Gewebe; ihre Schichten dehnen und verschieben sich harmonisch mit den anderen Geweben im Umfeld des Bewegungsapparats. Als „aktiv" wird eine Narbe bezeichnet, wenn sich mindestens eine ihrer Schichten nicht harmonisch mit der Umgebung bewegt, d. h., wenn in mindestens einer Richtung palpatorisch Widerstand gegen die passive Bewegung feststellbar ist. Das gilt auch für die inneren Organe (Ward 1993).

Diagnose

Ob man es als Vorteil oder Nachteil sieht – die Palpation ist die wichtigste Methode zur Beurteilung von Narben. Außen, an den oberflächlichsten Schichten, ist die Untersuchung am einfachsten: In Hautbereichen, in denen eine Hyperalgesie vorliegt, besteht eine erhöhte Schweißneigung, und der über die Haut streichende Finger spürt sofort den Widerstand oder das Widerstreben des Gewebes, ohne dass beim Patienten Missempfindungen entstehen (Lewit 1999). Um eine Gewebeschicht nach der anderen beurteilen zu können, ist das Barrierephänomen wichtig (Lewit und Olšanská 2004).

Eine Barriere lässt sich praktischerweise als Punkt definieren, an dem der erste leichte Widerstand gegen eine passive Bewegung wahrgenommen wird. Das hängt u. a. natürlich von den Fähigkeiten des Untersuchenden ab. Eine normale Barriere wird allmählich spürbar und federt leicht, während eine pathologische Barriere abrupt auftritt und so gut wie gar nicht federt (> Abb. 7.8.1).

Die oberflächlichsten Schichten der Haut können gedehnt werden. Wenn die Barriere erreicht wird, ist das Federn leicht zu spüren (> Abb. 7.8.2). Der Patient selbst nimmt dieses Federn selten wahr, aber an einer pathologischen Barriere kann er einen leichten Schmerz, der sich wie ein Nadelstich anfühlt, spüren.

Um das Subkutangewebe zu untersuchen, wird eine Hautfalte gebildet, die in einer Hyperalgesiezone meist dicker ausfällt. Normalerweise kann eine solche Falte leicht gedehnt werden (> Abb. 7.8.3). Sie bietet jedoch einen erhöhten Widerstand gegen die Dehnung, wenn die Narbe aktiv ist. Es empfiehlt sich, bei der Behandlung die Falte nur zu dehnen, nicht zu drücken.

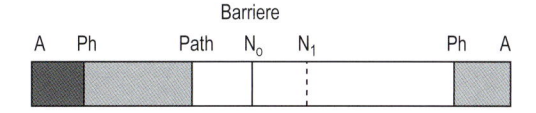

Abb. 7.8.1 Das Barrierephänomen. A–A anatomische Barriere, Ph–Ph physiologische Barriere, Path pathologische Barriere, N_0 normaler Neutralpunkt, N_1 verschobener Neutralpunkt bei pathologischer Barriere.

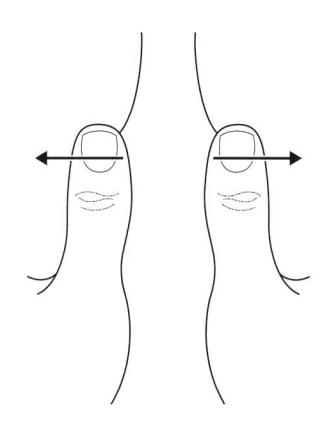

Abb. 7.8.2 Hautdehnung.

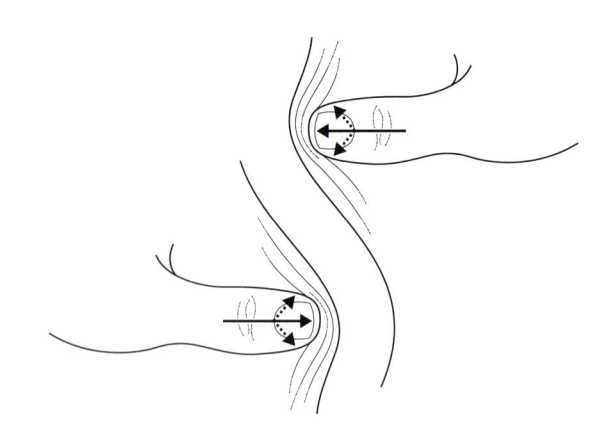

Abb. 7.8.3 Dehnung einer Weichgewebefalte.

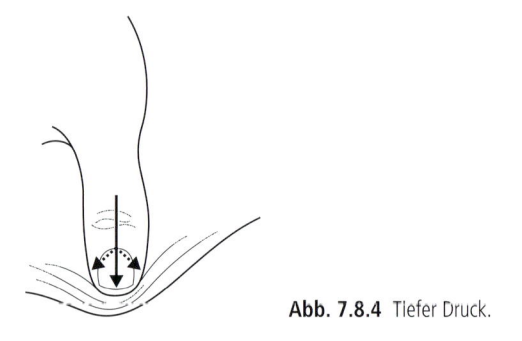

Abb. 7.8.4 Tiefer Druck.

Um Widerstand in der Tiefe, z. B. in Bezug auf die inneren Organe oder verschobene Faszien, zu prüfen, wird nur in der Richtung Druck ausgeübt, in der der Widerstand wahrgenommen wird (> Abb. 7.8.4). Hierbei kann es sinnvoll sein, den Druck dort zu erhöhen, wo erhöhter Widerstand wahrgenommen wird, gewissermaßen als diagnostische Schmerzprovokation.

In einer aktiven Narbe sind nicht immer alle Schichten aktiv. Was die Diagnose inzwischen erschwert, ist die Tatsache, dass chirurgisch immer häufiger laparoskopisch oder mit Laser gearbeitet wird, sodass an der Oberfläche keine Narben sichtbar sind. Das gilt auch für pathologische Entbindungen (ohne Kaiserschnitt) und tiefe Wunden. Aus kosmetischen Gründen setzt der Chirurg den Hautschnitt unter Umständen auch in einem gewissen Abstand zu dem Bereich der tieferen Intervention. Nach der Erfahrung der Autoren werden pathologische Widerstände häufig nicht nur in der Bauchhöhle, sondern auch unter der Symphyse gefunden, wobei der Schmerz dann ins Becken ausstrahlt. Es ist wichtig zu wissen, dass aktive Narben in der Bauchhöhle und im Becken die Rückbeugung einschränken, was der Patient als Schmerzen im unteren Rücken wahrnimmt. Die Erfahrung zeigt, dass diese Beschwerden durch die Behandlung von Narben in der vorderen Bauchwand und/oder unter der Symphyse behoben werden können (Kobesova et al. 2007).

Behandlung

Technisch entspricht die Behandlung weitgehend der Diagnostik (> Abb. 7.8.1, > Abb. 7.8.4). Zunächst heißt es, Kontakt mit der Barriere aufzunehmen.

Dann heißt es warten!. Nach einer kurzen Latenz (von einigen Sekunden Dauer) tritt die Lösung spontan ein, ohne Druckerhöhung und unter sorgfältiger Vermeidung von schmerzhaften Reaktionen, insbesondere in tiefen Strukturen. Zu harter Druck stört nur das Release, das für den Therapieerfolg wesentlich ist. Der Druck muss bis zur vollständigen Lösung aufrechterhalten werden, d. h. bis zur Normalisierung der Barriere. Diese Normalisierung sollte für den Therapeuten wahrnehmbar sein. Ist dies erreicht, sollte die weitere Palpation schmerzfrei sein.

Ein Release im Verlauf der Behandlung zu erreichen ist schon aus differenzialdiagnostischen Gründen essenziell, insbesondere bei der Behandlung innerer Organe. Wenn kein Release spürbar wird, ist der Widerstand nicht durch eine Dysfunktion verursacht, sondern durch pathologische Veränderungen. Zum Beispiel kann eine Appendizitis oder eine gynäkologische Erkrankung die Ursache sein. Dieses Warnsignal darf nicht ignoriert werden.

Wie erwähnt, hängt die gesamte diagnostische und therapeutische Intervention von der Palpation ab und kann nur durch entsprechend geschulte Hände bewerkstelligt werden. Sie wird daher leider häufiger als „subjektiv" und daher „unwissenschaftlich" angesehen.

Aus diesem Grund wurden 13 Patienten mit aktiven abdominalen Narben (10 Frauen, 3 Männer; Durchschnittsalter 45 Jahre) sowie 13 gesunde Kontrollpersonen (10 Frauen, 3 Männer; Durchschnittsalter 27 Jahre) mittels Oberflächenelektromyografie (OEMG) untersucht. Bei 11 Patientinnen und Patienten waren die aktiven Narben auf eine Appendektomie zurückzuführen, bei 2 Patientinnen auf einen Kaiserschnitt, wobei die Narbe in einem Fall auf der linken, im anderen Fall auf der rechten Seite lag. Alle Patientinnen und Patienten klagten über chronischen Schmerzen im unteren Rücken, bei keiner bzw. keinem von ihnen gab es Hinweise auf eine Nervenwurzelbeteiligung. Die Rückenschmerzen hatten in der Regel nach dem chirurgischen Eingriff zugenommen.

Es wurde beidseits ein OEMG der geraden Bauchmuskulatur und der Rückenstrecker abgeleitet, während die Patientin/der Patient in Rücken- bzw. Bauchlage Kopf und Schultern anhob. Die Oberflächenelektroden wurden beidseits des hypogastrischen Abschnitts des Rectus abdominis bzw. in Höhe des thorakolumbalen Übergangs auf dem Erector spinae platziert. Die Patientinnen und Patienten mit aktiven Narben wurden vor sowie unmittelbar nach einer Narbenbehandlung untersucht. Das OEMG der geraden Bauchmuskeln zeigte auf der Seite der aktiven Narbe bei 6, auf der gegenüberliegenden Seite bei 7 Patientinnen und Patienten eine erhöhte Aktivität, wenn Kopf und Schultern in Rückenlage angehoben wurden. Dieser Seitenunterschied verringerte sich nach der Narbenbehandlung signifikant ($p = 0{,}045$; > Abb. 7.8.5, > Abb. 7.8.6). Beim Gruppenvergleich ergab sich, dass die Patientinnen und Patienten signifikant größere Seitenunterschiede der Rectus-abdominis-Aktivität aufwiesen als die Gesunden ($p = 0{,}029$; Valouchová und Lewit 2009).

Relevanz/Inzidenz

Über einen Zeitraum von 13 Monaten wurden von einem der Autoren bei 476 untersuchten Patienten in 58 Fällen aktive Narben dia-

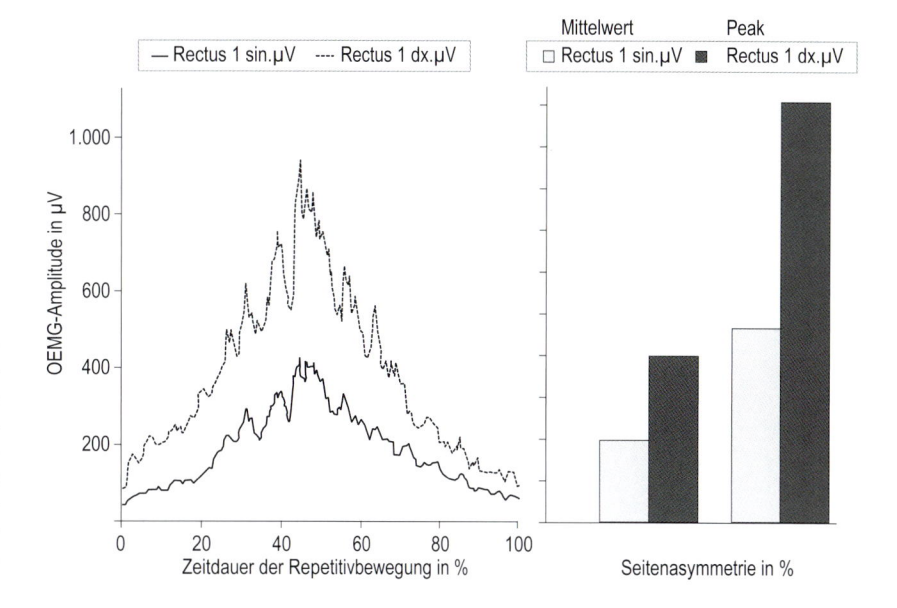

Abb. 7.8.5 Mittlere Aktivität des unteren Rectus abdominis vor der Narbenbehandlung mit Weichgewebemanipulationen (Oberflächen-EMG). Y-Achse: OEMG-Amplitude in μV. X-Achse: Zeitspanne der Repetitivbewegung in %. Das Säulendiagramm zeigt die Seitenasymmetrie in % des Maximalwerts. Mittelwert: Mittelwert aus 5 Wiederholungen in μV. Peak: Spitzenwert aus 5 Wiederholungen in μV. Rectus 1 sin: linker Rectus abdominis. Rectus 1 dx: rechter Rectus abdominis.

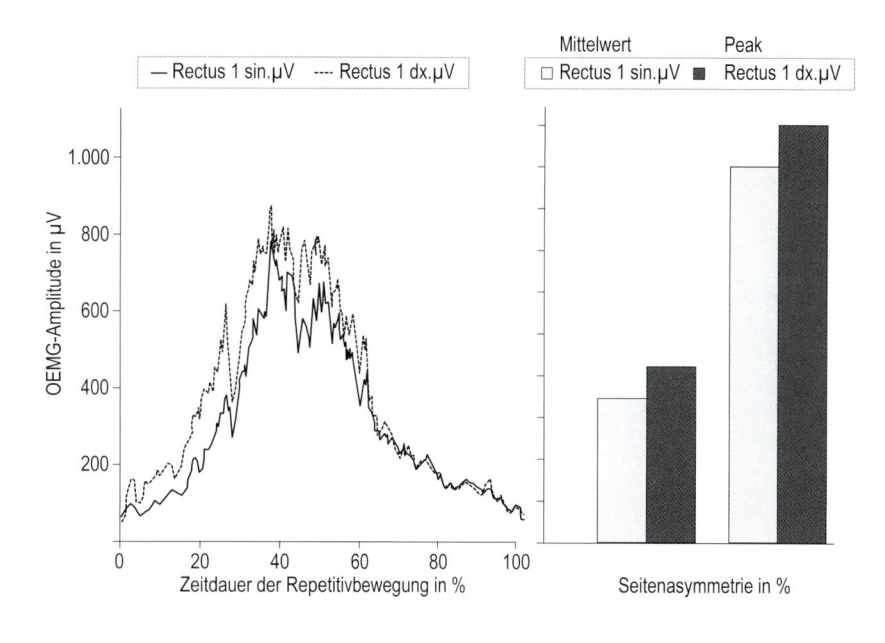

Abb. 7.8.6 Mittlere Aktivität des M. rectus abdominis nach Narbenbehandlung mit Weichgewebemanipulationen (Oberflächen-EMG). Y-Achse: OEMG-Amplitude in μV. X-Achse: Zeitspanne der Repetitivbewegung in %. Säulendiagramm: Mittelwert aus 5 Wiederholungen in μV. Peak: Spitzenwert aus 5 Wiederholungen in μV. Seitenasymmetrie in % des Maximalwerts. Rectus 1 sin: linker Rectus abdominis. Rectus 1 dx: rechter Rectus abdominis.

gnostiziert (16,8 %). Bei jedem dieser Fälle wurde die Relevanz der Narbe getestet. Es empfiehlt sich, bei jeder aktiven Narbe nach der Behandlung eine erneute Untersuchung anzuschließen; im Allgemeinen werden sich die meisten oder zumindest einige Symptome zurückgebildet oder gebessert haben. Da die Beschwerden der meisten Patienten multifaktoriell bedingt sind, hängen die Therapieergebnisse allerdings in der Regel auch von anderen Faktoren ab. Die eindrucksvollsten Erfolge werden bei Patienten erzielt, deren aktive Narbe die Hauptursache der Symptome darstellt. Bei diesen Patienten werden üblicherweise keine Veränderungen am Bewegungsapparat festgestellt, und die Ursache ihrer Beschwerden gilt als unbekannt. Wenn andererseits eine aktive Narbe unerkannt und unbehandelt bleibt, kann dies der Grund für äußerst frustrierende Therapiefehlschläge sein.

Pathophysiologie

Die Pathophysiologie ist weitgehend unbekannt. Wir wissen nicht, warum von zahllosen vollkommen blanden Narben plötzlich eine aktiv wird. Es kann sich dabei um eine Narbe aus der frühen Kindheit handeln oder um eine Narbe infolge einer Operation oder pathologischen Entbindung, die möglicherweise Jahrzehnte zurückliegt. Nach der Erfahrung der Autoren sollte immer dann eine aktive Narbe in Betracht gezogen werden, wenn Schmerzsymptome kurz nach einer Operation beginnen und sich niemals ganz zurückbilden. Wenn eine alte Narbe aktiv ist, heißt das aber nicht notwendigerweise, dass sie ständig aktiv war. Die Erfahrung lehrt, dass auch eine Narbe, die nach einer Behandlung über einen gewissen Zeitraum hinweg inaktiv war, wieder aktiv werden kann. In der

Regel geschieht dies in Belastungssituationen wie z. B. im Verlauf einer Infektionskrankheit oder in Zeiten psychischer Belastung. Dass hierzu keine wissenschaftlichen Daten vorliegen, liegt daran, dass auf diesem Gebiet bisher überhaupt keine Forschung stattgefunden hat. Sicher ist nur, dass eine Weichgewebebehandlung von Narben, wie oben beschrieben, meistens hocheffektiv und klinisch sehr lohnenswert ist.

LITERATURQUELLEN

Frost F, Jessen B, Siggard-Andersen J. A controlled double blind comparison of Mevipacain injection versus saline injection in myofascial pain. Lancet. 1980; 8167: 499–500.

Gross D. Therapeutische Lokalanästhesie. Stuttgart: Hippokrates, 1972.

Huneke F. Krankheit und Heilung anders gesehen. Köln: Staufen, 1947.

Huneke W. Impletoltherapie und andere neuraltherapeutische Verfahren. Stuttgart: Hippokrates, 1953.

Kibler M. Das Störungsfeld bei Gelenkerkrankungen und inneren Krankheiten. Stuttgart: Hippokrates, 1958.

Kobesova A, Morris CE, Lewit K, Safarova M. Twenty-year-old pathogenic „active" postsurgical scar: A case study of a patient with persistent right lower quadrant pain. J Manipulative Physiol Ther. 2007; 30(3): 234–238.

Lewit K. Soft tissue and relaxation techniques in myofascial pain. In: Hammer W (ed.). Functional soft tissue examination and treatment by manual methods. 1st ed. Sudbury, MA: Jones and Barlett Publishers; 1999: p. 479–544.

Lewit K, Olšanská Š. Clinical importance of active scars as a cause of myofascial pain. J Manipulative Physiol Ther. 2004; 27(6): 399–402.

Reveille JD. Soft-tissue rheumatism: Diagnosis and treatment. Am J Med. 1997;102 (1A): 23S–29S.

Valouchová P, Lewit K. Surface electromyography of abdominal and back muscles in patients with active scar. J Bodyw Mov Ther. 2009; 13: 262–267.

Ward RC. Myofascial release concepts. In: Basmajian JV, Nyberg R (eds.). Rational manual therapy. Baltimore: Williams and Wilkins; 1993: p. 223–242.

7.9 Akupunktur als faszienorientierte Therapie

Dominik Irnich und Johannes Fleckenstein

7.9.1 Einleitung

Historischer Hintergrund

Die Akupunktur, die seit 30 Jahren zunehmend auch im Bereich der westlichen Medizin Anwendung findet, entstand während der frühen Han-Dynastie in China und wurde erstmals in dem medizinischen Sammelwerk *Huang Di Nei Jing* („Der Klassiker des Gelben Kaisers zur Inneren Medizin") systematisch beschrieben (Zhu 2001). Das chinesische Wort für Akupunktur *zhen jiu* bedeutet so viel wie „brennen und stechen". Vor der Entwicklung der Stahlnadeln beinhaltete die Akupunktur eine Hautreizung mit spitzen Gegenständen (z.B. Steinen), eine lokale Erwärmung umschriebener Körperpunkte sowie chirurgische Minimaleingriffe wie den Aderlass.

Heutzutage versteht man unter Akupunktur die therapeutische Nadelung anatomisch definierter Punkte (Akupunkturpunkte) oder empfindlicher Körperstellen (sog. Ah-Shi-Punkte), teilweise mit Moxibustion, d.h. Erwärmung oder Erhitzung der Haut an Akupunkturpunkten durch Abbrennen von Beifuß (*Artemisia vulgaris*) (> Abb. 7.9.1).

Durch unterschiedliche Nadelstimulation – z.B. durch Drehen oder wiederholtes Heben und Senken der Nadel sowie elektrische Stimulation – können gemäß dem theoretischen Hintergrund der Akupunktur verschiedene therapeutische Wirkungen erzielt werden.

Zusätzlich gibt es verschiedene verwandte Techniken wie die Laserakupunktur, die Akupunkturmassage (Akupressur) oder die Akupunkturpunktinjektion sowie zahlreiche weitere manuelle oder apparative Behandlungsformen, die sich auf das Konzept der Akupunkturpunkte und -meridiane stützen.

Der theoretische Hintergrund der Akupunktur geht aus dem Spannungsfeld zwischen der chinesischen konfuzianisch-rationalen Gesellschafts- und Staatenlehre und der verspielt religiösen Philosophie des Daoismus hervor. Im Gegensatz zum westlichen Diagnose- und Therapieverständnis, das sich auf objektiv messbare Abweichungen vom Normalen gründet, richtet sich die chinesische Medizin nach den subjektiven Aspekten der Krankheit. Sie basiert auf einer genauen Beobachtung der Natur und des Lebendigen sowie auf einem Analogiesystem, das sich in den uralten Konzepten von Yin und Yang, Qi und den inneren Organen ausdrückt.

Yin und Yang

Ursprünglich mit dem Bild der Sonnen- und Schattenseite eines Hügels beschrieben, sind Yin und Yang die beiden Gegensätze einer Dualität, die als Organisationsprinzip für den gesamten Kosmos, aber auch für die Physiologie und Anatomie aller Lebewesen gilt.

Qi

Qi bringt die energetische Vorstellung einer Lebenskraft zum Ausdruck, die in jedem Organismus zirkuliert. Qi kann schwach, blockiert, gestaut oder falsch verteilt sein – all dies sind beispielhafte Formulierungen zur Beschreibung unterschiedlicher subjektiver Symptome.

Akupunkturpunkte

Akupunkturpunkte sind Körperstellen, durch die das Qi aus den Leitbahnen und den Zang-Fu (s.u.) an die Körperoberfläche transportiert wird. Der chinesische Begriff für einen Akupunkturpunkt setzt sich aus den Schriftzeichen für „Transport" und für „Loch" zusammen.

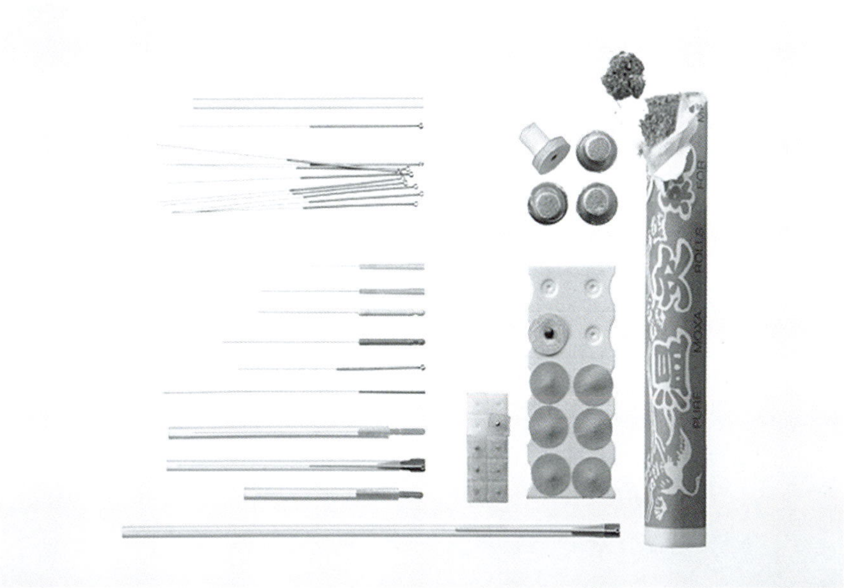

Abb. 7.9.1 Akupunkturzubehör: verschiedene Nadeln und Beifußzubereitungen. Aus: Irnich 2008; Abdruck mit freundlicher Genehmigung.

Leitbahnen (Meridiane)

Alle ca. 360 klassischen Akupunkturpunkte liegen an der Körperoberfläche; sie sind untereinander nach einem Yin-Yang-Muster verbunden und in drei Systemen (vorne, hinten bzw. seitlich am Körper) angeordnet. Das Qi zirkuliert in diesen Verbindungsbahnen oder Meridianen (> Abb. 7.9.2).

Zang-Fu (die inneren Organe)

Der Organbegriff basiert auf den Prinzipien der fünf Wandlungsphasen: Funktionsstörungen in einem Organ korrelieren mit physiologischen und psychoemotionalen Faktoren und Störungen. Dieses traditionelle Konzept geht in weiten Teilen über anatomische und physiologische Aspekte hinaus. Organe und Leitbahnen stehen innen und außen miteinander in Verbindung.

Für die TCM befinden sich im Normalzustand sowohl der Mensch mit seiner Umgebung als auch die inneren Organe untereinander in einem relativen Gleichgewicht, d. h. in einem Gleichgewicht zwischen pathogenen und protektiven Einflussfaktoren. Pathogen können äußere (z. B. jährliche Heuschnupfensaison, ungesunde Ernährung) oder innere Faktoren (z. B. Emotionen, Überlastung) wirken. Entsprechend dieser Philosophie sind alle Krankheiten auf ein relatives Ungleichgewicht zwischen Yin und Yang zurückzuführen. Das Ungleichgewicht kann zu unterschiedlichen Symptomen führen, die z. B. als Stagnation des Qi-Flusses in den Leitbahnen an der Körperoberfläche oder in den inneren Organen beschrieben werden.

Das grundlegende Therapieprinzip ist daher die Regulierung von Yin und Yang. Um die Gesundheit wiederherzustellen, werden an festgelegten Körperpunkten Nadeln eingestochen und manipuliert oder wird die Haut durch Moxibustion erwärmt, um so den Fluss von Qi und Blut zu fördern, sodass diese wieder frei durch die Leitbahnen bzw. inneren Organe zirkulieren können.

Die Patienten – und auch der Therapeut selbst – spüren u. U. das sogenannte De-Qi-Gefühl, das nach der Theorie der TCM beim Nadeln des Akupunkturpunkts ausgelöst wird. Dieses Gefühl kann entlang der Leitbahn ausstrahlen und wird häufig als Brennen, Schmerz, Taubheitsgefühl, wärmend oder ausstrahlend beschrieben. Manche Akupunkteure betrachten die Auslösung einer De-Qi-Reaktion als Voraussetzung für eine wirksame Therapie.

Alle diese im *Huang Di Nei Jing* beschriebenen Konzepte bilden die Grundlage der traditionellen chinesischen Akupunktur, sind aber in den vergangenen Jahrhunderten unterschiedlich interpretiert und verstanden worden, sodass sich inzwischen viele verschiedene Akupunkturschulen entwickelt haben. Selbst wenn diese Akupunktursysteme für westliche Menschen nicht immer nachvollziehbar sind, so sind sie doch in sich logisch und wohlüberlegt.

Heute gibt es zahlreiche verschiedene Nadelakupunkturkonzepte: zum einen die traditionelle chinesische Akupunktur – die einzelnen Schulen vertreten hier unterschiedliche Ansätze –, zum anderen die Behandlung in Akupunktur-Mikrosystemen (z. B. Ohrakupunktur [überwiegend in Europa entwickelt] oder Schädelakupunktur nach Yamamoto), die Triggerpunktakupunktur (Dry Needling myofaszialer Triggerpunkte) sowie Weiterentwicklungen aus verschiedensten Ländern (z. B. Korea, Deutschland, Japan, Russland, Taiwan, USA).

Physiologischer Hintergrund

Neurophysiologisch erklärt man sich die Akupunkturwirkungen über verschiedene Mechanismen: Unter anderem werden die Lokal- und Fernwirkungen der Nadelung durch die Aktivierung von Mechanorezeptoren und Nozizeptoren, die Aktivierung absteigender inhibitorischer Bahnen (u. a. der sog. DNIC, *diffuse noxious inhibitory controls*) oder spinale und supraspinale Modulationen vermittelt. In der Grundlagenforschung wurde zudem gezeigt, dass bei einer Akupunkturbehandlung verschiedene Neurotransmitter (z. B. Noradrenalin, Serontonin), Hormone (z. B. Östrogene, Kortisol) und Peptide (z. B. Endorphine) ausgeschüttet werden. Keiner dieser Mechanismen kann jedoch für sich allein die komplexen neurophysiologischen und anatomischen Reaktionen auf eine Akupunkturbehandlung erklären.

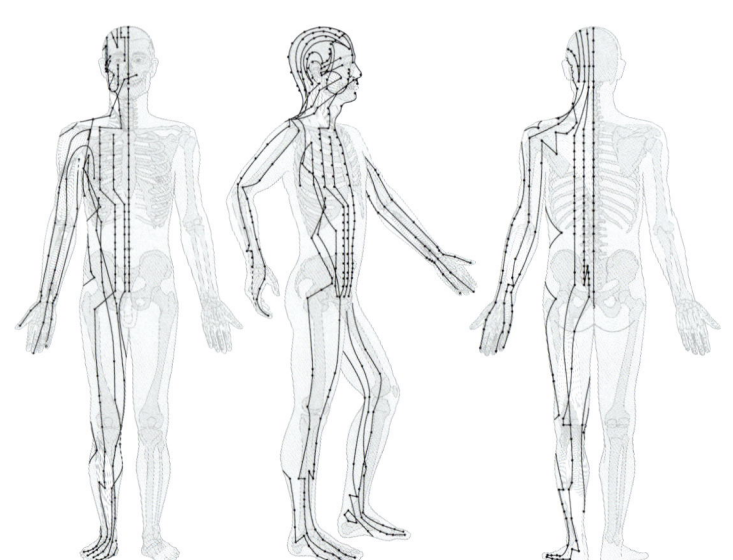

Abb. 7.9.2 Vorder-, Seiten- und Rückansicht des Körpers mit dem Meridiansystem. Aus: Irnich 2008; Abdruck mit freundlicher Genehmigung.

An Akupunkturpunkten wurde eine hohe Dichte neuronaler Rezeptoren beschrieben. Außerdem wurde festgestellt, dass Akupunkturpunkte in der Nähe von bindegewebigen Gefäßscheiden liegen – allerdings gibt es über 10.000 solcher Scheiden in der oberflächlichen Faszie des menschlichen Körpers, also weit mehr als Akupunkturpunkte. Untersuchungen zu den elektrischen Eigenschaften der Akupunkturpunkte ergaben, dass der Hautwiderstand an diesen Punkten im Vergleich zur Umgebung erhöht oder vermindert sein kann. Keiner dieser Befunde ermöglicht jedoch eine anatomische Definition des Akupunkturpunkts.

Einen Beitrag zum Verständnis der Akupunkturpunkte und Leitbahnen liefert vielleicht die bemerkenswerte Beobachtung, dass myofasziale Schmerzen entlang der beschriebenen Meridianverläufe ausstrahlen. Dorsher und Fleckenstein verglichen die anatomische Übereinstimmung der „üblichen" myofaszialen Triggerpunktlokalisationen, wie sie im *Myofascial Trigger Point Manual* (Travell und Simons 1999) beschrieben werden, mit der Lokalisation klassischer Akupunkturpunkte (> Abb. 7.9.3). „Anatomische Übereinstimmung" zwischen einem häufig vorkommenden myofaszialen Triggerpunkt und einem klassischen Akupunkturpunkt bedeutete für diese Untersuchung, dass diese Punkte nahe beieinanderliegen und sich nach Akupunktur- und anatomischen Bezügen die gleiche muskuläre Zielstruktur avisieren. Die Übereinstimmung betrug mindestens 93,3 %, wenn die Punkte auf der Haut höchstens 3 cm voneinander entfernt lagen (aber zur gleichen Muskelregion gehörten). Bei einem Abstand von maximal 1 cm zwischen den Punkten stimmten immer noch 37 % der Punkte überein (Dorsher und Fleckenstein 2008a).

Auch bezüglich der Schmerzindikationen (bis zu 97 %) sowie der somatoviszeralen Indikationen (< 93 %) gibt es eine ausgeprägte klinische Übereinstimmung innerhalb der anatomisch übereinstimmenden Punktepaare „häufiger myofaszialer Triggerpunkt – klassischer Akupunkturpunkt" (Dorsher und Fleckenstein 2008b).

Bei der Ausbreitung des De-Qi-Gefühls entlang der Leitbahnen scheint es sich um ein ähnliches Phänomen zu handeln wie beim physiologischen Analogkonzept der myofaszialen Triggerpunkte.

Dort gilt, dass jeder aktive myofasziale Triggerpunkt ein klassisches Muster eines spezifisch zuordenbaren ausstrahlenden Schmerzes in der Tradition des myofaszialen Schmerzkonzepts aufweist. Diese Zusammenhänge liefern klinisch überzeugende Argumente dafür, dass myofasziale Triggerpunkte und Akupunkturpunkte wahrscheinlich ähnliche, wenn nicht gleiche physiologische Phänomene beschreiben. Und sie erleichtern die Antwort auf die Frage, welche Rolle die verbindenden Leitbahnen zwischen den Akupunkturpunkten spielen. Spekulationen über die Frage, ob Akupunkturleitbahnen nur gedankliche Hilfskonstrukte sind oder eine anatomische Grundlage haben, gibt es seit den frühesten Tagen der Akupunktur.

Die Komponenten des Bindegewebes könnten die Vermittlung der Akupunktureffekte übernehmen: Helen Langevin zeigte, dass die Drehung der eingestochenen Nadel Fibroblasten aktiviert (Langevin et al. 2002). Diese lokalen Effekte lassen sich bis in entferntere Bindegewebszüge nachverfolgen (Mechanotransduktion). Außerdem beschreiben einige Autoren eine gewisse Überlappung zwischen den Leitbahnen und den peripheren Nerven im Bereich der Extremitäten. Andere wiederum postulieren, dass die Leitbahnen in der myofaszialen Schicht des Körpers verlaufen und den wahrgenommenen Empfindungen entsprechen könnten, die durch Stimulation faszialer Strukturen entstehen. Eine interessante Beobachtung ist in diesem Zusammenhang, dass die anatomisch begründeten ausstrahlenden Schmerzmuster ähnlich verteilt sind wie die in der TCM beschriebenen Akupunkturmeridiane (> Kap. 3.4).

Allerdings ist klar, dass die anatomischen Zielstrukturen auch vom Muskelgewebe abweichen können: Neben den myofaszialen Triggerpunkten gehören auch Nerven, Knochen, Ligamente, Gefäße und das vegetative Nervensystem zu den genadelten Strukturen.

7.9.2 Akupunkturtechnik

Akupunktur wird seit etwa 30 Jahren zunehmend auch im Rahmen der westlichen Medizin angewendet. Etwa 30.000 Ärzte in Deutsch-

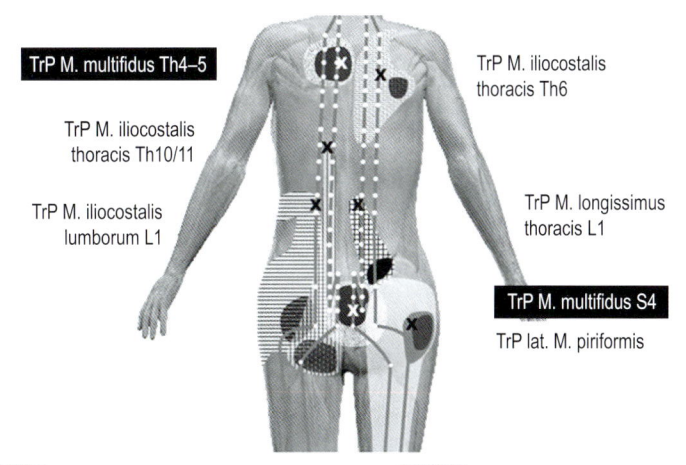

Abb. 7.9.3 Ausbreitung von Schmerzen, die von myofaszialen Triggerpunkten ausgehen, am Rücken und ihre Korrelation mit dem Blasenmeridian und seinen Akupunkturpunkten. Aus: Irnich 2008; Abdruck mit freundlicher Genehmigung.

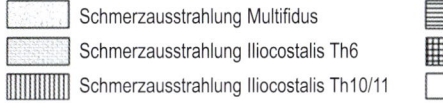

land greifen zumindest gelegentlich auf die Akupunktur zurück. In diesem Kapitel wird ein integratives und praxisorientiertes Schema für die Akupunkturbehandlung, insbesondere bei Erkrankungen des Bewegungsapparats, vorgestellt. Es wurde in großen Studien systematisch geprüft und von Akupunkturärzten der medizinischen Fakultät der Ludwig-Maximilians-Universität München sowie anderen Mitgliedern der *Deutschen Ärztegesellschaft für Akupunktur* (DÄGfA), der ältesten und größten ärztlichen Akupunkturgesellschaft der westlichen Welt, gelehrt und angewendet (Irnich et al. 2001, 2002).

Behandelbare Körperstellen reichen von Schmerzpunkten, Leitbahnen und klassischen Punkten bis hin zu Extrapunkten, Mikrosystemen und Stellen, die den Organstörungen nach dem traditionellen Zang-Fu-Konzept entsprechen. Als Behandlungstechniken kommen Nadelung, Schröpfen und Massagetechniken infrage. Die chinesische Medizin beinhaltet darüber hinaus auch die Anwendung chinesischer Heilmittel (z. B. pflanzlich oder tierisch) oder der Bewegungslehre (z. B. die Praktizierung von Qi Gong).

Wir stellen in fünf Schritten das Grundprinzip einer Behandlung bei Erkrankungen des Bewegungsapparats vor.

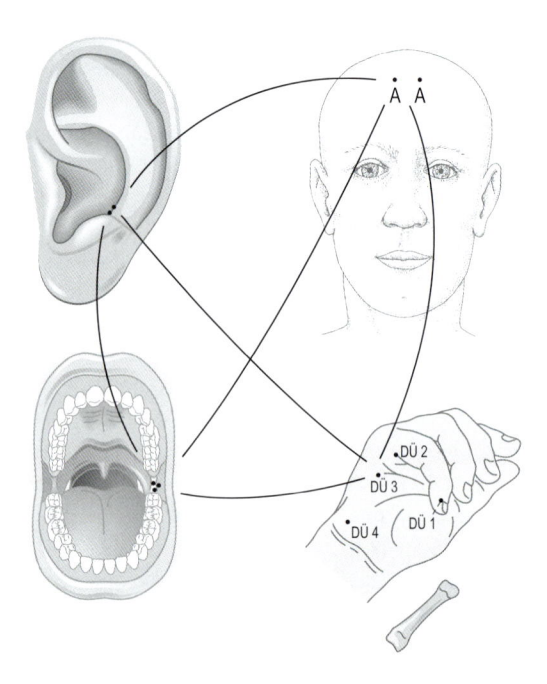

Abb. 7.9.4 Analoge Mikrosysteme. Dargestellt sind analoge Punkte zur Behandlung von Nackenschmerzen. Bevorzugt wird das empfindlichste Mikrosystem behandelt. Aus: Irnich 2008; Abdruck mit freundlicher Genehmigung.

Mit Fernpunkten und/oder Mikrosystempunkten beginnen

Klassische Akupunkturpunkte sowie Punkte in Mikrosystemen haben Fernwirkungen. Fernpunkte werden gewählt, um eine sofortige Schmerzlinderung zu erzielen und den Bewegungsumfang zu vergrößern. Ihre Auswahl basiert auf dem Verlauf des Leitbahnsystems. Wenn eine Leitbahn durch die erkrankte Körperregion verläuft, können ihre Fernpunkte zur Symptomlinderung herangezogen werden.

Die Behandlung über Mikrosysteme ist per definitionem eine Fernpunktbehandlung, auch wenn das Mikrosystem gleich neben dem erkrankten Bereich liegen sollte. Punkte in Mikrosystemen werden entsprechend den beschriebenen Projektionszonen ausgewählt (> Abb. 7.9.4). Die Behandlung von Fernpunkten und Mikrosystemen lindern die Schmerzhaftigkeit. Sie empfiehlt sich besonders beim Erstkontakt mit dem Patienten oder bei hochakuten Zuständen, da sie weit entfernt von den eigentlichen Schmerzbereichen liegen (z. B. der Punkt Dü 3, der Schmerzen im Bereich von Kopf, Hals und Schultern lindert; > Tab. 7.9.1).

Tab. 7.9.1 Die wirksamsten Fernpunkte.

Frontaler Kopfschmerz	Ma 44, Ma 36, Di 4
Temporaler Kopfschmerz	Le 3, Gb 41, 3E 3 oder 3E 5
Okzipitaler Kopfschmerz	Bl 60 oder 62, Dü 3
Nackenschmerz	Bl 60 oder 62, Dü 3, Ex-UE 8
Schulter	Ma 38
Ellbogen	Mikrosystem Ohr
Lumbago	Bl 40, NP 67, Ex-UE 7, YNSA D-Zone
Knie	Mikrosystem Ohr, Schneidezähne von extraoral (Mundakupunktur)

Empfindliche regionale/segmentale Punkte aufsuchen

Die Nadelung schmerzhafter Punkten (Ah-Shi-Punkte) ist ein altes Konzept der TCM. Man muss diese Punkte, die dann unter Berücksichtigung der anatomischen und physiologischen Gegebenheiten genadelt werden, lediglich ausfindig machen. Die traditionelle chinesische Akupunktur erwähnt auch die Einbeziehung segmentaler Punkte (d. h. der Shu-Punkte).

Myofasziale Triggerpunkte behandeln

Die Triggerpunktakupunktur kann nicht nur an myofaszialen Triggerpunkten angewendet werden. Auch andere Strukturen (myofaszial, kutan, ligamentär, knöchern) können Triggerpunkte aufweisen, die in vergleichbarer Weise behandelt werden können – mit dem Unterschied, dass eine lokale Zuckungsreaktion naturgemäß nicht auftritt. Näheres dazu weiter unten.

Lokalpunkte der Leitbahn oder Ah-Shi-Punkte einbeziehen

Falls die Behandlung von Fern- und Regionalpunkten oder myofaszialen Triggerpunkten keinen Erfolg bringt, können lokoregionale Akupunktur- oder Schmerzpunkte hinzugenommen werden. Die Behandlungstechniken reichen vom Auslösen des De-Qi-Gefühls durch Stechen des Akupunkturpunkts bis zu oberflächlichen Nadelmanipulationen, die darauf abzielen, ein reflektorisches Zucken der oberflächlichen Muskelschichten auszulösen.

Bei chronischen Erkrankungen die inneren Organe behandeln

Insbesondere funktionelle Erkrankungen erfordern ein umfassendes Bemühen, die gesamte Situation des Patienten – einschließlich biologischer, mentaler, sozialer und spiritueller Aspekte seines Wohlbefindens – zu verstehen. Traditionell (gemäß dem Zang-Fu-Konzept) wird Krankheit als ein Ungleichgewicht im Bereich der körperlichen und mentalen Lebenskraft (Qi) aufgefasst. Der Zang-Fu-Ansatz berücksichtigt die Symptome, Bedürfnisse und Sorgen des Patienten sowie die Umgebungsfaktoren und ist darauf ausgerichtet, ein nachhaltiges, individualisiertes Behandlungskonzept unter Anwendung verschiedener traditioneller chinesischer Philosophien und Techniken zu entwickeln. Akupunkturpunkte werden nach bestimmten Mustern ausgewählt, die wiederum bestimmten Regeln folgen (etwa Yin und Yang). Ziel ist es, den Patienten wieder ins Gleichgewicht zu bringen.

7.9.3 Dry Needling

In diesem Abschnitt möchten wir eine weitere Technik vorstellen, die zur Behandlung von myofaszialen Beschwerden angewendet wird: die Triggerpunktakupunktur, die auch als Dry Needling bezeichnet wird. Es handelt sich um ein invasives Verfahren, bei dem Akupunkturnadeln durch die Haut in die Muskulatur eingestochen werden, und zwar, wie der Name schon sagt, mitten in die myofaszialen Triggerpunkte. Dafür sind zwar technische Fähigkeiten erforderlich, nicht aber detaillierte Kenntnisse der TCM und der Akupunktur. Die klinische Erfahrung zeigt, dass das Nadeln myofaszialer Triggerpunkte im Rahmen einer klassischen Akupunkturbehandlung zum Behandlungserfolg beiträgt, sodass beide Techniken gut kombiniert werden können. In diesem Kapitel geben wir nur einige praktische Hinweise für die Faszienbehandlung. Leser, die ein umfassendes Verständnis des gesamten TCM-Systems einschließlich Akupunktur, Meridianen, Punktauswahl etc. gewinnen möchten, seien auf die entsprechenden Lehrbücher verwiesen.

Nach Vorbereitung der Haut und Identifizierung des zu behandelnden Triggerpunkts wird die Haut für den Nadeleinstich über dem Punkt zwischen Daumen und Zeigefinger oder Zeige- und Mittelfinger gefasst bzw. fixiert (➤ Abb. 7.9.6). Für die Nadelung gibt es drei verschiedene Techniken.

Direkte Nadelung

Die Nadel wird etwa 1 bis 1,5 cm vom myofaszialen Triggerpunkt entfernt eingestochen. Dies erleichtert das Aufsuchen des Triggerpunkts mit der Nadel. Die greifenden Finger isolieren den Hartspannstrang und verhindern, dass er unter der Nadel wegrollt. Ziel

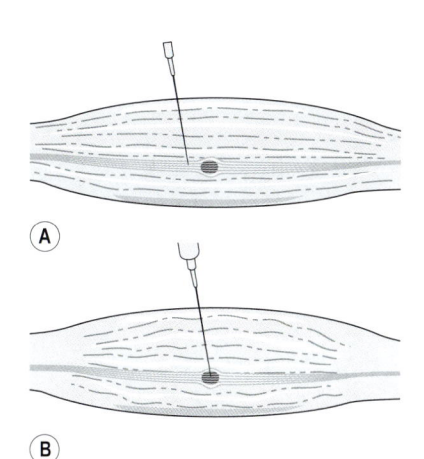

Abb. 7.9.5 Nur wenn der myofasziale Triggerpunkt exakt getroffen wird, wird eine lokale Muskelzuckung ausgelöst. Aus: Irnich 2008; Abdruck mit freundlicher Genehmigung.

ist es, den myofaszialen Triggerpunkt zu treffen und eine sog. lokale Zuckungsreaktion (local twitch phenomenon) auszulösen, d. h. eine kurze Zuckung des Hartspannstrangs, die mit den Fingerspitzen tastbar oder in der Haut über dem Muskel als charakteristische kurze, schnelle Kontraktion sichtbar ist (➤ Abb. 7.9.5). Die Konzentration des Therapeuten liegt auf der Nadelspitze und der Konsistenz des Gewebes, durch das sie sich bewegt (Faszie, Muskel, Bindegewebe). Der Triggerpunkt kann unter der Nadelspitze als eine gummiartige Struktur gefühlt werden. Bei Eintreten einer lokalen Zuckungsreaktion ist die Triggerpunktnadelung in der Regel wirksamer als bei Nichteintreten einer solchen Reaktion. Es empfiehlt sich, die Nadel dann schnell aus dem Muskel herauszuziehen, um eine Schädigung der Muskelfasern oder des umgebenden Gewebes zu vermeiden, da bei der Muskelkontraktion erhebliche Spannungen und Scherkräfte auftreten können. Die Nadel wird nicht ganz herausgezogen, sondern nur bis zur oberflächlichen Faszie und dann wieder auf den Triggerpunkt gerichtet. Das gesamte Manöver – Einstechen in den lokalen Triggerpunkt, Auslösen der reaktiven Muskelzuckung und Zurückziehen der Nadel – sollte so lange wiederholt werden, bis die Zuckungsreaktion erlischt. Dabei sollten so viele sensible Punkte wie möglich erfasst werden. Die fixierenden Finger bleiben bis zum Ende der Behandlung in Position. Sie markieren nicht nur die Lage des myofaszialen Triggerpunkts, sondern fungieren auch als diagnostisches Instrument, mit dem sich (a) die vegetative Reaktion des Patienten und (b) kleinere Zuckungsreaktionen in den oberflächlichen Muskelschichten erspüren lassen.

Nadelung der Muskelfaszie

Reaktive Muskelzuckungen können durch eine Nadelung der äußeren Muskelfaszie ausgelöst werden. Die Nadel berührt dabei nur die Faszie, ohne den Muskel zu penetrieren und ohne den Triggerpunkt aufzusuchen. Diese Technik wird besonders bei der Behandlung größerer oberflächlicher Muskelschichten (z. B. M. trapezius, M. levator scapulae) angewendet. Die Nadel wird etwa 1 bis 1,5 cm vom Triggerpunkt entfernt durch die Haut gestochen (dies erleichtert das Ausrichten der Nadel auf die Muskelfaszie). Diese wird hochfre-

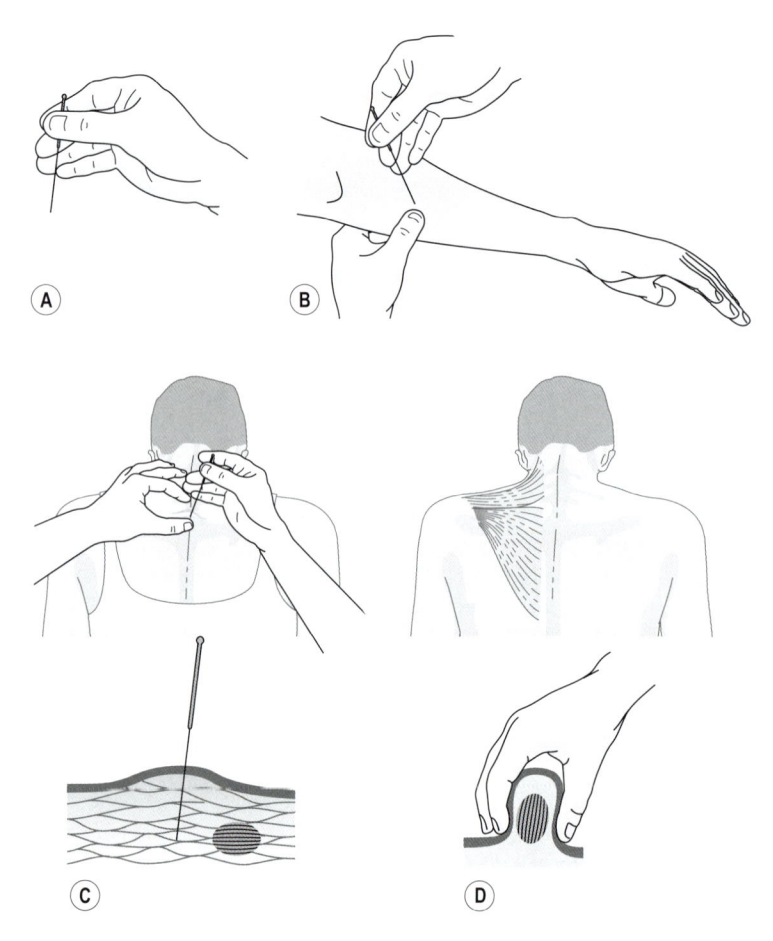

Abb. 7.9.6 Halten und Einstechen der Nadel beim Dry Needling: (A) Halten der Nadel mit drei Fingern (B) Straffen des Weichgewebes. (C) Einführen der Nadel mit Daumendruck. (D) Fassen eines Muskels. Aus: Irnich 2008; Abdruck mit freundlicher Genehmigung.

quent manipuliert; indirekt kann so eine lokale Zuckungsreaktion ausgelöst werden.

Oberflächliche Nadelung

Bei dieser speziellen Technik muss die Nadel nur in das Bindegewebe über dem myofaszialen Triggerpunkt eingestochen werden. Sie wird etwa 30 Sekunden lang im Gewebe belassen, während die Detonisierung des Triggerpunkts palpatorisch überprüft wird. Die Behandlung kann mit längerer Nadelverweildauer wiederholt werden. Bei diesem Verfahren geht es nicht um die Auslösung einer lokalen Zuckungsreaktion, sondern um die indirekte (z. B. neuronal vermittelte) Auflösung myofaszialer Triggerpunkte (➤ Abb. 7.9.7).

Schlussfolgerungen

Es konnte gezeigt werden, dass die lokale Zuckungsreaktion prädiktiv für die Wirksamkeit der Triggerpunktakupunktur ist. Die Reaktionen der Patienten auf die Zuckungsreaktion sind unterschiedlich und reichen vom augenblicklichen Abklingen der Schmerzen bis hin zur subjektiven Wirkungslosigkeit, wenn der behandelte Triggerpunkt nicht relevant war oder Schmerz und Bewegungseinschränkung aufgrund weiterer Triggerpunkte andauern. Die reaktive Muskelzuckung nach der Nadelung wird normalerweise als kurzes, dumpf ziehendes

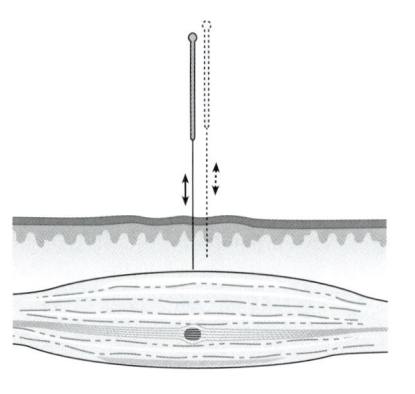

Abb. 7.9.7 Oberflächliches Dry Needling. Aus: Irnich 2008; Abdruck mit freundlicher Genehmigung.

Gefühl, ähnlich wie bei einem Muskelfaszikulieren, wahrgenommen. Dieses Gefühl besteht u. U. auch nach der Behandlung in Form von Muskelschmerzen oder einer Art Muskelkater fort. Beide sind aus therapeutischer Sicht verständliche Reaktionen, die z. B. auf eine Fehlhaltung vor der Therapie zurückgeführt werden können.

Wesentliche Bestandteile jeder myofaszialen Triggerpunkttherapie sind daher eine anschließende Dehnung und eine Anleitung für häusliche Dehnübungen. Auch nach einem Dry Needling sollte die behandelte Muskelgruppe ausgiebig gedehnt werden.

Bei der Wahl der – z. B. im Hinblick auf die Tiefe des muskulären Zielgebiets – geeigneten Akupunkturnadel ist die Erfahrung des Therapeuten von großer Bedeutung. Im Gegensatz zu Injektionskanülen haben Akupunkturnadeln eine atraumatische Spitze: Sie schneiden nicht, sondern gleiten ins Gewebe. Dadurch wird das Risiko für eine Hämatombildung reduziert. Die Wahl einer geeigneten Nadel erfolgt nach dem Prinzip „so dünn wie möglich und so lang wie nötig". Für die Handhabung sehr feiner Nadeln haben sich Führungsröhrchen bewährt. Schmerzempfindliche Patienten tolerieren diese Nadeln unter Umständen besser, da der Druck des Führungsröhrchens auf die Haut die mechanosensiblen Afferenzen reizt. Dies verringert ihre Signalübertragung beim eigentlichen Nadeln, und somit fallen auch Schmerzantwort, Belastung und Abwehr des Patienten geringer aus. Möglicherweise lässt sich durch Palpation der gleiche Effekt erzielen.

7.9.4 Wissenschaftliche Belege

Inzwischen gibt es eine große Anzahl wissenschaftlicher Veröffentlichungen, die die physiologischen und klinischen Wirkungen der Akupunktur belegen. Aufgrund der positiven Ergebnisse fundierter randomisierter Studien werden inzwischen im Bereich der Anästhesiologie, zur Anxiolyse sowie postoperativ bei Schmerzen oder Übelkeit/Erbrechen supportive Akupunkturbehandlungen durchgeführt. Hier gibt es allerdings noch offene Fragen, z. B. zur Spezifität der Konzepte, zur Indikation und zur optimalen Dosierung.

Aus vielen klinischen Studien ergeben sich Hinweise auf eine analgetische Wirkung der Akupunktur. Verschiedene aktuelle Metaanalysen machen zunehmend schlüssige Aussagen bezüglich der Wirksamkeit einer Akupunkturbehandlung bei myofaszialen Erkrankungen:

(a) Zwei Metaanalysen sprechen dafür, dass die Akupunktur eine wertvolle nichtmedikamentöse Methode zur Akutbehandlung von Patienten mit Halswirbelsäulenbeschwerden oder häufigem Spannungskopfschmerz ist – bei Zuständen also, die meistens mit myofaszialen Triggerpunkten in der Kopf- und Nackenmuskulatur assoziiert sind. Fu empfiehlt weitere Studien, um auch die längerfristige Wirksamkeit der Akupunktur bei HWS-Beschwerden abzuklären (Fu, Li und Wu 2009). Irnich et al. (2002) konnten zeigen, dass Dry Needling und Akupunktur an Fernpunkten eine Sofortwirkung mit Verbesserung des Bewegungsumfangs erbrachten, sich aber nur über die Fernpunkte eine sofortige Schmerzlinderung bei chronischen HWS-Beschwerden erzielen ließ. Eine andere große Studie derselben Arbeitsgruppe (Irnich et al. 2001) zeigte, dass die Akupunktur der Massagetherapie bezüglich der Linderung von Bewegungseinschränkungen überlegen ist. Bei einer Subgruppenanalyse zeigte sich, dass insbesondere Patienten, deren Nackenschmerzen durch myofasziale Störungen verursacht waren, von der Akupunktur profitierten.

(b) Ein Cochrane-Review zur Akupunktur bei Schulterschmerzen kommt zu dem Ergebnis, dass Schmerzen und Funktionseinschränkungen kurzzeitig nachlassen, doch gibt es aufgrund der geringen Zahl von – klinisch und methodisch zudem unterschiedlichen – Studien nicht genügend Daten, um die Anwendung der Akupunktur bei Schulterschmerzen zu befürworten oder abzulehnen. Weitere methodisch fundierte klinische Studien sind erforderlich.

(c) In einer aktuellen Metaanalyse von Vickers et al. wurde die Wirksamkeit von Akupunktur bei Rücken- und Nackenschmerzen anhand von Daten von über 17.922 Patienten belegt (Vickers 2012).

Im Vergleich zur myofaszialen Triggerpunktinjektion, die als vielversprechende Therapieoption gilt, wurde bisher noch nicht geklärt, ob die „trockene" Nadelung (Akupunktur) oder die „feuchte" Nadelung (Injektion) bessere Ergebnisse liefert.

7.9.5 Zusammenfassung

Unter dem Begriff „Akupunktur" werden verschiedene therapeutische Ansätze zusammengefasst, deren Basis die alten Lehrbücher der TCM bilden. Akupunktur und insbesondere Dry Needling sind vielversprechende Optionen für die Behandlung myofaszialer Triggerpunkte und der damit verbundenen Beschwerden. Dies gilt im Vergleich zu gerätegestützten Therapieformen, aber auch im Vergleich zu manuellen Therapien. Voraussetzungen für den Erfolg der Behandlung sind eine gute, auf Empathie und Verständnis basierende Beziehung zwischen Akupunkteur und Patient sowie anatomische und entsprechende therapeutische Fähigkeiten.

LITERATURQUELLEN
Dorsher PT, Fleckenstein J. Myofascial trigger points and classical acupuncture points, 1: Qualitative and quantitative anatomic correspondences. Dt Ztschr Akup. 2008a; 51: 15–24.
Dorsher PT, Fleckenstein J. Myofascial trigger points and classical acupuncture points, 2: Clinical correspondences in treating pain and somatovisceral disorders. Dt Ztschr Akup. 2008b; 51: 6–11.
Fu LM, Li JT, Wu WS. Randomized controlled trials of acupuncture for neck pain: Systematic review and meta-analysis. J Altern Complement Med. 2009; 15(2): 133–145.
Green S, Buchbinder R, Hetrick SE. Acupuncture for shoulder pain. Cochrane Database Syst Rev. 2005(2): CD005319.
Irnich D. Leitfaden Triggerpunkte. München/Jena: Elsevier, Urban & Fischer, 2008.
Irnich D, Behrens N, Molzen H et al. Randomised trial of acupuncture compared with conventional massage and "sham" laser acupuncture for treatment of chronic neck pain. BMJ. 2001; 322/7302: 1574–1578.
Irnich D, Behrens N, Gleditsch JM et al. Immediate effects of dry needling and acupuncture at distant points in chronic neck pain: Results of a randomized, double-blind, sham-controlled crossover trial. Pain. 2002; 99(1–2): 83–89.
Langevin HM, Churchill DL, Wu J et al. Evidence of connective tissue involvement in acupuncture. FASEB J. 2002; 16(8): 872–874.
Travell & Simons' myofascial pain and dysfunction: The trigger point manual. 2nd ed. Baltimore, MD: Williams & Wilkins, 1999.
Vickers AJ, Cronin AM, Maschino AC, Lewith G, MacPherson H, Foster NE, Sherman KJ, Witt CM, Linde K. Acupuncture for chronic pain: Individual patient data meta-analysis. Arch Intern Med. 2012; 172(9): 1444–1453. Doi: 10.1001/archinternmed.2012. 3654.
Zhu M (Übersetzer). The Medical Classic of the Yellow Emperor. Peking: Foreign Languages Press; 2001: p. 302.

WEITERE LITERATURHINWEISE
Chen J, Chung K, Hou C. Inhibitory effect of dry needling on the spontaneous electrical activity recorded from myofascial trigger points of rabbit skeletal muscle. Am J Phys Med Rehabil. 2001; 80: 729–735.
Cheng X. Chinese acupuncture and moxibustion. Peking: Foreign Language Press, 1987.

Cummings TM, White AR. Needling therapies in the management of myofascial trigger point pain. Arch Phys Med Rehabil. 2001; 82: 986–992.

Dorsher PT. Myofascial referred-pain data provide physiologic evidence of acupuncture meridians. J Pain. 2009; 10: 723–731.

Fleckenstein J, Zaps D, Rüger LJ et al. Discrepancy between prevalence and perceived effectiveness of treatment methods in myofascial pain syndrome: Results of a cross-sectional nationwide survey. BMJ Musculoskelet Disord. 2010; 11: 32.

Fricton JR, Kroening R, Haley D, Siegert R. Myofascial pain syndrome of the head and neck: A review of clinical characteristics of 164 patients. Oral Surg Oral Med Oral Pathol. 1985; 60(6): 615–623.

Furlan AD, van Tulder MW, Cherkin DC et al. Acupuncture and dry-needling for low back pain. Cochrane Database Syst Rev. 2005(1): CD001351.

Harden RN, Bruehl SP, Gass S, Niemiec C, Barbick B. Signs and symptoms of the myofascial pain syndrome: A national survey of pain management providers. Clin J Pain. 2000; 16(1): 64–72.

Hong CZ, Simons D. Pathophysiologic and electrophysiologic mechanisms of myofascial trigger points. Arch Phys Med Rehabil. 1998; 79: 863–872.

Kwon YD. Systematic review of cupping including bloodletting therapy for musculoskeletal diseases in Korea. Oriental Physiol Pathol. 2007; 21: 789–793.

Langevin HM, Yandow JA. Relationship of acupuncture points and meridians to connective tissue planes. Anat Rec. 2002; 269: 257–265.

Lavelle ED, Lavelle W, Smith HS. Myofascial trigger points. Anesthesiol Clin. 2007; 25(4): 841–851, vii–iii.

Le Bars D. The whole body receptive field of dorsal horn multireceptive neurones. Brain Res. Brain Res Rev. 2002: 40(1–3): 29–44.

Melzack RWP. Pain mechanisms: A new theory. Science. 1965; 150: 971–979.

Melzack R, Stillwell DM, Fox EJ. Myofascial trigger points and acupuncture points for pain: Correlations and implications. Pain. 1977; 3: 3–23.

Mense S. Nociception from skeletal muscle in relation to clinical muscle pain. Pain. 1993; 54(3): 241–289.

Myers TW. Anatomy trains: Myofascial meridians for manual and movement therapists. Edinburgh: Churchill Livingstone, 2001.

O'Connor J, Bensky D (Übersetzer). Acupuncture: A comprehensive text. Chicago: Eastland Press; 1981: p. 741.

Tough EA, White AR, Cummings TM et al. Acupuncture and dry needling in the management of myofascial trigger point pain: A systematic review and meta-analysis of randomised controlled trials. Eur J Pain. 2009; 13(1): 3–10.

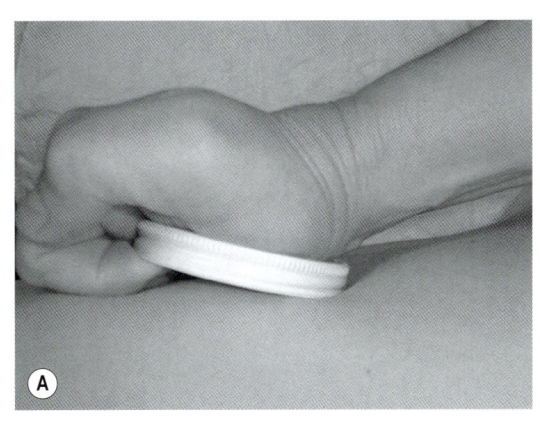

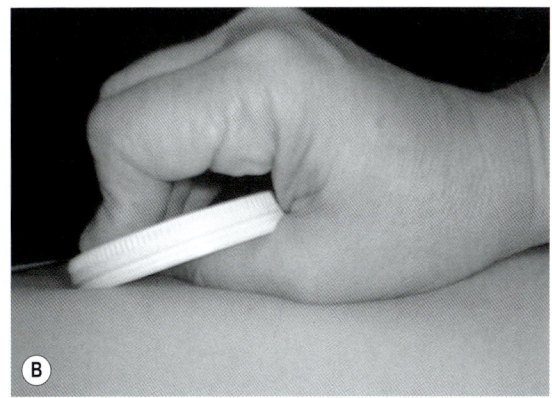

Abb. 7.10.1 Ein Gegenstand mit abgerundeten Kanten wird in das Gewebe gedrückt und über die Haut gezogen. Durch Schaben von rechts nach links (A) bzw. von links nach rechts (B) werden Petechien und Ekchymosen erzeugt. In diesem Fall wurden einfache Metalldeckel mit abgerundeten Kanten verwendet. Aus Nielsen 2009.

7.10 Gua Sha
Arya Nielsen

7.10.1 Einleitung

Gua Sha ist eine wichtige Therapieform der traditionellen ostasiatischen Medizin (TOM). Bei dieser Methode wird durch druckvolles, unidirektionales Streichen über die Haut mit einem geeigneten Werkzeug eine therapeutische Petechienbildung, also ein vorübergehender Austritt von Blut in die Subkutis erzielt. In Asien und in Gemeinschaften asiatischer Auswanderer wird Gua Sha seit Jahrhunderten als eine Form der häuslichen Selbstbehandlung angewendet (Hautman 1987, Craig 2002), und auch Akupunkteure und TOM-Mediziner setzen die Methode weltweit in der klinischen Praxis ein (Nielsen 1995, Zhang/Hao 2000).[8] Dank der zunehmenden Verbreitung der TOM außerhalb Asiens wird Gua Sha heute in vielen Regionen und Kulturen der Erde von Millionen von Menschen angewendet.

In diesem Kapitel werden die relevanten Begriffe sowie die Indikationen und Kontraindikationen von Gua Sha erläutert und Empfehlungen für die sichere Durchführung gegeben. Ein weiterer Abschnitt ist den physiologischen Wirkungen der Therapie im Bindegewebe gewidmet.

7.10.2 Wichtige Begriffe

Die Behandlung besteht aus wiederholten, unidirektionalen Druckstrichen mit einem Werkzeug, das abgerundete Kanten besitzt und so lange über die eingeölte Haut gezogen wird, bis Sha-Petechien austreten (> Abb. 7.10.1). Gua Sha kann mit einem einfachen Metalldeckel mit abgerundeten Kanten durchgeführt werden. Traditionell werden Suppenlöffel, Münzen sowie polierte Steine, Horn-, Knochen- oder Jadeschaber verwendet (> Abb. 7.10.2).

Der chinesische Begriff „Gua Sha" bedeutet wörtlich übersetzt so viel wie „schaben" oder „kratzen" (So 1987). Zutreffender lässt sich das Vorgehen aber vielleicht als druckvolles, unidirektionales Streichen beschreiben. Bei Begriffen wie „schaben" oder „kratzen" denkt man leicht an Hautabschürfungen, doch die Hautoberfläche bleibt beim Gua Sha intakt. Es gibt keine Abschürfungen oder Prellmarken, sondern nur Petechien und Ekchymosen unter der intakten Haut.

Das Wort „sha" hat verschiedene Bedeutungen. Es kann eine symptomatische oder präsymptomatische oberflächliche „Blutstase" bezeichnen, aber auch die beim Gua Sha entstehenden Petechien. Wörtlich aus dem Chinesischen übersetzt, heißt „sha" „Sand" oder „Haifischhaut" oder auch „roter, erhabener, miliarer Ausschlag". Die frischen, durch Gua Sha hervorgerufenen Petechien beginnen sofort wieder abzublassen und zu Ekchymosen zu konfluieren (> Abb. 7.10.3, > Abb. 7.10.4).

„Sha" kann auch als „Cholera" übersetzt werden, weil die Sha-Flecken an den Ausschlag im Endstadium der Cholera erinnern. Im Osten wurde Gua Sha – wie die Friktion in früheren Zeiten in der westlichen Medizin (Jackson 1806) – zur Behandlung der Cholera und Cholera-ähnlicher Krankheiten eingesetzt (So 1987), um durch Imitation des krisenhaften Stadiums der Erkrankung eine Heilung zu erwirken (Nielsen 1996) (> Tab. 7.10.1).

In der westlichen medizinischen Literatur wird „Gua Sha" u. a. als „Schaben", „Coin Rubbing"/„Coining", „Spooning", „Cao Gio" (vietnamesisch) oder „Kerik" (indonesisch) übersetzt (Nielsen 2009).

7.10.3 Anwendungsgebiete

Gua Sha ist indiziert bei Schmerzzuständen, Bewegungsstörungen oder -einschränkungen sowie bei Organ- oder Systemfunktionsstörungen einschließlich akuter Infektionen und chronischer Erkrankungen (Nielsen 1995, Zhang und Hao 2000). In der TOM zeigen Schmerzen stets eine Stase an. („Stockt der Fluss, kommt der Schmerz – fließt der Fluss, gibt es keinen Schmerz", sagen die Chinesen; Nielsen 1995.) Sha gilt als eine Form der Blutstase in den

---

[8] Moderne Adaptationen von Gua Sha sind z. B. die Graston- und ASTYM-Technik.

270 7 Faszienorientierte Therapieformen

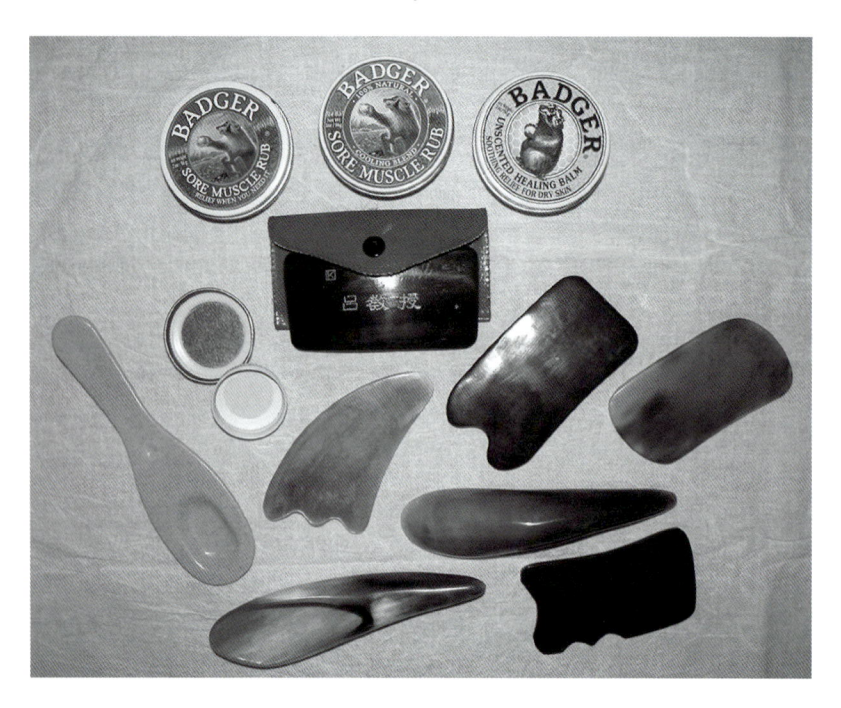

Abb. 7.10.2 Werkzeuge für Gua Sha: Suppenlöffel, polierte Teile aus Wasserbüffelhorn oder einfache Metalldeckel mit abgerundeten Kanten. Oben im Bild die wärmenden, kühlenden und neutralen Gleitfette von Badger Balm (http://www.badger-balm.com). Aus Nielsen.

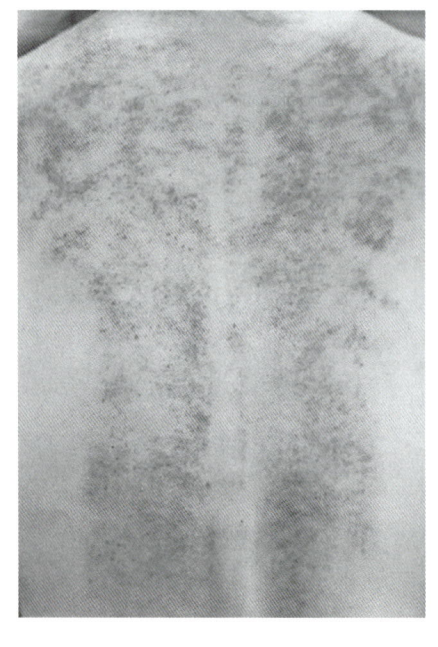

Abb. 7.10.3 Frische Sha-Petechien und Ekchymosen auf dem Rücken eines Patienten, der wegen Knieschmerzen und -schwellung mit Frösteln und Kälteaversion behandelt wurde. Aus Nielsen 1995.

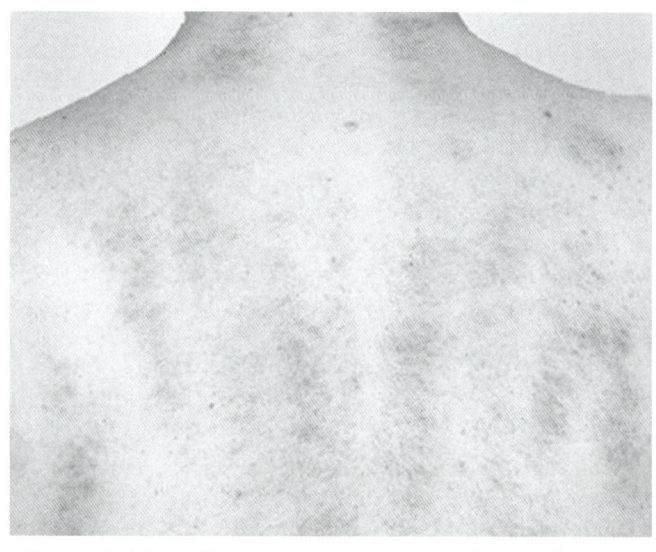

Abb. 7.10.4 Auf dem Bild, das einen Tag nach der Gua-Sha-Behandlung aufgenommen wurde, sieht man, dass die Ekchymosen bereits wieder abzublassen beginnen. Aus Nielsen.

Tab. 7.10.1 Wie funktioniert Gua Sha?

Behandlungsgebiet	Zunächst wird das Behandlungsgebiet palpiert, um das Vorliegen einer Sha-Stase zu bestätigen. Die Haut wird eingefettet (oft mit einem Öl).
Behandlungsweise	Vom medialen Rand des Behandlungsgebiets aus wird die Haut mit der abgerundeten Kante des Gua-Sha-Werkzeugs bestrichen. Dabei sollte so viel Druck aufgewendet werden, dass einerseits „Kontakt" zur Faszie aufgenommen (➤ Abb. 7.10.1) wird, die Behandlung aber andererseits nicht schmerzhaft oder unangenehm für den Patienten ist.
Strichlänge	Die Hautstriche sind typischerweise 10–15 cm lang.
Strichrichtung	Die Bewegung wird nur in eine Richtung ausgeführt, nicht hin und her.
Strichfolge	Die Striche werden in rascher Folge ausgeführt, bis Sha-Petechien auf der Strichbahn austreten (in der Regel 8–12 Striche pro Bahn).
Beenden der ersten Strichbahn	Gua Sha wird beendet, wenn auf der Strichbahn alles Sha in Form von Petechien ausgetreten ist und bevor sich Ekchymosen bilden – was später von allein geschehen wird, wenn die Petechien wieder abblassen.
Beginn der zweiten Strichbahn	Die nächste Strichbahn wird direkt neben die vorherige gesetzt und ebenso behandelt. Die Behandlung wird auf diese Weise fortgesetzt, bis das gesamte Behandlungsgebiet homogen mit Petechien bedeckt ist. Streifenbildung ist ein Zeichen für eine unvollständige Behandlung und sollte vermieden werden.

oberflächlichen Geweben, die mit ortsständigen, anhaltenden oder rezidivierenden Schmerzen einhergeht.

Palpatorisch lässt sich eine Sha-Stase nachweisen, wenn auf Druck eine Abblassung der Haut eintritt, die nur langsam wieder abklingt (So 1987). Dies ist ein Zeichen dafür, dass die normale Oberflächenperfusion behindert ist (> Tafel 7.10.1 A–C).

Unter Umständen empfindet der Patient die Palpation als etwas schmerzhaft, und dieser Schmerz kann auch in andere Bereiche des Körpers ausstrahlen. Sha kann überdies Müdigkeit verursachen. In der TOM ist die Stase in den oberflächlichen Geweben Ausdruck systemischer oder Organfunktionsstörungen und wirkt auch wieder auf diese zurück (Epler 1980, Lu und Needham 1980).

Die positive Wirkung von Gua Sha ist normalerweise sofort spürbar und hält, mehr oder weniger, auch eine Zeit lang an; anschließend kann eine Wiederholung der Behandlung sinnvoll sein, um den vollen Nutzen zu erzielen. Die Erholung des Gewebes drückt sich nicht nur in einem sofortigen Nachlassen der Schmerzen, sondern auch in Verbesserungen von Puls, Zunge, Verdauung, Urin, Stuhl, Schlaf, Libido, Flexibilität, Stimmungslage und sonstigen vorhandenen Symptomen aus (Kaptchuk 2000).

Bei einer Recherche in einer Datenbank zur Literatur der chinesischen Medizin wurden 2005 120 Studien gefunden, in deren Rahmen zwischen 1984 und 2004 Gua Sha zur Behandlung von schmerzhaften Erkrankungen des Bewegungsapparats, von akuten Infektionen, Erkrankungen der Atemwege sowie Autoimmun- und Entzündungskrankheiten eingesetzt wurde (Nielsen 2009). Bei einer Recherche 2011 fanden sich in der chinesischen Medizindatenbank über 600 Arbeiten und Studien zu Gua Sha in der Inneren Medizin, Chirurgie, Gynäkologie, Pädiatrie, Schmerztherapie und Allgemeinmedizin (Nielsen 1995/2012).

In der westlichen Fachliteratur gibt es randomisierte, kontrollierte Studien zur effektiven Anwendung von Gua Sha bei HWS-Beschwerden (Braun et al. 2011) und Milchstau (Chiu et al. 2010) sowie Fallberichte zur Behandlung von Migräne (Schwickert et al. 2007) und postherpetischer Neuralgie (Nielsen 2005). Chan et al. (2011) beschreiben einen Fall, in dem eine einzige Gua-Sha-Behandlung erhöhte Leberwerte und die chronische Entzündung eines Patienten mit chronisch-aktiver Hepatitis B eindämmen konnte.

7.10.4 Kontraindikationen

Gua Sha ist kontraindiziert bei Schäden und Verletzungen der Haut und Weichteile, z. B. bei Sonnenbrand, Hautabschürfungen, Hautausschlag oder Prellungen (Nielsen 1995/2012). Bei Verletzungen kann Gua Sha, außer im Verletzungsgebiet selbst, angewendet werden. Gua Sha ist
- *nicht* kontraindiziert bei geschwächten Patienten oder während der Menstruation,
- *nicht* kontraindiziert bei Schwangeren, sofern das Behandlungsgebiet begrenzt ist, und kann indiziert sein, wenn andere medizinische Maßnahmen nicht unbedenklich für die Patientin sind – z. B. bei Sinusitis, Erkältung und Husten, Kopf-, Nacken-, Schulter-, Rücken- und Hüftschmerzen oder Ischialgie (nach eigener Erfahrung der Autorin),
- *nicht* kontraindiziert bei Patienten unter Antikoagulanzientherapie, wenn die INR (International Normalized Ratio) stabil ist, denn das Kapillarbett wird bei Gua Sha nicht verletzt (Nielsen et al. 2007).[9]

7.10.5 Biomechanismen/Physiologie

Beobachtungen

Was der Therapeut bei der Anwendung von Gua Sha beobachtet, ist die allmähliche Ausbildung kleiner roter Petechien (die manchmal auch braun, blau, tief dunkelrot oder fast schwarz erscheinen können). Der Patient fühlt sich nach der Behandlung oft beschwingt, gestärkt, manchmal sogar freudig erregt. Akuter Schmerz wird sofort – und manchmal vollständig – gelindert, Übelkeit und Erbrechen klingen ab (So 1987), pfeifende Atmung oder Kurzatmigkeit lassen nach oder hören ganz auf, und auch andere Akutsymptome werden schwächer oder klingen ganz ab (Nielsen 1995/2012). Physiologisch relevant scheinen dabei die ununterbrochene Folge von Druckstrichen, die immer gleiche Streichrichtung sowie die absichtliche Erzeugung von petechialen Blutungen und deren anschließende allmähliche Auflösung.

Wissenschaftliche Studien

Durch gezielte wissenschaftliche Untersuchungen wird immer mehr über die physiologischen Vorgänge bekannt, die der therapeutischen Wirkung von Gua Sha zugrunde liegen:
- Durch Gua Sha wird die oberflächliche Mikroperfusion im Behandlungsgebiet – nicht aber außerhalb davon – auf das Vierfache gesteigert (Nielsen et al. 2007).
- Gua Sha lindert Schmerzen im und distal vom Behandlungsgebiet sofort (Nielsen et al. 2007).
- Gua Sha steigert die Genexpression der antioxidativen, zytoprotektiven Hämoxidase 1 (HO-1) in verschiedenen inneren Organen unmittelbar nach der Behandlung und noch einige Tage danach (Kwong et al. 2009). Der Anstieg der HO-1 unter Gua Sha wird für die entzündungshemmende, hepatoprotektive Wirkung, die bei chronisch aktiver Hepatitis B beobachtet wurde, verantwortlich gemacht (Chan et al. 2011).

Gua Sha und Bindegewebe

Schmerzkrankheiten oder -zustände können von Veränderungen oder Entzündungen des Bindegewebes begleitet sein und sprechen erfahrungsgemäß auf manuelle Therapien wie Gua Sha gut an; der Biomechanismus hierfür ist allerdings nicht im Detail bekannt

---

[9] Die Autorin hat Gua Sha selbst bei Hunderten von Patienten unter Antikoagulation eingesetzt. Siehe auch ihr Video Gua Sha: Step-by-Step: A Teaching Video [Dt.: Gua Sha] (www.guasha.com).

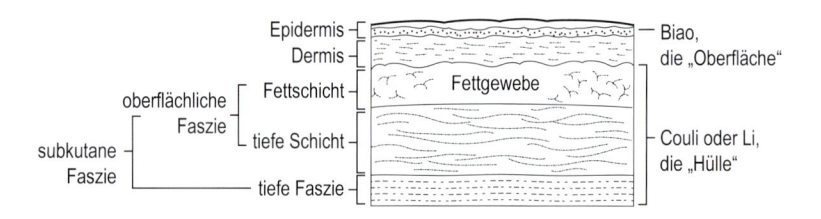

Abb. 7.10.5 Vergleichende Anatomie: Das chinesische „Biao" entspricht der Haut (Epidermis und Dermis) und wird unterschieden von „Cou Li" oder „Li", der Textur oder Zwischenschicht (Epler 1980, Unschuld 1986), in der „die drei Qi dampfen". Die Meridiane kommunizieren über das Li, das Faszien und Bindegewebe entspricht (Lin und Yu 2009). Aus: Nielsen 1995.

(Corey, Stevens-Tuttle und Langevin 2009). Es wird angenommen, dass die Einwirkung von mechanischer Kraft und Dehnung eine Veränderung der zellulären Aktivität – inklusive der Aktivität sensorischer Nervenendigungen – im Gewebe bewirkt, und zwar mit regenerativer Gesamtwirkung (Iatridis et al. 2003, Standley und Meltzer 2008, Corey, Stevens-Tuttle und Langevin 2009), jedoch nur in bestimmten Arten von Bindegewebe, die unten besprochen werden. Chaudry et al. (2008) zeigten, dass die palpatorische Wahrnehmung eines physischen Release, das Manualtherapeuten beschreiben, nicht auf im festen oder straffen Fasziengewebe „erzeugte Verformungen" zurückzuführen sein kann.

Zumindest drei spezifische Merkmale unterscheiden Gua Sha von anderen manuellen Therapien, die ebenfalls mit Druck oder Fasziendehnung arbeiten:
1. eine enge Folge unidirektionaler Striche, mit denen die Faszie bewusst einem festen Druck ausgesetzt wird,
2. die Anwendung vorwiegend entlang von Muskeln und keinesfalls wellenförmig oder quer zur Muskulatur,
3. die bewusste Erzeugung von Petechien und Ekchymosen.

Zur Erzeugung der Petechien und Ekchymosen sind eng getaktete Druckstriche in einer definierten Richtung erforderlich. Das Bindegewebe reagiert möglicherweise auf die Richtung ebenso wie auf die Spannung selbst, und die Kollagenfaserbündel richten sich parallel zur Richtung der einwirkenden Kräfte aus (Langevin und Huijing 2009). Interessanterweise verursacht auch eine unidirektionale Akupunkturnadelrotation mehr Verwringung im Bindegewebe und erfordert stärkere Kraft beim Zurückziehen als die bidirektionale Nadelrotation, auf die das Bindegewebe zwar auch anspricht, jedoch in geringerem Ausmaß (Langevin et al. 2007). Welchen Wirkungen die wiederholte Einwirkung einer unidirektionalen mechanischen Kraft auf das straffe oder lockere Bindegewebe hat und wie diese Wirkung durch das gesamte System fortgeleitet wird, kann auf der Grundlage aktueller Ergebnisse der Bindegewebsforschung in Modellen dargestellt werden, die im Folgenden diskutiert werden.

Modelle

Das aktuelle Erklärungsmodell für die therapeutische Wirkung basiert auf der Tatsache, dass das ungeformte, „lockere" (nichtstraffe) Bindegewebe sich als ein anatomisches Netz, das mit allen anderen Geweben – einschließlich der inneren Organe – engstens verbunden ist, durch den ganzen Körper zieht (Langevin 2006). Elektrische, zelluläre und Gewebesignale zum Remodeling im Bindegewebe entstehen als Reaktion auf mechanische Kräfte. So entwickeln sich dynamische Muster, die in Gestalt eines „körperweiten mechanosensiblen Signalgebungsnetzwerks" miteinander interagieren. Dieses Netzwerk beeinflusst die normale und pathologische Funktion bzw. kann selbst davon beeinflusst werden und reagiert dementsprechend auch auf therapeutische Interventionen (Langevin, Churchill und Cipolla 2001, Langevin 2006). Nach Iatridis et al. (2003) *„könnte die Funktion des lockeren Bindegewebes darin bestehen, mechanische Signale von und zu den zahlreichen Fibroblasten, Immun-, Gefäß- und Nervenzellen innerhalb der Gewebe zu übermitteln".*

Das funktionelle Paradigma des Organ- und Leitbahnsystems der TOM, das im Verlauf einer über 2000-jährigen Geschichte entwickelt wurde, um Krankheiten zu erklären und Behandlungen (einschließlich Akupunktur und Gua Sha) aufzuzeigen (So 1987, O'Connor und Bensky 1981), stellt eine ganz ähnliche Physiologie der Leitfähigkeit dar. Im Zentrum dieses Konzepts steht das „Qi", das als Form und Funktion definiert ist (Kaptchuk 2000), häufig aber fälschlicherweise als pure „Energie" bezeichnet wird. In alten Texten werden „drei Qi" beschrieben, die in der „Cou Li" „dampfen" (Epler 1980), wobei „Cou Li" als „Zwischenschicht" oder „Poren" übersetzt wird, da es den Körper regulierend öffnen und schließen kann (Epler 1980, Unschuld 1986) (> Abb. 7.10.5). Das „Wei Qi" (Abwehr-Qi) zirkuliert an der fettigen gelben Schicht des „Li" (der Subkutanfettschicht); das „Ying Qi" (Nähr-Qi) zirkuliert durch den ganzen Körper, nährt ihn und *wird angeregt, wenn eine Akupunkturnadel eingestochen und gedreht wird* (Epler 1980).

In der TOM wurde die „Zwischenschicht" erstmals als ein Organ aufgefasst: als der San Jiao oder Dreifacher Erwärmer (Unschuld 1986, 2011). Es ist bzw. war das einzige Organ, dem eine strukturelle Entsprechung in der westlichen Medizin fehlte – bis in letzter Zeit ein verstärktes Interesse am Bindegewebe aufkam. Der Dreifache Erwärmer kontrolliert den oberen, mittleren und unteren Körperbereich oder „Brenner" und verbindet das „Außen mit dem Innen", also das äußere „Fleisch" mit den inneren Organen, und zwar über die Leitbahnen, die im „Li" verlaufen (Epler 1980, Unschuld 1986).

In der Zwischenschicht oder Cou Li (Bindegewebe) zirkuliert das Qi vertikal durch die „Jing" oder Hauptleitbahnen und horizontal durch die „Luo"-Gefäße, die die Hauptleitbahnen untereinander und mit den inneren Organen und Geweben verbinden. Langevin und Yandow (2002) zeigten, dass die meisten der üblichen Akupunkturpunkte dort liegen, wo sich flächige Bindegewebe zur Bildung von Septen aufspalten und verdichten. Eine Aktivierung an diesen Stellen sollte also eine verstärkte Bindegewebsreaktion hervorrufen. Nadelt man dagegen außerhalb von Akupunkturpunkten, kann zwar auch eine Reaktion hervorgerufen werden; sie wird jedoch schwächer ausfallen als an einem Akupunkturpunkt. Dies wurde in Studien bestätigt, in denen Akupunktur- und Kontrollpunkte verglichen und auch an den Kontrollpunkten ein geringfügiger therapeutischer Effekt festgestellt wurde (Haake et al. 2007).[10]

Eine der Theorien zur Mechanotransduktion in der Skelettmuskulatur besagt, dass es durch Vermittlung von Stickstoffmonoxid (NO) zu einer Relaxation der glatten Muskulatur und Vasodilatation kommt (Hocking et al. 2008). NO ist ein Mediator mit vielen physiologischen und pathologischen Wirkungen. Es ist ein endogener Mediator der Vasodilatation und beeinflusst außerdem die Thrombozytenfunktion, Entzündungen und Schmerzwahrnehmung (Mackenzie, Rutherford und McDonald 2008). In präklinischen Studien wurde gezeigt, dass NO die Magenschleimhaut schützt, die Leukozytenadhäsion an das Endothel hemmt und unterstützend bei der Reparatur von NSAR-induzierten Schäden wirkt, insgesamt also protektiv für den Gastrointestinaltrakt ist (Lanas 2008). Mit NO-basierten Interventionen kann eine deutliche Schmerzlinderung durch Verbesserung der Durchblutung, Verminderung der Nervenreizung und Dämpfung von Entzündungen erzielt werden (Hancock und Riegger-Krugh 2008). Die NO-Freisetzung im Zusammenhang mit der verstärkten Durchblutung und Vasodilatation ist möglicherweise auch für die rasch einsetzende Schmerzlinderung beim Gua Sha verantwortlich.

Die mRNA-Expression für Endothelin 1 (ET-1) und ecNOS (endothelial constitutive nitric oxide synthase) verändert sich zeitabhängig und in Reaktion auf mechanische Krafteinwirkungen (Ziegler et al. 1998a). Insbesondere haben unidirektionale Kräfte im Gefäßendothel eine andere Wirkung als oszillierende oder alternierende Kräfte oder Spannungen (Ziegler et al. 1998b). Gua Sha wird stets mit gleichgerichteten Strichen ausgeführt.

Auch die Zirkulation in den großen Gefäßen ist vorwiegend unidirektional, während im Kapillarbett zumindest einige bidirektionale Interaktionen mit dem umgebenden Gewebe vorkommen. Da die unidirektionale Nadelmanipulation ganz spezifische Reaktionen der Fibrillen im Bindegewebe auslöst, könnte es sein, dass in bestimmten Situationen die Richtung und Art der mechanischen Intervention eine Rolle spielt, dass also unidirektionale Druckstriche die Durchblutung und Faszienmechanik anders kräftigen als oszillierende Druckkräfte. Tatsächlich zeigten Standley und Meltzer (2008), dass die Ausschüttung antiinflammatorischer Zytokine durch die Richtungscharakteristik eines myofaszialen Release aktiviert wird: Druck- und Scherkräfte, die eine monoaxiale Zugspannung in den Fibroblasten erzeugen, könnten verantwortlich sein für die Vergrößerung des Bewegungsumfangs (ROM), die Verminderung von Ödemen, die Reduktion des Analgetikabedarfs und „Langzeitwirkungen trotz Kurzzeitbehandlung".

7.10.6 Sicherheit

Die wichtigste und in der westlichen medizinischen Literatur am häufigsten beschriebene Komplikation von Gua Sha ist eine Fehlinterpretation der vorübergehend auftretenden therapeutischen Petechien und Ekchymosen als Brandwunden, Prellmarken oder Hautveränderungen durch Misshandlung, Batteriesäure oder Folterung (Nielsen 2009). Noch heute wird Ärzten manchmal beigebracht, Gua Sha als „schädlich" oder „in unserem Kulturkreis unangebracht" abzulehnen (Botash 2009). Dies ist nicht nur falsch, sondern solche Vorurteile können auch Migrantenfamilien davon abhalten, die bei uns übliche medizinische Versorgung mit ihren eigenen traditionellen Verfahren zu kombinieren. Aus diesem Grund empfiehlt es sich sehr, den Patienten eine Broschüre auszuhändigen, in der die Methode erläutert und darauf hingewiesen wird, dass therapeutische Petechien und Ekchymosen auftreten werden und normal sind. Diese Broschüre sollte auch die Kontaktdaten des Therapeuten enthalten (http://www.guasha.com).

Eine nähere Betrachtung der Berichte über schwerwiegende Komplikationen zeigt, dass überzeugende Belege für solche Komplikationen fehlen und die Berichte teilweise fehlerhaft sind (Nielsen 2009):

- Bei einem Säugling wurde nach einer Gua-Sha-Behandlung eine Mikrohämaturie beschrieben, aber eine Infektion als alternative Ursache wurde nicht ausgeschlossen (Longmire und Broom 1987).
- Bei einer Frau wurde eine Hirnblutung auf Gua Sha zurückgeführt, obwohl sie schon vor der Behandlung Beschwerden hatte und eine Erkrankung vorlag (Ponder und Lehman 1994).
- Verbrennungen, die bei einem sog. Feuer-Schröpfen entstanden waren, wurden fälschlicherweise auf Gua Sha zurückgeführt (Amshel und Caruso 2000).
- Toxische Wirkungen durch Kampfer als Einreibemittel wurden beschrieben und diskutiert (Schneir und Clark 2002).

Andererseits sind einige tatsächlich mögliche Komplikationen u. U. nicht ausreichend bekannt bzw. wurden auch noch nicht in der Literatur beschrieben. Das Gua-Sha-Werkzeug wird üblicherweise für mehr als einen Patienten verwendet. In manchen Fällen ist zu beobachten, dass sich das am Werkzeug haftende Hautöl nach wiederholten Druckstrichen leicht rötlich verfärbt, sodass die aus den Gefäßen ausgetretenen Blutzellen möglicherweise z. T. durch die Hautoberfläche treten. Damit besteht das Risiko einer Kontamination mit Krankheitserregern, die durch Blut übertragen werden.

Diesem Risiko lässt sich vorbeugen, indem man

- vor und während der Gua-Sha-Anwendung an beiden Händen Handschuhe trägt,
- Einmalschaber verwendet (z. B. Metalldeckel mit umgebogener Kante zum Einmalgebrauch),
- Werkzeuge, die mehrfach verwendet werden sollen, desinfiziert und autoklaviert,
- Hautöl in der für eine Behandlung ausreichenden Menge in kleine Einmalbehälter abfüllt oder Lotion aus einem Pumpspender zum Einfetten verwendet, um Kreuzkontaminationen zwischen Patienten zu verhindern, und
- stets die sichere Reihenfolge Palpation – Handschuhe anziehen – Nadeln setzen – Haut einölen – Gua-Sha-Behandlung – Aufräumen einhält.

---

[10] Die Autorin hat eine eigene Theorie, um zu erklären, wieso die Akupunktur seit 2000 Jahren Bestand hat: Da stets ein gewisser Effekt eintrat, musste der Durchführende die Punkte nicht genau treffen. Wenn er die Punktlokalisation gut beherrschte, war die Wirkung umso besser.

LITERATURQUELLEN

Amshel CE, Caruso DM. Vietnamese "coining": A burn case report and literature review. J Burn Care Rehabil. 2000; 21(2): 112–114.

Botash AS. Diagnosis: physical abuse. Child abuse evaluation & treatment for medical providers. Syracuse, NY: SUNY Upstate Medical University, 2009.

Braun M, Schwickert M, Nielsen A et al. Effectiveness of traditional Chinese "Gua sha" therapy in patients with chronic neck pain. A randomized controlled trial. Pain Med. 2011; 12(3): 362–369.

Chan S, Yuen J, Gohel M, Chung CP, Wong HC, Kwong KK. Guasha-induced hepatoprotection in chronic active hepatitis B: A case study. Clin Chim Acta. 2011; 412(17–18): 1686–1688.

Chaudhry H, Schleip R, Ji Z, Bukiet B, Maney M, Findley T. Three-dimensional mathematical model for deformation of human fasciae in manual therapy. J Am Osteopath Assoc. 2008; 108(8): 379–390.

Chiu JY, Gau ML, Kuo SY, Chang YH, Kuo SC, Tu HC. Effects of Gua-Sha therapy on breast engorgement: A randomized controlled trial. J Nurs Res. 2010; 18(1): 1–10.

Corey SM, Stevens-Tuttle D, Langevin H. Sensory innervation and development of a model of connective tissue inflammation in the low back of the rat: Implications for the future study of low back pain pathophysiology. Präsentation beim Second International Fascia Research Congress: Basic Science and Implications for Conventional and Complementary Health Care. Amsterdam: Vrije Universiteit, 2009.

Craig D. Familiar medicine: Everyday health knowledge & practice in today's Vietnam. Honolulu, HI: University of Hawaii Press; 2002: p. 118–119.

Epler JrDC. Bloodletting in early Chinese medicine and its relation to the origin of acupuncture. Bull Hist Med. 1980; 54(3): 337–367.

Haake M, Müller HH, Schade-Brittinger C et al. German Acupuncture Trials (GERAC) for chronic low back pain: Randomized, multicenter, blinded, parallel-group trial with 3 groups. Arch Intern Med. 2007;167(17): 1892–1898.

Hancock CM, Riegger-Krugh C. Modulation of pain in osteoarthritis: The role of nitric oxide. Clin J Pain. 2008; 24(4): 353–365.

Hautman MA. Self-care responses to respiratory illnesses among Vietnamese. West J Nurs Res. 1987; 9(2): 223–243.

Hocking D, Titus P, Sumagin R, Sarelius IH. Extracellular matrix fibronectin mechanically couples skeletal muscle contraction. Circ Res. 2008; 102(3): 372–379.

Iatridis JC, Wu J, Yandow JA, Langevin HM. Subcutaneous tissue mechanical behavior is linear and viscoelastic under uniaxial tension. Connect Tissue Res. 2003; 44(5): 208–217.

Jackson H. On the efficacy of certain external applications. University of Pennsylvania: New York Medical College Library Rare Books Room, 1806.

Kaptchuk TJ. The web that has no weaver. Chicago,IL: Contemporary Publishing Group, 2000.

Kwong KK, Kloetzer L, Wong KK et al. Bioluminescence imaging of heme oxygenase-1 upregulation in the Gua Sha procedure. J Vis Exp. 2009; 30: 1,385.

Lanas A. Role of nitric oxide in the gastrointestinal tract. Arthritis Res Ther. 2008; 10 (Suppl. 2): 4.

Langevin HM. Connective tissue: A body-wide signaling network? Med Hypotheses. 2006; 66(6): 1074–1077.

Langevin HM, Yandow JA. Relationship of acupuncture points and meridians to connective tissue planes. Anat Rec. 2002; 269(6, 15): 257–265.

Langevin HM, Huijing PA. Communicating about fascia: History, pitfalls, and recommendations. Int J Ther Massage Bodywork. 2009; 2(4): 1–6.

Langevin HM, Churchill DL, Cipolla MJ. Mechanical signaling through connective tissue: A mechanism for the therapeutic effect of acupuncture. FASEB J. 2001; 15: 2275–2282.

Langevin HM, Bouffard NA, Churchill DL, Badger GJ. Connective tissue fibroblast response to acupuncture: Dose-dependent effect of bidirectional effect of needle rotation. J Altern Complement Med. 2007; 13(3): 355–360.

Lin Y, Yu B. Anatomical discovery of meridians and collaterals. Präsentation beim Second International Fascia Research Congress: Basic Science and Implications for Conventional and Complementary Health Care. Amsterdam: Vrije Universiteit, 2009. Aus: http.//www.fasciacongress.com (letzter Zugriff: Nov. 2009).

Longmire A, Broom L. Vietnamese coin rubbing. Ann Emerg Med. 1987; 16(5): 602.

Lu GD, Needham J. Celestial lancets. Cambridge: Cambridge University Press, 1980.

Mackenzie IS, Rutherford D, MacDonald TM. Nitric oxide and cardiovascular effects: New insights in the role of nitric oxide for the management of osteoarthritis. Arthritis Res Ther. 2008; 10 (Suppl. 2): 3.

Nielsen A. Gua Sha: A traditional technique for modern practice. Edinburgh: Churchill Livingstone, 1995/2013.

Nielsen A. Gua Sha as counteraction: The crisis is the cure. J Chin Med. 1996; 50: 4–10.

Nielsen A. Postherpetic neuralgia in the left buttock after a case of shingles. Explore (NY). 2005; 1(1): 74.

Nielsen A. Gua sha research and the language of integrative medicine. J Bodyw Mov Ther. 2009; 13(1): 63–72.

Nielsen A, Knoblauch NT, Dobos GJ, Michalsen A, Kaptchuk TJ. The effect of "Gua sha" treatment on the microcirculation of surface tissue: A pilot study in healthy subjects. Explore (NY). 2007; 3: 456–466.

O'Connor J, Bensky D (eds.). Acupuncture: A comprehensive text. Chicago, IL: Eastland Press, 1981.

Ponder A, Lehman LB. "Coining" and "coning": An unusual complication of unconventional medicine. Neurology. 1994; 44: 774–775.

Schneir A, Clark R. Coin rubbing and camphor intoxification. JAMA. 2002; 288(12): 1,471 (author reply).

Schwickert ME, Saha FJ, Braun M, Dobos GJ. Gua Sha bei Migräne in der stationären Erstbehandlung von medikamentösem Kopfschmerz. Forsch Komplementärmed Klass Naturheilkd. 2007; 14(5): 297–300.

Standley PR, Meltzer K. In vitro modeling of repetitive motion strain and manual medicine treatments: Potenzial roles for pro- and anti-inflammatory cytokines. J Bodyw Mov Ther. 2008; 12(3): 201–203.

So JTY. Treatment of disease with acupuncture. Brookline, MA: Paradigm Pub, 1987.

Unschuld PU. Nan-Ching, the Classic of Difficult Questions. Berkeley, CA: University of California Press, 1986.

Unschuld PU, Tessenow H. Huang Di Nei Jing Su Wen: An annotated translation of Huang Di's Inner Classic – Basic Questions. Berkeley, CA: University of California Press, 2011

Zhang X, Hao W. Holographic meridian scraping therapy. Peking: Foreign Language Press, 2000.

Ziegler T, Silacci P, Harrison VJ, Hayoz D. Nitric oxide synthase expression in endothelial cells exposed to mechanical forces. Hypertension. 1998a; 32(2): 351–355.

Ziegler T, Bouzourène K, Harrison VJ, Brunner HR, Hayoz D. Influence of oscillatory and unidirectional flow environments on the expression of endothelin and nitric oxide synthase in cultured endothelial cells. Arterioscler Thromb Vasc Biol. 1998b; 18(5): 686–692.

7.11 Proliferationstherapie
Manuel F. Cusi

7.11.1 Einleitung

Die Proliferationstherapie ist eine Injektionsbehandlung für chronische Band-, Gelenk-, Kapsel-, Faszien- und Sehnenschäden. Ziel ist die Anregung der Kollagenbildung am Übergang zwischen Bindegewebe und Knochen, um eine nichtoperative Weichgeweberekonstruktion zu erzielen und Schmerzen zu lindern (> Abb. 7.11.1) (Klein und Eck 1997). Ursprünglich von Hackett als *„Wiederherstellung eines insuffizienten Gewebes (Ligament oder Sehne) durch Generation neuen Zellgewebes"* definiert, hat die Methode seither verschiedene Bezeichnungen erhalten (Dagenais, Haldeman und Wooley 2005, Alderman 2007). Sie umfasst inzwischen alle regenerativen Injektionen – glukosebasierte, entzündungsbasierte, von thrombozytenreichem Plasma, von (adulten) Stammzellen – sowie im Wesentlichen jede andere Methode, die entweder Wachstumsfaktoren stimuliert oder Abbaufaktoren hemmt.

Wachstumsfaktoren sind Polypeptide mit vielen Fähigkeiten und Funktionen; sie induzieren verschiedenste Wirkungen wie z. B. die Zellmigration, Proliferation und Proteinsynthese. Die Wachstumsfaktoren werden von den betroffenen Zellen selbst oder von anderen Zellen synthetisiert, müssen dann ihren Weg zu den Stellen finden, an denen Wachstum erforderlich ist, und sich an ein passendes Rezeptorprotein anhängen, unterwegs jedoch die Bindungsproteine meiden, die sie inaktivieren würden (Reeves 2000).

Die Proliferationstherapie ist in den USA seit den 1930er-Jahren verbreitet (insgesamt wurden über 450.000 Menschen damit behandelt) und wird auch in anderen Ländern weltweit häufig eingesetzt. Doch sie ist nie zu einem Bestandteil der Schulmedizin geworden (Mooney 2003). Die zahlreichen Fallserienstudien und Einzelfallbeschreibungen lassen sich bisher leider noch nicht mit einer umfassenden Datenbasis aufgrund randomisierter, kontrollierter Studien untermauern (Yelland et al. 2003, Dagenais et al. 2007).

7.11.2 Geschichtliches

Von Hippokrates (460–370 v. Chr.) stammt die erste bekannte Beschreibung einer absichtlich provozierten Narbenbildung durch Versengen der Schultergelenkkapsel an instabilen Schultergelenken von Speerwerfern in Sparta. Etwa 2.000 Jahre später, 1837, beschrieb Alfred-Armand Velpeau in Paris die Vernarbung als ein Mittel zur Hernienreparatur. Noch einmal 100 Jahre später verfasste Yeomans (1939) eine umfassende Übersicht zur Genealogie der Herniologie und einer Reihe verschiedener Venensklerosierungsverfahren. Gedney (1937) wandte diese Injektionstechniken an Gelenken (und zwar zunächst am Sakroiliakalgelenk) an. Er behielt die Bezeichnung „Sklerotherapie" bei, die bis in die 1950er-Jahre hinein gebräuchlich blieb. Im selben Jahr beschrieb Schultz im *Journal of the American Medical Association* eine Behandlung bei Subluxation des Temporomandibulargelenks.

Mitte der 1950er-Jahre publizierte George Hackett eine Reihe von Artikeln, die auf seiner über 20-jährigen Erfahrung basierten. Höhepunkt war die Veröffentlichung seines Buchs *Ligament and Tendon Relaxation Treated by Prolotherapy* (1956). Hackett gab an, bei insgesamt 1.600 Patienten mit Rückenschmerzen eine Heilungsrate von 82 % erzielt zu haben (Hackett und Huang 1961). 1983 bestätigten Liu und Mitarbeiter durch experimentelle Untersuchungen eine Zunahme der Festigkeit am Bandansatz und eine Vergrößerung des Kollagenfaserdurchmessers.

1995 wurde die Proliferationstherapie von einigen Autoren in RIT (regenerative injection therapy) umbenannt bzw. als „Injektion von Stimulanzien der Wachstumsfaktorbildung zur Förderung der Regeneration gesunder Zellen und Gewebe" bezeichnet (Linetsky und Manchikanti 2005, Reeves, Topol und Fullerton 2008).

7.11.3 Wundheilung, Gewebereparatur und Regeneration

Um die Wirkung der Proliferationstherapie zu verstehen, sollte man mit den Vorgängen der Wundheilung und Gewebereparatur vertraut sein.

Die Heilungsvorgänge nach einer Verletzung laufen nach Hildebrand et al. (2005) beim Gesunden in drei Phasen ab: Entzündungsphase, Matrixdeposition und Remodeling. Die Wundheilung führt im Allgemeinen zu einer Reparatur des verletzten Gewebes, das in vielen Fällen seine Funktion zumindest partiell wiederaufnimmt. Allerdings wird keine vollständige Geweberegeneration erreicht, sondern die Reparaturvorgänge gehen immer mit einem Funktionsverlust infolge der Narbengewebebildung einher. Dies muss berücksichtigt werden, wenn man es mit Bindegewebe zu tun hat, das in einer mechanisch beanspruchten Umgebung funktionieren muss. Bei der Bindegewebsreparatur durch Narbenbildung – letztendlich einer Heilung *per secundam* (Sekundärheilung) – kann das Gewebe in

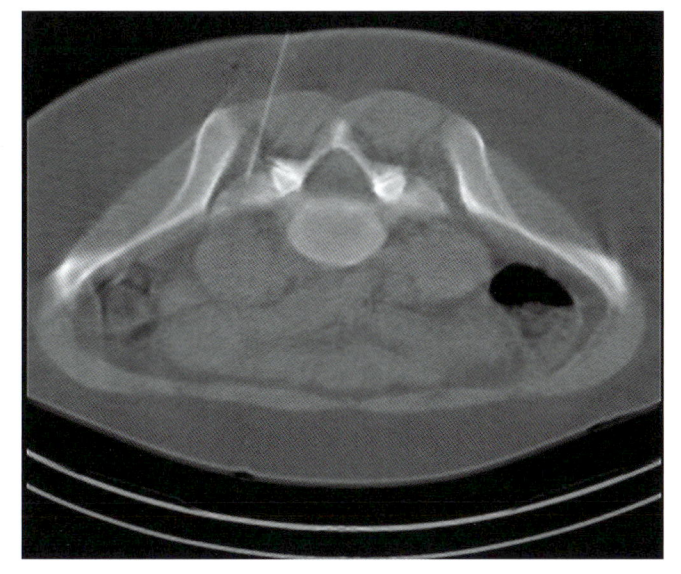

Abb. 7.11.1 CT-gesteuerte Proliferationstherapie der dorsalen Ligg. interossea des Iliosakralgelenks. Durch Beifügung von Röntgenkontrastmittel kann die korrekte Platzierung der hypertonen Glukoselösung und Lokalanästhetika bestätigt werden. Abdruck mit freundlicher Genehmigung von H. Van der Wall und L. Wong.

Ligamenten und Sehnen in der ursprünglichen Länge, aber nicht in der ursprünglichen und ausreichenden Zugfestigkeit wiederhergestellt werden (Reeves 2000, Linetsky und Manchikanti 2005).

Entzündungsphase

Nach einer akuten, offenen Verletzung kommt es zu einer Blutung und zu Schmerzen. Die Wunde wird dann durch ein Fibringerinnsel verschlossen, das einen weiteren Blutaustritt verhindert und eine vorläufige Matrix für die einwandernden Zellen darstellt. Bei der Blutgerinnung werden außerdem proinflammatorische Substanzen freigesetzt, z. B. bestimmte Komponenten der Gerinnungskaskade, Zytokine und Wachstumsfaktoren, die von anderen Zellen (z. B. Thrombozyten) sezerniert werden. Dies stimuliert u. a. die anschließende Einwanderung, Absiedlung und Proliferation weiterer Zellen (mesenchymaler Zellen, fibroblastenähnlicher Zellen etc.), die den Boden für die zweite Phase der Gewebereparatur bereiten.

Matrixdeposition

Wenn das Fibringerinnsel stabilisiert ist und Einstrom und Absiedlung einer Untergruppe von Zellen erfolgt sind, kann die Ablagerung von Matrixmolekülen beginnen. Ziel der Matrixbildung ist die Überbrückung des ligamentären Restgewebes im Verletzungsbereich. Zwei Punkte sind dabei zu beachten:
1. Das neu abgelagerte Gewebe überbrückt den Verletzungsbereich unabhängig davon, was für eine Art von Gewebe zu verbinden oder wiederherzustellen ist.
2. Zu einem frühen Zeitpunkt des Heilungsverlaufs wird die Organisation der deponierten Matrix so gesteuert, dass sich ihre Struktur von der des normalen Gewebes unterscheidet. In mechanisch beanspruchten Bereichen bedeutet dies eine schwerwiegende Einschränkung der Zugfestigkeit des neu gebildeten Gewebes: Narbengewebe ist nie so belastbar wie das ursprüngliche Ligamentgewebe.

Unmittelbar nach der Verletzung werden angiogenetische Faktoren freigesetzt. Dadurch kommt es, zusätzlich zur Matrixdeposition im frühen Heilungsstadium, zur Gefäßneubildung mit Einsprossung neuer Mikrogefäße (Bray, Rangayyan und Frak 1996). Bindegewebe mit guter endogener Mikrovaskularisation heilen problemlos, gering vaskularisierte (z. B. Menisken) dagegen schlecht. Im frühesten Stadium der Narbengewebebildung sind fast keine neuralen Elemente vorhanden, und daher findet auch kaum eine Regulation der fibroblastenähnlichen Zellen und Mikrogefäße statt.

Remodeling (Gewebeumbau)

Das Remodeling geht wesentlich langsamer vonstatten und umfasst nicht nur den Umbau der vorhandenen Matrix, sondern auch Veränderungen bezüglich der Genexpression, Zellularität, Vaskularität und Innervation (Hildebrand et al. 2005). Das zuvor abgelagerte Material wird so umstrukturiert, wie es den mechanischen Anforderungen des verletzten Gewebes entspricht. Im Falle einer Bandverletzung richten sich die Fasern an der Längsachse des Ligaments aus, während in Geweben wie der Haut ein eher korbartiges Geflecht entsteht, das Festigkeit in mehreren Richtungen verleiht. Dieser Prozess kann Monate oder sogar Jahre dauern. In dieser Zeit verändert sich die Zusammensetzung des Reparaturgewebes ebenso wie der Genexpressionsphänotyp.

Das Interesse an den Wachstumsfaktoren und ihren Auswirkungen in Bezug auf den Bewegungsapparat wurde geweckt – in der Medizin ebenso wie in anderen Bereichen, z. B. im Ausdauersport –, nachdem man festgestellt hatte, dass bei chronischer Anämie und sogar bei der Vorbereitung auf Operationen, die mit größeren Blutverlusten einhergehen, der Erythrozytenwachstumsfaktor (Erythropoetin) zur Stimulation der Erythrozytenproliferation eingesetzt werden kann. Die neuen Erkenntnisse zur Bedeutung der Wachstumsfaktoren für die Geweberegeneration stehen im Einklang mit den bisherigen theoretischen Annahmen hinsichtlich der Entzündungsreaktion und ergänzen sie um eine neue Dimension. Die Proliferationstherapie beinhaltet heute die Injektion externer Wachstumsfaktoren – Blut, thrombozytenreiches Plasma (PRP), adulte Stammzellen – oder die Injektion von Wachstumsfaktorstimulanzien (die traditionellen Lösungen der Proliferationstherapie).

Die Anwendung von Wachstumsfaktoren zur Stimulation der Zellproliferation und extrazellulären Matrixsynthese bei Tendinopathien wurde von Wang und Mitarbeitern beschrieben (Wang, Losifidis und Fu 2006) und eröffnet eine ganz neue Sichtweise auf die Wirkungsmechanismen der Prolotherapielösungen. In Labortiermodellen lässt sich durch Transplantation mesenchymaler Stammzellen in verletzte Sehnen die Sehnenheilung beschleunigen (Smith und Webbon 2005). Entsprechend könnte die Injektion von Wachstumsfaktoren in den behandelten Geweben strukturelle Veränderungen hervorrufen, die die mechanischen Eigenschaften und Funktionen verbessern. Solche Veränderungen wurden bisher noch nicht schlüssig nachgewiesen, aber die mögliche Rolle, die Wachstumsfaktoren dabei spielen, eröffnet spannende Perspektiven für die Entwicklung. Weitere systematische Untersuchungen sind erforderlich, bevor zu diesem Thema definitive Aussagen gemacht werden können.

7.11.4 Wirkungsmechanismus und injizierte Substanzen

In der Proliferationstherapie kommen zwei Arten von Substanzen zur Anwendung: zum einen die Wachstumsfaktoren enthaltenden Substanzen, z. B. Blut, kommerziell produzierte rekombinante Wachstumsfaktoren, PRP oder mesenchymale Stammzellen. Zum anderen können Substanzen injiziert werden, die die Bildung von Wachstumsfaktoren stimulieren (Glukose oder Substanzen, die eine Entzündungskaskade auslösen, die wiederum zur Freisetzung von Wachstumsfaktoren führt), oder es kann Plasmid-DNA injiziert werden (Reeves 2000).

Gemäß dem klassischen Verständnis einer Entzündungsreaktion gibt es vier Gruppen von Lösungen, die nach ihrem mutmaßlichen Wirkungsmechanismus klassifiziert werden (Banks 1991):

1. Osmotisch wirksame Lösungen (z. B. hypertone Glukoselösung) bewirken, so nimmt man an, eine Dehydratation der Zellen mit nachfolgender Zelllyse und Freisetzung zellulärer Fragmente, die Granulozyten und Makrophagen anlocken. Daneben könnte Glukose auch eine Glykierung zellulärer Proteine bewirken.
2. Irritantien (z. B. Phenol) haben eine phenolische Hydroxylgruppe, die Oberflächenproteine alkylieren soll. Diese Proteine werden dadurch entweder beschädigt oder zu Antigenen und locken Granulozyten und Makrophagen an.
3. Chemotaktika (z. B. Natriummorrhuat) sind chemisch verwandt mit Entzündungsmediatoren wie Leukotrienen und Prostaglandinen und werden möglicherweise in solche Mediatoren umgewandelt, sodass sie eine Entzündungsreaktion vermitteln.
4. Partikuläre Irritantien (z. B. Bimsmehl) ziehen vermutlich Makrophagen an, von denen sie dann phagozytiert werden.

In tierexperimentellen Studien ließ sich nach Injektion entzündlich-proliferativer Lösungen in das Bindegewebe eine Verdickung von Ligamenten, eine Hypertrophie der Sehnenansatzzone am Knochen und eine Verstärkung von Sehnen und Ligamenten nachweisen (Hackett 1956, Liu et al. 1983, Ongley, Dorman und Eek 1988). Die Injektion hyper- oder hypoosmolarer Glukoselösungen regt die Zellen zur Proliferation und Ausschüttung verschiedener Wachstumsfaktoren an. Entsprechend den damaligen anatomischen und pathophysiologischen Nomenklaturtrends wurde seinerzeit die Bezeichnung RIT geprägt. Die RIT stimuliert die Chemomodulation von Kollagen durch Induktion wiederholter Entzündungs- und Proliferationsphasen und unterstützt die Reparatur und Regeneration des Gewebes so, dass die Zugfestigkeit, Elastizität, Gewichts- und Lastübernahmefähigkeit des kollagenen Bindegewebes zunimmt. Dies macht die RIT zu einer geeigneten Behandlungsform bei schmerzhaften chronischen Enthesiopathien, Tendinosen sowie bei ligamentärer Degeneration oder Hyperlaxität (Linetsky und Manchikanti 2005).

Rückblickend betrachtet war die ursprüngliche Vorstellung, dass die Proliferationstherapielösungen über die Triggerung einer Entzündungskaskade wirken, jedoch zu vereinfachend. Man kennt inzwischen vielfältige Wirkungsmechanismen, die – in unterschiedlichen Kombinationen – die folgenden Aspekte beinhalten (Klein, Dorman und Johnson 1989, Reeves 2000, Yelland et al. 2004, Linetsky und Manchikanti 2005):

1. Die mechanische Verletzung durch die Nadel verursacht Schäden an den Zellen und der Extrazellulärmatrix. Dadurch wird die Entzündungskaskade ausgelöst, die ihrerseits zur Freisetzung bestimmter Wachstumsfaktoren führt.
2. Die Kompression von Zellen (durch ein relativ großes Volumen externer Flüssigkeit) sowie die Zellschwellung oder -schrumpfung (je nach den osmotischen Eigenschaften der injizierten Lösung) stimulieren die Freisetzung intrazellulärer Wachstumsfaktoren.
3. Die entzündliche, proliferative, regenerative/reparative Reaktionen, die durch die chemischen Eigenschaften der Injektionslösung ausgelöst und durch Zytokine und verschiedene Wachstumsfaktoren vermittelt werden, bewirken die Chemomodulation von Kollagen.
4. Die Chemoneuromodulation peripherer Nozizeptoren bewirkt eine Stabilisierung der antidromen, orthodromen, sympathischen und axonalen Reflexübertragung.
5. Die Modulation der lokalen Hämodynamik mit Veränderungen des intraossären Drucks führt zur Schmerzreduktion. Empirische Beobachtungen deuten darauf hin, dass Glukose und Lidocain in Kombination deutlich länger wirken als Lidocain allein.
6. Die wiederholte zeitweilige Stabilisierung schmerzhafter hypermobiler Gelenke, die durch die Entzündungsantwort auf die injizierte Lösung induziert wird, verbessert die Voraussetzungen für die Regeneration und Reparatur der betroffenen Ligamente und Sehnen.
7. Darüber hinaus kommt es dank dem großen Volumen der Injektionslösung möglicherweise zur Lösung von Adhäsionen, die im Zuge der ursprünglichen entzündlichen Versuche zur Wundheilung entstanden sind. Das relativ große Volumen chemisch nicht reizender Lösung übernimmt die Rolle einer raumfordernden Masse in einem relativ engen und langsam äquilibrierenden extrazellulären Bindegewebekompartment.

7.11.5 Indikationen, Kontraindikationen, Komplikationen und Risiken

Allgemeine Indikationen für die Proliferationstherapie sind chronische Schmerzzustände am Bewegungsapparat: chronische Fehl- oder Überlastungen, myofasziale Syndrome und Arthrose. Hierzu gehören z. B. Schleudertraumen, Epicondylitis ulnaris/radialis am Ellbogen, Knie-, Sprunggelenk-, Schulter- und sonstige Gelenkschmerzen, Tendinopathien und muskuloskelettale Schmerzen durch Arthrose. Die Indikation basiert auf der Annahme, dass die Schmerzen von den Ligamenten oder Enthesen ausgehen und dass diese Ligamente oder Enthesen durch die Injektion einer entzündlich-proliferativen Lösung gekräftigt werden können. In jüngster Zeit wurde die Injektion von hypertoner Glukoselösung nicht nur zur Schmerzbehandlung eingesetzt, sondern auch zur Wiederherstellung der Ligamentfunktion (Cusi et al. 2010).

Kontraindikationen sind mögliche lokale Infektionen, Allergien gegen das verwendete Lokalanästhetikum oder bestimmte andere Substanzen (bei einer Schellfischallergie z. B. ist die Anwendung von Natriummorrhuat kontraindiziert), Injektionen in Gelenkprothesen oder ein hoher INR-Wert unter gerinnungshemmender Therapie.

Mögliche Komplikationen und Risiken stehen im Zusammenhang mit der Kanüle/dem Einstich oder der verwendeten Substanz.
- Einstich:
  - Septische Gelenkinfektion (die Infektionsrate ist nach einer Proliferationstherapie nicht höher als nach der Injektion von Kortikosteroiden und wird allgemein mit 1:10.000 bis 1:50.000 angegeben; Gray und Gottlieb 1983, Pal und Morris 1999)
  - Spinaler Kopfschmerz (nach Injektionen in der Nähe des Spinalkanals)
  - Periphere Nervenschädigung
  - Pneumothorax (bei Injektionen im Bereich der Thoraxwand)
- Verwendete Substanzen:
  - Schmerzen und Bewegungseinschränkung nach der Injektion (in der Regel 1–3 Tage andauernd)

- Allergische Reaktion (z. B. auf Schellfisch nach Natriummorrhuatinjektion)
- Chemische Arachnoiditis (insbesondere bei Anwendung von Phenol für spinale oder paraspinale Injektionen)

Die Nebenwirkungen der Proliferationstherapie wurden in einer Studie von Dagenais und Mitarbeitern (2006) erfasst. Die Autoren stellten fest, dass Nebenwirkungen nach einer Proliferationstherapie bei Rücken- und Nackenschmerzen häufig, aber harmlos waren (z. B. vorübergehende Schmerzen, Steifigkeit und Hämatome nach der Injektion). Sie entsprechen in ihrer Art den Nebenwirkungen, die bei anderen häufig verwendeten spinalen Injektionsverfahren beobachtet werden, und die Proliferationstherapie kann allgemein als relativ sichere Methode angesehen werden, sofern die üblichen Lösungen dafür verwendet werden. Um die Ergebnisse von Dagenais zu bestätigen, sind noch weitere Untersuchungen erforderlich.

7.11.6 Technische Durchführung

In der Literatur werden verschiedene Injektionsprotokolle beschrieben. Üblicherweise werden Tenderpoints durch Palpation identifiziert, und die Haut wird an der entsprechenden Stelle markiert. Die Anzahl der Injektionsstellen, die Zusammensetzung des Proliferants (Glukose oder Glukosekombinationen mit anderen Substanzen wie Phenol oder Glyzerin) und das Volumen des Injektats werden unterschiedlich gewählt, meistens aber werden 0,5–1,0 ml je Stelle injiziert. Die Injektionen werden in unterschiedlichen Abständen regelmäßig wiederholt, bis der gewünschte Effekt erzielt wurde; das Maximum liegt bei wöchentlichen Injektionen über einen Zeitraum von 6–12 Wochen. Im Zusammenhang mit der Injektion werden teilweise auch Manipulationen vorgenommen. Manchmal, aber nicht immer, werden Lokalanästhetikadepots gesetzt (Reeves 2000).

7.11.7 Ergebnisse und klinische Studien

In einer systematischen Übersichtsarbeit zur Proliferationstherapie bei chronischen Schmerzzuständen am Bewegungsapparat kamen Rabago et al. (2005) zu dem Schluss, dass es *„nur wenige gute Studien gibt, die die Anwendung der Proliferationstherapie bei Schmerzzuständen am Bewegungsapparat oder bei Sportverletzungen an den Weichgeweben stützen"*. Es wurde berichtet, dass in randomisierten und nicht randomisierten kontrollierten Studien positive Ergebnisse im Vergleich zu den Kontrollgruppen erzielt wurden, aber nun sind weitergehende Untersuchungen in gezielten, hochwertigen randomisierten kontrollierten Studien mit Kontrollgruppen ohne Injektionsbehandlung erforderlich, um die Wirksamkeit der Proliferationstherapie bei Sportverletzungen und Erkrankungen des Bewegungsapparats zu belegen. Die Interpretation der Literatur wird durch die Vielfalt der verwendeten Lösungen und Methoden erschwert; trotzdem belegt die Literatur die spezifischen Vorzüge der Proliferationstherapie auf einigen Gebieten (Verfügbarkeit und geringe Kosten im Vergleich zu anderen Behandlungsmöglichkeiten wie der Operation), sodass nunmehr Verlaufsstudien mit engmaschiger Nachbeobachtung angezeigt sind.

Im Folgenden wird eine Auswahl bisher veröffentlichter, qualitativ hochwertiger Untersuchungen zu bestimmten Krankheitsbildern vorgestellt (unabhängig von ihrem Ergebnis). Es gibt zwar weit mehr veröffentlichte Studien, aber deren Qualität ist sehr unterschiedlich und das Evidenzniveau oft gering.

Epicondylitis radialis Rabago et al. (2009) stellten vorläufige, aber überzeugende Daten zusammen, die die Anwendung von Glukose-, Polidocanol-, Vollblut- und PRP-Injektionen zur Behandlung der Epicondylitis radialis stützen. In dieser Zusammenstellung wurden sämtliche regenerativen Injektionen – glukosebasiert, entzündungsbasiert, thrombozyten-/leukozytenbasiert (thrombozytenreiches Plasma), von adulten Stammzellen – sowie im Wesentlichen jede andere Injektionsmethode, die entweder Wachstumsfaktoren stimuliert oder Abbaufaktoren hemmt (s. o.), unter den Begriff der Proliferationstherapie gefasst.

Achillodynie Sweeting und Yelland (2009) stellten fest, dass bei der Behandlung der chronischen Achillessehnentendinopathie die Proliferationstherapie allein wirksamer ist, als Übungen mit exzentrischer Belastung (der aktuelle „Goldstandard") es sind. Die Kombination beider Verfahren ist wiederum wirksamer als jedes einzelne von ihnen. In einer nicht randomisierten Studie wurden 32 konsekutive Patienten mit (durchschnittlich 4) Injektionen einer 25-prozentigen Glukoselösung in die Sehne behandelt. Es wurde eine Schmerzabnahme bei Alltagstätigkeiten (84 %) und bei sportlicher Aktivität (71 %) festgestellt. Obwohl es sich nicht um eine randomisierte Studie handelte, spricht die Tatsache, dass bei den 94 % der Patienten (30 von 32), die 12 Monate danach für eine Nachuntersuchung zu gewinnen waren, mehrheitlich immer noch deutliche Verbesserungen bestanden, tendenziell für eine erfolgreiche Behandlung (Maxwell et al. 2007).

Leistenschmerz 24 Spitzensportler (22 Rugbyspieler, 2 Fußballspieler), die wegen chronischer Leistenschmerzen mit allen üblichen Verfahren erfolglos behandelt worden waren und nun nicht mehr auf hohem Niveau spielen konnten, wurden in einer Untersuchung von Topol et al. (Topol, Reeves und Hassanein 2005) untersucht. 22 von 24 konnten ihren Sport dauerhaft und uneingeschränkt wiederaufnehmen. Die Studie wurde später noch einmal mit 48 Nichtelitesportlern wiederholt und lieferte identische Ergebnisse (Topol und Reeves 2008).

Plantarfasziitis In einer kleinen Fallserie von 20 konsekutiven Patienten wurden in 16 Fällen gute bis hervorragende Ergebnisse beobachtet. Der Vergleich zur extrakorporalen Stoßwellentherapie fiel positiv aus (Ryan et al. 2009). Zur Bestätigung der Wirksamkeit sind sind jedoch noch größere Studien erforderlich.

Lumbago In den meisten bisher veröffentlichten Studien wurde die Proliferationstherapie zur Behandlung von Rückenschmerzen – u. a. unspezifischer Lumbalgien, Ischialgien und Sakroiliakalbeschwerden – eingesetzt. Diese Studien umfassen 5 randomisierte kontrollierte Studien (Mathews et al. 1987, Ongley et al. 1987, Klein et al. 1993, Dechow et al. 1999, Yelland et al. 2004, Dagenais et al. 2007). Sie sind von unterschiedlicher Qualität und Relevanz und können unterschiedlich interpretiert werden. Yelland und Mitarbeiter (2004) stellten fest, dass sich sowohl durch Injektionen isotoner Kochsalzlösung als auch durch Injektionen von Glukoselösung signifikante Verbesserungen erzielen ließen und sich kein statistisch signifikanter Unterschied zwischen den Ergebnissen der Kochsalzinjektionen und den Ergebnissen der Proliferationstherapie feststellen ließ. Dies zeigt, wie schwierig es ist, ein echtes Placebo für solche Untersuchungen zu finden, denn allein die Nadelung (Dry Needling) eines Ligaments kann ja bereits eine Entzündungsreaktion auslösen und stellt daher eher eine andere Form der Intervention denn ein Placebo dar. Mehrere Studien mit konsekutiven Fallserien haben die positiven klinischen Wirkungen der Proliferationstherapie seither bestätigt (Hooper und Ding 2004, Wilkinson 2005, Cusi et al. 2010). Die Ergebnisse müssen nun in gut geplanten randomisierten klinischen Studien bestätigt werden, in denen die Proliferationstherapie mit echten Placeboinjektionen verglichen wird.

Patellasehnentendinopathie Zwei Pilotstudien (Alfredson und Ohberg 2005, Volpi et al. 2007) zeigten, dass Polidocanol bzw. PRP wirksam zur Schmerzlinderung und Funktionsverbesserung eingesetzt werden kann. Auch diese Daten müssen in größeren randomisierten Studien bestätigt werden.

7.11.8 Herausforderungen für die Zukunft

Zwar gibt es schon ein recht umfangreiches Spektrum an Literatur zum Thema, doch der Qualitätsstandard der veröffentlichten Forschungsarbeiten ist sehr unterschiedlich. Die verwendeten Methoden sind ebenso verschieden wie die injizierten Substanzen und deren Volumina oder die Häufigkeit der Injektionen. Viele Studien können nur als initial bezeichnet werden. Sie liefern zwar vielversprechende Ergebnisse; diese müssen aber durch solide geplante und durchgeführte randomisierte Studien noch untermauert werden.

Ein Problem für die Vertreter der Proliferationstherapie ist das weitgehende Fehlen randomisierter kontrollierter Studien unter reproduzierbaren Bedingungen (bezüglich Technik, Protokoll, Ein- und Ausschlusskriterien). Ein echtes Placebo zu finden stellt für die Planung von Studien definitiv eine Herausforderung dar. Der Vergleich zwischen Injektions- und Nichtinjektionsgruppen ist kaum ein echter Placebovergleich, da – wie oben erwähnt – bereits Dry Needling oder die Injektion einer isotonen Lösung eine mechanische Läsion erzeugen und eine Entzündungsantwort hervorrufen kann.

Die bisherigen, in der Praxis erworbenen klinischen Erfahrungen mit der Proliferationstherapie benötigen nach den Prinzipien der evidenzbasierten Medizin noch ein „Rückgrat" durch evidenzbasierte Forschung und entsprechende Voten von Konsensusgremien, um – zum Wohle aller Betroffenen – auch in der etablierten schulmedizinischen Praxis Akzeptanz zu finden (Sackett und Rosenberg 1995).

7.11.9 Schlussbemerkungen

Die Proliferationstherapie wird seit über 50 Jahren zur Behandlung von Schmerzen am Bewegungsapparat eingesetzt. Die bisherige Evidenz unter Einschluss systematischer Übersichtsarbeiten, randomisierter und nicht randomisierter Studien deutet darauf hin, dass die RIT bei schmerzhaften Enthesiopathien wirksam ist. Die Position der Proliferationstherapie im schulmedizinischen Bereich wird sich durch weitere fundierte Studien mit standardisierten Protokollen, angemessener Randomisierung und Patientenauswahl sowie definierten Ergebnisparametern stärken lassen.

LITERATURQUELLEN

Alderman D. Prolotherapy for musculoskeletal pain. Practical Pain Management. 2007; 1: 10–15.

Alfredson H, Ohberg L. Neovascularisation in chronic painful patellar tendinosis – promising results after sclerosing neovessels outside the tendon challenge the need for surgery. Knee Surg Sports Traumatol Arthrosc. 2005; 13(2): 74–80.

Banks A. A rationale for prolotherapy. J Orthop Med. 1991; 13: 54–59.

Bray RC, Rangayyan RM, Frak CB. Normal and healing ligament vascularity: A quantitative histological assessment in the adult rabbit medial collateral ligament. J Anat. 1996; 188: 87–95.

Cusi M, Saunders J, Hungerford B, Wisbey-Roth T, Lucas P, Wilson S. The use of prolotherapy in the sacro-iliac joint. Br J Sports Med. 2010; 44: 100–104.

Dagenais S, Haldeman S, Wooley JR. Intraligamentous injection of sclerosing solutions (prolotherapy) for spinal pain: A critical review of the literature. Spine J. 2005; 5: 310–328.

Dagenais S, Ogunseitan O, Haldeman S, Wooley JR, Newcomb RL. Side effects and adverse events related to intraligamentous injection of sclerosing solutions (prolotherapy) for back and neck pain: A survey of practitioners. Arch Phys Med Rehabil. 2006; 87(7): 909–913.

Dagenais S, Yelland MJ, Del Mar C, Schoene ML. Prolotherapy injections for chronic low-back pain. Cochrane Database Syst Rev. 2007; (2): CD004059.

Dechow E, Davies RK, Carr AJ, Thompson PW. A randomized, double-blind, placebo-controlled trial of sclerosing injections in patients with chronic low back pain. Rheumatology (Oxford). 1999; 38(12): 1255–1259.

Gedney EH. Hypermobile joint. Osteopath Prof. 1937; 4: 30–31.

Gray RG, Gottlieb NL. Intra-articular corticosteroids. An updated assessment. Clin Orthop. 1983; 177: 235–263.

Hackett GA (ed.). Ligament and tendon relaxation treated by prolotherapy. 3rd ed., vol. 1. Springfield, IL: C. C. Thomas; 1956: p. 99.

Hackett GS, Huang TC. Prolotherapy for sciatica from weak pelvic ligaments and bone distrophy. Clin Med (Northfield, 11). 1961; 8: 2301–2316.

Hildebrand KA, Gallant-Behm CL, Kydd AS, Hart DA. The basics of soft tissue healing and general factors that influence such healing. Sports Med Arthrosc. 2005; 13(3): 136–144.

Hippokrates. The genuine works of Hippocrates. Baltimore: Williams & Wilkins, 1946.

Hooper RA, Ding M. Retrospective case series on patients with chronic spinal pain treated with dextrose prolotherapy. J Altern Complement Med. 2004; 10(4): 670–674.

Klein RG, Eck B. Prolotherapy: An alternative approach to managing low back pain. J Musculoskelet Med. 1997; 14: 45–49.

Klein RG, Dorman TA, Johnson CE. Proliferant injections for low back pain: Histologic changes of injected ligaments and objective measurements of lumbar spine mobility before and after treatment. J Neurol Orthop Med Surg. 1989; 10: 123–126.

Klein RG, Eek BC, DeLong WB, Mooney V. A randomized double-blind trial of dextrose-glycerine-phenol injections for chronic low back pain. J Spinal Disord. 1993; 6(1): 23–33.

Linetsky FS, Manchikanti L. Regenerative injection therapy for axial pain. Tech Regional Anesth Pain Manage. 2005; 9(1): 40–49.

Liu YK, Tipton CM, Matthes RD, Bedford TG, Maynard JA, Walmer HC. An in situ study of the influence of a sclerosing solution in rabbit medial collateral ligaments and its junction strength. Connect Tissue Res. 1983; 11: 95–102.

Mathews JA, Mills SB, Jenkins VM et al. Back pain and sciatica: Controlled trials of manipulation, traction, sclerosant and epidural injections. Br J Rheumatol. 1987; 26: 416–423.

Maxwell NJ, Ryan MB, Taunton JE, Gillies JH, Wong AD. Sonographically guided intratendinous injection of hyperosmolar dextrose to treat chronic tendinosis of the Achilles tendon: A pilot study. Am J Roentgenol. 2007; 189(4): W215–W220.

Mooney V. Prolotherapy at the fringe of medical care, or is it the frontier? Spine J. 2003; 3(4): 253–254.

Ongley MJ, Klein RG, Dorman TA, Eek BC, Hubert Lj. A new approach to the treatment of chronic low back pain. Lancet 1987; 2(8551): 143–146.

Ongley MJ, Dorman TA, Eek BC, Lundgren D, Klein RG. Ligament instability of knees: A new approach to treatment. Manual Med. 1988; 3: 152–154.

Pal B, Morris J. Perceived risks of joint infection following intra-articular corticosteroid injections: A survey of rheumatologists. Clin Rheumatol. 1999; 18(3): 264–265.

Rabago D, Best TM, Beamsley M, Patterson J. A systematic review of prolotherapy for chronic musculoskeletal pain. Clin J Sport Med. 2005; 15(5): 376–380.

Rabago D, Best TM, Zgierska A, Zeisig E, Ryan M, Crane D. A systematic review of four injection therapies for lateral epicondylosis: Prolotherapy, polidocanol, whole blood and platelet-rich plasma. Br J Sports Med. 2009; 43(7): 471–481.

Reeves KD. Prolotherapy: Basic science, clinical studies, and technique. In: Lennard TA (ed.). Pain procedures in clinical practice. Philadelphia: Hanley & Belfus; 2000: p. 172–190.

Reeves KD, Topol GA, Fullerton BD. Evidence-based regenerative injection therapy (prolotherapy) in sports medicine. In: Seidenberg PH, Beutler PI (eds.). The sports medicine resource manual. Philadelphia, PA: Saunders (Elsevier); 2008: p. 611–619.

Ryan MB, Wong AD, Gillies JH, Wong J, Taunton JE. Sonographically guided intratendinous injections of hyperosmolar dextrose/lidocaine: A pilot study for the treatment of chronic plantar fasciitis. Br J Sports Med. 2009; 43(4): 303–306.

Sackett DL, Rosenberg WMC. On the need for evidence-based medicine. J Public Health. 1995; 17(3): 330–334.

Schultz L. A treatment for subluxation of the temporomandibular joint. JAMA. 1937; 109: 1032–1035.

Smith RKW, Webbon PK. Harnessing the stem cell for the treatment of tendon injuries: Heralding a new dawn? Br J Sports Med. 2005; 39: 582–584.

Sweeting K, Yelland M. Achilles tendinosis: How does prolotherapy compare to eccentric loading exercises? J Sci Med Sport. 2009; 12 (Suppl. 1): S19.

Topol GA, Reeves KD. Regenerative injection of elite athletes with career-altering chronic groin pain who fail conservative treatment: A consecutive case series. Am J Phys Med Rehabil. 2008; 87(11): 890–902.

Topol GA, Reeves KD, Hassanein KM. Efficacy of dextrose prolotherapy in elite male kicking-sport athletes with chronic groin pain. Arch Phys Med Rehabil. 2005; 86(4): 697–702.

Volpi P, Marinoni L, Bait C, De Girolamo L, Schoenhuber H. Treatment of chronic patellar tendinosis with buffered platelet rich plasma: A preliminary study. Med Sport (Roma). 2007; 60(4): 595–603.

Wang JH, Losifidis MI, Fu FH. Biomechanical basis for tendinopathy. Clin Orthop Relat Res. 2006; 443: 320–322.

Wilkinson HA. Injection therapy for enthesopathies causing axial spine pain and the "failed back syndrome": A single blinded, randomized and crossover study. Pain Physician. 2005; 8(2):167–173.

Yelland MJ, Glasziou PP, Bogduk N, Schluter PJ, McKernon M. Prolotherapy injections, saline injections, and exercises for chronic low-back pain: A randomized trial. Spine (Phila PA 1976). 2003; 29(1): 9–16.

Yelland MJ, Del Mar C, Pirozzo S, Schoene ML, Vercoe P. Prolotherapy injections for chronic low-back pain. Cochrane Database Syst Rev. 2004; (2): CD004059.

Yeomans FC. Sclerosing therapy: The injection and treatment of hernia, hydrocele, varicose veins and hemorrhoids. Baltimore: Williams & Wilkins, 1939.

7.12 Neuraltherapie

Rainer Wander und Stefan Weinschenk

7.12.1 Einleitung

Die Neuraltherapie gilt als Regulations- und Umstimmungstherapie. Durch Injektion von Lokalanästhetika (LA) an definierten Stellen des Körpers wird, so nimmt man an, die Homöostase wiederhergestellt, indem periphere Reizzustände gelöscht und regulative Prozesse angeregt werden (Perschke 1989, Gross 1986, Heine 2006).

Hauptsächlich werden LA in der Chirurgie für lokale und regionale Anästhesien oder Nervenblockaden eingesetzt. Aber sie können auch zur Segmenttherapie, Triggerpunkttherapie oder Ganglienblockade verwendet werden.

Bevorzugtes LA ist Procain aufgrund seiner kurzen Wirkdauer und seiner günstigen Wirkung auf die Gewebeperfusion (Letztere ist vermutlich teilweise auf seine Metaboliten Paraaminobenzoesäure und Diethylaminoethanol zurückzuführen). Man nimmt zudem an, dass Procain den Zytokinstoffwechsel beeinflusst (IL-6, TNF-α, CRP) und das Endocannabinoidsystem aktiviert (Travell und Simons 1983, Heine 2006). Vor einiger Zeit wurde zudem entdeckt, dass LA auch eine entzündungshemmende Wirkung haben (Hollmann und Durieux 2000), die offenbar unabhängig von ihrer Wirkung am Natriumkanal ist und viel länger anhält als die lokalanästhetische Wirkung. Dies ist vielleicht eine der wichtigsten Erklärungen für die therapeutischen Eigenschaften von LA. Dieser Mechanismus erklärt auch die relaxierende Wirkung von LA an muskulären Triggerpunkten (Heine 2006). Außerdem dämpfen LA über die Beeinflussung bestimmter Neurotransmitter neurogene Entzündungen (Tracey 2009, Oke und Tracey 2009) und scheinen zudem bemerkenswerte Wirkungen auf das Immunsystem zu haben (Cassuto, Sinclair und Bonderovic 2006, Rosas-Ballina und Tracey 2009).

Die Anwendung der Neuraltherapie empfiehlt sich nur auf der Grundlage genauer Kenntnisse der relevanten Anatomie, Physiologie und Pharmakologie sowie nach umfassender Ausbildung in der Therapieanwendung (Standards siehe Weinschenk 2010 und Fischer 2007).

7.12.2 Neuroanatomie

Alle LA hemmen die Nervenleitung vegetativer Nerven und somit auch die Sympathikusaktivität. Diese Eigenschaft steht im Zusammenhang mit ihrem Einfluss auf die Proteinstrukturen in der extrazellulären Matrix (Interzellularsubstanz) (Pischinger und Heine 2004, Papathanasiou 2010).

Die Neuraltherapie basiert daneben auch auf segmentalen Reflexmechanismen: Alle Impulse aus der Peripherie (peripheres Nervensystem) konvergieren im Hinterhorn des Rückenmarks (Zentralnervensystem). Impulse aus der Haut und Unterhaut, aus Gelenkstrukturen, verspannten Muskeln, erkrankten Organen sowie von Narben oder Verletzungen können pathologisch werden. Im Hinterhorn werden sie dann normalerweise durch absteigende inhibitorische Systeme eliminiert, und der Patient bleibt symptomfrei. Wenn die Impulse jedoch zu stark werden (oder die inhibitorischen Systeme gestört sind), können sie in drei Richtungen weitergeleitet werden: über den Vorderseitenstrang (zur kortikalen Schmerzwahrnehmung), über die motorischen Bahnen im Vorderhorn (zur Muskulatur) und über die sympathischen Neuronen im Seitenhorn und den Grenzstrang, der Verbindung zum peripheren Nervensystem hat. Über anatomische Verbindungen zwischen diesen Bahnen kommt es zur positiven Rückkopplung von Impulsen über mehrere Segmente (Jänig 1987).

Diese horizontalen segmentalen Projektionen können auch vertikal, über die Segmente hinaus projiziert werden. Das geschieht über die muskulären, faszialen, sympathischen und parasympathischen Systeme ebenso wie über sog. Funktionsketten (z. B. erkrankter Zahn → Störung der HWS-Gelenke → funktionelle Skoliose → Störung der Sakroiliakalgelenke → Lumbago) (Wancura 2010, Wander 1992).

7.12.3 Durchführung

Lokale Therapie

Zur Behandlung lokaler Entzündungen können LA am Ort des Schmerzes oder der Entzündung injiziert werden. Typischen Indikationen sind umschriebene Entzündungen der Haut, Wespenstiche, verzögerte Wundheilung, Muskelverletzungen, Gewebeschädigung durch Chemikalien oder Narbenkeloide.

Segmenttherapie

Behandelt wird hierbei das neurologisch definierte Segment eines Spinal- oder Hirnnervs. Das Segment umfasst alle von diesem Nerv innervierten Strukturen: Haut, Unterhaut, Gelenke (einschließlich der Wirbelgelenke), Gelenkkapseln, Muskeln, Faszie, Knochen und innere Organe. Vermutlich aufgrund der Konvergenz aller segmentalen Impulse auf spinaler Ebene reagieren alle Teile des Segments gleichzeitig, wenn auf irgendeinen Teil ein Reiz von außen einwirkt (Sessle et al. 1986). Ein therapeutischer Reiz, der irgendwo im Segment gesetzt wird, kann also die anderen Teile des Segments beeinflussen und wird am einfachsten durch intrakutane Injektion mit Erzeugung einer kleinen Hautquaddel in dem entsprechenden Dermatom gesetzt.

Außerdem können auch Narben, Triggerpunkte, Faszien, Periost oder Gelenkkapseln (insbesondere Wirbelgelenkkapseln) und die dazugehörigen Blutgefäße des Segments infiltriert werden.

Beispiel 1 Patient mit Schulterschmerzen (Segment C4/C5): Intrakutane Quaddeln werden entlang von zwei Bahnen gesetzt: erstens vom Dornfortsatz C7 aus zum Akromion und zum Ansatz des Deltoideus (Segmente C4 → C5 → Th2) und zweitens von der vorderen Achselfalte über das Akromion bis zur hinteren Achselfalte (Segmente Th2 → C5 → C4). Auf diese Weise lassen sich auch die angrenzenden Segmente mit ihren Hilfsfunktionen für das Schultergelenk (ACG, SCG, Klavikula, I. und II. Rippe) einbeziehen (> Abb. 7.12.1).

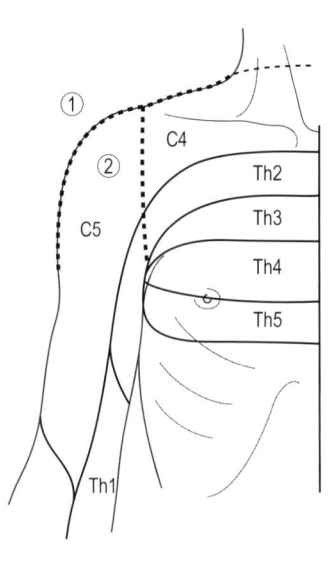

Abb. 7.12.1 Injektionsbahnen bei einem Patienten mit Schulterschmerzen. Auch die inneren Organe können so beeinflusst werden, wenn man die kutiviszeralen und viszeromotorischen Reflexbögen kennt.

Beispiel 2 Patient mit Oberbauchbeschwerden: Intrakutane Quaddeln und subkutane Injektionen im Bereich des Rippenbogens (an den sog. Vogler-Punkten; ➤ Abb. 7.12.2) und der Bauchmuskelfaszie. Von besonderer Bedeutung ist in dieser Region der Processus xiphoideus (ein Rudiment der siebten Rippe), der zum Segment Th7 gehört – also zum gleichen Segment wie Duodenum und Pankreas. Aufgrund der segmentalen Anordnung von Haut, Muskeln, Faszie und Periost gibt es Verbindungen zwischen diesen Strukturen und Magen, Pankreas und Dünndarm, über die diese Organe beeinflusst werden können. Intrakutane und tiefere präfasziale Injektionen können auch in der vorderen Mittellinie am Akupunkturpunkt KG 12 gesetzt werden (➤ Abb. 7.12.2). Dieser Punkt hat Verbindung zum Ganglion coeliacum, das die sympathische Versorgung der abdominalen Organe steuert (Heine 2006, Wancura 2010).

Akupunkturpunkte werden als fasziale Passagepunkte angesehen (Heine 2006), durch die Nerven, Blut- und Lymphgefäße zur Oberfläche ziehen. Man nimmt daher an, dass durch Procaininjektionen in einen dieser Punkte auch diese Strukturen beeinflusst werden können. Daher verwenden Neuraltherapeuten auch Akupunkturpunkte zur Therapie (Heine 2006).

Erweiterte Segmenttherapie, Ganglientherapie

Wenn sich durch segmentale Injektionen die Beschwerden des Patienten nicht ausreichend lindern lassen, kann der Therapeut den afferenten Reiz auf dem Niveau der Spinalnerven, des Plexus, der Gefäße und der sympathischen oder parasympathischen Ganglien blockieren (sog. erweiterte Segmenttherapie). Durch Eliminierung der afferenten und efferenten Impulse und gleichzeitige Aktivierung des absteigenden endogenen inhibitorischen Systems kann sich die Selbstorganisation des peripheren Nervensystems erholen (siehe auch Oke und Tracey 2009).

Bei dem Schulterschmerzpatienten aus Beispiel 1 könnte eine solche erweiterte Segmenttherapie durch eine Injektion in das Ganglion stellatum oder den Plexus axillaris realisiert werden, bei dem Patienten mit Magenbeschwerden aus Beispiel 2 durch eine Injektion in das sympathische Ganglion coeliacum. Zusätzlich können Injektionen in die segmentalen Wirbelfacettengelenke in der Nähe des sympathischen Grenzstrangs gesetzt werden (Kupke 2010). Dies entspricht praktisch einer indirekten Injektion in den Grenzstrang, wodurch 80 % aller sympathischen afferenten und efferenten Fasern des Segments beeinflusst werden können.

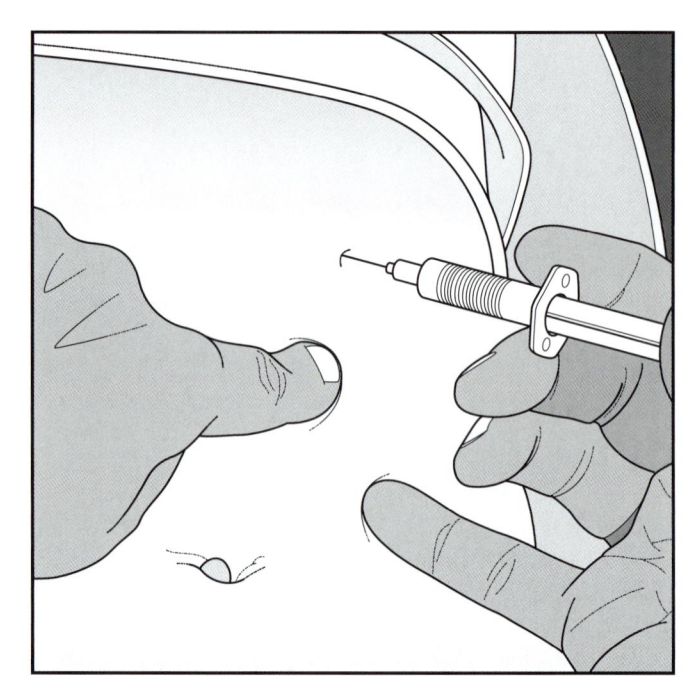

Abb. 7.12.2 Injektionspunkt im Bereich des Rippenbogens (Vogler-Punkt) bei einem Patienten mit gastrointestinalen Beschwerden. Aus: Weinschenk 2010; Abdruck mit freundlicher Genehmigung.

Die *kranialen parasympathischen* Ganglien (Gg. ciliare, pterygopalatinum und oticum) sind bei einer Injektion einfach und sicher erreichbar. Ihre Fasern begleiten die Trigeminusäste und entsprechenden Ganglien. Eine Trigeminusaffektion durch lokale Entzündungen (z. B. Granulome) und Krankheiten der Nasennebenhöhlen, der Zähne, des Kiefers (z. B. kraniomandibuläre Dysfunktion), der Tonsillen oder Ohren können durch eine solche Injektion behandelt werden.

Die *sakralen parasympathischen* Kerne liegen im Seitenhorn des Sakralmarks (S2–S4), und ihre Fasern begleiten den Nervus pudendus. Durch die Neuraltherapie der sakralen parasympathischen Ganglien, z. B. des Plexus hypogastricus inferior (Frankenhäuser-Plexus) können gynäkologische Erkrankungen oder Kreuzbeinirritationen günstig beeinflusst werden (Wander 2003).

Störfeldtherapie

Ein Störfeld ist eine oligo- oder asymptomatische Stelle im Körper, die einen Reizzustand an einer anderen, weiter entfernten Stelle verursacht.

Wenn ein morphologisches Korrelat für das Störfeld gefunden wird, spricht man auch von einem Herd oder Fokus (Mastalier und Weinschenk 2010). Als Störfelder können z. B. Narben oder Entzündungen wirken. Zur Erklärung der Fernwirkung wurden verschiedene Mechanismen herangezogen. Neuroanatomisch ließe sie sich durch einen

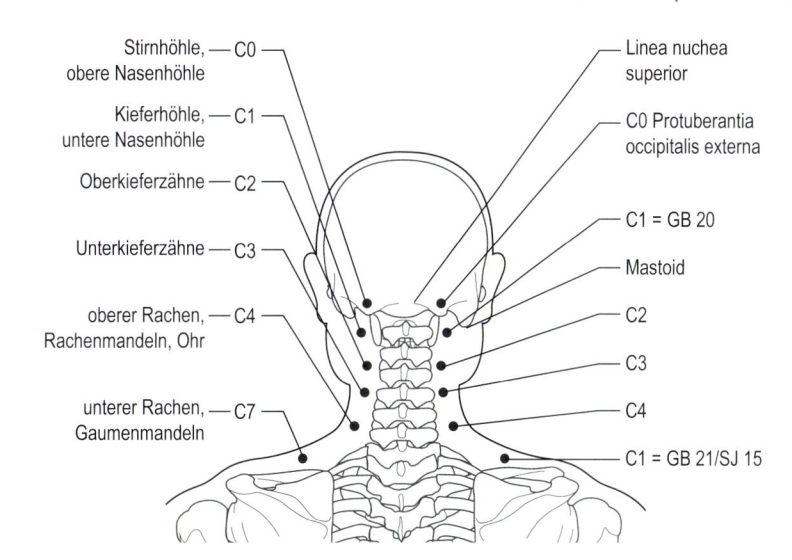

Abb. 7.12.3 Nackenreflexpunkte (Adler-Langer-Druckpunkte) sind schmerzhafte Punkte in den Halsmuskeln bei Patienten mit Störfeldern im HNO- und Zahnbereich. Aus: Weinschenk 2010; Abdruck mit freundlicher Genehmigung.

segmentalen Reizzustand erklären, der in das Hinterhorn weitergeleitet wird und durch Projektion auf benachbarte Segmente Sekundärstörungen auslösen kann. Querverbindungen von Trigeminuskernen zu den benachbarten Vaguskernen könnten bei pathologischen Projektionen ebenfalls eine wichtige Rolle spielen (Sessle et al. 1986).

Am Ort des Störfelds selbst bestehen keine Beschwerden, aber durch den Reiz der dort bestehenden Veränderungen wird eine vegetative Regulationsstörung ausgelöst (z. B. erhöhte Muskelspannung), die der Patient möglicherweise wahrnimmt. Die wesentliche Auswirkung ist jedoch der pathologische Reizzustand in einem weiter entfernten Gebiet des Körpers.

Mehr als 70 % aller Störfelder sind im HNO-Bereich (Hals-Nase-Ohren) oder in den Zähnen lokalisiert (Mastalier und Weinschenk 2010). Ihr Reiz verursacht charakteristische Veränderungen in der Nackenregion, die sog. Nackenreflexpunkte (NRP) oder Adler-Langer-Druckpunkte (> Abb. 7.12.3). NRP lassen sich aufgrund ihrer Druckempfindlichkeit sowie ihrer gelegentlich vorkommenden Schwellungen leicht auffinden und korrelieren eng mit Störfeldern in den korrespondierenden Segmenten im frontalen Kopfbereich (Weinschenk und Langer 2010), denn Projektionen von Reizen aus den Halswirbelsäulensegmenten werden nicht auf die korrespondierenden segmentalen Dermatome, sondern fast ausschließlich auf die Myotome desselben Segments übertragen (Neuhuber 2007). Nach erfolgreicher Neuraltherapie des Störfelds sind die Druckpunkte nicht mehr nachweisbar (Weinschenk und Göllner 2011). Vorkommen und Bedeutung der NRP bei der Störfeldsuche sind Gegenstand aktueller Studien (Kolm et al. 2010).

Beispiel 3 NRP 4 (= Tonsillen) ist als schmerzhafte Schwellung tastbar. Nach der Injektion in die Tonsillen verschwinden sowohl der NRP 4 als auch die damit einhergehende Muskelspannung (Mm. recti capitis, Mm. obliqui capitis, Mm. intervertebrales).

Behandlung über Funktionsketten

Die Existenz der NRP zeigt, welch enge Beziehung zwischen den Gesichtsstrukturen und den Segmenten der Halswirbelsäule besteht. Daraus resultierende Veränderungen in Muskeln und Ligamenten der Nackenregion können auf weiter kaudal liegende Anteile der Wirbelsäule übertragen werden. Eine asymmetrische Spannung in der Nackenregion kann z. B. auf die Brust- und Lendenwirbelsäulenbereiche übertragen werden und dort zu einer entsprechenden Gegenbewegung führen, sodass sich eine funktionelle Skoliose ausbildet.

Viele medizinische Disziplinen, insbesondere die Osteopathie (Kraniosakraltherapie), wissen um diese enge Verbundenheit von Halswirbelsäule, Brust- und Lendenwirbelsäule und den Iliosakralgelenken (> Abb. 7.12.4). Im Rahmen einer funktionellen Skoliose entstehen Blockaden bestimmter Wirbelgelenke, die von einem ausgebildeten Manualtherapeuten ohne Weiteres diagnostiziert werden können. Die wichtigsten diagnostischen Hinweise auf eine funktionelle Skoliose finden sich bei C1, C4, Th4, Th10 und im Bereich L5/S1/Iliosakralgelenke.

Wirbelblockaden können in den entsprechenden Wirbelsäulensegmenten eine Sympathikusstimulation hervorrufen und so zu Störungen der zugehörigen inneren Organe führen (Wander 2010).

Systemische Therapie

Die Gefäßversorgung der Gewebe ist nicht segmental aufgebaut. Blutgefäße haben ihre eigenen „Gefäßzonen", sodass Haut- und Muskelschmerzen über die Wirbelsäulensegmentgrenzen hinaus unterhalten werden können (Gross 1986, 1988). Alle Gefäße – Arterien, Venen und Lymphgefäße – werden von Sympathikusfasern begleitet. Bei einer Schädigung kontrahieren die Gefäße reaktiv, und es kann in beiden Flussrichtungen zu Störungen mit entsprechender Schmerzsymptomatik kommen. Eine Injektion von LA in das betroffene oder ein anderes Gefäß hebt die pathologische Gefäßkonstriktion wieder auf, und die Durchblutung normalisiert sich.

Häufige Formen der intravasalen LA-Anwendung sind die intravenöse, intraarterielle und Infusionstherapie. Ein bekanntes Beispiel ist die LA-Infusion zur Behandlung von Tinnitus (Shea und Emmett 1981).

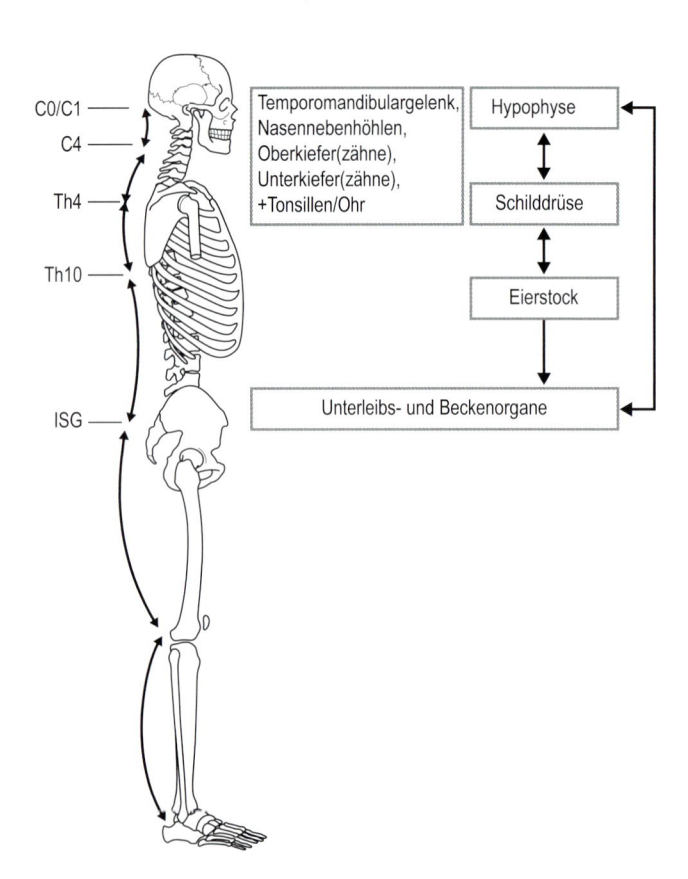

Abb. 7.12.4 Das Becken als Störfeld: Gynäkologische Störungen oder Kreuzbeinirritationen können auf HNO Erkrankungen hindeuten und umgekehrt. ISG Iliosakralgelenk. Aus: Weinschenk 2010; Abdruck mit freundlicher Genehmigung.

7.12.4 Indikationen, Kontraindikationen, Komplikationen

Indikationen: Mehr als 100 Jahre Erfahrung (Spiess 1902) zeigen, dass die Neuraltherapie bei allen funktionellen und regulatorischen Störungen mit oder ohne begleitende Schmerzen erfolgreich eingesetzt werden kann: Kopfschmerzen, Schwindel, Tinnitus, Wirbelsäulenerkrankungen, Schmerzzuständen am Bewegungsapparat, Neuralgien, chronischen Entzündungen, thorakalen und abdominalen Erkrankungen u. a. (Übersicht bei Weinschenk 2010 sowie Hollmann und Herroeder 2010).

Kontraindikationen einer Neuraltherapie sind: fortgeschrittene strukturelle Schädigung eines Organsystems (z. B. Zirrhose), genetische oder Mangelerkrankungen, Gerinnungsstörungen und psychische Erkrankungen. Strukturelle Veränderungen oder Defekte verhindern (wie auch bei der Akupunktur und Osteopathie) die positiven Wirkungen der Neuraltherapie.

Komplikationen treten bei einer Neuraltherapie sehr selten auf. Die Regel lautet: Sorgfalt kann Risiken verhüten! Folgende Komplikationen sind möglich:
- Allergische Reaktionen (selten)
- Verletzungen (z. B. Blutung, Hämatom)
- Infektion
- Überreaktion des Patienten nach der Injektion, z. B. Kollaps aufgrund von Angst, Stress, vasovagale Synkope
- Reaktion aufgrund sonstiger Medikamente oder einer sonstigen Erkrankung (Betablocker, Tranquilizer, anticholinerges Syndrom)
- ZNS-toxische oder kardiale Symptome durch Überdosierung (über 30–50 mg = 30–50 ml einer 1-prozentigen Lösung pro Tag)

7.12.5 Zusammenfassung

Lokalanästhetika haben gleich mehrere pharmakologische Eigenschaften, die sie zu Kandidaten für die Behandlung von funktionellen und Schmerzerkrankungen machen. Bei der Therapie gilt das Prinzip: „So unschädlich wie möglich." Schon mit einfachen Injektionen können viele positive Resultate erzielt werden. Nach den klinischen Erfahrungen der Autoren sind die Quaddelung in Dermatomen, die Infiltration eines Triggerpunkts oder die Injektion an eine Gelenkkapsel in vielen Fällen ausreichend, um eine signifikante Verbesserung der Symptomatik zu erzielen. Die zweite Stufe ist die Ganglieninjektion. Darüber hinaus sollte der Therapeut auch nach Störfeldern fahnden und diese behandeln.

Durch die Neuraltherapie werden irritierende periphere Reize gelöscht. So kann die Belastung in verschiedensten Geweben gesenkt und die erfolgreiche Anwendung weiterer Behandlungsmethoden (z. B. Osteopathie) vorbereitet werden. Eine Akupunkturbehandlung kann die absteigenden hemmenden Bahnen aktivieren und vergleichbare Wirkungen erzielen. Anschließend kann eine manuelle Therapie speziell zur Behandlung übertragener Funktionsstörungen aus anderen Segmenten erfolgen.

Durch eine solche Kombination potenziert sich die Wirkung der verschiedenen Verfahren. Eine Neuraltherapie sollte insbesondere bei Patienten in Betracht gezogen werden, die auf andere Therapieformen nicht oder nicht ausreichend angesprochen haben.

7.12.6 Forschungsgebiete

Obwohl LA schon seit ihrer Entdeckung in den späten 1880er-Jahren auch therapeutisch verwendet werden, bezieht sich fast die gesamte veröffentlichte Literatur nur auf ihre Anwendung zur Anästhesie für chirurgische Eingriffe. Erst in den letzten Jahren, seit der wichtigen Entdeckung der entzündungshemmenden Wirkung der LA, werden mehr und mehr Berichte auch zu ihren therapeutischen Wirkungen veröffentlicht (Übersicht bei Cassuto et al. 2006 sowie bei Hollmann und Herroeder 2010). Studien zu den klinischen Wirkungen von LA sind jedoch oft nicht unbedingt unter dem Stichwort „Neuraltherapie" zu finden, sondern wurden in den verschiedensten medizinischen Zusammenhängen veröffentlicht.

In jüngster Zeit hat sich die Neuraltherapie an verschiedenen Universitäten weltweit als eigenständige Disziplin etabliert, speziell in Südamerika, in der Schweiz (Universität Bern) und in Deutschland (Universität Heidelberg). Damit ist eine gute Plattform für wissenschaftliche Arbeiten auf diesem Gebiet entstanden. An der Universität in Bern (http://www.kikom.unibe.ch/content/forschung/projekte__dissertationen/neuraltherapie/index_ger.html) laufen verschiedene Forschungsprojekte, z. B. zur Wirkung der Neuraltherapie bei Patienten mit Resistenz gegen konventionelle Therapiemaßnahmen, zur neuronalen Regulation der Blutgefäße, zur Rolle des Sympathikus bei der Entstehung von chronischen Schmerzen und Entzündungen, sowie eine prospektive Studie zur Neuraltherapie bei Schmerzen. Die Ergebnisse sollen 2012 veröffentlicht werden.

Die wichtigsten Projekte an der Universität Heidelberg beschäftigen sich mit den molekularen Mechanismen der entzündungshemmenden Wirkung von LA, mit der klinischen Bedeutung der NRP für die Diagnostik und Therapie, mit Korrelationen zwischen der Wirkung der Neuraltherapie und bestimmten vegetativen Parametern sowie mit der quantitativen Erfassung von Nebenwirkungen und Komplikationen der Neuraltherapie. All diese Studien schaffen eine gute Ausgangsbasis für weitere Forschungsanstrengungen auf diesem Gebiet.

7.12.7 Dank

Die Autoren möchten an dieser Stelle Dr. med. Christl Kiener und ihrem Ehemann, Dr. med. Paul Crichton, für die Unterstützung bei der Vorbereitung des Manuskripts danken.

LITERATURQUELLEN

Cassuto J, Sinclair R, Bonderovic M. Anti-inflammatory properties of local anesthetics and their present and potenzial clinical implications. Acta Anaesthesiol Scand. 2006; 50(3): 265–282.

Fischer L. Neuraltherapie nach Huneke. 3. A. Stuttgart: Hippokrates, 2007.

Gross D. Therapeutische Lokalanästhesie. 3. A. Stuttgart: Hippokrates, 1986.

Gross D. Therapeutische Lokalanästhesie. Band II: Anwendung in Klinik und Praxis. Stuttgart: Hippokrates, 1988.

Heine H. Lehrbuch der biologischen Medizin. 3. A. Stuttgart: Hippokrates, 2006.

Hollmann MW, Durieux ME. Local anesthetics and the inflammatory response: A new therapeutic indication? Anesthesiology. 2000; 93: 858–875.

Hollmann MW, Herroeder S. Alternative Wirkmechanismen von Lokalanästhetika. In: Weinschenk S (Hrsg.). Handbuch Neuraltherapie. München: Elsevier; 2010. S. 92–99.

Jänig W. Neuronal mechanisms of pain with special emphasis on visceral and deep somatic pain. Acta Neurochir Suppl (Wien). 1987; 38: 16–32.

Kolm S, Weinschenk S, Göllner R, et al. Prevalence of NRP in patients and volunteers. 2010.

Kupke T. Facettengelenke der Wirbelsäule. In: Weinschenk S (Hrsg.). Handbuch Neuraltherapie. München: Elsevier; 2010. S. 628–633.

Mastalier O, Weinschenk S. Fokus und Herdgeschehen. In: Weinschenk S (Hrsg.). Handbuch Neuraltherapie. München: Elsevier; 2010. S. 137–168.

Neuhuber W. Anatomie, funktionelle Neuroanatomie der oberen Halswirbelsäule. Manuelle Med. 2007; 4: 227–231.

Oke SL, Tracey KJ. The inflammatory reflex and the role of complementary and alternative medical therapies. Ann N Y Acad Sci. 2009; 1172: 172–180.

Papathanasiou G. Bindegewebe, Matrix und Neuraltherapie. In: Weinschenk S (Hrsg.). Handbuch Neuraltherapie. München: Elsevier; 2010. S. 131–137.

Perschke O. Kombination von Akupunktur, Neuraltherapie, Manualtherapie bei Gelenkerkrankungen. Dt Ztschr Akup. 1989; 32: 34–40.

Pischinger A, Heine H. Das System der Grundregulation. Grundlagen einer ganzheitsbiologischen Medizin. Stuttgart: Karl F. Haug, 2004.

Rosas-Ballina M, Tracey KJ. The neurology of the immune system: Neural reflexes regulate immunity. Neuron 2009; 64(1): 28–32.

Sessle BJ, Hu JW, Amano N, Zhong G. Convergence of cutaneous, tooth pulp, visceral, neck and muscle afferents onto nociceptive and non-nociceptive neurones in trigeminal subnucleus kaudalis (medullary dorsal horn) and its implications for referred pain. Pain 1986; 27(2): 219–235.

Shea JJ, Emmett JR. The medical treatment of tinnitus. J Laryngol Otol Suppl. 1981; 4:130–138.

Tracey KJ. Reflex control of immunity. Nat Rev Immunol. 2009; 9(6): 418–428.

Spiess G. Die Heilwirkung der Anaestheticis. Med Welt Zbl Inn Med. 1902; 23: 222–223.

Travell JG, Simons DG. Myofascial pain and dysfunction: The trigger point manual. Baltimore: Williams & Wilkins, 1983.

Wancura I. Segment-Anatomie. 2. A. München: Elsevier/Urban & Fischer, 2010.

Wander R. Neuraltherapie der Wirbelsäule und Gelenke. Ärzte Ztschr Naturheilverfahren. 1992; 33: 927–975.

Wander R. Anatomie und Physiologie des vegetativen Nervensystems. Dt Ztschr Akup. 2003; 45: 34–40.

Wander R. Diagnostik über Muskelfunktionsketten. In: Weinschenk S (Hrsg.). Handbuch Neuraltherapie. München: Elsevier; 2010. S. 302–310.

Weinschenk S (Hrsg.). Handbuch Neuraltherapie. München: Elsevier, 2010.

Weinschenk S, Langer H. Examination of neck reflex points (Adler-Langer points). In: Weinschenk S (Hrsg.). Handbuch Neuraltherapie. München: Elsevier, 2010.

Weinschenk S, Göllner R. Trigeminal irritation of the cervikal spine can be eliminated by local anaesthetics (neural therapy). In Vorbereitung.

7.13 Dynamischer Faszien-Release – manuelle und apparative Vibrationsbehandlung

Zachary Comeaux

7.13.1 Einleitung

In diesem Kapitel verstehen wir unter Faszie die anatomisch-präparatorisch abgrenzbare Struktur einer Faszie, aber auch das Kontinuum aller Weichgewebe mesodermaler Abstammung. Zusammen mit dem Nervensystem bildet es ein funktionelles neuromyofasziales Netzwerk, in dem der Bindegewsbeanteil die Aufgabe der Formerhaltung, Kraftverteilung und Reaktionsfähigkeit übernimmt. Die Struktur des ubiquitär vorhandenen und fortlaufend verbundenen Bindegewebes wurde an anderer Stelle ausführlich dargestellt (siehe u. a. Chen und Ingber 2007). Strukturell bildet es eine fraktale Hierarchie, in der jede Ebene ihre eigene Funktion hat. Der kürzlich erfolgte Nachweis von ASMA (α-smooth muscle actin) in der Faszie (Schleip, Klinger und Lehmann-Horn 2006) bestätigt die Annahme, dass die Faszie reaktionsfähig ist.

Historisch wurden Schwingungen schon in der Lichttherapie, Musik- und Klangtherapie, der Homöopathie und Radionik sowie in der konventionellen Strahlentherapie eingesetzt (Abrams 1922, Kruser 1937, Vithoulkas 1980). Im vorliegenden Kapitel geht es speziell um Schwingungen im Frequenzbereich von 1–100 Hz. Nach der Darstellung des historischen und konzeptuellen Rahmens soll je eine manuelle und eine apparativ gestützte Form des Vibrationsrelease vorgestellt werden, mit denen der Autor selbst am besten vertraut ist. Der Autor arbeitet und lehrt im Bereich der osteopathischen Medizin und der damit verbundenen manuellen Methoden.

7.13.2 Geschichtliche Entwicklung der manuellen und mechanischen Beeinflussung der Faszie

Die frühe amerikanische Literatur zur manuellen Medizin enthält ein Zitat von Andrew Still, dem Begründer der Osteopathie: *„Die Faszie als solche erweist sich als die mutmaßliche Matrix von Leben und Tod. Wenn sie normal und harmonisch wirkt, ist die Gesundheit gut, wenn sie entartet, entsteht Krankheit"* (Still 1902).

Wernham, ein Schüler von J. M. Littlejohn (der die Osteopathie-Ausbildung nach England brachte), bestätigt, dass Rhythmus von Beginn an Bestandteil der Osteopathie war (Wernham 2003). Dies kommt in seiner populär gewordenen Methode des General Osteopathic Treatment (GOT; dt.: Ganzheitliche Osteopathische Therapie) und in den davon abgeleiteten harmonischen Techniken (Lederman 1997, Hartman 2001) zum Ausdruck. Beide dienen der allgemeinen Behandlung. In den Vereinigten Staaten nutze T. J. Ruddy vom Patienten initiierte rhythmische Bewegungen, um eine lokale Entspannung herbeizuführen. Mitchell entwickelte auf dieser Grundlage seine Muskel-Energie-Technik und die sog. vibratorische isolytische Technik (Mitchell 1998). Diese Behandlungskonzepte dienen der Therapie lokaler somatischer Funktionsstörungen.

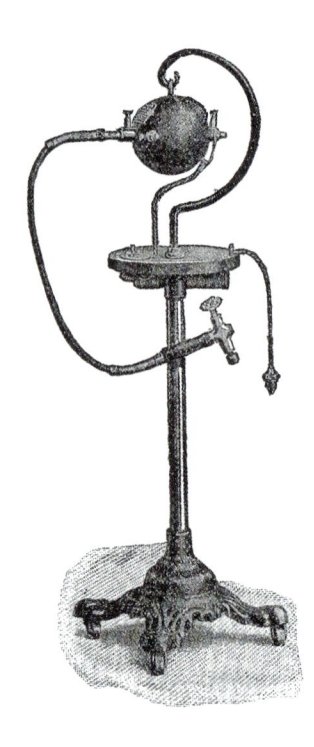

Abb. 7.13.1 Frühes pneumatisches Perkussionsgerät (ca. 1912).

Im Maschinenzeitalter, dem späten 19. Jahrhundert, entstand eine Diskussion über die Anwendung manueller oder apparativer Vibration bzw. ihre Bedeutung für die Gesundheit. Davon, wie weit die Auffassungen seinerzeit auseinandergingen, zeugen beispielsweise ein Werk von A. Snow (Snow 1912) und einige Artikel aus dem *Journal of Osteopathy,* die Snows Ansatz anzweifelten (Bower 1904, Sullivan 1904) (> Abb. 7.13.1). Die Wiedereinführung mechanischer Vibrationen in die osteopathische Körperarbeit erfolgte in den 1950er-Jahren durch Robert Fulford, der seine Patienten mit einem Perkussionsvibrator behandelte (Comeaux 2002). Daraus entwickelte sich die Technik des Facilitated Oscillatory Release als manuelle Anwendung von Vibrationen mit spezifisch lokaler Therapieintention (Comeaux 2008). Manuelle Schwingungen werden in der Körperarbeit nach Trager, der Vibromuscular Harmonization Technique von Roddick sowie der Méthode rythmique d'harmonisation myotensive von Frères ebenfalls eingesetzt.

Im Sport- und Fitnessbereich sind Ganzkörpervibrationen mit verschiedenen Arten von Vibrationsplatten inzwischen eine beliebte Methode zur Verbesserung des Muskeltonus und zur Verminderung des Körperfettanteils. Die Hersteller geben üblicherweise an, dass die Wirkung durch generalisierte Muskelkontraktionen infolge des tonischen Vibrationsreflexes zustande komme. Bevor man sich für eine solche Therapie entscheidet, sollte man sich jedoch mit einer Reihe von Fragen auseinandersetzen (Cardinale und Wakeling 2005), z. B. im Hinblick auf die Wirkungsunterschiede im Rahmen verschiedener Trainingsprotokolle, die nur gelegentlichen Nachweise einer Kraft- oder Leistungsfähigkeitssteigerung durch die Anwendung von Vibrationen sowie bestehende Unsicherheiten bezüglich der optimalen Amplitude zur Aktivierung der natürlichen Dämpfung in der Muskulatur. Außerdem werden unter der Bezeichnung „tonischer Vibrationsreflex" eine ganze Gruppe schwer zu beschreibender physiologischer Reaktionen zusammen-

Tab. 7.13.1 Aktuell vertretene Hypothesen zur Wirkungsweise von Vibrationen

Hypothetischer Mechanismus	Begründung und Quellenangaben
Kumulativer Kriecheffekt durch eine zyklische Folge von Belastungen der Kollagenfasern	Mechanische Eigenschaften des Kollagens und dynamische reziproke funktionelle und metabolische Rolle bei repetitiver Bewegung mit dem Muskel (Solomonow 2009).
Änderung der von der Faszie übertragenen Spannungsmuster durch Neueinstellung der Alpha-Gamma-Koaktivierung	Erweiterung des Muskel-Energie-Modells von Mitchell (1998).
Phasenkohärenz des Quantenzustands der Faszie als Tensegrity-Matrix	Anwendung des Tensegrity-Modells auf die fasziale Geometrie biologischer Systeme. Die Fibrinmatrix verteilt Spannungen als Grundlage von Struktur und Funktion (Chen und Ingber 2007). Das Fasernetzwerk als Kommunikationsraster für die Koordination der kodierten Informationen im Fasziennetz; Phasenkohärenz der Quantenvibrationsenergie (Oberschwingungen) für die Gesundheit relevant (Ho 2008).
Einschwingen endogener physiologischer Oszillatoren	Modell der Populationskodierung neurobiologischer Funktionen als Grundlage für die periodische Aktivität (einschl. Depolarisations-/Repolarisationszyklen der Neuronen); Rhythmus der kohärenten Neuronen drückt einen Funktionszustand aus. Rhythmus der Zellfunktion passt sich an periodische Zustandsänderungen an, und es kommt zu einer Funktionsänderung (Windhorst 1996, Zedka und Prochazka 1997, Farmer 1998).
Wirkung des tonischen Vibrationsreflexes	Ebenfalls eine Möglichkeit zur Änderung des Muskeltonus über Muskelspindelreflexe (Comeaux 2008).
Metaphysisch	Für Beschreibungen, die den Begriff „Energie" verwenden (wie im 20. Jahrhundert den Begriff „Äther"), gibt es noch keine empirischen Entsprechungen (Comeaux 2002).

gefasst: Unterschiedliche Studien beschreiben unterschiedliche Aspekte dieses Phänomens mit unterschiedlichen Ergebnissen, was damit zusammenhängt, dass die Vorgänge an sich noch gar nicht vollständig verstanden sind. Vom tonischen Vibrationsreflex wird im weiteren Verlauf des Kapitels im Zusammenhang mit dem Modell der Populationskodierung der neuromuskulären Koordination noch einmal die Rede sein.

Eine Zusammenstellung der aktuell postulierten physiologischen Wirkungsmechanismen von Vibrationen bietet ➤ Tab. 7.13.1.

7.13.3 Die Hebb-Theorie, harmonische Funktion und Oszillation

Die Faszie ist direkt oder indirekt am Spannungsausgleich beteiligt, der über das Nervensystem koordiniert wird. Das System der Koordinationsreflexe, das traditionell als primärer Mechanismus der neuronalen Koordination gilt, wird ergänzt durch das Modell der Populationskodierung.

Das Konzept der Populationskodierung entstand ursprünglich aus einem Versuch des Neurophysiologen Hebb, die enge räumliche Begrenzung des Gehirns mit seinen umfangreichen Funktionsmöglichkeiten in Einklang zu bringen (Spatz 1996). Hebb postulierte einen besonderen Kodierungsprozess, da im Schädel nicht ausreichend Platz sei, um für jede einzelne Aufgabe eine spezifische Nervenverbindung unterzubringen. Im Kern beinhaltet seine Theorie, dass die neuronale Koordination nicht nur über spezifisch zugeordnete Zellen und Bahnen verläuft, sondern auch rhythmische Aktivitätsmuster umfasst. Auf diese Weise können einzelne Neuronen an mehreren Operationen gleichzeitig teilnehmen. Die Funktionalität hängt dann nicht nur von den Verbindungen eines Neurons ab, sondern auch von den Phasenbeziehungen und Depolarisationsmustern. Wenngleich diese Theorie ihre Grenzen hat, ist das Konzept rhythmischer Depolarisationen zur neuronalen Koordination durchaus vertretbar und sowohl im peripheren als auch im zentralen Nervensystem anwendbar. Die neuronale Koordination ist rhythmisch, und das Mittel zur Steuerung ist die Phasensynchronität innerhalb und zwischen einzelnen Zellpopulationen.

Weder reflektorische noch willkürliche Bewegungen gehen mit konstanter Depolarisation einher – sie ist periodisch. Willkürliche Massenbewegung, Muskeltonus und Haltung (einschließlich ihrer zerebellären Komponente) sind das Ergebnis einer zyklischen Depolarisation und nicht eines linearen Prozesses (Windhorst 1996, Zedka und Prochazka 1997, Farmer 1998). Das entspricht in etwa dem Phänomen, dass ein Objekt auf dem Fernsehschirm als konstant vorhanden wahrgenommen wird, obwohl das Signal 24-mal pro Sekunde neu aufgebaut wird. Auch der Muskeltonus und die adaptive Spannung der Sehnen und Epimysien/Perimysien sind das Ergebnis einer rhythmischen Aktivität. Diese Spannung aus den haltungssteuernden Bewegungen ist abhängig von der faszialen Spannung und umgekehrt. Für die Körperarbeit folgt daraus, dass die neuromuskuläre Aktivität – sowohl afferent als auch efferent – rhythmisch ist. Der Tonus der Strukturgewebe wird durch phasische Depolarisationszustände bestimmt. Das gilt auch für Tonusänderungen nach einer Verletzung oder Überlastung.

7.13.4 Rhythmische Reflexe – der tonische Vibrationsreflex (TVR) und verwandte Effekte

Hintergrund

Der erstmals von Hagbarth beschriebene tonische Vibrationsreflex (TVR) ist ein komplexes Phänomen. Man versteht darunter eine Muskelkontraktion in Reaktion auf Vibrationen im Frequenzbereich von 0–100 Hz (Hagbarth und Eklund 1966). Martin und Park (1997) beschreiben eine frequenzabhängige Anregungs-Kontraktions-Koppelung, die schließlich zur Muskelermüdung führt. Andere demonstrierten die Beeinträchtigung der Muskelleistung durch Vibrationen, insbesondere die kinästhetische Täuschung, die dazu führt, dass Willkürbewegungen ohne Sichtkontrolle zu kurz geraten (Cody, Schwartz und Smith 1990). Veränderungen der Muskelspindelaktivität verraten, dass es sich um eine Störung der Alpha-Gamma-Koordination der Motorneuronen handeln muss, durch die der Muskeltonus kontrolliert wird (Burke et al. 1976, Vallbo und Al-Falahe 1990). Insgesamt stellt sich aufgrund dieser Befunde der TVR als eine propriozeptive Koordinationsstörung dar. Propriozeption entsteht jedoch aus dem Zusammenwirken vestibulärer, okulärer, zerebellärer, kortikaler und Alpha-Gamma-Reflex-Funktionen. Infolgedessen beinhaltet der tonische Vibrationsreflex einen Komplex von Interaktionen. Interessanterweise können lokal einwirkende Vibrationen reflektorisch koordinierte Bewegungen in anderen Bereichen des Körpers auslösen (Rossi, Rossi und Santarcangelo 1985, Zedka und Prochazka 1997, Han und Lennerstrand 1999), aber bei einer spinozerebellären Erkrankung oder Degeneration ist dieser Effekt abgeschwächt (Abbruzzese et al. 1982).

Anwendung

Ungeachtet der theoretischen Unklarheiten kann die Anwendung rhythmischer afferenter Impulse faszinierende Auswirkungen haben. Die spektakulärste Umsetzung der oben beschriebenen Prinzipien hat wohl der Pionier der Mikroneurografie Giseler Schalow erreicht (Schalow und Blank 1996). Beginnend mit Untersuchungen am offenen Operationsfeld bei partiell querschnittsgelähmten Patienten, entwickelte Schalow – in der Hoffnung, die Blasenkontrolle wiederherstellen zu können – eine technische Möglichkeit, Gruppen von homologen Nerven zu identifizieren. Er zeigte, dass sich das Muster der Phasensynchronizität beim Feuern homologer Muskeln der unteren Extremität seiner Patienten in charakteristischer Weise vom Muster der Phasensynchronizität gesunder Vergleichspersonen unterschied.

Schalow überprüfte in einer weiteren Studie, inwieweit sich bei seinen Patienten die Fähigkeit zu Spontanbewegungen und möglicherweise auch die Gehfunktion wiederherstellen ließen. Er hängte seine Patienten in einem Gurtgeschirr über ein Sprungbrett, das er zunächst passiv anhob und senkte, um das federnde Springen auf dem Brett zu simulieren. Und tatsächlich: Nach und nach begannen die Beine der Patienten reflektorisch darauf zu reagieren. Im weiteren Verlauf der Experimente stellte sich schrittweise der normale periodisch-rhythmische Charakter der Depolarisationen bei der neuromuskulären Übertragung wieder ein, und die Patienten begannen spontan, so etwas wie Gehbewegungen zu machen.

Die Patienten wurden zunehmend dazu angehalten, synergistische Kontraktionen der Extremitätenmuskeln anzustreben. Da jedoch gleichzeitig von außen rhythmischer Druck auf die Extremitäten ausgeübt wurde, ist es möglich, dass der Rhythmus der Depolarisationen im natürlichen, für den Gang erforderlichen Muster in diese rhythmischen afferenten Impulse eingeschwungen wurde.

Übertragung auf andere klinische Anwendungen

Die rhythmische Anwendung afferenter Impulse lässt sich auch für andere therapeutische Verfahren nutzen, insbesondere für das propriozeptive Vibrationstraining (PVT) und die spezifische Anwendung manueller Schwingungen sowie möglicherweise die Anwendung von Vibrationsplatten.

Obwohl die beschriebenen neuroreflektorischen Beziehungen primär für die quergestreifte Muskulatur gelten, die hier als spezialisiertes Bindegewebe aufgefasst wird, lohnt es sich – spätestens seit der Entdeckung adaptiver Aktinfasern im Faszien gewebe (Schleip, Klinger und Lehmann-Horn 2006) –, dieses Konzept auch in der Anwendung auf andere Gewebe weiterzuverfolgen. Dies bestätigt auch die bisherige empirische Anwendung der im Folgenden beschriebenen Verfahren und Geräte.

7.13.5 Der Perkussionsvibrator

Robert Fulford arbeitete zwar im Frequenzbereich des TVR, hatte jedoch ganz andere Vorstellungen zur Anwendung oszillierender Kräfte. Da er die Materie – einschließlich des menschlichen Körpers – grundsätzlich als einen Ausdruck von Schwingungsenergie betrachtete, waren somatische Funktionsstörungen, verletzungs- und überlastungsbedingte Schmerzzustände für ihn Rhythmusstörungen. Er bezeichnete die Restspannung der Faszie als „Energiesenke" oder „-abfluss", durch den die gesunde Resonanz der natürlichen Schwingungsfähigkeit des Gewebes verhindert werde. Die kinetische Energie des Traumas werde in den Geweben aufbewahrt.

Fulford baute auf den Gedanken von Walter Russell und Randolph Stone (Stone 1986) auf und betrachtete die Faszie als ein Medium der Transmutation oder Umwandlung von Gedanken (einer anderen Form von Schwingungen) in Handlungen und Ereignisse – im physiologischen wie auch im übertragenen Sinn. Seine Behandlung zielte darauf ab, die Gewebe durch positive Gedanken, die durch den Perkussionsvibrator verstärkt wurden, zu revitalisieren und zu energetisieren. Fulford führte seine Behandlungen sowohl nach allgemeinen Routineprotokollen als auch individuell auf den Patienten abgestimmt durch (Comeaux 2002).

Bei der allgemeinen Behandlung wurde der Vibrator über knöchernen Vorsprüngen aufgesetzt (um eine maximale Verteilung der Schwingungsenergie durch die fasziale Matrix zu erreichen) und in einem bestimmten Muster von den Füßen bis zu den Schultern bewegt (➤ Abb. 7.13.2, ➤ Abb. 7.13.3). Diesen Ablauf hatte Fulford aus der von Stone beschriebenen Verteilung des Energiefelds des Körpers sowie aus seinen Erfahrungen mit Patienten abgeleitet, die noch im Erwachsenenalter unter den Folgen eines Geburtstraumas litten. Eine spezifische fokale Behandlung konnte überall dort erfolgen, wo eine Verminderung der vitalen Resonanz feststellbar war. Für die Detektion mangelnder Resonanz griff Fulford auf eine Feinpalpationstechnik zurück; ergänzt wurde seine Diagnostik durch eher konventionelle Parameter zur Identifikation von Funktionsstörungen.

Fulford verwendete ein Perkussionsgerät von Foredom. Der Autor hat später ein anderes, als besser erachtetes Gerät, den sog. Vibra Cussor, in die Chiropraktik eingeführt. Allerdings weisen die technischen Angaben im Begleithandbuch einige Ungenauigkeiten auf (➤ Abb. 7.13.4, ➤ Abb. 7.13.5).

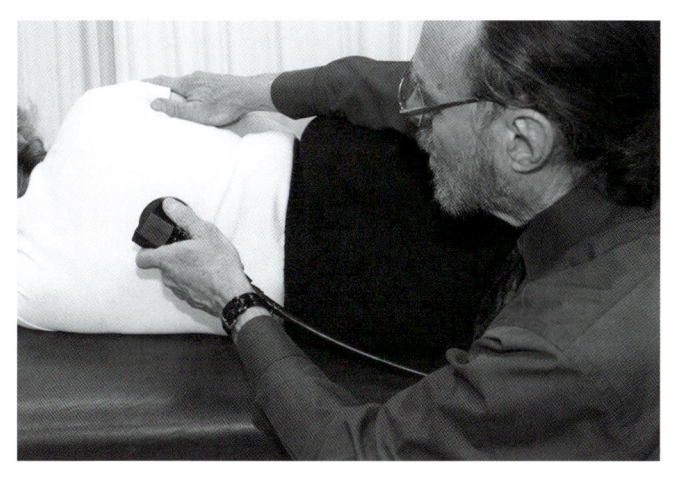

Abb. 7.13.2 Anwendung des Perkussionsvibrators an der Wirbelsäule. Der Applikator wird – in diagnostischer oder therapeutischer Absicht – nacheinander über die Segmente geführt.

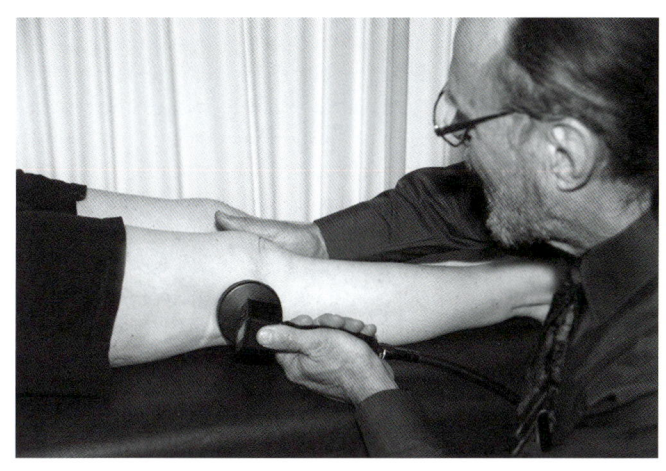

Abb. 7.13.3 Anwendung des Perkussionsvibrators am Bein. Die Vibration kann über den knöchernen Vorsprüngen oder direkt über dem zu lösenden Gewebe appliziert werden.

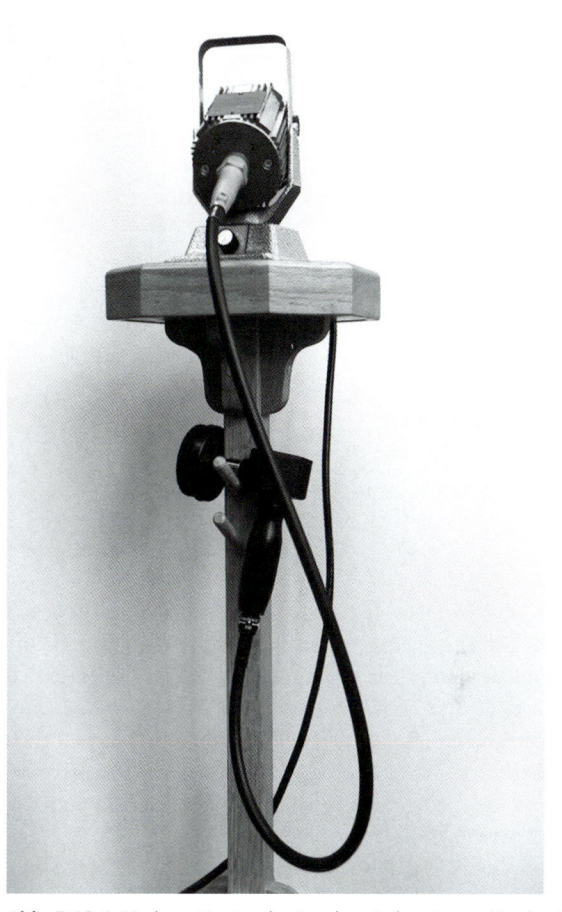

Abb. 7.13.4 Moderne Version des Foredom-Perkussionsgeräts, das Robert Fulford verwendete.

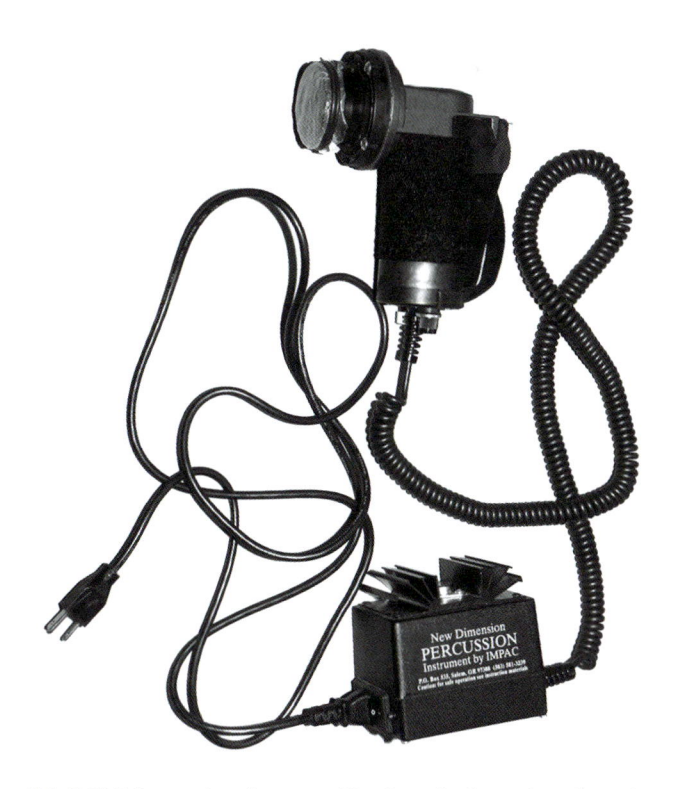

Abb. 7.13.5 Der vom Autor bevorzugte Vibra Cussor ist eine moderne Alternative.

7.13.6 Facilitated Oscillatory Release (FOR)

Bei seinem Versuch, die „typisch" amerikanische Form der osteopathischen Diagnose mit der Physiologie und den Schwingungsbewegungen in Einklang zu bringen, entdeckte der Autor für sich, wie sich die Anwendung von Schwingung und Vibration zur Verstärkung des Release nutzen lässt. Ursprünglich war FOR nicht als eigenständige Methode gedacht, sondern eher als ein Mittel zur Wirkungsverstärkung beim Anarbeiten gegen myofasziale Bewegungsbarrieren (Comeaux 2008). Schwingungen können jedoch als Neben- oder als Hauptmethode eingesetzt werden, wenn es darum geht, das patientenspezifische Muster der Bindegewebsspannungen zu aktivieren. Auch in diesem Zusammenhang gilt das Prinzip, dass die Faszie zusammen mit den anderen Bindegeweben, die an der Einstellung des Muskeltonus mitwirken, ein Kontinuum bildet.

An dieser Stelle mag zunächst ein Rückgriff auf die physikalischen Grundlagen der Wellenlehre hilfreich sein (> Tab. 7.13.2).

Tab. 7.13.2 Grundlagen der Wellenlehre – Begriffsdefinitionen

Welle	Rhythmische Ausbreitung von Energie durch ein Medium.
Einfallende Welle	An einer Grenzfläche zwischen zwei Medien eintreffende Welle.
Reflektierte Welle	Ein Teil der Energie wird zurück in das Ausgangsmedium reflektiert.
Transmittierte Welle	Ein Teil der Energie breitet sich durch das zweite Medium weiter aus.
Dämpfung	Abschwächung der Wellenenergie durch Reibung oder andere Hindernisse, die die Ausbreitung der Wellen behindern.
Konstruktive Interferenz	Zwei Wellen schwingen parallel, und ihre Energien addieren sich.
Destruktive Interferenz	Zwei Wellen schwingen gegengleich, und ihre Energien heben sich aus.
Stehende Welle	Die einfallende und die reflektierte Welle addieren sich und befinden sich in einem harmonischen Gleichgewicht.

Bei einer Wirbelsäulenbehandlung liegt der Patient meistens auf dem Bauch. Der Therapeut steht an seiner Seite und initiiert eine rhythmische stehende Welle, indem er das Becken des Patienten hin- und herschwingt. Das Bewegungsmuster muss so gestaltet sein, dass das Gewebe nach jeder Halbschwingung ganz natürlich zurückfedern kann. Mit der anderen Hand kann der Therapeut sukzessive die Reaktion der einzelnen Wirbelsäulensegmente auf die induzierte Bewegung überprüfen. Sobald man ein Gefühl für die zu erwartenden Reaktionen entwickelt hat, kann man Dämpfungen (also Funktionseinschränkungen) dadurch feststellen, dass ein Segment weniger stark reagiert als erwartet.

Eine weitere Behandlungsmöglichkeit ist die Überspitzung des Schwingungsrhythmus, um durch konstruktive Interferenz eine Zusatzenergie zu erzeugen, die in Phase mit dem Ausgangsrhythmus schwingt. Ebenso kann man Energie in Form eines Impulses einbringen, der nicht in Phase mit der stehenden Welle schwingt, um eine Veränderung herbeizuführen. Der Kraftaufwand kann von einer vorsichtigen Andeutung bis zur Konfrontation einer myofaszialen bzw. artikulären Barriere reichen, die der freien Rotationsbewegung eines Segments im Wege steht. In diesem Fall soll ein direktes Release erreicht werden.

Wie erwähnt, sollte FOR nicht als Protokollanwendung verstanden werden, sondern als eine Einladung zur Integration von Vibrationen oder manuellen Schwingungen. Diese dienen als Werkzeug zur Korrektur und Behandlung von Restriktionen, die im faszialen oder Bindegewebsnetzwerk des Körpers wahrnehmbar sind.

Der Autor verwendet aus dem Spektrum der osteopathischen Verfahren bevorzugt Muskelenergietechniken (postisometrische Relaxation) und direkte myofasziale Techniken, die an die anatomischen Gegebenheiten des Patienten angepasst werden können. Schwingungen und Vibrationen können jedoch in verschiedenste Techniken integriert werden – von festeren Schubimpulsen bis hin zu kranialen und anderen feinen Methoden. Das soll im Folgenden kurz erläutert werden.

Im Rahmen der direkten Methoden, bei denen man mit der Bewegungsbarriere Kontakt aufnimmt, um den Bewegungsumfang zu vergrößern, können extreme Schwingungen die Wirksamkeit verstärken und die Lösung beschleunigen. Die Kraft kann man dabei jeweils so anpassen, wie es in der gegebenen Situation am praktikabelsten ist. Durch Koordination der Atmung lässt sich die Schwingung unterstützen: Eine entspannte Ausatmung während der Schwingung ermöglicht eine Verfeinerung der Annäherung an die restriktive Barriere und somit eine bessere Kontrolle bei geringerem Aufwand für das Release. Bei den indirekten Methoden wiederum, bei denen die Kraft von der restriktiven Barriere weg gerichtet wird, kann eine Schwingung in Form eines ganz leichten Flatterns der manipulierten Gewebe das gewünschte Release begünstigen und beschleunigen. Eine ähnliche Strategie lässt sich auch bei Releasetechniken, die an Schädelnähten oder intrakraniellen Membranen ansetzen, anwenden.

In allen Fällen löst die Schwingung ein Gefühl der Entspannung beim Patienten aus und senkt den erhöhten Tonus, der vielleicht im Faszienetzwerk erhalten geblieben ist. Möglicherweise spielt auch die oben beschriebene Entkoppelung afferenter und efferenter Impulse durch den TVR in diesem Zusammenhang eine Rolle bei der Linderung unphysiologisch erhöhter Muskelspannung und damit einhergehender Beschwerden.

Unabhängig von den zugrunde liegenden Mechanismen liegt es eigentlich nahe, ein rhythmisch funktionierendes System durch rhythmische Bewegung zu behandeln. Da man einen Patienten kaum beim Gehen, Laufen oder Tanzen palpieren kann, wird die Palpation aus praktischen Gründen in der Regel auf einer Untersuchungsliege durchgeführt – aber das entspricht eigentlich nicht den natürlichen Bedingungen. Mit rhythmischen Schwingungen der Wirbelsäule, wie weiter oben beschrieben, nähert man sich den authentischen Bedingungen des rhythmisch arbeitenden neuromyofaszialen Netzwerks zumindest ein wenig (Comeaux 2008).

7.13.7 Andere mechanische Verfahren

Vibrationsplatten

Zur Behandlung oder zur allgemeinen Steigerung der Fitness werden verschiedene Vibrationsplatten eingesetzt. Angestrebt wird eine Verbesserung der Kraft durch Erhöhung von Muskeltonus und Muskelmasse, die durch die Wirkung des tonischen Vibrationsreflexes anstatt durch Krafttraining zustande kommen sollen (Cardinale und Lim 2003, Delecluse et al. 2003). Wie oben beschrieben, ist der TVR ein komplexes Phänomen. Die Entkoppelung von Anregung und Kontraktion, die bei der Anwendung rhythmischer Impulse auftritt, beschleunigt die Muskelermüdung und die Derekrutierung von Muskelfasern, sodass die verbleibenden Fasern entsprechend stärker arbeiten müssen. Wenn die Anstrengung z. B. darauf gerichtet ist, stehen zu bleiben, müssen die für die Aufrechterhaltung des Körpers verantwortlichen, gegen die Schwerkraft arbeitenden Muskeln unterstützend eingesetzt werden. Die dadurch aktivierten Fasern durchlaufen folglich ein Krafttraining etwas anderer Art. Sie werden selektiv angesprochen, damit sie den Körper trotz suboptimaler Voraussetzungen – einer Koordinationsstörung der grobmotorischen Muskulatur – aufrecht halten.

Tiefenoszillation

Eine weitere, leicht zugängliche Methode auf der Basis des Geräts Hivamat 200® bewirkt ihren Urhebern nach durch intermittierende Abgabe einer elektrostatischen Ladung an die Kollagenmatrix Veränderungen in der Faszie. Dadurch sollen zyklische Bewegungen in den tiefer liegenden Geweben hervorgerufen werden, die eine mechanische Pumpwirkung haben und zur Umverteilung von Flüssigkeiten im Gewebe führen können. Das Gerät wird zur Förderung der Wundheilung (nach Operationen oder Verletzungen), zur sportmedizinischen Anwendung und zur Behandlung von Lungenerkrankungen vermarktet (Seffinger 2009). Referenzwerte sind kaum vorhanden, aber es gibt einige Studien zu den Ergebnissen der Methode (Jahr et al. 2008, Aliyev 2009).

LITERATURQUELLEN

Abbruzzese G, Abbruzzese M, Ratto S, Favale E. Contribution of tonic vibration reflex to the evaluation and diagnosis of cerebellar disorder. J Neurol Neurosurg Psychiat. 1982; 45: 526–530.

Abrams A. New concepts in diagnosis and treatment – physico-clinical medicine. San Francisco: Physico-Clinical Co., 1922.

Aliyev R. Klinische Wirksamkeit des Therapieverfahrens Tiefenoszillation bei Sportverletzungen. Sportverletz Sportschaden. 2009; 23(1): 31–34.

Bower R. Adjuncts in osteopathy. J Osteopath (Kirksville). 1904; Oct.: 365.

Burke D, Hagbarth K, Löfstedt L, Wallin BG. The responses of human muscle spindle endings to vibration during isometric contraction. J Physiol. 1976; 261: 695–711.

Cardinale M, Lim J. Activity of vastus lateralis muscle during whole-body vibrations of different frequencies. J Strength Cond Res. 2003; 17(3): 621–624.

Cardinale M, Wakeling J. Whole body vibration exercise: Are vibrations good for you? Br J Sports Med. 2005; 39: 585–589.

Chen C, Ingber D. Tensegrity and mechanoregulation: From skeleton to cytoskeleton. In: Findley T, Schleip R (eds.). Fascia research. Basic science and implications for conventional and complementary health care. München: Elsevier Urban & Fischer; 2007: p. 20.

Cody F, Schwartz M, Smith G. Proprioceptive guidance of human voluntary wrist movements studied using muscle vibration. J Physiol. 1990; 427: 455–470.

Comeaux Z. Robert Fulford DO and the Philosopher Physician. Seattle, WA: Eastland Press, 2002.

Comeaux Z. Harmonic healing – a guide to facilitated oscillatory release and other rhythmic myofascial techniques. Berkeley, CA: North Atlantic Press, 2008.

Delecluse C, Roelants M, Verschueren S. Strength increase after whole body vibration compared to resistance training. Med Sci Sports Exerc. 2003; 35: 1033–1041.

Farmer S. Rhythmicity, synchronization and binding in human and primate motor systems. J Physiol. 1998; 509(1): 3–14.

Hagbarth K, Eklund G. Motor effects of vibratory stimulus in man. In: Granit R (ed.). Muscle afferents and motor control. Proceedings of the first Nobel Symposium. Stockholm: Almqvist & Wiksell; 1966: p. 177–186.

Han Y, Lennerstrand G. Eye position changes induced by neck muscle vibration in strabismic subjects. Graefes Arch Clin Exp Ophthalmol. 1999; 237: 21–28.

Hartman L. Handbook of osteopathic technique. 3rd ed. Cheltenham, UK: Nelson Thorne Ltd, 2001.

Ho M. The rainbow and the worm. 3rd ed. Singapur: World Scientific Publishing Company, 2008.

Jahr S, Schoppe B, Reisshauer A. Effect of treatment with low-intensity and extreme low-frequency electrostatic fields (deep oscillation) on breast tissue and pain in patients with secondary breast lymphoedema. J Rehabil Med. 2008; 40(8): 645–650.

Kruser F. Light therapy. New York, NY: P. B. Hoeber, Inc., 1937.

Lederman E. Harmonic technique. Edinburgh: Churchill Livingston, 1997.

Martin B, Park H. Analysis of the tonic vibration reflex: Influence of vibration variables on motor unit synchronization and fatigue. Eur J Appl Physiol. 1997; 75: 504–511.

Mitchell F. The muscle energy manual. Vol. 2. Lansing MI: MET Press, 1998.

Rossi A, Rossi B, Santarcangelo E. Influences of neck muscle vibration on lower limb extensor muscle. Man Arch Italiennes de Biol. 1985; 123: 241–253.

Schalow G, Blank Y. Electromyographic identification of spinal oscillator patterns and recoupling in a patient with incomplete spinal lesion: Oscillator formation as a method of improving motor activities. Gen Physiol Biophys. 1996; 15(10): 121–220.

Schleip R, Klinger W, Lehman-Horn F. Active fascial contractility: Fascia may be able to contract in a smooth muscle-like manner and thereby influence musculoskeletal dynamics. Med Hypotheses. 2006; 66: 66–71.

Seffinger M. Supplementing manual therapy for lymphedema. J Am Osteopath Assoc. 2009; 109(4): 214–215.

Snow A. Mechanical vibration: Its physiologic application in therapeutics. New York, NY: The Scientific Authors' Publishing Co., 1912.

Solomonow M. Ligaments: A source of musculoskeletal disorders. J Bodyw Mov Ther. 2009; 13(2): 136–154.

Spatz H. Hebb's concept of synaptic plasticity and neuronal cell assemblies. Behav Brain Res. 1996; 78: 3–7.

Still A. The philosophy and mechanical principles of osteopathy. Kansas City, MO: Hudson-Kimberly Publishing Co.; 1902: p. 117.

Stone R. Polarity therapy. Vol. I/II. Sabistopol, CA: CRCS Publishing, 1986.

Sullivan J. Vibrators. J Osteopath, 1904; May: 201–203.

Vallbo A, Al-Falahe N. Human muscle spindle response in a motor learning task. J Physiol. 1990; 421: 553–568.

Vithoulkas G. The science of homeopathy. New York, NY: Grove/Atlantic Press, 1980.

Wernham J. Rhythm in osteopathy. Maidstone, Kent: Eigenverlag, 2003.

Windhorst U. The spinal cord and its brain: Representations and models. To what extent do forebrain mechanisms appear at the brainstem spinal cord levels? Prog Neurobiol. 1996; 49: 381–414.

Zedka M, Prochazka A. Phasic activity in the human erector spinae during repetitive hand movements. J Physiol. 1997; 504(3):727–734.

WEITERE LITERATURHINWEISE

Farmer S. Rhythmicity, synchronization and binding in human and primate motor systems. J Physiol. 1998; 509(1): 3–14.

Roddick J. http://vibromuscularharmonization.com (letzter Zugriff: Sept. 2010).

7.14 Die Graston Technique®
Warren I. Hammer

7.14.1 Einleitung: moderne instrumentengestützte Mobilisation für die Diagnostik und Therapie von Weichgewebeläsionen

Dieses Kapitel richtet sich an Manualtherapeuten und Kliniker, die ihre therapeutischen Erfolge direkt mit der Hand am Patienten erzielen. Viele Manualtherapeuten sind überzeugt davon, dass ihre Palpationsfähigkeiten durch nichts zu ersetzen sind – und in der Tat sind bestimmte therapeutische Maßnahmen nur so möglich. Und doch zeigen eine ganze Reihe von Untersuchungen, dass der Einsatz von Hilfsmitteln zur Weichgewebemobilisation einen wesentlichen Fortschritt für den Therapeuten und seine Patienten bedeuten kann.

Die instrumentengestützte Weichgewebemobilisation (instrument-assisted soft tissue mobilization, IASTM) wurde in den frühen 1990er-Jahren wissenschaftlich erforscht und 1994 formal in die Therapie eingeführt. Bei dem patentierten Originalverfahren der Graston Technique® (GT-IASTM) werden Edelstahlinstrumente zur effektiven Behandlung von Gewebedysfunktionen eingesetzt. Für einen Manualtherapeuten mag es zunächst abwegig erscheinen, für die Behandlung ein Stahlgerät zu verwenden, aber die GT-IASTM findet in zunehmendem Maße Aufnahme in die Behandlungspraxis, da immer mehr Therapeuten und Patienten positive Erfahrungen damit machen. Dabei soll das Gerät die menschliche Hand mit all ihren Qualitäten keineswegs ersetzen. Vielmehr ist es ein Mittel zur Wirkungssteigerung verschiedener Hands-on-Techniken, und manuelle Geschicklichkeit ist eine Voraussetzung für die erfolgreiche Anwendung.

Das Instrumentenset für die Graston Technique® umfasst sechs Stahlinstrumente mit patentierten, speziell geformten und abgerundeten Kanten. Durch die Anwendung dieser Instrumente lässt sich das Palpationsempfinden deutlich steigern. Die Graston Technique® versteht sich als umfassender Ansatz, bei dem die IASTM je nach den erhobenen Untersuchungsbefunden mit Rehabilitationsübungen zur gezielten Dehnung und Kräftigung kombiniert wird.

Lewit (1993) stellte zutreffenderweise fest, dass Weichgewebetechniken zwar allgemein zur Behandlung von Dysfunktionen geeignet sind – aber die beste Technik am falschen Ort und zur falschen Zeit nichts nützt, wenn man keine ausreichende Kenntnis über die zugrunde liegende Dysfunktion hat. In diesem Sinne wird bei der Graston Technique® stets zunächst eine Funktionsuntersuchung durchgeführt, um den richtigen Ort für die Anwendung des Instruments zu bestimmen.

Der Einsatz der GT modifiziert das therapeutische Paradigma, nach dem durch Weichgewebetechniken nur eine funktionelle Wiederherstellung erzielt werden kann. Neuere Untersuchungen zeigen, dass darüber hinaus auch pathologische Veränderungen im Gewebe beeinflusst werden können. Die Wirkungen, die durch eine mechanische Krafteinwirkung im degenerativ veränderten Gewebe über eine Beeinflussung der Fibroblasten und der Extrazellulärmatrix erzielt werden können (Hammer 2008a), eröffnen eine neue Dimension für die Behandlung von Dysfunktionen.

Die Graston Technique® ist besonders hilfreich bei Behandlungen, die eine palpatorische Erfassung von fibrotischen Veränderungen im tiefer liegenden Faszienge webe erfordern. Sie lässt sich sehr wirksam zur Feststellung der Richtung einer faszialen Barriere einsetzen. Man kann die „Palpationsfähigkeit" der GT-Instrumente mit der Schallübertragungsfähigkeit von Stethoskopen vergleichen, die zur Erkennung von Herzgeräuschen eingesetzt werden. Bei der Graston Technique® kommen mindestens sieben verschiedene Striche zum Einsatz, für die Instrumente mit unterschiedlichen Formen und Winkeln zur Verfügung stehen. Die Auswahl des Instruments und der Anpressdruck richten sich nach der lokalen Körperkontur und der Art der angestrebten Veränderungen. Größere Instrumente werden auf größeren Flächen eingesetzt, kleine zur Behandlung umschriebener Bezirke. Inzwischen gibt es weltweit Tausende von Therapeuten und etwa 120 Mannschaften aus dem Profi- und Amateursport, die die Graston Technique® einsetzen (Arnolt, persönliche Mitteilung 2009).

Ein gravierendes Problem bei der therapeutischen Arbeit mit den Händen sind Überlastungsschäden, die sich mit der Zeit häufig im Bereich der oberen Extremität einstellen und die Arbeit erschweren (Snodgrass et al. 2003). Die meisten Therapeuten, die GT-Instrumente einsetzen, stellen fest, dass sie dadurch die Belastung für ihre Hände, Arme und Schultern senken können.

7.14.2 Grundprinzip

Es ist bekannt, dass *„Bewegung und mechanische Belastungen Knorpel, Knochen, Muskeln und Sehnen gesund erhalten. Sie steuern das Gewebe-Remodeling, das erforderlich ist, um beschädigte Zellen und Matrixbestandteile zu eliminieren (Katabolismus) und zu ersetzen (Anabolismus)"* (Ramage, Nuki und Salter 2009). Genau dies geschieht beim Sport und bei körperlicher Bewegung, und es scheint, dass ein Verfahren wie die Graston Technique® eine Art lokales „Training" für Gewebeläsionen darstellen könnte. In der Sehne spielen z. B. Fibroblasten eine zentrale Rolle für die Erhaltung des Gewebes, seine Anpassung an Veränderungen der Homöostase und die Umbauvorgänge, die bei kleineren und größeren Beeinträchtigungen des Sehnengewebes stattfinden (Kjaer et al. 2009). Studien zeigen, dass durch mechanische Beanspruchung die Proliferation von Fibroblasten gesteigert werden kann (Davidson et al. 1997, Gehlsen, Ganion und Helfst 1999), die für die Erneuerung der Extrazellulärmatrix (EZM) – insbesondere die Bildung von Kollagen 1, Elastin, Zytokinen und Wachstumsfaktoren sowie weiteren wichtigen Proteinen – verantwortlich sind.

Man nimmt an, dass die GT bei Bindegewebsdegeneration (z. B. Tendinose) einen neuerlichen Entzündungsprozess initiiert, indem dem Gewebe ein kontrolliert dosiertes Mikrotrauma zugefügt wird. Dadurch wird eine Heilungskaskade ausgelöst: Fibroblasten lagern sich an, und Gefäße wachsen ein, die Blut und Nährstoffe in das Gebiet bringen. So kann es zu einer Ablagerung und anschließenden Ausreifung von Kollagen kommen. Nach Kraushaar und Nirschl (1999) kann aufgrund der intrinsischen Heilungsfähigkeit der Sehne eine Heilung eintreten, wenn Fibroblasten einen Prozess der Integration alter und neuer Kollagenanteile in Gang setzen, durch den die Stabilität der Matrix wiederhergestellt wird. Khan et al. (2000) kommen daher zu dem Schluss: *„Im Zentrum jeder kon-*

servativen Behandlung sollte die Förderung der Kollagensynthese, -reifung und -festigkeit stehen."

Eine mechanische Belastung kann darüber hinaus auch Narbengewebe geschmeidig machen, mobilisieren und vom umgebenden gesunden Gewebe ablösen, ohne eine Entzündung hervorzurufen. Standley (2007) zeigte, dass eine leichte manuelle myofasziale Behandlung antiphlogistisch wirkt. Yang, Im und Wang postulierten für kleinamplitudige Dehnungen eine entzündungshemmende, für großflächige dagegen eine entzündungsfördernde Wirkung (Yang, Im und Wang 2005).

Es bedarf sicher noch weiterer Studien zu den verschiedenen Wirkungen der manualtherapeutischen Krafteinwirkung auf die Gewebe, doch es ist heute klinisch unbestritten, dass durch manuelle Belastungen Heilungsvorgänge eingeleitet werden können – so wie Bewegung und Sport anerkanntermaßen zur Homöostase beitragen. Miller et al. (2005) zeigten, dass nach einem intensiven Training (einstündige Knieextensionen gegen Widerstand bis zur Ermüdung) die Kollagensyntheserate mindestens 2–3 Tage lang erhöht blieb. Sowohl auf eine intensive, einmalige als auch auf eine längerfristige, wiederholte Belastung reagiert der Körper mit einer deutlichen Steigerung der Kollagensynthese (Langberg et al. 1999).

Loghmani und Warden (2009) untersuchten die Wirkungen manueller Krafteinwirkungen auf das Weichgewebe im Tierexperiment. Sie durchtrennten bei Nagern bilateral die medialen Seitenbänder und behandelten nach einer Woche eine der beiden Seiten mit GT (3 Wochen lang, 3 × pro Woche 1 Minute). Die unbehandelte Seite diente als Kontrollseite. Eine nach vier Wochen durchgeführte Untersuchung brachte folgendes Ergebnis: Die mit GT behandelten Bänder hatten eine 43,1 % höhere Festigkeit und eine 39,7 % höhere Steifigkeit und konnten 57,1 % mehr Energie aufnehmen, bevor sie rissen. Die histologischen Untersuchungen zeigten, dass in den behandelten Bändern die Kollagenfaserbündel im Narbengebiet besser ausgebildet und geordnet waren als in den nicht behandelten. ➤ Tafel 7.14.1A zeigt die nicht behandelten Kontrollbänder, ➤ Tafel 7.14.1B die mit GT behandelten Bänder, die eine erhöhte Zelldichte und regelmäßiger angeordnete, lang gezogene Fibroblasten aufweisen. Nach 12 Wochen waren die Unterschiede nur noch minimal, die behandelten Bänder aber immer noch um 15,4 % steifer. Auch wenn der Heilungsprozess letztlich ähnlich verlief, wurde in der Studie doch gezeigt, dass die schnellere Wiederherstellung einer ausreichenden biomechanischen Festigkeit eine entsprechend schnellere Wiederaufnahme der Funktion mit einem vermindertem Risiko für Folgeverletzungen ermöglichen kann.

7.14.3 Anwendungsgebiete

Die Graston Technique® ist nahezu überall wirksam, wo es oberflächliche und tiefe Faszien und Retinakula gibt. Im Folgenden werden einige Funktionsstörungen beschrieben, bei denen mit der IASTM Behandlungserfolge erzielt wurden. Das GT-Protokoll umfasst ein initiales Aufwärmen des Gewebes (Training, feuchte Wärme, Ultraschall) sowie Behandlungen im Abstand von mindestens 4 Tagen, jeweils im gleichen Gebiet (30 Sekunden bis 1 Minute für umschriebene Bezirke, 3–5 Minuten für größere Regionen). Direkt nach der Behandlung folgen Dehnungsübungen und eventuell noch gezielte Kräftigungsübungen. Falls nötig, sollte auch eine Kältetherapie durchgeführt werden. Wichtig ist die Untersuchung des relevanten Bereichs sowohl unter lokalen als auch unter globalen kinetischen Gesichtspunkten.

Kontraindiziert ist die Graston Technique® bei offenen Wunden, Pseudarthrosen, Thrombophlebitis, Hämatomen und allgemeinen Kontraindikationen, die einer Weichgewebemanipulation entgegenstehen (z. B. Intoleranz oder fehlende Compliance des Patienten) (Hammer 2007).

Plantarfasziitis, Achillestendinopathie, untere Extremität

Das GT-Protokoll basiert immer auf der Untersuchung und Behandlung der kinetischen Kette und könnte für eine Behandlung der unteren Extremität das Gebiet von der Plantarfaszie bis zur proximalen Achillessehne (➤ Abb. 7.14.1) sowie den M. triceps surae, die ischiokrurale Muskulatur und die vordere und laterale Oberschenkelfaszie einschließen. Die Untersuchung der kinetischen Kette erfolgt durch passive Dehnung, Widerstandsprüfung, Ganganalyse, Palpation und die Suche nach faszialen restriktiven Barrieren mithilfe des GT-Instruments. Die Graston Technique® ist wirksam bei der Behandlung von Bänderzerrungen am Sprunggelenk inklusive begleitender Ödeme und der umgebenden Retinakula (Melham et al. 1998).

Knie

GT-IASTM-Behandlungen wurden bei anteriorem Knieschmerz, postoperativer Arthrofibrose (Henry, Panwitz und Wilson 1999, Els 2006), Quadrizepszerrung und -tendinopathie, sonstigen Tendinopathien (Wilson et al. 2000), Zerrung der Seitenbänder, Popliteuszerrung, Plicasyndrom, Kompartmentsyndromen (Tibialis-anterior-Loge), iliotibialem Bandsyndrom, infrapatellarer Kontraktur, Morbus Osgood-Schlatter, Beschwerden durch den Retinakulumkomplex (➤ Abb. 7.14.2), Pes-anserinus-Bursitis und Entrapments mit Erfolg durchgeführt. Obwohl die GT für diese Bereiche sicher wirksam ist, sollte der Therapeut immer auch die proximal

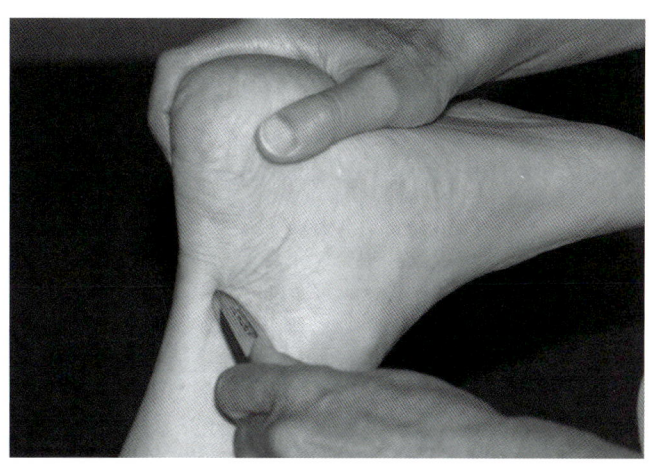

Abb. 7.14.1 GT-Behandlung bei einer Tendinose der Achillessehne.

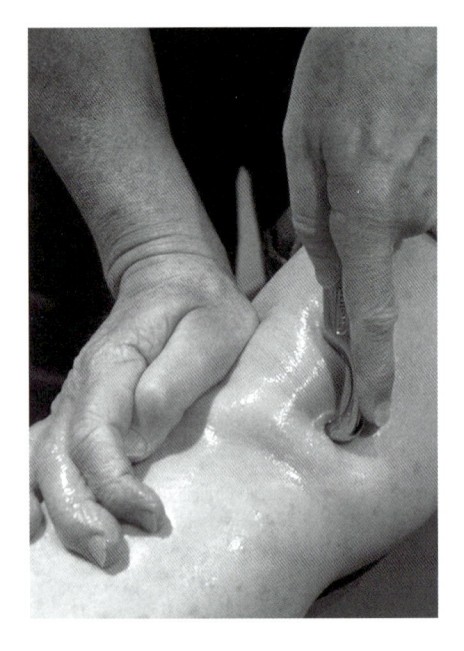

Abb. 7.14.2 GT-Behandlung des medialen Retinaculum patellae.

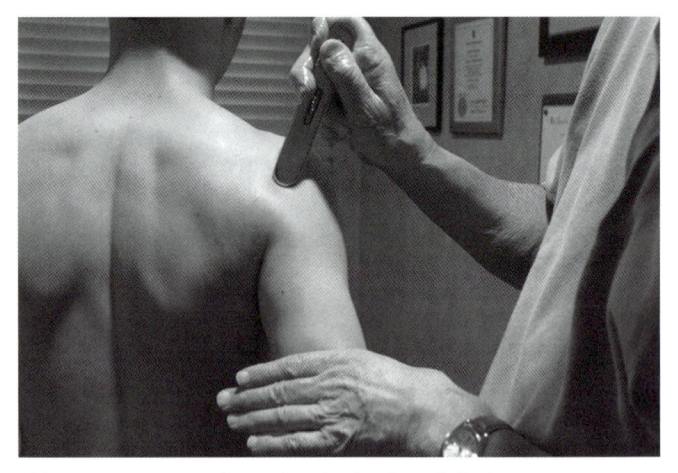

Abb. 7.14.3 GT mit Widerstand an der dorsalen Schulterfaszie.

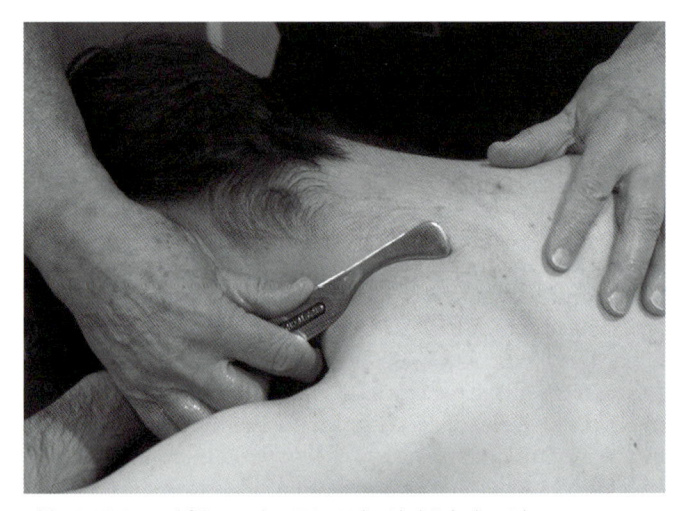

Abb. 7.14.4 Durchführung der GT im Halswirbelsäulenbereich.

und distal gelegenen Faszienbereiche in die Untersuchung und Behandlung einbeziehen (z. B. die Fascia lata mit Inhalt und die Faszie unterhalb des Knies; siehe „Lokaler und globaler Ansatz").

Hüfte/Becken

Die Behandlung kann eingesetzt werden bei Zerrungen, Überlastungen und myofaszialen Restriktionen der Gewebe um die Fascia lata herum, bei Tendinopathien, Bursitis trochanterica und ischiadica (Hammer 1993) oder bei Insertionstendinopathie des Iliopsoas. Auch hier kann neben der Lokalbehandlung ein umfassenderer Ansatz unter Einbeziehung der Faszien im Lumbal-, Becken- und Beinbereich sinnvoll sein.

Wirbelsäule

Behandelt werden können alle myofaszialen Restriktionen im gesamten Paravertebralbereich vom Becken über das Kreuzbein, die Lumbal- und Thorakolumbalfaszie bis zur dorsalen Skapula und Schulter (➤ Abb. 7.14.3), die Halswirbelsäule (➤ Abb. 7.14.4), der Okzipitalbereich und Schädel sowie die Myofaszie im vorderen Thoraxbereich, am Rumpf und Abdomen. Auch die Ligg. interspinalia, das Lig. longum, das Lig. iliolumbale und das Lig. sacrotuberosum gehören dazu. Wie in den anderen Bereichen sollte der Therapeut die Wirbelsäule in allen Bewegungsrichtungen über den gesamten Bewegungsausschlag durchbelasten, um schmerzhafte und bewegungseingeschränkte Bereiche zu identifizieren, und dabei auch die anatomischen Verbindungen zwischen der Fascia thoracolumbalis und den Armen und den Beinen im Auge behalten (Vleeming, Stoeckart und Snijders 1989). Beim subakuten lumbalen Kompartmentsyndrom konnten wir die Graston Technique® erfolgreich einsetzen, (Hammer und Pfefer 2005), und auch bei mutmaßlicher lumbaler Tendinose war die Behandlung erfolgreich (Hammer 2008b).

Schulter

Insbesondere in diesem Bereich muss die lokale Anwendung (Behandlung von Sehnenansätzen und Kapselanteilen) mit einer globalen Anwendung (Behandlung der langen Extremitätenmuskeln und der Myofaszie des Schultergürtels) kombiniert werden. Störungen wie Akromioklavikulargelenkluxation, adhäsive Kapsulitis, Rotatorenmanschetten- und Bizepstendinopathie, chronische Bursitis (Hammer 1993), Plexus-brachialis-Entrapment und Skapuladyskinesien durch myofasziale Störungen sprechen gut auf die Graston Technique® an.

Ellbogen, Hand- und Fingergelenke

Alle Überlastungen und Überdehnungen der Myofaszie am Arm, Epikondylopathien (Wilson und Sevier 2000), Tendinopathien (Haller et al. 2000), Entrapments, z. B. ein Supinator-, Kubital- oder Karpaltunnelsyndrom (➤ Abb. 7.14.5) (Baker und Wilson 1999, Wilson und Sevier 2003), und das Loge-de-Guyon-Syndrom sind der Behandlung gut zugänglich.

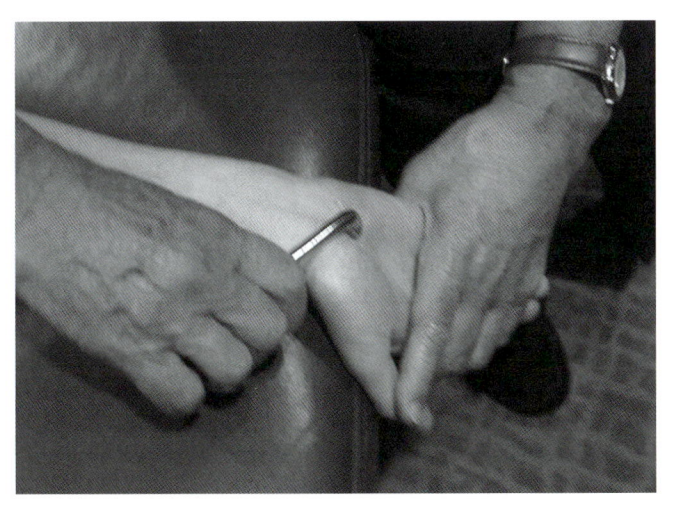

Abb. 7.14.5 GT-Behandlung im Bereich des Karpaltunnels.

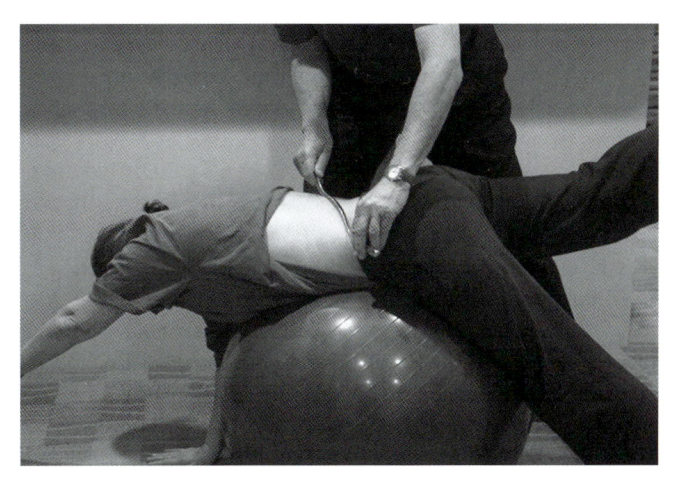

Abb. 7.14.6 GT-Behandlung an der Fascia thoracolumbalis unter Zuhilfenahme eines Gymnastikballs.

7.14.4 GT mit Bewegung und Belastung

Bewegung ist eine wichtige Ergänzung zu den mechanischen Kräften, die bei der Graston Technique® angewendet werden. Die mechanische Krafteinwirkung wird in chemische Signale umgesetzt, die für die Gewebehomöostase innerhalb der Extrazellulärmatrix und auf Zellebene essenziell sind. Auf Zellebene beeinflussen mechanische Reize die Morphologie, Lebensdauer und Differenzierung der Zelle, die Organisation des Zytoskeletts und die Genexpression (Sarasa-Renedo und Chiquet 2005). Die gleichzeitige Bewegung stimuliert die Mechanorezeptoren in der Faszie, wie Vater-Pacini-Körperchen, Golgi-Sehnenorgane und Ruffini-Körperchen sowie die besonders zahlreichen freien Nervenendigungen, in denen sensorische Typ-III- und Typ-IV-Neurone terminieren. So können Veränderungen des Muskeltonus, der propriozeptiven Afferenzen, der Vasodilatation und Gefäßextravasation sowie eine Dämpfung der Sympathikusaktivität erzielt werden (Schleip 2003). Sehr wahrscheinlich kann eine Lösung der Faszie in Bereichen, die mit Spindelzellen ausgestattet sind, signifikant zur Wiederherstellung der gesunden Muskelkoordination beitragen (Stecco und Stecco 2009).

Einige Daten (Hyde 2009) und anekdotische Beobachtungen sprechen dafür, dass die GT in schmerzhaften Bereichen wirksamer ist, wenn sie mit Bewegungen und propriozeptiver Stimulation kombiniert wird. Wenn z. B. bei der aktiven Bewegung der Schulter aus der Innen- in die Außenrotation bei 90° Abduktion im Bereich der dorsalen oder ventralen Region Schmerz provoziert wird, kann die GT direkt während der Bewegung in den bezeichneten Schmerzbereichen angewendet werden, bis der Patient eine deutliche Schmerzlinderung angibt oder der Therapeut eine Lösung der fibrotischen Adhäsionen wahrnimmt. Alle aktiven Bewegungsrichtungen können in allen Ebenen, in denen Schmerzen auftreten, behandelt werden, bis der Patient das Gelenk schmerzfrei in verschiedene Richtungen bewegen kann.

An diesem Punkt können dann zusätzliche Belastungen, z. B. durch Gewichte oder ein Thera-Band hinzugenommen werden, um zu prüfen, ob bei den zuvor schmerzhaften Bewegungen auf diese Weise erneut Schmerzen provoziert werden können. In diesem Fall kann die Graston Technique® in den unter Belastung schmerzhaften Bereichen fortgesetzt werden, bis wieder eine Linderung eintritt. Im Verlauf der Sitzungen wird sich zeigen, dass die Fibrose und Gewebespannung abnimmt und die Funktion schmerzfrei möglich wird.

Verschiedene Formen der propriozeptiven Stimulation wie Vibrationsplatten, Balanceboards oder Kraftgeräte können ebenfalls verwendet werden. Die Knie können während der Durchführung von Kniebeugen und schließlich auf einem Balance Board geprüft werden, während der Patient eine hockende Stellung einnimmt. Die Lendenwirbelsäule kann auf einem Gymnastikball behandelt werden (> Abb. 7.14.6) und die Ellbogen während einer exzentrischen Kontraktion.

7.14.5 Lokaler und globaler Ansatz

Friktionen werden seit vielen Jahren erfolgreich angewendet, um Muskeln, Muskel-Sehnen-Übergänge und Insertionszonen lokal zu behandeln (Cyriax 1984). Man weiß auch, dass die proximalen und distalen Faszienübergänge die Funktion im Gelenkbereich beeinträchtigen können (Stecco und Stecco 2009). Steccos Arbeiten zur Faszialen Manipulation machen deutlich, wo die myofaszialen kinetischen Ketten verlaufen und welche myofaszialen Einheiten, Sequenzen, Diagonalen und Spiralen sich für die erweiterte Behandlung mit dem Instrument anbieten. Auch die Akupunkturpunkte im Bindegewebe kommen dafür infrage (http://www.fascialmanipulation.com, http://www.fascialmanipulationworkshops.com).

Bei der Behandlung von Sehnenansätzen muss berücksichtigt werden, dass der Insertionsbereich nicht nur die Enthese umfasst, sondern auch die benachbarten Gewebe (Benjamin und McGonagle 2009). Gegenwärtig wird empfohlen (siehe http://www.FAKTR-PM.com oder http://www.grastontechnique.com), mit der Graston Technique® lokale Veränderungen (z. B. Schmerzzustände über dem ventralen Glenohumeralgelenk bei Prüfung des Supraspinatus gegen Widerstand) zu behandeln, aber auch andere Schmerzbereiche (z. B. im Verlauf der globalen Diagonalen D1 oder D2) zu berücksichtigen (Voss, Iota und Myers 1985). Hier darf der Therapeut ruhig seine Fantasie einsetzen und den Patienten jegliche Bewegungen ausführen lassen, bei denen myofasziale Schmerzen provoziert werden könnten.

LITERATURQUELLEN

Baker D, Wilson JK. Bilateral carpal tunnel syndrome in a piano teacher. Phys Ther Case Rep. 1999; 2(2): 73–76.

Benjamin M, McGonagle D. The enthesis organ concept and its relevance to the spondyloarthropathies. Adv Exp Med Biol. 2009; 649: 57–70.

Cyriax J. Textbook of orthopaedic medicine: Treatment by manipulation, massage and injection. 11th ed., Vol. 2. London: Baillière Tindall, 1984.

Davidson CJ, Ganion LR, Gehlsen GM, Verhoestra B, Roepke JE, Sevier TL. Rat tendon morphologic and functional changes resulting from soft tissue mobilization. Med Sci Sports Exerc. 1997; 29: 313–319.

Els E. How I rebuilt my knee and my golf swing. Golf Digest. 2006; March: 98–102.

Gehlsen GM, Ganion LR, Helfst R. Fibroblast response to variation in soft tissue mobilization pressure. Med Sci Sports Exerc. 1999; 31: 531–535.

Haller KH, Helfst RH, Wilson JK et al. Treatment of chronic elbow pain. Phys Ther Case Rep. 2000; 2(5): 195–200.

Hammer WI. The use of transverse friction massage in the management of chronic bursitis of the hip or shoulder. J Manipul Physiol Ther. 1993; 16(2): 107–111.

Hammer WI. Functional soft tissue examination and treatment by manual methods. 3rd ed. Sudbury MA: Jones & Bartlett; 2007: p. 33–161.

Hammer WI. The effect of mechanical load on degenerated soft tissue. J Bodyw Mov Ther. 2008a; 12: 246–256.

Hammer WI. Lumbar tendinosis. Dynam Chiropract. 2008b; 26(23): 23.

Hammer WI, Pfefer MT. Treatment of a case of subacute lumbar compartment syndrome using the Graston technique®. J Manipul Physiol Ther. 2005; 28(3): 199–204.

Henry P, Panwitz B, Wilson JK. Treatment of a bilateral total knee replacement using augmented soft tissue mobilization. Phys Ther Case Rep. 1999; 2(1): 27–30.

Hyde TE, Goldman M, Topp R et al. The effect of instrument assisted soft tissue treatment. Präsentation beim Second International Fascia Research Congress. Amsterdam, 2009.

Kjaer M, Langberg H, Heinemeier K et al. From mechanical loading to collagen synthesis, structural changes and function in human tendon. Scand J Med Sci Sports. 2009; 19: 500–510.

Khan KM, Cook JL, Taunton JE, Bonar F. Overuse tendinosis, not tendonitis. Part 1: A new paradigm for a difficult clinical problem. Phys Sports Med. 2000; 28: 38–48.

Kraushaar BS, Nirschl RP. Tendinosis of the elbow. J Bone Joint Surg. 1999; 81-A: 259–276.

Langberg H, Skovgaard D, Petersen LJ, Bulow J, Kjaer M. Type I collagen synthesis and degradation in pretendinous tissue after exercise determined by microdialysis in humans. J Physiol. 1999; 521: 299–306.

Lewit K. The functional approach. J Orthop Med. 1993; 16: 73–74.

Loghmani MT, Warden SJ. Instrument-assisted cross-fiber massage accelerates knee ligament healing. J Orthop Sports Phys Ther. 2009; 39: 506–514.

Melham TJ, Sevier TL, Malnofski MJ, Wilson JK, Helfst RH Jr. Chronic ankle pain and fibrosis successfully treated with a new noninvasive augmented soft tissue mobilization technique (ASTM): A case report. Med Sci Sports Exerc. 1998; 30: 801–804.

Miller BF, Olesen JL, Hansen M et al. Coordinated collagen and muscle protein synthesis in human patella tendon and quadriceps muscle after exercise. J Physiol. 2005; 567: 1021–1033.

Ramage L, Nuki G, Salter M. Signaling cascades in mechanotransduction: Cell-matrix interactions and mechanical loading. Scand J Med Sci Sports. 2009; 19: 457–469.

Sarasa-Renedo A, Chiquet M. Mechanical signals regulating extracellular matrix gene expression in fibroblasts. Scand J Med Sci Sports. 2005; 15(4): 223–230.

Schleip R. Fascial plasticity – a new neurobiological explanation. J Bodyw Mov Ther. 2003; 7(1): 11–19.

Snodgrass SJ, Rivett DA, Chiarelli P, Bates AM, Rowe Lj. Factors related to thumb pain in physiotherapists. Aust J Physiother. 2003; 49: 243–250.

Standley P. Biomechanical strain regulation of human fibroblast cytokine expression: An in vitro model for myofascial release. Präsentation beim First International Fascia Research Congress, Boston, 2007.

Stecco L, Stecco C. Fascial Manipulation. Practical Part. Padua: Piccin, 2009.

Vleeming A, Stoeckart R, Snijders CJ. The sacrotuberous ligament: A conceptual approach to its dynamic role in stabilizing the sacroiliac joint. Clin Biomech. 1989; 4(4): 201–203.

Voss DE, Iota MK, Myers BJ. Proprioceptive neuromuscular facilitation. 3rd ed. Philadelphia, PA: Harper & Row; 1985: p. 1–42.

Wilson JK, Sevier TL. Methods utilized in treating lateral epicondylitis. Phys Ther Rev. 2000; 5: 117–124.

Wilson JK, Sevier TL. A review of treatment for carpal tunnel syndrome. Disabil Rehabil. 2003; 25(3): 113–119.

Wilson JK, Sevier TL, Helfst RH, Honing EW, Thormann AL. Comparison of rehabilitation methods in the treatment of patellar tendinitis. J Sports Rehab. 2000; 9(4): 304–314.

Yang G, Im HJ, Wang JH. Repetitive mechanical stretching modulates IL-1beta induced COX-2, MMP-1 expression, and PGE2 production in human patellar tendon fibroblasts. Gene. 2005; 19: 166–172.

7.15 Das Fasziendistorsionsmodell
Georg Harrer

7.15.1 Einleitung: das Bindegewebe als mechanosensibles System

Auch wenn das Bindegewebe im Allgemeinen als ein reines Gerüstgewebe mit wenig eigener Durchblutung und eigenem Stoffwechsel angesehen wird, dient es doch als Transportwegenetz für alle angrenzenden Gewebe. Jede strukturelle Veränderung innerhalb des Bindegewebes – sei es durch ein Trauma oder durch eine Krankheit – führt daher zu Veränderungen im Stoffwechsel aller anderen Gewebe, die damit in Verbindung stehen. Daher ist das Bindegewebe ein sensibler Indikator für jegliche Funktionsstörungen in allen Bereichen des Körpers. Propriozeption und Nozizeption, also die Wahrnehmung von Bewegungen und der Lage des Körpers, von Berührung und von Schmerz, sind ebenfalls im Bindegewebe beheimatet.

Überall, wo Krankheiten, Tumoren oder Verletzungen Schäden im Körper verursachen, treten Schmerzen auf, sobald die Faszie betroffen ist. Für Körperbereiche wie die inneren Organe und das Gehirn ist dies gut bekannt, auf den Bewegungsapparat wird es jedoch häufig nicht angewandt. Dabei geht es nicht ausschließlich darum, Schmerz und Berührung anzuzeigen, vielmehr wird jeder Kraftaufwand im Muskel (mit oder ohne Bewegung) durch das umgebende Bindegewebe registriert und gemessen. Durch die enge Verbindung zwischen Faszie und Nerven – jeder Nerv besteht im Grunde überwiegend aus Bindegewebe – werden Informationen präzise weitergegeben. In seiner Gesamtheit bildet das Fasziennetz ein komplexes und präzise arbeitendes mechanosensibles System. Nicht nur die Position der Extremitäten wird ständig registriert, sondern auch alle traumatischen oder metabolischen Störungen.

7.15.2 Der Patient ist der Experte – das Typaldos-Modell

Die Schulmedizin nutzt dieses äußerst komplexe Informationsnetz kaum. Ärzte ignorieren es sogar in zunehmendem Maße und verwenden stattdessen technische Geräte zur Untersuchung. Der Patient hat den Eindruck, dass seine eigene Wahrnehmung und Beschreibung seiner Schmerzen und Beschwerden den diagnostischen Prozess eher behindert als unterstützt. Entsprechend oft wird eher eine Magnetresonanztomografie durchgeführt, um die Störung zu lokalisieren, auch wenn die entscheidenden Studien zeigen, dass die Eignung der MRT zur Identifizierung einer Schmerzquelle trotz der hervorragenden Auflösung zweifelhaft ist (Jensen 1994, Chou 2009).

Bei den heutigen medizinischen Behandlungsansätzen ist zumeist der Therapeut der Fachmann, der die Diagnose aufgrund seiner umfangreichen Ausbildung und Erfahrungen stellt. Der Patient dagegen wird oft nicht in diesen Prozess einbezogen, da er nicht die gleiche Sprache spricht wie der Therapeut und daher den Eindruck gewinnt, dass sein Wissen wertlos ist.

Diese frustrierende Erfahrung stand auch am Anfang von Stephen Typaldos' Fasziendistorsionsmodell (FDM) (Typaldos 2002). Der Osteopath und Notfallmediziner Typaldos fand es frustrierend zu sehen, wie wenig die medizinischen und osteopathischen Behandlungen bei Patienten bewirkten, die unter sogenannten Weichteilschädigungen litten. Knöchelverstauchungen, Rücken- und Nackenschmerzen schienen so gut wie gar nicht auf die Behandlungen anzusprechen, die er in der Notfallambulanz anbieten konnte. Auch besseres Manipulationsgeschick oder eine intensivierte Diagnostik (MRT, Sonografie, Nervenleitungsgeschwindigkeit etc.) änderten am Ergebnis nicht viel.

Typaldos begann also stattdessen die Patienten selbst zu fragen, was für eine Art von Behandlung ihnen ihrer Meinung nach helfen würde, und zur großen Überraschung der Patienten führte er diese Behandlung dann auch durch – beispielsweise drückte er auf einen bestimmten Punkt am Rücken, den eine Patientin nicht selbst erreichen konnte, oder zog am Arm oder an der Haut eines Patienten so, wie dieser es angab. In vielen Fällen war das Ergebnis solcher Prozeduren besser als diejenigen der Therapien, die die Patienten zuvor in ihrer Krankengeschichte erhalten hatten. Das wiederum war eine große Überraschung für Dr. Typaldos. Diese Form der Diagnostik und Therapieplanung war weder in der Schulmedizin geläufig noch in der Osteopathie, wie er sie gelernt hatte. Andererseits konnten die Symptome und die beschriebenen Verbesserungen auch nicht durch konventionelle Diagnosen erklärt werden.

Typaldos gewann den Eindruck, dass die Patienten unbewusst genau wussten, was ihnen fehlte und wie man es behandeln konnte. Als er die Beschreibungen und die Gesten der Patienten analysierte, fielen ihm charakteristische Elemente auf, deren gemeinsamer Nenner die Faszie zu sein schien. Typaldos leitete daraus die Hypothese ab, dass in der Faszie dreidimensionale Formveränderungen auftreten, die durch die Manöver und Methoden, die er unter Anleitung seiner Patienten durchgeführt hatte, behoben werden konnten. Er identifizierte und definierte sechs Veränderungsmuster und nannte seine neuen Diagnosen „Fasziendistorsionen" (➤ Tab. 7.15.1).

7.15.3 Die Fasziendistorsionen

Die sechs Fasziendistorsionen werden im Folgenden in der Reihenfolge beschrieben, in der sie von Typaldos entdeckt wurden.

Tab. 7.15.1 Die von Typaldos (2002) beschriebenen Fasziendistorsionen

Fasziendistorsion	Beschreibung
Triggerband (TB)	verdrehtes Faszienband
Hernierter Triggerpunkt (HTP)	Protrusion von Gewebe auf einer Faszienebene
Continuumdistorsion (CD)	Mineralisationsverschiebung im Übergangsbereich zwischen Knochen und Ligament
Faltdistorsion (FD)	Dreidimensionale Störung der Faltung der Faltfaszie
Zylinderdistorsion (CyD)	Verhakungen zylindrischer Faserspiralen (oder Faserspiralen) der oberflächlichen Faszie
Tektonische Fixierung (TF)	Verlust der Gleitfähigkeit einer Gleitfläche

Triggerband (TB)

Eine Form des Bindegewebes bilden die bandförmigen Faszien. In ihnen sind alle Fasern mehr oder weniger in der gleichen Richtung angeordnet, um Kräfte, die in dieser Richtung wirken, übertragen zu können. Aufgrund ihrer Architektur sind Faszienbänder anfällig für Verletzungen durch Scherkräfte. Wenn eine Scherkraft auf ein solches Faszienband einwirkt, verlieren die longitudinalen Fasern ihren Zusammenhalt und es entsteht ein Längsspalt im Band. Dieses verkürzt sich und die Ränder entlang des Spalts verdrehen sich. Am besten kann man sich das bildlich vielleicht wie beim Druckverschluss (Zip Loc®) an einem Plastikbeutel vorstellen.

Hernierter Triggerpunkt (HTP)

Alle Teile des menschlichen Körpers sind getrennt in Logen und Kompartments untergebracht, deren Wände von der Faszie gebildet werden. Diese Art von Faszien hat also hauptsächlich die Aufgabe, die einzelnen Räume abzugrenzen und zu verhindern, dass die darin enthaltenen Organe herausquellen. Abgesehen vom Brustkorb sind die Druckverhältnisse überall so, dass Gewebe und Flüssigkeiten zur Oberfläche hin drängen, sobald irgendwo eine Lücke (ein Bruch) im Faszienverschluss entsteht. Einige Brüche sind gut bekannt (z. B. der Leistenbruch) und behandelbar (zumeist durch eine Operation); andere Formen sind weniger bekannt und ihr Beschwerdebild wird oft gar nicht als Hernie interpretiert. Nur das gemeinsame Auftreten einer Bruchpforte, einer Druckspitze und einer Gewebeprotrusion aus dem Kompartment heraus ist als pathologisch anzusehen. Jede dieser Komponenten für sich allein ist physiologisch.

Wenn eine Herniation eingetreten ist, wird sie durch den Druckgradienten aufrechterhalten. Eine spontane Heilung ist nicht zu erwarten, aber die Reposition behebt die Pathologie. Der Verschluss der Öffnung (die für sich gesehen physiologisch ist) ist nicht unbedingt erforderlich, hilft aber Rezidive zu vermeiden.

Im Fasziendistorsionsmodell spielen Hernien eine große Rolle, um Beschwerden im Bereich des Bewegungsapparats zu erklären. So eröffnet das Konzept der Bruchreposition ganz neue Behandlungsmöglichkeiten, die in anderen Modellen unmöglich erscheinen würden, zumal dort die gleichen Beschwerden ganz anders interpretiert würden.

Continuumdistorsion (CD)

Um die CD zu verstehen, muss man Knochen und Ligamente auf grundsätzlich andere Weise betrachten (> Abb. 7.15.1). Entsprechend den traditionellen Vorstellungen wird eine Stelle, an der ein Ligament auf einen Knochen trifft, als Insertion bezeichnet. Damit gemeint ist die Verbindung zweier offensichtlich unterschiedlicher Strukturen. Das allerdings steht im Widerspruch zu der enormen Festigkeit dieser Verbindungen. In der Kontinuumtheorie, die Teil des FDM ist, werden Knochen und Ligament als *ein und dieselbe* Struktur angesehen. Das Ligament ist demnach demineralisierter Knochen, der Knochen kalzifiziertes Ligament. „In vivo" sind die Knochen also keine Einzelteile, sondern sie werden erst dazu nach der Verwesung des Kollagens, nach einer traumatische Beschädigung oder nach der Sektion durch den Pathologen. Das Gleiche gilt für die Ligamente.

Die Tatsache, dass die meisten Faserzüge innerhalb von Knochen zu finden sind, zeigt, dass Kollagenfasern eine wesentliche Rolle für die Knochenstabilität spielen. Auch die faszialen Fasern können in ihrem Gewebe als die für die Zugfestigkeit verantwortliche Komponente angesehen werden, ähnlich den Stahlelementen im Stahlbeton. Ein rein mineralisches Material kann dagegen niemals sehr widerstandsfähig gegen Biegekräfte sein; es hält nur Druckkräften stand.

Das FDM postuliert, dass das Gewebe in der Übergangszone die Möglichkeit hat, zwischen zwei Zuständen (d. h. zwischen Knochen und Ligament) hin- und herzuwechseln. Je nach den vorherrschenden Anforderungen kann es eher Ligament oder eher Knochen werden, indem Kalziummatrix aus dem Knochen heraus oder in den Knochen hinein verlagert wird. Da die Kalziumkonzentration im Knochen hoch und im Ligament niedrig ist, neigt dieses lösliche Mineral aufgrund der Entropie immer dazu, sich in den ligamentären Bereich auszubreiten. Durch körperliche Aktivität wird es dann in den Knochen zurücktransportiert; dies geschieht durch die Aktivität der Osteoblasten im Knochen und den mechanischen Druck auf das Kalzium, das hinaus in das Ligament verschoben wurde. Das Gegenteil findet man übrigens häufig bei Patienten auf der Intensivstation, die immobilisiert sind und sich kaum bewegen: Sie entwickeln eine Mineralverarmung im Knochen (Osteoporose) und Exostosen in den Ligamenten.

Nach dem FDM tritt dieses Phänomen mehrmals täglich in kleinem Rahmen auf, wenn sich die Übergangszone durch eine körperliche Aktivität leicht zur ligamentären Konfiguration hin bzw. durch Inaktivität leicht zur knöchernen Konfiguration hin verschiebt. Eine solche Verschiebung ist nur möglich, wenn sie in der gesamten „Insertionszone" synchron abläuft. Sobald ein Teil der Übergangszone in die knöcherne Konfiguration und der andere gleichzeitig in die ligamentäre Konfiguration wechselt, kommt es zu einer Kontinuumdistorsion, die unmittelbar zu einer Störung der Propriozeption und entsprechendem Verlust an Funktionsfähigkeit führt.

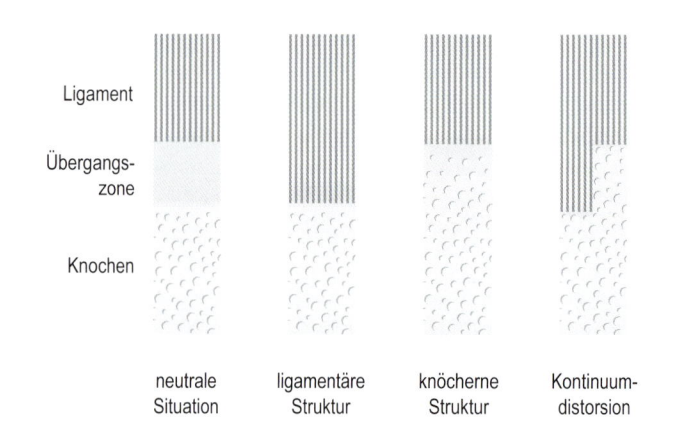

Abb. 7.15.1 Continuumdistorsion. Aus: Liem und Dobler 2009.

7.15 Das Fasziendistorsionsmodell

Die CD kann also als pathologischer Prozess am Übergang zwischen Knochen und Bändern angenommen werden. Hier ermöglicht die Vorstellung von Knochen und Ligamenten als fortlaufende Struktur („Kontinuum") mit kalzifizierten und demineralisierten Bereichen eine ganz neue Sichtweise auf Verletzungen und Beschwerden in und um die „Insertionszonen".

Faltdistorsion (FD)

Im Körper gibt es zahlreiche bewegliche Verbindungen – im Allgemeinen als Gelenke bezeichnet – die erstaunlich belastbar und beständig sind, selbst wenn sie ständig bewegt werden. Ein Kniegelenk lässt sich beispielsweise immer wieder beugen und strecken, ohne Schaden zu nehmen oder der Bewegung Widerstand entgegenzusetzen. Die Bewegung ist durch verschiedene Strukturen offenbar gut geführt. Im Fasziendistorsionsmodell stellen wir uns diese Schutzstrukturen in ihrer Gesamtheit wie einen Faltenbalg vor. Auch im technischen Konstruktionswesen kommen dort, wo minimale Abnutzung bei maximaler Flexibilität erforderlich ist, häufig Bälge zum Einsatz. Beispiele für Balgstrukturen finden sich vom Akkordeon bis zu Beatmungsschläuchen im Körper. Das Balg- oder Harmonikamodell erlaubt eine ganz neue Sichtweise auf Störungen und Beschwerden an Gelenken.

In der Mittelstellung des Balgs werden die Falten stets in der richtigen Anordnung auseinandergezogen und zusammengelegt (➤ Abb. 7.15.2). In Analogie zum Balg ist aber zwangsläufig ein pathologisches Phänomen zu erwarten: Wenn der Balg überdehnt wird, verschwinden die Falten. Wenn er dann wieder in die Neutralstellung zusammengeschoben wird, gibt es kein Leitmuster mehr für das Zusammenlegen der Falten und es bildet sich eine Verknitterung. Dies wird als Entfaltungsdistorsion bezeichnet, da das initiale extreme Auseinanderziehen ursächlich für die Störung ist. Im zerknitterten Zustand funktioniert der Balg nicht mehr richtig und die Gelenkführung wird unsicher. Die Analogie zum Akkordeon zeigt, dass es die Möglichkeit gibt, die Balgfalten durch kontrollierte Traktion wiederherzustellen. Wenn die Verknitterung durch Zug aus dem Balg entfernt werden, können sich die Falten korrekt wieder zusammenlegen.

Wenn die Kräfte in der entgegengesetzten Richtung wirken, haben wir es mit einer Einfaltungsdistorsion zu tun. Übermäßiger Zug mit anschließender Kompression führt zu einer Entfaltungsdistorsion, die durch kontrollierte Traktion behoben werden kann. Übermäßiger Druck mit anschließendem Zug führt zu einer Einfaltungsdistorsion, die durch kontrollierten Druck wiederhergestellt werden kann.

Abb. 7.15.2 Faltdistorsion. (A–C) Die physiologische Faltung stabilisiert das Gelenk bei Traktion und Kompression; bei starker Traktion werden die Falze glatt gezogen. (D–F) Bei Kompression nach starker Traktion bilden sich Knitterfalten, die sich nicht wieder ausgleichen. (G–H) Durch eine therapeutische Traktion wird die natürliche Faltenkonfiguration mit einem Plopp-Geräusch wiederhergestellt. Aus: Liem und Dobler 2009.

Zylinderdistorsion (CyD)

Das oberflächlichste Gewebe des Körpers ist die Haut. Sie ist zugfest in allen Richtungen und im Unterschied zu anderen Erscheinungsformen des Bindegewebes auch relativ elastisch. Dies kommt durch die besondere Anordnung ihrer Kollagenfasern zustande, die ein System von Spiralzylindern ohne Anfang und Ende um den gesamten Körper bilden. Solche zylindrischen Spiralen sind in praktisch alle Richtungen vorstellbar.

Durch diese Anordnung hat die Haut in jeder Richtung den gleichen Zugwiderstand. Auch wenn die Spiralen untereinander verwoben sind, müssen sich die einzelnen Fasern doch unabhängig bewegen können, damit die Spannung bei jeder Bewegung gleichmäßig auf alle Spiralen verteilt wird (➤ Abb. 7.15.3). Wenn sich die Zylinderwindungen nun untereinander verhaken, geht die unabhängige Beweglichkeit verloren und die Propriozeption der gesamten Region ist gestört. Im FDM wird dieser Zustand als Zylinderdistorsion bezeichnet. Verhakungen können durch Adhäsionen an den Fasern der Spiralen zustande kommen, aber auch durch lateralen Zug an der Haut. Ihre Geometrie ist komplex und die Dauer und Prognose einer CyD kann daher ganz unterschiedlich sein. Im Gegensatz zu den anderen Fasziendistorsionen ist es schwierig, den Verlauf und die Dauer der CyD vorherzusehen.

Tektonische Fixierung (TF)

Alle Gleitlager im Körper bestehen aus Faszien. Einige davon besitzen besondere anatomische Merkmale wie Knorpel oder Synovia

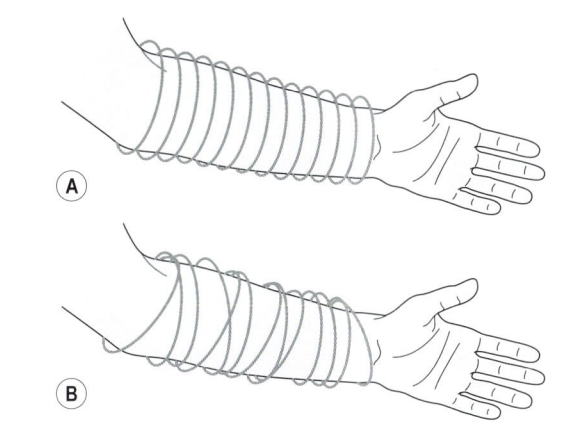

Abb. 7.15.3 Zylinderdistorsion. Aus: Liem und Dobler 2009.

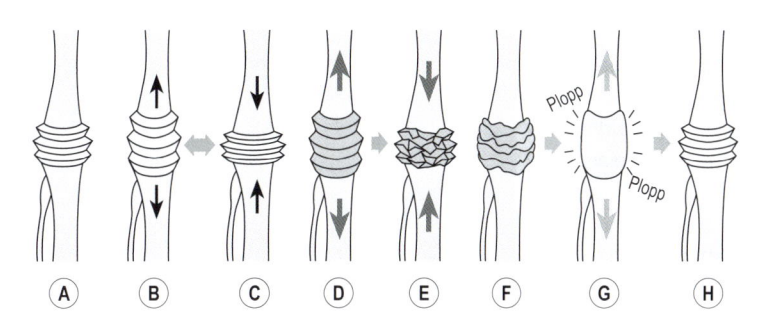

und werden daher als Gelenke bezeichnet; aber auch ohne diese Merkmale können sie eine ähnliche Funktion haben. Alle Gleitlager des Körpers sind nach dem gleichen Prinzip aufgebaut: Sie bestehen aus zwei zueinander passenden Gleitflächen sowie einem Gleitmittelfilm zwischen diesen Flächen. In den sogenannten Gelenken bestehen die Gleitflächen aus Knorpel und das Gleitmittel aus Synovia. In anderen Gleitlagern, z. B. im Skapulothorakalgelenk, bildet die interstitielle Flüssigkeit den Gleitfilm. Auch diese Gleitlager ermöglichen tektonische Bewegungen, also horizontale Gleitbewegungen. Der Verlust der Gleitfähigkeit wird als tektonische Fixierung bezeichnet.

Im Gelenk hat die Synovia aber noch eine weitere Aufgabe: Sie ernährt gleichzeitig den nicht vaskularisierten Knorpel. Die Bildung der Synovia wird durch Bewegung ausgelöst. Schon eine kurze Ruhigstellung des Gelenks reicht aus, dass die Synoviaproduktion sistiert und das Gelenk steif wird. Sobald das Gelenk wieder bewegt wird, setzt die Produktion wieder ein. Dadurch wird die Gleitfähigkeit wiederhergestellt und der Knorpel wird wieder ernährt.

Auch außerhalb von den Gelenken gibt es zahlreiche Gleitflächen, z. B. um die Sehnen herum oder zwischen Skapula und Thorax. Bei diesen Gleitlagern bildet die interstitielle Flüssigkeit das Gleitmittel, wobei dieselben Gesetzmäßigkeiten gelten wie für Gelenke: Wenn die Flüssigkeit fehlt, geht die Beweglichkeit verloren, und Bewegung führt andererseits zur vermehrten Flüssigkeitsbildung. Eine TF ist immer die Folge entweder anderer Fasziendistorsionen oder einer Immobilisation aufgrund externer Ursachen. Wenn der Grund für die Immobilisation wegfällt, benötigen Kinder meist nur ein paar Tage, um ihre Beweglichkeit wiederzuerlangen, im höheren Lebensalter kann dies dagegen wesentlich länger dauern. Die Behebung einer TF ist erst möglich, wenn die ursächliche(n) Fasziendistorsion(en) (eine oder mehrere der anderen fünf Formen) behoben sind.

7.15.4 Diagnose der Fasziendistorsionen

Allgemeine Überlegungen

Wie oben bereits ausgeführt, ist die Grundlage jeder Diagnostik nach dem Fasziendistorsionsmodell die Annahme, dass die präzise Propriozeption und Nozizeption des Patienten jeder externen Diagnostik – sei sie manuell oder apparativ – überlegen ist. Da jede der sechs Distorsionsformen in einem anderen Faszienbereich auftritt, wird auch jede anders vom Patienten wahrgenommen. Auch die jeweilige Lokalisation wird genau wahrgenommen, sofern es sich um eine lokale Distorsion handelt. In der Regel fehlen dem Patienten nur die geeigneten Worte, um dem Therapeuten seine Wahrnehmungen mitteilen zu können, und das Selbstvertrauen, um die Distorsion selbst zu korrigieren.

Allgemein ist die verbale Sprache wenig geeignet, um Schmerzen und Missempfindungen zu kommunizieren. Eine Sprache kennt im Allgemeinen nur wenige Wörter für viele verschiedene Arten von Schmerzen und Beschwerden – viel zu wenige, um diese komplexen Empfindungen erklären zu können. Ein weiteres Kommunikationshindernis liegt darin, dass viele Ärzte und auch Patienten der Meinung sind, durch medizinische Kenntnisse und Terminologie ließe sich die Kommunikation verbessern, obwohl es in Wirklichkeit eher umgekehrt zu sein scheint. Je besser die Patienten die medizinische Terminologie kennen und die medizinischen Konzepte zu ihrer Erkrankung vor Augen haben, umso mehr werden sie von ihren eigenen Wahrnehmungen entfremdet.

Die Diagnostik ruht beim FDM daher auf den folgenden drei Säulen:
1. Körpersprache
2. Anamnese, klinische Symptome, Beweglichkeitsprüfungen
3. Palpation (ausschließlich zur Lokalisierung der Distorsion)

Triggerband (TB)

- Der Patient streicht mit den Fingerspitzen entlang einer eindeutigen Linie. Im Allgemeinen wird nicht der gesamte Verlauf des TB gezeigt, sondern nur der schmerzhafteste Abschnitt.
- Schmerzen werden als „brennend" oder „ziehend" beschrieben und sind morgens besonders ausgeprägt. Die Bewegung ist in einer oder mehreren Ebenen eingeschränkt.
- Der gesamte Verlauf des Triggerbands ist druckschmerzhaft.

Hernierter Triggerpunkt (HTP)

- Der Patient drückt die Finger oder den Daumen fest auf ein kleines Areal (in der Regel am Rumpf).
- In einem bestimmten Bereich werden „konstante", „dumpfe" Schmerzen beschrieben. Die Beweglichkeit ist in allen angrenzenden Gelenken eingeschränkt.
- Der Punkt ist durch starken Druckschmerz gut zu unterscheiden vom umliegenden Gewebe. Im Gewebe ist ein kugelförmiger Tumor tastbar.

Continuumdistorsion (CD)

- Der Patient zeigt ohne zu Zögern mit der Spitze des Zeige- oder Mittelfingers auf einen einzelnen Punkt am Knochen, in der Regel in Gelenknähe.
- Der Patient kann den Schmerz punktgenau am Knochen lokalisieren. Die Bewegung ist in einer Ebene, oft nur in einer Richtung eingeschränkt.
- Es findet sich nur ein ganz klar abgegrenzter, stark druckschmerzhafter Punkt.

Faltdistorsion (FD)

- Der Patient hält sich das betroffene Gelenk mit der Hand.
- Es werden Schmerzen im Gelenk oder „mitten im Gelenk" beschrieben, außerdem der Eindruck einer Gelenkinstabilität. Die Störung besteht unverändert über einen längeren Zeitraum, die Beweglichkeit ist nicht wesentlich eingeschränkt.
- Die Palpation ergibt keine diagnostisch verwertbaren Befunde.

Zylinderdistorsion (CyD)

- Der körpersprachliche Ausdruck ist eine wischende Bewegung mit der Handfläche entlang des Rumpfes oder einer Extremität. Manchmal wird auch immer wieder ein Weichteil geknetet.
- Die vom Patienten beschriebenen starken, tiefen Schmerzen können durch die objektiven Befunde nicht erklärt werden. Sie lassen sich schlecht reproduzieren und sind nachts am stärksten ausgeprägt. Im Gegensatz zum TB sprechen CyD-Schmerzen kaum auf Antiphlogistika, Morphin oder andere Schmerzmittel an.
- Die Patienten klagen daneben über skurrile Empfindungen (das Gefühl einer Schwellung oder eines zirkulären Staugurts, Taubheitsgefühl, Kribbeln u. Ä.), die allgemein dem Bereich der Neurologie zugeordnet werden, aber keinem Versorgungsgebiet eines Nervs oder einer Spinalwurzel zugeordnet und auch ansonsten nicht neurologisch erklärt werden können. Sie schildern eine sehr schmerzhaft eingeschränkte Beweglichkeit, die jedoch kaum nachzuvollziehen ist; bei der Untersuchung kann der Bewegungsumfang ganz normal sein.
- Die Palpation ergibt keine relevanten Befunde, keine Druckempfindlichkeit.

Tektonische Fixierung (TF)

- Der Patient bewegt das eingeschränkte Gelenk nachdrücklich.
- Eine TF verursacht keine Schmerzen! Wenn Schmerzen bestehen, sind sie Folge einer oder mehrerer der fünf anderen Fasziendistorsionen. Steifheit in einem Gelenk in allen Gelenkebenen. Das Gelenk lässt sich auch passiv nicht bewegen.
- Die Palpation ergibt keine diagnostisch verwertbaren Hinweise.

Symptomvermittlung durch Sprache

Dieses am Patienten orientierte Diagnosesystem zieht automatisch eine Neudefinition des Patient-Therapeut-Verhältnisses nach sich. Hier ist es nicht mehr der qualifizierte, erfahrene Therapeut, der die Diagnose anhand eines Verfahrens stellt, das der Patient im Einzelnen nicht nachvollziehen kann. Vielmehr kommt es zu einer Rollenumkehr, sodass der Patient nun in der besseren Position und aufgrund des naturgegebenen Vorteils seiner Innervation in der Lage ist, die Diagnose anzugeben. Der Therapeut ist nur der Interpretierende; er muss nicht nur die Signale des Patienten akzeptieren, sondern auch die Maßnahmen ergreifen, die der Patient unbewusst vorschlägt, aber aus irgendeinem Grund nicht selbst auszuführen in der Lage ist.

Die Sprache ist vielleicht das, was uns am deutlichsten von anderen Tieren unterscheidet, und sie ist erheblich durch den Verstand geprägt. Alle gesprochenen Aussagen können daher in vielerlei Hinsicht verzerrt sein: durch die Meinung anderer Ärzte, die Röntgenbefunde, die Recherche im Internet usw. Der Wert der bei der Anamnese erhobenen Informationen ist umgekehrt proportional zu den Medizinkenntnissen des Patienten. Beim Fasziendistorsionsmodell konzentriert sich die Beobachtung daher auf die Körpersprache, die vom Verstand unabhängig ist. Sie ist zudem international, sodass Menschen aller Sprachräume auf diese Weise untersucht werden können.

7.15.5 Behandlung der Fasziendistorsionen

Das FDM bietet ganz spezifische Erklärungen für die einzelnen Pathologien auf der Ebene der Faszie. Entsprechend muss auch die Therapie genauso spezifisch sein. Grundsätzlich kommen viele Ansätze infrage. Da Stephen Typaldos ein ausgebildeter Osteopath war, liegt aktuell der Schwerpunkt auf den manuellen Ansätzen zur Behebung der Fasziendistorsionen. Die verwendeten Techniken sind hoch spezifisch und immer nur für bestimmte Distorsionen geeignet. Da bei einem manuellen Manöver der gerichtete Kraftvektor immer eine spezifische Wirkung auf die betroffene Faszie ausüben muss, gibt es so etwas wie eine „allgemeine Faszientechnik" beim FDM nicht, sondern die Kraft muss für jede einzelne Fasziendistorsion unterschiedlich aussehen. Generell gelten alle Fasziendistorsionen als reversibel. Nachdem die Art der Distorsion festgestellt wurde, können spezifische manuelle Techniken angewendet werden, um die Distorsion zu beheben. Nach jedem Schritt werden die Beschwerden und Einschränkungen erneut bewertet und die Therapie an den Ergebnissen orientiert.

7.15.6 Schlussbemerkung

Für die erfolgreiche Anwendung des FDM sind insbesondere eine gute Beobachtungsgabe und eine differenzierte manuelle Technik erforderlich. Ob die Behandlung erfolgreich war, kann allein der Patient beurteilen, da es seine Schmerzwahrnehmung, Einschränkung, Instabilität oder Schwäche war, die ihn bewogen hat, professionelle Hilfe in Anspruch zu nehmen. Nach dem FDM kann eine Behandlung nur dann als erfolgreich angesehen werden, wenn alle Beschwerden des Patienten nachhaltig beseitigt wurden. Die klinische Erfahrung und die erste klinische Studie (Stein et al. 2009) zeigen, dass dies zu einem erstaunlich hohen Prozentsatz erreicht werden kann.

LITERATURQUELLEN

Chou R. Imaging strategies for low-back pain: systematic review and meta-analysis. Lancet 2009; 373 (9662): 463–472.
Jensen MC. Magnetic resonance imaging of the lumbar spine in people without back pain. NEJM 1994; 331: 69–73.
Liem T, Dobler TK. Leitfaden Osteopathie. München: Elsevier Urban & Fischer, 2009.
Stein C, Gerner M, Schiller J, et al. Fascial distortion model (FDM) – an effective method for the treatment of shoulder pain. In: Huijing PA, Hollander P, Findley TW, Schleip R (eds). Fascia Research II. Basic Science and Implications for Conventional and Complementary Health Care. München: Elsevier, 2009: p. 295.
Typaldos SP. FDM, the clinical and theoretical application of the fascial distortion model, within the practice of medicine and surgery. Brewer, ME: Orthopathic Global Health Publications, 2002.

WEITERE LITERATURHINWEISE

Coperman WSC, Ackerman WL. Edema or herniations of fat lobules as a cause of lumbar and gluteal 'fibrositis'. Arch Int Med 1947; 79: 22–35.

Dittrich RJ. The role of soft tissue lesions in low back pain. Br J Phys Med 1957; 20: 233–238.

Dittrich RJ. Low back pain, referred pain from deep somatic structures of the back. Lancet 1953; 73: 63–68.

Kerkhoffs GMMJ, Handoll HHG, de Bie R, Rowe BH, Struijs PA. Surgical versus conservative treatment for acute injuries of the lateral ligament complex of the ankle in adults. Cochrane Database Syst Rev 2010; (3): CD000380.

7.16 Frequenzspezifische Mikrostromtherapie (FSM)
Carolyn McMakin

Die frequenzspezifische Mikrostromtherapie (FSM) wird zur Behandlung myofaszialer Schmerzzustände und Förderung des Remodeling von faszialen Adhäsionen und Narbengewebe eingesetzt. Angewendet werden dabei Rechteckimpulse spezifischer Frequenzen aus einem batteriebetriebenen Zweikanalgerät.

7.16.1 Geschichte der FSM

Die neuromuskuläre Stimulation mit elektrischen Mikroströmen (microcurrent electrical neuromuscular stimulation, MENS) wurde in den 1970er Jahren als physikalisch-technisches Heilmittel entwickelt. Sie wurde mit batteriebetriebenen Geräten durchgeführt, die Ströme im Mikroampère-Bereich abgaben. Das Ampère (A) ist die Maßeinheit für die elektrische Stromstärke und gibt den Ladungsfluss in einem leitenden Medium an. Ein Mikroampère (µA) entspricht 1/1.000 eines Milliampères (mA). Zum Vergleich: Interferenzströme, TENS und die Hochvoltstimulation mit gepulstem Gleichstrom arbeiten mit Strömen im Milliampère-Bereich, die Muskelkontraktionen und Empfindungen wie Pulsieren oder Kribbeln hervorrufen. Die bei der TENS angelegte elektrische Spannung stimuliert die schmerzunterdrückenden afferenten Aβ-Fasern, die mit den schmerzleitenden Aδ- und C-Fasern konkurrieren. Die meisten TENS-Geräte geben Ströme im Bereich um 60 mA ab (Kirsch und Lerner 1998). Mikrostromgeräte sind sowohl in der Anwendung als auch in der Wirkung damit eigentlich gar nicht vergleichbar, werden im offiziellen Genehmigungsverfahren aber der Einfachheit halber der Kategorie der TENS-Geräte zugeordnet.

Der Patient spürt die Anwendung nicht, da Mikroströme unterhalb der Wahrnehmungsschwelle liegen (Mercola und Kirsch 1995). Traditionell wird die Mikrostromtherapie eingesetzt, um die Heilung nach Sportverletzungen zu beschleunigen, Muskelschmerzen und -dysfunktion zu behandeln und die Frakturheilung zu unterstützen (Rowley, McKenna und Wollcott 1974, Bertolucci und Grey 1995, Kirsch 1997, 1997, Lambert et al. 2002).

Strom im Bereich von 10 bis 500 µA erhöhte die ATP-Bildung, den Aminosäuretransport, die Proteinsynthese und die Elimination von Stoffwechselschlacken in der Haut von Ratten; zwischen 500 und 1.000 µA nahm die ATP-Bildung allerdings nicht weiter zu und oberhalb von 1.000 µA sogar wieder ab (Cheng et al. 1982). Bei TENS-Geräten liegt der abgegebene Strom bis zu 60-fach über dem Wert, ab dem die ATP-Bildung wieder abnimmt, und das ist möglicherweise auch die Erklärung dafür, dass mit der TENS keine wirksame Behandlung myofaszialer Schmerzen möglich ist. Bei der typischen Mikrostromanwendung werden nur niedrige und einfache (Einkanal-)Frequenzen, z.B. 0,3 Hz, 3 Hz, 10 Hz, 30 Hz oder 300 Hz, eingesetzt (Manley 1994).

Die aktuellen FSM-Protokolle zur Behandlung von myofaszialen Schmerzen, Triggerpunkten und Faszien, die auch in diesem Kapitel beschrieben werden, haben sich in den letzten 15 Jahren entwickelt. Ursprünglich basierten die Protokolle auf den klinischen Empfehlungen einer früheren Therapeutengeneration, die diese Methoden verwendet hatte. Durch Versuch und Irrtum wurde bei der klinischen Anwendung an Probanden festgestellt, dass Frequenzkombinationen, die keine Verbesserung brachten, auch keinen offensichtlichen Schaden verursachten. Die in diesen Empfehlungen angegebenen Frequenzen wurden anfangs sehr wörtlich genommen und dann probatorisch für verschiedene chronische und akute Erkrankungen angewendet, um festzustellen, ob sie eine Veränderung der Symptome und eine klinische Verbesserung bewirken konnten (McMakin 1998, 2004, McMakin, Gregory und Phillips 2005).

7.16.2 FSM bei Entzündungen

Anfangs wurde ein 40-Hz-Strom „zur Entzündungshemmung" empfohlen. Die klinische Anwendung zeigte, dass diese Frequenz auch nur genau das tat (d.h. andere Arten von Störungen nicht beeinflusste) und dass andererseits aber auch keine andere Frequenz entzündungshemmend wirkte. Durch Anwendung eines 40-Hz-Stroms über Kanal A und eines 10-Hz-Stroms über Kanal B konnten die Schmerzen bei Fibromyalgiepatienten von einem durchschnittlichen VAS-Score von 7,4/10 auf 1,4/10 gesenkt werden. Auch die immunchromatografisch gemessenen Spiegel aller inflammatorischen Zytokine nahmen innerhalb von 90 Minuten um den Faktor 10 bis 20 ab. Dabei sagen Wissenschaftler, die sich mit Zytokinen beschäftigen, dass diese Spiegel eigentlich nur schwer zu beeinflussen sind und sich, wenn, dann nur sehr langsam ändern. Der Kontrollpatient, der unter myofaszialen Schmerzen, aber nicht unter einer Fibromyalgie litt, wurde mit einem Triggerpunkt-Protokoll behandelt, das die Frequenzen 10 Hz und 40 Hz nicht enthielt. Bei ihm veränderten sich die Zytokine nicht, aber seine myofaszialen Triggerpunkte und Schmerzen verschwanden ebenfalls (McMakin, Gregory und Phillips 2005).

7.16.3 FSM am Narbengewebe

Eine Frequenzkombination erwies sich als so wirksam zur Behandlung von Narbengewebe, dass damit sogar bei reifen Verbrennungsnarben eine Reduktion oder ein Umbau erzielt werden konnte. Acht Patienten mit nicht mehr frischen Verbrennungsnarben nahmen an einer entsprechenden Studie am Brandverletztenzentrum im Mercy St. John's Hospital in Springfield, Missouri teil. An einem Montag wurde der Bewegungsumfang der Patienten vom Ergotherapeuten gemessen, anschließend wurden die Patienten drei Tage lang je eine Stunde behandelt und am Freitag sowie danach viermal in wöchentlichen Abständen wurde die Messung des Bewegungsumfangs wiederholt. Sieben Patienten durchliefen die gesamte Behandlung, der achte schied vorzeitig aus der Studie aus (dies hatte jedoch nichts mit der Behandlung zu tun). Bei allen Patienten war eine signifikante Verbesserung der Beweglichkeit feststellbar, die auch während der vierwöchigen Nachbeobachtungsdauer erhalten blieb. Auch die klinischen Erfahrungen aus der Anwendung der Methode bei Sportlern und Schmerzpatienten bestätigen die Beobachtung, dass Narbengewebe weicher wird und offenbar auch reduziert werden kann (Huckfeldt et al. 2003). Wiederum beeinflussen die Frequenzen für Fibrose, Vernarbung und Verhärtung jedoch nur den Bewegungsumfang und die Gewebekonsistenz; sie haben keine Wirkung auf Entzündungen oder Schwellungen.

7.16.4 Geräteausstattung

Die Technik der Anwendung frequenzspezifischer Mikroströme wird Ärzten und Physiotherapeuten, die im Bereich der Medizin, Chiropraktik, Osteopathie und Naturheilkunde tätig sind, seit 1997 in den USA, in Australien und in Irland in dreitägigen Kursen unter der Bezeichnung „Frequenzspezifische Therapie" bzw. „Frequency-specific Microcurrent" vermittelt. Die Methode lässt sich mit jedem Gerät durchführen, das Mikroströme einer genau definierten Frequenz (± 0,5 Hz) auf zwei Kanälen als Rechteckimpuls mit Rampe oder alternierend gepulsten Gleichstrom abgeben kann.

7.16.5 Klinische Ergebnisse der Behandlung myofaszialer Schmerzen

1996 wurden 250 neue Patienten behandelt und die Ergebnisse von 137 Fällen „unkomplizierter" chronischer myofaszialer Schmerzen nach Trauma oder chronischer Überlastung wurden analysiert. Die Patienten hatten seit 8 Monaten bis 22 Jahren Beschwerden und in den meisten Fällen schon eine oder mehrere Behandlungen hinter sich (unter anderem mit rezeptpflichtigen Arzneimitteln, Physiotherapie, Operationen, Chiropraktik, Akupunktur, Triggerpunkttherapie oder Massage). 128 der 137 Patienten durchliefen eine vollständige frequenzspezifische Therapie, die bei 126 Patienten die Schmerzen von durchschnittlich 5–8/10 auf 0–2/10 und bei 2 Patienten von 5–8/10 auf 3–4/10 reduzierten. Die Therapiedauer variierte in Abhängigkeit von der Intensität, Komplexität und Chronizität der Beschwerden zwischen 6 und 60 Sitzungen. Die Patienten waren angewiesen, sich wieder zu melden, wenn Schmerzen oder Bewegungseinschränkungen auftraten, aber lediglich 6 Patienten kamen zu gelegentlichen Nachbehandlungen. Die Erfolge scheinen also anhaltend und möglicherweise sogar dauerhaft zu sein. Allerdings wurde keine gezielte Nachverfolgung mit Fragebögen durchgeführt, sodass die Langzeitergebnisse in dieser ersten Behandlungsgruppe nicht dokumentiert sind.

Durch Weiterentwicklung der Behandlungstechnik und der therapeutischen Frequenzen konnte die Wirkung weiter verbessert und die Zahl der erforderlichen Behandlungen gesenkt werden. Dazu wurden die Daten aus den Unterlagen von 100 neuen Patienten analysiert, die zwischen Januar und Juni 1997 zur Behandlung gekommen waren. 50 dieser Patienten hatten Kopf-, Nacken- oder Gesichtsschmerzen aufgrund chronischer myofaszialer Beschwerdebilder, 5 hatten akute HWS-Traumata und 21 chronische Beschwerden im Lumbosakralbereich. Die übrigen Patienten litten unter Schulter-, sonstigen Extremitäten- oder Thoraxschmerzen. Die meisten Patienten waren von einem Arzt, Chiropraktiker, na-turheilkundlich tätigen Arzt oder anderen Patienten an die Klinik verwiesen worden. Als chronischer Schmerz wurde ein Schmerzzustand definiert, der bereits mehr als 90 Tage seit dem auslösenden Ereignis anhielt.

Die Ergebnisse wurden als einfache Durchschnittswerte dargestellt. Die durchschnittliche Beschwerdedauer betrug 4,7 Jahre bei Kopf-, Nacken- und Gesichtsschmerzen und nach durchschnittlich 11,2 Behandlungen in 7,9 Wochen nahm die Schmerzintensität von 6,8/10 auf 1,5/10 ab (> Abb. 7.16.1). Bei dieser Untersuchung gab es keine Kontrolle, aber die Patienten konnten gewissermaßen als ihre eigenen Kontrollen angesehen werden, da 88 % (44/50) bereits erfolglose Therapien hinter sich hatten. Bei 75 % (33/44) waren Arzneimittel erfolglos gewesen, bei 54 % (24/44) eine chiropraktische Behandlung, bei 38 % (17/44) eine Physiotherapie, bei 11 % (5/44) die Naturheilkunde und bei 6 % (3/44) Akupunktur. Viele Patienten hatten sogar bereits zwei oder mehr Behandlungsformen hinter sich, ohne dass es zu einer dauerhaften Schmerzlinderung gekommen war.

Bei Schmerzzuständen im unteren Rücken waren die Ergebnisse besser als bei Nackenschmerzen, obwohl die Rückenschmerzen stärker chronifiziert waren (8,4 Jahre vs. 4,7 Jahre Beschwerdedauer). Patienten mit myofaszialen Triggerpunkten in der unteren Rückenmuskulatur wurden durchschnittlich 5,9-mal in 6 Wochen behandelt und die Schmerzen nahmen im Mittel von 6,8/10 auf 1,6/10 ab.

In der Regel wurden die Patienten zweimal wöchentlich mit FSM, Manipulationen und Massage behandelt. Mit zunehmender Besserung der Beschwerden wurden die Behandlungen auf einmal wöchentlich und dann einmal zweiwöchentlich reduziert. Die Hälfte der Nackenschmerzpatienten benötigte 10 oder mehr Behandlungen bis zur bestmöglichen Wirkung. Es zeigte sich, dass für die Behebung chronischer Nackenschmerzen 11 Behandlungen in 8 Wochen (und damit deutlich mehr als die 6 Behandlungen in 6 Wochen der Rückenschmerzpatienten) erforderlich waren, da diese

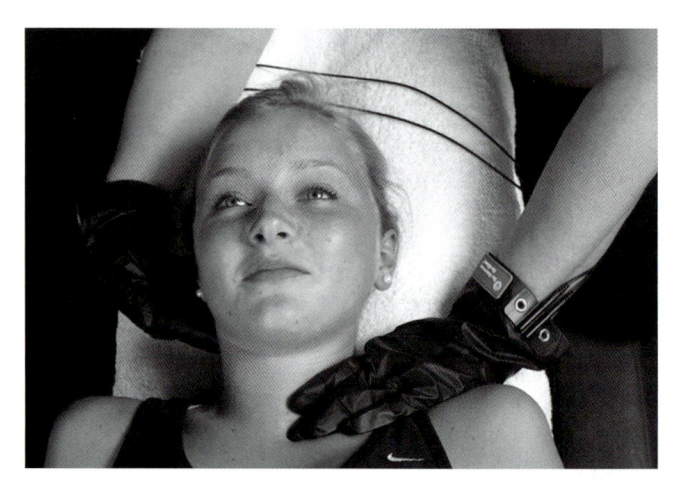

Abb. 7.16.1 Behandlung der ventralen zervikalen Faszie. Strom und Frequenzen werden von den Grafithandschuhen abgegeben, die der Behandler trägt. Die Faszien der vorderen Halsmuskulatur – insbesondere der Mm. scaleni und des M. longus colli – werden weicher und dehnen sich; gleichzeitig entspannt sich die dorsale Halsmuskulatur und wird weich. So vergrößert sich der Bewegungsumfang, Schmerzen klingen ab und es wird eine rasche Besserung chronischer Nackenschmerzen erzielt.

myofaszialen Schmerzzustände durch Nervenreizungen, Bandscheiben- und Facettengelenkschäden oder Bänderhyperlaxität durch Trauma oder degenerative Veränderungen kompliziert bzw. aufrechterhalten werden. Bei allen Rückenschmerzpatienten bestanden dagegen einfache myofasziale Schmerzzustände durch Triggerpunkte ohne komplizierende Faktoren.

Diese Beobachtung zeigt, wie spezifisch die Wirkung der Behandlung ist. Triggerpunkte, die durch Veränderungen an Nerven, Bandscheiben, Facettengelenken oder Ligamenten charakterisiert sind, sprechen viel weniger auf die Triggerpunktbehandlung an als ausschließlich muskulär bedingte Triggerpunkte. Wenn das Behandlungsprotokoll jedoch nach einer genaueren Untersuchung und Diagnostik um Frequenzen für Nerven, Bandscheiben, Facettengelenke oder Bänder erweitert wurde, wurde auch bei diesen Patienten eine wirksame und zuverlässige Besserung erzielt.

7.16.6 Wie unterscheidet sich FSM von anderen Faszientherapien?

Die frequenzspezifische Mikrostrombehandlung bietet mehrere Vorteile für den Manualtherapeuten oder andere Behandelnde. Die Behandlung ist schmerzfrei und für den Patienten nicht belastend, sofern keine zu tiefen oder druckvollen manuellen Manöver durchgeführt werden. Durch die Behandlung kann die Faszie einer ganzen Region (z. B. Schulter-Nacken-Bereich) angesprochen werden und es werden die Agonisten und Antagonisten gleichzeitig behandelt, sodass Funktion und Struktur effizienter ausgeglichen und Schmerzzustände wirksamer behoben werden (> Abb. 7.16.2).

Eine wesentliche Veränderung, die die FSM für die Manualtherapie mit sich bringt, ist die Reduktion der erforderlichen Behandlungsdrucke: Es sind keine tiefen oder kraftvollen manuellen Druckmanöver mehr erforderlich, denn durch die richtige Frequenzkombination verändert sich die Faszie nahezu augenblicklich von einem steifen, festen, verhärteten und druckschmerzhaften zu einem weichen, fast gelartigen Gewebe. Bei der FSM-Ausbildung wird darauf hingewiesen, dass der Manualtherapeut dieser Aufweichung der Faszie mit sanftem Druck folgen sollte. Durch Frequenzänderungen können auch die Bereiche erreicht werden, die noch als Spannungsinseln in dem gelartigen Gewebe erhalten geblieben sind.

Nach den Behandlungsprotokollen sollten für myofasziale Gewebe zuerst die Frequenzen für „Entzündungen in Nerven und Rückenmark" angewendet werden. Das Nervengewebe ist nach den aktuellen pathophysiologischen Vorstellungen bei myofaszialen Schmerzzuständen mitbetroffen und entsprechend lässt sich auch durch diese Frequenzen das Fasziengewebe in der Regel (bei etwa 80 % der Behandelten) etwas weicher machen. Es folgen die Frequenzen für „Fibrose und Verhärtung" von „Faszie, Muskelgewebe und Bindegewebe", die direkt auf die Faszie einwirken. Wenn sich dadurch noch nicht der gewünschte Erfolg einstellt, können weitere Frequenzen für Entzündungen in den Bandscheiben, Facettengelenken oder Ligamenten angeschlossen werden.

Fasziale Spannungszustände, die Folge einer viszeralen Irritation (z. B. der gastrointestinalen Organe, Nieren oder Eierstöcke) sind, sprechen jedoch am besten und oftmals sogar ausschließlich auf Frequenzen für die viszeralen Gewebe an und weniger oder gar nicht auf Fasziefrequenzen. Wenn Triggerpunkte oder Faszienspannungen im Unterbauch nicht auf eine Behandlung nach dem Prinzip „Nerven-Muskeln-Gelenke" ansprechen, lassen sie sich innerhalb von 10 Minuten durch die Frequenzen zur „Elimination von Entzündungen der Eierstöcke" zum Verschwinden bringen. Diese Spezifität der Reaktionen ist die größte Herausforderung für den Therapeuten, der die FSM zur Behandlung der Faszie einsetzen möchte. Die zugrunde liegende Diagnose muss stimmen oder der Therapeut muss bereit sein, seine vorläufigen Annahmen entsprechend der Reaktion und Rückmeldung bei der Behandlung anzupassen.

7.16.7 Erklärungsmodell zur Frequenzspezifität

Das Modell, mit dem die Frequenzspezifität der Wirkung erklärt wird, stammt aus dem Bereich der Quanten- und Biophysik. In der Physik gibt es zwei Teilgebiete, die sich mit den Einzelheiten der Struktur, Eigenschaften und Funktion der Materie beschäftigen.

Die klassische Physik liefert eine genaue Beschreibung der Eigenschaften des Körpers als einer großen Ansammlung von Teilchen, aber nur die Quantenphysik bietet ein Modell für unsere innere submikroskopische Struktur und Funktion an. Einerseits ist unser Körper ein Festkörper mit den von Newton beschriebenen Eigenschaften und Gesetzmäßigkeiten: Er hat eine Masse mit Schwung und mit Trägheit und er verhält sich nach den Gesetzen der Schwerkraft. Gleichzeitig aber ist er ein elektromagnetisches System mit allen von der Quantenphysik beschriebenen Eigenschaften. Der menschliche Körper ist ebensogut Energie wie Masse; und diese Feststellung entspringt nicht irgendeiner esoterischen oder spirituellen Wahrnehmung des Menschseins, sondern schlicht den Grundlagen der Physik.

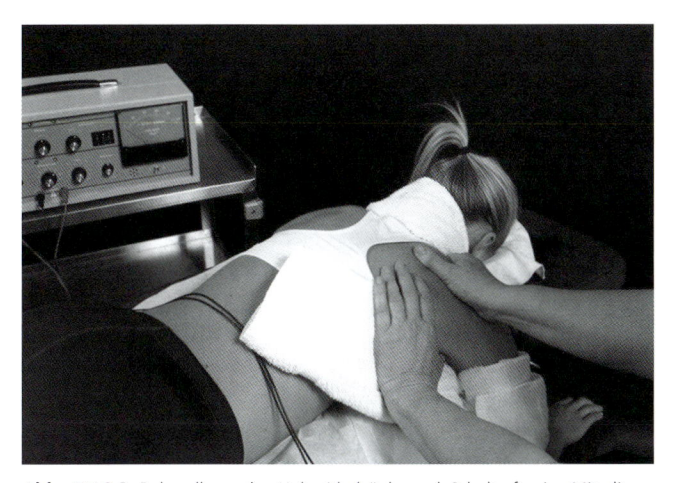

Abb. 7.16.2 Behandlung der Halswirbelsäule und Schulterfaszie. Mit dieser Kontaktauflage können alle zervikalen Nerven, das Rückenmark, der gesamte Plexus brachialis und alle Muskeln der HWS und Schulter gleichzeitig behandelt werden. Die Hände wandern alle zwei bis drei Sekunden weiter. Während die Frequenzen verändert werden, kann die Faszie mit entspannten Fingern über die Fingerelektroden beurteilt und behandelt werden.

Ganz praktisch lässt sich die Realität dieser Quantennatur für den Therapeuten daran erkennen, dass er die Struktur und Funktion biologischer Gewebe erfolgreich durch Strom und Frequenzen beeinflussen kann.

Schon der Stromfluss allein, beispielsweise ein einfacher Einkanalstrom mit 0,3 Hz bei einer nicht frequenzspezifischen Mikrostromtherapie, hat einen gewissen positiven Effekt auf die Faszie, aber die eindrucksvollsten Wirkungen lassen sich erst durch die Anwendung spezifischer Frequenzen erzielen.

In einer placebokontrollierten Blindstudie an Mäusen wurde durch Arachidonsäure eine Lipoxygenase-(LOX-)vermittelte Schwellung am Ohr induziert und mittels Messschieblehre quantifiziert. Durch eine bestimmte Frequenzkombination – 40 Hz auf Kanal A (Entzündungshemmung) und 116 Hz auf Kanal B (Immunsystem) – konnte die Schwellung innerhalb von 4 Minuten um 62 % reduziert werden, während drei nicht diesem Komplex zugeordnete Frequenzkombinationen keine Wirkung auf die Entzündung oder Schwellung zeigten. Nach Aussage der Wissenschaftler, die die Untersuchung durchführten, hat in diesem Tiermodell noch niemals irgendein Arzneimittel – ob rezeptfrei oder verschreibungspflichtig – die Entzündung um mehr als 45 % reduziert (Reilly, Reeve und Quinn 2004).

Narbengewebe reagiert nur auf spezifische Frequenzkombinationen, die das Gewebe allerdings sofort viel weicher und länger werden lassen, sodass sich der Bewegungsumfang innerhalb von 10–20 Minuten merklich vergrößert, manchmal sogar verdoppelt. Wenn das Narbengewebe besonders dicht ist oder schon sehr lange besteht, ist mehr Zeit erforderlich, aber nach wiederholten Behandlungen tritt doch in der Regel ein Erfolg ein. Die entzündungshemmende Frequenz richtet am Narbengewebe nichts aus und die Frequenz zur Reduktion von Narbengewebe hemmt keine Entzündungen. Unabhängig von der behandelten Störung zeigt sich jedoch die richtige Frequenz oft dadurch, dass der Patient und der Therapeut ein Gefühl der Wärme unterhalb des Hautkontakts wahrnehmen, wenn das Gewebe weich zu werden beginnt. Dieser Effekt lässt sich erklären, wenn man die Prinzipien der biologischen Resonanz näher betrachtet.

Die Frequenz, gemessen in Hertz (Hz), gibt die Anzahl der Pulse an, die sich pro Sekunde durch ein leitendes Medium bewegen. Ein Hertz bedeutet, dass eine einzige Welle in einer Sekunde an einem bestimmten Punkt vorüberkommt. Mikrostromgeräte geben in der Regel Rechteckpulse heraus, die eine große Zahl hochfrequenter Oberschwingungen enthalten, da festgestellt wurde, dass die klinischen Wirkungen solcher Pulse besser sind als die von Sinuswellen. Eine Frequenz von 40 Hz entspricht bei Rechteckpulsen einer *Pulsfolge* von 40 Hz, d. h. 40 Pulse passieren pro Sekunde einen Punkt im Raum. Die hochfrequenten Harmonischen Schwingungen oder Oberschwingungen, die in dem Rechteckpuls enthalten sind, verändern die Frequenz nicht. Ein eingestrichenes C (c') klingt aus einem Klavier anders als aus einer Flöte, weil verschiedene Oberschwingungen vorhanden sind, aber es bleibt dennoch ein eingestrichenes C (Kirsch und Lerner 1998).

Nach Auffassung der Autorin beeinflussen die Frequenzen das Gewebe nach dem Prinzip der Resonanz. Unter Resonanz versteht man die Neigung eines Systems, auf ganz bestimmte Frequenzen mit Ausschlägen viel größerer Amplitude zu reagieren als auf alle anderen Frequenzen. Jedes mechanische System und jede chemische Bindung hat eine Resonanzfrequenz und bei dieser Frequenz erzeugt selbst eine schwache Kraft Schwingungen mit hoher Amplitude, die so stark werden können, dass das System bricht. Die Tacoma-Narrows-Hängebrücke wurde durch ein solches Resonanz-Phänomen zerstört, als ein ungünstiger Wind eine zunehmende Eigenschwingung in der Brücke induzierte (Billah und Scanlan 1991, Oschman 2000). Daraufhin kam es zu einem heftigen Pendeleffekt, der die Brücke buchstäblich zerriss – ein äußerst eindrucksvolles und anschauliches Beispiel für die Kraft der Resonanz. Resonanzphänomene können bei allen Arten von Schwingungen und Wellen und in allen Arten von Konstruktionen oder Verbindungen auftreten.

Da jede chemische Bindung und jede physikalische Konstruktion eine Bindungsenergie hat, die sie zusammenhält, sowie eine Resonanzfrequenz, die sie in Schwingungen versetzt, kann man sich vorstellen, dass es für jede Bindung eine Resonanzfrequenz gibt, die so starke Schwingungen ermöglicht, dass die Bindung bricht und die Struktur nicht mehr zusammengehalten wird – einschließlich beispielsweise der pathologischen Querverbindungen, die die Faszie in verkürztem, verspanntem oder verhärtetem Zustand zusammenhalten.

Wenn die Bindungen zu schwingen beginnen, erwärmt sich die umgebende Flüssigkeit durch die Reibung, die diese Schwingung erzeugt; so wie auch die Hände warm werden, wenn man sie an einem kühlen Abend gegeneinanderreibt. Diese Wärmeentstehung als Reaktion auf eine Schwingung könnte erklären, warum sich das behandelte Gewebe warm anfühlt, wenn die Frequenzen richtig gewählt wurden.

7.16.8 Konzeptionelles Modell

Narbengewebe kann man sich vorstellen als eine physikalische Konstruktion aus Kollagenfasern, die fest in sich verdrillt und verknäuelt sind wie ein aufgewickeltes Gummiband, das den Propeller eines Spielzeugfliegers antreiben soll. Das verdrillte Narbengewebe wird durch Querverbindungen (Crosslinks) in seiner Konfiguration fixiert und ist deshalb verkürzt und angespannt. Die verdrehten Kollagenfasern mit ihren Querverbindungen sind nun im Grunde auch nichts anderes als die Struktur der Tacoma-Narrows-Hängebrücke. Wenn die Frequenzen für die Auflösung von Narbengewebe darauf einwirken, wird das Narbengewebe praktisch augenblicklich weicher, dehnt sich im Verlauf der folgenden Minuten immer mehr und wird noch weicher, bis es sich fast wie normales Gewebe anfühlt und der Bewegungsumfang deutlich zunimmt. Sobald die Bindungen, die die Verdrillungen fixiert haben, brechen, drillen sich die Kollagenfasern auf und wenn das Gewebe sich dabei ausdehnt, entfernen sich die Bindungsstellen der Crosslinks voneinander und die Bindungen können sich nicht wieder schließen. Das bestätigt auch die Erfahrung im Brandverletztenzentrum: Narbengewebe, das einmal gelöst wurde, bildet sich im Allgemeinen nicht wieder neu. Das beschriebene Gedankenmodell muss noch wissenschaftlich bestätigt werden, aber es entspricht den klinischen Beobachtungen und Ergebnissen der über 12-jährigen Anwendung der Methode von hunderten Therapeuten in Tausenden von Fällen. Nur durch weitere wissenschaftliche Untersuchungen wird es sich ändern oder aber bestätigt werden.

Alles, was nötig ist, damit in einem biologischen System Resonanzphänomene ablaufen, sind Bindungen mit einer Resonanzfrequenz und ein leitendes Medium, durch das spezifische Frequenzmuster übertragen werden können. Alle elektromagnetischen Bindungen oszillieren, in dieser Hinsicht bilden auch die Bindungen in biologischen Geweben keine Ausnahme. Das leitende Medium entsteht dadurch, dass die entlang der Faszie und der Lymph- und Blutgefäße liegenden Wassermoleküle vibrieren und Elektronen gemeinsam haben, sodass eine Matrix mit Halbleitereigenschaft entsteht (Szent-Györgyi 1988, Oschman 2000).

Kohärente Frequenzmuster in Kombination mit einem Stromfluss, der die zelluläre Energieproduktion erhöht, sollten durchaus in der Lage sein, Resonanzeffekte hervorzurufen. *„Die lebende Materie ist hochstrukturiert und reagiert außerordentlich empfindlich auf die Information, die von kohärenten Signalen übertragen wird"* (Oschman 2000).

Alle Zellfunktionen werden über Proteinrezeptoren in der Zellmembran vermittelt. Wenn der Zellkern entfernt wird, können die Zellen ihre Funktionen immer noch bis zu 30 Tage lang normal ausüben durch die in der Membran eingebetteten Proteine, die, koordiniert und ohne dass eine äußere Steuerung erforderlich ist, auf Umgebungssignale wie Neurotransmitter, Hormone, Nährstoffe, Toxine, oxidativen Stress, Emotionen, Gedanken und elektromagnetische Signale reagieren (Lipton 2008).

Nährstoffe und Arzneimittel funktionieren wie ein Schlüssel im Schloss, der die Konfiguration der Zellmembranproteine verändert und dadurch die Zellfunktionen beeinflusst. Ein einheitliches Frequenzmuster könnte dies eventuell wie ein Transponderschlüssel bewerkstelligen, der das Autotürschloss schon aus fünf Metern Entfernung öffnen kann. Ein solches „Transponderschlüssel-Modell" würde auch die Wirkungen erklären, die die Frequenzen auf die Eingeweide, Bandscheiben, Facettengelenke, Ligamente, Ovarien, Nieren und den Dickdarm haben und die dazu beitragen, dass Faszienverhärtungen und -schmerzzustände behoben werden.

Unabhängig davon, auf welchem Wege die spezifischen Frequenzen und Ströme im Mikroampèrebereich nun ihre Wirkungen erzielen, sollten doch die in der klinischen Praxis erzielten Ergebnisse Anlass genug für wissenschaftliche Studien sein. Der neugierige, aufmerksame und vorurteilslose Kliniker sei daher aufgerufen, die Methode näher zu untersuchen.

LITERATURQUELLEN

Bertolucci LE, Grey T. Clinical comparative study of microcurrent electrical stimulation to mid-laser and placebo treatment in degenerative joint disease of the temporomandibular joint. Cranio 1995; 34: 602–607.

Billah KY, Scanlan RH. Resonance. Tacoma Narrows bridge failure and undergraduate physics textbooks. Am J Phys 1991; 59: 118–124.

Cheng N, van Hoof H, Bockx E, et al. The effect of electric currents on ATP generation, protein synthesis, and membrane transport in rat skin. Clin Orthop 1982; 171: 264–272.

Huckfeldt R, Mikkelson D, Larson K, et al. The use of micro current and autocatalytic silver plated nylon dressings in human burn patients: a feasibility study. Pacific Rim Burn Conference, 2003.

Kirsch DL. A basis for understanding microcurrent electrical therapy. Part I. The American Chiropractor 1996; May–June: 30–40.

Kirsch DL. How to achieve optimal results using microcurrent electrical therapy for pain management. Part II. The American Chiropractor 1997; Sep–Oct: 12–14.

Kirsch DL, Lerner FN. Pain management: a practical guide for clinician. In: Weiner R (ed). Electromedicine. The Other Side of Physiology. 5th ed. Vol. 2. Boca Raton, FL: CRC Press LLC, 1998: chp 55.

Lambert MI, Marcus P, Burgess T, Noakes TD. Electro-membrane microcurrent therapy reduces signs and symptoms of muscle damage. Med Sci Sports Exerc 2002; 34 (L): 602–607.

Lipton B. The Biology of Belief: Unleashing the Power of Consciousness, Matter and Miracles. 2nd ed. Mountain of Love Productions. Carlsbad, CA: Hay House, Inc, 2008.

Manley T. Microcurrent Therapy. Universal Treatment Techniques and Applications. Corona, CA: Manley and Associates, 1994.

McMakin C. Microcurrent treatment of myofascial pain in the head, neck and face. Topics in Clin Chiropract 1998; 5: 29–35.

McMakin C. Microcurrent therapy: a novel treatment method for chronic low back myofascial pain. J Bodyw Mov Ther 2004; 8: 143–153.

McMakin C, Gregory W, Phillips T. Cytokine changes with microcurrent treatment of fibromyalgia associate with cervical spine trauma. J Bodyw Mov Ther 2005; 9: 169–176.

Mercola JM, Kirsch D. The basis for microcurrent electrical therapy in conventional medical practice. J Adv Med 1995; 8 (2): (keine Seitenzahlen). Aus: http://therapyproducts.net.

Oschman J. Energy Medicine. The Scientific Basis. Edinburgh: Churchill Livingston, 2000.

Reilly W, Reeve VE, Quinn C. Anti-inflammatory effects of interferential, frequency-specific applied microcurrent. In: Proceedings of the Australian Health and Medical Research Congress, 2004.

Rowley BA, McKenna JM, Wollcott LE. The use of low level electric current for the enhancement of tissue healing. Biomed Sci Instrum 1974; 10: 111–114.

Szent-Györgyi A. To see what everyone has seen, to think what no one has thought. Biol Bull 1988; 174: 191–240.

WEITERE LITERATURHINWEISE

Becker RO, Seldon G. The body electric: electromagnetism and the foundation of life. New York: Quill William Morrow, 1985.

Reilly W, Reeve VE. Persönliche Mitteilung – unveröffentlichte Daten aus einer Studie an Mäusen, 2005.

7.17 Operationen und Narbenbildung
Willem J. Fourie

7.17.1 Einleitung

Die Natur hat uns für unser Überleben mit der Möglichkeit ausgestattet, Gewebe nach einer Verletzung durch die Bildung von Granulationen und Narben zu reparieren. Auch nichtchirurgische Schäden wie Infektionen, Chemotherapie, Bestrahlung und Krebserkrankungen können Gewebe zerstören und Heilungsprozesse in Gang setzen, aber die häufigsten Auslöser sind doch Verletzungen und Operationen. Unser Wohlergehen hängt ab von der Fähigkeit unseres Körpers, die Reparaturvorgänge nach einer Beschädigung komplikationslos und in der richtigen Reihenfolge ablaufen zu lassen.

Bei offenen Wunden (also auch Operationswunden) und gravierenden inneren Gewebeläsionen (z. B. einem Sehnen- oder Bänderriss) sind Wundverschluss und Gewebefestigkeit kritische Größen, sodass ein gewisses Ausmaß an Vernarbung notwendig und unausweichlich ist. Narben machen unter inneren und äußeren Einflüssen eine quasi-gewebespezifische Differenzierung durch. Bei einem Substanzdefekt in lockerem, nachgiebigem Gewebe verändert sich das Narbengewebe so, dass es in den abschließenden Heilungsphasen so weit wie möglich die entsprechenden Gewebeeigenschaften annimmt. Ist die Mobilität solcher Weichgewebe gestört, können chronische Schmerzen und Gewebeversteifungen bis hin zu pathologischen Bewegungsmustern im Bewegungsapparat auftreten (Bouffard et al. 2008).

Obwohl alle Wunden dieselben Reparaturstadien auf dem Weg zur Heilung durchlaufen, kann das Endergebnis in kosmetischer und funktioneller Hinsicht doch sehr unterschiedlich ausfallen. Für die Narbe stehen Wundverschluss und Gewebestabilität an erster Stelle. Die Anpassung an die Umgebung bezüglich des Aussehens und der Übernahme der vor der Verletzung vorhandenen Gewebefunktionen folgen erst an zweiter Stelle.

Das Ausmaß des Problems

Erfolgreiche Heilung bedeutet nicht automatisch auch die vollständige Wiederherstellung der Funktion. Wenn, beispielsweise, eine wiederhergestellte Sehne zwar normale Zugfestigkeit, aber keine Gleitfähigkeit hat, ist die Gewebereparatur unter funktionellen Gesichtspunkten gescheitert. Adhäsionen entstehen, wenn Gewebe, die bei einer Operation verletzt wurden (durch den Schnitt, die Naht, Kauterisierung oder andere traumatische Vorgänge), miteinander verkleben und dadurch eine Verbindung zwischen zwei normalerweise getrennten Oberflächen im Körper entsteht (Ergul und Korukluoglu 2008). Das Ergebnis kann je nach der Art des verletzten Gewebes, der Art der Verletzung, genetischen Faktoren oder dem Vorliegen systemischer Erkrankungen unterschiedlich sein.

Eine Beeinträchtigung des normalen Heilungsprozesses kann gravierende Folgen haben – entweder durch ausbleibende Heilung (Wundheilungsstörung) oder durch überschießende Reparaturvorgänge wie Narbenhypertrophie, Keloide, Kontrakturen oder Adhäsionen (Occleston et al. 2008). Bei den meisten Patienten haben Adhäsionen keine wesentlichen Auswirkungen, während sie bei anderen relevante klinische Folgen nach sich ziehen können:

- Nach einer Laparotomie entwickeln, wie sich bei späteren Operationen zeigt, fast 95 % der Patienten Adhäsionen (Ellis et al. 1999). Intestinale Obstruktion, chronische Schmerzen im Bauch- oder Beckenraum, Unfruchtbarkeit bei Frauen und erschwerte Re-Operationen mit erhöhtem Operationsrisiko werden als Folgen beschrieben (Ergul und Korukluoglu 2008, Salim et al. 2008).
- Selbst minimalinvasive Eingriffe (z. B. eine Arthroskopie) sollen das Risiko für eine Kniegelenkarthrose erhöhen (Ogilvie-Harris und Choi 2000). Dies kann zu Operationsschwierigkeiten und postoperativen Komplikationen bei einem späteren primären Gelenkersatz durch Totalendoprothese führen (Piedade et al. 2009).
- Eine vorausgegangene Bauchoperation ist ein Risikofaktor für Lumbalgien, myofasziale Schmerzsyndrome (Lewit und Olsanska 2004) und Veränderungen der Gefäßanatomie in der Bauchwand (Rozen et al. 2009).
- Adhäsionen, Gewebevernarbung und Verlust der Gleitfähigkeit zwischen Gewebeschichten sind die Ursachen für Schmerzen sowie für Bewegungs- und Funktionseinschränkungen bei bis zu 72 % der Patientinnen nach einer Brustkrebsoperation (Lee et al. 2009).

Fasziale Verbindungen verstehen

Die Faszie hat eine große Bedeutung für die Dynamik des Bewegungsapparats (Stecco und Stecco 2009). Unter anderem ist sie an der Übertragung von Spannungen über das Epimysium (die bindegewebige Hülle des Muskels) und auch zwischen den Muskeln beteiligt (Huijing 2007). Sie trägt zum Aufbau der Muskelkraft bei (Aspden 1990) und bildet ein reaktives dynamisches und komplexes mechanosensibles System für die Bewegungskoordination (Schleip et al. 2006). Die Faszie kontrolliert die Qualität der Bewegung, indem sie die knöchernen Hebel- und Abstandselemente in einer spezifischen funktionellen Konfiguration hält.

Wenn man verstehen möchte, warum fasziale Einschränkungen zu Schmerzen und Funktionseinschränkungen führen, muss man zunächst die Geometrie der Faszie und ihr Verhalten bei Belastung kennen.

7.17.2 Anatomie der Gewebeschichten

Der Körper ist, von außen nach innen, aus den folgenden Schichten aufgebaut (Stecco und Stecco 2009):
- Die Haut setzt sich zusammen aus Epidermis und Dermis.
- Die oberflächliche Faszie besteht aus zwei oder mehr Schichten aus lockerem Fettgewebe, die jeweils durch eine Membranschicht aus Kollagen- und elastischen Fasern getrennt werden.
- Die tiefe Faszie umscheidet die großen Muskeln des Rumpfs und bildet Faszienlogen in den Extremitäten.
  - Im Rumpfbereich hat die tiefe Faszie drei Schichten (Laminae), die jeweils wiederum in zwei Blätter aufgeteilt sind und die oberflächlichen, intermediären und tiefen Muskeln im

Hals und Rumpf beherbergen. Dünne Lagen aus lockerem Fettgewebe trennen die einzelnen Faszienschichten, sodass diese gegeneinander gut verschieblich sind.
 - In den Extremitäten bildet die tiefe Faszie hauptsächlich die Gleitschicht über den Muskeln.
- Das epimysiale Fasziengewebe liegt unter der tiefen Extremitätenfaszie. Diese Grenzschicht umfasst insgesamt drei Lagen: die tiefe Faszie, die Bindegewebehüllen der Muskeln (Epimysien) und eine Schicht lockeren areolären Gewebes zwischen der tiefen Faszie und dem Epimysium (McCombe et al. 2001). Die tiefe Rumpffaszie ist an vielen Stellen verschmolzen mit bzw. geht über in die epimysiale Muskelfaszie.

Die oberflächliche Faszie dient den Muskeln als Verschiebeschicht, sodass sie sich bei der Kontraktion relativ zur Haut bewegen können. Die tiefe Faszie synchronisiert motorische Aktivitäten, sodass glatte, widerstandsfreie, ökonomische Bewegungen entstehen (Stecco und Stecco 2009).

7.17.3 Operationen

Auf eine Verletzung – sei es durch einen Unfall oder durch eine Operation – reagiert der Körper sofort und sendet Signale aus, um die Reparatur einzuleiten. Bei diesem Ablauf lassen sich drei große Abschnitte unterscheiden: die Entzündungsphase, in der der verletzte Bereich für die Heilung vorbereitet wird, die fibroplastische Phase zum Wiederaufbau des Gewebes und die Umbau- oder Remodelingphase, in der die endgültige Form hergestellt wird. Ein Prozess wird angeregt und läuft ab, sein Abschluss stimuliert wiederum die nächste Zellreaktion usw., bis die Wunde durch eine Narbe verschlossen ist. Dabei heilen unterschiedliche Gewebe unterschiedlich schnell und auch innerhalb einer Wunde lassen sich manchmal Bereiche in unterschiedlichen Heilungsstadien erkennen.

Jede Operation birgt das Risiko, dass sich Adhäsionen im Gewebe bilden. Daraus können verschiedene Dysfunktionen resultieren: mangelnde Gleitfähigkeit des Gewebes, muskuläres Ungleichgewicht, Muskelschwäche oder verminderte Geschmeidigkeit (> Abb. 7.17.1). Störungsmuster können sich selbst in einiger Entfernung von der Narbe ausbilden.

Die Entzündung ist für die Wundheilung unverzichtbar. Sie setzt sich durch sämtliche Heilungsphasen fort, stimuliert und koordiniert die Reparaturfunktionen an der Wunde. Entzündungsmediatoren steuern sämtliche Abläufe bei der Heilung und dem Umbau von Geweben, sei es planmäßig (bei Wachstum und Entwicklung) oder außerplanmäßig (nach Verletzungen). Einer dieser Mediatoren, das Zytokin TGF-β1 (transforming growth factor beta-1), hat ein besonders breites Wirkungsspektrum von der Förderung der Extrazellulärmatrixdeposition bis hin zur Steuerung der gesamten Reparaturvorgänge durch Koordination oder Suppression der Wirkungen anderer Wachstumsfaktoren, Zytokine und Mediatoren (Henry und Garner 2003).

Läuft die Entzündungsphase nach einer Operation protrahiert ab, kann es im Wundbereich zu Narbenproliferationen und verstärkter Fibrose kommen. Ausschlaggebend für die Gewebefibrose ist eine verstärkte oder verlängerte Produktion von TGF-β1, dessen stärkste und konstanteste Wirkung darin besteht, die Zellen zur Ablagerung von Extrazellulärmatrixbestandteilen anzuregen.

Die Reaktion des Bindegewebes auf innere (Entzündungsmediatoren, Wachstumsfaktoren) und äußere Reize (Bewegung, gerichtete Zugbelastung) bestimmt, in welcher Form die Narbe ausreift. Narben können auf diese Weise entweder dicht und unnachgiebig (> Abb. 7.17.2) oder beweglich und anpassungsfähig werden. Die Umbauvorgänge sind übrigens nicht auf das Verletzungsgebiet beschränkt, sondern auch in benachbarten, nicht verletzten Bereichen ändert sich die Kollagenproduktionsrate durch den Entzündungsreiz.

Bei jeder normalen Bewegung gleitet, dehnt sich oder verlagert sich Gewebe innerhalb der umgebenden Weichgewebehülle. Wenn die Beweglichkeit der Weichgewebe eingeschränkt ist, können daher auch die motorischen Funktionen beeinträchtigt sein. Veränderungen der myofaszialen Lagebeziehungen können die Propriozeption und das Gleichgewicht zwischen Synergisten und Antagonisten stören (Stecco und Stecco 2009). Kompensationsmuster bei der Bewegungsausführung oder angestrengte Bewegungen gegen einen Gewebewiderstand verbrauchen viel Energie und können Folgeschäden im Gewebe verursachen (Manheim 2001), und am Ende einer solchen Kette kann sogar eine globale Dysfunktion stehen. Schäden an Geweben und Gewebestrukturen müssen daher behoben werden, sonst kann das ganze System nicht mehr effizient funktionieren.

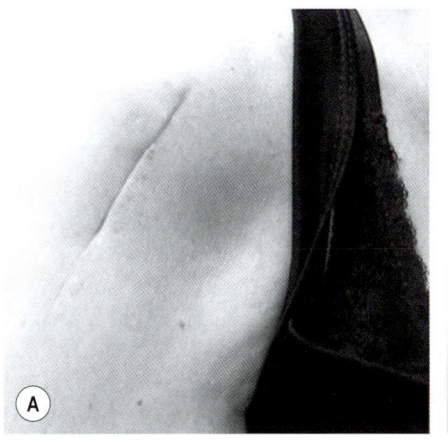

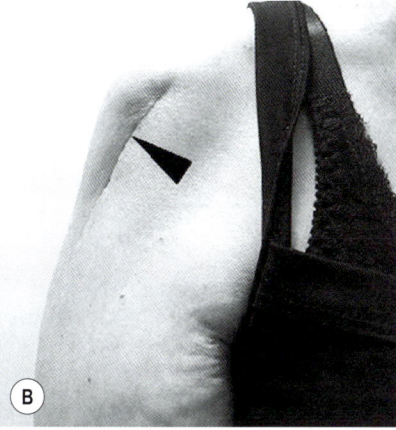

Abb. 7.17.1 (A) Operationsnarbe im M. deltoideus nach offener Reduktion und Osteosynthese einer Humeruskopffraktur. (B) Beim Versuch der Außenrotation des Arms wird die Adhäsion der Narbe an den tieferen Gewebeschichten sichtbar.

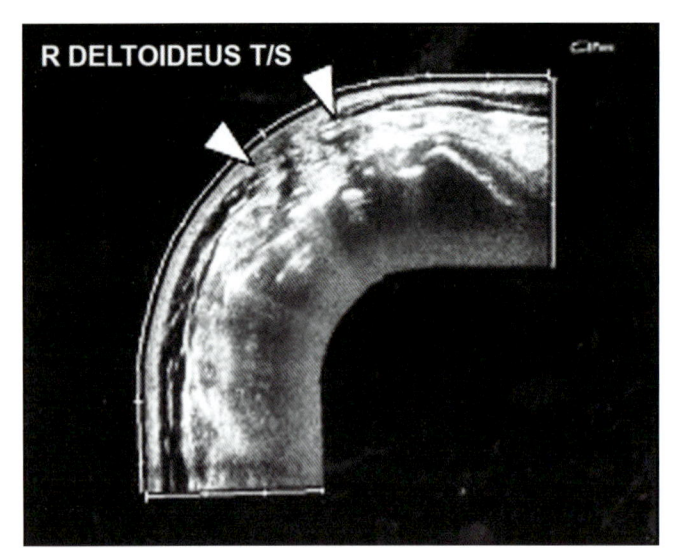

Abb. 7.17.2 Die Panoramasonografie der Schulter aus ➤ Abb. 7.17.1 zeigt Umfang und Tiefe der Vernarbung und Verklebung im Weichgewebe. Die Kontinuität der oberflächlichen Faszie ist im Bereich zwischen den beiden Pfeilköpfen unterbrochen.

7.17.4 Behandlung

Die Rehabilitation umfasst das gesamte Spektrum von der Reparatur bis zur vollen Funktion, wobei die Wunde so genau wie möglich auf die präoperativen Verhältnisse zurückgeführt wird.
Die Behandlung chirurgischer Narben fällt in zwei Kategorien:
- Bei der Frühbehandlung wird das heilende Gewebe so genau wie möglich auf die präoperativen Verhältnisse zurückgeführt.
- Bei der Spätbehandlung werden ggf. durch Vernarbung und Adhäsionen entstandene Funktionsstörungen behoben.

Wenn zu früh zu energisch behandelt wird, können Entzündungsvorgänge und Ödembildung gefördert, die Entzündungsphase verlängert und die Wunde wieder aufgerissen werden. Wenn durch eine zu kraftvolle Mobilisation versucht wird, das entstandene Narbengewebe zu lösen, wird eine erneute Entzündungsantwort ausgelöst, die letztendlich nur zu weiterer Narbenbildung führt. Eine sekundäre Wundentzündung führt zur weiteren Kollagenablagerung und verstärkt die bereits vorhandenen Störungen.

Therapeutische Ziele

Das Zytokin TGF-β veranlasst die Kollagenbildung durch die Fibroblasten. Eine Kontrolle und Begrenzung der Entzündungsvorgänge ist daher im Frühstadium der Wundbehandlung wichtig. Die Überstimulation durch TGF-β ist vermutlich für die Überproduktion neuen Kollagens verantwortlich, die zur Narbenhypertrophie und Gewebefibrose führt. Neben der Arzneimitteltherapie und genetischen Ansätzen ist auch der manuellen Therapie ein angemessener Platz bei der Wundbehandlung einzuräumen.
Die Narbenbehandlung verfolgt hauptsächlich zwei Zwecke:
- Kontrolle von Entzündung und Schwellung in den frühen Stadien der Wundheilung
- Wiederherstellung der Gewebefunktion und -gleitfähigkeit

In einem Labormodell simulierten Bouffard et al. (2008) eine 7-tägige Behandlung durch zweimal täglich 10-minütige Dehnung von Narbengewebe. Die Kraft wurde dabei so dosiert, dass der verletzte Gewebebereich um 20–30 % gedehnt wurde. Die Autoren stellten fest, dass durch diese kurze und mäßig intensive Dehnungsbehandlung (20–30 %) des Bindegewebes sowohl die TGF-β-Ausschüttung als auch die Kollagensynthese abnahm und sich auf diese Weise Adhäsionen durch Querverbindungen zwischen den Gewebelagen vermindern ließen. In den In-Vitro-Studien von Yang et al. (2005) wirkten zyklische kleinamplitudige (≤ 4 %) Dehnungen der Sehne entzündungshemmend und unterstützen die Wiederherstellung der Gewebehomöostase; Dehnungen mit größerer Amplitude schienen dagegen eher entzündungsfördernd zu sein (Yang, Im und Wang 2005). Benjamin et al. (2008) merkten dazu an, dass eine kontrollierte Bewegung mäßiger Intensität entzündungshemmend eingesetzt werden könnte, wenn sich diese Befunde auch in vivo als gültig erweisen sollten (Benjamin, Kaiser und Milz 2008). Ist die Fibrose weniger ausgeprägt und die Gleitfähigkeit des Gewebes gut, so ist weniger Kraftaufwand erforderlich, um eine Bewegung normal durchzuführen und den Gewebewiderstand zu überwinden. Dadurch entstehen auch weniger Schmerzen bei der Behandlung und die Einhaltung des verordneten Übungsprogramms fällt dem Patienten leichter. Durch Behutsamkeit in den frühen Stadien lässt sich die Rehabilitation in den späteren Stadien also beschleunigen.

Ein Wort vorab

Das Barrierephänomen

Ähnlich wie die Gelenke hat auch das Bindegewebe eine bestimmte Bandbreite, innerhalb derer es beweglich ist. Man unterscheidet den physiologischen und den anatomischen Bewegungsumfang des Gewebes:
- Der physiologische Bewegungsumfang wird für die glatte, ungehemmte Verschiebung gegenüber dem benachbarten Gewebe im normalen Bewegungsbereich ausgenutzt (aktiver Bewegungsumfang).
- Der anatomische Bewegungsumfang ist der Bereich, in dem das Gewebe über den physiologischen Umfang hinaus gedehnt und verschoben werden kann, ohne dass Beschwerden oder Schmerzen dabei auftreten (passiver Bewegungsumfang).
- Der zwischen den Grenzen des physiologischen und des anatomischen Bewegungsumfangs liegende „Sicherheitsbereich" dient als Schutz vor Beschädigungen durch von außen einwirkende Kräfte.

Wie in den Gelenken gibt es einen Bewegungsbereich, in dem einer Dehnung oder Verschiebung allenfalls geringfügiger Widerstand entgegengesetzt wird. Wenn ein deutlicher Widerstand auftritt, ist die anatomische Barriere erreicht. Unter normalen Bedingungen ist das Gefühl beim Erreichen der Barriere weich-elastisch und das Gelenk kann noch ohne Schwierigkeiten bewegt werden. Man hat dabei das Gefühl, dass keine übermäßige Spannung im bewegten Gewebe vorliegt.

Bei einer *pathologischen* Barriere wird das Ende des anatomischen (passiven) Bewegungsumfangs vorzeitig erreicht. Das Endgefühl ist dabei typischerweise abrupt, hart oder ledrig und man hat das Gefühl, dass das Gewebe an der Barriere angespannt und in der Beweglichkeit eingeschränkt ist. Im physiologischen Umfang ist die Bewegung unter Umständen normal und gar nicht offensichtlich eingeschränkt, aber der Sicherheitsbereich bei einer Belastung des Gewebes ist vermindert.

Tiefe und Intensität der Manipulation

Manuelle Techniken haben den Vorteil, dass die Hand ein sensibles Instrument ist, das gleichzeitig Rückmeldungen aus dem manipulierten Gewebe aufnimmt. Bei der Behandlung von Wunden und Narben sollte der Therapeut eine klare Vorstellung davon haben, wie tief und mit wie viel Kraft gearbeitet werden muss. Hierfür kann eine Skala von 1 bis 10 verwendet werden (Fourie und Robb 2009):

- Grad 1–3: ganz leichte und sanfte Berührung, wie die Bewegung des Augenlids auf dem Augapfel. Nicht unangenehm für den Patienten.
- Grad 4–6: mittlere bis feste Berührung. In diesem Bereich wird bei den meisten Massagetechniken gearbeitet. Manchmal etwas unangenehm, aber keine Verletzung des Gewebes.
- Grad 7–8: fester, tiefer und unangenehmer Druck. Für den Patienten unangenehm, aber auszuhalten. Im Gewebe können unter Umständen Hämatome auftreten. Auf diesem Niveau werden Triggerpunkte bearbeitet.
- Grad 9–10: Tiefer, sehr unangenehmer oder schmerzhafter Druck, durch den häufig Gewebe verletzt wird. Diese Manipulationen werden oft als „Operation ohne Betäubung" empfunden und z. B. bei tiefen Querfriktionen angewendet.

Untersuchung

Bei der Untersuchung einer Narbe werden Qualität, Umfang und Tiefe einer eventuell vorhandenen zu früh einsetzenden oder pathologischen Gewebebarriere geprüft.

- Die Qualität bezieht sich auf das wahrgenommene Endgefühl: normal weich-elastisch oder abnorm fest und abrupt.
- Der Umfang bezieht sich darauf, *wo* innerhalb des Bewegungsspektrums ein Widerstand auftritt und wie groß der betroffene Bereich ist.
- Wie tief eine Gewebebarriere liegt, mag eine subjektive Empfindung sein, aber es sollte versucht werden zu differenzieren, zwischen welchen Gewebeschichten die Bewegung eingeschränkt ist: oberflächlich zwischen Dermis und tiefer Faszie oder tief zwischen Muskeln und Organen oder zwischen einer Sehne und ihrer Sehnenscheide.

Dabei sind drei Gleitlager in der Faszie zu untersuchen:

- Haut und oberflächliche Faszie: Haut mit der Hand *auf* der tiefen Faszie verschieben. Dabei werden Hand und Haut als eine Einheit bis an die Grenzen des verfügbaren Verschiebungsspielraums geführt (Druckgrad 2–3).
- Tiefe Faszie und myofasziale Grenzflächen: eine tiefe Struktur *auf* der anderen verschieben. Hand- bzw. Fingerpositionen jeweils entsprechend wechseln und Gewebe mit festerem Druck (Grad 4–6) verschieben.
- Tiefe Muskeln oder Weichgewebe über Knochen: Hand- bzw. Fingerposition so anpassen, dass Einschränkungen in einer bestimmten Bewegungsrichtung mit festem Druck (Grad 6–8) der Fingerspitzen oder Daumen geprüft werden können. Dies kann für den Patienten unangenehm sein und sollte sehr vorsichtig durchgeführt werden.

Auf diese Weise prüft man die Möglichkeit der *Gewebebewegungen*, nicht das Vorhandensein schmerzhafter Bereiche in den Weichteilen. Bei der Palpation geht es um die Beweglichkeit, Geschmeidigkeit und freie Verschieblichkeit des Gewebes. Ort und Richtung von harten, hypomobilen oder unnachgiebigen Gewebebarrieren sollten dokumentiert werden.

Die Narbenbeweglichkeit wird in vier Richtungen geprüft:

- Longitudinal, in Längsrichtung der Narbe
- Transversal, quer zur Längsrichtung der Narbe
- Rotation im und gegen den Uhrzeigersinn
- Senkrecht, durch Abheben der Narbe vom darunterliegenden Gewebe

Behandlung

Die Behandlung wird sowohl vom Ursprung der vorhandenen Einschränkung als auch von Art und Umfang der resultierenden Dysfunktion bestimmt. Primär geht es um die Behandlung der eingeschränkten Gewebeverschieblichkeit (also die lokale Ursache des Problems) und erst dann darum, die Beschwerden des Patienten (die Dysfunktion) zu beheben. Es muss daher Klarheit über den Ort, die Tiefe und der Umfang der Verschieblichkeitseinschränkung bestehen.

Behandlungsprinzipien

- Die Behandlung gilt den mechanischen Einschränkungen, die bei der Untersuchung festgestellt wurden.
- Das Ziel besteht darin, im Bereich der Barriere ein normales Endgefühl und einen normalen Bewegungsumfang herzustellen.
- Die Behandlung erfolgt schichtweise: Erst wenn eine Schicht oder eine Loge von Restriktionen befreit ist, geht man zur nächsten über.
- Die Manipulationen werden an oder kurz vor der im Gewebe tastbaren Barriere aus unterschiedlichen Richtungen durchgeführt.
- In frühen Stadien muss mit wenig Druck gearbeitet werden, bei reifen Narben und chronischen Adhäsionen kann dagegen eine druckvollere Behandlung nötig sein.

Wie wird behandelt?

Durch eine vorsichtige Vorgehensweise in einem frühen Heilungsstadium lässt sich verhindern, dass die Narbe wieder aufreißt oder die Entzündung verstärkt wird. Bei älteren Narben und Adhäsionen kann dagegen mehr Druck angewendet werden. Auch hier muss jedoch darauf geachtet werden, dass keine erneute Entzündungsreaktion ausgelöst wird.

Um die Gewebebarriere anzugehen und weiter hinauszuschieben, kann man
- direkt mit der Barriere Kontakt aufnehmen und den Druck so lange aufrechterhalten, bis das Gewebe nachgibt (Release) und sich die Barriere nach kurzer Verzögerung verschiebt,
- eine langsame und ausdauernde (uni- oder multidirektionale) Dehnung des Narbengewebes vornehmen oder
- langsame, rhythmische Mobilisationen an und in die Barriere hinein durchführen. Die Bewegung kann dabei senkrecht oder schräg zur Barriere hin oder von der Barriere weg gerichtet sein (Lewit und Olsanska 2004).

7.17.5 Behandlungsmethoden

Großflächige Dehnung

Dies ist die oberflächlichste und am wenigsten schmerzhafte Narbenbehandlungstechnik. Mit flach aufgelegten Fingern oder Händen wird das Gewebe so weit wie möglich gestrafft und entlang des Narbenverlaufs vorsichtig gedehnt. Die Dehnung wird gehalten, bis ein Release eintritt; dann wird erneut gedehnt. Die Handposition wird gewechselt und die Dehnung wird senkrecht zur ersten Bewegungsrichtung wiederholt, anschließend diagonal zu den bisherigen Richtungen und weiter sternförmig in allen Richtungen, bis keine weitere Dehnung mehr möglich ist (> Abb. 7.17.3).

Sanfte Kreisbewegungen

Bei dieser Technik wird die Haut mit den Fingern *auf* der tiefen Faszie bewegt. Die Bewegung erfolgt also mit festem Kontakt tangential. Die Finger liegen auf dem zu behandelnden Bereich (neben der Narbe); auch der Handballen kann aufgelegt werden. Beginnend bei 6 Uhr wird die Haut mit den mittleren drei Fingern kreisförmig im Uhrzeigersinn auf der Faszie bewegt. Die Haut wird langsam auf die Narbe zu bewegt, um Kontakt zur Gewebebarriere aufzunehmen und durch Scherung zu lösen; dabei wird jedoch stets die kreisende Bewegung mit konstantem Druck und konstanter Geschwindigkeit ausgeführt (> Abb. 7.17.4A–D).

Die Handposition wird gewechselt und die Kreisbewegung wiederholt. Auf diese Weise wird die gesamte Länge der Narbe behandelt, falls nötig auch mehrmals in einer Sitzung. Alternativ kann der Kreis bei 12 Uhr begonnen werden, sodass die Haut und Narbe durch eine Zugbewegung nach unten gedehnt werden.

Feste umgekehrte J-Striche

Diese Technik entspricht von der Ausgangsposition und Behandlungstiefe her der vorherigen. Aus etwa 2–3 cm Entfernung werden Striche auf die Narbe zu geführt. Die Bewegung erfolgt langsam und bewusst in die Gewebebarriere hinein. Wenn der Kontakt zur Barriere aufgenommen wurde, scheren die Finger nach links oder rechts zur Seite und lassen das Gewebe in die ungedehnte Ausgangsposition zurückkehren. Vorsichtig wiederholen, bis die Barriere sich verschiebt oder das unangenehme Gefühl beim Patienten nachlässt (> Abb. 7.17.4C).

Vertikale Abhebung

Durch vertikale Abhebung kann jede Narbe behandelt werden, die sich zwischen Daumen und Fingern greifen lässt. Das Narbengebiet wird gefasst und vorsichtig, aber bestimmt nach oben gezogen. Gewebe halten, Release abwarten und dann weiter dehnen (> Abb. 7.17.5, > Abb. 7.17.6). Wenn keine weitere Dehnung möglich ist, wird der Dehnungswinkel geändert (das Gewebe aber weiterhin senkrecht abgehoben). Die Sequenz wird in verschiedenen Richtungen wiederholt, bis keine weitere Dehnung mehr erzielt werden kann.

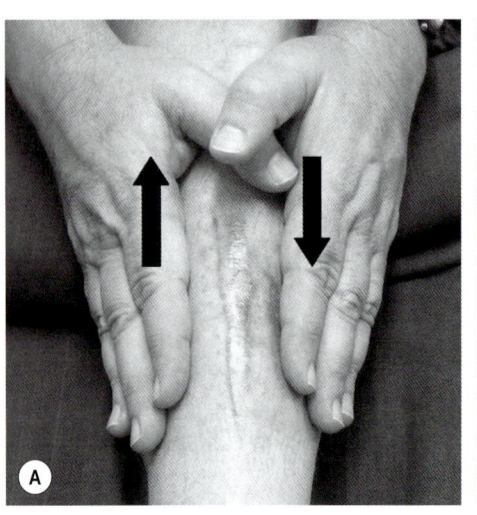

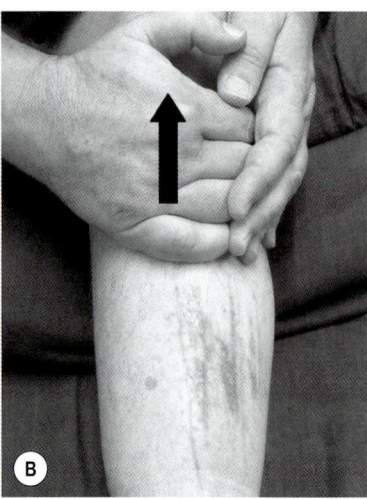

Abb. 7.17.3 (A) Großflächige Dehnung mit der ganzen Handfläche – längs, quer oder gegenläufig. (B) Großflächige Längsdehnung mit der ganzen Handfläche.

Hautfalten rollen

Bei Adhäsionen zwischen Haut und oberflächlichen Geweben oder bei älteren, festen Narben kann die Haut zwischen Daumen und Fingern gefasst und behutsam über das Adhäsionsgebiet bzw. die Narbe gerollt werden (> Abb. 7.17.7). Um lange bestehende Adhäsionen zu lösen, muss man diese Technik eventuell mehrmals über der gleichen Stelle ausführen.

Unabhängig von der eingesetzten Technik empfiehlt sich eine auf die vorliegende Beeinträchtigung gerichtete Behandlung restriktiver Narben und Adhäsionen. Die Auswahl der Technik, Behandlungsrichtung und -tiefe richtet sich nach dem Niveau der bei der Untersuchung festgestellten Dysfunktion. Mit diesem Vorgehen ist der Therapeut in der Lage, seine Behandlung auf den Patienten auszurichten, statt nur eine „Diagnose" zu behandeln. Im weiteren Verlauf kann die Behandlung entsprechend modifiziert werden, je nachdem, wie gut der Patient darauf anspricht (Fourie und Robb 2009).

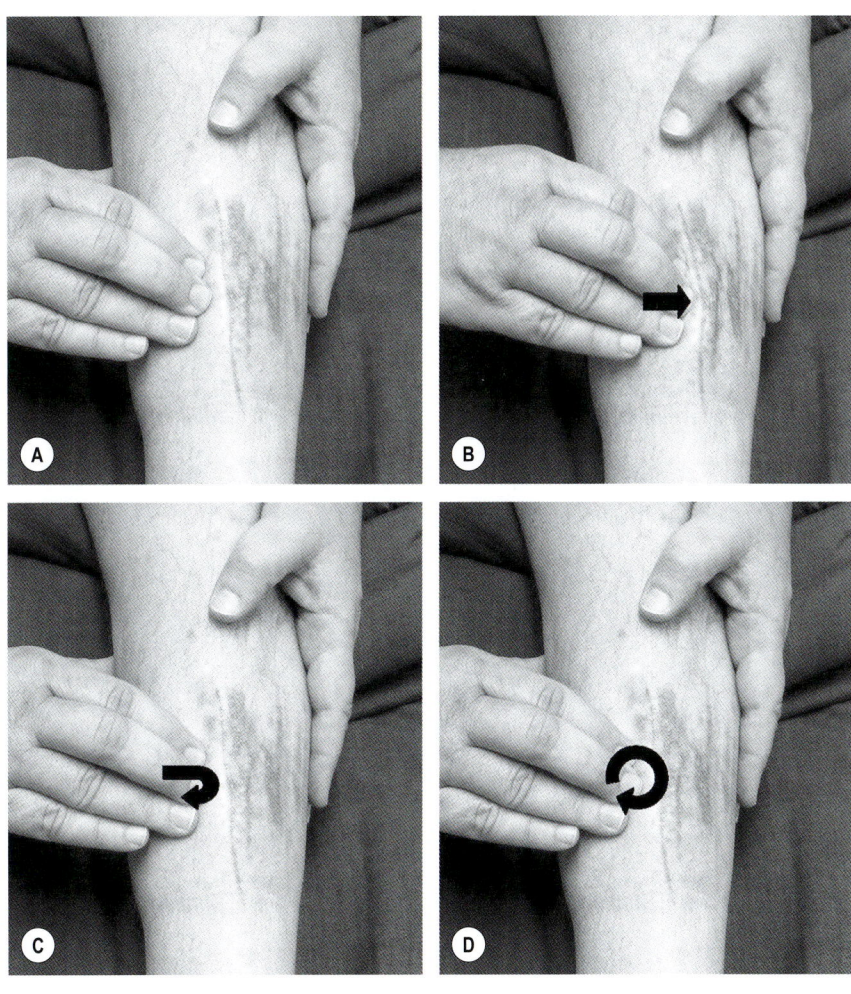

Abb. 7.17.4 (A) Direktes Angehen und Verschieben der Gewebebarriere. (B) Bewegung quer in die Narbe hinein oder weg von der Narbe. (C) Umgekehrter J-Strich. (D) Sanfte kreisende Bewegungen neben oder auf der Narbe.

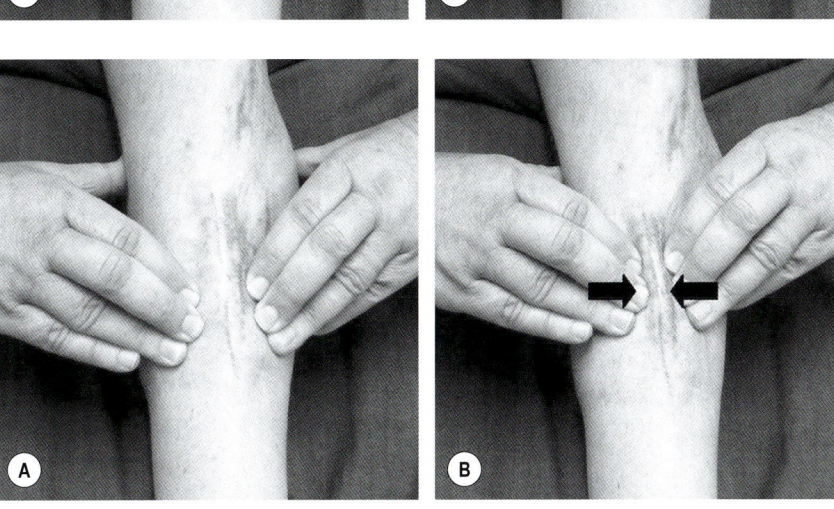

Abb. 7.17.5 Finger auf die Narbe zu (A) und „unter" die Narbe (B) schieben.

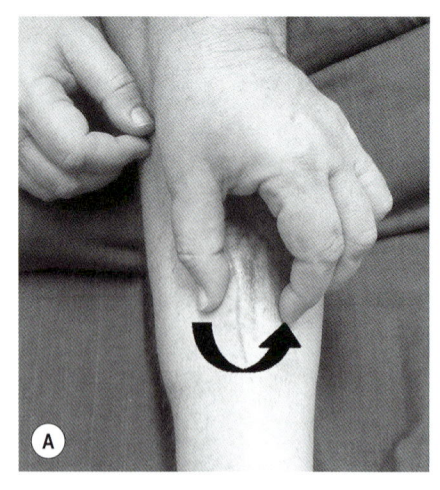

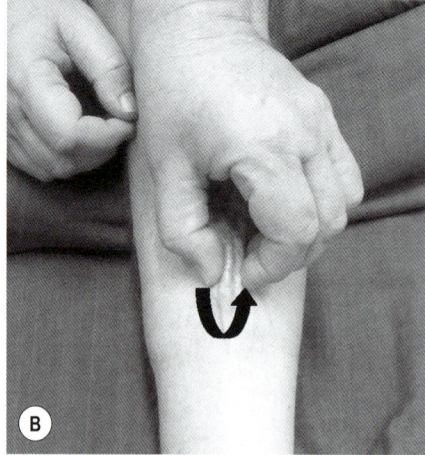

Abb. 7.17.6 (A–B) Vertikale Abhebung des Gewebes.

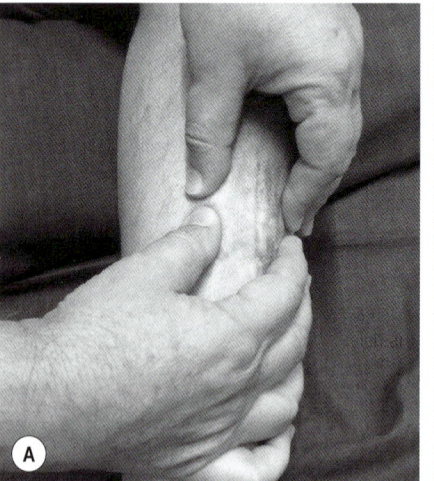

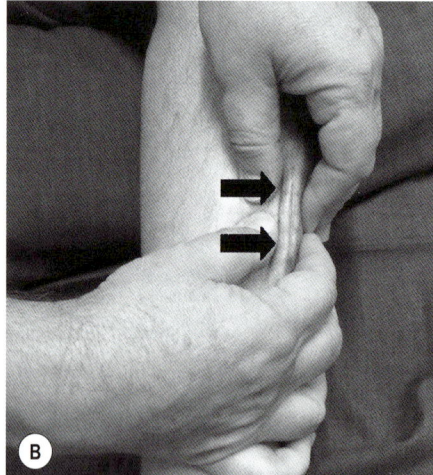

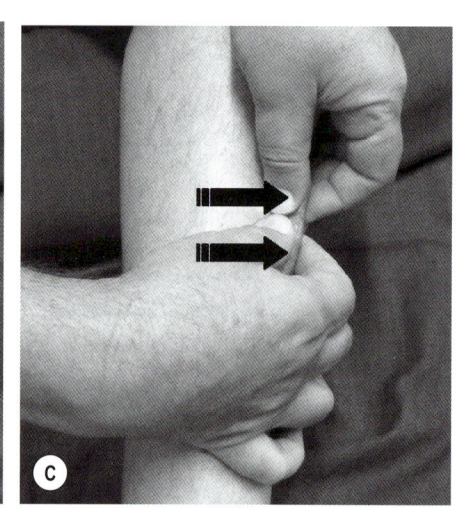

Abb. 7.17.7 (A–C) Hautfalten rollen.

Wenn man den grundlegenden Schichtenaufbau der Gewebe, die Abläufe der Wundheilung und die Anpassung des Manipulationsdrucks verstanden hat, kann man jede Form der manuellen Therapie oder Massage so modifizieren, dass damit die Ziele der Narbenbehandlung – Wiederherstellung der Verschieblichkeit, Gleitfähigkeit und Geschmeidigkeit des Gewebes – erreicht werden können.

Die Behandlung wird beendet, wenn das Release in allen Richtungen und Schichten erreicht wurde. Dies wird allerdings selten in einer Sitzung erreicht und kann bei sehr lange bestehenden Narben mehrere Monate dauern. Es ist darauf zu achten, dass durch die Gewebemobilisation die Narbe nicht wieder aufbricht oder eine Entzündungsreaktion ausgelöst wird.

7.17.6 Schlussbemerkung

Narben können irreversible Probleme verursachen und so fest und fixiert sein, dass nur eine Operation die Adhäsionen lösen kann. Wenn bei alten, fixierten Narben keine Gewebeverschieblichkeit mit manuellen Methoden erzielt werden kann, richtet sich die Therapie darauf, mehr Raum und Flexibilität in den umgebenden Weichteilen zu schaffen. In vielen Fällen wird die Lebensqualität durch adhäsive Narben mehr oder weniger stark beeinträchtigt. Ein offenes, positives Gespräch mit adäquaten Erläuterungen und Interventionen kann Angst, Leidensdruck und Behinderungen des Patienten jedoch ganz erheblich mildern.

LITERATURQUELLEN

Aspden RM. Constraining the lateral dimensions of uniaxially loaded materials increases the calculated strength and stiffness: application to muscle and bone. J Mater Sci Mater Med 1990; 1: 100–104.

Benjamin M, Kaiser E, Milz S. Structure-function relationships in tendons: a review. J Anat 2008; 212: 211–228.

Bouffard NA, Cutroneo KR, Badger GJ, et al. Tissue stretch decreases soluble TGF-beta1 and type-1 procollagen in mouse subcutaneous connective tissue: Evidence from ex vivo and in vivo models. J Cell Physiol 2008; 214: 389–395.

Ellis H, Moran BJ, Thompson JN, et al. Adhesion-related hospital readmissions after abdominal and pelvic surgery: a retrospective cohort study. Lancet 1999; 353: 1476–1480.

Ergul E, Korukluoglu B. Peritoneal adhesions: Facing the enemy. Int J Surg 2008; 6: 253–260.

Fourie WJ, Robb K. Physiotherapy management of axillary web syndrome following breast cancer treatment: discussing the use of soft tissue techniques. Physiotherapy 2009; 95: 314–320.

Henry G, Garner WL. Inflammatory mediators in wound healing. Surg Clin North Am 2003; 83: 483–507.

Huijing PA. Epimuscular myofascial force transmission between antagonistic and synergistic muscles can explain movement limitations in spastic paresis. J Electromyogr Kinesiol 2007; 17: 708–724.

Lee TS, Kilbreath SL, Refshauge KM, Herbert RD, Beith JM. Prognosis of the upper limb following surgery and radiation for breast cancer. Breast Cancer Res Treat 2009; 110: 19–37.

Lewit K, Olsanska S. Clinical importance of active scars: abnormal scars as a cause of myofascial pain. J Manipulat Physiol Ther 2004; 27: 399–402.

McCombe D, Brown T, Slavin J, Morrison WA. The histochemical structure of the deep fascia and its structural response to surgery. J Hand Surg Br 2001; 26: 89–97.

Manheim CJ. The Myofascial Release Manual. 3rd ed. New York: Slack, 2001.

Occleston NL, Laverty HG, O'Kane S, Ferguson MW. Prevention and reduction of scarring in the skin by transforming growth factor beta 3 (TGFbeta3): From laboratory discovery to clinical pharmaceutical. J Biomarter Sci Polym Ed 2008; 19: 1047–1063.

Ogilvie-Harris DJ, Choi CH. Arthroscopic management of degenerative joint disease. In: Grifka J, Ogilvie-Harris DJ (eds). Osteoarthritis: Fundamentals and Strategies for Joint-Preserving Strategies. Berlin: Springer-Verlag, 2000.

Piedade SR, Pinaroli A, Servien E, Neyret P. Is previous knee arthroscopy related to worse results in primary total knee arthroplasty? Knee Surg Sports Traumatol Arthrosc 2009; 17: 328–333.

Rozen WM, Garcia-Tutor E, Alonso-Burgos A, Corlett RJ, Taylor GI, Ashton MW. The effect of anterior abdominal wall scars on the vascular anatomy of the abdominal wall: a cadaveric and clinical study with clinical implications. Clin. Anat. 2009; 22: 815–822.

Salim R, Kadan Y, Nachum Z, Edelstein S, Shalev E. Abdominal scar characteristics as a predictor of intra-abdominal adhesions at repeat caesarean delivery. Fert Steril 2008; 90: 2324–2327.

Schleip R, Naylor IL, Ursu D, et al. Passive muscle stiffness may be influenced by active contractility of intramuscular connective tissue. Med Hypoth 2006; 66: 66–71.

Stecco L, Stecco C. Fascial Manipulation. Practical Part. Padua: Piccin Nuova Libraria S.p.A, 2009.

Yang G, Im HJ, Wang JH. Repetitive mechanical stretching modulates IL-1beta induced COX-2, MMP-1 expression, and PGE2 production in human patellar tendon fibroblasts. Gene 2005; 363: 166–172.

WEITERE LITERATURHINWEISE

Langevin HM. Connective tissue: a body-wide signaling network? Med Hypotheses 2006; 66: 1074–1077.

7.18 Temperatureinflüsse auf die Faszie
Werner Klingler

7.18.1 Überblick

Die Anwendung von Wärme ist eine gängige Behandlungsform bei Muskelbeschwerden wie Steifigkeit oder Myalgien. Die ersten Berichte über eine wärmeinduzierte Relaxation des Bindegewebes sind schon über ein halbes Jahrhundert alt (Rigby et al. 1959). Klinische Daten und In-vitro-Experimente zeigen, dass Wärme im therapeutischen Bereich zu einer temperaturabhängigen myofaszialen Relaxation führt (Lehmann et al. 1970, Warren, Lehmann und Koblanski 1971, Muraoka et al. 2005). In diesem Kapitel wird der Einfluss der Temperatur auf das myofasziale System unter physiologischen und pathologischen Bedingungen behandelt und es werden Ausblicke auf die therapeutische Anwendung und die Auswirkung auf den Ruhetonus der Muskulatur gegeben.

Unter physiologischen Bedingungen arbeiten Skelettmuskeln und fasziale Komponenten eng zusammen. Mit seinem ausgefeilten Bewegungsapparat kann der Mensch einerseits schwere Gewichte heben und andererseits die raschesten und geschmeidigsten Bewegungsfolgen z. B. beim Klavierspiel ausführen. Die Skelettmuskulatur besteht aus Muskelfasern, die aus miteinander verschmolzenen und regelmäßig strukturierten Muskelzellen gebildet sind. Die Kontraktion der Muskelfasern wird durch Ca^{2+}-Freisetzung aus dem inneren Speicher (dem sarkoplasmatischen Retikulum) eingeleitet. Die kontraktilen Proteine werden aktiviert. Myosin ist ein Enzym, das als ATPase (Adenosintriphosphatase) wirkt und Kraft erzeugt, indem im sog. Querbrückenzyklus die Myosin- und Aktinfilamente in „Ruderbewegungen" gegeneinander verschoben werden. Die Muskelrelaxation wiederum wird dadurch ausgelöst, dass Ca^{2+} durch eine ATP verbrauchende Pumpe (SERCA, sarcoendoplasmatic reticulum Ca^{2+} reuptake ATPase) wieder in das sarkoplasmatische Retikulum aufgenommen wird. Der Energiespeicher wird dann über die Glykolyse und Atmungskette wieder aufgefüllt. Alle diese enzymatischen Reaktionen sind temperaturabhängig und laufen nach der logarithmischen Kinetik der Arrhenius-Gleichung ab (> Abb. 7.18.1).

Die isolierte Faszie ist weniger stoffwechselaktiv und enthält weniger Zellen und Mitochondrien als die Muskelfaserbündel. Ihre Viskoelastizität wird durch die Zusammensetzung und Eigenschaften der Fasern, die chemischen Bindungen und andere Faktoren (z. B. die Hydratation) bestimmt. In mehreren Studien wurde gezeigt, dass die Viskoelastizität der Faszie temperaturabhängig ist – allerdings sind solche Messungen wegen technischer Schwierigkeiten nicht einfach durchzuführen (Lam et al. 1990). Bei einem Temperaturanstieg bis auf 40 °C nimmt die Gewebesteifigkeit ab und die Faszie lässt sich schneller dehnen, was zum Teil wohl auf eine Zunahme der Kollagendehnbarkeit zurückzuführen ist (Lehmann et al. 1970, Warren et al. 1971, Ciccone et al. 2006, Bass et al. 2007, Huang et al. 2009, eigene Daten). Das heißt, die Faszienspannung nimmt durch Wärme ab (> Abb. 7.18.2) und umgekehrt nimmt bei einer passiven Abkühlung die Steifigkeit der Faszie zu (Muraoka et al. 2005). Auch die Ligamente an der Wirbelsäule werden bei zunehmender Temperatur länger. An Schafen wurde eine thermische Ausdehnung von etwa 0,5 mm pro Lumbalsegment gemessen (Hasberry und Pearcy 1986).

Auf den ersten Blick scheint das Temperaturverhalten des Skelettmuskels und der angrenzenden Faszie unvereinbar; aus physiologischer Sicht ist die Kombination jedoch durchaus sinnvoll. Die Temperaturverteilung ist im Körper ungleichmäßig.

Muskelarbeit produziert Wärme, die – im Sinne einer positiven Rückkopplung – die Voraussetzungen für den Stoffwechsel verbessert. Insbesondere wird der Ca^{2+}-Umsatz beschleunigt und die Muskelerregbarkeit und -kontraktion verstärkt. Bei einem Temperaturanstieg um einige Grad Celsius – beispielsweise in den Extremitäten von etwa 33 °C auf 39 °C – nimmt die Viskoelastizität der Faszie signifikant zu. Dadurch wird der Muskel weniger durch den Faszienwiderstand behindert und sein Bewegungsumfang nimmt zu. In den meisten Fällen entsteht so ein Funktionsgewinn bei körperlicher Aktivität. Bei geringeren Temperaturen, also Inaktivität, ändert sich das viskoelastische Verhalten dann andererseits so, wie es für die Funktion der Stabilisierung und Lastaufnahme dienlich ist.

Bei schmerzhaften Kontrakturen und Bewegungseinschränkungen ist häufig das Bindegewebe in und um die Skelettmuskulatur verspannt und verhärtet. Auch andere Bindegewebe, die an der Kraftübertragung beteiligt sind, können betroffen sein. Fasziale Funktionen, z. B. der Gelenkkapseln, Sehnen, Epi- oder Endomysien, können durch Trauma oder Entzündung gestört sein. Auch durch eine Läsion des Zentralnervensystems, z. B. einen Schlaganfall, können fasziale Dysfunktionen entstehen. Diese beruhen jedoch auf einem anderen Pathomechanismus. Durch Enthemmung des zweiten Motorneurons kommt es hier zu ständiger Überstimulation der abhängigen motorischen Einheiten und sekundär zu Faszienschäden.

In beiden Fällen führt das myofasziale Ungleichgewicht zu einem Gewebeumbau. Histologisch zeigen sich in diesen Bereichen eine Rückbildung der Muskelfasern, die Zunahme des Bindegewebes sowie eine veränderte Elastin-/Kollagenzusammensetzung und die Einwanderung von Myofibroblasten. Myofibroblasten finden sich typischerweise in Narbengewebe und sind kontraktil; ihre Kontraktionskraft ist stark genug, um Wunden zusammenzuziehen. Im Rahmen verschiedener Krankheitsbilder kommen Faszienkontrakturen vor, so z. B. bei Frozen Shoulder (> Kap. 5.3), Dupuytren-Kontraktur (> Kap. 5.2), Morbus Peyronie (> Kap. 5.2) und anderen (Schleip, Klingler und Lehmann-Horn 2005).

Im Gegensatz zu den Muskelfasern der Skelettmuskulatur erfolgt die Kontraktion der Myofibroblasten langsam und ähnlich wie bei der glatten Muskulatur. Die Aktivierung der Myosinleichtketten-Kinase (MLCK) über den Ca^{2+}-Calmodulin-Komplex spielt in Myofibroblasten nur eine untergeordnete, rudimentäre Rolle. Die wichtigste biochemische Reaktionskette verläuft über die Rho-Kinase, die Ca^{2+}-unabhängig ist und die Myosinphosphatase hemmt. Dies ermöglicht wiederum lang anhaltende und energiesparende Kontraktionen. Die Temperaturabhängigkeit von Myofibroblasten wurde bisher nicht systematisch untersucht.

Unter pathologischen Bedingungen nimmt der Bindegewebeanteil zu. Dessen viskoelastische Eigenschaften bestimmen dann den Bewegungsumfang, das myofasziale (Un-)Gleichgewicht und die Entstehung schmerzhafter Kontrakturen. Unter diesen Umständen kann der Betroffene seine Extremität kaum noch so ge-

Abb. 7.18.1 Kontraktions- und Relaxationsparameter der Skelettmuskulatur. (A) Dargestellt sind originale Kraftmessungen von isolierten humanen Muskelbündeln im physiologischen Organbad. Die Muskelzuckungen nach elektrischer Reizung (0,1 Hz, 1 ms, 25 V) sind deutlich temperaturabhängig. (B) Die Kontraktions- und Relaxationsparameter der Skelettmuskulatur (hier humaner M. vastus, Mittelwert +/− SEM, n = 10) entsprechen der logarithmischen Kinetik biologischer Reaktionen.

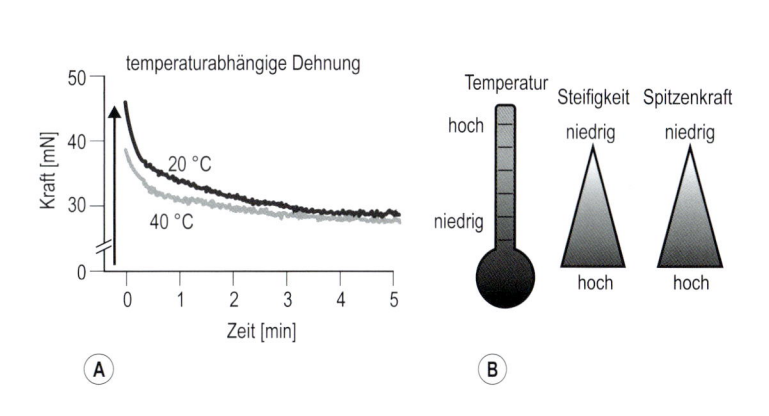

Abb. 7.18.2 Dehnungsverhalten der Faszie bei verschiedenen Temperaturen. (A) Die Originalmesskurve zeigt eine Dehnung der Fascia thoracolumbalis um 4 %. In kalter Umgebung (20 °C) ist die Maximalkraft höher und die Relaxation erfolgt langsamer als bei 40 °C. (B) Schematische Darstellung der Temperatureinflüsse auf die Faszie.

brauchen, dass durch die Muskelaktivität in relevantem Ausmaß Wärme produziert wird. Dadurch fällt der unterstützende physiologische Mechanismus der temperaturbedingten Gewebeentspannung weg und es kann sich ein Teufelskreis entwickeln: Die nicht benutzte Skelettmuskulatur wird immer weiter abgebaut und durch Bindegewebe ersetzt, das die Beweglichkeit weiter hemmt. Auch die verstärkte Verletzungsanfälligkeit der Faszie bei Kälte wird auf das starrere Gewebeverhalten zurückgeführt (Bass et al. 2007).

Wärmeanwendungen im therapeutischen Bereich (d. h. bis 40 °C) sind eine Möglichkeit, diese negative Rückkoppelungsschleife zu unterbrechen. Durch externe Wärmeanwendung konnte der Bewegungsumfang bei Patienten mit Kniegelenkkontrakturen vergrößert werden (Usuba et al. 2006) und die durch Ultraschall erzeugten internen thermischen Wirkungen können die Beweglichkeit ebenfalls verbessern (Draper und Ricard 1995). Technisch ergeben sich noch viele andere Möglichkeiten zur Aufwärmung des myofaszialen Gewebes, z. B. in einem warmen Bad, durch Kurzwellendiathermie oder transdermale Anwendung von Wirkstoffen, die die regionale Durchblutung steigern.

Kontraindikationen gegen eine Wärmeanwendung sind akute Entzündungen, Hautläsionen und periphere Neuropathien wegen des Verbrennungsrisikos. Die Wärmewirkung beschränkt sich im Übrigen nicht auf die biomechanischen Eigenschaften des Gewebes. Wärme beeinflusst auch das Zentralnervensystem und die peripheren Nozizeptoren. Die Wechselbeziehungen zwischen Temperatur- und Schmerzsignalverarbeitung mit ihren Auswirkungen auf die Schmerzwahrnehmung sind jedoch komplex und werden kontrovers diskutiert (Green 2004).

7.18.2 Zusammenfassung

Zusammenfassend lässt sich feststellen, dass Wärmeanwendung im therapeutischen Bereich bei vielen Faszienkontrakturen mit entsprechender myofaszialer Dysfunktion entspannend wirkt. Bei Patienten mit Lumbalgien wurden Rupturen der Fascia thoracolumbalis mit Prolaps von Fettgewebe und Muskulatur beobachtet (Dittrich 1963, Faille 1978). Die Verdickung der Faszie bei Lumbalgiepatienten könnte Ausdruck von faszialen Vernarbungsvorgängen sein (Langevin et al. 2009). Auch bei Lumbalgien wurden äußerliche Wärmeanwendungen in einem Cochrane-Review als vorteilhaft beurteilt (French et al. 2006). Die Erwärmung der „frozen lumbars" kann den Betroffenen helfen, aktiv zu bleiben, und Einschränkungen mindern.

Was wir aus dem unterschiedlichen Temperaturverhalten von Faszien und Muskelfasern lernen, hilft uns auch den passiven Muskeltonus zu verstehen (Simons und Mense 1998). Wärme steigert die Muskelerregbarkeit, beschleunigt Kontraktions- wie auch Relaxationsvorgänge und erhöht die Krafterzeugung. Andererseits nehmen myofasziale Spannung und Steifigkeit mit steigender Temperatur in vitro ab. Unter der Voraussetzung, dass keine willkürliche

Innervation vorliegt, sollte dieser Effekt auch in vivo zu beobachten sein. Insofern spielt die Regulation der Fasziensteifigkeit eine wesentliche Rolle für den EMG-negativen Ruhemuskeltonus.

LITERATURQUELLEN

Bass CR, Planchak CJ, Salzar RS, et al. The temperature-dependent viscoelasticity of porcine lumbar spine ligaments. Spine (Phila PA 1976) 2007; 32: E436–E442.

Ciccone WJ 2nd, Bratton DR, Weinstein DM, Elias JJ. Viscoelasticity and temperature variations decrease tension and stiffness of hamstring tendon grafts following anterior cruciate ligament reconstruction. J Bone Joint Surg Am 2006; 88: 1071–1078.

Dittrich RJ. Lumbodorsal fascia and related structures as factors in disability. Lancet 1963; 83: 393–398.

Draper DO, Ricard MD. Rate of temperature decay in human muscle following 3 MHz ultrasound: the stretching window revealed. J Athl Train 1995; 30: 304–307.

Faille RJ. Low back pain and lumbar fat herniation. Am J Surg 1978; 44: 359–361.

French SD, Cameron M, Walker BF, Reggars JW, Esterman AJ. A Cochrane review of superficial heat or cold for low back pain. Spine (Phila PA 1976) 2006; 31: 998–1006.

Green BG. Temperature perception and nociception. J Neurobiol 2004; 61: 13–29.

Hasberry S, Pearcy MJ. Temperature dependence of the tensile properties of interspinous ligaments of sheep. J Biomed Eng 1986; 8: 62–67.

Huang CY, Wang VM, Flatow EL, Mow VC. Temperature-dependent viscoelastic properties of the human supraspinatus tendon. J Biomech 2009; 42: 546–549.

Langevin H, Stevens-Tuttle D, Fox JR, et al. Ultrasound evidence of altered lumbar connective tissue structure in human subjects with chronic low back pain. BMC Musculoskelet Disord 2009; 10: 151.

Lam TC, Thomas CG, Shrive NG, Frank CB, Sabiston CP. The effects of temperature on the viscoelastic properties of the rabbit medial collateral ligament. J Biomech Eng 1990; 112: 147–152.

Lehmann JF, Masock AJ, Warren CG, Koblanski JN. Effect of therapeutic temperatures on tendon extensibility. Arch Phys Med Rehabil 1970; 50: 481–487.

Muraoka T, Omuro K, Wakahara T, Fukunaga T, Kanosue K. Influence of muscle cooling on the passive mechanical properties of the human gastrocnemius muscle. Conf Proc IEEE Eng Med Biol Soc 2005; 1: 19–21.

Rigby BJ, Hirai N, Spikes JD, Eyring H. The mechanical properties of rat tail tendon. J Gen Physiol 1959; 43: 265–283.

Schleip R, Klingler W, Lehmann-Horn F. Active fascial contractility: Fascia may be able to contract in a smooth muscle-like manner and thereby influence musculoskeletal dynamics. Med Hypotheses 2005; 65: 273–277.

Simons DG, Mense S. Understanding and measurement of muscle tone as related to clinical muscle pain. Pain 1998; 75: 1–17.

Usuba M, Miyanaga Y, Miyakawa S, Maeshima T, Shirasaki Y. Effect of heat in increasing the range of knee motion after the development of a joint contracture: an experiment with an animal model. Arch Phys Med Rehabil 2006; 87: 247–253.

Warren CGT, Lehmann JF, Koblanski JN. Elongation of rat tail tendon. Effect of load and temperature. Arch Phys Med Rehabil 1971; 50: 465–474.

7.19 Neurodynamik: Bewegung gegen neuropathischen Schmerz

Michel W. Coppieters und Robert J. Nee

7.19.1 Einleitung

Das Nervensystem ist ein bemerkenswertes Organsystem. In vieler Hinsicht ist es gut geschützt und robust. Durchschnittlich 50 % jedes peripheren Nervs bestehen aus Bindegewebe – die Werte reichen von 22 % bis hin zu 80 % in einigen Nerven (Sunderland und Bradley 1949). Daneben gibt es auch noch andere anatomische Konstruktionsmerkmale, die das Nervensystem in die Lage versetzen, mit den verschiedenen mechanischen Anforderungen im Rahmen seiner Funktionen zurechtzukommen. Komplette Nervenläsionen (z. B. ein Nervenwurzelausriss) sind selten und es müssen bei einem Trauma erhebliche Kräfte oder Beschleunigungen wirksam werden, damit sie entstehen.

Diese makroskopische Robustheit täuscht jedoch etwas, denn bestimmte Bereiche des Nervensystems sind weniger gut geschützt und anfällig für Verletzungen. Hier können schon relativ geringe Druckwirkungen eine immunologisch-entzündliche Reaktionskaskade auslösen, die zur Entwicklung peripherer neuropathischer Schmerzen führt. Den Nervenwurzeln beispielsweise fehlen einige der Bindegewebeschichten der peripheren Nerven (Epineurium und Perineurium; s. u.), sodass sie weniger gut vor Druckschäden oder Entzündungen im Rahmen von Bandscheiben- oder Gelenkerkrankungen geschützt sind. Und Neuropathien wie das Karpal-, Kubital- und Tarsaltunnelsyndrom zeigen, dass das Nervensystem auch in umschlossenen Bereichen gefährdet ist, wo es durch eine Druckerhöhung zur Nervenkompression kommen kann.

In Anbetracht der relativ geringen Prävalenz akuter traumatischer Nervenschäden überrascht es, dass das bis heute am häufigsten verwendete Klassifikationssystem für Nervenerkrankungen schon vor über 60 Jahren während des Zweiten Weltkriegs entwickelt wurde. In dieser Seddon-Klassifikation werden drei große Gruppen von Nervenschäden nach dem jeweiligen Schweregrad unterschieden: Neurapraxie, Axonotmesis und Neurotmesis (Seddon 1943). Dabei ist zu beachten, dass sowohl dieses Schema als auch die spätere Modifikation durch Sunderland (1951) auf makropathologischen Veränderungen sowie dem Verlust der Nervenfunktion (Erregungsleitung) basieren. Negativsymptome wie Sensibilitätsausfälle (Taubheitsgefühl) und Abnahme der Muskelkraft (Schwäche) können leicht durch die Demyelinisierung und Axondurchtrennung erklärt werden, die für die drei Kategorien in unterschiedlichem Ausmaß beschrieben werden. Die wichtigen Positivsymptome, z. B. neuropathische Schmerzen, werden in den Klassifikationen jedoch nicht ausreichend berücksichtigt.

Sunderland (1978) stellte zwar fest, dass es häufig periphere Neuropathien gibt, bei denen die Beeinträchtigung der Nervenleitung nicht ausgeprägt genug ist, um sie als Neurapraxie einzustufen, aber auf dem begrenzten Wissensstand seiner Zeit konnte er diese nur als *irritative lesions* oder *perverted nerves* beschreiben. Inzwischen besitzen wir dank der Fortschritte der letzten Jahrzehnte in den Neurowissenschaften viel bessere Kenntnisse zur Pathophysiologie der Nervenschäden. Wir wollen kurz den Aufbau, die Funktionen und die Pathophysiologie des peripheren Nervensystems zusammenfassen, bevor wir uns dann der Bewegung als Behandlungsform für neuropathische Schmerzkrankheiten zuwenden.

7.19.2 Aufbau, Funktion und Pathophysiologie des peripheren Nervensystems

Ein typisches Neuron, der Kernbaustein des Nervensystems, besteht aus einem Zellkörper, Dendriten und einem Axon. Etwa alle 1–2 mm finden sich an den markhaltigen (myelinisierten) Axonen Lücken in der Myelinscheide (sog. Ranvier-Knoten). An diesen Stellen sind zahlreiche Ionenkanäle in das Axolemm integriert, durch die hindurch elektrisch geladene Atome die Membran passieren können. Auf diese Weise erhält das Neuron seine Erregbarkeit. Das Aktionspotenzial kann von Knoten zu Knoten springen und dadurch schneller fortgeleitet werden (sog. saltatorische Impulsleitung). Die Myelinscheide wird von Schwann-Zellen gebildet und um die Axone gewickelt. In marklosen Nervenfasern legen sich die Schwann-Zellen um einzelne Axone oder Gruppen von Axonen und bilden so die sog. Remak-Bündel. Schwann-Zellen sind auch an der Immunantwort beteiligt; sie bilden immunologisch aktive Substanzen (z. B. pro-inflammatorische Zytokine), die zur Entstehung von Schmerz und Entzündung beitragen.

Ein peripherer Nerv besteht aus mehreren Neuronen, Blutgefäßen und verschiedenen Bindegewebescheiden. Das Endoneurium umgibt jeweils die einzelnen markhaltigen oder Gruppen von marklosen Nervenfasern als schlauchförmige Bindegewebehülle. Mehrere solcher Schläuche sind durch das Perineurium zu Faserbündeln zusammengefasst, und die Faserbündel sind eingebettet in bzw. umgeben vom Epineurium. In diesen Bindegewebescheiden sind die Kollagenfasern in allen Richtungen miteinander verwoben und bilden ein unregelmäßiges, aber stabiles Netzwerk. Zusätzlich ist der periphere Nerv von einem dünnen Mesoneurium umgeben, das die Verschieblichkeit gegenüber den benachbarten Geweben verbessert.

Die Bindegewebescheiden werden von Nervi nervorum innerviert (Sauer et al. 1999). Zusätzlich hat der Nervenstamm noch eine sympathische Innervation über die perivaskulären Plexus der in den Nerv eintretenden Blutgefäße (Bove und Light 1997). Die kleinen Nervi nervorum sind überwiegend marklos und zumindest einige von ihnen sind nozizeptiv. Auf diese Weise kann das Bindegewebe zu einer Schmerzempfindung beitragen, die theoretisch sogar unabhängig von der Art der pathologischen Veränderungen in dem betroffenen Nerv sein müsste.

Die Versorgung des Nervs wird durch ein gut entwickeltes System aus extra- und intraneuralen Blutgefäßen sichergestellt. Die Blutgefäße durchbohren die verschiedenen Bindegewebescheiden, um Sauerstoff und wichtige Nährstoffe zu den Zellen zu bringen. Die Endothelialzellen, die das Innere der intraneuralen Kapillaren auskleiden, bilden zusammen mit dem Perineurium die Blut-Nerv-Schranke (Yayama et al. 2010). Analog zur Blut-Hirn-Schranke dient sie dazu, unerwünschte Substanzen aus dem Perineuralraum fernzuhalten. Kompression und intraneurale Ischämie (Yayama et al. 2001) sowie intraneurale Aktivierung von Immunzellen (Spies et al. 1995) können dazu führen, dass die Blut-Nerv-Schranke örtlich durchlässig wird.

Sunderland (1976) beschrieb drei pathologische Stadien nach anhaltender Drucksteigerung in oder um einen Nerv: Hypoxie, Ödem und Fibrose. Die Drucksteigerung führt zur venösen Stase, Ischämie und Hypoxie verursachen Schmerzen und andere Symptome (z. B. Parästhesien). Wenn die Hypoxie länger anhält, bricht die Blut-Nerv-Schranke zusammen, sodass sich Proteine und Ödemflüssigkeit im Nerv ansammeln. Da es an der Blut-Nerv-Schranke keine Lymphgefäße gibt, dauert es oft sehr lange, bis ein Ödem innerhalb des Perineuriums oder Endoneuriums wieder resorbiert wird (Rempel, Dahlin und Lundborg 1999). Zuvor abgeschirmte Antigene werden zugänglich und locken Lymphozyten, Fibroblasten und Makrophagen in den Perineuralraum. Dadurch wird eine Entzündungsreaktion und letztendlich eine Fibrose oder Vernarbung im Subperineuralraum ausgelöst. Eine Verdickung des Epineuriums und Perineuriums wurde ebenfalls nachgewiesen (Mackinnon 2002).

Eine umfassende Übersicht zur Neuropathologie kann im Rahmen dieses Kapitels nicht gegeben werden. Der Leser sei hierzu auf die Übersichtsarbeiten von Rempel (Rempel, Dahlin und Lundborg 1999) und Mackinnon (2002) verwiesen.

7.19.3 Multilokuläre Nervenkompression

Upton und McComas (1973) stellten mit ihrer „Double-Crush"-Theorie die Hypothese auf, dass durch Kompression eines Axons dessen Vulnerabilität für weitere Druckschäden zunimmt. Grundlage dieser Annahme war die Beobachtung, dass bei Patienten mit einem Karpaltunnelsyndrom (KTS) häufig (in 5–18 %) auch eine zervikale Radikulopathie vorliegt (Morgan und Wilbourn 1998, Moghtaderi und Izadi 2008), während die Prävalenz in der Allgemeinbevölkerung unter 1 % liegt (Radhakrishnan et al. 1994). Auch 40 Jahre nach der Formulierung der Hypothese ist noch immer sehr wenig über die zugrunde liegenden Pathomechanismen bekannt und auch die Existenz des Phänomens selbst wird häufig bestritten. Im Rahmen einer Delphi-Studie (Schmid und Coppieters 2010) befragten wir daher internationale Fachleute aus dem Gebiet der Pathologie peripherer Nerven. Zwei Drittel dieser Experten fanden die Aussage zutreffend oder sehr zutreffend, dass eine Nervenstörung prädisponierender Faktor für die Entwicklung einer weiteren Nervenstörung ist; ein Drittel stimmte der Aussage dagegen nicht zu. Auf die Frage nach möglichen Pathomechanismen für multilokuläre Nervenschäden wurden 22 mögliche Erklärungen angegeben. Neben bereits in der Literatur erwähnten Faktoren (z. B. Störung des axonalen Transports oder veränderte Biomechanik des Nervs) wurden auch Mechanismen vorgeschlagen, die bisher nicht mit multilokulären Nervenschäden in Zusammenhang gebracht worden waren, so unter anderem Veränderungen an den Ionenkanälen oder immunentzündliche Prozesse am peripheren Nerv, am Spinalganglion, am Rückenmark oder in höheren Schmerzverarbeitungszentren.

Viele Kliniker haben die Double-Crush-Theorie bereitwillig aufgegriffen, da sie Anlass gibt, bei der Untersuchung und Behandlung von Patienten mit neuropathischen Schmerzen den Zustand des gesamten Nervensystems und seiner umgebenden Strukturen im Auge zu behalten. Nach Meinung einiger Autoren ist es ohne die Erfassung und Behandlung solcher multilokulärer Engpässe gar nicht möglich, die Beschwerden des Patienten wirklich zu beheben (Mackinnon 2002). Aufgrund fehlender Studien wurde in die klinischen Leitlinien bisher jedoch keine entsprechende Empfehlung zur Behandlung von Patienten mit multilokulären Nervenstörungen (z. B. zervikale Radikulopathie und Karpaltunnelsyndrom) aufgenommen (American Academy of Orthopaedic Surgeons 2008) und es werden noch viele grundlegende Studien nötig sein, um die Pathomechanismen der multilokulären Nervenkompression zu belegen.

7.19.4 Bewegung gegen neuropathischen Schmerz

Relativ wenige Studien (insbesondere wenige Studien am Menschen) beschäftigen sich bisher mit der Behandlung neuropathischer Schmerzen durch Bewegung. In einer tierexperimentellen Studie konnten durch ein umfangreiches Übungsprogramm die Zeichen neuropathischer Schmerzen bei Nagern mit chronischen partiellen Nervus-ischiadicus-Läsionen gelindert werden: Nach den Übungen waren Kälteallodynie und thermale Hyperalgesie geringer ausgeprägt als zuvor (Kuphal, Fibuch und Taylor 2007). Im vorliegenden Abschnitt werden wir uns auf eine besondere Form der Bewegungstherapie, nämlich die neurodynamischen Übungen oder Nervengleitübungen, konzentrieren.

Neurodynamische Übungen: Gleit- und Zugtechnik

Historisch entsprachen die ersten Mobilisationstechniken für das Nervensystem bereits in etwa den neurodynamischen Tests oder Zugtests („tension tests"), wie sie anfangs genannt wurden. Biomechanische Untersuchungen zeigten, dass sich Nerven bei Bewegungen erheblich gegenüber ihrer Umgebung verschieben können und dass die Zugspannung im Nerv bei neurodynamischen Tests oder auch nur Teilmanövern davon bedeutend zunimmt (Byl et al. 2002, Wright et al. 2005, Coppieters et al. 2006, Gilbert et al. 2007, Coppieters und Butler 2008). Wegen der dabei entstehenden Zugspannung werden diese frühen Mobilisationsmanöver heute oft als Zugtechnik (tensioning technique) klassifiziert (Butler 2000). Ein Beispiel dafür sind die Zugübungen am Nervus medianus durch Ellbogenextension und gleichzeitige Handgelenkextension (➤ Abb. 7.19.1B), Ellbogenextension mit Neigung der Halswirbelsäule zur Gegenseite (➤ Abb. 7.19.2B) oder die Kombination von Handgelenk und Fingerextension (➤ Abb. 7.19.3). Natürlich können die Übungen verschiedene Kombinationen umfassen und auch viel näher an der physiologischen Funktion bleiben als die hier dargestellten Manöver, die biomechanisch genau analysiert wurden (s. u.).

7.19 Neurodynamik: Bewegung gegen neuropathischen Schmerz

A Gleittechnik

B Zugtechnik

C Handbewegung bei flektiertem Ellbogen

D Handbewegung bei extendiertem Ellbogen

E Ellbogenbewegung bei Neutralstellung der Hand

F Ellbogenbewegung bei extendierter Hand

Longitudinale Verschiebung des N. medianus am Handgelenk [mm]:
- A: 12,4
- B: 4,7
- C: 8,9
- D: 7,2
- E: 2,9
- F: 4,3

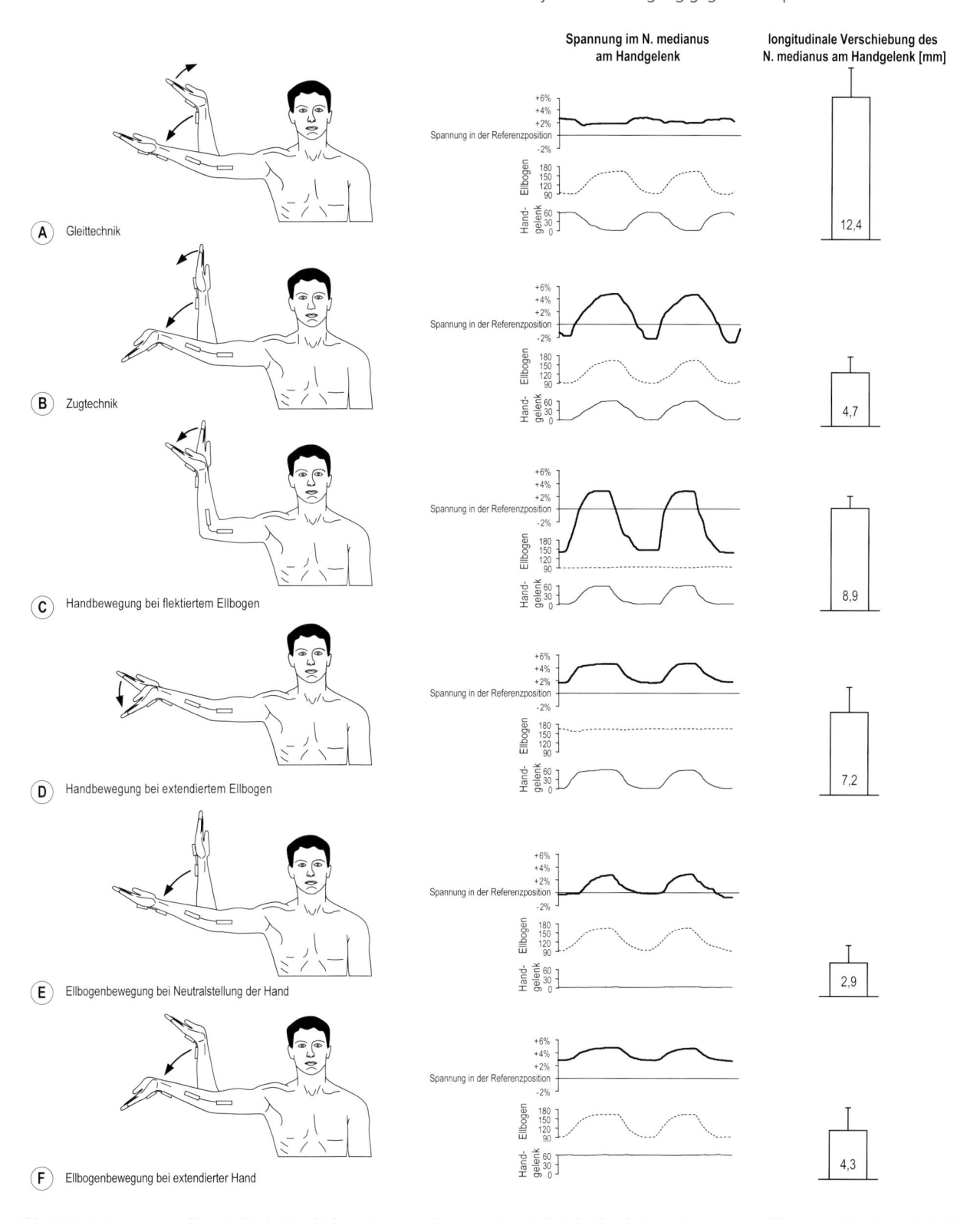

Abb. 7.19.1 Spannung und longitudinale Verschiebung des N. medianus am Handgelenk bei kombinierter Bewegung in Ellbogen und Handgelenk (A–B) sowie bei alleiniger Bewegung des Ellbogens oder Handgelenks (C–F). Für jede der sechs Situationen zeigen die Diagramme in der mittleren Spalte drei Wellenkurven: die oberste zeigt die Veränderung der Spannung im Nerv an, die mittlere und untere Kurve zeigen die Bewegungsausschläge des Ellbogen- bzw. Handgelenks, die mit zwei Elektrogoniometern gemessen wurden. Am Ellbogen entspricht eine volle Extension 180°, am Handgelenk 60°. Die weiträumigsten Nervenverschiebungen (durchschn. 12,4 mm, $p < 0,001$) wurden durch die Gleittechnik erzielt und bei dieser wurden auch die hohen Spannungsspitzen im Nerv vermieden, die bei der Zugtechnik (mit Extension sowohl des Ellbogen- als auch des Handgelenks) auftreten. Bei der Gleittechnik wird die Spannung, die durch die Ellbogenextension auftritt, durch die Spannungsreduktion ausgeglichen, die durch die Bewegung des Handgelenks von der Extension zur Neutralstellung zustande kommt. Die Bewegungsamplituden der Gelenke waren in allen sechs Situationen gleich. Aus: Coppieters und Butler 2008; Abdruck mit freundlicher Genehmigung.

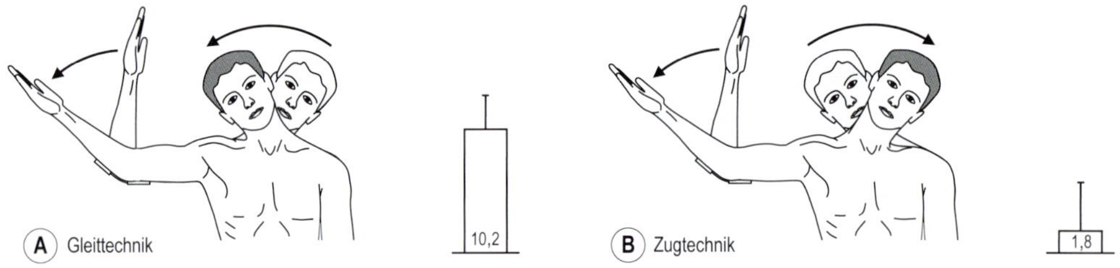

Abb. 7.19.2 Beispiel für die Durchführung der Gleit- und Zugtechnik am N. medianus mithilfe von Ellbogen und HWS-Bewegungen. Die longitudinale Verschiebung des N. medianus im Oberarm (wie im Balkendiagramm in mm angegeben) war bei der Gleittechnik größer ($p < 0{,}0001$) als bei der Zugtechnik oder der alleinigen Bewegung von Ellbogen bzw. Hals (nicht dargestellt). Bei der Gleittechnik wird die Distalbewegung des N. medianus bei der Extension des Ellbogengelenks dadurch unterstützt, dass der Plexus brachialis durch eine Neigung der HWS nach ipsilateral entspannt wird. Bei der Zugtechnik wird die Distalbewegung des N. medianus dagegen durch die verstärkte Nervenspannung behindert, die durch eine HWS-Neigung nach kontralateral induziert wird. Die grau getönten Bereiche zeigen die Ausgangsposition, die Pfeile die Bewegungsrichtung zur Endposition (nicht getönt). Aus: Coppieters, Hough und Dilley 2009; Abdruck mit freundlicher Genehmigung.

Selbst wenn eine bewegungsbasierte Behandlungsform geeignet erscheint, wird die erhöhte neurale Zugspannung bei der Zugtechnik doch oft nicht als günstig angesehen (Coppieters und Butler 2008). Aus diesem Grund wurden Bewegungskombinationen empfohlen, bei denen die Dehnung des Nervenlagers an einem Gelenk durch eine Längenminderung am benachbarten Gelenk kompensiert wird (Butler 2000, Coppieters, Bartholomeeusen und Stappaerts 2004). Diese Technik erhielt dann die Bezeichnung „Gleittechnik", da klinisch anzunehmen ist, dass die Gleitübungen im Vergleich zu den Zugübungen nicht nur größere Längsverschiebungen des Nervs hervorrufen, sondern auch die Zunahme der Zugspannung weitgehend vermeiden. Gleitübungen werden als weniger aggressiv angesehen und sind besser geeignet für akute Verletzungen, postoperative Behandlungen und selbst bei entzündlichen Veränderungen in der Umgebung des Nervenlagers, da die großen Exkursionen dazu beitragen können, konzentrierte Entzündungsmediatoren zu zerstreuen (Coppieters und Butler 2008). Außerdem können neurodynamische Übungen zur postoperativen Adhäsionsprophylaxe, zur Verminderung von Ödem und Flüssigkeitsdruck im Nerv, zur Fibroseprophylaxe sowie zur Verbesserung der intraneuralen Mikrozirkulation und Behebung von Hypoxien eingesetzt werden (Coppieters und Butler 2008).

Obwohl die Gleittechnik schon vor über 10 Jahren eingeführt wurde (Butler 2000), wurden erst vor einigen Jahren Studien durchgeführt, um die klinischen Vorstellungen über die biomechanischen Wirkungen verschiedener Formen von neurodynamischen Übungen zu verifizieren. Die longitudinalen Exkursionen des N. medianus und die Zugspannung im Nerv bei Gleit- und Zugmanövern sowie bei Eingelenkbewegungen wurden an menschlichen Leichen (Coppieters und Alshami 2007) sowie in vivo mit der dynamischen Sonografie (Coppieters, Hough und Dilley 2009) gemessen. ➤ Abb. 7.19.1 und ➤ Abb. 7.19.2 zeigen deutlich, dass verschiedene Formen von Gleitübungen ganz unterschiedliche mechanische Wirkungen auf die Nerven haben. Die Untersuchungen bestätigten die Annahme der Kliniker, dass durch die Gleittechnik große Exkursionen des Nervs ohne wesentliche Zunahme der Zugspannung erzielt werden können. Längsverschiebung und Zugspannung im Nerv bei Bewegung eines Gelenks wurden deutlich von der Stellung bzw. gleichzeitigen Bewegung des Nachbargelenks beeinflusst. Dies ist eine wichtige Erkenntnis, die bei der Zusammenstellung geeigneter aufeinander aufbauender Übungen für Patienten mit neuropathischen Schmerzen hilfreich sein kann.

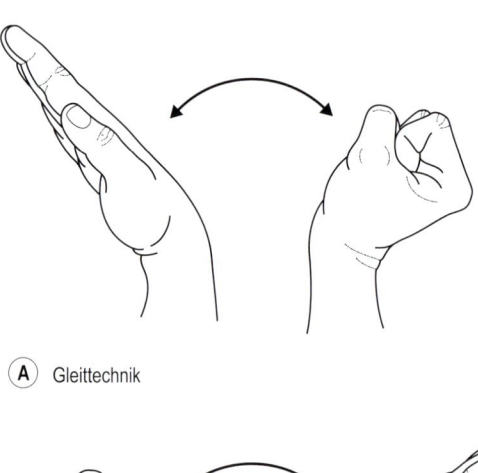

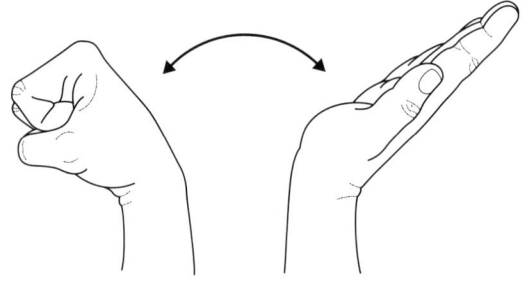

Die Tatsache, dass Zugspannung und Bewegung des Nervs über weite Strecken – d. h. weit über die Umgebung des bewegten Gelenks hinaus – übertragen werden, zeigt auch, dass es praktisch un-

Abb. 7.19.3 Beispiel für die Durchführung der Gleit- und Zugtechnik am N. medianus mithilfe von Handgelenk- und Fingerbewegungen. Bei der Gleittechnik wird die durch die Fingerstreckung (Bild oben links) oder Handgelenkextension (oben rechts) entstehende Spannung durch eine Handgelenkflexion (oben links) bzw. Fingerbeugung (oben rechts) kompensiert. Bei der Zugtechnik werden Finger und Hand aus einer Stellung mit minimaler Nervenspannung (Handgelenk- und Fingerbeugung, unten links) in eine Stellung maximaler Nervenspannung (Handgelenkextension und Fingerstreckung, unten rechts) gebracht. Die Gleittechnik wird als nicht belastende Mobilisationstechnik für die konservative oder postoperative Behandlung von Patienten mit KTS empfohlen. Aus: Coppieters, Hough und Dilley 2009; Abdruck mit freundlicher Genehmigung.

möglich ist, einen Nerv ruhigzustellen, indem man die Bewegung in einem oder wenigen Gelenken einschränkt. Bei Engpasssyndromen wie dem KTS werden häufig Schienen empfohlen (American Academy of Orthopedic Surgeons 2008, de Krom et al. 2008) und die partielle Ruhigstellung kann in bestimmten Situationen auch tatsächlich vorübergehend Erleichterung verschaffen. Je nach der Behandlungsphilosophie des Arztes kann die partielle Ruhigstellung allerdings auch als eine kontrollierte Mobilisation und als erste Stufe eines Übungsprogramms angesehen werden, wenn die Symptome sehr belastend sind. Zwar wurden inzwischen großangelegte Studien zum Thema gestartet, aber noch gibt es zu wenige Daten, um die eine oder die andere Vorgehensweise bei KTS oder ähnlichen Erkrankungen zu empfehlen. Was allerdings bereits in Studien festgestellt wurde, ist, dass selbst nach einem operativen Eingriff (z. B. einer Ulnarisverpflanzung) eine sofortige Mobilisation bessere Ergebnisse bringt als eine verzögert einsetzende Mobilisation (Weirich et al. 1998).

Neben der Analyse der biomechanischen Wirkungen erhält auch die analgetische Wirkung der neurodynamischen Übungen zunehmend Aufmerksamkeit. Durch quantitative Messung der Wärmeempfindung wurde die schmerzdämpfende Wirkung der neurodynamischen Zugtechnik an gesunden Probanden geprüft (Beneciuk, Bishop und George 2009). Verglichen mit einer Scheinintervention wurde eine sofortige, aber nicht andauernde Reduktion der zeitlichen Summation beobachtet. Für diesen Effekt sind hauptsächlich die afferenten C-Fasern verantwortlich (Price et al. 2002). Bezüglich der Aδ-vermittelten Schmerzwahrnehmung waren keine Gruppenunterschiede feststellbar (Beneciuk, Bishop und George 2009). Eine sofortige und auch anhaltende Dämpfung mechanischer Schmerzreize (gemessen am verfügbaren Bewegungsumfang bei neurodynamischen Tests) wurde ebenfalls in der Gruppe der Patienten beobachtet, die neurodynamische Übungen durchgeführt hatten; in der Kontrollgruppe war dies nicht der Fall.

Dieselbe Arbeitsgruppe führte auch eine Untersuchung mit KTS-Patienten durch. Auch hier bewirkte die neurodynamische Mobilisation im Vergleich zur Scheinintervention eine Reduktion der temporalen Summation. Auch wenn die Anzahl der untersuchten Patienten noch begrenzt ist und nur eine Form der neurodynamischen Übungen (Zugtechnik) geprüft wurde, sehen die Autoren doch eine positive neurophysiologische Wirkung der neurodynamischen Übungen als gegeben an (Bialosky et al. 2009).

Umgebungsstrukturen

Der Zustand der Strukturen und Gewebe in der Umgebung der Nerven – Faszie, Muskulatur, Gelenke, Sehnen und Knochen – ist für Patienten mit peripheren Neuropathien sehr wichtig. Veränderungen und Störungen in diesen umgebenden Geweben können sich auch auf den Zustand der Nerven negativ auswirken und die Heilung verzögern oder gar verhindern. Daher ist die Untersuchung und ggf. Behandlung der Umgebungsstrukturen schon seit Langem ein wesentlicher Bestandteil der Bewegungstherapie für Patienten mit peripheren Neuropathien (Hall und Elvey 1999). Die Mobilisation der Halswirbelsäule auf der Höhe einer relevanten segmentalen Bewegungseinschränkung hat beispielsweise günstige Auswirkungen auf den Verlauf von neuropathischen zervikobrachialen Schmerzen (Coppieters et al. 2003). Im Vergleich zu einer Kontrollintervention führte die Mobilisation durch lateralen Schub zur Gegenseite an den Halswirbelsäulengelenken zu einer Abnahme der Schmerzintensität und Symptomverteilung und zu einer Zunahme des Bewegungsumfangs.

7.19.5 Klinische Daten zur Wirksamkeit

Wichtiger noch als die Untersuchung der biomechanischen und neurophysiologischen Vorgänge ist die Frage, welche klinische Wirksamkeit die neurodynamischen Übungen langfristig für Patienten mit neuropathischen Schmerzen haben. Leider gibt es noch keine randomisierten, kontrollierten Studien mit ausreichender Teststärke für eine Langzeitnachbeobachtung. In zwei systematischen Übersichtsarbeiten (Ellis und Hing 2008, Medina McKeon und Yancosek 2008) wurden die Ergebnisse aus einer Reihe kleinerer Studien zusammengefasst. Beim Vergleich über alle Studien hinweg ergaben die neurodynamischen Übungen tendenziell bessere Verläufe (Medina McKeon und Yancosek 2008). In den meisten Studien ging es um die Behandlung des Karpaltunnelsyndroms und die Autoren kamen zu dem Ergebnis, dass die tendenzielle Linderung von Schmerzen und Beschwerden sowie die verbesserte Sensibilität, Funktion und Kraft in Kombination mit dem geringen finanziellen und zeitlichen Aufwand die neurodynamischen Übungen durchaus zu einer überlegenswerten Therapieoption machen (Medina McKeon und Yancosek 2008). Weitere Studien sind jedoch erforderlich, um das Evidenzniveau für diese Therapie zu erhöhen.

7.19.6 Der ganzheitliche Blick

In diesem kurzen Kapitel ging es hauptsächlich um das periphere Nervensystem. Auch wenn Phänomene wie die „Double-Crush"-Theorie immer wieder zeigen, dass viele Abläufe noch nicht bis ins Detail bekannt sind, haben wir insgesamt in den letzten Jahrzehnten doch ein recht umfassendes Verständnis von der Pathologie der peripheren Nerven gewonnen. Wir wissen inzwischen auch, welchen mechanischen Anforderungen das Nervensystem ausgesetzt ist und welche unterschiedlichen biomechanischen Effekte sich durch die verschiedenen neurodynamischen Übungen erzielen lassen. Bei aller Wichtigkeit dieser Erkenntnisse sind Anatomie, Biomechanik und Pathologie aber nur ein Teil des Ganzen. Nervengleitübungen können durchaus nützlich sein, aber sie müssen – wie überhaupt alle Behandlungsansätze – auch für den Patienten sinnvoll sein und in ein größeres Therapiekonzept eingebunden werden, das unter anderem auch pharmakologische Optionen umfasst. „Sinnvoll" heißt hier, dass der Patient selbst die Faktoren kennen und verstehen sollte, die zu einer erhöhten Sensibilität der Nerven geführt haben. Dazu wird er in den meisten Fällen ein grundlegendes Verständnis der neurologischen und Schmerzmechanismen sowie der Auswirkungen von Bedrohung, Angst und Stress benötigen, und er sollte sich auch der möglichen oder vorhandenen maladaptiven Verhaltensweisen bewusst sein. Schließlich gibt es auch Nervenkompressionen, die vollkommen schmerzfrei verlaufen und uns daran erinnern, dass nicht allein die lokale Gewebepathologie für die Schmerzen eines Menschen verantwortlich ist.

LITERATURQUELLEN

American Academy of Orthopaedic Surgeons. Guideline on the treatment of carpal tunnel syndrome. Rosemont, IL: American Academy of Orthopedic Surgeons, 2008.

Beneciuk JM, Bishop MD, George SZ. Effects of upper extremity neural mobilization on thermal pain sensitivity: a sham-controlled study in asymptomatic participants. J Orthop Sports Phys Ther 2009; 39: 428–438.

Bialosky JE, Bishop MD, Price DD, Robinson ME, Vincent KR, George SZ. A randomized sham-controlled trial of a neurodynamic technique in the treatment of carpal tunnel syndrome. J Orthop Sports Phys Ther 2009; 39: 709–723.

Bove GM, Light AR. The nervi nervorum. Pain Forum 1997; 6: 181–190.

Butler DS. The Sensitive Nervous System. Unley: Noigroup Publications, 2000.

Byl C, Puttlitz C, Byl N, Lotz J, Topp K. Strain in the median and ulnar nerves during upper-extremity positioning. J Hand Surg Am 2002; 27: 1032–1040.

Coppieters MW, Alshami AM. Longitudinal excursion and strain in the median nerve during novel nerve gliding exercises for carpal tunnel syndrome. J Orthop Res 2007; 25: 972–980.

Coppieters MW, Butler DS. Do 'sliders' slide and 'tensioners' tension? An analysis of neurodynamic techniques and considerations regarding their application. Man Ther 2008; 13: 213–221.

Coppieters MW, Stappaerts KH, Wouters LL, Janssens K. The immediate effects of a cervical lateral glide treatment technique in patients with neurogenic cervicobrachial pain. J Orthop Sports Phys Ther 2003; 33: 369–378.

Coppieters MW, Bartholomeeusen KE, Stappaerts KH. Incorporating nerve-gliding techniques in the conservative treatment of cubital tunnel syndrome. J Manipulative Physiol Ther 2004; 27: 560–568.

Coppieters MW, Alshami AM, Babri AS, Souvlis T, Kippers V, Hodges PW. Strain and excursion of the sciatic, tibial, and plantar nerves during a modified straight leg raising test. J Orthop Res 2006; 24: 1883–1889.

Coppieters MW, Hough AD, Dilley A. Different nerve-gliding exercises induce different magnitudes of median nerve longitudinal excursion: an in vivo study using dynamic ultrasound imaging. J Orthop Sports Phys Ther 2009; 39: 164–171.

de Krom MC, van Croonenborg JJ, Blaauw G, Scholten RJ, Spaans F. Guideline 'Diagnosis and treatment of carpal tunnel syndrome'. Ned Tijdschr Geneeskd 2008; 152: 76–81.

Ellis RF, Hing WA. Neural mobilization: a systematic review of randomized controlled trials with an analysis of therapeutic efficacy. J Man Manip Ther 2008; 16: 8–22.

Gilbert KK, Brismee JM, Collins DL, et al. 2006 Young Investigator Award Winner: lumbosacral nerve root displacement and strain: part 2. A comparison of 2 straight leg raise conditions in unembalmed cadavers. Spine 2007; 32: 1521–1525.

Hall TM, Elvey RL. Nerve trunk pain: physical diagnosis and treatment. Man Ther 1999; 4: 63–73.

Kuphal KE, Fibuch EE, Taylor BK. Extended swimming exercise reduces inflammatory and peripheral neuropathic pain in rodents. J Pain 2007; 8: 989–997.

Mackinnon SE. Pathophysiology of nerve compression. Hand Clin 2002; 18: 231–241.

Medina McKeon JM, Yancosek KE. Neural gliding techniques for the treatment of carpal tunnel syndrome: a systematic review. J Sport Rehabil 2008; 17: 324–341.

Moghtaderi A, Izadi S. Double crush syndrome: an analysis of age, gender and body mass index. Clin Neurol Neurosurg 2008; 110: 25–29.

Morgan G, Wilbourn AJ. Cervical radiculopathy and coexisting distal entrapment neuropathies: double-crush syndromes? Neurology 1998; 50: 78–83.

Price DD, Staud R, Robinson ME, Mauderli AP, Cannon R, Vierck CJ. Enhanced temporal summation of second pain and its central modulation in fibromyalgia patients. Pain 2002; 99: 49–59.

Radhakrishnan K, Litchy WJ, O'Fallon WM, Kurland LT. Epidemiology of cervical radiculopathy. A population-based study from Rochester, Minnesota, 1976 through 1990. Brain 1994; 117: 325–335.

Rempel D, Dahlin L, Lundborg G. Pathophysiology of nerve compression syndromes: response of peripheral nerves to loading. J Bone Joint Surg Am 1999; 81: 1600–1610.

Sauer SK, Bove GM, Averbeck B, Reeh PW. Rat peripheral nerve components release calcitonin gene-related peptide and prostaglandin E2 in response to noxious stimuli: evidence that nervi nervorum are nociceptors. Neuroscience 1999; 92: 319–325.

Schmid A, Coppieters M. The double crush syndrome revisited – A Delphi study to reveal current expert views on mechanisms underlying dual nerve disorders. Montreal: World Conference of the International Association for the Study of Pain, 2010.

Seddon H. Three types of nerve injury. Brain 1943; 66: 237–288.

Spies JM, Westland KW, Bonner JG, Pollard JD. Intraneural activated T cells cause focal breakdown of the blood-nerve barrier. Brain 1995; 118: 857–868.

Sunderland S. A classification of peripheral nerve injuries producing loss of function. Brain 1951; 74: 491–516.

Sunderland S. The nerve lesion in the carpal tunnel syndrome. J Neurol Neurosurg Psychiat 1976; 39: 615–626.

Sunderland S. Nerves and Nerve Injuries. Edinburgh: Churchill Livingstone, 1978.

Sunderland S, Bradley KC. The cross-sectional area of peripheral nerve trunks devoted to nerve fibers. Brain 1949; 72: 428–449.

Upton AR, McComas AJ. The double crush in nerve entrapment syndromes. Lancet 1973; 2 (7825): 359–362.

Weirich SD, Gelberman RH, Best SA, Abrahamsson SO, Furcolo DC, Lins RE. Rehabilitation after subcutaneous transposition of the ulnar nerve: immediate versus delayed mobilization. J Shoulder Elbow Surg 1998; 7: 244–249.

Wright TW, Glowczewskie F Jr, Cowin D, Wheeler DL. Radial nerve excursion and strain at the elbow and wrist associated with upper-extremity motion. J Hand Surg Am 2005; 30: 990–996.

Yayama T, Kobayashi S, Nakanishi Y, et al. Effects of graded mechanical compression of rabbit sciatic nerve on nerve blood flow and electrophysiological properties. J Clin Neurosci 2010; 17: 501–505.

7.20 Fasziendehnung

Thomas Myers und Christopher Frederick

7.20.1 Einleitung

Eine aktive oder passive Dehnung der Weichteile wird routinemäßig durchgeführt
- bei manuellen Therapien (Massage, myofasziale Lösung, Active Release, Muskelenergietechniken),
- im Rahmen der rehabilitativen Physiotherapie (vor/nach Operationen, nach Unfällen)
- zur Leistungssteigerung (Sport, Tanz, Active Isolated Stretching),
- bei Gesundheits- und Fitnessaktivitäten (Yoga, Auf-/Abwärmen beim Freizeitsport),
- zur integrativen Musterauflösung (Osteopathie, Strukturelle Integration).

Vieles ist dabei jedoch noch gar nicht genau bekannt; so z. B. die mechanischen Vorgänge bei der Dehnung oder die Auswirkung verschiedener Parameter wie
- Intensität,
- Amplitude,
- Dauer,
- Geschwindigkeit,
- Richtung und
- Wiederholungen (intermittierendes, ballistisch-federndes oder zyklisches Dehnen)

auf die langfristige Wirkung der Dehnung. (Daneben können auch noch andere Parameter eine Rolle spielen.) Anders ausgedrückt: Wie weit, wie schnell und wie lang sollte jede einzelne Dehnung ausgeführt werden, und wie oft, in welcher Reihenfolge und mit welchem Ziel sollte gedehnt werden?

Durch die Wahl unterschiedlicher Parameter sind viele Arten von Dehnungsübungen entstanden, die allgemein in (z. T. überlappende) Kategorien wie ballistisch-federnd, dynamisch, aktiv, passiv, statisch, isometrisch, isoton oder im weiteren Sinne zur neuromuskulären Fazilitation gehörig (z. B. PNF, Muskel-Energie-Technik) eingeteilt werden.

Die meisten der bisher durchgeführten Studien beschäftigten sich überwiegend mit der Wirkung von Dehnungen auf das Muskelgewebe und mit den neuromotorischen Reaktionen. Hier sollen dagegen die allgemeinen Konzepte dargestellt werden; der Schwerpunkt liegt dabei auf der Wirkung von Dehnungen auf das Bindegewebe oder die Faszie (im weiteren Sinne) sowie die Extrazellulärmatrix (EZM).

7.20.2 Definition

Bei einer therapeutischen Dehnung wird ein Gewebebereich bis zum Ende seines üblichen Bewegungsumfangs geführt und – durch den Patienten oder mithilfe des Therapeuten – zusätzlich ein Stück in die Länge gezogen.

Da Dehnung und Kompression stets gleichzeitig in einem Winkel von 90° zueinander auftreten, werden die Zellen und die Matrix eines Gewebes, das in einer bestimmten Richtung gedehnt wird, immer zugleich rechtwinklig zu der Dehnung zusammengedrückt (Fuller 1975). Zusätzlich wird eine lineare Dehnung in dem komplexen Aufbau des Fasersystems immer in Biege-, Scher- oder Torsionskräfte in den umgebenden oder nachgeschalteten Geweben umgewandelt (Franklyn-Miller et al. 2009).

Die „zusätzliche Länge" muss über den üblichen Bewegungsumfang des Gewebes hinausgehen, damit die Definition der Dehnung erfüllt ist. Eine Bewegung innerhalb des üblichen Bewegungsumfangs kann dagegen eine „Bewegungstherapie" oder „Konditionierung" sein, ist aber keine Dehnung.

Um therapeutisch wirksam zu sein, sollte die Dehnung innerhalb des physiologischen Bereichs bleiben; eine Überdehnung kann leicht zu Verletzungen führen (Alter 2004). Viele Weichteilverletzungen sind, genau genommen, Folge einer zu starken oder zu plötzlichen lokalen Dehnung im Gewebe.

Gedehnt werden kann jedes Gewebe der Weichteile, von der Haut über die oberflächliche Faszie, die tiefe Faszie und die Muskelfaszien bis hin zu den Septen, Aponeurosen, Sehnen oder Ligamenten, nicht aber Knorpel oder Knochen. Bewusst oder unabsichtlich wird die Faszie daher bei vielen der in diesem Buch beschriebenen Therapieansätze und auch generell bei den meisten manuellen Therapien und Bewegungstherapien (mit)gedehnt.

7.20.3 Uneinheitliche Datenlage

Obwohl Dehnungen überall zur Therapie oder Funktionsverbesserung eingesetzt werden, ergeben die wissenschaftlichen Studien noch immer ein widersprüchliches Bild bezüglich der Wirksamkeit (Bovend'Eerdt et al. 2008). Die meisten Untersuchungen beschränkten sich auf eine oder zwei Dehnungstechniken sowie ein begrenztes Spektrum bezüglich Intensität und Dauer der Anwendung (Law et al. 2009) und die wenigsten Studien beziehen sich auf die bewegungsbasierten, dynamischen Dehnungen, die zurzeit im Leistungstraining und bei den manuellen Therapien am beliebtesten sind. Es gibt bisher auch keine einheitlichen Leitlinien, die der Therapeut oder Bewegungspädagoge zur optimalen Gestaltung von Intensität, Dauer und Häufigkeit der Dehnungen heranziehen könnte (da Costa und Vieira 2008).

In der Praxis wird das Wie, Wann und Warum der myofaszialen Dehnung also durch widersprüchliche Empfehlungen bestimmt. Die Evidenzbasis der verschiedenen Parameter muss in künftigen Studien erst noch erstellt werden, auch wenn einige der im Folgenden zitierten Studien schon Hinweise auf die Leitlinienparameter für eine positive Dehnungsreaktion des Bindegewebes geben.

Zur fehlenden Eindeutigkeit der wissenschaftlichen Daten trägt im Übrigen bei, dass die systematische Untersuchung der biomechanischen Eigenschaften von Bindegewebe unterschiedlicher Topologie und Histologie noch in den Kinderschuhen steckt. Bisher ist nur wenig bekannt über die Verlängerung oder den Umbau anatomisch intakter Gewebe in vivo, da meist nur isolierte Strukturen in vitro untersucht wurden (Standley 2009, Solomonow 2009).

Darüber hinaus muss auch die gängige Vorstellung der Dehnung einzelner Muskeleinheiten revidiert werden in Anbetracht neuerer

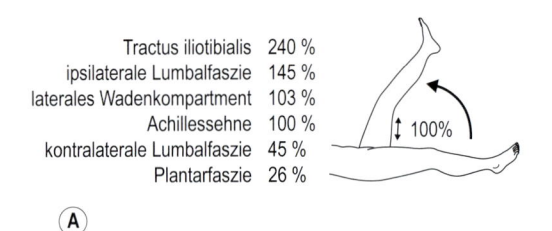

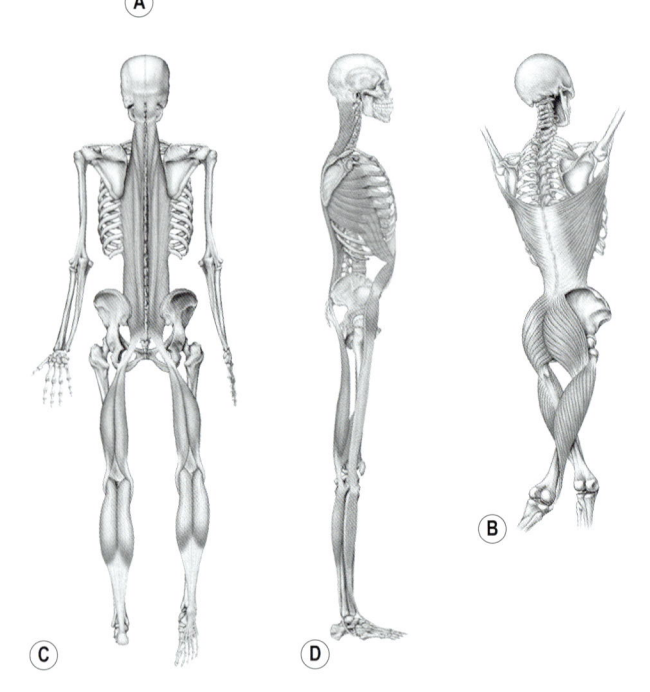

Tractus iliotibialis 240 %
ipsilaterale Lumbalfaszie 145 %
laterales Wadenkompartment 103 %
Achillessehne 100 %
kontralaterale Lumbalfaszie 45 %
Plantarfaszie 26 %

Abb. 7.20.1 Die Vorstellungen über das Dehnen – z. B. die Annahme, dass die Kraft bei der Dehnung vom Ansatz zum Ursprung übertragen wird – werden durch die Forschungsergebnisse infrage gestellt: Die bei der Anhebung des gestreckten Beins entstehende Spannung lässt sich in vielen anderen Gewebearealen außerhalb der Oberschenkelmuskulatur nachweisen. Teil B, C und D aus: Myers 2009.

anatomischer Modelle, nach denen Muskeln, Faszie und Ligamente dynamisch seriell angeordnet sind und keine parallelen Einzelbausteine darstellen, die isoliert behandelt werden könnten (Vleeming, Mooney und Stoeckart 2007, van der Wal 2009, Stecco und Stecco 2009). Hierzu ist die Datenlage eindeutig: Das Wort „isoliert" lässt sich in Verbindung mit „Dehnung" schwerlich rechtfertigen, wenn beim Anheben des gestreckten Beins im Tractus iliotibialis die Spannung 240 % dessen beträgt, was in der ischiokruralen Muskulatur gemessen wird (> Abb. 7.20.1) (Franklyn-Miller et al. 2009).

Ob verordnet oder selbst initiiert, die Wahl der Dehnungstechniken für eine bestimmte Erkrankung und die Integration der Dehnung in das Gesamtmaßnahmenbündel wird leichter fallen, wenn mehr Studien und weitreichendere Daten über die lokalen und globalen Wirkungen von Dehnungen zur Verfügung stehen.

7.20.4 Veränderungen am Gewebe durch Dehnung

In den vorausgegangenen Kapiteln wurden verschiedene Eigenschaften des Bindegewebes wie Steifigkeit, Spannung, Kriechen, Hysterese, Elastizität, Viskosität, Plastizität oder Thixotropie behandelt und auch die Kraftübertragung diskutiert, die auf der Basis dieser Eigenschaften im Bindegewebe stattfindet. Hier wird nun die Faziendehnung im Hinblick auf vier mögliche und untereinander verwandte positive Wirkungen betrachtet:
- Mechanische Längenzunahme (mit der daraus resultierenden Möglichkeit der segmentalen Ausrichtung)
- Gewebewässerung
- Propriozeptive Stimulation
- Direkte Stimulation der Bindegewebezellen (insbesondere der Fibroblasten)

Mechanische Längenzunahme

Alle Säugetiere reagieren auf alle möglichen Arten von Verletzungen sowie virale und bakterielle Infektionen mit einer Entzündung. Ein Bestandteil dieser Entzündungsreaktion ist häufig die Kontraktion der neuromyofaszialen Gewebe (Grinnel 2009). Beim Menschen können außerdem verschiedene weitere Stressoren als Reaktion Kontraktionen der quergestreiften und glatten Muskulatur auslösen. Langfristige Probleme entstehen dabei nicht so sehr durch die reflektorisch oder einstellungsbedingt auftretende Hypertonie, sondern vielmehr dadurch, dass Tonus und Gewebespannung anschließend – selbst wenn die Bedrohung, das Trauma oder der Stress vorüber ist – nicht wieder in den Normalbereich zurückkehren. Automatische Folge ist eine Sequenz von Kompensationen in Skelett und Weichgewebe, durch die die Funktion an den jetzt chronisch gewordenen Zustand der myofaszialen Kontraktion, erhöhten Myofibroblastenaktivität und Faszienkontraktur angepasst wird (Schleip, Klingler und Lehmann-Horn 2005, Langevin et al. 2009).

Viele Kliniker und Wissenschaftler sind der Meinung, dass eine unterschwellige, „sub-willkürliche" chronische Muskelkontraktion über längere Zeit zu einer „Faszienverdickung" (Langevin et al. 2009) oder „Faszienverdichtung" (Stecco und Stecco 2009) sowie in verschiedenen Teilen der EZM zu einer Bindung zwischen Schichten führt, die eigentlich gegeneinander verschieblich sein sollten (Fourie 2009). Dies verursacht eine chronische exzentrische und auch konzentrische Gewebebelastung, die in ihrer Gesamtheit zur Ausbildung körperweiter „Haltemuster" der Weichteilgewebe führt (Myers 2009).

In den meisten Fällen wird der Therapeut einen mit neuromyofaszialen Imbalancen beladenen Körper durch ein Programm behandeln, das hypomobile Bereiche differenziert, von Druck entlastet, löst und weitet, um mehr Raum und Beweglichkeit zu ermöglichen. Ein solcher Ansatz hat die spürbare Sofortwirkung, dass die Belastung von Geweben genommen wird, die unter verstärkter Zugkraft oder Spannung stehen, und gleichzeitig die Auswirkungen der Hypermobilität in Gelenken gedämpft werden, die die Hypomobilität an anderer Stelle kompensieren.

Die Frage bleibt jedoch, wie weit verschiedene Bindegewebe gedehnt werden können, wie lang die erzielte Dehnung in den verschiedenen topologischen und histologischen Bindegewebebereichen erhalten bleibt und welche Zytokine oder anderen Mediatoren verantwortlich für die Erhaltung der positiven Wirkung sein können. Zurzeit werden diese komplexen Fragestellungen allerdings erst formuliert und eingegrenzt und von Antworten sind wir noch weit entfernt.

Allgemein ist die Verformung des Bindegewebes bei einer rasch auftretenden Belastung geringer, als wenn dieselbe Kraft langsamer aufgebaut wird. Entsprechend müsste auch bei der Dehnung die Längenzunahme des Gewebes besser bei einem langsamen als bei einem raschen Manöver sein.

Das areoläre Gewebe zwischen der Haut und dem „Ganzkörpertrikot" der Fascia profunda ist deutlich viskoelastisch und kann einwirkende Kräfte daher durch Veränderungen der Gewebestruktur unmittelbar aufnehmen (Myers 2009). Dieses Gewebe zeigt auch viele interessante Effekte im Bereich der direkten zellulären Signalgebung und es ist einerseits leicht zugänglich und andererseits in der Lage, durch eine Längenänderung auf eine einwirkende uniaxiale Zugspannung zu reagieren (Iatrides et al. 2003, Wang et al. 2009).

In und um die Muskeln kann die Faszie histologisch in das Endomysium, das die Myofibrillen umgibt, das Perimysium, das die Faserbündel umgibt, und das Epimysium, das den gesamten Muskel umgibt, unterteilt werden. Die Mengenanteile dieser Gewebe sind in den einzelnen Muskeln sehr unterschiedlich (Purslow 2002). Das Fasziengewebe erfüllt eine Doppelfunktion als Leitschicht für die Gefäßversorgung des Muskels und als Kraftübertragungspfad innerhalb der „myofaszialen Einheit". Daher können sowohl Scherkräfte als auch longitudinale Zugkräfte in den verschiedenen Phasen der Kontraktion und der Belastung im Muskel nicht gleich verteilt sein. Entsprechend ist das bei einer manuellen Therapie empfundene „Release" in der Myofaszie wahrscheinlich überwiegend auf eine Muskelentspannung und kaum auf eine echte Verlängerung der faszialen Gewebebestandteile zurückzuführen. Soweit eine mechanische Verlängerung der Myofaszie möglich ist, wird es von den drei Faszienebenen wohl am ehesten das Perimysium sein, das sich an einen Zug anpasst (Purslow 2002).

Die Sehnen zeigen wenig Neigung, ihre Ausgangslänge bei einer manuellen Therapie zu ändern – und sie wären ja auch wenig geeignet, für die Haltungs- und Gelenkstabilität zu sorgen, wenn sie größere Verformungen zulassen würden. Ligamente können unterschiedlich zusammengesetzt sein, je nachdem, wie elastisch sie sein müssen. Ligamente mit geringem Elastinanteil reagieren elastisch auf eine kurzzeitige Krafteinwirkung und mit einer plastischen Verformung auf langfristige Belastungen, aber es gibt keine Anhaltspunkte dafür, dass Ligamente auf die kurzfristig einwirkenden Kräfte einer manuellen Therapie hin dauerhaft ihre Länge ändern können (Solomonow 2009).

Im straffen Bindegewebe, z. B. im Tractus iliotibialis und in der Plantaraponeurose, ist die klinisch wahrnehmbare „Ausdehnung des Fasziengewebes", wie man inzwischen weiß, nicht durch eine tatsächliche Längenzunahme der Faszie selbst bedingt, da die hierfür erforderlichen Kräfte weit über dem liegen, was ein Therapeut erzeugen kann (Chaudry et al. 2008). Eher entspannen sich vermutlich über einen neurologischen Rückkoppelungsmechanismus die Muskeln, die seriell zur behandelten Faszie angeordnet sind, und erzeugen so das Gefühl des Release (Schleip 2003).

Um eine „Landkarte" der EZM-Architektur zu erstellen, muss man wissen, wo die verschiedenen anatomischen Strukturen am umgebenden Gewebe ansetzen und wo sie gegen ihre Umgebung verschieblich sein sollten (Fourie 2009). Neben der mechanischen Verlängerung des Gewebes kann eine Dysfunktion (und scheinbare „Verkürzung") vermutlich auch entstehen, wenn der seröse Gleitfilm zwischen benachbarten Faszienschichten verloren geht oder Querverbindungen ausgebildet werden, die die Verschiebung zwischen den Schichten behindern. Eine Dehnung kann also nicht nur bei unzureichender Länge, sondern auch bei „Verklebungen" angewendet werden. Indem eine der Schichten fixiert und die andere durch eine Dehnung bewegt wird, erzeugt man eine Scherkraft, die die Relativbewegung zwischen den beiden benachbarten Faszienschichten wiederherstellt (Schwind 2006).

Anatomische Untersuchungen ergaben, dass die Muskeln nicht, wie es der klassischen Vorstellung entspricht, parallel, sondern überwiegend seriell zum Bindegewebe angeordnet sind und funktionieren (> Abb. 7.20.2) (van der Wal 2009). Da jeder Streifen Muskelgewebe an einem Faszienausläufer befestigt ist, der seinerseits an Periost-Ligamenten-Gelenkkapseln ansetzt, die letztendlich in den Knochen einstrahlen, kann jede Dehnung, die dem „isolierten" Muskel galt, nach lateral, diagonal oder longitudinal auf andere Strukturen übertragen werden (Franklyn-Miller et al. 2009).

Eine nachhaltige viskoelastische Verformung straffer Bindegewebe durch therapeutische Kräfte ist unwahrscheinlich. Möglich erscheint eine dauerhafte Veränderung bis zu einem gewissen Grad im areolären Gewebe oder anderen „lockeren" Bindegeweben, aber das reicht nicht aus, um die Vorstellung einer „Faszienverlängerung" durch manuelle Therapie oder Dehnungsbehandlung aufrechtzuerhalten.

Hydration von Gewebe

Man nimmt an, dass durch Dehnung der Flüssigkeitstransport in dehydrierte Gewebe gesteigert wird, andererseits aber auch Ödeme beseitigt werden, indem überschüssige Flüssigkeit aus dem Interzellularraum in die Lymphspalten gepresst wird. Wie wichtig die ausreichende Versorgung des Gewebes mit Flüssigkeit ist, kann man sich am besten deutlich machen, wenn man die Wechselbeziehungen zwischen Wasser und Proteinen bedenkt. Wasser ist nicht nur das unverzichtbare Medium für den Zellstoffwechsel, vielmehr hängt auch die Strukturstabilität und -flexibilität der Proteine entscheidend von der Oberflächenhydration ab (Chen, Weber und Harrison 2008).

Das Wasser um die Proteine kann in drei Kategorien mit jeweils unterschiedlicher Funktion unterteilt werden: (1) freies Wasser in der Umgebung der Proteinmoleküle, (2) in den Proteinmolekülen gebundenes Wasser und (3) Hydratationswasser, das direkt an der Oberfläche mit dem Protein interagiert. Das freie Wasser ist frei beweglich und ermöglicht die Proteindiffusion, das Hydratationswasser bildet wässrige Netzwerke um die Oberfläche der Proteinmoleküle und hält das Protein in Lösung, und das gebundene Wasser stabilisiert die Proteinstruktur von innen über die Berührungspunkte, die es mit dem Proteinmolekül hat (Chen et al. 2008).

Mit der Magnetresonanztomografie (MRT) lässt sich zeigen, dass Wasser bei einer Dehnung aus den unter Zug gesetzten Sehnen herausgepresst wird (Helmer, Nair und Cannella 2006). Ein Teil des

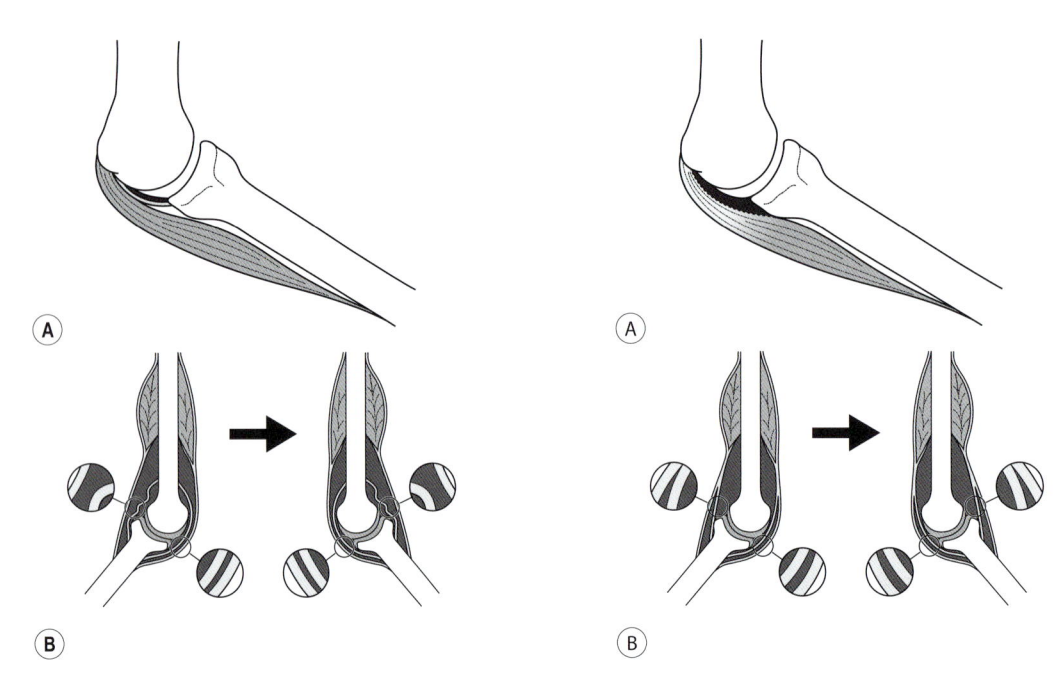

Abb. 7.20.2 Bandstrukturen, die nach bisherigen Annahmen parallel zur darüber liegenden Muskulatur ziehen (A), sollten eher als seriell zur umgebenden Muskulatur angeordnet (B) angesehen werden. Aus: van der Wal 2009.

Hydratationswassers der Sehne wird bei einer Dehnungsbelastung für die MRT „sichtbar". Dieser Effekt beruht möglicherweise darauf, dass Bindungen zwischen dem Wasser und den Makromolekülen durch die Belastung gelöst werden. Durch die Mobilisation im Rahmen eines solchen Verdrängungs- und Wiederaufnahmeprozesses könnte das Wasser während der Belastung als Gleitmittel dienen oder aber die Steifigkeit der Sehne bei Belastungen erhöht werden.

Das Kriechverhalten der Ligamente hängt mit ihrem Hydratationszustand zusammen: Es ist weniger ausgeprägt bei geringer Hydratation und nimmt umso mehr zu, je besser die Hydratation des Gewebes ist (Thornton, Shrive und Frank 2001). Diese Erkenntnis hat auch bereits Eingang in die Spendervorbereitung und Rehabilitation bei der Kreuzbandrekonstruktion und anderen Bändertransplantationen gefunden (Reinhardt, Hetsroni und Markx 2010).

Bei einem viskoelastischen Verhalten geht der „elastische" Anteil im Allgemeinen auf das Konto der fibrillären Kollagen- und Elastinmolekülketten, während die „Visko"-Komponente auf den dynamischen Wechselwirkungen zwischen dem Wasser und den hydrophilen Proteinen beruht. Im intramuskulären Bindegewebe entsteht die viskoelastische Reaktion auf eine Dehnung durch Gleitverschiebungen der Kollagenfibrillen untereinander (Purslow 2002).

Nach den Ergebnissen wissenschaftlicher Untersuchungen lässt sich das System durch ein einfaches Modell beschreiben, in dem gekoppelte, zeitabhängige molekulare Gleitvorgänge in und zwischen den Fibrillen einer Faser die viskoelastische Reaktion des Gesamtgewebes hervorrufen (Puxkandl et al. 2002).

Klingler und Mitarbeiter untersuchten die Wasserbindungsfähigkeit der Grundsubstanz im Fasziengewebe von Schweinen (Klingler, Schleip und Zorn 2004). Sie beobachteten nach einer Dehnung zunächst eine Abnahme des Wassergehalts; nach einer 30-minütigen Ruhephase überstieg dieser dann jedoch den Ausgangswert und nahm über einen Zeitraum von bis zu drei Stunden nach der Dehnung immer weiter zu, wobei sich auch die elastische Steifigkeit des Gewebes entsprechend erhöhte. Die Autoren schlossen daraus, dass in der Faszie auf einen mechanischen Reiz hin hydrodynamische Anpassungsvorgänge ablaufen. Vorstellbar wäre eine Art Schwammmechanismus, durch den das Gerüst aus hydrophilen Glukosaminglykanen und Proteoglykanen mechanisch ausgepresst und wieder aufgefüllt wird.

Aufgrund der kolloidalen Eigenschaften des Bindegewebes spielt die Hydrodynamik somit eine wesentliche Rolle für die Wirkungen einer Gewebedehnung. Auf diese Weise können sowohl Ödeme vermindert als auch die Wasserversorgung unterversorgter Proteine verbessert werden, sodass die Dehnbarkeit des Gewebes zunimmt.

Propriozeptive Stimulation

Die tiefe Faszie enthält *„auch ein ganzes Spektrum von freien und gekapselten Nervenendigungen, insbesondere Ruffini- und Pacini-Körperchen, sodass davon auszugehen ist, dass die tiefe Faszie zur Propriozeption fähig ist"* (Stecco et al. 2006). In der gesamten Extrazellulärmatrix sind verschiedene Propriozeptoren vorhanden, die auf Zug-, Druck-, Vibrations- und Scherkräfte reagieren (Schleip 2003).

In der EZM gibt es etwa sechsmal mehr Rezeptorendigungen als im Muskel selbst, und auch die Nervenendigungen, die im Muskelgewebe liegen, dienen möglicherweise eher dazu, die Faszie innerhalb des Muskels „abzuhören" (van der Wal 2009).

Diese Rezeptoren vermitteln Muskelreaktionen über Verbindungen zum Rückenmark und zu höheren Zentren. Man nimmt an, dass diese Reaktionen auch bei den Behandlungsmethoden eine Rolle spielen, die auf Dehnung oder Druck beruhen, so z. B. bei der Propriozeptiven Neuromuskulären Fazilitation (PNF) (Moore und Hutton 1980) und bei den Muskel-Energie-Techniken (Chaitow 2006). Die Reflexmechanismen lassen vermuten, dass die Intensität bei Dehnungen häufig viel höher gewählt wird, als es eigentlich erforderlich wäre (Gowitzke, Milner und O'Connell 1988).

Durch geeignete Dehnungen kann man über eine funktionelle „Umschulung" der Verbindungen in den gedehnten myofaszialen Ketten habituellen dysfunktionalen Mustern entgegensteuern (Richardson, Hodges und Hides 2004).

Durch Synchronisation der Atmung mit den Dehnbewegungen wird – möglicherweise über eine verstärkte Parasympathikusreaktion – im Allgemeinen eine bessere Schmerzlinderung erzielt (Vagedes et al. 2009).

Direkte zelluläre Wirkungen

Durch einen Dehnungsreiz werden Veränderungen der Bindegewebezellfunktionen ausgelöst, die wiederum zu einem Remodeling der Matrix selbst führen. Diese Veränderungen scheinen durch eine direkte mechanobiologische Wirkung zustande zu kommen (Langevin et al. 2009).

Allgemein wird angenommen, dass eine erhöhte Zugspannung in der EZM die Fibroblasten zur verstärkten Kollagenbildung anregt, sodass die Dicke der Matrix zunimmt (Oschman 2000). Tatsächlich ordnen sich die Zellen und die von ihnen gebildeten Fasern entsprechend einer Zugbelastung an und zeigen Veränderungen der Funktion und Genexpression. Dies ist jedoch ein selbstlimitierter Vorgang: Wenn die Matrix ausreichend dick geworden ist, „spüren" die Zellen die Dehnung nicht mehr und fahren die Kollagenbildung auf das Erhaltungsniveau zurück (Bouffard et al. 2008).

Eine zyklische mechanische Fasziendehnung bewirkt Veränderungen der Genexpression und Proteinsynthese mit Auswirkungen sowohl auf die intrazelluläre als auch die extrazelluläre Matrix (Chen et al. 2008). Es ist nicht klar, ob die Dauer einer normalen therapeutischen Dehnung ausreicht, um diese Effekte zu erzielen, aber bei ausreichend häufig wiederholter Dehnung könnten sie theoretisch eintreten (Standley 2009).

Wenn Zellen über längere Zeiträume (Tage bis Wochen) durch eine Wunde, das posturale Set oder eintönige Bewegungen bei Sport und Arbeit einer linearen Dehnung ausgesetzt sind, vermehren sie sich verstärkt. Zellen, die von allen Seiten unter Druck stehen, leiten dagegen ihre (eigentlich gegen die Bildung von Tumoren gerichtete) vorprogrammierte Selbstzerstörung ein (Ingber 2003). Eine therapeutische Dehnung dauert jedoch nicht lange genug, um solche Wirkungen zu erzielen.

Die hauptsächlich in großflächigen Faszien und Aponeurosen zu findenden Myofibroblasten reagieren auf mechanischen Zug mit einer verstärkten Bildung kontraktiler Aktinmoleküle, die zudem stärker ausgerichtet und über die Integrine in der Zellmembran mit der umgebenden Matrix verbunden werden, sodass sie eine messbare Vorspannung in der Matrixschicht erzeugen (Gabbiani 2003).

In der klinisch wohl relevantesten Studie (Standley 2009) wurde festgestellt, dass sich durch eine 90 Sekunden dauernde simulierte „manuelle Therapie" (Druck- und Scherkrafteinwirkung auf die Zellen) die Auswirkungen einer 8-stündigen monotonen Belastung (repetitive strain) durch die die Zellen umgebende Matrix deutlich reduzieren ließen.

Weitere Studien werden in Zukunft Aufschlüsse darüber vermitteln, wie die Faszie im Einzelnen auf mechanische Krafteinwirkungen reagiert. Dieses neu entdeckte „Kommunikationssystem", das in seiner Komplexität dem Nervensystem und Gefäßsystem in nichts nachsteht, „hört" auf die Hinweise durch absichtliche oder unabsichtliche Dehnungen des Gewebes und passt sich stets entsprechend an.

7.20.5 Schlussbemerkung

Bei der Faszientherapie lassen sich Dehnungen nicht vermeiden und bei jeder Dehnung sind unweigerlich auch fasziale Gewebe betroffen. Die verschiedenen Bindegewebe reagieren in Abhängigkeit von ihrer Dichte und Zusammensetzung unterschiedlich auf Dehnungen – im Allgemeinen durch eine Kombination aus mechanischer Längenzunahme, Gewebedehydration und Gewebrehydration, propriozeptive Rückkopplung und zelluläre Reaktionen, die sowohl durch mechanische Signale als auch durch Zytokine moduliert werden.

LITERATURQUELLEN

Alter M. Science of Flexibility. St Louis, MO: Human Kinetics, 2004.
Bouffard NA, Cutroneo KR, Badger GJ, et al. Tissue stretch decreases soluble TGF-beta1 and type-1 procollagen in mouse subcutaneous connective tissue. J Cell. Physiol 2008; 214: 389–395.
Bovend'Eerdt TJ, Newman M, Barker K, Daves H, Minelli C, Wade DT. The effects of stretching in spasticity. Arch Phys Med Rehabil 2008; 89: 1395–1406.
Chaitow L. Muscle Energy Techniques. Edinburgh: Churchill Livingstone, 2006.
Chaudhry H, Schleip R, Ji Z, Bukiet B, Maney M, Findley T. Three dimensional mathematical model for deformation of human fasciae in manual therapy. J Amer Ost Assoc 2008; 108: 379–390.
Chen X, Weber I, Harrison RW. Hydration water and bulk water in proteins have distinct properties in radial distributions calculated from 105 atomic resolution crystal structures. J Phys Chem B 2008; 112: 12073–12080.
Chen YJ, Huang CH, Lee IC, Lee YT, Chen MH, Young TH. Effects of cyclic mechanical stretching on the mRNA expression of tendon/ligament-related and osteoblast-specific genes in human mesenchymal stem cells. Connect Tissue Res 2008; 49: 7–14.
da Costa BR, Vieira ER. Stretching to reduce work-related musculoskeletal disorders. J Rehabil Med 2008; 40: 321–328.
Fourie W. The fascia lata of the thigh: more than a 'stocking'. In: Huijing PA, Hollander P, Findley TW, Schleip R (eds). Fascia Research II: Basic Science and Implications for Conventional and Complementary Health Care. München: Elsevier, 2009.
Franklyn-Miller A, Falvey E, Clark R, et al. The strain patterns of the deep fascia of the lower limb. In: Huijing PA, Hollander P, Findley TW, Schleip R (eds). Fascia Research II: Basic Science and Implications for Conventional and Complementary Health Care. München: Elsevier, 2009.
Fuller B. Synergetics. New York: Macmillan, 1975: chp 7.
Gabbiani G. The myofibroblast in wound healing and fibrocontractive diseases. J Pathol 2003; 200: 500–503.

Gowitzke BA, Milner M, O'Connell AL. Understanding the Scientific Basis of Human Movement. 2nd ed. Baltimore: Williams & Wilkins, 1988.

Grinnel F. Fibroblast mechanics in three-dimensional collagen matrices. In: Huijing PA, Hollander P, Findley TW, Schleip R (eds). Fascia Research II: Basic science and implications for conventional and complementary health care. München: Elsevier, 2009.

Helmer KG, Nair G, Cannella M. Water movement in tendon in response to a repeated static tensile load using one-dimensional magnetic resonance imaging. Biomech Eng 2006; 128: 733–741.

Iatridis J, Wu J, Yandow J, Langevin HM. Subcutaneous tissue mechanical behavior is linear and viscoelastic under uniaxial tension. Connect Tissue Res 2003; 44: 208–217.

Ingber D. Mechanobiology and the diseases of mechanotransduction. Ann Med 2003; 33: 564–577.

Klingler W, Schleip R, Zorn A. European Fascia Research Project report. Melbourne: 5th World Congress on Low Back and Pelvic Pain, 2004.

Langevin HM, Bouffard N, Fox J, et al. Fibroblast cytoskeletal remodeling contributes to viscoelastic response of areolar connective tissue under uniaxial tension. In: Huijing PA, Hollander P, Findley TW, Schleip R (eds). Fascia Research II: Basic science and implications for conventional and complementary health care. München: Elsevier, 2009.

Law RY, Harvey LA, Nicholas MK, Tonkin L, De Sousa M, Finniss DG. Stretch exercises increase tolerance to stretch in patients with chronic musculoskeletal pain: a randomized controlled trial. Phys Ther 2009; 89: 1016–1026.

Moore MA, Hutton RS. EMG investigation of muscle stretching techniques. Med Sci Sports Exerc 1980; 12: 322–329.

Myers T. Anatomy Trains. Edinburgh: Churchill Livingstone, 2009.

Oschman J. Energy Medicine. Edinburgh: Churchill Livingstone, 2000.

Purslow P. The structure and functional significance of variations in connective tissue within muscle. Comp Biochem Physiol A Mol Integr Physiol 2002; 133: 947–966.

Puxkandl R, Zizak I, Paris O, et al. Viscoelastic properties of collagen-synchrotron radiation investigations and structural model. Philos Trans Roy Soc Lond B 2002; 357: 191–197.

Reinhardt KR, Hetsroni I, Marx RG. Graft selection for anterior cruciate ligament reconstruction: a level I systematic review comparing failure rates and functional outcomes. Orthop Clin North Am 2010; 41: 249–262.

Richardson C, Hodges P, Hides J. Therapeutic Exercise for Lumbopelvic Stabilization. 2nd ed. Edinburgh: Churchill Livingstone, 2004.

Schleip R. Fascial plasticity: a new neurobiological explanation. J Bodyw Mov Ther 2003; 7: 11–19 und 7: 104–116.

Schleip R, Klingler W, Lehmann-Horn F. Active fascial contractility. Elsevier Medical Hypotheses 2005; 65: 273–275.

Schwind P. Fascia and membrane technique. Edinburgh: Churchill Livingstone, 2006.

Solomonow M. Ligaments: a source of musculoskeletal disorders. J Bodyw Mov Ther 2009; 13: 136–154.

Standley PR. In vitro modeling of repetitive motion strain and manual medicine treatments. In: Huijing PA, Hollander P, Findley TW, Schleip R (eds). Fascia Research II: Basic science and implications for conventional and complementary health care. München: Elsevier, 2009.

Stecco C, Porzionato A, Macchi V, et al. Histological characteristics of the deep fascia of the upper limb. Ital J Anat Embryol 2006; 111: 105–110.

Stecco L, Stecco C. Fascial manipulation. Practical Part. Padua: Piccin, 2009.

Thornton GM, Shrive NG, Frank CB. Altering ligament water content affects ligament pre-stress and creep behaviour. J Orthop Res 2001; 19: 845–851.

Vagedes J, Gordon C, Beutinger D, et al. Myofascial release. In: Huijing PA, Hollander P, Findley TW, Schleip R (eds). Fascia Research II: Basic science and implications for conventional and complementary health care. München: Elsevier, 2009.

Vleeming A, Mooney V, Stoeckart R. Movement, Stability, and Lumbpelvic Pain. Edinburgh: Elsevier, 2007.

van der Wal J. The architecture of the connective tissue in the musculoskeletal system. In: Huijing PA, Hollander P, Findley TW, Schleip R (eds). Fascia Research II: Basic science and implications for conventional and complementary health care. München: Elsevier, 2009.

Wang P, Yang L, You X, et al. Mechanical stretch regulates the expression of matrix metalloproteinase in rheumatoid arthritis fibroblast-like synoviocytes. Connect Tissue Res 2009; 50: 98–109.

WEITERE LITERATURHINWEISE

Guimberteau J. Strolling under the skin. Paris: Elsevier, 2004.

Janda V. Muscle strength in relation to muscle length, pain and muscle imbalance. In: Harms-Rindahl K (ed). Muscle Strength. New York: Churchill Livingstone, 1993.

Wolff J. The law of bone remodeling. Berlin–Heidelberg–New York: Springer, 1986 (Übersetzung der deutschen Ausgabe von 1892).

7.21 Die Faszie beim therapeutischen Yoga

Thomas Myers

Yoga tritt ein, wenn der Geist aufhört, sich mit den schwankenden Wellen der Wahrnehmung zu identifizieren.

Patanjali Yoga Sutra 1.2, ca. 150 n. Chr.
(in der Übersetzung von Stiles 2002)

7.21.1 Yoga als Faszientherapie

Yoga (Joch, Vereinigung, Einheit, Ausgleich der Gegensätze) ist eine Form der somatopsychischen Selbstschulung, deren Ursprünge im Nebel vorgeschichtlicher Zeit mit der eng verwandten Disziplin der Kampfkünste verwoben wurden (Feuerstein 1998). Yoga war und ist eine uralte Erkundung der „Formmedizin": Wie beeinflusst eine Veränderung der Gestalt oder äußeren Erscheinung des Menschen die Funktionsfähigkeit seines Körpers (Myers 1998, 1999)? Der erste Text zur Yoga-Praxis, aus dem das obige Zitat stammt, wurde vor fast 2000 Jahren niedergeschrieben.

In seiner Gesamtheit stellt Yoga ein hoch komplexes System zur Selbstwerdung dar. Die Beschreibungen und Illustrationen der höheren mentalen, emotionalen und spirituellen Zustände sind voller Allegorien und teilen eine reiche Bilderwelt mit dem Hinduismus und mit der Heilkunst Ayurveda (Lad 1984). Das gesamte Gebiet des Yoga und die Feinheiten des Achtfachen Pfades, der Chakren und Meditationszustände können – so positiv und heilsam sie auch sein mögen – im Rahmen dieses Kapitels bei Weitem nicht abgedeckt werden. Wir werden uns hier auf den „Pfad" der körperlichen Übungen, das sog. Hatha Yoga, beschränken.

Ziele

Wenn Hatha Yoga in therapeutischer Absicht ausgeübt wird, geschieht dies zur Verbesserung
- der Kraft,
- des Gleichgewichts,
- der Ausdauer,
- der Beweglichkeit und
- der Entspannung.

Techniken

Die Praxis des Hatha Yoga wird in Kursen oder auch in therapeutischen Einzelsitzungen gelehrt. Die meisten der im Folgenden dargestellten Grundlagen und Methoden gelten für beide Formen; einige Besonderheiten der Einzelsitzungen werden weiter unten noch aufgeführt. Die Hauptelemente der Yoga-Therapie sind:
- Pranayama: Atemübungen zur Beruhigung des Geistes, zur Auslösung der Entspannungsreaktion und zur Verbesserung der vegetativen Regulation
- Asanas: Körperhaltungen und -bewegungen zur Aktivierung/Dehnung verkürzter oder bewegungseingeschränkter Gewebe, zur Kräftigung schwacher Muskeln und zur Bewegungsintegration
- Dhyana: Achtsamkeit

Sowohl Pranayama als auch die Asanas erfordern ein Element der Achtsamkeit oder Aufmerksamkeit, das als wesentlich für die Übung angesehen wird. Eine achtlose Wiederholung der Positionen wird als weniger heilsam angesehen und andererseits ist *„jede Bewegung, die aufmerksam und mit bewusster Atmung durchgeführt wird, im technischen Sinne Yoga"* (Davis 2009).

Im Dienste dieser Achtsamkeit sowie für die erforderliche anatomische Präzision setzen Yoga-Lehrer und -Therapeuten bestimmte Hilfstechniken ein:
- Verbale Anweisungen oder gezielte Vorstellungen zur Bewegung, Entspannung oder Bewusstmachung bestimmter Körperbereiche
- Manuelle Korrektur der Körperposition durch den Therapeuten
- Bodyscans vor und nach der Therapie, um die propriozeptive Wahrnehmung der Veränderungen zu fördern
- Übungen oder Hinweise zur Alltagsgestaltung zwischen den Sitzungen

Selbst in diesem begrenzten Bereich des Hatha Yoga existiert eine verwirrende Vielfalt an modernen Ausdrucksformen für die Yoga-Asanas. Wir nehmen in diesem Kapitel einen agnostischen Standpunkt dazu ein und beabsichtigen keineswegs, irgendeine Form gegenüber den anderen hervorzuheben. Ebenso unmöglich ist es, den vielen „Yoga-Marken" und Yoga-Varianten gerecht zu werden, die – mit unterschiedlicher Intensität und Absicht – in so unterschiedlichen Einrichtungen wie Krankenhäusern, Fitness-Studios, Kurkliniken, Wellness-Hotels, Trainingslagern, Turnvereinen oder Ashrams praktiziert werden.

Eine formelle Unterscheidung werden wir jedoch in unsere Diskussion aufnehmen, da sie mit den Auswirkungen der Yoga-Übungen auf die Faszie zu tun hat:
- Ashtanga ist eine besonders dynamische Form des Yoga, die mehr Kraft erfordert und mit einem Anstieg der Pulsfrequenz und Körpertemperatur des Praktizierenden einhergeht (Swenson 1999).
- Vinyasa („Flow") arbeitet mit langsameren, ineinander übergehenden Bewegungen und Haltungen (Kraftsow 1999).
- Das „klassische" Yoga besteht aus körperlich eher statischen (wenngleich mental dynamischen), präzise eingenommenen Körperhaltungen (teilweise unterstützt durch Hilfsmittel). Einflussreiche Vertreter dieser Stilrichtung sind B. K. S. Iyengar und Bikram Choudhury (Iyengar 1966, Barnett 2003).
- Beim „Restaurative Yoga" („stärkendes" Yoga) werden verschiedene voll unterstützte Haltungen eingenommen, um eine tiefe Entspannung zu erzeugen (Lasater 1995).

Diese Auflistung ist weder erschöpfend noch ohne Überlappungen: In vielen Kursen oder Therapien werden mehrere dieser Ansätze, z. T. sogar innerhalb einer Sitzung, kombiniert und es werden auch noch zahlreiche weitere Formen angeboten. Der Autor selbst wurde schon beim Acro Yoga emporgehoben, hat sich im Partner-Yoga paarweise gedehnt, seine Finger in Mudra-Yoga-Stellungen verknotet und andächtig Mantren im Bhakti-Yoga gesungen – und das ist nur die Spitze des Eisbergs der verschiedenen Yoga-Stile.

7.21.2 Yoga und die Faszie

In Studien zeigten sich positive Wirkungen der Yoga-Therapie bei verschiedenen physiologischen Störungen (Nagendra und Nagarathna 1986, Jain et al. 1993, Pilkington et al. 2005).

Die Wirkung kontrollierter Atemübungen (Pranayama) auf die Fasziengewebe und die physiologischen Abläufe im Körper sind nur schwer von den Wirkungen anderer beteiligter Faktoren abzugrenzen, aber die vorhandenen Untersuchungen zeigen, was der gesunde Menschenverstand erwarten würde: Die vertiefte Atmung verbessert die Sauerstoffversorgung der Gewebe und die Atembewegungen verbessern die Kraft und Koordination des Rumpfs vom Nacken bis zum Beckenboden (Farhi 1996, Iyengar 1996, Sherman et al. 2005, Kirkwood et al. 2005, Androjna et al. 2008).

Das Praktizieren der Asanas hat auf das Fasziengewebe weitgehend dieselben Wirkungen, die in > Kap. 7.20 zur Dehnung bereits beschrieben wurden. Diese Befunde werden im Einzelnen hier nicht noch einmal wiederholt. Subjektive Empfindungen und anekdotische Berichte über Ruhe, Wohlgefühl, Ausgeglichenheit oder Elan nach einer Yoga-Stunde oder Yoga-Therapie werden zurückgeführt auf die verstärkte Flüssigkeitsversorgung zuvor unterversorgter Gewebe, auf den erweiterten Bewegungsumfang, die wiedererworbene Gleitfähigkeit zuvor verklebter Gewebe sowie auf die verstärkte Propriozeption und neurale Integration, wenn Körperbereiche aus der „sensorimotorischen Amnesie" zur bewussten Empfindung zurückkehren (Hanna 1988).

Den einzelnen Positionen oder Übungen werden darüber hinaus bestimmte, weniger scharf definierte physiologische und spirituelle Heilwirkungen (auf das vegetative Nervensystem, die Hormondrüsen, Organe oder die Psyche) zugeschrieben. Solche Aussagen lassen sich allerdings kaum belegen oder auch nur sinnvoll diskutieren. Immerhin gibt es provozierende biomechanische Befunde, die auf die Möglichkeit interessanter globaler physiologischer Wirkungen des Asana-Yoga hindeuten (Arora, Narani und McCulloch 1999, Langevin, Churchill und Cipolla 2001, Ingber 2003, Iatridis et al. 2003, Atance, Yost und Carver 2004). Offensichtlich sieht die optimale mechanische Umgebung für verschiedene Zellen unterschiedlich aus, und die Zellen registrieren und reagieren auf Integrin-vermittelte Signale, die über die extrazelluläre Faszienmatrix bei ihnen eintreffen.

Asanas und myofasziale Meridiane

Viele der Haltungen und Dehnungen der Yoga-Therapie sind so gestaltet, dass sie nicht nur einen einzelnen Muskel, eine Muskelgruppe oder eine bestimmte Bindegewebestruktur ansprechen, sondern eine ganze kinetische Kette oder einen „myofaszialen Meridian" (Myers 2009) aktivieren. Von den wohl über tausend Asanas und Variationen im Yoga-Kanon können die wichtigsten unter diesem Aspekt in verschiedene Gruppen eingeteilt werden, die Licht und Aufmerksamkeit in jeweils bestimmte Abschnitte oder Problembereiche innerhalb der einzelnen Meridiane bringen sollen (Kraftsow 1999).

In diesem Abschnitt werden wir die häufig verwendeten Positionen und therapeutischen Bewegungen entsprechend den Zuglinien einteilen, die sie aktivieren. Das mag angesichts der Komplexität vieler Haltungen ein sehr vereinfachender Ansatz sein, aber er wird doch ein Gefühl für die Breite und die Möglichkeiten der Yoga-Therapie vermitteln.

Vorbeugen – Oberflächliche Rückenlinie

Die Oberflächliche Rückenlinie (ORL, > Abb. 7.21.1) bildet ein zusammenhängendes verbindendes Band aus myofaszialen Geweben von der Unterseite der Zehen aus über die Rückseite des Körpers, den Hinterkopf und Scheitel bis zu den Augenbrauen. Durch die relativen Spannungen in den einzelnen Abschnitten bzw. in der gesamten ORL werden die primären und sekundären Krümmungen der Wirbelsäule, Beine und Füße bestimmt. Die ORL ist daher ausschlaggebend für unsere Fähigkeit, aufrecht mühelos im Gleichgewicht zu stehen, indem die verschiedenen Schwerpunkte des Körpers senkrecht übereinander ausgerichtet werden.

Kontrahieren die Muskeln der ORL, so entsteht im größten Teil des Körpers eine Überstreckung (lediglich die Knie sind gebeugt). Gedehnt werden Muskeln und Faszie der ORL bei der Beugung von Rumpf und Hüftgelenken. Die Gruppe der ORL-Dehnungsübungen umfasst also Positionen, durch die die Reichweite beim Vornüberbeugen – in der Regel mit gestreckten Knien – erweitert werden soll.

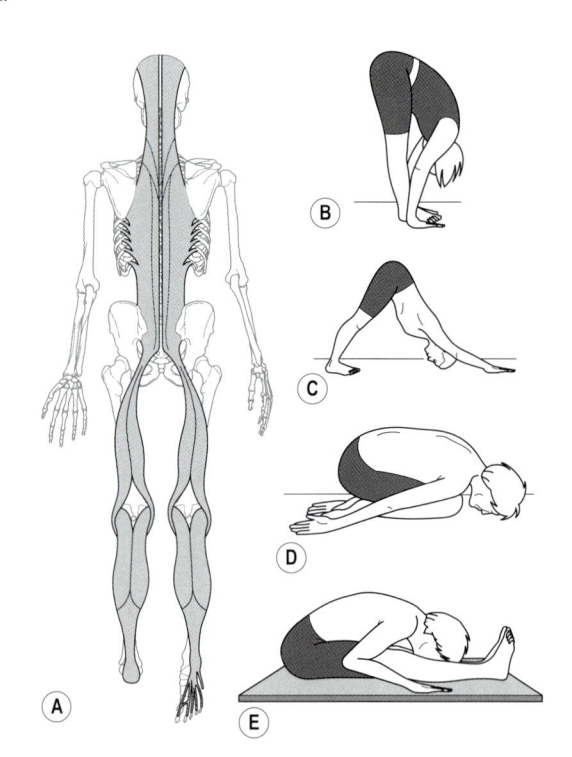

Abb. 7.21.1 Asanas, bei denen die Oberflächliche Rückenlinie gedehnt wird (A), sind z. B. Vorbeugen im Sitzen oder Stehen (B, E), der nach unten schauende Hund (C) oder die Stellung des Kindes (D). Man beachte, dass beim Boot (E) eine reziproke Hemmung zwischen der ORL und der Oberflächlichen Frontallinie (vgl. > Abb. 7.21.2) auftritt, die bei dieser Haltung ebenso wie die Tiefe Frontallinie (vgl. > Abb. 7.21.4) angespannt werden muss. Aus: Myers 2009.

Rückbeugen – Oberflächliche Frontallinie

Die Oberflächliche Frontallinie (OFL, ➤ Abb. 7.21.2) wird von einer Kette myofaszialer Strukturen an der Vorderseite des Körpers gebildet und zieht von der Oberseite der Zehen entlang der Vorderseite der Unter- und Oberschenkel über das Schambein und den Rumpf bis zum Mastoid. Die OFL schützt unseren „weichen Unterleib" und andere verwundbare Teile und ist deshalb in der Regel verkürzt bei Angst- oder Schutzreflexmustern, die zudem die Atemexkursionen der vorderen Rippenanteile einengen.

Bei einer Kontraktion der OFL entsteht eine Beugung in Rumpf und Hüftgelenken, aber eine Streckung im Knie. Eine Dehnung der OFL entsteht durch Extension und Hyperextension des Körpers. Dieser Umstand ermöglicht eine Vielzahl miteinander verwandter Ganzkörper-Stretch-Übungen.

Seitbeugen – Laterallinie

Die Laterallinie (LL) zieht seitlich den Körper hinauf, vom äußeren Fußgewölbe bis zum Ohr. Entlang des Rumpfs bildet sie gegenläufige Serpentinen (wie die Schnürbänder am Schuh). Auf diese Weise sorgt sie für die seitliche Stabilität bei alltäglichen und sportlichen Bewegungen und reguliert auch leichte Verwringungen des Rumpfs.

Die Kontraktion der LL erzeugt eine (ipsilaterale) Seitbeugung und Hüftabduktion. Gedehnt wird sie durch die kontralaterale Seitbeugung. Die Yoga-Haltungen zur Aktivierung oder Dehnung der LL bilden eine kleinere Gruppe.

Drehungen – Spirallinie

Die Spirallinie (SPL, ➤ Abb. 7.21.3) verläuft um den Körper herum, von der Schläfe zur gegenüberliegenden Schulter und Rippenregion und wieder zurück entlang der schrägen Bauchmuskeln über die Linea alba am Bauch zur Hüfte und zur Spina iliaca anterior superior der Ausgangsseite. Von der Hüfte aus zieht die SPL in einer Schleife über die Vorderseite des Ober- und Unterschenkels, unter der Fußwurzel hindurch, entlang der Außen- bzw. Rückseite von Unter- und Oberschenkel wieder hoch zum Kreuzbein und entlang der Rückenstrecker zum Hinterkopf.

Je nachdem, welcher Abschnitt angespannt wird, kann die SPL bei einer Kontraktion an Flexionen, Extensionen oder Seitbeugungen beteiligt sein. Insgesamt erzeugt oder hält sie jedoch immer Drehungen oder Verwringungen in der Horizontalebene. Dehnung erfährt sie durch Rotationen zur Gegenseite. Entsprechende Dehnübungen bestehen daher aus Rumpf- und Hüftrotationen.

Schulter- und Armdehnung – Armlinien

Die Armlinien werden durch vier Bahnen bindegewebig und funktionell verbundener myofaszialer Strukturen gebildet, die an den vier „Seiten" des Arms entlang vom Rumpfskelett bis zu den Fingerspitzen ziehen. Aufgrund ihrer spezifischen Anordnung am

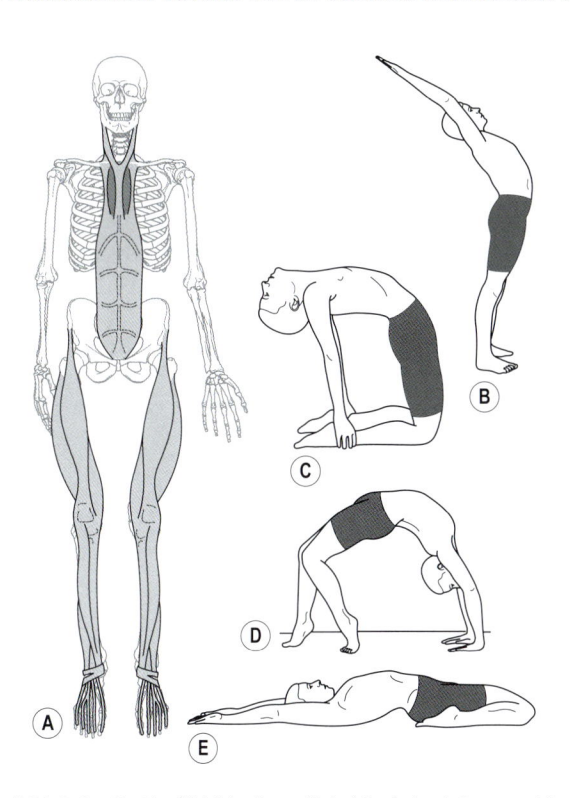

Abb. 7.21.2 Da die Oberflächliche Frontallinie (A) oft durch Stress verkürzt ist, zielen viele Haltungen darauf ab, diese Linie insgesamt oder in Teilen wieder zu öffnen – von der einfachen Kobra, der Rückbeuge im Stehen zu Beginn des „Namaskarya" (B) oder der Brücke (C) bis hin zu den zunehmend anspruchsvollen Rückbeugungen (D). Supta Virasana (E) sieht auf den ersten Blick einfach aus, ist aber für verkürzte Hüftbeuger eine echte Herausforderung. Aus: Myers 2009.

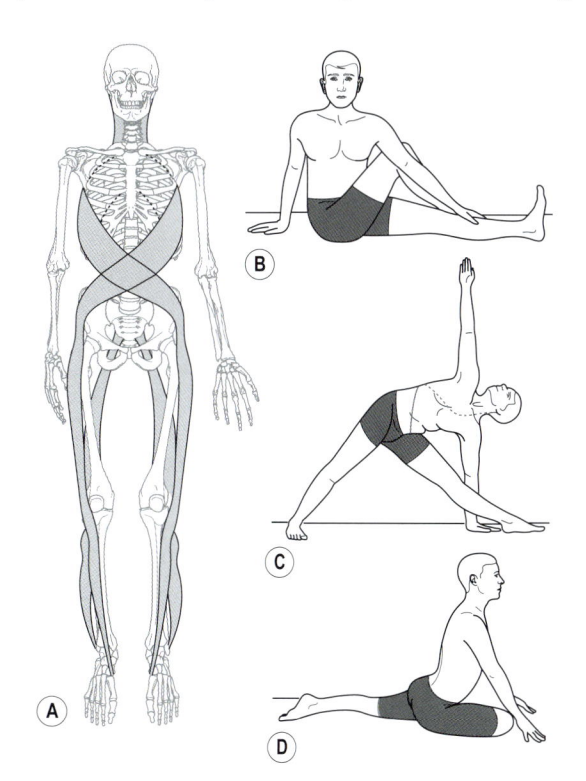

Abb. 7.21.3 Drehhaltungen aktivieren und dehnen die beiden Spirallinien (A) reziprok (B, C). Bei der Taube (D) wird die untere Spirallinie gedehnt. Aus: Myers 2009.

7 Faszienorientierte Therapieformen

Knochen – und da der Arm mehr auf Beweglichkeit als auf Stabilität ausgelegt ist –, sind verschiedene Positionen erforderlich, um jeweils einen Abschnitt oder bestimmte Elemente dieser Linien zu dehnen. Eine umfassende Besprechung therapeutischer Yoga-Anwendungen würden den Rahmen dieses Kapitels sprengen. Stattdessen werden im Folgenden ein paar allgemeine (nicht Yoga-spezifische) Dehnungen u. Kräftigungsübungen diskutiert.

Funktionelle Linien

Die Funktionellen Linien verbinden den Humerus mit dem kontralateralen Femur, also die Gegenseiten von Schulter- und Beckengürtel, über die Vorder- und Rückseite des Körpers. Als Funktionelle Frontallinie (FFL) und Funktionelle Rückenlinie (FRL) verlaufen sie, ähnlich wie die Spirallinien helikal und sind somit an allen Rumpfdrehungen und bei vielen Bewegungsabläufen im Sport beteiligt.

Durch überstreckte Haltungen wird die FFL gedehnt, durch Positionen mit Rumpf- und Hüftbeugung die FRL. Eine Rumpfdrehung nach links dehnt die linke FFL und umgekehrt.

Tiefe Frontallinie

Zwischen der OFL und ORL, links und rechts flankiert von den Laterallinien und umgeben von den Spiral- und Funktionellen Linien bildet die Tiefe Frontallinie (TFL; > Abb. 7.21.4) den „inneren Kern" des Körpers. Die TFL läuft als kontinuierliches Band myofaszialer Gewebe vom inneren Fußgewölbe aus über die Innenseite des Beins nach oben zur Leiste, erhält über das Os ischium Verbindung zu den inneren abdominalen Strukturen und zieht von den dorsalen Adduktoren durch den Beckenboden zur Vorderseite der Wirbelsäule und über das vordere Längsband, den Transversus abdominis sowie Zwerchfell, Mediastinum und Hals zum Kiefer und zur Schädelbasis.

Mit Ausnahme der Adduktionen und der Atmung wiederholen sich die meisten Funktionen der tiefen Muskeln auch in den außen liegenden Linien. Bestimmte Abschnitte der TFL unterstützen die Rumpf- oder Hüftbeugung, andere die Streckung in der Hüfte. Die im Abschnitt zur Oberflächlichen Frontallinie dargestellten Rückbeugen können somit auch für die TFL eingesetzt werden, insbesondere wenn der Übende bereits fortgeschritten und in der OFL gut gedehnt ist. Die starke Dorsalflexion, die für den nach unten schauenden Hund (> Abb. 7.21.1C) erforderlich ist, wenn man mit den Fersen auf dem Boden oder der Matte stehen bleibt, dehnt den unteren Abschnitt der TFL. Ebenso aktivieren und/oder dehnen viele andere Positionen bestimmte Teile der TFL (> Abb. 7.21.5).

Daneben erfordert auch jedes Balancieren zwar die Koordination aller Linien, insbesondere aber die Aktivierung und Stabilität der TFL-Strukturen. Daher werden für die TFL häufig Gleichgewichtshaltungen angewendet, auch wenn diese immer auch noch andere umgebende Linien aktivieren.

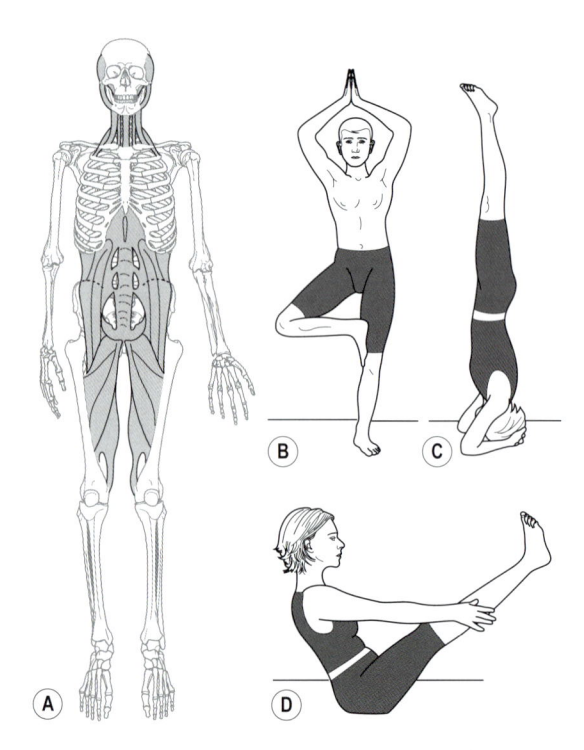

Abb. 7.21.4 Eine Anspannung der Haltemuskulatur der Tiefen Frontallinie (A) wird sowohl im Yoga als auch bei Pilates angestrebt, ist aber gar nicht so einfach umzusetzen, da die „Halte-Muskeln" zwar an jeder Haltung beteiligt sind, aber von Anfängern oft nicht korrekt eingesetzt werden. Gleichgewichts- (B) und Umkehrhaltungen (C) erfordern die Mitarbeit der tiefen Haltemuskulatur ebenso wie z. B. das Boot (D). Aus: Myers 2009.

Ausbildungsstandards für Yoga-Therapeuten

Caveat emptor: In Westeuropa und Nordamerika – und vielleicht sogar weltweit (in Kalifornien gibt es zurzeit mehr Yoga-Lehrer als in ganz Indien [Davis 2009]) – steht der Berufsstand der Yoga-Therapeuten erst am Anfang seiner Entwicklung. Ausbildungsstandards und Qualifikationsnachweise gibt es erst in Ansätzen, und die berufliche Kompetenz und Befähigung der einzelnen Lehrer ist durchaus unterschiedlich. Grundlage für die Zertifizierung als Yoga-Lehrer ist in den meisten Fällen eine 200-stündige Ausbildung. Es gibt allerdings Bestrebungen, dies auf 500 Stunden (oder mehr), also das übliche Niveau der Yoga-Therapeuten, anzuheben (Seitz 2010).

Auf der Suche nach einem geeigneten Yoga-Therapeuten oder -Lehrer kann man prüfen, ob der Therapeut bzw. Lehrer Mitglied der *International Association of Yoga Therapists* (IAYT) oder *Yoga Alliance* (YA) ist oder eine andere vergleichbare Zertifizierung erworben hat (www.iayt.org, www.yogaalliance.org). Einige Yoga-Therapeuten sind auch ausgebildete Physiotherapeuten, Ergotherapeuten, Krankenschwestern/-pfleger oder haben sonstige Qualifikationen als Sport-, Pilates- oder Personal Trainer.

Verletzungen sind beim Yoga nicht ganz selten, aber nach der eigenen Erfahrung und Recherche des Autors häufiger durch übersteigerten Ehrgeiz der Schüler bedingt als durch ungeschickte oder falsche Therapiestrategien.

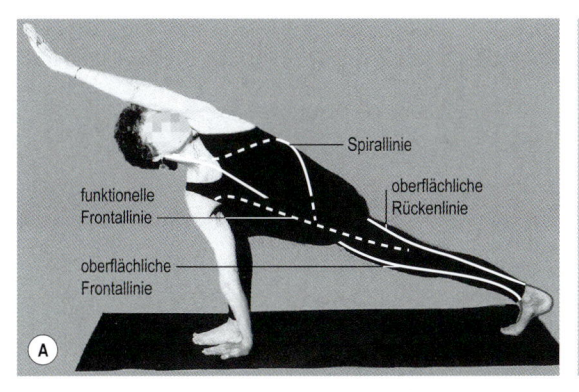

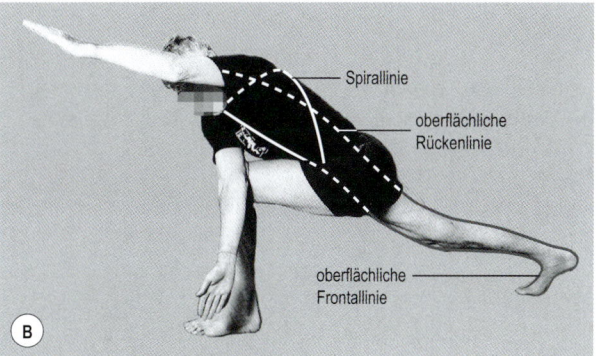

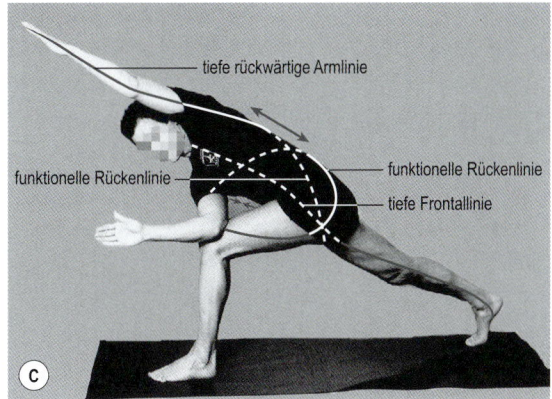

Abb. 7.21.5 Abbildung (A) zeigt eine erfahrene Lehrerin, (B) einen mäßig fortgeschrittenen Schüler und (C) einen Anfänger. Aus: Myers 2009.

7.21.3 Empfehlungen für die Therapie

Die Yoga-Therapie kann zwar annähernd zwei Jahrtausende „On-the-Job"-Ausbildung und Entwicklung vorweisen, moderne klinische Studien und reproduzierbare, evidenzbasierte Untersuchungen sind jedoch nur in Ansätzen vorhanden. Auch die vielen psychischen und organisch-physiologischen Heilwirkungen, die die Yoga-Therapie für sich beansprucht, sind bisher nur teilweise durch anekdotische Daten, kaum jedoch durch formale Studien belegt (Morse et al. 1984, Ornish 2007).

Wenn Yoga therapeutisch zur Faszienlösung eingesetzt wird, ergeben sich breite Überschneidungen mit verschiedenen manualtherapeutischen Techniken aus der Physiotherapie und den sog. alternativen Therapiemethoden. Der Vorteil von Yoga ist die Kombination aus Dehnung, Kräftigung und Gleichgewichtsschulung, die die Methode von reinen Krafttechniken (wie häufig im Personal Training oder in der Physiotherapie angewendet) oder passiven Release-Techniken der manuellen Therapie abhebt.

Wie die obigen Abbildungen verwandter Asanas zeigen, spricht Yoga als Therapieform eindeutig und offensichtlich die koordinierten kinetischen und faszialen Ketten an, die sich fortlaufend durch den ganzen Körper ziehen. Unterstützt durch einen fähigen Lehrer oder Therapeuten können diese Techniken den Weg für einen offenen, starken und ausgeglichenen Körper bereiten. Manche Lehrer spezialisieren sich auf die Vermittlung von Yoga für ältere Menschen, für Frauen vor und nach einer Entbindung, für Kinder sowie für Menschen oder Gruppierungen mit anderen speziellen Bedürfnissen. Das sog. Restaurative Yoga kann auch bei körperlichen Einschränkungen praktiziert werden, aber im Allgemeinen setzen Yoga-Kurse und -Therapien voraus, dass der Schüler oder Patient motiviert und körperlich in der Lage ist, die verschiedenen Haltungen einzunehmen.

LITERATURQUELLEN

Androjna C, Gatica JE, Belovich JM, Dervin KA. Oxygen diffusion through natural extracellular matrices: implications for estimating 'critical thickness' values in tendon tissue engineering. Tissue Eng Part A. 2008; 14: 559–569.

Arora PD, Narani N, McCulloch CA. The compliance of collagen gels regulates transforming growth factor-beta induction of alpha-smooth muscle actin in fibroblasts. Am J Pathol 1999; 154: 871–882.

Atance J, Yost MJ, Carver W. Influence of the extracellular matrix on the regulation of cardiac fibroblast behavior by mechanical stretch. J Cell Physiol 2004; 200: 377–386.

Barnett M. Hot Yoga. New York: Barron's Educational Series, 2003.

Davis C. Complementary Therapies in Rehabilitation. Thorofare, NJ: Slack Inc., 2009.

Farhi D. The Breathing Book. New York: Henry Holt & Co., 1996.

Feuerstein G. The Yoga Tradition. Prescott, AZ: Hohm Press, 1998.

Hanna T. Somatics. Cambridge, MA: Perseus Books, 1988.

Iatridis J, Wu J, Yandow JA, Langevin HM. Subcutaneous tissue mechanical behavior is linear and elastic under uniaxial tension. Connect Tissue Res 2003; 44: 208–217.

Ingber D. Mechanobiology and the diseases of mechanotransduction. Ann Med 2003; 33: 564–577.

Iyengar B. Light on Yoga. New York: Allen & Unwin, 1966.

Iyengar B. Light on Pranayama. New York: Crossroad Publishing, 1996.

Jain S, Uppal A, Bhatnagar SO, Talukdar B. A study of response pattern of non-insulin dependent diabetics to yoga therapy. Diabetes Res Clin Pract 1993; 19: 69–74.

Kirkwood G, Rampes H, Tuffrey V, Richardson J, Pilkington K. Yoga for anxiety. Br J Sports Med 2005; 39: 884–891.
Kraftsow G. Yoga for Wellness. New York: Penguin Arcana, 1999.
Lad V. Aryuveda. A Practical Guide. Twin Lakes, WI: Lotus Press, 1984.
Langevin H, Churchill DL, Cipolla MJ. Mechanical signaling through connective tissue. FASEB J 2001; 15: 2275–2282.
Lasater J. Relax and Renew. Berkeley, CA: Rodmell Press, 1995.
Morse DR, Cohen L, Furst ML, Martin JS. A physiological evaluation of the yoga concept of respiratory control of the autonomic nervous system activity. Int J Psychosom 1984; 31: 3–19.
Myers T. Kinesthetic dystonia: what body work can offer a new physical education. J Bodyw Mov Ther 1998; 2: 101–114.
Myers T. Kinesthetic dystonia. J Bodyw Mov Ther 1998; 2: 231–247.
Myers T. Kinesthetic dystonia: the contribution of body work to somatic education. J Bodyw Mov Ther 1999; 3: 36–43.
Myers T. Kinesthetic dystonia: the contribution of body work to somatic education. J Bodyw Mov Ther 1999; 3: 107–117.
Myers T. Anatomy Trains. 2nd ed. Edinburgh: Churchill Livingstone, 2009.
Nagendra HR, Nagarathna R. An integrated approach of yoga therapy for bronchial asthma: A 3–54 month prospective study. J Asthma 1986; 23: 129–137.
Ornish D. The Spectrum. New York: Ballantine Books, 2007.
Pilkington K, Kirkwood G, Rampes H, Richardson J. Yoga for depression, the research evidence. J Affect Disord 2005; 89: 13–24.
Seitz D. An overview of regulatory issues for yoga, yoga therapy, and ayurveda. Int J Yoga Ther 2010; (1): 1–7.
Sherman KJ, Cherkin DC, Erro J, Miglioretti DL, Deyo RA. Comparing yoga, exercise, and a self-care book for chronic low back pain: a randomized, controlled trial. Ann Intern Med 2005; 143: 849–856.
Stiles M. Yoga sutras of Patanjali. Boston: Samuel Weiser Books, 2002.
Swenson D. Ashtanga Yoga. Sugarland, TX: Ashtanga Yoga Production, 1999.

WEITERE LITERATURHINWEISE

Coulter D. Anatomy of Hatha Yoga. Honesdale, PA: Body and Breath Inc, 2001.
Doeser L. The Yoga Directory. Edison, NJ: Chartwell Books, 2003.
Frederick C, Frederick A. Stretch to Win. Champaign, IL: Human Kinetics, 2006.
Kaminoff L. Yoga Anatomy. Champaign, IL Human Kinetics, 2007.
Lee M. Phoenix Rising Yoga Therapy. Deerfield Beach, FL: Health Communication, 1997.
Long R. Scientific Keys. Vol. 13. Bandha Yoga Pub., 2005. Aus: www.BandhaYoga.com.
Mehta S. Yoga the Iyengar Way. New York: Alfred Knopf, 1990.
Mikkonen J, Pedersen P, McCarthy P. A survey of musculoskeletal injury among ashtanga vinyasa yoga practitioners. Int J Yoga Ther 2008; 18: 59–64.
Robin MA. Physiological handbook for teachers of Yogasana. Tucson, AZ: Fenestra Books, 2002.
Smith J, Kelly E, Monks J. Pilates and Yoga. London: Hermes House, 2004.
Stiles M. Structural Yoga Therapy. Boston: Samuel Weiser Books, 2002.
Stirk J. Structural Fitness. London: Elm Tree Books, 1988.
Taylor M. Yoga therapeutics. In: Davis C (ed). Complementary therapies in rehabilitation. Thorofare, NJ: Slack Inc, 2009.

7.22 Pilates und die Faszie: die Kunst des „Work-in"

Marie-José Blom

7.22.1 Einleitung

Die von Joseph Pilates (1880–1967) kreierte und verbreitete Methode, die heute seinen Namen trägt, wird als ein Weg zur umfassenden Schulung und Konditionierung des gesamten Körpers propagiert. Ihr Charakteristikum ist die Kombination der sechs Grundelemente Konzentration, Kontrolle, Zentrierung, Präzision, fließende Bewegung und Atmung (Pilates 1945/1998).

Pilates' Konzept und Methodik für Fitness und Gesundheit nahm zwischen 1914 und 1918 Gestalt an, als er als Kriegsgefangener auf der Insel Man interniert war. Im Lager brachte er anderen Insassen die Übungen bei, die er in den Jahren zuvor in Deutschland und in England für sich selbst entwickelt hatte (Redfield 2009), und stellte dafür improvisierte Geräte aus Bettfedern und -rahmen her, um das Bewegungsrepertoire zu unterstützen und zu erweitern. 1926 emigrierte Pilates in die USA (Pilates 1927).

7.22.2 Östliches und westliches Gedankengut vereint

In den Übungen, die Pilates entwickelte, übernahm er wesentliche Elemente des Yoga und des Zen (Pilates 1945/1998). Zen, eine Strömung innerhalb des Buddhismus, bedeutet so viel wie „meditative Versenkung" oder „bewusst im Augenblick sein". Diese Achtsamkeit und Bewusstheit wird in die Pilates-Bewegungen integriert, um Körper und Geist zu vereinen. Pilates' Ziel war die körperliche Ausgeglichenheit unter Berücksichtigung der inneren ebenso wie der äußeren Entwicklung. Dafür kreierte er Bewegungsfolgen mit konzentrierter, rhythmischer Atmung, durch die sowohl die Kreislauf- als auch die Lungenfunktion angeregt wird. Die anschließenden Bewegungen sind auf die Wirbelsäule ausgerichtet.

Durch die integrierte Atmung sollen fließende Bewegungen von Thorax und Abdomen erzeugt werden, sodass über die bestehenden faszialen Verbindungen auch die Motilität und Durchblutung der inneren Organe vom Brustkorb über den Bauch bis zum Becken angeregt werden (Calais-Germaine 2005). Die inneren Organe in Brust- und Bauchhöhle werden durch das Zwerchfell voneinander getrennt, aber auch miteinander verbunden: Der Brustkorb hat über die Pleura der Lungenflügel und über das Perikard Verbindung mit der pulmonalen Faszie auf dem Zwerchfell. Das Zwerchfell wiederum ist über das Peritoneum mit der Bauchhöhle verbunden und verbindet so auch die beiden Körperhöhlen. Die Kombination aus Bewegungen und bewusster Atmung bewirkt, dass die Bewegung von innen heraus erfolgt. Die bewusste Atmung soll dabei, wie schon beim Yoga beschrieben, den Geist kontrollieren (Pranayama) (Ivengar 1966).

7.22.3 Verschmelzung und Integration verschiedener Disziplinen

In seiner Frühzeit hatte Pilates Kontakt zur New Yorker Tanzszene und arbeitete mit führenden Tänzern und Choreografen wie Ted Shawn, Ruth St. Denis und George Balanchine zusammen. Seine Lehre von der „Contrology" (s. u.) war daher stark beeinflusst von tänzerischen Bewegungen und dem Vokabular des klassischen und modernen Balletts. Neben seinen sportlichen Erfahrungen als Boxer und Turner ging daher dieser Einfluss in allen Pilates-Übungen ein (Eismen und Friedman 2004) (> Abb. 7.22.1).

Viele Jahre lang existierte Pilates' integrativer Ansatz als gut gehütetes „Geheimrezept" für Kondition, Rehabilitation und Crosstraining. Allein aufgrund von Mundpropaganda suchten Tänzer, Schauspieler und Sportler sein Studio auf, um durch einen leistungsfähigeren Körper zu besserer Beweglichkeit zu gelangen. Mit der Zeit wurden aus der ursprünglich einheitlichen Theorie und Methode verschiedene Modelle entwickelt, um gezielt bestimmte Fähigkeiten zu trainieren bzw. bestimmte Defizite zu therapieren und zu rehabilitieren. Beispiele hierfür sind Pilates im Alter, Pilates

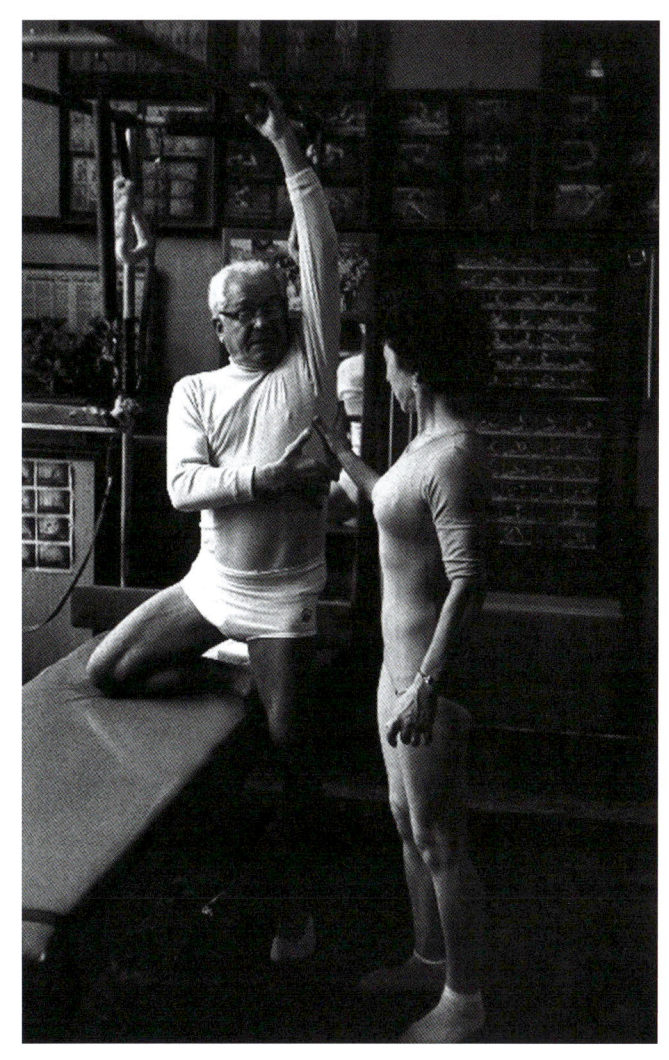

Abb. 7.22.1 Joseph Pilates als Lehrer. © I. C. Rapoport 1961 (www.rapo.com).

in der Schwangerschaft oder in der Postpartalzeit sowie verschiedene sportartspezifische Adaptationen. Heute ist die Pilates-Methode bekannt für ihre Offenheit gegenüber Einflüssen, Modifikationen und therapeutischen Anpassungen durch Yoga, Tanz, Feldenkrais oder andere Ansätze.

7.22.4 Können durch Pilates aufgrund falscher Lebensgewohnheiten eingeschränkt bewegliche Faszien wieder mobilisiert werden?

Bei Pilates geht es um Haltungssymmetrie (Ausrichtung), Atemkontrolle, Kraft aus der Mitte (Core), Stabilität in Wirbelsäule, Becken und Schultergürtel, ausgeglichenen Muskeltonus und Gelenkbeweglichkeit innerhalb des gesamten Bewegungsspektrums (Pilates 1945/1998). Umfangreiche wissenschaftliche Untersuchungen zur Faszie zeigen, dass das straffe geflechtartige Bindegewebe ein zusammenhängendes Netz durch den ganzen Körper bildet und jeden Muskel, jede Muskelfaser und jedes innere Organ einhüllt (Schleip 2003, Huijing und Langevin 2009). Dieses Fasziennetz fungiert mechanisch als ein biegsames „Weichteilskelett", das für Stütze, Formerhalt und Zugspannung im gesamten Körper sorgt. Daneben hat die Faszie jedoch noch eine zweite Funktion: Sie dient der Neurokommunikation und kann durch verschiedene im Bindegewebe vorhandene Mechanorezeptoren sowie Glattmuskelzellen (Myofibroblasten) andere Systeme im Körper beeinflussen bzw. einander anpassen. Als integriertes System überträgt sie Zug- und Druckkräfte und kann so auch die Zellfunktion verändern (Ingber 1998). Kontrollierte Bewegungen mit gegenläufiger Zugspannung, wie bei Pilates häufig eingesetzt, fordern und stimulieren die Tensegrity-Geometrie (Fuller 1961) des gesamten Körpers und fördern die biomechanische Funktion und Kraft (Myers 2009).

Über ihre Myofibroblasten bildet die Faszie indirekt ein Bindeglied zum vegetativen Nervensystem. Auf diesem Weg können Zustand und Tonus der Muskulatur durch Atemstörungen (pH-Änderungen; ➤ Kap. 4.4), emotionale Belastungen oder die Ernährung (➤ Kap. 7.23) beeinflusst werden (Myers 2009, Oschman 2003). In unserer modernen Zeit führen belastende Lebensbedingungen nicht selten dazu, dass die für die körperliche Gesundheit erforderliche Bewegung und Beweglichkeit verloren geht. Beispielsweise erstarren bei einem „Leben am Schreibtisch" ohne genügenden Ausgleich durch sportliche Aktivität Körper und Faszie (Beach 2010). Die Pilates-Methode richtet sich daher nicht auf isolierte Muskelgruppen, sondern auf die Integration des gesamten Körpers, um die Faszie zu weiten, ihre gesunde Struktur wiederherzustellen und eine optimale Hydratation und Widerstandsfähigkeit des Gewebes zu erzielen.

Myers (2009) beschreibt, wie die Bewegungen des Yoga auf die Faszienzüge („Meridiane") des Körpers bezogen und zu deren Therapie herangezogen werden können (➤ Kap. 7.21). Solche Paralle-

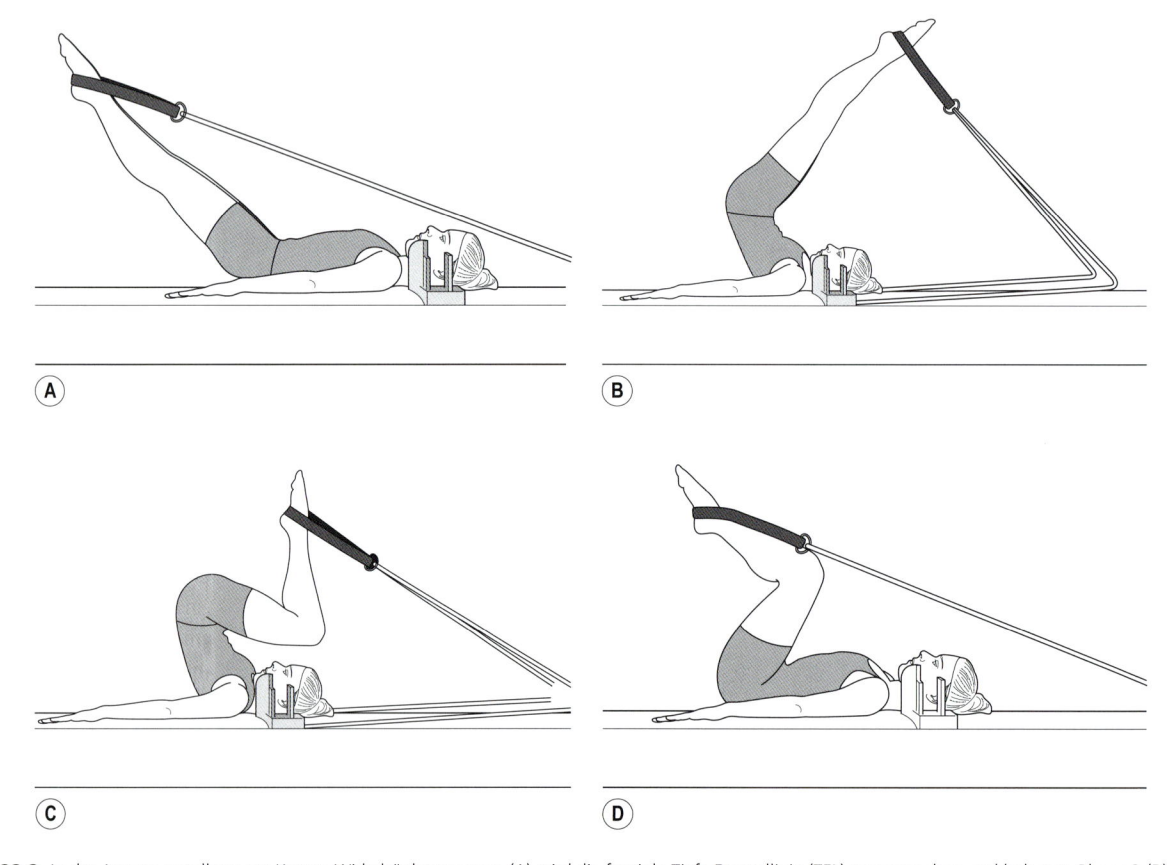

Abb. 7.22.2 In der Ausgangsstellung zur Kurzen Wirbelsäulenmassage (A) wird die fasziale Tiefe Frontallinie (TFL) angesprochen und belastet, Phase 2 (B) dehnt die gesamte Oberflächliche Rückenlinie (ORL) und in Phase 3 (C) werden die Laterallinie (LL) und die beiden Funktionellen Linien (FRL und FFL) exzentrisch belastet. (D) Phase 4 der Kurzen Wirbelsäulenmassage ist eine Ruhe- und Kontrollphase. © Marie-José Blom, 1998 (www.pilatesinspiration.com).

len gibt es auch bei Pilates: Beispielsweise werden in den traditionellen Übungen „Kurze Wirbelsäulenmassage" oder „Kurze Wirbelsäulendehnung" Bewegungen in alle Richtungen und durch den gesamten Bewegungsumfang der Gelenke so durchgeführt, dass verschiedene fasziale „Linien" in ihrem Verlauf angesprochen werden (> Abb. 7.22.2). Dies geschieht stets kontrolliert und im optimalen Längen- bzw. Dehnungsbereich des Muskels.

Pilates erzielt diese Wirkung durch eine genaue Positionierung des Körpers. Im Gegensatz zum Yoga werden bestimmte Bewegungsfolgen mehrfach hintereinander dynamisch durchlaufen. Dabei soll idealerweise der gesamte Bewegungsumfang ausgeschöpft, die Atmung voll kontrolliert und die Bewegung mit bewusster Präzision durchgeführt werden. Die Bewegungen sind so angelegt, dass gegenläufige Spannungen optimal erzeugt werden. Der Schwerpunkt liegt auf der exzentrischen Bewegungskontrolle, sodass Reize durch Zugspannung das gesamte Netzwerk erreichen. Nach den Vorstellungen von Pilates überträgt sich dieser Effekt auch auf andere Lebensbereiche und es kommt zu messbaren Verbesserungen von Koordination, Kraft, Beweglichkeit, Haltung, Anmut und Selbstvertrauen (Pilates 1945/1998, Eismen und Friedman 2004).

7.22.5 Grundsätze im Pilates und die Faszie

Konzentration

Pilates betonte stets, wie wichtig es bei den Übungen ist, „gegenwärtig", also bei der Sache und im Augenblick zu sein und bei jeder Bewegung auf jedes Detail der Ausführung zu achten (Pilates 1945/1998). Die aufmerksame Sorgfalt der Ausführung fördert seiner Vorstellung nach die Bereitschaft zur offenen Wahrnehmung und Erkundung der damit verbundenen Erfahrungen, regt also Lernprozesse an (Doidge 2007). Durch konzentrierte Praxis könnten also die neuralen Signale an die Myofaszie beeinflusst und so Veränderung und „Remodeling" in diesen Strukturen unterstützt werden. In diesem Sinne wird auch postuliert, dass die Faszie als ein Lern- und Informationsmedium dienen kann und das dicht mit Feedback- und Feedforward-Mechanorezeptoren besetzte fasziale und myofasziale System die Möglichkeiten für Lernen, Veränderung und Remodeling erweitert. Schleip (2003) fasst die Faszie als ein Feld auf, das nicht nur über verbale Instruktionen beeinflusst werden kann, sondern auch effektiv auf leitende oder korrigierende taktile Reize reagiert (> Abb. 7.22.3). Auch die positive Verstärkung durch Imagination oder „Ideokinese" kann vergleichbare körperliche Veränderungen im Bewegungsapparat bewirken (Franklin 1996, Doidge 2007).

Dieses moderne Modell des motorischen Lernens liefert die Grundlage für das antizipatorisch arbeitende Core System, bei dem eine verbesserte zeitliche Orchestrierung und motorische Koordination neuroplastische Veränderungen herbeiführen kann (Doidge 2007). Mit der Zeit, so wird angenommen, entstehen durch diesen Prozess neue motorische Muster, und eventuell vorhandene Kompensations- und Ausweichbewegungen, die Ursache biomechanischer Überbelastung sein können, werden beseitigt. Konzentration und die „Verkörperung" (Embodiment) der Bewegung verstärken bei Pilates die Koordination zwischen dem neuromuskulären und dem myofaszialen System (Oschman 2003, Myers 2009). Dass die Konzentration bei der Bewegung auf den gesamten Körper und nicht auf einzelne Teile gerichtet werden soll, entspricht dem aktuellen, wissenschaftlich fundierten anatomischen Konzept eines „myofaszialen" oder „neural-myofaszial-skelettalen" Kontinuums, das durch Bewegungsmuster angeregt und gestaltet wird (van der Wal 2009, Myers 2009).

Bewegungsmuster, deren Abfolge der Gliederung des dicht innervierten Fasziensystems entspricht, regen die Stützfunktion der tiefen Strukturen an und erleichtern die Lagewahrnehmung des Körpers und seiner Bewegungen im Raum. Die Verfechter der Pilates-Methode postulieren, dass dadurch ein integriertes „Erinnerungsarchiv" und Kommunikationssystem für die Wiedererlernung gesunder Bewegungen gebildet wird. Optimale Bewegung führt also zur Ausbildung gesunder Strukturen gemäß der Annahme „die Form folgt der Funktion" (Wolff 1986). Beispielsweise wird auf dem Pilates-Reformer bei korrekter Fußpositionierung und Fußarbeit die Bewegung über fasziale Verbindungen entlang der gesamten kinetischen Kette weitergeleitet.

Wenn die Füße dagegen nicht optimal positioniert werden, kann die gesamte propriozeptive Kommunikation und Bewegungseinübung beeinträchtigt werden (Myers 2009). Durch eine Positionskorrektur mithilfe von Berührungen oder Hilfsmitteln (Handtuch) ließ sich in diesen Fällen durch Embodiment die Propriozeption optimieren und die Konzentration verbessern.

Kontrolle oder Kontrollogie

Joseph Pilates prägte den Begriff „Kontrollogie" für eine Form der Bewegungsbeherrschung, bei der jede Bewegung auch in ihren kleinen, tiefgehenden Aspekten präzise kontrolliert wird. Dieses Vorgehen beinhaltet das Konzept der „inneren Bewegung" oder „Mikrobewegung". Durch diese, auch im Detail achtsam ausgeführte Bewegung wird eine tiefere Ebene stimuliert, auf der echte Wahr-

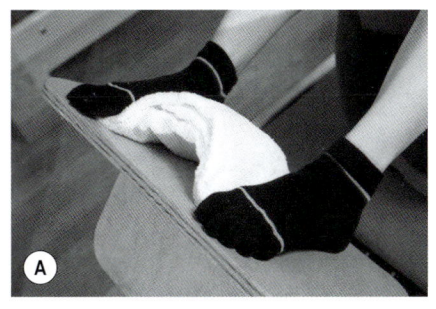

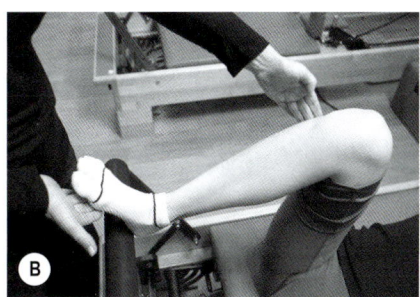

Abb. 7.22.3 Verbesserung der Propriozeption durch Haltungskorrekturen mittels Berührungen oder Lagerungshilfen. © Robert Reiff, 2007 (www.magiclight.com).

nehmung und Verbundenheit oft verloren gegangen sind (Richardson, Hodges und Hide 2004). Bei diesem Ansatz geht es also weniger um ein „Workout" als um ein „Work-in" als Grundlage für eine aus der Tiefe gestützte Körperhaltung sowie für echte Kraft und Anmut der Bewegung.

Präzision

Im Pilates-Konzept bedeutet das Streben nach bestmöglicher Ausführung, dass jede Bewegung wichtig ist. Jede einzelne Bewegung wird präzise ausgeführt unter genauer Beachtung der physischen Form, die durch eine mentale „Skizze" vorgegeben wird. Eigene Erfahrungen der Autorin (und anderer) deuten darauf hin, dass die Präzision der Bewegungsausführung durch die Imagination der Bewegung unterstützt werden kann. Durch das vereinte mentale und körperliche Bestreben wird die Bildung neuer Nervenschaltkreise angeregt – ein Ergebnis der Neuroplastizität (Doidge 2007).

Fließende Bewegung

Durch eine präzise Ausführung verbessert sich das Gefühl für die Bewegung und es entsteht ein Bewegungsfluss, der sich auch auf die Effizienz der Bewegungen im Alltag auswirkt. Bewegungsfluss, Koordination und Anmut wiederum sollen sich positiv auf die Gesundheit der Gewebe und die Vitalität des Körpers auswirken, der von innen heraus strukturiert ist (Ingber 1998).

Zentrierung

Zentrierung bedeutet bei Pilates Bewegungskontrolle, Kontrolle der „Mitte" (Core), Kontrolle aus der Mitte heraus (Pilates 1945/1998, Eismen und Friedman 2004, Richardson, Hodges und Hide 2004). Ziel ist die Entwicklung einer Tiefenstabilität der Haltung, d. h. einer Haltungsunterstützung durch die tiefen myofaszialen Strukturen. Das Fasziengewebe unterscheidet sich strukturell und mechanisch vom Muskelgewebe durch seine Steifigkeit. Es gibt wenig nach und übernimmt daher den Zug der angrenzenden Muskeln, was etwa für die Stabilität der Lendenwirbelsäule von Bedeutung ist (Richardson, Hodges und Hide 2004). Insofern passt Pilates' Konzept der Zentrierung zu dem Konzept der Vorspannung im Tensegrity-Modell: Einwirkende Zugkräfte verteilen sich auf alle um die Wirbelsäule herum liegenden Strukturen, aber auch noch darüber hinaus (Ingber 1998, Myers 2009). Auf diese Weise entsteht Stabilität durch Flexibilität, ein flexibles Stützkorsett, das eine erhöhte dynamische Stabilität verleiht.

Ein zweckmäßig gestaltetes Stützkorsett

Wollte man ein brauchbares Stützsystem konstruieren, würde man dafür wohl ein Material wählen, das widerstandsfähig ist, von der Webart her Zug in alle Richtungen aufnehmen kann und mehrschichtig ist, um ausreichende Festigkeit zu gewährleisten. Genau das ist das Design der lumbalen Faszie: Der fasziale Anteil unseres körperlichen Stützkorsetts besteht aus drei Schichten, nämlich der posterioren, mittleren und anterioren Lumbalfaszie (pLF, mLF, aLF) (> Kap. 1.6; Vleeming 2007). Die posteriore Schicht setzt an den thorakalen und lumbalen Dornfortsätze und deren Ligamenten an; ebenso an den posterioren Beckenschaufeln, wo ihre Fasern die Mittellinie überkreuzend zur Gegenseite hinüberziehen (d. h. sie kreuzt die Mittellinie und zieht zum Darmbein der Gegenseite). Die mittlere Schicht umscheidet die lumbalen Querfortsätze, die Ligg. intertransversalia sowie den unteren Abschnitt des Beckenkamms und das Ligamentum iliolumbale. Der M. transversus abdominis (TA) geht aus dieser Faszie hervor und strahlt ventral in die abdominale Faszie ein. pLF und mLF bilden dort eine Scheide, die den M. multifidus umhüllt. Die anteriore Schicht entspringt an der Vorderseite der Querfortsätze und bildet zusammen mit der mLF eine kleine Scheide um den M. quadratus lumborum (QL), die dann seitlich in den TA übergeht. Der QL kontrahiert während der Einatmung gleichzeitig mit dem Zwerchfell und trägt zur Stabilität bei, indem er dabei seine eigene Faszienscheide spannt.

Das mehrschichtige tiefe Korsett fungiert als ein Stabilitätsgeber mit Feedforward-Verstärkung. Diese Funktion kann durch zentrierte Aufmerksamkeit erlernt bzw. wiedererlernt werden. Die Fähigkeit, Schichten des Korsetts wieder miteinander zu koppeln, ist Teil der neuralen Kommunikationsfähigkeit der tiefen Muskulatur und führt zur Kontrollogie, Bewegungskontrolle, Kontrolle der Mitte – im Grunde drei verschiedene Begriffe für das gleiche Konzept. Nach der Pilates-Philosophie wird die Funktion des Rumpfkorsetts optimiert durch die Koppelung und funktionelle Verbindung von Zwerchfell (Atmung), M. multifidus und M. transversus abdominis in enger Synergie mit dem Beckenboden. Um diese Synergie zu stärken, wird bei Pilates ein spezielles Atemmuster in die Übungen und das Bewegungsrepertoire integriert. Atmung und Zentrierung bilden das Fundament für die Kontrolle der Mitte.

Der Atem bei Pilates

Hyperventilation und ähnliche Atemstörungen führen zu einer respiratorischen Alkalose und Kontraktion der glatten Muskulatur. Dadurch kann, da Glattmuskelzellen auch überall im faszialen Netz eingestreut liegen, der Faszientonus ansteigen (Chaitow 2002). Pilates lehrte, dass eine aktive, bewusste Ausatmung Voraussetzung für die nachfolgende volle Einatmung ist, und die vollkommen ausgeglichene Atmung ist Teil jeder Pilates-Übung. Die Kombination aus Bewegung und integriertem Atem sollte nach Pilates die Blutzirkulation unterstützen. Dieses Konzept wurde übrigens durch atmungsphysiologische Untersuchungen (Chaitow 2002) bestätigt, aus denen hervorgeht, dass eine spezifische und gerichtete Koordination zwischen Atmung und Bewegung die Kreislauffunktion und Elimination von Stoffwechselschlacken anregt sowie die Hydratation des Bindegewebes fördert.

Die richtige Atmung ist eine wesentliche Voraussetzung für die fasziale und allgemeine Gesundheit. Auch bei Pilates wird die Atmungsschulung als wichtiges therapeutisches Werkzeug betrachtet. Diese Auffassung wird durch umfangreiche anatomische Untersuchungen bestätigt, denn die Präparation unter besonderer Berücksichtigung der Faszie zeigt, dass enge fasziale Verbindungen zwischen dem respiratorischen System und der myofaszialen Tiefen Frontallinie bestehen (Myers 2009). Die Atembewegung läuft auch als sichtbare Welle über die Wirbelsäule und das Kreuzbein; auch Stagnationen oder krankhafte Abläufe in der Bewegung sind auf diese Weise erkennbar (Chaitow 2002).

7.22.6 Gut vernetzt

Vom Zwerchfell aus koppeln fasziale Verbindungen die Lunge (über die parietale Pleura) und das Herz (über das Perikard) funktionell mit der Zentralsehne (Centrum tendineum). Über weitergehende Faszienzüge von der parietalen Pleura aus ist auch die Skalenusmuskulatur in diese Verbindung einbezogen (Myers 2009). Wie der Iliopsoas neigen auch die Skalenusmuskeln bei haltungsbedingten oder emotionalen Belastungen zur Verspannung und Hypertonie („Fight-or-Flight"-Reaktion). Durch ihre reflektorische Kontraktion können sie die elastische Dehnung der Pleura einschränken und so die Koordination zwischen Zwerchfell, TA und Beckenboden behindern. Wenn dann kein effizienter intraabdominaler Druck mehr aufgebaut wird, ist letzlich sogar die LWS-Becken-Stabilität beeinträchtigt (Richardson, Hodges und Hide 2004).

Die Zwerchfellschenkel sind kaudal mit der Faszie des Iliopsoas verbunden und strahlen auch in das vordere Längsband der Wirbelsäule ein. Auf diesem Weg wird das Zwerchfell mit dem unteren Rumpfabschnitt gekoppelt und kann die Bewegung im Hüftgelenk (beim Gehen) beeinflussen. Der Psoas zieht vor der Wirbelsäule nach kaudal und ist über den mediokaudalen Bereich seiner Faszie mit der Beckenbodenfaszie verbunden, die ihrerseits Verbindung zu den inneren schrägen Bauchmuskeln und der gemeinsamen Sehnenplatte hat (Gibbons, Comerford und Emerson 2002). Somit ist das Zwerchfell durch fasziale Verbindungen mechanisch und funktionell mit dem TA und dem Beckenboden verbunden (vgl. auch ➤ Kap. 1.10).

Die durch die Pilates-Übungen geförderte sorgfältige Bewegungsausführung mit gestützter Haltungskontrolle schafft Raum und Länge in diesen faszialen Strukturen, die sich durch die Atembewegungen weiten und von Druck entlastet werden.

7.22.7 Von Core bis Fuß

Vom dorsalen Beckenboden aus gibt es eine Kette faszialer Verbindungen über die erweiterte Verbindung von intra- und extramuskulärem Septum des Adductor magnus und Tibialis posteriorbis in den Fuß. Hier unterstützt die Faszie die Lastverteilung, Kraftübertragung und elastische Rückfederung und beeinflusst so die Haltung des gesamten Körpers. Bei den Pilates-Übungen werden diese faszialen Verbindungen durch präzise Positionierung und Arbeit der Füße angesprochen und ausgenutzt.

7.22.8 Haltungsunterstützung von innen heraus

Schlechte Angewohnheiten zu verlernen, ist oft schwieriger als neue Angewohnheiten zu erwerben. Das gilt ganz besonders für die Körperhaltung und -bewegung, für die man ein inneres Körpergefühl bzw. Gefühl für die Bewegung und Stellung benötigt. Nach Pilates kann man mit zunehmender Übung sogar die Mechanik der Bewegungen wahrnehmen. Diese Fähigkeit der bewussten Wahrnehmung oder Propriozeption wird im Körper unter anderem durch die äußerst propriozeptionsfähige Faszie ermöglicht (Schleip 2003).

Wichtig ist bei Pilates, dass zunächst das Fühlen vermittelt wird (Embodiment). Direkte Beobachtungen zeigen, dass dieses Fühlen sehr viel leichter fällt, wenn der Körper in eine unterstützte Neutralstellung gebracht wird. Dies scheint eine wesentliche Voraussetzung für das propriozeptive Lernen zu sein. Beispielsweise kann der Oberkörper durch ein Kissen leicht nach vorn gebracht werden, sodass der obere und mittlere Rücken „geöffnet" wird, um die richtige Atmung zu erleichtern, und jeder noch so kleine Zwischenraum im Lumbalbereich bzw. zwischen Lendenwirbelsäule und Boden (in Rückenlage) ausgefüllt wird. Die langjährigen Erfahrungen der Autorin zeigen, dass durch eine solche passive Unterstützung selbst ausgeprägte Haltemuster aufgelöst werden können.

7.22.9 Wie innen, so außen: die innere Wahrnehmung der Bewegung reflektiert das äußere Geschehen

Aus der Sicht von Pilates repräsentiert die äußere Haltung und Bewegung häufig den inneren Zustand eines Menschen. Diese Übereinstimmung hat zu tun mit dem Spannungsgleichgewicht innerhalb von Dehnungen, die über das gesamte mehrdimensionale Fasziensystem von der Tiefe an die Oberfläche gebracht werden. Durch gegenläufige Dehnungen, die über das Fasziensystem vermittelt werden, wird eine kontinuierliche und dynamische Stabilität in allen Richtungen gefördert. Wie in einem Tensegrity-System (Fuller 1961) ist dabei gleichzeitig eine optimale Beweglichkeit und Flexibilität gegeben. Das theoretische Tensegrity-Konzept wurde erstmals von Levine (2002) auf die menschliche Anatomie angewandt. Für die Übertragung der Architektur lebendiger Strukturen auf die Bewegungen des menschlichen Körpers prägte Levine den Begriff „Biotensegrity". Bei Pilates werden viele der Bewegungen – mit oder ohne Unterstützung durch Geräte – als Bewegung des Raums im Inneren imaginiert bzw. unter der Vorstellung durchgeführt, Raum „im Inneren" zu schaffen (➤ Abb. 7.22.4).

Die Beobachtung zeigt, dass dieser innere Raum – bei ein und demselben Bewegungsmuster – verändert werden kann, wenn die Atmung variiert und der Übende während der Bewegung dazu aufgefordert wird, auf die gegenläufige Dehnung zu achten. Um diese diagonale „Verbundenheit" zu erzeugen, scheint bereits eine leichte Berührung an zwei diagonal entgegengesetzten Punkten während der Bewegung für eine Selbstkorrektur und verbesserte Kontrolle auszureichen.

Das Bewegungskonzept von Pilates wird als ein „Ganzköper-Event mit integrierter Wellness" angesehen, denn es beeinflusst
- den Kreislauf – über die Aktivität des respiratorischen Systems (Atmung) und der Muskulatur (Bewegung); Stimulation des kardiopulmonalen Systems durch Bewegung und Atmung;
- die Flexibilität – der arteriellen Gefäßwände und Geschmeidigkeit des Bindegewebes;

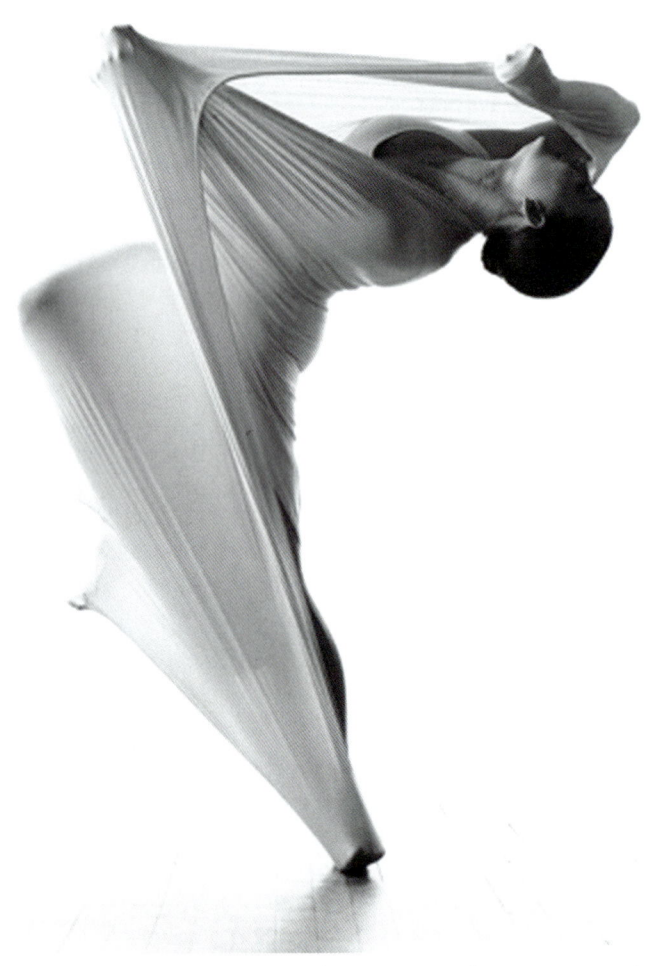

Abb. 7.22.4 Diese Darstellung lässt den inneren Entwurf von Bewegung, Halt und Raum erahnen. © Lois Greenfield, 1992 (www.loisgreenfield.com).

- die inneren Organe – alle Organe sind durch die Faszie umgeben und verbunden, sodass durch Bewegung eine kontinuierliche „Eingeweidemassage" zustande kommt;
- die Lymphdrainage – über Wechseldrucke in der Bauch- und Brusthöhle, die durch die Bewegung des Zwerchfells erzeugt werden (Chaitow 2002);
- die Gewebehydratation – Flüssigkeit durch Bewegung führt zu Bewegungsfluss durch Aufnahme der interstitiellen Flüssigkeit und somit Unterstützung des Flüssigkeitsaustauschs;
- die Kraftübertragung – die zentrale Funktion des myofaszialen Systems: Aufteilung und Übertragung von Belastung im gesamten Muskelsystem und darüber hinaus in alle Systeme (Mass und Sandercock 2008).

7.22.10 Spezialgeräte: der Reformer oder Transformer

Ein zentrales Element der Pilates-Methode ist die speziell entwickelte und technisch ausgefeilte Geräteausstattung. In erster Linie ist hier der Universal Reformer (oder kurz: Reformer) zu nennen. Er besteht aus einem Längsrahmen, in dem ein gepolsterter Wagen auf Schienen hin- und herläuft. Der Wagen ist über Federn mit dem Rahmen verbunden, die einen einstellbaren Laufwiderstand erzeugen. Die Wahl eines Federwiderstands ist hier sinnvoll, da Muskeln ihrerseits ähnlich wie Federn arbeiten. Muskeln kontrollieren und fangen Verformungen ab, die durch interne und externe Gelenkbelastungen entstehen, und kehren nach einer Dehnung immer wieder zu ihrer Ruhelage zurück (Richardson, Hodges und Hide 2004). Und wie das Federverhalten des Muskels benötigt auch eine Spiralfeder immer eine gewisse Zeit für die Längenzunahme und für die Rückkehr zur Ausgangslage nach der Belastung. Der gefederte Reformer fungiert somit als externer Trainer, der die interne abgestufte Kontrolle anleitet. Zusätzlich gibt es ein Flaschenzugsystem, das Variationen bzw. die Feinabstimmung der Bewegung und die Hinzunahme besonderer propriozeptiver Herausforderungen für die Arme oder Beine ermöglicht. Das Gerät ist so konstruiert, dass es den Körper in besonders günstigen Ausgangshaltungen unterstützt und gleichzeitig die Bewegungen initiiert.

Abhängig von der Bewegung und vom Übenden kann das Gerät entweder für eine stärkere Anforderung oder eine stärkere Unterstützung für optimales Bewegungslernen eingestellt werden. Die Verwendung variabler Federwiderstände ermöglicht eine gleichmäßige, kontrollierte Belastung und korrekte Ausrichtung durch den gesamten Bewegungsumfang des Gelenks. Beobachtungen zeigen, dass dieser Widerstand eine ähnliche Wirkung auf das Release des myofaszialen Gewebes hat, indem durch Dezelerationen die Last gering und die Dauer der Belastung für fasziale Gewebe lang gehalten wird.

7.22.11 Reformer versus Maschine

Der Pilates-Reformer lässt den Körper die gewünschte funktionelle Sequenz so durchlaufen, dass das dreidimensionale Fasziennetz angesprochen und aktiviert wird. Insofern kann Pilates als Trainingsform auch in der Therapie eingesetzt werden, um die Faszie zu mobilisieren, zu stabilisieren, zu formen und auf ihr optimales Längen-Spannungs-Verhältnis zu bringen. In der Praxis hängt die Wirkung des Reformers davon ab, ob der Lehrer in der Lage ist, nicht nur das „Was" (das Ereignis der Bewegung), sondern auch das „Wie" (den Ablauf der Bewegung) zu vermitteln. Nach der Erfahrung der Autorin wird erst durch das „Wie" aus der Maschine ein Reformer (der den Körper umformt), während das bloße „Was" ihn zu einer Maschine degradiert, die nur Roboter erschafft.

Durch die fortlaufende wissenschaftliche Entwicklung hat schließlich ein ganz neues Verständnis der funktionellen Anatomie Eingang in die Pilates-Therapie gefunden – weg von Untergliederung in einzelne Elemente, hin zu einem auf den ganzen Körper bezogenen Konzept von Bewegung und Wohlbefinden (van der Wal 2009).

7.22.12 Kontraindikationen

Für die traditionelle Pilates-Methode sind einige Einschränkungen und Kontraindikationen zu beachten. Besondere Vorsicht ist erforderlich bei:

- Osteoporose – keine Flexionsbewegungen und Flexions-Rotations-Kombinationen
- Spinalstenose – keine Hyperextension und Außenrotationskombinationen
- Idiopathische Skoliose – erfordert einen spezifischen Umgang mit der Krümmung unter besonderer Beachtung von Dekompression, Ausgewogenheit und optimalen Spannungsverhältnissen. Für die Festlegung der entsprechenden Modifikationen ist ein einzelfallbezogener Ansatz und geübter klinischer Blick erforderlich.

Jede dieser möglichen Kontraindikationen kann durch Stellungs- und Haltungsunterstützung mit oder ohne Verwendung der Pilates-spezifischen Hilfsmittel abgeschwächt werden. Auch die Veränderungen, die die Bewegungen selbst bewirken (Wiederherstellung der myofaszialen Zusammenhänge), tragen dazu bei. Am besten lässt sich dies in therapeutischen Einrichtungen oder Kliniken umsetzen. Weitere Untersuchungen zu Nutzen und Wirkung der Pilates-Methode unter Klinikbedingungen wären wünschenswert.

LITERATURQUELLEN

Beach P. Muscles and Meridians: The Manipulation of Shape. Edinburgh: Churchill Livingstone, 2010.
Calais-Germaine B. Anatomy of Breathing. Seattle: Eastland Press, 2006.
Chaitow L. Multidisciplinary Approaches to Breathing Pattern Disorders. Edinburgh: Churchill Livingstone, 2002.
Doidge N. The brain that changes itself. New York: Penguin Group, 2007.
Eismen P, Friedman G. The Pilates Method. New York: Warner Books, 2004.
Franklin E. Dynamic Alignment Through Imagery. Champaign, IL: Human Kinetics, 1996.
Fuller RB. Tensegrity. Memphis, TN: Books LLC, 1961.
Gibbons S, Comerford M, Emerson P. Rehabilitation of the stability function of the psoas major. Orthopaedic Division Review 2002; (Jan/Feb): 7–16. Aus: www.kineticcontrol.com/document/Publication/FunctionofPsoasMajor.pdf
Huijing P, Langevin H. Communications about fascia: history, pitfalls and recommendations. In: Huijing PA, Hollander P, Findley TW, Schleip R (eds). Fascia Research II. München: Elsevier, 2009: p. 316.
Ingber D. The architecture of life. Sci Am 1998; 278: 49–57.
Iyengar B. Light on Yoga. New York: Schocken Books, 1966.
Levine S. The tensegrity-truss as a model for spine mechanics: biotensegrity. J Mech Med Biol 2002; 2: 375–388.
Mass H, Sandercock T. Are skeletal muscles independent actuators? In: Fascia Research II. München: Elsevier, 2008. pp 69–81.
Myers T. Anatomy Trains. Edinburgh: Churchill Livingstone, 2009.
Oschman J. Energy Medicine in Therapeutics and Human Performance. New York: Butterworth-Heinemann, 2003.
Pilates JH. U. S. Patent Nr. 1621477, 1927.
Pilates JH. Return to life through contrology. New York: Pilates Method Alliance, 1998 (Nachdruck der Originalausgabe von 1945).
Redfield S. Chasing Joe Pilates. Pilates Pro Newsfeed, 2009. Aus: www.pilates-pro.com/pilates-pro/2009/10/6/chasing-joe-pilates.html.
Richardson C, Hodges P, Hide J. Therapeutic Exercises for Lumbopelvic Stabilization. Philadelphia: Elsevier, 2004.
Schleip R. Fascial plasticity – a new neurobiological explanation. J Bodyw Mov Ther 2003; 7: 11–19.
van der Wal J. The architecture of the connective tissue in the musculoskeletal system. Fascia Research I 2009; 2 (4): 9–23, München: Elsevier.
Vleeming A. Movement, stability and lumbopelvic pain. Edinburgh: Churchill Livingstone, 2007.
Wolff J. The law of bone remodeling. Berlin, Heidelberg, New York: Springer, 1986.

7.23 Entzündungshemmende Ernährung bei orthopädischen Erkrankungen

Mary T. Hankinson und Elizabeth A. Hankinson

Erkrankungen des Bewegungsapparats sind häufiger als alle anderen chronischen Krankheiten und verursachen erhebliche Schmerzen und Einschränkungen der Lebensqualität. Die internationale Kollaborative *Bone and Joint Decade* (2002–2011) hat es sich zur Aufgabe gemacht, die Lebensqualität von Patienten mit muskuloskelettalen Erkrankungen zu verbessern (American Academy of Orthopaedic Surgeons 2008). Bei Arthritis kommt es zu Gelenkentzündungen und bindegewebiger Zerstörung in unterschiedlicher Ausprägung. Untersuchungen zeigen, dass Entzündung und Gewebezerstörung am Knorpel eigenständige Krankheitsprozesse darstellen und die Gelenkzerstörung selbst dann noch fortschreiten kann, wenn die Entzündung unterdrückt wird (van den Berg 1998). Die konventionelle Entzündungstherapie umfasst die langfristige Einnahme von Opioiden und anderen Narkotika oder nichtsteroidalen Antirheumatika (NSAR) mit ihren bekannten Risiken und Nebenwirkungen. Nachdem kardiovaskuläre und andere Nebenwirkungen dazu führten, dass viele COX-2-Hemmer entweder vom Markt genommen wurden oder nur sehr restriktiv verordnet werden (Yoon und Baek 2005), besteht Bedarf an kausal wirksamen, nicht toxischen Ansätzen zur Behandlung entzündlicher Erkrankungen. Einen solchen langfristigen Ansatz zur Behandlung chronischer Krankheiten ohne toxische Nebenwirkungen bietet die Ernährung, die Schmerzen und Entzündungen reduzieren und die optimale Funktionsfähigkeit des Bewegungsapparats unterstützen kann. Schon die Kontrolle der Kalorienzufuhr ist wesentlich bei der Behandlung muskuloskelettaler Erkrankungen, da Übergewicht eine erhöhte Belastung für die Gelenke bedeutet und Schmerzen verstärkt.

7.23.1 Die Entzündungsreaktion

Im Rahmen der Entzündungsreaktion kommt es zu einer Aktivierung von Leukozyten mit Freisetzung von immunologisch wirksamen Substanzen, Entzündungsmediatoren und Prostaglandinen. Die akute Entzündung stellt eine Sofortreaktion des Körpers auf Schadreize dar und wird durch Interleukine vermittelt. Interleukin 1 (IL-1) und Interleukin 6 (IL-6) aktivieren die neutrophilen Granulozyten, die wiederum Makrophagen in das geschädigte Gewebe rekrutieren. Die Neutrophilen setzen zudem zytotoxische und zytolytische Substanzen frei, die zur Gewebezerstörung durch Lyse von Muskelzellen, Faszie und umgebenden Geweben beitragen. IL-6 spielt eine Rolle bei schmerzhaften, chronischen Gelenkschäden und bei der chronischen Entzündung der rheumatoiden Arthritis. Bei der chronischen Entzündung kommt es zur Überproduktion von IL-1, IL-6 und TNF (Tumornekrosefaktor), die zur Gewebeschädigung führen.

Eine vermehrte Expression von C-reaktivem Protein (CRP) bewirkt zusammen mit der von IL-1, IL-6 und TNF eine Degeneration von Knorpelgeweben in arthritischen Gelenken. Wenn der CRP-Spiegel bei Patienten mit rheumatoider Arthritis chronisch erhöht ist, besteht ein erhöhtes Risiko für eine fortschreitende Verschlechterung der Gelenkfunktion (Otterness 1994).

7.23.2 Fettsäuren: entzündungshemmende Eigenschaften

Eicosanoide steuern den Ablauf von Entzündungsprozessen. Sie werden unterteilt in die Prostaglandine, Prostazykline, Thromboxane und Leukotriene und sind Abkömmlinge essenzieller Fettsäuren (EFS). EFS können vom Körper selbst nicht gebildet, sondern müssen mit der Nahrung zugeführt werden. Zu den mehrfach ungesättigten Fettsäuren (polyunsaturated fatty acids, PUFAs) gehören Alpha-Linolensäure (ALA) und die langkettigen Fette Eicosapentaensäure (EPA), Docosapentaensäure (DPA) und Docosahexaensäure (DHA). Kurzkettige Omega-3-Fettsäuren hemmen die Bildung der inflammatorischen Prostaglandine, Leukotriene und Arachidonsäure und wirken so der Entzündung entgegen. Nahrungsquellen für kurzkettige Omega-3-Fettsäuren sind unter anderem Leinsamen, Walnüsse und Rapsöle.

Omega-3-Fettsäuren wirken antientzündlich, indem sie mit der proinflammatorischen Arachidonsäure an den Enzymen COX und LOX konkurrieren, die beim Entzündungsvorgang hochreguliert sind (James, Gibson und Cleland 2000, Ringbom et al. 2001). PUFAs, insbesondere die Gesamtmenge der Omega-3-Fettsäuren, sind unabhängig assoziiert mit niedrigeren Spiegeln der proinflammatorischen (IL-6, IL-1RA, TNF-α, CRP) und höheren Spiegeln der antiinflammatorischen Marker (löslicher IL-6R, IL-10, TGF-β) (Ferrucci et al. 2006). Daher gilt die Zufuhr von Omega-3-Fettsäuren als vorteilhaft im Rahmen der Behandlung von Erkrankungen, die durch aktive Entzündungsvorgänge charakterisiert sind. Langkettige Omega-3-Fettsäuren sind wichtiger Bestandteil einer antiinflammatorischen Ernährung und können durch Fettfische aus den kalten nördlichen Meeren (z. B. Lachs, Makrele, Sardine, Hering, Skilfisch [Kohlenfisch]) sowie Fischöl, Algen und DHA-reiche Eier aufgenommen werden.

Die proinflammatorischen Eicosanoide Prostaglandin E2, Thromboxan und Leukotrien B4 werden aus der Omega-6-Fettsäure Arachidonsäure gebildet. Da die typische Ernährung der modernen westlichen Welt reich an Omega-6-Fettsäuren, aber arm an Omega-3-PUFAs ist, ist Arachidonsäure stets in hoher Konzentration in den Zellen verfügbar (James, Gibson und Cleland 2000). Diese mehrfach ungesättigte Omega-6-Fettsäure ist Bestandteil von Phospholipiden und stellt die Vorstufe für die Bildung von Eicosanoiden dar. Arachidonsäure wird mit Fleisch, Geflügel, Fisch und Eiern aufgenommen oder im Körper aus Linolsäure synthetisiert. Linolsäure ist eine Omega-6-Fettsäure, die in Pflanzenölen (Mais-, Soja-, Distel-, Sonnenblumenkern-, Baumwollsaat-, Sesam- und Traubenkernöl) sowie bestimmten Nüssen und Samen vorkommt. Der übermäßige Konsum gesättigter Fettsäuren wie Palmitin- oder Stearinsäure verstärkt die Aktivität von Entzündungsmediatoren und pro-inflammatorischen Signalkaskaden durch eine Aktivierung von Makrophagen, Neutrophilen und dendritischen Zellen aus dem Knochenmark. Die Folgen sind Entzündungsvorgänge, gestörte Insulinsignalgebung und Insulinresistenz des Muskel- und weißen Fettgewebes (Kennedy et al. 2009).

Bevorzugt sollte das Verhältnis von Omega-6- und Omega-3-Fettsäuren relativ niedrig sein (etwa 3:1 bis 5:1); in der amerikanischen Ernährung liegt es jedoch bei 10:1 bis 17:1 (Kris-Etherton et al. 2000).

Bei den sog. *trans*-Fettsäuren handelt es sich um eine Fettform, die durch Hydrogenierung (Härtung) aus den natürlichen *cis*-Fettsäuren entsteht und in Margarine und Bratfett vorkommt. Die *trans*-Fettsäure Elaidinsäure steht im Verdacht, im Körper Entzündungsvorgänge durch Einstellung eines hormonellen Ungleichgewichts zu verursachen, das zu Zellmembrandefekten und Krebs führen kann. Wissenschaftliche Daten aus der *Nurses' Health Study* zeigten, dass die Aufnahme von TFA bei Frauen mit höherem Body-Mass-Index mit einem höheren IL-6- und CRP-Spiegel assoziiert ist (Mozaffarian et al. 2004).

Einfach ungesättigte Fettsäuren, deren häufigster Vertreter die Ölsäure ist, sind in Raps-, Oliven- und Erdnussöl, bestimmten Nüssen und Samen sowie Avocados enthalten. Die mediterrane Küche verwendet traditionell viel Olivenöl und die Konzentrationen entzündlicher Marker sind unter dieser Ernährungsform relativ niedrig (Chrysohoou et al. 2004). Die im Olivenöl enthaltene Substanz Oleocanthal hemmt – entsprechend dem Wirkungsmechanismus der NSAR – die Bildung pro-inflammatorischer Enzyme (COX-1 und COX-2) und dämpft Entzündungen und Schmerzempfinden. Die höchsten Oleocanthal-Konzentrationen finden sich in den stark aromatischen Ölen aus der Toskana und anderen Regionen, in denen dieselben Olivensorten angebaut werden. Die Aufnahme von 50 ml (3,5 Esslöffel) Olivenöl entspricht einer Dosis von 200 mg Ibuprofen. Wenn Olivenöl mit seiner hohen Kaloriendichte ernährungstherapeutisch zur Entzündungshemmung eingesetzt wird, ist allerdings auf das Körpergewicht zu achten (50 ml Olivenöl liefern ca. 400 kcal) (Beauchamp et al. 2005).

7.23.3 Fettsäuren als Nahrungsergänzung: entzündungshemmende Eigenschaften

Durch Einnahme von Fischölkapseln lassen sich reproduzierbare Veränderungen des Eicosanoidmetabolismus erzielen: Entzündungsvorgänge werden gedämpft, die Bildung von IL-1β bei Patienten mit rheumatoider Arthritis wird vermindert und die Fettsäurebestandteile der Zellmembranen werden verändert (Kremer 2000, James, Gibson und Cleland 2000). Durch die Einnahme konzentrierter Omega-3-Fettsäuren in Form von Fischölkapseln kann man sich die Vorteile des Fischkonsums zunutze machen, ohne dabei Umweltschadstoffe wie Quecksilber, PCB (polychlorierte Biphenyle) oder Chlorkohlenwasserstoffe aufzunehmen, die sich in Fischen anreichern können. Bei einer Analyse von fünf in den USA rezeptfrei im Handel erhältlichen Nahrungsergänzungsmitteln wurden in keinem einzigen Fall messbare Mengen von PCB, CKW oder Quecksilber gefunden (Melanson et al. 2005). Weitere von den Herstellern der Fischöl-Nahrungsergänzungen geforderte Produktangaben sind Angaben zum nachhaltigen Fischfang, zur Molekular- oder Kurzwegdestillation (um Quecksilber und andere Toxine möglichst weitgehend zu eliminieren), zu den Inhaltsstoffen (Omega-3-Fettsäuregehalt), zu möglichen Kontaminationen und zur Produktlagerung (Cannon 2009).

Die Mikroalge Schizochytrium ist eine Alternative zum Fischöl; sie enthält viel DHA, daneben eine geringe Menge EPA und nahezu keine Arachidonsäure. DHA-reiche Algen gibt es entlang der Küstengebiete als Teil der Schellfisch-Nahrungskette; sie sind nicht mit den toxischen Algen verwandt, lösen keine allergischen Reaktionen beim Menschen aus und sind frei von Kontaminationen mit PCB und Quecksilber (Cannon 2009). Krillöl enthält die Omega-3-Fettsäuren EPA und DHA an Phospholipide gebunden, sowie Antioxidanzien, Astaxanthin und ein Flavonoid und könnte so eine Alternative für die Behandlung chronisch-entzündlicher Erkrankungen sein. Krillöl wird aus dem antarktischen Krill *Ephausia superba* extrahiert, der als Zooplankton ganz am Anfang der Nahrungskette steht. Bei Aufnahme von 300 mg Krillöl pro Tag wurden Entzündungen innerhalb von 7 bis 14 Tagen signifikant gedämpft und Arthritissymptome gemildert (Deutsch 2007).

Daneben gibt es auch Hinweise, dass unverseifbare Stoffe aus Avocado und Soja (ASU) Sterine enthalten, die entzündungshemmend wirken und Schutz vor Knorpeldegeneration bieten. Zu diesen als unverseifbare Fette klassifizierten biologisch aktiven Substanzen in Avocado- und Sojaöl gehören Phytosterine wie Betasitosterin, Camposterin und Stigmasterin (Lippiello et al. 2008). ASU trugen bei Patienten mit Hüftarthrosen langfristig zur Symptomlinderung bei (Soeken 2004) und können den Bedarf an NSAR reduzieren helfen. Andere klinischen Studien zeigten, dass Gammalinolensäure (GLA), eine in den Samen von Borretsch, Nachtkerzen und schwarzer Johannisbeere enthaltene Omega-6-Fettsäure, Entzündungen, Gelenkschmerzen, Morgensteifigkeit und NSAR-Bedarf vermindern (Kapoor und Huang 2006).

Die Patienten sollten die Einnahme jedoch mit ihrem Arzt besprechen, da Fischöl als Nahrungsergänzungsmittel in einer bestimmten Dosierung die Thrombozytenaggregation hemmen kann, sodass bei Behandlung mit gerinnungshemmenden Medikamenten oder ASS bzw. vor einem chirurgischen Eingriff besondere Kontrolluntersuchungen erforderlich sind (Sanders und Sanders-Gendreau 2007, Cannon 2009).

7.23.4 Küchenkräuter und Gewürze: entzündungshemmende Eigenschaften

Um Kräuter und Gewürze zur Gesundheitsförderung einzusetzen, müssen zunächst deren spezifische bioaktive Substanzen, die Entzündungsvorgänge dämpfen, identifiziert werden. Im Gegensatz zu ihren pharmazeutischen Entsprechungen modulieren viele Pflanzen die Entzündungsabläufe simultan über eine Vielzahl von Reaktionswegen und nicht nur durch Hemmung eines einzelnen Enzyms im Verlauf der Entzündungskaskade. Entzündungshemmende Wirkungen werden für verschiedene Kräuter und Gewürze beschrieben, so z. B. für Ingwer, Gelbwurzel/Curcumin, Safran, echte Kamille, Süßholz und Capsaicin. Ingwer und Gelbwurzel wurden schon in der Antike zur Behandlung von Gelenkentzündungen verwendet (Craig 1999, Wargovich et al. 2001, Low Dog 2006, Tapsell et al. 2006, Aggarwal et al. 2009). Patienten sollten die Anwendung jedoch mit ihrem Arzt besprechen, da bei Verzehr in hohen Dosen toxische oder gesundheitsschädliche Wirkungen oder aber Wechselwirkungen mit Medikamenten auftreten können (❯ Tab. 7.23.1).

Tab. 7.23.1 Küchenkräuter und Gewürze: entzündungshemmende Eigenschaften

Küchenkräuter/ Gewürze (botanische Bezeichnung)	Entzündungshemmende Bestandteile	Entzündungshemmende Wirkungen
Rote Paprika: Chili, Cayennepfeffer, Peperoni, Peperoncini (*Capsicum frutescens*)	Capsaicin	starker Inhibitor des Neuropeptids Substanz P, das im Zusammenhang mit Entzündungen und Schmerzweiterleitung gebildet wird
Ingwer (*Zingiber officinale*)	Gingerol Paradol Zingeron	hemmt COX-1, COX-2, 5-LOX, TNF, Interleukin-1β sowie die Prostaglandin- und Leukotrienbiosynthese
Gelbwurzel (*Curcuma longa*)	Curcumin	hemmt TNF und COX-2
Rosmarin (*Rosmarinus officinalis*)	Carnosol Rosmarinsäure	senkt die Spiegel inflammatorischer Zytokine und Chemokine
Gewürznelke (*Syzygium aromaticum*)	Carvacrol Thymol Eugenol Zimtaldehyd	hemmt COX-1, COX-2, 5-LOX, TNF und Interleukin-1β
Muskat (*Myristica fragrans*)	Myristicin Eugenol	hemmt TNF-α und die Prostaglandinbildung
Zimt (*Cinnamomum zeylanicum*)	Eugenol Humulen Zimtaldehyd	hemmt COX-1, COX-2, 5-LOX, TNF und Interleukin-1β

Tab. 7.23.2 Obst und Gemüse: entzündungshemmende Eigenschaften

Obst/Gemüse (botanische Bezeichnung)	Sekundäre Pflanzeninhaltsstoffe	Entzündungshemmende Wirkungen
Knoblauch (*Allium sativum*)	Ajoene und Allicin	hemmen TNF und proinflammatorische Interleukine
Zwiebeln (*Allium fistulosum*), Äpfel, Brokkoli, Beeren, Sellerie, Weintrauben	Flavone Quercetin	hemmen Reaktionswege, die über COX oder 5-LOX verlaufen, und die Freisetzung von Arachidonsäure
Zitrusfrüchte und Fruchtschalen	Flavanone	hemmen die Eicosanoidbiosynthese
Tomaten, rote Grapefrucht, Wassermelone und andere rote Früchte und Gemüse	Karotinoide: Lycopen	reduziert entzündliche Gewebeschädigung
Brokkoli, Rosenkohl, Weiß-/Rotkohl und Blumenkohl	Indole, Isothiocyanate	verstärkt die Herabregulation der Expression von COX-2, TNF-α und der induzierbaren NO-Synthetase
Beeren, Kirschen, rote Weintrauben, Granatapfel, Aubergine	Anthocyanine	hemmen die Eicosanoidbiosynthese

7.23.5 Obst und Gemüse: entzündungshemmende Eigenschaften

Wenn die Ernährung reichlich pflanzliche Nahrungsmittel enthält, vermindert sich das Risiko chronischer Erkrankungen durch die anti-oxidativen und anti-inflammatorischen Wirkungen der sekundären Pflanzeninhaltsstoffe (z. B. Karotinoide und Flavonoide). Zur Erklärung der entzündungshemmenden Wirkungen der Flavonoide *in vivo* wurden verschiedene Mechanismen postuliert, unter anderem die Senkung der Prostaglandin- und Leukotrienspiegel durch Hemmung der Eicosanoide bildenden Enzyme (z. B. Phospholipase A_2, COX und LOX). Einige Flavonoide, insbesondere die Flavonabkömmlinge zeigen ihre entzündungshemmende Wirkung zumindest teilweise durch die Modulation der Expression proinflammatorischer Gene für COX-2, induzierbare NO-Synthase und verschiedene Zytokine, die eine zentrale Rolle für die Entzündungsreaktion spielen (Havsteen 2002, Kim et al. 2004). Flavonoide sind verantwortlich für die kräftigen Farben der Früchte und Gemüse, die in der Haut und Schale konzentriert sind. Granatapfelextrakt hemmt die entzündliche Aktivität stimulierter menschlicher Mastzellen. Diese Zellen setzen Mediatoren frei, die zur Bindegewebezerstörung beitragen und durch proteolytische Aktivität auch bei der Knorpelzerstörung eine Rolle spielen. Somit ergibt sich für Granatapfelextrakt eine mögliche therapeutische Rolle bei entzündlichen Erkrankungen mit Beteiligung der Mastzellen (Rasheed et al. 2009). Der Rohextrakt aus Kulturheidelbeeren (*Vaccinium corymbosum*) enthält reichlich Phenolsäuren, Flavonoide und Anthocyanine mit anti-nozizeptiver und anti-inflammatorischer Wirkung und kann daher die Behandlung entzündlicher Erkrankungen unterstützen (Torri et al. 2007).

In der Nahrung enthaltene Antioxidantien wie die Karotinoide β-Cryptoxanthin und Zeaxanthin sowie Vitamin C können möglicherweise die Entwicklung einer entzündlichen Polyarthritis aufhalten. Die Wirkung von Karotinoiden kann variieren, wodurch der Einfluss bestimmter Marker der Entzündungsaktivität bei verschiedenen Karotinoiden unterschiedlich sein kann. Bereits eine relativ geringe Steigerung der Zufuhr von β-Cryptoxanthin (Karotinoid), entsprechend etwa einem Glas frisch gepresstem Orangensaft täglich, verringert das Risiko für entzündliche Erkrankungen wie die rheumatoide Arthritis (Pattison et al. 2005).

Bromelain, ein wässriger Extrakt aus dem Stamm oder der Frucht der Ananaspflanze, enthält verschiedene proteolytische Enzyme und zeigte in klinischen Studien zur Arthrose anti-inflammatorische und analgetische Wirkungen (Brien et al. 2004) (➤ Tab. 7.23.2).

7.23.6 Getränke: entzündungshemmende Eigenschaften

Tee und Rotwein enthalten Catechin, einen antioxidativ wirksamen pflanzlichen Polyphenolmetaboliten, der freie Radikale abfängt und den Körper so vor oxidativen Zellschäden schützt, aber auch noch andere positive gesundheitliche Wirkungen *in vitro* und *in vivo* zeigt. Die im grünen Tee (*Camellia sinensis*) enthaltenen Polyphenole Epicatechin, Epigallocatechin, Epicatechin-3-gallat und Epigallocatechin-3-gallat sind sehr wirksame Antioxidanzien. Den größten Anteil hat Epigallocatechin-3-gallat, das 30–40 % der Trockenmasse von grünem Tee ausmacht und auch die stärkste antioxidative Wirkung hat (Sutherland, Rahman und Appleton 2006). Einige der Catechine im grünen Tee sind auch chondroprotektiv wirksam, sodass das Trinken von grünem Tee eine Arthroseprophylaxe sein kann und auch für Patienten mit manifester Arthrose sinnvoll ist, da der Knorpelabbau dadurch verlangsamt und Entzündungen gedämpft werden können (Adcocks, Collin und Buttle 2002).

Resveratrol, ein in den Schalen roter Früchte enthaltenes Polyphenol, hemmt die Transkription der Zyklooxygenase (COX) und bietet sich somit als Behandlungsansatz für entzündliche Erkrankungen an (Szewczuk et al. 2004). Kakaoprodukte wiederum enthalten Catechine und Flavanole, die die Bildung proinflammatorischer Zytokine, die Eicosanoidsynthese, die Thrombozytenaktivierung und NO-vermittelte Pathomechanismen modifizieren können (Selmi et al. 2008).

7.23.7 Antiinflammatorische Ernährung

Die antiinflammatorische Ernährung ist eine natürliche, nichtpharmakologische und, soweit bekannt, nebenwirkungsfreie Möglichkeit zur Dämpfung von Entzündungsaktivität im Rahmen von Erkrankungen des Bewegungsapparats (Sanders und Sanders-Gendreau 2007). Allerdings wird der ganzheitliche, natürliche Ansatz, den die Lebensmittel bieten, gleich weniger natürlich und auch weniger sicher, wenn bestimmte Nährstoffe isoliert, einzeln abgepackt und als entzündungshemmendes Produkt verkauft werden. Die Ernährungsleitlinien empfehlen zur Entzündungshemmung in erster Linie eine pflanzliche Ernährung, Kaltwasserfischfleisch, eine Reduktion der gesättigten und *trans*-Fettsäuren, vermehrte Aufnahme von mehrfach ungesättigten Omega-3-Fettsäuren, ein optimales Omega-3/Omega-6-Fettsäuren-Verhältnis, die Verwendung entzündungshemmend wirkender Kräuter und Gewürze sowie catechin- und polyphenolreiche Getränke. Spezifische Empfehlungen zum Omega-3/Omega-6-Fettsäuren-Verhältnis sind allerdings problematisch, da ein bestimmtes Verhältnis durch ganz unterschiedliche Mengen der einzelnen Fettsäurearten erzielt werden kann (Kris-Etherton et al. 2007).

Ernährungsschulungen und -beratungen vermitteln Kenntnisse zu Lebensmitteleinkauf, -lagerung, -zubereitung und -anreicherung sowie zu den erforderlichen Modifikationen für verschiedene Esskulturen bzw. bei diätetischen Einschränkungen oder Allergien (z. B. Fisch). Nahrungsfette und -öle müssen richtig gelagert werden; sonst können durch chemische Zerfallsprozesse oder Lipidperoxidation (Ranzigwerden) Abbauprodukte entstehen, die Entzündungen, vorzeitige Alterung und degenerative Zell- und Gewebeveränderungen fördern. Wärme und Licht beschleunigen die Oxidation von Fetten und Ölen; durch Kühlschranklagerung oder Aufbewahrung an einem kühlen, dunklen Ort ohne Kontakt zu Sauerstoff oder freien Radikalen wird das Ranzigwerden dagegen verzögert.

Lachse aus Wildfängen und Aquakulturen sind vom Omega-3-Fettsäuren-Gehalt nahezu gleichwertig; allerdings ist die PCB-Kontamination beim Zuchtlachs aufgrund des höheren Gesamtfettgehalts im Allgemeinen größer. Um die PCB-Exposition einzuschränken, empfiehlt es sich, das Fett vom Fischfleisch abzulösen und trockene Garmethoden zu verwenden, bei denen ein Teil des PCB-haltigen Fetts austritt (Klein 2005). Die Anreicherung von Sojaöl mit Stearidonsäure (SDA), einer fischunabhängigen, pflanzlichen Omega-3-Fettsäure, bietet einen nachhaltigen Ansatz zur Steigerung des Omega-3-Index durch Erhöhung des EPA-Gehalts in den Erythrozyten (Lemke et al. 2010).

Bei einer fettreduzierten Diät kann die Versorgung mit Omega-3-Fettsäuren bei Vegetariern kritisch werden, die keine längerkettigen Omega-3-Fettsäuren (DHA, EPA) aus Fisch oder anderen tierischen Quellen zu sich nehmen. Vegetarier benötigen eine ausreichende Menge der kürzerkettigen Omega-3-Fettsäure α-Linolensäure (ALA), die im Körper zu den längerkettigen Fettsäuren wie DHA und EPA umgewandelt werden kann. Nahrungsquellen für ALA sind Walnüsse, Leinsamen, Hanfsamen, Chiaöl, dunkelgrüne Gemüse und Tofu. Ernährungsempfehlungen für Vegetarier beinhalten die Zufuhr von 3–5 g ALA bei einer 2000-kcal-Diät sowie ein Omega-3-Fettsäure-Supplement aus DHA- und EPA-haltigen Quellen (Nahrungsergänzung mit Mikroalgen; DHA-reiche Eier liefern 60–150 mg DHA pro Ei) (Panebianco 2007, Cannon 2009).

Mit dem in > Abb. 7.23.1 dargestellten antiinflammatorischen Ernährungsmodell besteht die Möglichkeit, entzündungshemmende Wirkungen in der klinischen Praxis zu reproduzieren. Durch allgemeine Empfehlungen zum verstärkten Verzehr bestimmter Nahrungsmittelarten wie Obst oder Gemüse lässt sich allein kein zuverlässiger klinischer Effekt erzielen, da Art, Menge und Wirkung der entzündungshemmenden Inhaltsstoffe sehr unterschiedlich sein können. Frucht- und Pflanzenextrakte enthalten jeweils komplexe Mischungen unterschiedlicher Bestandteile und es ist nicht bekannt, inwieweit eine entzündungshemmende Wirkung durch eine einzige Substanz oder eine bestimmte Mischung von Substanzen vermittelt wird (Schafer et al. 2006). Die beiden im Granatapfel enthaltenen Substanzen Ellagsäure und Quercetin entwickeln zusammen beispielsweise eine stärkere krebshemmende Wirkung als einzeln (Seeram et al. 2005).

Für eine „präventive" Catechin-Diät lassen sich nur schwer quantitative Empfehlungen geben, da klinische und experimentelle Studien diskrepante Ergebnisse liefern und auch durch den „Faktor Mensch" (z. B. Eigenangaben zum Catechinverzehr) sowie Unterschiede bei den Produktbeschreibungen Ungewissheit entsteht. Wie viel grüner Tee beispielsweise getrunken werden muss, um eine entzündungshemmende Wirkung zu erzielen, lässt sich nicht allgemein sagen, da der Catechingehalt verschiedener Marken unterschiedlich ist und unterschiedliche Reinheitsgrade für die Produkte angegeben werden (Sutherland, Rahman und Appleton 2006). Der tatsächliche Catechingehalt in kommerziell erhältlichen Produkten schwankt zwischen 9 % und 48 % dessen, was auf der Packung angegeben ist (Manning und Roberts 2003).

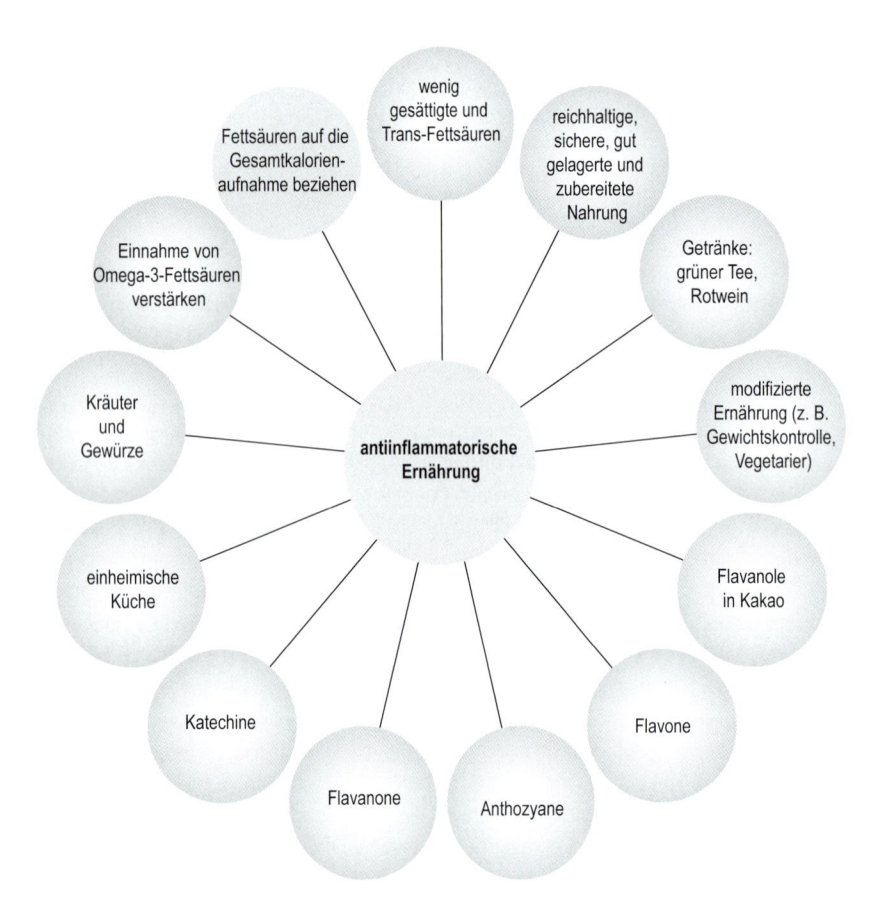

Abb. 7.23.1 Modell einer antiinflammatorischen Ernährung.

LITERATURQUELLEN

Adcocks C, Collin P, Buttle DJ. Catechins from green tea (Camellia sinensis) inhibit bovine and human cartilage proteoglycan and Type II collagen degredation in vitro. J Nutr 2002; 132: 341–346.

Aggarwal BB, Van Kuiken ME, Iyer LH, Harikumar KB, Sung B. Molecular targets of nutraceuticals derived from dietary spices: potential role in suppression of inflammation and tumorigenesis. Exp Biol Med 2009; 234: 825–849.

American Academy of Orthopaedic Surgeons. United States Bone and Joint Decade. In: The Burden of Musculoskeletal Diseases in the United States. Prevalence, Societal and Economic Cost. American Academy of Orthopaedic Surgeons, 2008. Aus: www.boneandjointburden.org/ (Zugriff 9/2010).

Beauchamp GK, Keast R, Morel D, et al. Ibuprofen-like activity in extra-virgin olive oil. Nature 2005; 437: 45–46.

Brien S, Lewith G, Walker A, Hicks SM, Middleton D. Bromelain as a treatment for osteoarthritis: a review of clinical studies. Evid Based Complement Alternat Med 2004; 1: 251–257.

Cannon D. From fish oil to microalgae oil … a win-win shift for humans and our habitat. Explore (NY) 2009; 5: 299–303.

Chrysohoou C, Panagiotakos DB, Pitsavos C, Das UN, Stefanadis C. Adherence to the Mediterranean diet attenuates inflammation and coagulation process in healthy adults: The ATTICA Study. J Am Coll Cardiol 2004; 44: 152–158.

Craig W. Health-promoting properties of common herbs. Am J Clin Nutr 1999; 70 (Suppl): 491S–499S.

Deutsch L. Evaluation of the effect of Neptune Krill Oil on chronic inflammation and arthritic symptoms. J Am Coll Nutr 2007; 26: 39–48.

Ferrucci L, Cherubini A, Bandinelli S, et al. Relationship of plasma polyunsaturated fatty acids to circulating inflammatory markers. J Clin Endocrinol Metab 2006; 91: 439–446.

Havsteen BH. The biochemistry and medical significance of the flavonoids. Pharmacol Ther 2002; 96: 67–202.

James MJ, Gibson RA, Cleland LG. Dietary polyunsaturated fatty acids and inflammatory mediator production. Am J Clin Nutr 2000; 71: 343S–348S.

Kapoor R, Huang YS. Gamma linolenic acid: an anti-inflammatory omega-6 fatty acid. Curr Pharm Biotechnol 2006; 7: 531–534.

Kennedy A, Martinez K, Chuang CC, LaPoint K, McIntosh M. Saturated fatty acid-mediated inflammation and insulin resistance in adipose tissue: Mechanisms of action and implications. J Nutr 2009; 139: 1–4.

Kim HP, Son KH, Chang HW, Kang SS. Anti-inflammatory plant flavonoids and cellular action mechanisms. J Pharmacol Sci 2004; 96: 229–245.

Klein L. What to tell your clients about eating fish. J Am Diet Assoc 2005; 105: 518–519.

Kremer JM. n-3 fatty acid supplements in rheumatoid arthritis. Am J Clin Nutr 2000; 71 (Suppl): 349S–351S.

Kris-Etherton PM, Taylor DS, Yu-Poth S, et al. Polyunsaturated fatty acids in the food chain in the United States. Am J Clin Nutr 2000; 71 (Suppl): 179S–188S.

Kris-Etherton PM, Innis S, American Dietetic Association, Dieticians of Canada. Position of the American Dietetic Association and Dietitians of Canada: dietary fatty acids. J Am Diet Assoc 2007; 107: 1599–1611. Erratum in J Am Diet Assoc 2007; 107: 2151.

Lemke SL, Vicini JL, Su H, et al. Dietary intake of stearidonic acid-enriched soybean oil increases the omega-3 index: randomized, double-blind clinical study of efficacy and safety. Amer J Clin Nutr 2010; 92: 766–775.

Lippiello L, Nardo JV, Harlan R, Chiou T. Metabolic effects of avocado/soy unsaponifiables on articular chondrocytes. Evid Based Complement Alternat Med 2008; 5: 191–197.

Low Dog T. A reason to season: The therapeutic benefits of spices and culinary herbs. Explore (NY) 2006; 2: 446–449.

Manning J, Roberts JC. Analysis of catechin content of commercial green tea products. J Herb Pharmacother 2003; 3: 19–32.

Melanson SF, Lewandrowski EL, Flood JG, et al. Measurement of organochlorines in commercial over-the-counter fish oil preparations: Implications for dietary and therapeutic recommendations for omega-3 fatty acids and a review of the literature. Arch Pathol Lab Med 2005; 129: 74–77.

Mozaffarian D, Pischon T, Hankinson SE, et al. Dietary intake of trans fatty acids and systemic inflammation in women. Am J Clin Nutr 2004; 79: 606–612.

Otterness I. The value of C-reactive protein measurement in rheumatoid arthritis. Semin Arthritis Rheum 1994; 24: 91–104.

Panebianco SM. The merits and pitfalls of vegetarianism. Explore (NY) 2007; 3: 55–58.

Pattison D, Symmons D, Lunt M, et al. Dietary b-cryptoxanthin and inflammatory polyarthritis: results from a population-based prospective study. Am J Clin Nutr 2005; 82: 451–455.

Rasheed Z, Akhtar N, Anbazhagan AN, Ramamurthy S, Shukla M, Haqqi TM. Polyphenol-rich pomegranate fruit extract (POMx) suppresses PMACI-induced expression of pro-inflammatory cytokines by inhibiting the activation of MAP Kinases and NF-kappaB in human KU812 cells. J Inflamm (London) 2009;6:1

Ringbom T, Huss U, Stenholm A, et al. Cox-2 inhibitory effects of naturally occurring and modified fatty acids. J Nat Prod 2001; 64: 745–749.

Sanders K, Sanders-Gendreau K. The college student and the anti-inflammatory diet. Explore (NY) 2007; 3: 410–412.

Schafer A, Chovanová Z, Muchová J, et al. Inhibition of COX-1 and COX-2 activity by plasma of human volunteers after ingestion of French Maritime pink bark extract (Pychagenol). Biomed Pharmacother 2006; 60: 5–9.

Seeram NP, Adams LS, Henning SM, et al. In vitro antiproliferative apoptotic and antioxidant activities of pugicalaginellagic acid and a total pomegranate tannin extract are enhanced in combination with other polyphenols as food in pomegranate juice. J Nutr Biochem 2005; 16: 360–367.

Selmi C, Cocchi CA, Lanfredini M, Keen CL, Gershwin ME. Chocolate at heart: the anti-inflammatory impact of cocoa flavanols. Mol Nutr Food Res 2008; 52: 1340–1348.

Soeken K. Selected CAM therapies for arthritis-related pain: the evidence from systematic reviews. Clin J Pain 2004; 20: 13–18.

Sutherland B, Rahman R, Appleton I. Mechanisms of action of green tea catechins with a focus on ischemia-induced neurodegeneration. J Nutr Biochem 2006; 17: 291–306.

Szewczuk LM, Forti L, Stivala LA, Penning TM. Resveratrol is a peroxidase-mediated inactivator of COX-1 but not COX-2: a mechanistic approach to the design of COX-1-selective agents. J Biol Chem 2004; 279: 22727–22737.

Tapsell LC, Hemphill I, Cobiac L, et al. Health benefits of herbs and spices: the past, the present, the future. Med J Aust 2006; 185 (4 Suppl): S1–S24.

Torri E, Lemos M, Caliari V, Kassuya CA, Bastos JK, Andrade SF. Anti-inflammatory and antinociceptive properties of blueberry extract (Vaccinium corymbosum). J Pharm Pharmacol 2007; 59: 591–596.

van den Berg WB. Joint inflammation and cartilage destruction may occur uncoupled. Springer Semin Immunopathol 1998; 20: 149–164.

Wargovich MJ, Woods C, Hollis DM, Zander ME. Herbals, cancer prevention and health. J Nutr 2001; 131 (11 Suppl): 3034S–3036S.

Yoon J, Baek S. Molecular targets of dietary polyphenols with anti-inflammatory properties. Yonsei Med J 2005; 46: 585–596.

7.24 Faszien-Fitness: Empfehlungen für ein faszienorientiertes Training in Sport und Bewegungstherapie

Divo G. Müller und Robert Schleip

7.24.1 Einleitung

Wenn ein Fußballspieler wegen Wadenkrämpfen nicht auflaufen kann, ein Tennisstar sein Match wegen Knieproblemen vorzeitig abbrechen muss oder ein Sprinter mit einem Achillessehnenriss über die Ziellinie humpelt, dann liegt das Problem meist nicht in der Muskulatur oder den Knochen, sondern daran, dass bindegewebige Strukturen – Bänder, Sehnen oder Gelenkkapseln – überlastet und beschädigt wurden (Renström und Johnson 1985, Hyman und Rodeo 2000, Mackey et al. 2008, Counsel und Breidahl 2010). Ein gezieltes Training des Bindegewebes kann daher nicht nur für Sportler und Tänzer, sondern für alle bewegungsfreudigen Menschen sehr sinnvoll sein. Hat der Sportler sein Fasziennetz gut trainiert, also optimal elastisch, geschmeidig und belastbar gemacht, dann kann er seine körperliche Leistung zuverlässig abrufen und hat zudem noch eine hochwirksame Verletzungsprophylaxe betrieben (Kjaer et al. 2009).

Bis heute liegt das Augenmerk im Sport überwiegend auf der klassischen Triade Muskelkraft – kardiovaskuläre Ausdauer – neuromuskuläre Koordination (Jenkins 2005). Alternative Bewegungsformen wie Pilates, Yoga, Continuum Movement oder die Kampfkünste kennen und berücksichtigen andererseits zwar die Bedeutung des Bindegewebes, aber häufig nicht die konkreten Erkenntnisse aus der modernen Faszienforschung. Um ein gesundes und widerstandsfähiges Fasziennetz aufzubauen, muss jedoch der aktuelle Wissensstand der Faszienforschung Eingang in die praktischen Trainingsprogramme finden. Wir möchten daher alle Physiotherapeuten, Trainer und Bewegungsfreudigen einladen, die in diesem Kapitel dargestellten Prinzipien zu verinnerlichen und auf ihre ganz persönliche Situation anzuwenden.

7.24.2 Die Plastizität der Faszie

Das Bindegewebe ist bekannt für seine eindrucksvolle Anpassungsfähigkeit: Wenn es regelmäßig und zunehmend (aber im physiologischen Bereich) belastet wird, verändert es seinen Aufbau und seine Struktur entsprechend den Anforderungen. Beispielsweise wird, da wir täglich auf zwei Beinen unterwegs sind, unsere Faszie auf der Oberschenkelaußenseite spürbar fester als auf der Innenseite. Müssten wir uns stattdessen ebenso häufig und lange auf einem Pferderücken halten, wäre es umgekehrt und nach einigen Monaten wäre die innere Oberschenkelfaszie kräftiger als die äußere (el-Labban, Hopper und Barber 1993).

Die unterschiedlichen Fähigkeiten der kollagenen Fasergewebe machen es möglich, dass sich diese Gewebe kontinuierlich an regelmäßig wiederkehrende Belastungen anpassen, und zwar vorwiegend durch Veränderung ihrer Länge, Stärke und Verschieblichkeit. Nicht nur die Knochendichte kann sich verändern, sodass beispielsweise in der Schwerelosigkeit das Skelett der Astronauten poröser wird (Ingber 2008), sondern auch das Fasziengewebe passt sich an die jeweils vorherrschende Belastung an. Durch die Aktivität der Fibroblasten reagiert das Gewebe nicht nur auf die täglichen Anforderungen, sondern auch auf gezielte Übungen mit einer kontinuierlichen Veränderung und Anpassung der Struktur des Kollagenfasernetzwerks (Kjaer et al. 2009). In einem gesunden Körper werden so innerhalb eines Jahres die Hälfte aller vorhandenen Kollagenfasern ersetzt (Neuberger und Slack 1953). Hier greift das Trainingsprogramm „Fascial Fitness" an, um diese dynamische Erneuerung durch gezielte Übungen zu beeinflussen und im Laufe von 6 bis 24 Monaten ein fasziales seidig-geschmeidiges Ganzkörpertrikot aufzubauen, das nicht nur stark ist, sondern auch mühelos gleitende Gelenkbewegungen mit einem großen Bewegungsspektrum ermöglicht.

Auffallend ist, dass die Kollagenfasern im Bindegewebe junger Menschen mit ihrer deutlichen Wellenstruktur an elastische Federn erinnern, während sie bei älteren Menschen eher flach und gerade aussehen (Staubesand et al. 1997). Durch wissenschaftliche Untersuchungen ließ sich die bisher als optimistisch geltende Annahme bestätigen, dass durch geeignete Übungen – sofern diese regelmäßig durchgeführt werden – eine „jugendliche" Kollagenstruktur mit welliger Faseranordnung wiederhergestellt werden kann (Wood, Cooke und Goodship 1988, Järvinen et al. 2002) und auch die elastische Speicherfähigkeit des Gewebes dabei signifikant zunimmt (> Abb. 7.24.1) (Reeves, Narici und Maganaris 2006). Dabei spielt jedoch offensichtlich die Art der Übungsbewegungen eine wichtige Rolle, denn in einer kontrollierten Studie, in der das Übungsprogramm langsame Kontraktionen mit geringer Belastung beinhaltete, wurde nur eine Zunahme der Muskelkraft und -masse, nicht aber der elastischen Speicherfähigkeit der Kollagengewebe erzielt (Kubo et al. 2003).

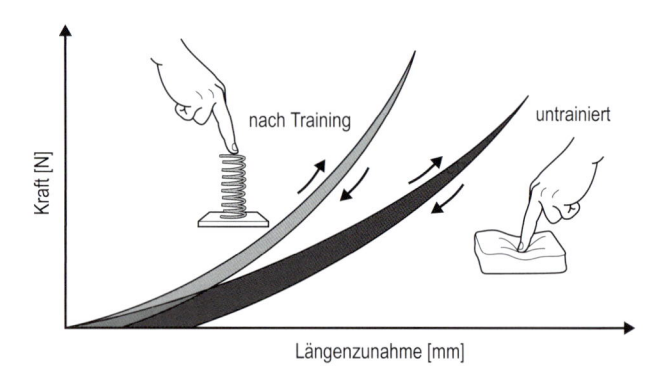

Abb. 7.24.1 Verbesserung der elastischen Energiespeicherung. Durch regelmäßige hochfrequente Bewegungen (wie z. B. tägliches Rennen) wird bei Ratten die Speicherkapazität der Sehnengewebe gegenüber den nicht trainierenden Tieren erhöht. Dadurch entsteht eine federnde Rückstoßbewegung (linkes Bild und linke Kurve). Die Fläche zwischen den Be- und Entlastungskurven entspricht der sog. „Hysterese": Die geringe Hysterese bei trainierten Tieren (hellgrau) ist ein Zeichen für die Fähigkeit zur Energiespeicherung durch elastische Verformung, die stärkere Hysterese der untrainierten Ratten zeigt dagegen ein eher „viskoelastisches" Verhalten des Gewebes (auch als Trägheit bezeichnet). Abbildung modifiziert nach Reeves, Narici und Maganaris 2006.

7.24.3 Die elastische Rückfederung der Faszie: der „Katapult-Effekt"

Kängurus können viel weitere Sprünge machen, als es ihnen die Kontraktionskraft ihrer Beinmuskulatur eigentlich erlauben sollte. Bei einer genaueren Untersuchung entdeckten Wissenschaftler, dass dieser erstaunlichen Fähigkeit eine Art Sprungfedermechanismus zugrunde liegt, den sie den „Katapult-Effekt" nannten (Kram und Dawson 1998). Sehnen und Faszie der Beine werden dabei wie Gummibänder gespannt und durch die Freisetzung der elastisch gespeicherten Energie wird dann die erstaunliche Sprungkraft möglich. Kaum mehr überraschend war anschließend die Feststellung, dass Gazellen ebenfalls diesen Mechanismus nutzen. Auch diese Tiere haben keine besonders stark ausgebildete Muskulatur, sondern gelten im Gegenteil geradezu als Sinnbild der Grazilität, aber ihre Sprung- und Lauffähigkeit ist enorm und in Anbetracht ihres Körperbaus nur umso beeindruckender.

Die Entwicklung der hoch auflösenden Sonografie ermöglichte dann die Entdeckung, dass auch beim Menschen eine vergleichbare Arbeitsteilung zwischen Muskulatur und Faszie stattfindet. Überraschenderweise wurde dabei festgestellt, dass die menschliche Faszie bezüglich der kinetischen Energiespeicherung der der Kängurus und Gazellen nicht nachsteht (Sawicki, Lewis und Ferris 2009). Wir nutzen sie nicht nur beim Springen oder Laufen, sondern bei jedem Schritt kommt ein relevanter Anteil der Bewegungsenergie aus dem beschriebenen Federmechanismus. Auf diese neue Entdeckung hin mussten auf dem Gebiet der Bewegungsforschung einige tradierte Vorstellungen revidiert werden.

Früher nahm man nämlich an, dass sich bei einer aktiven Gelenkbewegung die beteiligten Muskeln verkürzen und diese Energie durch die Sehnen passiv weitergegeben wird, sodass sich die Knochen bewegen. Nach den neueren Untersuchungen hat diese klassische Form der Energieübertragung zwar immer noch Gültigkeit – aber nur für gleichmäßige Bewegungen wie etwa beim Fahrradfahren. Die Muskelfasern ändern in diesem Fall aktiv ihre Länge, während die Sehnen und Aponeurosen kaum länger werden. Die faszialen Elemente verhalten sich hier also weitgehend passiv. Ganz anders sind die Verhältnisse bei oszillierenden Bewegungen mit elastisch-federnder Qualität. Hier kontrahieren sich die Muskeln fast isometrisch, d. h., sie werden kurzzeitig steifer, ändern ihre Länge aber kaum dabei, während sich die bindegewebigen Elemente in einer elastischen, „Jojo"-ähnlichen Bewegung verlängern und verkürzen (> Abb. 7.24.2) und dadurch die eigentliche Bewegung hervorrufen (Fukunaga et al. 2002, Kawakami et al. 2002).

Interessanterweise korrespondiert die elastische Bewegungsqualität junger Menschen mit einer charakteristischen bidirektionalen, „Stützstrumpf"-artigen Gitterstruktur der Faszien (Staubesand et al. 1997). Im Gegensatz dazu nimmt die Faszie mit zunehmendem Alter – und (zumeist) Verlust des federnden Gangs – eine eher ungeordnete, multidirektionale Struktur an. Tierexperimentelle Studien zeigen, dass durch fehlende Bewegung die Ausbildung zusätzlicher Crosslinks im Fasziengewebe gefördert wird. Die Fasern verlieren ihre Elastizität und Verschieblichkeit gegeneinander, sie kleben zusammen und verfilzen im schlimmsten Fall regelrecht (> Abb. 7.24.3) (Järvinen et al. 2002). Ziel des Faszientrainings ist es, die fas-

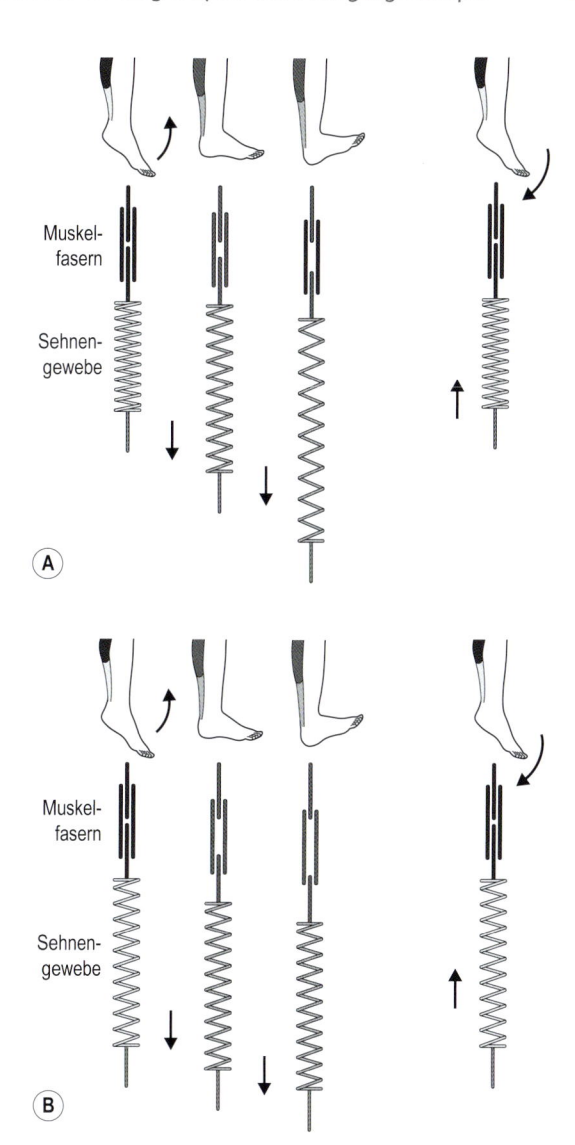

Abb. 7.24.2 Längenänderungen der Faszienelemente und Muskelfasern bei hochfrequenter Bewegung mit elastischem Rückstoß (A) und bei konventionellem Muskeltraining (B). Die elastischen Sehnen- (oder Faszien-)Elemente sind als Federn dargestellt, die Muskelfasern darüber als gerade Linien. Bei einem konventionellen Training (B) ändern nur die Muskelfasern ihre Länge deutlich, die Faszienelemente dagegen kaum. Im Gegensatz dazu kontrahieren die Muskelfasern bei hüpfenden und springenden Bewegungen nahezu isometrisch, während sich die Faszienelemente wie ein elastisch federndes Jojo ausdehnen und verkürzen. Abbildung modifiziert nach Kawakami et al. 2002.

zialen Fibroblasten zur Ausbildung einer „jugendlichen" und „gazellenartigen" Faseranordnung anzuregen. Dies geschieht am besten durch Bewegungen, die das Faszengewebe in verschiedenen Dehnwinkeln belasten und seine elastische Sprungfederkraft fordern.

> Abb. 7.24.4 zeigt verschiedene Belastungssituationen für die Faszienelemente. Bei einem klassischen Training mit Gewichten wird der Muskel innerhalb seines normalen Bewegungsumfangs belastet. Dabei werden die faszialen Gewebeelemente gekräftigt, die seriell zu den arbeitenden Muskelfasern angeordnet sind; und zusätzlich werden die quer zum Muskel durch die Faszienscheide verlaufenden Fasern angeregt. Auf die extramuskuläre Faszie sowie die

intramuskulären Faszienanteile, die parallel zum arbeitenden Muskel angeordnet sind, hat die Übung jedoch voraussichtlich wenig Wirkung (Huijing 1999).

Die Dehnungen des klassischen Hatha Yoga werden andererseits wenig Einfluss auf Faszengewebe haben, die seriell zu den Muskelfasern angeordnet sind, da die entspannten Muskelfasern deutlich weicher als ihre seriellen tendinösen Fortsetzungen sind und daher den größten Teil der Dehnung „schlucken" (Jami 1992). Dafür sorgen solche Dehnungen für eine gute Stimulation der Faszengewebe, die durch das klassische Muskeltraining nicht erreicht werden, also für die extramuskulären Faszienelemente und die intramuskuläre Faszie, die parallel zu den Muskelfasern verläuft. Ein dynamisches Belastungsmuster, bei dem der Muskel sowohl aktiviert als auch gedehnt wird, verspricht letztendlich die umfassendste Stimulation des Faszengewebes. Dies wird erreicht durch eine Aktivierung des Muskels (z. B. gegen einen Widerstand) in gedehnter Stellung, wobei nur eine geringe oder mittlere Muskelkraft gefordert wird. Weiche, elastische Federungen im Randbereich des verfügbaren Bewegungsumfangs können zu diesem Zweck ebenfalls eingesetzt werden. Es folgen einige Hinweise, um ein solches Training besonders effektiv zu gestalten.

7.24.4 Trainingsprinzipien

Vorbereitende Gegenbewegung

Wir nutzen hierfür den oben beschriebenen Katapult-Effekt und beginnen vor der eigentlichen Bewegung mit einer leichten Vorspannung in die entgegengesetzte Richtung – ähnlich wie das Spannen eines Bogens, bevor der Pfeil abgeschossen wird. So wie der Bogen ausreichend Spannung haben muss, damit der Pfeil sein Ziel erreicht, wird auch die Faszie zunächst in der Gegenrichtung vorgespannt. Bei der in ➤ Abb. 7.24.5 dargestellten Beispielübung „Das fliegende Schwert" wird die Vorspannung dadurch erreicht, dass der Körper in der Längsachse kurz etwas nach hinten gekippt und

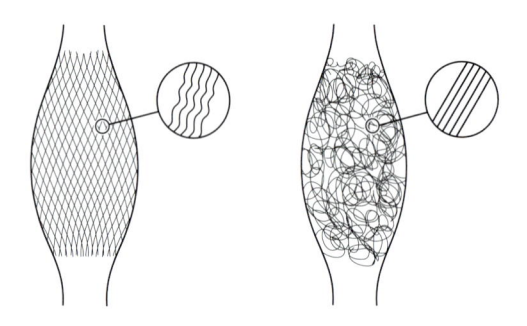

Abb. 7.24.3 Reaktion der Kollagenfaserarchitektur auf Belastungen. In der Faszie junger Menschen (links im Bild) sind die Kollagenfasern häufiger in Form eines klaren Scherengitters (bidirektional) angeordnet und zeigen unter dem Mikroskop eine ausgeprägte Wellung (Crimp). Im Gegensatz dazu ist die Faseranordnung in der Faszie älterer Menschen unregelmäßig und die einzelnen Fasern sind kaum gewellt. Wie in Tierstudien gezeigt wurde, kann eine geeignete Belastung zu einer Strukturänderung der Faszie mit vermehrter Faserwellung führen. Bewegungsmangel andererseits begünstigt die Ausbildung eines multidirektionalen (filzartigen) Fasernetzwerks mit verminderter Wellung.

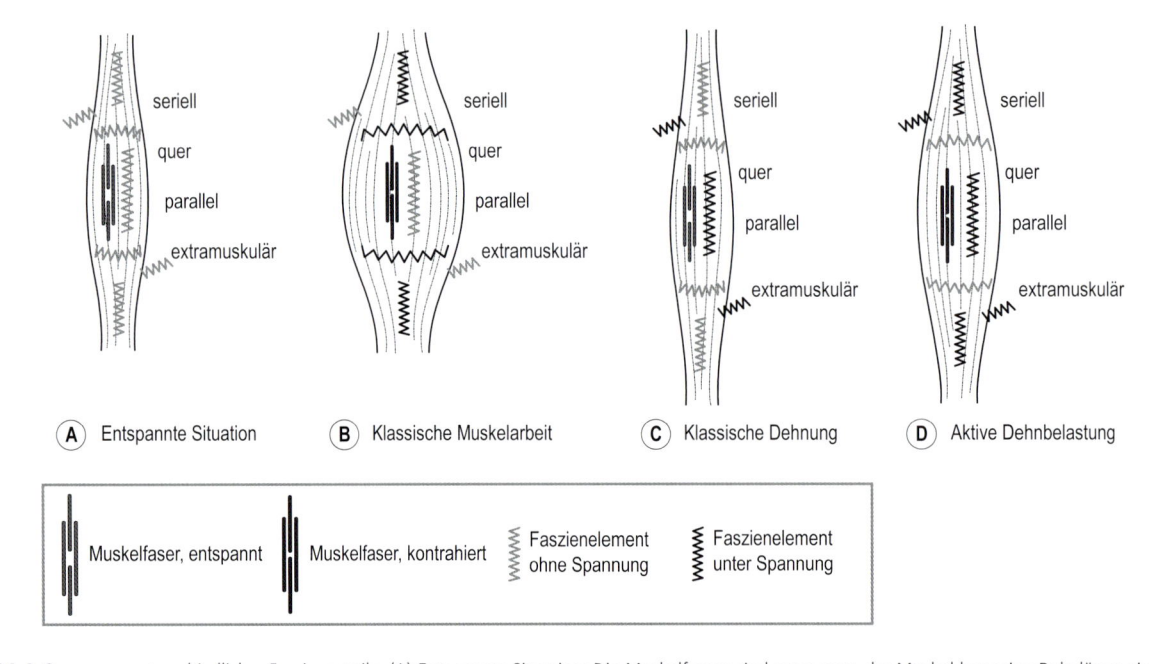

Abb. 7.24.4 Spannung unterschiedlicher Faszienanteile. (A) Entspannte Situation: Die Muskelfasern sind entspannt, der Muskel hat seine Ruhelänge eingenommen und die Faszie steht nirgendwo unter Spannung. (B) Klassische Muskelarbeit: Die Muskelfasern sind kontrahiert, die Muskellänge ist im normalen Bereich. Faszengewebeelemente, die seriell oder quer zur Muskelfaser verlaufen, stehen unter Spannung. (C) Klassische Dehnung: Die Muskelfasern sind entspannt, der Muskel insgesamt verlängert. Extramuskuläre Verbindungen und die parallel zu den Muskelfasern verlaufenden Faszienelemente stehen unter Spannung. Die seriell zu den Muskelfasern angeordneten Faszienelemente werden dagegen nur wenig gedehnt, da die Elongationsspannung in dieser myofaszialen Kette von den entspannten Muskelfasern aufgenommen wird. (D) Aktive Dehnbelastung: Der aktive Muskel wird in den oberen Längenbereich gedehnt. Bei dieser Art der Belastung werden die meisten Faszienanteile gedehnt und stimuliert. Zwischen den vier dargestellten Faszienanteilen gibt es in der Realität Überschneidungen und Kombinationen. Diese vereinfachte Abstraktion dient also lediglich zur grundlegenden Orientierung.

gleichzeitig nach oben gedehnt wird. Dadurch nimmt die elastische Spannung im „Faszientrikot" zu und Oberkörper und Arme können anschließend durch eine entsprechende Gewichtsverlagerung wie von einem Katapult nach vorn und unten geschleudert werden.

Das Umgekehrte gilt für die Wiederaufrichtung, bei der das Faszienkatapult durch eine aktive Vorspannung der Rückenfaszie aktiviert wird. Beim Aufrichten aus der Vorbeuge werden zunächst kurz die Muskeln auf der Vorderseite des Körpers aktiviert. Dadurch wird der Körper momentan noch etwas weiter nach vorn unten gezogen und die Spannung der dorsalen Faszie wird verstärkt. Die in der Faszie gespeicherte Energie wird dann durch eine passive Rückfederung dynamisch freigesetzt und der Oberkörper „schwingt" zurück in die aufrechte Haltung. Damit der Übende diese Bewegung nicht durch Muskelkraft, sondern durch die dynamische Rückfederung der Faszie erzielt, ist ein bewusstes Timing erforderlich – nicht anders als beim Spiel mit dem Jojo. Dafür muss man den idealen Schwung herausfinden, der dann gegeben ist, wenn die Bewegung flüssig und ohne Anstrengung abläuft.

Das Ninja-Prinzip

Vorbild für dieses Prinzip sind die legendären japanischen Krieger, die sich angeblich geräuschlos wie Katzen bewegten und keinerlei Spuren hinterließen. Bei federnden Bewegungen – z.B. beim Hüpfen, Laufen oder Tanzen – ist immer besonders darauf zu achten, dass die Bewegung so geschmeidig und weich wie möglich abläuft.

Vor jeder Richtungsänderung wird die Bewegung weich abgebremst und nach dem Richtungswechsel ebenso weich wieder beschleunigt, sodass ein fließender Ablauf ohne überflüssige oder abgehackte Elemente entsteht (> Abb. 7.24.6).

Auch eine einfache Treppe kann zum Sportgerät werden, wenn sie ganz sanft begangen wird. Am besten kann man sich dabei an der Maxime „so geräuschlos wie möglich" orientieren, denn je besser die fasziale Federung ausgenutzt wird, umso geräuschloser und sanfter wird die Bewegung sein. Es kann hilfreich sein, sich die Bewegung einer Katze vorzustellen, die zum Sprung ansetzt: Dazu wird sie zunächst einen gebündelten Impuls hinunter durch die Pfoten senden, um weich zu beschleunigen und nach dem Sprung präzise und geräuschlos zu landen.

Dynamische Dehnung

Anstatt bewegungslos in einer statischen Dehnstellung zu verharren, wird für die Faszienfitness eine fließende Dehnung empfohlen. Dabei gibt es zwei unterschiedliche Formen, eine langsame und eine schnelle dynamische Dehnung. Die schnelle Variante ist vermutlich den meisten geläufig, da sie früher beim Sport praktiziert wurde. Jahrzehntelang wurde diese federnde Dehnung dann generell als gewebeschädigend abgelehnt, aber in jüngster Zeit wurden ihre Vorteile durch die Ergebnisse der aktuellen Forschung wieder bestätigt. Zwar ist eine Dehnung unmittelbar vor dem Wettkampf möglicherweise kontraproduktiv, aber langfristig und regelmäßig

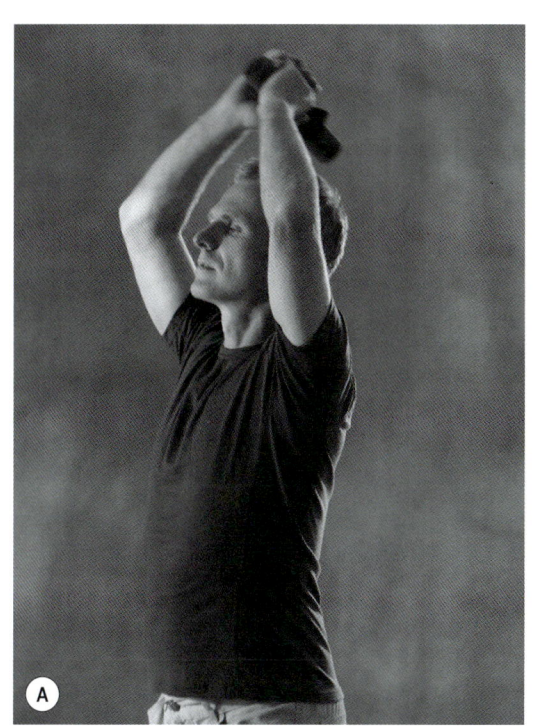

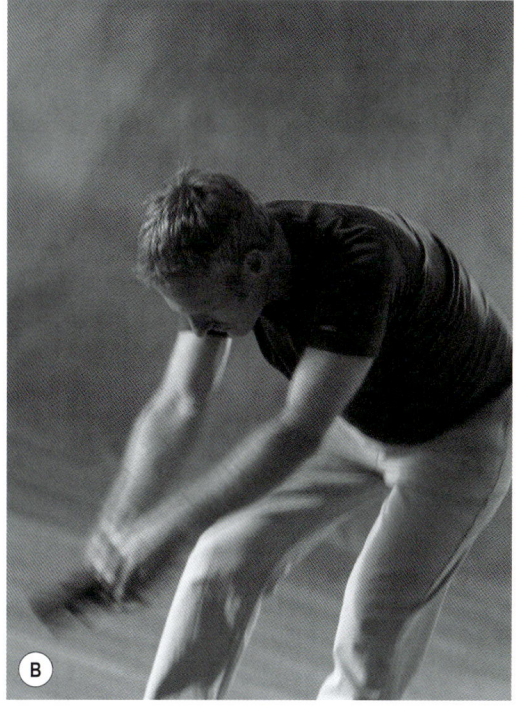

Abb. 7.24.5 Übungsbeispiel „Das fliegende Schwert". (A) „Den Bogen spannen": Die initiale Gegenbewegung (Vorspannung) bereitet das dynamisch-elastische Federn nach vorn-unten vor. Als Hilfsmittel können freie Gewichte verwendet werden. (B) Für die Rückkehr in die aufrechte Haltung dient die Rückenfaszie als „Katapult" und wird dazu vorgespannt, wenn der Oberkörper kurz dynamisch nach unten federt, um anschließend elastisch nach oben zurückzuschwingen. Die Aufmerksamkeit des Übenden sollte dabei auf der optimalen Dosierung und zeitlichen Koordination der Bewegung liegen, damit eine möglichst geschmeidige, harmonische Bewegung entsteht.

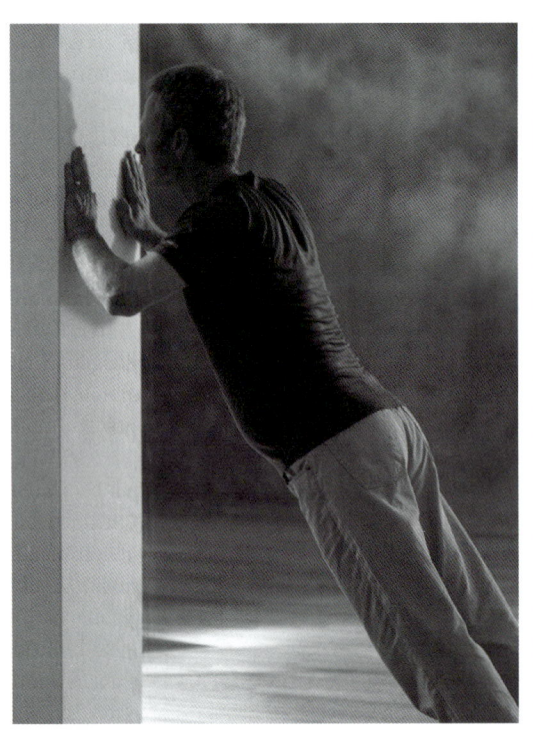

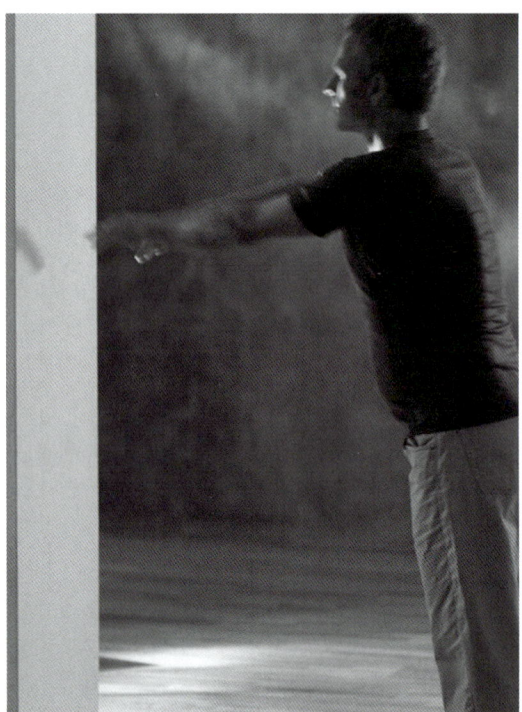

Abb. 7.24.6 Übungsbeispiel elastische Federungen an der Wand. Mit der Vorstellung der elastischen Sprünge einer Gazelle wird im Stehen das weiche Zurückfedern von einer Wand geübt. Durch Vorspannung des gesamten Körpers muss vermieden werden, dass der Körper dabei in eine gekrümmte Haltung fällt („Banane"). Wichtig ist auch, möglichst jedes Geräusch und alles Abrupte bei der Bewegung zu vermeiden. Erst wenn das gelingt, können kräftigere Menschen zu fortgeschrittenen Übungen – z. B. Abfedern von einem Tisch oder Fensterbrett anstelle der Wand – übergehen. Dem im Bild dargestellten Schüler sollten diese fortgeschrittenen Übungen noch nicht erlaubt werden, da er den Schulter-Nacken-Bereich noch leicht zusammenzieht (linkes Bild).

durchgeführt, kann die dynamische Dehnung die Architektur des Bindegewebes wohl positiv beeinflussen und bei korrekter Ausführung eine optimale Dehnbarkeit und Elastizität herstellen (Decoster et al. 2005).

Muskulatur und Gewebe sollten zunächst aufgewärmt und die Bewegungen niemals abrupt oder ruckartig durchgeführt werden. Bei jeder Richtungsänderung sollte die Bewegung sinusförmig abgebremst bzw. beschleunigt werden, sodass das Gefühl eines „eleganten" und geschmeidigen Ablaufs entsteht. Die Wirkung der schnellen dynamischen Dehnung auf die Faszie lässt sich noch verstärken, indem sie mit einer vorbereitenden Gegenbewegung, wie oben beschrieben, kombiniert wird (Fukashiro, Hay und Nagano 2006). Beispielsweise kann bei der Dehnung der Hüftbeuger das Bein kurz nach hinten geführt werden, um es anschließend dynamisch nach vorn in die Länge zu dehnen.

Langsame dynamische Dehnungen richten sich bevorzugt auf die langen myofaszialen Ketten. Statt einzelne Muskelgruppen zu dehnen, sollten Körperbewegungen gesucht werden, die möglichst lange myofasziale Ketten ansprechen (Myers 1997). Das geht nicht durch passives Ausharren wie in einer klassischen Dehnhaltung des Hatha Yoga oder bei der konventionellen Dehnung isolierter Muskeln. Vielmehr werden dafür langsame Bewegungen in unterschiedlichen Richtungen genutzt, bei denen der Winkel in jeder Richtung ganz leicht variiert wird. Dies können seitliche oder diagonale Bewegungen oder auch spiralförmige Rotationen sein. Mit dieser Technik werden größere Bereiche des Fasziennetzwerks gleichzeitig angesprochen (> Abb. 7.24.7).

Propriozeptives Refinement

Welche Bedeutung die Propriozeption für die Bewegungskontrolle hat, macht der eindrucksvolle Fall von Ian Waterman deutlich, der in der wissenschaftlichen Literatur mehrfach beschrieben wurde. Dieser Mann zog sich im Alter von 19 Jahren eine Virusinfektion zu, die zu einer sog. sensiblen Neuropathie führte. Bei dieser seltenen Störung wurden alle sensiblen peripheren Nerven, die die somatomotorische Hirnrinde mit Informationen über die Körperbewegungen versorgt hatten, zerstört, während die motorischen Nerven vollkommen intakt blieben. Ian Waterman konnte sich also bewegen, aber er konnte seine Bewegungen nicht mehr „spüren". Allmählich wurde dieser Hüne von einem Mann praktisch zu einer leblosen Puppe. Nur mit eisernem Willen und jahrelanger Übung gelang es ihm schließlich, die normale Körperwahrnehmung, die für jeden von uns so selbstverständlich ist, zu ersetzen durch eine bewusste Steuerung seiner Bewegungen unter ständiger visueller Kontrolle. Derzeit ist er dadurch der einzige Mensch mit dieser Erkrankung, der ohne Hilfe stehen und auch gehen kann (Cole 1995). Wenn jedoch in einem öffentlichen Gebäude plötzlich das Licht ausgeht, fällt er hilflos zu Boden (zu sehen in der BBC-Dokumentation *The man who lost his body;* http://bbc-horizon-1998-the-man-who-lost-his-7812922.cooga.net).

Ian Watermans Art der Bewegung erinnert an das, was man bei Patienten mit chronischen Rückenschmerzen beobachten kann. Federnde oder schwingende Bewegungen kann er nur mit abrupten und groben Bewegungsänderungen durchführen. Bei einem „klas-

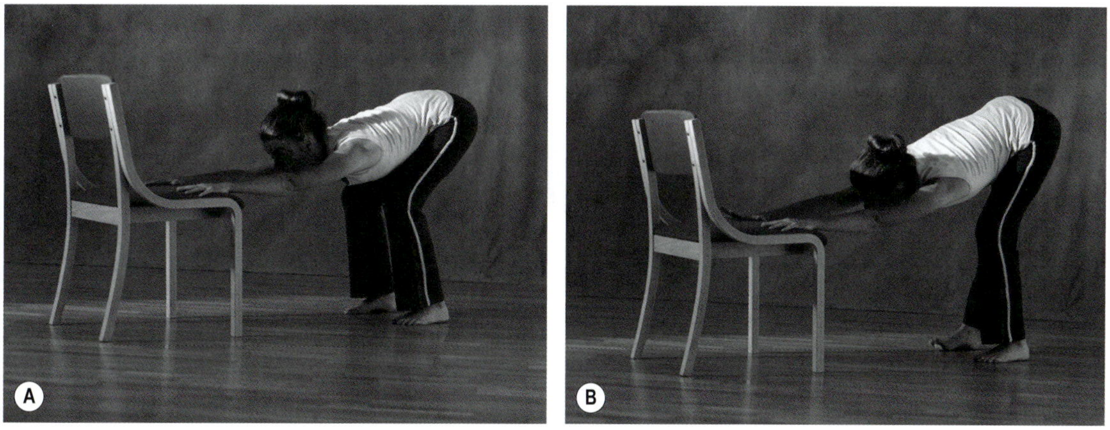

7.24 Faszien-Fitness: Empfehlungen für ein faszienorientiertes Training in Sport und Bewegungstherapie

Abb. 7.24.7 Übungsbeispiel „Großer Katzen-Stretch". (A) In einer langsamen Bewegung wird die lange dorsale Kette von den Fingerspitzen bis zu den Sitzknochen, vom Steißbein bis zum Scheitel und zu den Fersen gedehnt. Die Bewegung führt gleichzeitig in entgegengesetzte Richtungen – begleitet von der Vorstellung einer Katze, die ihren langen Körper noch länger streckt. Durch geringfügige Verlagerungen der Streckrichtung werden verschiedene Teile des Fasziennetzes mit langsamen, fließenden Bewegungen angesprochen. (B) Im nächsten Schritt werden Becken oder Brust nach einer Seite gedreht und gedehnt (im Bild ist die beginnende Rotation des Beckens nach rechts sichtbar). Dann wird diese intensive Dehnung sanft von der einen auf die andere Körperseite verlagert. Anschließend hat man das Gefühl, viel größer zu sein als vorher.

sischen" Programm mit statischen oder aktiven Dehnungen würde er wohl gar nicht auffallen, aber die dynamischen Dehnungen unseres Faszientrainings könnte er eindeutig nicht durchführen, weil ihm die für die Feinabstimmung erforderliche Propriozeption fehlt.

Interessanterweise wurde übrigens festgestellt, dass die klassischen „Gelenkrezeptoren" in den Gelenkkapseln und umgebenden Ligamenten für die normale Propriozeption von untergeordneter Bedeutung sind, da sie in der Regel bei physiologischen Bewegungen gar nicht stimuliert werden, sondern erst bei extremen Gelenkausschlägen ansprechen (Lu et al. 2005, Ianuzzi, Pickar und Khalsa 2011). Die propriozeptiven Nervenendigungen in den oberflächlicheren Gewebeschichten sind demgegenüber günstiger gelegen, da hier bereits kleine anguläre Gelenkausschläge zu relativ deutlichen Scherbewegungen führen. Neuere Untersuchungen zeigen, dass die oberflächlichen Faszienschichten tatsächlich auch dichter mit Mechanorezeptoren besetzt sind als die tiefer liegenden Gewebe (Stecco et al. 2008, Tesarz et al. 2011).

Aus diesem Grund sollte im Training auch die Wahrnehmung der Scher-, Gleit- und Spannbewegungen in der oberflächlichen Faszie verfeinert werden. Dafür muss vor allem die Filterfunktion der Formatio reticularis ausgeschaltet werden. Eintönige und vorhersehbare Bewegungswahrnehmungen werden in diesem Hirnabschnitt mehr oder weniger stark gedämpft, d. h. nicht an die übergeordneten Zentren weitergeleitet, und um das zu vermeiden, ist beim Training auf abwechslungsreiche und kreative Bewegungserfahrungen zu achten. Wir empfehlen (aufgrund eigener Erfahrungen) neben der Ausnutzung der elastischen Rückfederung der Faszie auch Elemente zum faszial-propriozeptiven Refinement in die langsamen und schnellen dynamischen Dehnungen miteinzuschließen. Hier kann mit verschiedensten Bewegungsqualitäten experimentiert werden, von Bewegungen in extremer „Zeitlupe" oder raschen Mikrobewegungen, die von außen kaum wahrnehmbar sind, bis hin zu umfangreichen Makrobewegungen, die den gesamten Körper einbeziehen. Häufig wird auch mit der bewussten Wahrnehmung der Schwerkraftwirkung in ungewohnten Körperstellungen gearbeitet oder das Gewicht eines Trainingspartners als Übungsinstrument genutzt.

Durch die Verwendung von aktiven, spezifischen Mikrobewegungen – inspiriert durch das Konzept des Continuum Movement (Conrad 2007) – können Wirkungen erzielt werden, die durch Makrobewegungen gar nicht möglich sind. Durch eine solche koordinierte fasziale Bewegung können offenbar selbst Adhäsionen in der Tiefe des Körpers, beispielsweise zwischen Muskelsepten, gelöst werden. Die winzigen, spezifischen Bewegungen können daneben auch eingesetzt werden, um von der Wahrnehmung vernachlässigte Körperbereiche aufzuzeigen und bewusst zu machen (> Abb. 7.24.8). Thomas Hanna verwendete für diese Stellen im Körper den Begriff der „sensomotorischen Amnesie" (Hanna 1998).

Hydratation und Erneuerung

Guimberteaus Videoaufzeichnungen von der Faszie (> Kap. 3.6) machen die Plastizität und wechselnde Elastizität dieses wassergefüllten Gewebes anschaulich begreifbar. Besonders effektiv kann diese Erkenntnis in die langsamen dynamischen Dehnungen und Übungen zur verfeinerten faszialen Propriozeption integriert werden. Diese Bewegungsabläufe beruhen auf dem Wissen und der Vorstellung, dass das Fasziengewebe großenteils aus frei beweglichen oder gebundenen Wassermolekülen besteht. Durch den Druck, der bei der Dehnung entsteht, wird das Wasser aus den stärker belasteten Bereichen „ausgedrückt" wie aus einem Schwamm (Schleip und Klingler 2007). Bei der anschließenden Lösung füllt sich dieser Bereich mit frischer Flüssigkeit, die aus dem angrenzenden Gewebe sowie den Blut- und Lymphgefäßen einströmt. In vernachlässigten Zonen ist das schwammartige Bindegewebe unter Umständen nicht ausreichend hydriert. Das Ziel der Übung besteht darin, solche Körperzonen durch eine verbesserte Hydratation zu beleben. Dies geschieht durch spezifische Dehnungen, die die Flüssigkeitsbewegung in dem betreffenden Bereich anregen.

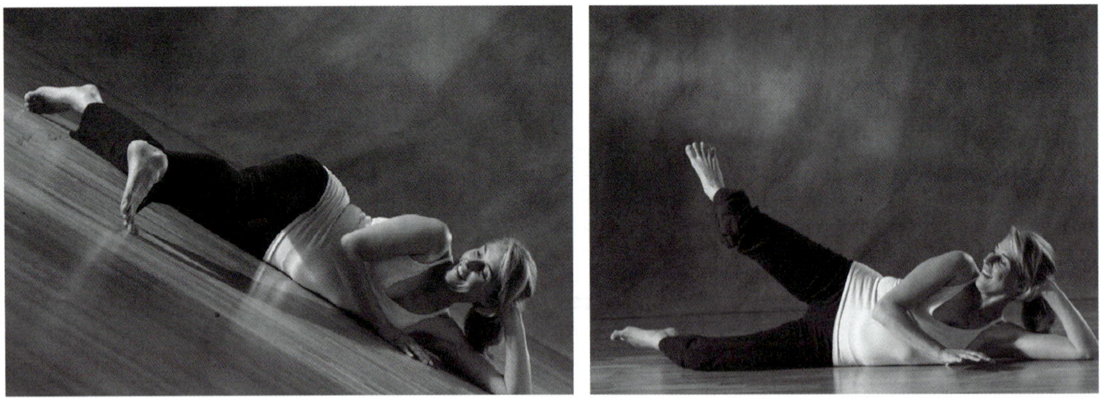

Abb. 7.24.8 Übungsbeispiel „Krakententakel": Mit der Vorstellung eines Tintenfischtentakels werden verschiedenste, nach allen Seiten ausgreifende Bewegungen in allen Abschnitten des Beins in Zeitlupe durchgeführt und ausprobiert. Durch die kreativen Änderungen des Muskelaktivierungsmusters wird die Propriozeption von Spannungen in der Faszie aktiviert. Damit einher geht eine tief greifende myofasziale Stimulation, die nicht nur die Faszienhüllen, sondern möglichst auch die intramuskulären Septen erreichen soll. Wenn man alle schwungvollen und ausfahrenden Bewegungen dabei vermeidet, erzeugen die tentakelartigen Mikrobewegungen ein Gefühl fließender Kraft in dem Bein.

Sehr wichtig ist dabei die zeitliche Abfolge der einzelnen Be- und Entlastungsphasen. Im Rahmen des modernen Lauftrainings wird häufig empfohlen, immer wieder kurze Gehphasen beim Laufen zwischenzuschalten (Galloway 2002). Dafür gibt es gute Gründe: Unter Belastung wird Flüssigkeit aus dem Fasziengewebe herausgedrückt und das Gewebe, das auf diese Weise seine elastisch-federnde Geschmeidigkeit immer mehr einbüßt, kann nach einer gewissen Zeit nicht mehr optimal funktionieren. Die kurzen Gehpausen dienen daher der Rehydrierung des Gewebes, das so die Gelegenheit hat, frische, nährende Flüssigkeit aufzunehmen. Für den durchschnittlichen Laufanfänger empfehlen die Autoren beispielsweise alle 10 Minuten eine ein- bis dreiminütige Gehpause. Fortgeschrittene Läufer mit gut ausgebildetem Körpergefühl können Zeitpunkte und Dauer der Unterbrechungen entsprechend dem (vorhandenen bzw. fehlenden) jugendlich-dynamischen Rebound der Bewegung anpassen: Wenn die Laufbewegung sicht- und spürbar gedämpft und nicht mehr federnd ist, wird es Zeit für eine Unterbrechung. Und wenn sich, umgekehrt, nach einer kurzen Gehpause das federnde „Gazellengefühl" wieder eingestellt hat, war die Ruhephase ausreichend lang.

Ein solcher zyklischer Ablauf mit Wechsel zwischen intensiveren Belastungen und bewusst eingestreuten Pausen empfiehlt sich für alle Facetten des Faszientrainings. Der Übende lernt auf diese Weise, auf die während des Trainings auftretenden dynamischen Veränderungen seines „Faszientrikots" zu achten und die Übungen entsprechend seiner neu erworbenen Körperbewusstheit anzupassen. Dies wird auch im Alltag ein verstärktes „fasziales Embodiment" nach sich ziehen. Aus vorläufigen Daten und Fallberichten ergeben sich zudem Hinweise, dass das faszienorientierte Training präventiv gegen Bindegewebeverletzungen durch Überlastung wirkt.

Spezielle Schaumstoffrollen können als Hilfsmittel verwendet werden, um lokal eine kurzzeitige schwammartige Gewebedehydratation mit anschließender Neuhydratation zu erzielen. Die Festigkeit der Rolle und der Einsatz des Körpergewichts müssen jedoch ganz individuell festgelegt werden. Bei richtiger Durchführung können durch die ganz langsamen und fein abgestimmten Richtungsänderungen Kräfte und potenziell auch Effekte im Gewebe erzeugt werden, die denen einer manuellen Myofascial-Release-Behandlung entsprechen (Chaudhry et al. 2008). Die lokale Gewebestimulation kann außerdem eingesetzt werden, um desensibilisierte oder gehemmte fasziale Propriozeptoren in verborgeneren Gewebebereichen wieder anzuregen und einzustellen (> Abb. 7.24.9).

Nachhaltigkeit: die Kraft der tausend kleinen Schritte

Ein weiterer und wichtiger Aspekt ist das Ziel einer langsamen und langfristigen Erneuerung des Fasziennetzwerks. Im Gegensatz zum Krafttraining, bei dem anfangs großer Muskelzuwachs erzielt, aber dann rasch ein Plateau erreicht wird und nur noch kleine weitere Verbesserungen möglich sind, ändert sich die Faszie langsam, aber die Ergebnisse sind dauerhafter. Man kann ohne große Anstrengung arbeiten – aber Konsequenz und Regelmäßigkeit zahlen sich aus. Beim Faszientraining werden die Veränderungen in den ersten Wochen eher klein und nach außen kaum sichtbar sein. Aber die Veränderungen sind dauerhaft und summieren sich sogar noch über Jahre zu einer deutlichen Verbesserung der Spannkraft und Elastizität des gesamten Fasziennetzes (> Abb. 7.24.10) (Kjaer et al. 2009). Mit zunehmender Verfeinerung der faszialen Propriozeption ist auch eine Verbesserung der Koordination zu erwarten.

Das Training sollte konsequent und regelmäßig erfolgen. Nur ein paar Minuten mit geeigneten Übungen, ein- oder zweimal pro Woche durchgeführt, reichen vermutlich aus für ein Kollagen-Remodeling. Dies nimmt zwischen 6 Monate und 2 Jahre in Anspruch und aus dem damit einhergehenden Erneuerungsprozess wird eine geschmeidig-biegsame und widerstandsfähige Kollagenmatrix hervorgehen. Für diejenigen, die Yoga oder Kampfkünste praktizieren, ist die Konzentration auf ein langfristiges Ziel nichts Neues. Für die anderen, die mit dem Körpertraining bisher noch weniger vertraut sind, kann das Wissen über die besonderen Eigenschaften der Faszie hilfreich sein, um sich auf das Training der Bindegewebe einzu-

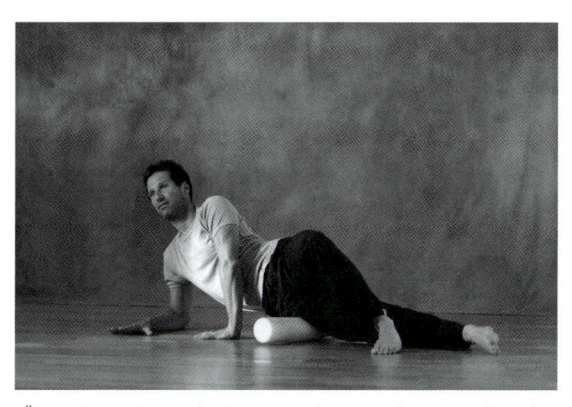

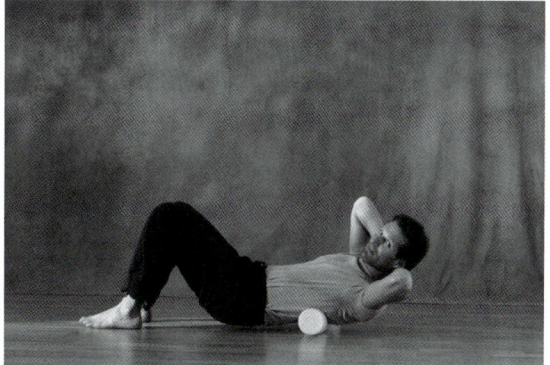

7.24 Faszien-Fitness: Empfehlungen für ein faszienorientiertes Training in Sport und Bewegungstherapie

Abb. 7.24.9 Übungsbeispiel Fascial Release: Durch Verwendung spezieller Schaumstoffrollen kann eine lokale Gewebestimulation mit ähnlicher Kraft – und vielleicht sogar ähnlicher Wirkung – wie bei einer manuellen Myofascial-Release-Sitzung erzeugt werden. Die Festigkeit der Rolle und der Einsatz des Körpergewichts müssen jedoch für jeden Patienten individuell festgelegt und immer wieder kontrolliert werden. Ziel ist es, die Faszie lokal wie einen Schwamm „auszudrücken" und neu zu hydrieren. Dies ist am besten mit zeitlupenartigen, feinsten Veränderungen der Kraftintensität und -richtung zu erreichen.

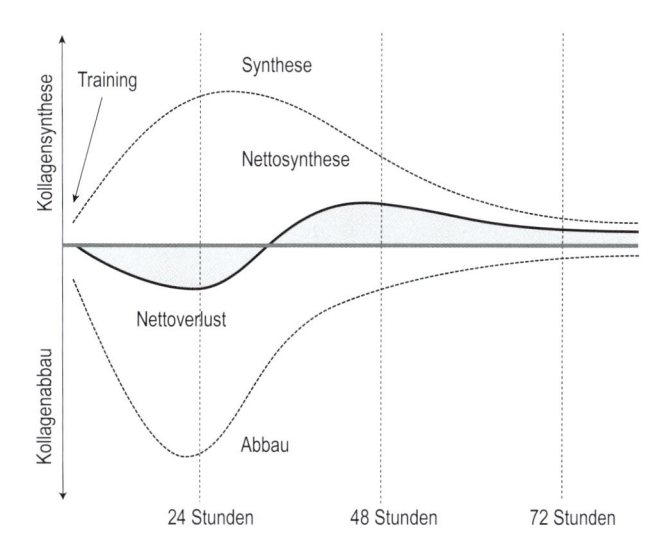

Abb. 7.24.10 Kollagenerneuerung nach körperlicher Belastung. Die obere Kurve zeigt die verstärkte Kollagensynthese an, die in den Sehnen nach einer körperlichen Belastung stattfindet. Gleichzeitig nimmt durch die Stimulation der Fibroblasten aber auch der Kollagenabbau zu. Interessanterweise überwiegt der Abbau in den ersten 1–2 Tagen gegenüber der Neusynthese; anschließend kehrt sich die Situation jedoch um. Um die Sehnen zu stärken, sollte das vorgestellte Faszien-Fitnesstraining zur Gewebestimulation daher nur ein- bis zweimal pro Woche durchgeführt werden. Die Zunahme der Sehnenfestigkeit wird nicht durch eine Vergrößerung des Sehnendurchmessers erreicht, sondern vermutlich, wie die Untersuchungen von Kjaer et al. (2009) zeigen, durch Veränderungen der Quervernetzung zwischen den Kollagenfasern. Aus: Magnusson, Langberg und Kjaer 2010; Abdruck mit freundlicher Genehmigung.

lassen. Selbstverständlich kann Faszienfitness das Training der Muskelkraft, der kardiovaskulären Ausdauer und der Koordination nicht ersetzen, sondern sollte stets als wichtiger Baustein in einem umfassenden Übungsprogramm angesehen werden.

LITERATURQUELLEN

Chaudhry H, Schleip R, Ji Z, Bukiet B, Maney M, Findley T. Three-dimensional mathematical model for deformation of human fasciae in manual therapy. J Am Osteopath Assoc 2008; 108: 379–390.

Cole J. Pride and a daily marathon. London: MIT Press, 1995.

Conrad E. Life on land. Berkely: North Atlantic Books, 2007.

Counsel P, Breidahl W. Muscle injuries of the lower leg. Semin Musculoskelet Radiol 2010; 14: 162–175.

Decoster LC, Cleland J, Altieri C, Russell P. The effects of hamstring stretching on range of motion: a systematic literature review. J Orthop Sports Phys Ther 2005; 35: 377–387.

el-Labban NG, Hopper C, Barber P. Ultrastructural finding of vascular degeneration in myositis ossificans circumscripta (fibrodysplasia ossificans). J Oral Pathol Med 1993; 22: 428–431.

Fukashiro S, Hay DC, Nagano A. Biomechanical behavior of muscle-tendon complex during dynamic human movements. J Appl Biomech 2006; 22: 131–147.

Fukunaga T, Kawakami Y, Kubo K, Kanehisa H. Muscle and tendon interaction during human movements. Exerc Sport Sci Rev 2002; 30: 106–110.

Galloway J. Galloway's book on running. Bolinas, CA: Shelter Publications, 2002.

Hanna T. Somatics: Reawakening the mind's control of movement, flexibility, and health. Cambridge, MA: Da Capo Press, 1998.

Huijing PA. Muscle as a collagen fiber reinforced composite: a review of force transmission in muscle and whole limb. J Biomech 1999; 32: 329–345.

Hyman J, Rodeo SA. Injury and repair of tendons and ligaments. Phys Med Rehabil Clin N Am 2000; 11: 267–288.

Ianuzzi A, Pickar JG, Khalsa PS. Relationships between joint motion and facet joint capsule strain during cat and human lumbar spinal motions. J Manipulative Physiol Ther 2011; 34: 420–431.

Ingber DE. Tensegrity and mechanotransduction. J Bodyw Mov Ther 2008; 12: 198–200.

Jami A. Golgi tendon organs in mammalian skeletal muscles: functional properties and central actions. Physiol Rev 1992; 72: 623–666.

Järvinen TA, Józsa L, Kannus P, Järvinen TL, Järvinen M. Organization and distribution of intramuscular connective tissue in normal and immobilized skeletal muscles: an immunohistochemical, polarization and scanning electron microscopic study. J Muscle Res Cell Motil 2002; 23: 245–254.

Jenkins S. Sports Science Handbook. Vol 1: The essential guide to kinesiology, sport & exercise science. Essex, UK: Multi-Science Publishing Co. Ltd., 2005.

Kawakami Y, Muraoka T, Ito S, Kanehisa H, Fukunaga T. In vivo muscle fibre behaviour during countermovement exercise in humans reveals a significant role for tendon elasticity. J Physiol 2002; 540: 635–646.

Kjaer M, Langberg H, Heinemeier K, et al. From mechanical loading to collagen synthesis, structural changes and function in human tendon. Scand J Med Sci Sports 2009; 19:500–510.

Kram R, Dawson TJ. Energetics and biomechanics of locomotion by red kangaroos (Macropus rufus). Comp Biochem Physiol B Biochem Mol Biol 1998; 120: 41–49.

Kubo K, Kanehisa H, Miyatani M, Tachi M, Fukunaga T. Effect of low-load resistance training on the tendon properties in middle-aged and elderly women. Acta Physiol Scand 2003; 178: 25–32.

Lu Y, Chen C, Kallakuri S, Patwardhan A, Cavanaugh JM. Neural response of cervical facet joint capsule to stretch: a study of whiplash pain mechanism. Stapp Car Crash J 2005; 49: 49–65.

Mackey AL, Heinemeier KM, Koskinen SO, Kjaer M. Dynamic adaptation of tendon and muscle connective tissue to mechanical loading. Connect Tissue Res 2008; 49: 165–168.

Magnusson SP, Langberg H, Kjaer M. The pathogenesis of tendinopathy: balancing the response to loading. Nat Rev Rheumatol 2010; 6: 262–268.

Myers TW. The 'anatomy trains'. J Bodyw Mov Ther 1997; 1: 91–101.

Neuberger A, Slack H. The metabolism of collagen from liver, bones, skin and tendon in normal rats. Biochem J 1953; 53: 47–52.

Reeves ND, Narici MV, Maganaris CN. Myotendinous plasticity to ageing and resistance exercise in humans. Exp Physiol 2006; 91: 483–498.

Renström P, Johnson RJ. Overuse injuries in sports: a review. Sports Med 1985; 2: 316–333.

Sawicki GS, Lewis CL, Ferris DP. It pays to have a spring in your step. Exerc Sport Sci Rev 2009; 37: 130–138.

Schleip R, Klingler W. Fascial strain hardening correlates with matrix hydration changes. In: Findley TW, Schleip R (eds). Fascia Research – basic science and implications to conventional and complementary health care. München: Elsevier, 2007. p 51.

Staubesand J, Baumbach KU, Li Y. La structure fine de l'aponrévrose jambière. Phlébologie 1997; 50: 105–113.

Stecco C, Porzionato A, Lancerotto L, et al. Histological study of the deep fasciae of the limbs. J Bodyw Mov Ther 2008; 12: 225–230.

Tesarz J, Hoheisel U, Wiedenhöfer B, Mense S. Sensory innervation of the thoracolumbar fascia in rats and humans. Neuroscience 2011; 194: 302–308.

Wood TO, Cooke PH, Goodship AE. The effect of exercise and anabolic steroids on the mechanical properties and crimp morphology of the rat tendon. Am J Sports Med 1988; 16: 153–158.

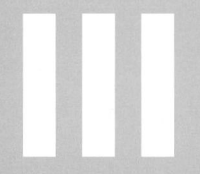

III
Peter A. Huijing
Wege in der Forschung

8 Zur Forschung: methodische Herausforderungen und neue
   Richtungen 361

KAPITEL 8
Zur Forschung: methodische Herausforderungen und neue Richtungen

8.1	Klinische Forschung und Grundlagenforschung zur Faszie – Gedanken zum Wissenschaftsprozess Peter A. Huijing	362		

8.2	**Bildgebung: Sonografie** Helene Langevin und Yasuo Kawakami	364
8.2.1	Einleitung	364
8.2.2	Bildgebung und andere Analysen zu extramuskulären Faszienstrukturen	365
8.2.3	Zusammenfassung	366

8.3	**Fortgeschrittene MRT-Techniken für die biomechanische Gewebeanalyse in vivo** Cengizhan Ozturk, Alper Yaman, Can A. Yucesoy und Peter A. Huijing	368
8.3.1	Einleitung	368
8.3.2	Dynamische MRT und In-vivo-Bewegungsanalysen	368
8.3.3	Quantitative MRT-Analyse von Deformationen durch manuelle Pseudotherapie	369
8.3.4	MRT-Weiterentwicklungen für die Bewegungsbildgebung	371
8.3.5	Zusammenfassung	372

8.4	**Die Rolle der Faszie bei der molekularbiologischen Anpassung der Muskelmasse** Richard T. Jaspers, Can A. Yucesoy und Peter A. Huijing	373
8.4.1	Einleitung	373
8.4.2	Muskelmassenänderung durch mechanische Belastung in vivo	373
8.4.3	Molekulare Mechanismen der muskulären Massenadaptation	374
8.4.4	Die Rolle der Faszie bei der Regulierung der Muskelfasergröße	375
8.4.5	Ex-vivo-Zellkulturen einzelner reifer Muskelfasern	376
8.4.6	Zusammenfassung	376

8.5	**Mathematische Modelle** Can A. Yucesoy und Peter A. Huijing	378
8.5.1	Einleitung	378
8.5.2	Modellierung von Faszien- und Muskelgewebe mit der Finite-Elemente-Methode	378
8.5.3	Modellierung der Gewebeverformung durch manuelle Therapien	381

8.1 Klinische Forschung und Grundlagenforschung zur Faszie – Gedanken zum Wissenschaftsprozess

Peter A. Huijing

Zahlreiche Kapitel in diesem Buch beschäftigen sich mit praktischen Aspekten der manuellen Faszientherapien. Die Beiträge im achten Kapitel unterscheiden sich auf eine bestimmte Art davon: Die hier dargestellten Erkenntnisse sind – ebenso wie die Darlegungen, die aufgrund praktischer Erwägungen auf ➤ Kap. 1.1, ➤ Kap. 3.1, ➤ Kap. 3.2 und ➤ Kap. 5.8 verteilt worden sind – hauptsächlich aus grundlagenwissenschaftlichen Studien hervorgegangen, also aus Studien, die zum Zeitpunkt ihrer Durchführung noch gar keinen Bezug zu den manuellen Therapien oder sonstigen Anwendungen und in manchen Fällen noch nicht einmal die Faszie als Zielorgan im Blick hatten. Beispielsweise waren Untersuchungen zur Kraftübertragung ursprünglich auf die Muskelfunktion *per se* gerichtet; erst die überraschenden und zum Nach- und Überdenken anregenden Ergebnisse eröffneten eine neue Forschungsrichtung, in der sich verschiedenste Faszienstrukturen des Körpers vermutlich als wichtig erweisen werden.

Die Grundlagenforschung ist für wissenschaftliche Neuentwicklungen unverzichtbar, aber auch für die Therapie im Allgemeinen und somit wahrscheinlich auch für die manuellen Therapien im Besonderen. Ein Problem dabei ist, dass man nie vorhersehen kann, welche grundlagenwissenschaftlichen Untersuchungen und Ergebnisse eine Relevanz für die praktische Anwendung in der klinischen Medizin haben werden. Für Politiker, Wissenschaftsmanager und Kliniker, denen Unvoreingenommenheit und Verständnis für die tatsächlichen Abläufe auf dem Weg zu wissenschaftlichem Fortschritt fehlen, ist die Grundlagenforschung höchst unattraktiv, da man Geld für Projekte ausgeben soll, deren Ausgang völlig ungewiss ist. Das Einzige, was dabei überprüfbar ist, ist die wissenschaftliche Qualität – und selbst dies ist nicht immer objektiv möglich. Erst im Rückblick (manchmal viele Jahrzehnte oder in Ausnahmefällen sogar Jahrhunderte später) erlangt man Gewissheit, wenn ein paar – einzeln betrachtet, relativ unbedeutende – wissenschaftliche Erkenntnisse zu etwas ganz Neuem kombiniert werden. Dann wird aber gleichzeitig auch klar, dass viel Arbeit geleistet wurde, die zu keinen praktisch umsetzbaren Ergebnissen geführt hat, auch wenn sie andererseits sicher oft das allgemeine Wissen und das Verständnis für die grundlegenden Prinzipien vorangebracht hat.

Allerdings machten Comroe und Dripps (1974) eine sehr interessante Feststellung, als sie die „Top Ten" der klinischen Fortschritte auf dem Gebiet der kardiovaskulären und pulmologischen Medizin und Chirurgie innerhalb eines Zeitraums von 30 Jahren (im 20. Jhd.) analysierten: 41 % der über 500 Schlüsselpublikationen, die diese Fortschritte ermöglicht oder wesentlich dazu beigetragen hatten, waren von Wissenschaftlern verfasst worden, die gar kein unmittelbares Interesse an der jeweiligen Erkrankung hatten, und 62 % dieser Publikationen waren das Ergebnis grundlagenwissenschaftlicher Studien. Solche Ergebnisse wurden im weiteren Verlauf gelegentlich Gegenstand mehr oder weniger hitziger Diskussionen (z. B. Smith 1987), die wohl nicht immer frei von äußeren Beweggründen (wie der Konkurrenz um begrenzte Ressourcen) waren.

Unabhängig davon, welche wissenschaftlichen Fragestellungen dazu sinnvollerweise entwickelt werden sollten, ist jetzt schon deutlich geworden, dass sowohl die klinische Forschung als auch die Grundlagenforschung unverzichtbar sind für den Erkenntnisfortschritt, der die Weiterentwicklung der klinischen Praxis ermöglicht.

Aus dem oben Gesagten könnte nun der Eindruck entstehen, dass sich die Aufgabe des Wissenschaftlers allein darauf beschränkt, neues Wissen hervorzubringen. Dies ist zwar die primäre Aufgabe, aber dennoch ist der Wissenschaftler moralisch verpflichtet, sich auch für die Anwendungen seiner Arbeit zu interessieren, sobald der Punkt erreicht ist, dass eine Umsetzung des gesammelten Wissens wahrscheinlich wird. Die Autoren der eher grundlagenwissenschaftlich orientierten Kapitel in diesem Buch sind sich dessen offenbar sehr bewusst.

Wenn der Kontakt zwischen Klinikern und Wissenschaftlern einmal hergestellt ist, werden zunächst unweigerlich Sprach- und Verständigungsprobleme auftreten (es sollte klar sein, dass damit keine unterschiedlichen Muttersprachen gemeint sind, obwohl auch diese zur Verwirrung beitragen können); um sie zu überwinden, muss man sich auf eine gemeinsame Nomenklatur sowie auf gemeinsame Vorstellungen und Konzepte einigen, bevor aus der grundlagenwissenschaftlich-klinischen Zusammenarbeit Wissensfortschritt und neue Erkenntnisse hervorgehen können.

Da die Arbeit der Wissenschaftler beider Fachgebiete auf ganz unterschiedlichen Sichtweisen beruht, wird der Gedankenaustausch sicher nie einseitig sein, sondern birgt immer die Chance für neue Einsichten auf beiden Seiten. Der Austausch zwischen Klinikern und Wissenschaftlern bei den bisherigen Fascia-Research-Kongressen hat dazu beigetragen, die Voraussetzungen für eine gemeinsame Arbeit zu schaffen, und war schließlich auch Motivation und Ausgangspunkt für dieses Buch.

Ein Aspekt, der für Nichtwissenschaftler zunächst irritierend erscheinen mag, ist die wissenschaftliche Kontroverse. Streit und Diskussionen um Inhalte und Konzepte sind im Grunde eine wesentliche Triebkraft der Wissenschaft und daher untrennbar mit ihr verbunden. Die intellektuelle Auseinandersetzung und das Austragen von Meinungsverschiedenheiten sind wichtig, um Stör- und Fehlinformationen herauszufiltern und schließlich allgemein akzeptierte Methoden und Konzepte auszuarbeiten. Aus diesem Grund haben wir uns auch entschlossen, nicht alle inhaltlichen Widersprüche, die in den jeweiligen Kapiteln dieses Buchs vorhanden sind, zu beseitigen. Beispielsweise gibt es zwischen den wissenschaftlichen Autoren teilweise unterschiedliche Auffassungen über die Zusammenhänge innerhalb des Bindegewebes, z. B. der Extremitäten; für einige endet der physiologische Zusammenhang an der Grenze eines Muskelfaszikels, während andere Grund zur Annahme haben, dass mechanische Wechselbeziehungen zwischen ganzen Muskeln existieren und eine wichtige Rolle spielen. Wenn Sie auf Einzelheiten achten, werden Sie manchmal vielleicht sogar unterschiedliche Auffassungen zwischen einzelnen Koautoren eines Kapitels herauslesen können.

Das wissenschaftliche (und wahrscheinlich auch das klinische) Material dieses Buchs sollte daher nicht als statische Masse betrachtet werden, sondern als ein Wissensstand, der sich kontinuierlich weiterentwickelt. In diesem Sinne präsentieren wir hier sicher nicht „die unveränderliche Wahrheit"; unser Buch unterscheidet sich durch die Berücksichtigung solcher Aspekte von den meisten klassischen Lehrbüchern.

Die Dynamik des Wissenschaftsprozesses erfordert allerdings auch, dass sich sowohl Wissenschaftler als auch Kliniker bemühen, bezüglich der Entwicklungen der jeweils anderen Fachgebiete auf dem Laufenden zu bleiben. Dies ist gewiss keine leichte Aufgabe – sie bleibt aber unverzichtbar. Sie erfordert von beiden Seiten die Bereitschaft, „unerwünschte" Ergebnisse (die nicht mit den Vorstellungen und Erwartungen des eigenen Berufsstands übereinstimmen) in allen Einzelheiten zu durchdenken und zu akzeptieren – falls es genügend Belege dafür gibt.

LITERATURQUELLEN

Comroe JrJH, Dripps, RD. Scientific basis for the support of biomedical science. Science. 1974; 192 (New Series): 105–111.

Smith, R. Comroe and Dripps revisited. Br Med J 1987; 295: 1404–1407.

8.2 Bildgebung: Sonografie
Helene Langevin und Yasuo Kawakami

8.2.1 Einleitung

Die Sonografie ist eine der beliebtesten Methoden zur Untersuchung menschlicher und tierischer Gewebe. Meist wird sie im sog. B-Mode (abgeleitet vom engl. Wort „brightness") verwendet; dabei wird ein zweidimensionales Bild eines Gewebequerschnitts durch visuelle Darstellung aller Bereiche erzeugt, in denen sich die akustische Impedanz (Gewebedichte × Schallgeschwindigkeit) ändert (Noce 1990). An Grenzflächen zwischen Fett- und Muskelgewebe oder Knochen treten spezifische Impedanzsprünge auf, sodass die Konturen dieser Gewebe sonografisch gut dargestellt werden können. Daneben entwickelt sich der Ultraschall aber auch zu einem beliebten Werkzeug für die Darstellung und Vermessung des Bindegewebenetzwerks unter normalen und pathologischen Bedingungen.

Bei der sonografischen Abbildung biologischer Gewebe erzeugen die in relativ homogenen Materialien (z. B. im fetthaltigen areolären Bindegewebe) entstehenden Echos diffus verstreute Signalpunkte, die Echos von den Grenzflächen organisierter Gewebe (z. B. Schichten aus straffem Bindegewebe) dagegen eher zusammenhängende „Signalspiegel" (Insana et al. 1985, Garra 1993, Kremkau 1998, Lizzi et al. 2006). Straffe und areoläre Bindegewebeschichten erscheinen entsprechend im zweidimensionalen Ultraschallbild als echoreiche bzw. echoarme Bänder (Langevin et al. 2007), und die Sonografie kann sinnvoll eingesetzt werden, um die strukturellen Merkmale dieser Faszienanteile visuell darzustellen und quantitativ aufzuschlüsseln.

Historisch wurde die Sonografie erstmals von Howry und Bliss (1952) am Menschen angewendet und zur Darstellung der Querschnitte von Skelettmuskeln verwendet (Howry 1965). Später wurde die B-Mode-Sonografie von Ikai und Fukunaga (1968) zur Vermessung von Muskelquerschnitten eingesetzt. Seither wird die B-Mode-Sonografie zur Erzeugung von Querschnittsbildern der Skelettmuskulatur in vivo verwendet, und die Möglichkeiten der räumlichen und zeitlichen Auflösung der Bilddarstellung entwickeln sich rasch.

Wenn eine Ultraschallsonde geeigneter Frequenz (normalerweise je nach Gewebetiefe zwischen 3 und 10 MHz) parallel zur Längsrichtung eines Muskels auf der Haut aufgesetzt wird, stellen sich innerhalb des Muskels echoarme Streifen zwischen horizontalen Echos dar (➤ Abb. 8.2.1A). Erstere stammen von den echogenen Strukturen zwischen den Perimysien, z. B. fibroadipöse Septen (Fornage 1989), Letztere von den Epimysien und Muskelsepten. Kawakami und Mitarbeiter (Kawakami, Abe und Fukunaga 1993) sowie Narici und Mitarbeiter (Narici, Binzoni und Hiltbrand 1996) zeigten, dass das Streifenmuster der Ausrichtung der Muskelfaserbündel entspricht. Faszikellängen und -winkel (relativ zur Sehne) können durch Messung der Länge eines repräsentativen Echos innerhalb des Muskels und seiner Winkelausrichtung relativ zum darunterliegenden Echo bestimmt werden (➤ Abb. 8.2.1A).

Unter den Einflussfaktoren für die Kontraktionskraft eines Muskels sind die Länge und die Kontraktionsgeschwindigkeit sei-

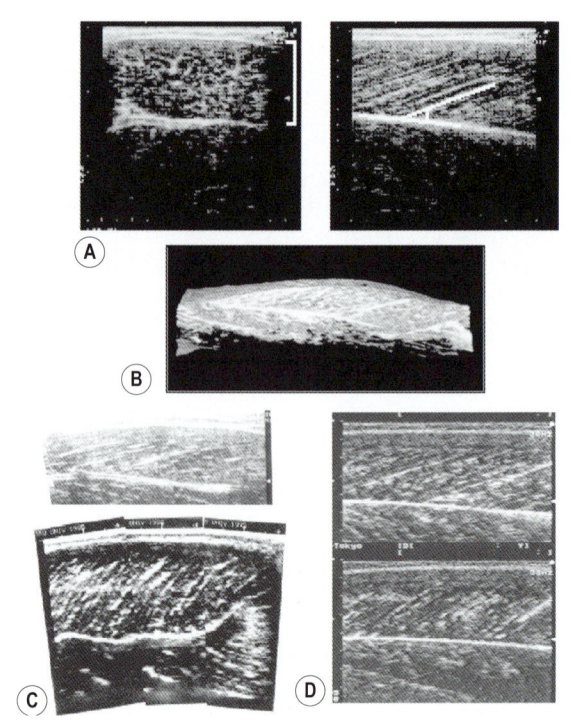

Abb. 8.2.1 Sonografische Darstellung (B-Mode) der menschlichen Muskulatur. (A) Querschnitt (lateral–medial, linkes Bild) und Längsschnitt (distal–proximal, rechtes Bild) durch den M. gastrocnemius. Bildverlauf (oben–unten) von der Haut zu den tieferen Schichten. Im rechten Bild zeigt eine weiße Linie repräsentativ die Verlaufsrichtung der Faszikel an. (B) Dreidimensionale Rekonstruktion aus Ultraschallbildern des medialen Gastrocnemius (Kawakami et al. 2000a). Ein Teil des M. soleus ist mit abgebildet. (C) B-Mode-Sonografie des M. triceps brachii (langer Kopf) bei einem normalen Menschen (oben) und bei einem durchtrainierten Bodybuilder (unten). Bildverlauf (links–rechts) von proximal nach distal. (D) Sonografiebilder des medialen Gastrocnemius in Ruhe (oben) und bei maximaler isometrischer Kontraktion (unten). Bildverlauf (links–rechts) von proximal nach distal.

ner Fasern besonders wichtig, denn sie bestimmen die Kraft, die diese Muskelfasern aufbringen können. Bei einem Muskel wie dem Triceps surae, dessen Fasern vom proximalen bis zum distalen Ende des jeweiligen Faszikels reichen (Kawakami et al. 2000a), kann die Messung der Faszikellänge Auskunft darüber geben, wie die Muskelfasern ihre Kraft entwickeln. In dieser Hinsicht hat die Sonografie einen eindeutigen Vorteil, denn sie ermöglicht die Beobachtung des Faszikelverhaltens in Echtzeit während der Muskelkontraktion. Nachteile der Technik sind dagegen der relativ kleine Bildausschnitt und die Beschränkung auf die zweidimensionale, planare Darstellung von Faszikeln und Sehnenstrukturen, die tatsächlich ein dreidimensionales Netz bilden (Scott, Engstrom und Loeb 1993). Diese Einschränkungen können teilweise aufgehoben werden durch die Verwendung eines dreidimensionalen Ultraschallsystems, das aus mehreren Schnitten eine dreidimensionale Rekonstruktion erzeugt (➤ Abb. 8.2.1B) (Kawakami et al. 2000b).

Bei sonografischen Untersuchungen von Personen mit unterschiedlich stark entwickelter Skelettmuskulatur stellten Kawakami et al. (2006) fest, dass in bestimmten Extremitätenmuskeln ein Zusammenhang zwischen dem Muskelvolumen und den Faszikelwinkeln besteht. ➤ Abb. 8.2.1C zeigt den Längsschnitt eines stark hypertrophierten M. triceps brachii (Kawakami, Abe und Fukunaga

1993, Kawakami et al. 2006): Die Faszikel haben hier einen bogenförmigen Verlauf und bilden einen relativ großen Winkel mit der tiefen Sehne. Die Winkelbildung zwischen Faszikeln und Sehne oder Muskelseptum ist ansonsten typisch für die gefiederten Muskeln; die Größe des Winkels bestimmt, wie groß der Anteil der Muskelfaserkräfte ist, der in der Zugrichtung des Muskels wirkt (Huijing, van Lookeren Campagne und Koper 1989). Aufgrund der großen Variabilität der Faszikelwinkel könnte man auf entsprechend große interindividuelle Unterschiede bei der Faser-Sehnen-Kraftübertragung schließen, und es gibt tatsächlich Hinweise, die diese Annahme bestätigen (Ikegawa, Funato und Tsunoda 2008).

➤ Abb. 8.2.1D zeigt den medialen Gastrocnemius im Längsschnitt in Ruhe sowie bei maximaler isometrischer Kontraktion (Kawakami und Fukunaga 2006). Obwohl das Muskelende in diesem Fall fixiert und die gesamte Muskel-Sehnen-Einheit in ihrer Länge konstant gehalten wurde, ist deutlich zu sehen, dass sich die Ausrichtung der Faszikel bei der Kontraktion verändert: Mit zunehmender Verkürzung der Faszikel nimmt der Winkel zu. Die Kontraktion induziert also eine Verformung der Muskelfaszie. Die Verkürzung der Faszikel wird durch eine Verlängerung der Sehnenstrukturen ausgeglichen (Griffiths 1991, Kawakami, Ichinose und Fukunaga 1998). Bei dynamischen Bewegungen spielt diese Muskel-Sehnen-Interaktion beim Menschen eine äußerst wichtige Rolle. Kawakami et al. (2002) verfolgten sonografisch die Längenänderungen der Gastrocnemiusfaszikel beim Hüpfen aus dem Sprunggelenk heraus (mit vorausgehender Gegenbewegung) und konnten zeigen, dass sich die Faszikel isometrisch kontrahieren, während die Muskel-Sehnen-Einheit an Länge zunimmt. In dieser Phase werden die tendinösen Strukturen gedehnt; sie speichern elastische Energie, die während der anschließenden Verkürzungsphase wieder frei wird und positiv zur mechanischen Arbeit beiträgt. Ein ähnlicher Mechanismus ist beim Menschen auch beim Gehen wirksam (Fukunaga et al. 2001).

Andere Studien zeigen, dass die mechanischen Eigenschaften von Sehnenstrukturen, insbesondere von flächigen Sehnen, vom Kontraktionsstatus der Faszikel (passiv vs. aktiv, statisch vs. dynamisch, langer vs. kurzer Muskel) abhängen (Zuurbier und Huijing 1992, Zuurbier et al. 1994, Lieber, Leonard und Brown-Maupin 2000, Kato et al. 2005, Sugisaki et al. 2005). Entsprechend könnte sich das mechanische Verhalten des gesamten faszialen Kontinuums verändern, sobald es während der Kontraktion zu dynamischen Längenänderungen der Faszikel mit unterschiedlichen Kontraktionsintensitäten kommt. Wenn dies der Fall ist, müssten in den Übergangszonen zwischen dem flächigen Sehnenanteil und den Faszikeln oder dem strangförmigen Sehnenanteil lokale Spannungen und Belastungen entstehen. Beim M. gastrocnemius des Menschen würde dieser Bereich dem distalen Ende des Muskelbauchs entsprechen, in dem tatsächlich häufig Muskelzerrungen auftreten (➤ Abb. 8.2.2). Die Faszienstrukturen im Muskel und um den Muskel herum – und ihr Verhalten bei der Muskelkontraktion – sind daher physiologisch und klinisch relevant, und die Sonografie bietet vielseitige Möglichkeiten, sie in vivo zu untersuchen.

Auch das Bindegewebe außerhalb der Muskulatur bildet ein komplexes, zusammenhängendes Netzwerk, dessen Bedeutung für die Funktionen des Bewegungsapparats zunehmend erkannt wird.

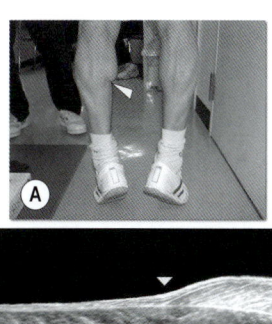

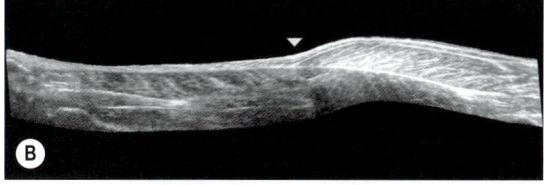

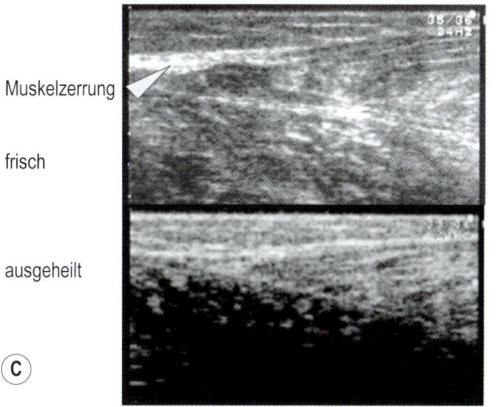

Abb. 8.2.2 (A) Die Beine eines Patienten nach einer Muskelzerrung am distalen Ende des M. gastrocnemius medialis (Pfeilkopf). (B) Dreidimensionale sonografische Rekonstruktion der Wade. Der Pfeilkopf markiert das distale Ende des Gastrocnemiusbauchs. (C) B-Mode-Ultraschallbilder vom distalen Ende des Gastrocnemius unmittelbar nach der Zerrung (oben) sowie nach der Ausheilung (unten).

Die oberflächliche und die tiefe Faszie des Menschen bestehen aus dicht gewobenen Bindegewebelagen im Wechsel mit Lagen eines lockeren, areolären Bindegewebes, das einen unterschiedlich hohen Fettanteil haben kann (Bejamin 2009, Huijing und Langevin 2009). Die nachgiebigen areolären Lagen haben die wichtige Aufgabe, die dichteren Bindegewebelagen gegeneinander verschieblich zu machen (Stecco et al. 2006). Bei pathologischen Zuständen wie Verletzungen, Entzündungen, Vernarbung oder Fibrose verändert sich die Struktur des Bindegewebes. Beispielsweise ist das perimuskuläre Bindegewebe in der Lumbalregion bei Menschen, die unter chronischen Lumbalgien leiden, dicker als bei gesunden Vergleichspersonen (Langevin et al. 2009). Nichtinvasive Methoden zur Untersuchung der Bindegewebestruktur und -funktion könnten daher wichtige Aufschlüsse über physiologische und pathologische Vorgänge im Bindegewebe sowie über die Auswirkungen therapeutischer Bemühungen geben.

8.2.2 Bildgebung und andere Analysen zu extramuskulären Faszienstrukturen

Bei der kombinierten präoperativen sonografisch-histologischen Untersuchung desselben Gewebes ergab sich eine hohe Übereinstimmung zwischen den longitudinalen echoreichen Schichten der sonografischen 3D-Rekonstruktion und den Kollagenlagen der 3D-Rekonstruktion entsprechender histologischer Schnitte (> Tafel 8.2.1). Geprüft wurde dieser Zusammenhang mit einer Methode, die häufig in der Geostatistik zum Einsatz kommt (Goovaerts 1994), wenn es darum geht, die strukturelle Kontinuität von Materialien, die unter einer Oberfläche liegen, mittels Bodenradar und Bohrkernen zu evaluieren (Bodenpetrologie) (Castrignano et al. 2000, Petrone et al. 2004). Bei dieser Methode werden von jedem Datenpunkt aus in einer bestimmten Richtung über unterschiedliche Entfernungen räumliche Korrelationen berechnet; daraus wird dann ein sog. Semivariogramm (oder kurz: Variogramm) erstellt. Aus den Kurvenparametern Schwellenwert (Sill), Aussageweite (Range) und Nullabweichung (Nugget) lässt sich dann auf die Struktur der räumlichen Datensätze (z. B. Verteilungsmuster bzw. residuelle Variabilität) in einer gegebenen Richtung oder Ebene schließen (Robertson 1987, Goovaerts 1998). Beispielsweise ergeben sich für laminare Strukturen mit hoher räumlicher Kontinuität eng korrelierende Daten in der Ebene der Schichtung. Unsere Variogrammanalyse ergab enge Rangkorrelationen zwischen den seriellen sonografischen und den entsprechenden histologischen Bilddaten – sowohl parallel ($r = 0{,}79$; $p < 0{,}001$) als auch senkrecht ($r = 0{,}63$; $p < 0{,}001$) zur Hautoberfläche – und somit eine sehr gute Übereinstimmung zwischen den räumlichen Strukturen der beiden Datensätze.

Aber nicht nur die Bindegewebestruktur kann sonografisch untersucht werden, sondern auch die dynamisch-mechanischen Gewebeeigenschaften, wenn unter kontinuierlicher sonografischer Aufzeichnung eine dynamische Störung im Gewebe erzeugt wird. Beispielsweise kann man einen definierten mechanischen Reiz mit Akupunkturnadeln im Gewebe setzen. Die Nadelrotation bewirkt, dass sich die Kollagenfasern um die Nadel winden und eine enge mechanische Koppelung zwischen der Nadel und dem Gewebe entsteht (Langevin, Churchill und Cipolla 2001, Langevin et al. 2001, 2002). Dies wurde in Ex-vivo-Untersuchungen mittels Hochfrequenzultraschallmikroskopie (50 MHz) am Gewebe aus der Bauchwand von Ratten gezeigt. Das explantierte Gewebe wurde nach bzw. ohne Akupunkturnadelrotation fixiert und histologisch untersucht (Langevin et al. 2002). Dabei zeigten sich nach Akupunkturnadelrotation sowohl sonografisch als auch histologisch markante Spiralmuster um die Nadel herum (> Tafel 8.2.2A). In der Fourier-Analyse wurde für die Echosignale entlang der radiär vom Zentrum (Nadel) ausgehenden Linien nach Nadelrotation eine signifikant höhere periodische Ordnung festgestellt.

Akupunkturnadeln können sogar dazu verwendet werden, das dynamisch-mechanische Verhalten menschlicher Bindegewebe in vivo zu quantifizieren. Dafür wird eine von der Ultraschallelastografie abgeleitete Technik verwendet. Die bildliche Darstellung der Gewebeelastizität mittels Ultraschall wird gerade als wertvolle nichtinvasive Methode für die In-vivo-Analyse räumlicher Verteilungsmuster der Gewebesteifigkeit entdeckt (z. B. zum Nachweis lokal erhöhter Gewebesteifigkeit als Hinweis auf Prostata- oder Brusttumoren). Bei der Originaltechnik der Ultraschallelastografie werden hintereinander mehrere Sonografiebilder aufgezeichnet, während das Gewebe mit dem Schallkopf immer mehr komprimiert wird (Ophir et al. 1991, Konofagou und Ophir 1998). Bei der Akupunkturnadelmethode kann der Schallkopf dagegen fortlaufend Bilder aufzeichnen, während Gewebeverlagerungen und -verformungen mit der Nadel erzeugt werden (> Tafel 8.2.2B) (Langevin et al. 2004). Wie bei der klassischen Elastografie wird der sonografische Radiofrequenzdatensatz offline weiterverarbeitet, um daraus farbkodierte Auslenkungs- und Dehnungsbilder zu erzeugen, die das Verhalten des Gewebes während der Nadelmanipulation darstellen (Ophir et al. 1999). Die Gewebeverschiebung zwischen den aufeinander folgenden Ultraschall-Frames wird mit einem Kreuzkorrelationsverfahren berechnet. Auf diese Weise wird eine Serie von Auslenkungsbildern generiert (> Tafel 8.2.2C).

Mit dieser Methode lässt sich zeigen, dass die mechanische Koppelung, die durch die Nadelrotation hergestellt wird, das Gewebeverhalten bei der anschließenden Auf-und-ab-Bewegung der Nadel verändert. Mit zunehmender Rotation nimmt die Auslenkung des Gewebes bei der Auf-und-ab-Bewegung und auch die Rebound-Verlagerung nach der nach unten gerichteten Nadelbewegung signifikant und linear zu (Langevin et al. 2004).

8.2.3 Zusammenfassung

Die Sonografie ermöglicht die bildliche und quantitative Darstellung von Binde- und Muskelgewebestrukturen; darüber hinaus kann sie zur Untersuchung dynamischer Reaktionen auf eine lokale mechanische Störung herangezogen werden. Veränderungen im Aufbau und im biomechanischen Verhalten des Bindegewebes können für die Pathophysiologie vieler Erkrankungen eine Rolle spielen. Dies wurde beispielsweise für chronische Schmerzzustände am Bewegungsapparat nachgewiesen (Langevin und Sherman 2007). Modifikationen der Sonografie, wie die oben beschriebenen Verfahren, können nichtinvasive Ergebnisparameter für translationale Studien liefern, mit denen einerseits Pathomechanismen und therapeutische Wirkmechanismen im Gewebe erforscht werden können und andererseits die klinische Reaktion auf eine Behandlung quantitativ dargestellt werden kann.

LITERATURQUELLEN

Benjamin M. The fascia of the limbs and back – a review. J Anat. 2009; 214(1): 1–18.

Castrignanò A, Giugliarini L, Risaliti R, Martinelli N. Study of spatial relationships among some soil physico-chemical properties of a field in central Italy using multivariate geostatistics. Geoderma. 2000; 97(1–2): 39–60.

Fornage B. Ultrasonography of muscles and tendons: Examination technique and atlas of normal anatomy of the extremities. New York: Springer, 1989.

Fukunaga T, Kubo K, Kawakami Y, Fukashiro S, Kanehisa H, Maganaris CN. In vivo behaviour of human muscle tendon during walking. Proc Biol Sci. 2001; 268(1464): 229–233.

Garra BS. In vivo liver and splenic tissue characterization by scattering. In: Shung KK, Thieme GA (eds.). Ultrasonic scattering in biological tissues. Boca Raton, FL: CRC Press; 1993. p. 347–391.

Goovaerts P. Study of spatial relationships between two sets of variables using multivariate geostatistics. Geoderma. 1994; 62: 93–106.

Goovaerts P. Geostatistical tools for characterizing the spatial variability of microbiological and physico-chemical soil properties. Biol Fertil Soils. 1998; 27(4): 315–334.

Griffiths RI. Shortening of muscle fibres during stretch of the active cat medial gastrocnemius muscle: The role of tendon compliance. J Physiol. 1991; 436: 219–236.

Howry DH. A brief atlas of diagnostic ultrasonic radiologic results. Radiol Clin North Am. 1965; 3(3): 433–452.

Howry DH, Bliss WR. Ultrasonic visualization of soft tissue structures of the body. J Lab Clin Med. 1952; 40(4): 579–592.

Huijing PA, Langevin HM. Communicating about fascia: History, pitfalls and recommendations. In: Huijing PA, Hollander P, Findley TW, Schleip R (eds.). Fascia Research II. Basic science and implications for conventional and complementary health care. München: Elsevier; 2009. p. 316–320.

Huijing PA, van Lookeren Campagne AA, Koper JF. Muscle architecture and fibre characteristics of rat gastrocnemius and semimembranosus muscles during isometric contractions. Acta Anat (Basel). 1989; 135(1): 46–52.

Ikai M, Fukunaga T. Calculation of muscle strength per unit cross-sectional area of human muscle by means of ultrasonic measurement. Int Z Angew Physiol. 1968; 26(1): 26–32.

Ikegawa S, Funato K, Tsunoda N. Muscle force per cross-sectional area is inversely related with pennation angle in strength trained athletes. J Strength Cond Res. 2008; 22(1): 128–131.

Insana MF, Wagner RF, Garra BS, Brown DG, Shawker TH. Analysis of ultrasound image texture via generalized Rician statistics. Proc SPIE. 1985; 556: 153–159.

Kato E, Oda T, Chino K, et al. Musculotendinous factors influencing difference in ankle joint flexibility between women and men. Int J Sport Health Sci. 2005; 3: 218–225.

Kawakami Y, Fukunaga T. New insights into in vivo human skeletal muscle function. Exerc Sport Sci Rev. 2006; 34(1): 16–21.

Kawakami Y, Abe T, Fukunaga T. Muscle-fiber pennation angles are greater in hypertrophied than in normal muscles. J Appl Physiol. 1993; 74(6): 2740–2744.

Kawakami Y, Ichinose Y, Fukunaga T. Architectural and functional features of human triceps surae muscles during contraction. J Appl Physiol. 1998; 85(2): 398–404.

Kawakami Y, Ichinose Y, Kubo K, Ito M, Imai M, Fukunaga T. Architecture of contracting human muscles and its functional significance. J Appl Biomech. 2000a; 16(1): 88–97.

Kawakami Y, Kumagai K, Huijing PA, et al. The length-force characteristics of human gastrocnemius and soleus muscles in vivo. In: Herzog W (ed.). Skeletal muscle mechanics: From mechanisms to function. Chichester: John Wiley & Sons; 2000b. p. 327–341.

Kawakami Y, Muraoka T, Ito S, Kanehisa H, Fukunaga T. In vivo muscle fibre behaviour during counter-movement exercise in humans reveals a significant role for tendon elasticity. J Physiol. 2002; 540(Pt 2): 635–646.

Kawakami Y, Abe T, Kanehisa H, Fukunaga T. Human skeletal muscle size and architecture: variability and interdependence. Am J Hum Biol. 2006; 18(6): 845–848.

Konofagou E, Ophir J. A new elastographic method for estimation and imaging of lateral displacements, lateral strains, corrected axial strains and poisson's ratios in tissues. Ultrasound Med Biol. 1998; 24(8): 1183–1199.

Kremkau FW. Diagnostic ultrasound: Principles and Instruments. 5th ed. Philadelphia, PA: W. B. Saunders, 1998.

Langevin HM, Sherman KJ. Pathophysiological model for chronic low back pain integrating connective tissue and nervous system mechanisms. Med Hypotheses. 2007; 68(1): 74–80.

Langevin HM, Churchill DL, Cipolla MJ. Mechanical signaling through connective tissue: A mechanism for the therapeutic effect of acupuncture. FASEB J. 2001; 15(12): 2275–2282.

Langevin HM, Churchill DL, Fox JR, Badger GJ, Garra BS, Krag MH. Biomechanical response to acupuncture needling in humans. J Appl Physiol. 2001; 91(6): 2471–2478.

Langevin HM, Churchill DL, Wu J, et al. Evidence of connective tissue involvement in acupuncture. FASEB J. 2002; 16(8): 872–874.

Langevin HM, Konofagou EE, Badger GJ, et al. Tissue displacements during acupuncture using ultrasound elastography techniques. Ultrasound Med Biol. 2004; 30(9): 1173–1183.

Langevin HM, Rizzo DM, Fox JR, et al. Dynamic morphometric characterization of local connective tissue network structure in humans using ultrasound. BMC Syst Biol. 2007; 1: 25.

Langevin HM, Stevens-Tuttle D, Fox J, et al. Ultrasound evidence of altered lumbar connective tissue structure in human subjects with chronic low back pain. BMC Musculoskelet Disord. 2009; 10: 151.

Lieber RL, Leonard ME, Brown-Maupin CG. Effects of muscle contraction on the load-strain properties of frog aponeurosis and tendon. Cells Tissues Organs. 2000; 166(1): 48–54.

Lizzi FL, Alam SK, Mikaelian S, Lee P. On the statistics of ultrasonic spectral parameters. Ultrasound Med Biol. 2006; 32(11): 1671–1685.

Narici MV, Binzoni T, Hiltbrand E. In vivo human gastrocnemius architecture with changing joint angle at rest and during graded isometric contraction. J Physiol. 1996; 496(Pt 1): 287–297.

Noce JP. Fundamentals of diagnostic ultrasonography. Biomed Instrum Technol. 1990; 24(8): 456–459.

Ophir J, Céspedes I, Ponnekanti H, Yazdi Y, Li X. Elastography: A quantitative method for imaging the elasticity of biological tissues. Ultrason Imaging. 1991; 13(2): 111–134.

Ophir J, Alam SK, Garra B, et al. Elastography: Ultrasonic estimation and imaging of the elastic properties of tissues. Proc Inst Mech Eng [H]. 1999; 213(3): 203–233.

Petrone RM, Price JS, Carey SK, Waddington JM. Statistical characterization of the spatial variability of soil moisture in a cutover peatland. Hydrol Process. 2004; 18(1): 41–52.

Robertson GP. Geostatistics in ecology: Interpolating with known variance. Ecology. 1987; 68(3): 744–748.

Scott SH, Engstrom CM, Loeb GE. Morphometry of human thigh muscles. Determination of fascicle architecture by magnetic resonance imaging. J Anat. 1993; 182(Pt 2): 249–257.

Stecco C, Porzionato A, Macchi V, et al. Histological characteristics of the deep fascia of the upper limb. Ital J Anat Embryol. 2006; 111(2): 105–110.

Sugisaki N, Kanehisa H, Kawakami Y, Fukunaga T. Behavior of aponeurosis and external tendon of the gastrocnemius muscle during dynamic plantar flexion exercise. Int J Sport Health Sci. 2005; 3: 235–244.

Zuurbier CJ, Huijing PA. Influence of muscle geometry on shortening speed of fibre, aponeurosis and muscle. J Biomech. 1992; 25(9): 1,017–1,026.

Zuurbier CJ, Everard AJ, van der Wees P, Huijing PA. Length-force characteristics of the aponeurosis in the passive and active muscle condition and in the isolated condition. J Biomech. 1994; 27(4): 445–453.

8.3 Fortgeschrittene MRT-Techniken für die biomechanische Gewebeanalyse in vivo

Cengizhan Ozturk, Alper Yaman, Can A. Yucesoy und Peter A. Huijing

8.3.1 Einleitung

Für die direkte Beobachtung von Bewegungen des Körpers oder der Extremitäten (z. B. für Ganganalysen) können Oberflächenmarker verwendet werden; für die biomechanische Auswertung gibt es Bewegungsanalysesysteme, die kommerziell erhältlich sind. In diesem Kapitel geht es allerdings um eine wesentlich detailliertere quantitative Analyse bewegter Gewebe im Inneren des Körpers mithilfe der Magnetresonanztomografie (MRT).

Die MRT bietet genügend Weichgewebekontraste und die technischen Möglichkeiten zur Darstellung unterschiedlicher Gewebekompartments. Sie ist deshalb ideal für die anatomische Routinedarstellung der Weichgewebe geeignet und wird auch rege dafür genutzt. Die dynamische Bildgebung des Bewegungsapparats wurde im Laufe der letzten Jahre immer besser in die klinische Praxis integriert: durch die Entwicklung innovativer Protokolle für die Bewegungsbildgebung sowie durch Verbesserungen und neuen Kombinationen von Hardware und Software für die schnelle Bildgebung und die Bildverarbeitung. Die meisten Anwendungen sind zurzeit noch qualitativ, d. h., es werden Serien von 2D- oder 3D-Bildern als Filmsequenz dargestellt. Aber für interessierte Kliniker und für Wissenschaftler, die die komplexen Beziehungen zwischen den Weichteilen bei der Bewegung in vivo ergründen wollen, stehen durchaus heute schon praktische Techniken für eine detaillierte quantitative biomechanische Analyse bewegter Gewebe zur Verfügung.

Früher wurden für die dynamische Bewegungsbildgebung Methoden verwendet, die für die Klinik nicht geeignet waren, z. B. das 3D-Röntgenstereophotogramm, für das Metallkugeln in die Knochen eingebracht werden mussten (Lundberg 1989). Auch die Computertomografie (CT) kann – mit den neuerdings erzielten Verbesserungen der Geräte und der Aufnahmegeschwindigkeit – für diesen Zweck eingesetzt werden, wenn das Interesse dabei hauptsächlich der Bewegung der Knochen gilt (Crisco, McGovern und Wolfe 1999). Aufgrund der verbesserten Nachbearbeitungsmöglichkeiten der CT ist eine Markerimplantation nicht mehr notwendig; dafür kann die Höhe der Strahlungsdosis schnell kritisch werden, wenn mehrere 3D-Datensätze erforderlich sind. Sonografische Bildgebungsverfahren wiederum kosten zwar deutlich weniger in der Anwendung, aber sie bieten eine relativ schlechte Bildauflösung für die Analyse von Weichgewebebewegungen; zudem ist der Kontrast nur an bestimmten Gewebeübergängen einigermaßen gut.

Die MRT, die ohne Röntgenstrahlung arbeitet, eignet sich ideal für wiederholte oder längere Untersuchungen, wie sie in der Regel für die muskuloskelettale Forschung erforderlich sind. Das Verfahren beruht darauf, dass Moleküle (z. B. Wasserstoffkerne) sich wie Dipole verhalten (ihre kreiselnde Bewegung wird als Spin bezeichnet) und sich in einem statischen Magnetfeld ausrichten. Durch dynamische, hochfrequente Signale im Radiofrequenzbereich nehmen bestimmte Moleküle besondere magnetische Eigenschaften an, die sich als Bild darstellen lassen. Da diese magnetischen Eigenschaften nur kurzfristig vorhanden sind, können die eigentlichen Gewebeeigenschaften verwendet werden, um dynamische Gewebeveränderungen zu untersuchen. Die MRT bietet den zusätzlichen Vorteil, dass Bilder in jeder Richtung oder Stellung aufgenommen werden können, die der Untersucher vorgibt, sofern die Probanden nicht unter Klaustrophobie leiden und die vorgegebenen Bewegungen innerhalb der MRT-Röhre durchgeführt werden können. Allerdings sind die laufenden Bemühungen, Geräte zu entwickeln, die nicht Klaustrophobie erzeugen (also Geräte mit offenen Magneten), für die dynamische muskuloskelettale Bildgebung nur begrenzt hilfreich, da diese Systeme aufgrund ihres relativ schwachen statischen Magnetfelds leider ein schlechteres Signal-Rausch-Verhältnis aufweisen (und daher eine geringere räumliche und zeitliche Auflösung bieten). Neuere kurze Magneten mit weiter Öffnung und einem Magnetfeld von 1,5 T oder mehr lösen auch nur einen Teil der Probleme, da die Bewegung in der Röhre immer noch eingeschränkt ist. Aufrechtes Stehen, Gewichtsbelastungen und die meisten typischen Übungsabläufe sind während der Bilderfassung immer noch allenfalls in einigen wenigen spezialisierten Systemen (Gilbert et al. 2006) oder kreativen Konstruktionen möglich. Die tatsächlichen Einschränkungen dieser Methode sind aber in der Regel die hohen Kosten (sowohl beim Aufbau als auch beim Unterhalt des Systems) und die enorme Expertise, die für die erweiterten und technisch fortgeschrittenen Anwendungen erforderlich ist.

Im Folgenden ist das Kapitel in drei Abschnitte unterteilt: (1) ➤ Kap. 8.3.2 enthält einleitende Informationen über die MR-Bilderfassung und eine kurze Übersicht über die klassische muskuloskelettale Bewegungsbildgebung sowie über die Techniken zur Auswertung der dynamisch aufgenommenen Bildsätze; (2) In ➤ Kap. 8.3.3 wird eine Fallstudie mit therapieähnlicher Belastung beschrieben; (3) In ➤ Kap. 8.3.4 werden einige Weiterentwicklungen für die dynamische Bildgebung vorgestellt, mit denen lokale Positionsänderungen, Geschwindigkeiten und sogar Spannungen des Gewebes in vivo gemessen werden können.

8.3.2 Dynamische MRT und In-vivo-Bewegungsanalysen

Die konventionelle MRT-Bildgebung ist ein langwieriger Prozess: Die Bildinformation wird Schritt für Schritt akquiriert, indem eine Reihe von Signalen *(Echos)* unter unterschiedlichen Anregungsbedingungen erfasst werden. Bei jedem Schritt wird eine spezifische Phasen- und Frequenzinformation in die einzelnen Signale integriert; sie richtet sich nach dem Ort des Signals und wird später für die richtige Koordinatenzuordnung benötigt. Diese Kombinationssignale werden dann, eines nach dem anderen, in den sog. k-Raum eingelesen, und das Bild wird daraus durch eine Fourier-Transformation erzeugt (Stark und Bradley 1999).

Da die einzelnen Echos zu unterschiedlichen Zeitpunkten aufgenommen werden, können durch Bewegungen der Gewebe relevante Artefakte in den Bildern entstehen. Bei der üblichen MRT darf man sich daher möglichst gar nicht bewegen. Die kardiale MRT wiederum muss die Bewegungen von Herz und Lunge während der Bilderfassung kompensieren: Dies wird einerseits durch eine möglichst schnelle Erfassung der Bildsequenz (Real-Time-MRT) und andererseits durch eine segmentierte Abbildung des k-Raums erzielt (Haacke et al. 1999).

Bei der Real-Time-MRT ist allerdings die räumliche Auflösung limitiert (da pro Zeiteinheit nur eine begrenzte Anzahl von k-Raum-Zeilen akquiriert werden können) – und auch die zeitliche Auflösung ist relativ schlecht (meist 50–300 ms, je nach räumlicher Auflösung). Verbesserungen können mit dem sog. Echo Planar Imaging erzielt werden, bei dem bei jeder Anregung mehrere k-Raum-Zeilen aufgenommen werden (Epstein, Wolff und Arai 1999). Andere Möglichkeiten sind die Verwendung längerer und exotischer (z. B. spiralförmiger) k-Raum-Zeilen zur Auslesung (Meyer et al. 1992) oder parallele Bildgebung mithilfe mehrerer Empfangsspulen (Pruessmann et al. 1999). Diese Verbesserungen gehen jedoch in jedem Fall mit unterschiedlichen Nachteilen beim Signal-Rausch-Verhältnis einher.

Die k-Raum-Segmentierung wird vor allem bei der kardialen Bildgebung häufig eingesetzt. Es ist dadurch möglich, innerhalb eines EKG-getriggerten Scans während einer Atempause getrennte Bildsätze für verschiedene Phasen des Herzzyklus über die Dauer von einigen Herzschlägen aufzuzeichnen. Das Grundprinzip besteht darin, bei wiederholten Abläufen die Wiederholungen mit der Datenakquisition zu synchronisieren. Dafür wird die Datenmatrix des k-Raums in mehrere „Segmente" aufgeteilt. Die Daten jedes Segments stammen aus einer einzigen Wiederholung, bei der nächsten Wiederholung (in diesem Fall: dem nächsten Herzschlag) wird dann das nächste Segment gefüllt. Das endgültige Bild stellt im Prinzip einen Durchschnitt aus allen Wiederholungen dar, kann aber als eine Serie zeitlich aufeinanderfolgender Momentaufnahmen einer Bewegungsschleife wiedergegeben werden. Die zeitliche Auflösung ist dabei umso besser, je kleiner die Segmente gewählt werden; kleinere Segmente erfordern aber wiederum mehr Wiederholungen und eine längere Gesamtaufzeichnungsdauer.

Arbeitet man mit segmentiertem k-Raum, müssen die kleinen Unterschiede zwischen den einzelnen Herzzyklen durch Interpolationstechniken kompensiert werden (Feinstein et al. 1997). Die Herzbewegungen sind dafür regelmäßig genug – nicht aber die meisten dynamischen Bewegungen der Skelettmuskulatur. Für nähere Informationen zur schnellen Bildgebung sei der Leser auf die verschiedenen Übersichtsarbeiten zum Thema verwiesen, die sich allerdings überwiegend auf kardiale Anwendungen beziehen (z. B. Reeder und Faranesh 2000). Historisch hat bei Modellierungen immer die Untersuchung der Herzbewegung (insbesondere linksventrikulär) im Vordergrund gestanden. Beschrieben wurden in diesem Zusammenhang Modelle zur Analyse allgemein verformbarer Oberflächen (Pentland und Horowitz 1991), Modelle auf Basis von Krümmungsdaten (Duncan et al. 1991) und 4D-Modelle mit zeitlichen Einschränkungen (Shi et al. 1994).

Für die muskuloskelettale Bildgebung wurden detaillierte kinematische Modelle anhand von dreidimensionalen MRT-Bildsätzen erstellt. Beispielsweise wurde das Verhalten des unteren Sprunggelenks in vivo anhand von 3D-Datensätzen untersucht, die in acht Fußstellungen während einer Bewegung von der extremen Pronation zur extremen Supination aufgenommen wurden (Stindel et al. 2001). Die Kinematik der Schulter wurde entsprechend anhand von schrittweise ausgeführten Arminnen- und -außenrotationen sowie eines Vergleichs mit 3D-Modellen von Humerus und Schultergelenkpfanne analysiert (Rhoad et al. 1998). Weitere Beispiele sind die Bewegungsanalyse der Wirbelsäule (McGregor 2001), der Patella (Sheehan 1999) und des Handgelenks (Keir 2001) sowie die allgemeine Bewegungsmodellierung (Arnold 2000).

Ein anderer Anwendungsbereich der dynamischen MRT ist die detaillierte Erfassung innerer Gewebebewegungen unter physiologischen bzw. pathologischen Bedingungen. Dafür wurden die in der Röhre liegenden Probanden aufgefordert, bestimmte Manöver auszuführen (z. B. Bauchpresse), und die auf diese Weise akquirierten Bilder wurden mit Kontrolldatensätzen (z. B. zur Erfassung von Beckenbodendefekten) verglichen (Rentsch et al. 2001). Das Ziel ist dabei, eine vermutete Diagnose zu bestätigen und die Anatomie von Defekten der tiefer liegenden Gewebe zu erfassen, aber auch eine genauere quantitative Analyse wäre bei Bedarf fast immer mit den oben beschriebenen fortgeschrittenen Verfahren möglich.

Der übliche Ansatz der Kinematik besteht darin, die Bewegung eines Objekts anhand einer zeitlichen Sequenz von 2D- und 3D-Datensätzen zu verfolgen. Alle Bildgebungsverfahren arbeiten also mit 4D-Datensätzen (3D-Oberflächen bzw. 3D-Volumen plus Zeit), die sich vom Grundsatz her zwischen den einzelnen Verfahren nicht wesentlich unterscheiden. Aufgrund ihres guten und „einstellbaren" Gewebekontrasts und der immer besser werdenden räumlichen und zeitlichen Auflösung bietet die MRT jedoch die besten Voraussetzungen, um Modellansätze zu realisieren, für die Bewegungsaufzeichnungen benötigt werden. In diesen Aufzeichnungen werden zunächst die Begrenzungen und Ränder der interessierenden Gewebe durch ein Gewebesegmentierungsverfahren identifiziert und dann mit irgendeiner Standardmethode zur Objektregistrierung verfolgt. Alternativ könnten Volumina auch allein aufgrund der Intensitätsdaten verfolgt werden. Für unsere Untersuchung verwenden wir eine der beiden Techniken.

8.3.3 Quantitative MRT-Analyse von Deformationen durch manuelle Pseudotherapie

Anhand von 3D-Bilddatensätzen aus der hoch auflösenden MRT konnte quantitativ und in vivo analysiert werden, welche Verformungen im Gewebe auftreten, wenn therapieähnliche Kräfte (z. B. entsprechend einer Behandlung mit der Graston-Technik®; Hammer 2008) auf den menschlichen Unterschenkel einwirken.

Methodik

Fünf gesunde Probanden (männlich, Alter 27 ± 3 Jahre, Körpergröße 175 ± 7 cm, Gewicht 73 ± 8 kg) wurden auf dem Rücken liegend in einem 3-Tesla-Magnetresonanztomografen untersucht. Jeweils das linke Bein der Probanden wurde in eine definierte Ausgangsstellung gebracht; dafür wurde das Sprunggelenk mit einer MRTkompatiblen Fußschiene in 90°-Stellung fixiert, und in diesem Ausgangszustand (d. h. *ohne Deformation*) wurden hoch aufgelöste 3D-MRT-Datensätze aufgenommen. Anschließend wurde ein fester, zylinderförmiger Stempel (Durchmesser 2,5 cm) bis zu einer bestimmten Eindrucktiefe (8,33 ± 2,07 mm) in die Wade gedrückt. Dadurch entstand eine senkrechte Krafteinwirkung in der Mitte der Gastrocnemiusregion (> Abb. 8.3.1A), wobei insbesondere der laterale Kopf belastet wurde. Ein zweiter Bilddatensatz wurde dann in diesem Deformationszustand aufgenommen.

Mithilfe eines „Dämonen"-Algorithmus (Thirion 1998) wurden in den Bildern die korrespondierenden Elemente und ihre Verschiebungen identifiziert. Zunächst wurde für jedes Element (0,8 × 0,8 × 0,8 mm) die Formänderung berechnet, anschließend die Hauptdehnung als Maß für die größte lokale Verlängerung bzw. Verkürzung (hauptsächlich erste und dritte Hauptdehnung) bestimmt. Dabei ist zu beachten, dass die Hauptdehnungsdaten so umgerechnet wurden (Rotation der Datenmatrix), dass keine Scherkräfte mehr vorhanden waren. Von jedem Probanden wurde dann ein Satz von 30 aufeinander folgenden axialen Schnitten ausgewählt, sodass der Zylinderstempel in der Mitte des repräsentierten Volumens lag (> Abb. 8.3.1B). In jedem Schnitt wurden die folgenden fünf anatomischen Regionen (Muskeln/Muskellogen) durch Hervorhebung ihrer Grenzen dargestellt: M. gastrocnemius, M. soleus, tiefe Beugerloge, Peroneusloge und Streckerloge (> Abb. 8.3.1C). Für jede dieser anatomischen Regionen wurden die Daten aller Probanden gepoolt und die Hauptdehnungen als Mittelwert ± Standardfehler (SE) berechnet. Als Maß für die Heterogenität der Verformung einer bestimmten anatomischen Region sind die Interquartilbereiche in Form von Box-Whisker-Plots dargestellt.

Ergebnisse

Innerhalb des direkt der therapeutischen Kraft ausgesetzten M. gastrocnemius waren sowohl die erste als auch die dritte Hauptdehnung mit 44 ± 8 % bzw. −17 ± 2 % (Mittelwert ± SE) beträchtlich; eine manuelle Therapie kann also innerhalb der unmittelbar umgebenden Weichgewebe sehr ausgeprägte Längenänderungen hervorrufen. Allerdings waren auch im tiefer gelegenen M. soleus die Hauptdehnungen noch beträchtlich: Die erste bzw. die dritte Hauptdehnung betrug 32 ± 9 % bzw. −17 ± 2 % (Mittelwert ± SE). Als bemerkenswerter Befund stellte sich heraus, dass messbare Auswirkungen der pseudotherapeutischen Kraft selbst in weiter vom Ort der Intervention entfernten Geweben noch nachweisbar waren: (1) Im Gewebe der tiefen Beuger betrug die lokale Längenzunahme 16 ± 1 % und die lokale Verkürzung −15 ± 5 % (Mittelwert ± SE), (2) innerhalb der Gewebe der Peroneusloge lagen diese Werte bei 17 ± 6 % bzw. −11 ± 3 % und (3) innerhalb der Streckerloge bei 21 ± 10 % bzw. −10 ± 4 %. Die lokale Gewebeverlängerung ist also vor allem in dem direkt angegangenen M. gastrocnemius sehr ausgeprägt; in den weiter entfernten Geweben wird sie um mindestens die Hälfte geringer, ist aber immer noch deutlich nachweisbar. Im Gegensatz dazu nimmt die lokale Gewebeverkürzung auch in weiterer Entfernung über den gesamten Unterschenkelquerschnitt nur wenig ab.

Die Daten zeigen auch, dass die erste bzw. die dritte Hauptdehnung im Unterschenkel recht heterogen ist (> Abb. 8.3.1D zeigt eine Darstellung der Variabilität der ersten Hauptdehnung innerhalb jeder der untersuchten anatomischen Regionen). Die Inter-

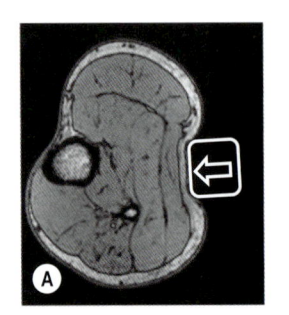

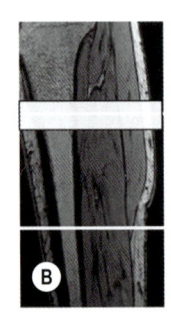

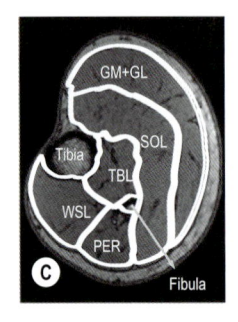

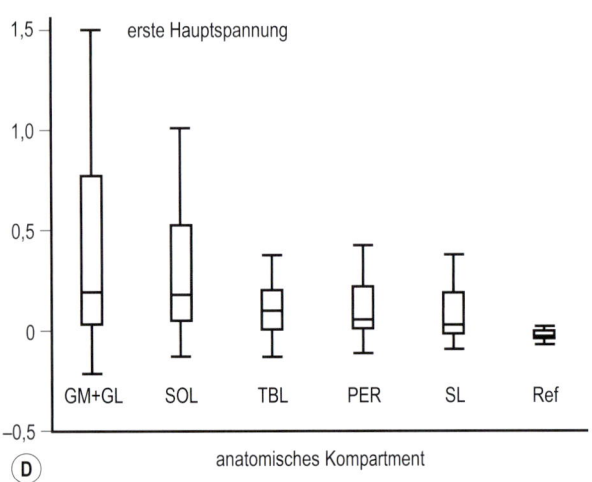

Abb. 8.3.1 MRT-Analyse der Gewebeverformung durch therapeutischen Druck. (A) Der Unterschenkel wurde von hinten mit einem zylindrischen Stempel (Kasten mit Pfeil) eingedrückt. Im Querschnitt ist der „Eindruck" in der Wadenkontur zu sehen. Auch in anderen Bereichen sind jedoch Verformungen sichtbar. (B) Proximo-distale Sequenz der 30 analysierten konsekutiven Axialschnitte. (C) Markierung der Muskeln und Logen im nicht deformierten Gewebe: M. gastrocnemius (GM+GL), M. soleus (SOL), tiefe Beugerloge (TBL), Peroneusloge (PER) und Streckerloge (SL). (D) Box-Whisker-Plots der ersten Hauptdehnung für die einzelnen anatomischen Kompartments. Mit den Referenzdaten (Ref), die unter Annahme einer reinen Starrkörperbewegung errechnet wurden, lässt sich der Fehler der Dehnungsberechnung quantifizieren: Die niedrigen Referenzwerte (0,041 ± 0,006) zeigen, dass die verwendete Methode valide ist. Für den passiven Gastrocnemius und Soleus errechnen sich breite Interquartilbereiche, sodass von einer sehr heterogenen Deformation in diesen Muskeln auszugehen ist. Das obere Ende der oberen „Whisker" (T-Linien oberhalb der Box) entspricht dem Maximalwert der ersten Hauptdehnung im jeweiligen Kompartment, die Querlinie in der Box zeigt den Medianwert an.

quartilbereiche waren nicht nur im primären Zielmuskel hoch (0,68 bzw. 0,21 für die erste bzw. dritte Hauptdehnung), sondern auch in dem synergistischen M. soleus (0,44 bzw. 0,15). Die therapeutische Kraft bewirkt also sehr heterogene Längenänderungen in Geweben, die nahe dem Stempel liegen. Für die weiter entfernten Gewebe ist die Heterogenität weniger ausgeprägt: Die Interquartilbereiche für die erste bzw. die dritte Hauptdehnung betrugen (1) 0,17 bzw. 0,14 in der tiefen Beugerloge, (2) 0,19 bzw. 0,17 in der Peroneusloge und (3) 0,18 bzw. 0,08 in der Streckerloge.

Diese MRT-Analyse zeigt, dass die von uns entwickelte Methode eine detaillierte quantitative Untersuchung der Verformungen ermöglicht, die bei einer manuellen Therapie innerhalb und außerhalb der Muskelgewebe auftreten. Sie kann dazu beitragen, die bisher noch recht begrenzten Kenntnisse über die Akuteffekte solcher Therapien zu erweitern, und bietet eine Grundlage für die genauere Abklärung der zugrunde liegenden Wirkmechanismen. Die Ergebnisse machen deutlich, dass therapeutische Kräfte nicht nur unmittelbar am Ort der Einwirkung, sondern im gesamten Gewebequerschnitt deutliche Längenänderungen verursachen. Sehr wahrscheinlich treten daher entsprechend auch Verformungen ober- und unterhalb der Einwirkebene in der gesamten Extremität auf, und dies erfordert möglicherweise besondere Aufmerksamkeit: (1) Der Therapeut kann die Ergebnisse möglicherweise besser kontrollieren, wenn er sich dessen bewusst ist, wo sein Eingreifen noch mechanische Auswirkungen haben kann. (2) Wenn solche weitreichenden Wirkungen im Gewebe auftreten, spricht dies für eine Bedeutung der (in > Kap. 5.4 und in > Kap. 5.5 diskutierten) epimuskulären myofaszialen Kraftübertragung für die mechanischen Wirkungen der manuellen Therapien. Diese Aspekte sollten in weiteren Studien untersucht werden.

8.3.4 MRT-Weiterentwicklungen für die Bewegungsbildgebung

Die MRT bietet – mit bestimmten kontrollierten Veränderungen der Spin-Eigenschaften der molekularen Magnete (durch präzises Timing aufeinander folgender Schritte bei der Anwendung geeigneter Radiofrequenzanregungen und Gradienten) – bessere Möglichkeiten für die In-vivo-Darstellung von Gewebebewegungen als irgendein anderes Verfahren. Die entsprechenden Techniken sind (a) Tagging-Verfahren (T-MRT), (b) Phasenkontrast-Verfahren (PC-MRT), (c) Feldgradienten-MRT-Verfahren (harmonic phase imaging, HARP; displacement encoding with stimulated echos, DENSE), (d) Strain-encoded MRT (SENC). Zu den Grundlagen der MRT wird zurzeit viel geforscht, und wir wollen die einzelnen Techniken im Folgenden kurz vorstellen.

Das konzeptionell einfachste Bildgebungsverfahren für die Bewegungsanalyse ist die T-MRT, bei der im Gewebe kurzzeitig magnetische Referenzmarkierungen (sog. Tags) erzeugt werden. Wenn dann nach einem bestimmten Zeitintervall erneut ein Bild aufgenommen wird, stellt sich die Bewegung des Gewebes durch eine Verformung der Tags dar. Am häufigsten werden als Tags parallele Streifenmuster oder ein Streifengitter (Kombination aus zwei rechtwinklig zueinander stehenden Streifenmustern) verwendet (Axel und Dougherty 1989) (> Abb. 8.3.2).

Ein anderer Ansatz zur Bewegungsanalyse ist die PC-MRT, die auf der Bewegungsempfindlichkeit der Phase des MR-Signals beruht. Die Methode wurde hauptsächlich für Flussmessungen eingesetzt, aber durch stärkere Gradienten kann mit segmentierten Aufzeichnungsverfahren auch die Gewebegeschwindigkeit pro Voxel (und daraus wiederum die lokale Verformungsgeschwindigkeit und Verformung) beispielsweise für den Herzmuskel ermittelt werden. Das Grundprinzip des Verfahrens besteht darin, zwei Datensätze mit unterschiedlichen Geschwindigkeitskodierungsgradienten, ansonsten aber identischen Akquisitionsparametern aufzunehmen und die beiden Phasenbilder voneinander zu subtrahieren. Das auf diese Weise entstandene Differenzbild ist proportional zum Fluss (bzw. der Gewebebewegung), sofern für die Flüssigkeit (bzw. das Gewebe) eine konstante Geschwindigkeit während des Akquisitionszeitfensters angenommen werden kann. Das Geschwindigkeitsfeld eines Bilds oder Raums kann dann über mehrere zeitlich versetzte Momentaufnahmen integriert werden, um die Gewebeverlagerung zu erhalten (Zhu und Pelc 1999) (> Abb. 8.3.2).

Bei den Verfahren DENSE und HARP wird zu einem gewählten Zeitpunkt ein gleichförmiges Phasenmodulationsmuster im Gewebe kodiert. Zu einem späteren Zeitpunkt wird die Verformung dieses Musters detektiert; daraus wird dann die Gewebebewegung berechnet (Aletras, Balaban und Wen 1999, Osman, McVeigh und Prince 2000). Bei der SENC-Bildgebung wird ein ähnliches Muster wie beim Tagging im Gewebe kodiert; die Verformung wird senkrecht zur Bildebene direkt gemessen, indem zwei Bilder mit unter-

Abb. 8.3.2 Fortgeschrittene Bewegungsbildgebung mit T-MRT und PC-MRT. (A, B) Beispielbilder aus einer normalen kardialen Cine-MRT vor und nach Kontraktion des Herzmuskels. (C, D) Dieselben Bilder mit Tagging: Die unmittelbar vor der Kontraktion erzeugten Tags stellen sich als Binnenmuster im Muskel dar. (E–H) Auf den mitten in der Systole aufgenommenen PC-MRT-Schnitten ist die Signalintensität proportional zur Geschwindigkeit der Gewebeverlagerung in (bild-)horizontaler Ebene (E), in (bild-)vertikaler Ebene (F) bzw. senkrecht zur Schichtebene (G). Abbildung (H) zeigt das entsprechende anatomische Bild. PC-MRT-Bilder mit freundlicher Genehmigung von Richard Thompson, NHLBI, NIH.

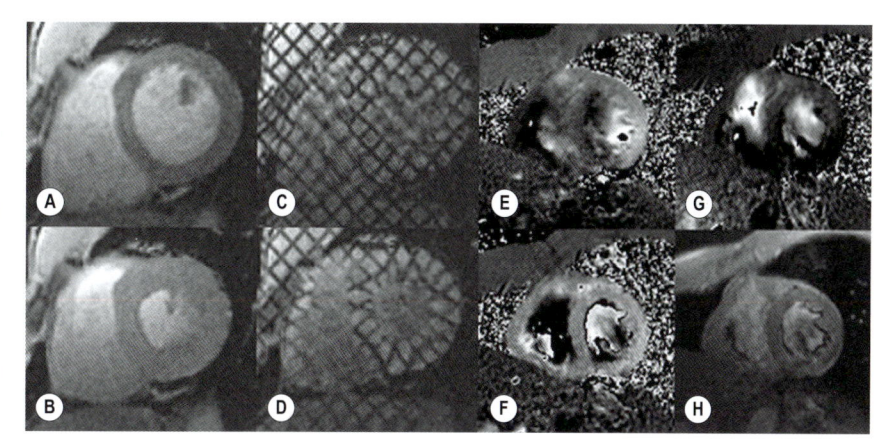

schiedlichen z-Phasen-Kodierungen aufgenommen werden (Osman et al. 2001) (> Tafel 8.3.1).

Bisher werden für die dynamische MRT-Bildgebung am Bewegungsapparat in der Regel speziell dafür eingerichtete oder offene Magnetresonanztomografen verwendet. Mit zunehmender technologischer Entwicklung nähern sich inzwischen jedoch nach Herstellerangaben die Niedrigfeld-MRT-Systeme bezüglich ihrer Sensitivität und Spezifität zum Nachweis muskuloskelettaler Veränderungen der Hochfeld-MRT an. In diesen Niedrigfeldsystemen sind verschiedenste dynamische Manöver möglich, die bisher in der Routine allerdings nur visuell oder mit flächenbasierter Bewegungserkennung analysiert werden.

8.3.5 Zusammenfassung

Wie wir in unserer Untersuchung gezeigt haben, kann die MRT wesentlich mehr leisten, als nur detailgenaue anatomische Bilder zu liefern. Durch die Weiterentwicklungen der MRT-Technik lassen sich sogar noch direktere quantitative Daten zur Gewebebewegung erheben. So etwas ist nur mit der MRT möglich – und etwas ganz anderes als die aus einem Flächen- oder Volumenabgleich abgeleiteten Bewegungsanalysen. Wir sind überzeugt, dass es in Zukunft immer mehr dynamische Untersuchungen am Bewegungsapparat geben wird; hierfür wird auch die Anwendung der speziellen technischen Weiterentwicklungen der MRT signifikant zunehmen.

LITERATURQUELLEN

Aletras AH, Balaban RS, Wen H. High-resolution strain analysis of the human heart with Fast-DENSE. J Magn Reson Imaging. 1999; 140: 41–57.
Arnold AS. Accuracy of muscle moment arms estimated from MRI-based musculoskeletal models of the lower extremity. Comput Aided Surg. 2000; 5(2): 108–119.
Axel L, Dougherty L. MR imaging of motion with spatial modulation of magnetization. Radiology. 1989; 171: 841–845.
Crisco JJ, McGovern RD, Wolfe SW. Noninvasive technique for measuring in vivo three-dimensional carpal bone kinematics. J Orthop Res. 1999; 17: 96–100.
Duncan J, Owen R, Staib L, Anandan E. Measurement of non-rigid motion using contour shape descriptors. Proc IEEE Comput Soc Conf Computer Vision Pattern Recognition. 1991; 318–324.
Epstein FH, Wolff SD, Arai AE. Segmented k-space fast cardiac imaging using an echo-train readout. Magn Reson Med. 1999; 41(3): 609–613.
Feinstein JA, Epstein FH, Arai AE et al. Using cardiac phase to order reconstruction (CAPTOR): A method to improve diastolic images. J Magn Reson Imaging. 1997; 7(5): 794–798.
Gilbert JW, Wheeler GR, Lingreen RA, Johnson RR. Open stand-up MRI: A new instrument for positional neuroimaging. J Spinal Disord Tech. 2006; 19: 151–154.
Haacke EM, Brown RW, Thompson MR, Venkatesan R. Magnetic resonance imaging: Physical principles and sequence design. Chichester: Wiley, 1999.
Hammer WI. The effect of mechanical load on degenerated soft tissue. J Bodyw Mov Ther. 2008; 12: 246–256.
Keir PJ. Magnetic resonance imaging as a research tool for biomechanical studies of the wrist. Semin Musculoskelet Radiol. 2001; 5(3): 241–250.
Lundberg A. Kinematics of the ankle and foot: in vivo roentgen stereophotogrammetry. Acta Orthop Scand Suppl. 1989; 233: 1–24.
McGregor AH. Assessment of spinal kinematics using open interventional magnetic resonance imaging. Clin Orthop. 2001; 392: 341–348.
Meyer CH, Hu BS, Nishimura DG, Macovski A. Fast spiral koronary artery imaging. Magn Reson Med. 1992; 28(2): 202–213.
Osman NF, McVeigh ER, Prince JL. Imaging heart motion using harmonic phase MRI. IEEE Trans Med Imaging. 2000; 19(3): 186–202.
Osman NF, Sampath S, Atalar E, Prince JL. Imaging longitudinal cardiac strain on short-axis images using strain-encoded MRI. Magn Reson Med. 2001; 46: 324–334.
Pentland A, Horowitz B. Recovery of nonrigid motion and structure. IEEE Trans Pattern Anal Mach Intell. 1991; 13: 730–742.
Pruessmann KP, Weiger M, Scheidegger MB, Boesiger P. SENSE: Sensitivity encoding for fast MRI. Magn Reson Med. 1999; 42: 952–962.
Reeder SB, Faranesh AZ. Ultrafast pulse sequence techniques for cardiac magnetic resonance imaging. Top Magn Reson Imaging. 2000; 11(6): 312–330.
Rentsch M, Paetzel C, Lenhart M, Feuerbach S, Jauch KW, Fürst A. Dynamic magnetic resonance imaging defecography: A diagnostic alternative in the assessment of pelvic floor disorders in proctology. Dis Colon Rectum. 2001; 44(7): 999–1007.
Rhoad RC, Klimkiewicz JJ, Williams GR et al. A new in vivo technique for 3D shoulder kinematics analysis. Skeletal Radiol. 1998; 27: 92–97.
Sheehan FT. Quantitative MR measures of three-dimensional patellar kinematics as a research and diagnostic tool. Med Sci Sports Exerc. 1999; 31(10): 1399–1405.
Shi E, Amini A, Robinson G et al. Shape-based 4D left ventricular myocardial function analysis. In: IEEE Workshop on Biomedical Image Analysis. Seattle; 1994. p. 88–97.
Stark D, Bradley WG. Magnetic resonance imaging. 3rd ed. St. Louis: Mosby, 1999.
Stindel E, Udupa JK, Hirsch BE, Odhner D. An in vivo analysis of the peri-talar joint complex based on MR imaging. IEEE Trans Biomed Eng. 2001; 48: 236–247.
Thirion JP. Image matching as a diffusion process: An analogy with Maxwell's demons. Med Image Anal. 1998; 2(3): 243–260.
Zhu Y, Pelc NJ. Three-dimensional motion tracking with volumetric phase contrast MR velocity imaging. J Magn Reson Imaging. 1999; 9: 111–118.

8.4 Die Rolle der Faszie bei der molekularbiologischen Anpassung der Muskelmasse

Richard T. Jaspers, Can A. Yucesoy und Peter A. Huijing

8.4.1 Einleitung

Durch Aktivierung bzw. Deaktivierung molekularer Proteinsynthese- und -abbausysteme ist die Skelettmuskulatur in der Lage, ihre Eigenschaften stets gemäß der veränderlichen funktionellen Beanspruchung anzupassen. Besonders wichtig wird die Funktionsfähigkeit dieser Systeme, wenn Muskelverletzungen, neurologische Störungen oder chronische Erkrankungen mit Verlust der Muskelmasse auftreten. Bei fehlendem Muskelgebrauch ist der übliche Adaptationsmechanismus eine Atrophie mit entsprechender Abnahme der Muskelkraft. Um diesen Vorgang mithilfe von Interventionen rückgängig zu machen, ist es erforderlich, die der Atrophie zugrunde liegenden Mechanismen zu kennen; nur auf diese Weise können optimale Ergebnisse erzielt werden.

Die mechanische Beanspruchung des Muskelgewebes ist ein entscheidender Stimulus für die Anpassung der Muskelfasergröße. Nur wer über fundierte Kenntnisse darüber verfügt, wie die mechanische Last am Muskel-Sehnen-Komplex auf die mechanischen und molekularen Ausgangsbedingungen für die Muskelfaser wirkt, kann die therapeutischen Maßnahmen für Patienten mit Beschwerden im myofaszialen System optimal gestalten. In diesem Kapitel wird dargestellt, wie mechanische Krafteinwirkungen am Muskel-Sehnen-Komplex molekulare Vorgänge aktivieren und welche Rolle die Faszie für den Wiederaufbau der Muskulatur und die Anpassung der Muskelmasse spielt.

8.4.2 Muskelmassenänderung durch mechanische Belastung in vivo

Wie groß die Kraft ist, die ein Muskel bei einer bestimmten Ausgangslänge erzeugen kann, hängt von der Zahl der seriell (innerhalb einer Muskelfaser) und parallel (innerhalb des gesamten Muskels) angeordneten Sarkomere ab. Je mehr Sarkomere in einer Reihe hintereinandergeschaltet sind, d. h., je länger die funktionelle (oder optimale) Muskelfaserlänge ist, umso größer ist der Längenbereich, in dem der Muskel Kraft erzeugen kann. Dies hat jedoch noch keinen Einfluss auf die Maximalkraft, die der Muskel (in seiner funktionellen Länge) erzeugen kann. Die funktionelle Muskelkraft hängt also sowohl von der Anzahl der Muskelfasern als auch von der Zahl und der Größe der Myofibrillen ab, die in den Muskelfasern parallel angeordnet liegen. Ein Maß für die Maximalkraft des Muskels ist der bei einer festgelegten mittleren Sarkomerlänge (z. B. der funktionellen Länge) senkrecht zur Faserverlaufsrichtung gemessene Muskelquerschnitt A_f.

Beide Hauptparameter – A_f und die serielle Zahl der Sarkomere – können bei Veränderungen der mechanischen Beanspruchung des Muskels in weiten Grenzen angepasst werden. In der Myologie werden die Begriffe Atrophie und Hypertrophie spezifisch für Veränderungen der Muskelquerschnitte verwendet, die Anpassung der seriellen Sarkomerzahl dagegen entspricht einer Veränderung in der Längsrichtung der Muskelfaser.

Wie kann nun die mechanische Belastung Einfluss auf die Muskelmasse nehmen? Verschiedene In-vivo-Untersuchungen zeigen, dass die mechanisch induzierte Anpassung der Muskelmasse sowohl von der Art als auch von der Intensität der aktiven Kontraktionen abhängt – und auch durch die Dehnung des Muskels beeinflusst wird.

Training

Studien zeigen, dass die muskuläre Hypertrophie durch ein intensives Training, insbesondere mit exzentrischen Kontraktionen, am stärksten angeregt wird (Farthing und Chilibeck 2003). Umgekehrt verursacht der Nichtgebrauch der Muskulatur, experimentell beispielsweise durch geringen Schwerkrafteinfluss oder Aufhängung von Extremitäten realisiert, eine zunehmende und ausgeprägte Muskelatrophie (Huijing und Jaspers 2005). Die Auswirkungen dieser Formen von Muskelüberlastung bzw. Nichtgebrauch im Muskel selbst wurden bisher nicht beschrieben.

Muskeldehnung

Muskeln ändern ihre Masse auch in Abhängigkeit von der Länge, bei der sie gehalten werden. Wenn die Muskeln von Nagern experimentell über einen Zeitraum zwischen einigen Tagen und vier Wochen in gedehntem Zustand immobilisiert wurden, nahm die Muskelmasse um 20 % und die Anzahl der seriellen Sarkomere um 15 % zu (Williams und Goldspink 1978). Diese Anpassung erfolgte immer so, dass in der Immobilisationsstellung die funktionelle Länge des Muskels hergestellt wurde. Der entgegengesetzte Effekt wurde nach Immobilisierung in maximal verkürzter Stellung beschrieben: Es entwickelte sich eine Atrophie um 30–40 % und ein ähnlicher Rückgang auch der seriellen Sarkomerzahl (insbesondere in einfach gefiederten Muskeln) (Williams und Goldspink 1978, Heslinga und Huijing 1993). Unter diesen Bedingungen nahm die funktionelle Muskelkraft deutlich ab, und die funktionelle Länge wurde auf die Immobilisationslänge eingestellt (Williams und Goldspink 1978, Heslingate, Kronnie und Huijing 1995).

Aus diesen Befunden lässt sich eine einfache Regel ableiten: Bei jedem muskulären Anpassungsvorgang werden A_f und die serielle Sarkomerzahl so einreguliert, dass die funktionelle Muskellänge bei dem Gelenkwinkel erreicht wird, bei dem der Muskel am häufigsten arbeitet (Herring, Grimm und Grimm 1984). Diese Faustregel gilt offenbar für eine Reihe von Muskelarten und Spezies, aber es gibt auch Ausnahmen und Zweifel an ihrer Gültigkeit. Für bestimmte Muskeln unterscheidet sich beispielsweise nach Burkholder und Lieber (2001) der Arbeitslängenbereich im Alltag von dem, was aufgrund der Faustregel vom Arbeiten im funktionellen Längenbereich zu erwarten wäre.

Zudem liegen Daten aus Ex-vivo-Kulturen reifer Muskelzellen vor, die darauf hindeuten, dass eine hohe Belastung der Muskelfasern per se noch keine Hypertrophie und Zunahme der seriellen

Sarkomerzahl induziert (siehe unten). Hier fehlen also eindeutig genauere Kenntnisse darüber, auf welchen Wegen die mechanische Belastung die Proteinsynthese- und die Proteinabbaurate beeinflussen kann.

8.4.3 Molekulare Mechanismen der muskulären Massenadaptation

Die Proteinmenge, aus der die krafterzeugenden und die passiven Elemente der Muskelfasern aufgebaut werden, ist das Nettoresultat aus der Proteinsynthese und dem Proteinabbau. Beide Vorgänge laufen kontinuierlich gleichzeitig ab und werden in Abhängigkeit von der mechanischen Arbeitsbelastung moduliert.

An der Proteinsynthese sind drei Vorgänge beteiligt, die in einer bestimmten Reihenfolge ablaufen. Diese Reihenfolge wird im Folgenden dargestellt.

Proteinsyntheseapparat

Transkription der genomischen DNA

Der genetische Code sitzt in den DNA-Strängen in den Zellkernen der Muskelfaser, aber die DNA ist niemals direkt in die Proteinsynthese involviert. Sie wird vielmehr zunächst stückweise „transkribiert" (kopiert), und es entstehen Messenger-RNA-Moleküle (mRNA-Moleküle), die „das Rezept" der DNA tragen. Der Vorgang wird als Transkription bezeichnet; die Proteinsyntheserate hängt von der Menge der verfügbaren DNA sowie von der Transkriptionsrate ab. Die meisten Zellen haben nur einen Zellkern, sodass ihre DNA-Menge nicht verändert werden kann. Muskelfasern besitzen allerdings einen größeren Satz Zellkerne; dieser kann vergrößert oder verkleinert werden: durch die Proliferation von Satellitenzellen (d. h. Muskelstammzellen, die zwischen dem Sarkolemm und der Basalmembran sitzen und zusätzliche Zellkerne zur Muskelfaser beitragen können) bzw. durch die Entfernung von Zellkernen (d. h. DNA-Abbau).

Die Transkriptionsrate hängt ab von der Menge der vorhandenen Transkriptionsfaktoren, die die DNA-Moleküle so verändern, dass das Ablesen der Gene erleichtert oder erschwert wird.

Translation der mRNA

Die mRNA bindet im Zytoplasma an Ribosomen, und die Information, die sie trägt, wird in diesem Komplex „translatiert" (übersetzt) in eine spezifische Aminosäurensequenz, also ein Protein. Die Proteinsyntheserate hängt auch von der Translationsrate ab; diese wird durch die Anzahl der Ribosomen pro mRNA-Molekül sowie durch die Translationsrate pro mRNA-Einheit bestimmt.

Abschluss der Proteinsynthese

An der Aminosäurenkette werden noch post-translationale Modifikationen vorgenommen, aus denen dann letztendlich das fertige Protein hervorgeht. Der kritische Faktor, der die Gesamtproteinsyntheserate bestimmt, ist der limitierende Faktor für die gesamte Kette der Abläufe.

Proteinabbauapparat

Der Proteinabbau wird durch die Aktivität proteolytischer Enzyme sowie durch die Expression von Ko-Faktoren reguliert, die die Expression dieser Enzyme und ihre Aktivität beeinflussen. Das wichtigste proteolytische System in der Muskelfaser ist das Proteasom. Die abzubauenden Proteine werden an mehrere Ubiquitinmoleküle gebunden und dadurch für den Abbau am Proteasomkomplex markiert (Jackman und Kandarian 2004).

Mechanochemische Signalgebung und Mechanotransduktion bei Proteinsynthese und -abbau im Muskel

Bei einer ausgeglichenen Ausgangslage zwischen Proteinsynthese und -abbau lässt sich eine Muskelhypertrophie und Addition serieller Sarkomere nur erreichen, wenn entweder die Proteinsyntheserate gesteigert oder die Proteinabbaurate gesenkt wird (oder beides). Eine mechanische Krafteinwirkung muss also intrazelluläre Signale auslösen, die die oben beschriebenen Abläufe beeinflussen. Voraussetzung dafür ist, dass der mechanische Reiz aufgenommen und auf den Proteinsynthese- bzw. -abbauapparat übertragen wird.

Zu diesem Zweck sind Muskelfasern mit Sensoren ausgestattet, über die der Auf- und Abbau von Proteinen direkt und indirekt beeinflusst werden kann (> Abb. 8.4.1). Man kennt verschiedene Formen von Mechanosensoren: (1) dehnungsaktivierte Kalziumkanäle im Sarkolemm, die sich bei Dehnung der Muskelfaser öffnen, sodass Kalzium in das Zytoplasma einströmen kann; daneben verbinden weitere Transmembranrezeptoren wie (2) die Integrin- und (3) die Dystroglykankomplexe das intrazelluläre Zytoskelett mit der Extrazellulärmatrix (EZM), die durch Kollagenstrukturen innerhalb der Basalmembran und dem Endomysium verstärkt wird. Durch eine solche mechanochemische Signaltransduktion kann die Expression muskulärer Gene und/oder die Translationsrate gesteigert werden (Huijing und Jaspers 2005).

Die Signalgebung über diese Rezeptoren und Kanäle löst auch eine verstärkte Expression von Wachstumsfaktoren aus, die dann in die Extrazellulärmatrix abgegeben werden. Die Wachstumsfaktoren wirken auf die Muskelfasern, in denen sie ursprünglich gebildet wurden (autokrine Signale), aber auch auf benachbarte Muskelfasern und andere Zellen (parakrine Signale). Unter den vielen Wachstumsfaktoren, die in der Muskulatur exprimiert werden, sind die folgenden besonders wichtig für die Regulation der Muskelmasse: (1) IGF-1 (insulin-like growth factor-I), (2) MGF (mechano-growth factor), (3) bFGF (basic fibroblast growth factor), (4) HGF (hepatocyte growth factor) und (5) Myostatin. Wird ein Muskel in vivo überlastet, nimmt die mRNA-Expression dieser Wachstumsfaktoren zu (Huijing und Jaspers 2005); eine Ausnahme bildet nur das Myostatin, dessen Expression abnimmt (Heinemeier et al. 2007).

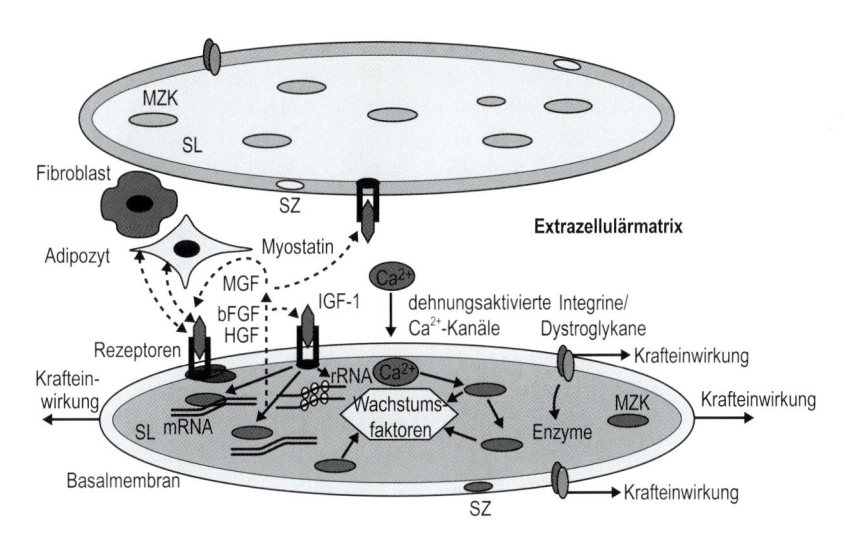

8.4 Die Rolle der Faszie bei der molekularbiologischen Anpassung der Muskelmasse

Abb. 8.4.1 Schematische Darstellung der mechanochemischen Signalwege zur Regulation der Muskelfasergröße. Dargestellt sind zwei benachbarte Muskelfasern mit ihrer Begrenzung durch das Sarkolemm (SL) und die Basalmembran. In der kollagenfaserverstärkten Extrazellulärmatrix sind die Muskelfasern über Integrinkomplexe und Dystrophin-Glykoprotein-Komplexe verankert. Über diese Komplexe wird jede mechanische Belastung am myotendinösen Übergang sowie über die gesamte Länge der Muskelfaser registriert, und die Krafteinwirkung auf die Komplexe löst eine Signalkaskade von freien Radikalen und Enzymen aus. Ein weiterer Mechanosensor ist der dehnungsaktivierte Kalziumkanal (Ca^{2+}-Kanal), durch den der Kalziumeinstrom in das Sarkoplasma erfolgt. Kalzium ist bedeutsam für die Kontraktion und reguliert zudem die Aktivität bestimmter Transkriptionsfaktoren. Transkriptionsfaktoren wiederum können die DNA im Muskelzellkern (MZK) und somit die muskuläre Proteinsynthese beeinflussen, und zwar entweder direkt oder indirekt über die Expression von Wachstumsfaktoren, die in das Interstitium (also die Extrazellulärmatrix) sezerniert werden. Verschiedene im Muskel exprimierte Wachstumsfaktoren sind vermutlich wichtig für die Muskeladaptation: IGF-I (insulin-like growth factor-1), MGF (mechano-growth factor), bFGF (basic fibroblast growth factor), HGF (hepatocyte growth factor) und Myostatin. Wenn diese Wachstumsfaktoren ausgeschüttet werden, binden sie an Rezeptoren in der Zellmembran der sie produzierenden Muskelfasern und aktivieren Signalwege, über die die Transkription der DNA sowie die Translation der mRNA durch die ribosomale rRNA moduliert werden. Die Wachstumsfaktoren können nicht nur an die Membranrezeptoren der sie produzierenden Muskelfasern binden, sondern auch an deren Satellitenzellen (SZ), benachbarte Muskelfasern und andere Zellen, z. B. Fibroblasten oder Adipozyten.

Die meisten der genannten Wachstumsfaktoren sind auch an der Aktivierung von Satellitenzellen beteiligt. Satellitenzellen sind normalerweise ruhende Zellen, aber bei Kontakt mit MGF, FGF oder HGF fangen sie an zu proliferieren (Huijing und Jaspers 2005). Diese Aktivierung ist in zweierlei Hinsicht bedeutsam: Erstens steuern Satellitenzellen für die Reparatur von Überlastungsschäden an der Muskelfaser neue Zellkerne bei, die die abgebauten Kerne im geschädigten Teil der Muskelfaser ersetzen, und zweitens kann eine zu geringe Anzahl von Kernen in der Muskelfaser dafür verantwortlich sein, dass die maximale Kapazität der mRNA-Transkription nicht ausgeschöpft wird (Huijing und Jaspers 2005). Ein gewisses Maß an Muskelhypertrophie und Verlängerung der Sarkomerketten ist jedoch auch ohne neue Zellkerne möglich, indem die Transkription und/oder Translation verstärkt wird (Petrella et al. 2008).

Myostatin und IGF-1 nehmen mehrere Funktionen bei der Steuerung des Proteinauf- und -abbaus wahr. IGF-1 spielt eine Rolle bei der Aktivierung der Satellitenzellen und stimuliert sowohl die Transkription der muskulären mRNA als auch die Translation in die entsprechenden Proteine (Glass 2005, Jaspers et al. 2008a); außerdem drosselt es die Expression der Ubiquitinligasen (Glass 2005) und hemmt so den Proteinabbau. IGF-1 hat also stark anabole (also die Proteinsynthese fördernde) Wirkung. Myostatin hat genau entgegengesetzte Wirkungen auf den Proteinauf- und -abbau und wird als Antagonist von IGF-1 betrachtet (McFarlane et al. 2006).

Alternativ kann die mechanische Belastung des Muskels auch dadurch eine Zunahme der Muskelmasse bewirken, dass die mechanische Last auf Transmembrankomplexe in der Muskelzelle und von dort aus weiter über das intrazelluläre Zytoskelett auf die Muskelzellkerne übertragen wird. Diese sog. Mechanotransduktion bewirkt zweierlei: (1) mRNA und Ribosomen, die am Zytoskelett befestigt sind, werden freigesetzt und an Orte transportiert, wo sie für die Proteinsynthese benötigt werden (Chicurel et al. 1998); (2) es treten Kernverformungen oder Änderungen der Chromatinkonformation ein, die die Transkriptionsaktivität unmittelbar beschleunigen können (Bloom, Lockard und Bloom 1996). Die Mechanotransduktion bis zum Zellkern läuft innerhalb kürzester Zeit ab. Welchen Anteil sie – gegenüber den mechanochemischen Signalwegen – an der Regulation des Proteinauf- und -abbaus hat, ist jedoch nicht bekannt und wäre ein lohnendes Thema für weitere Untersuchungen.

8.4.4 Die Rolle der Faszie bei der Regulierung der Muskelfasergröße

Das zusammenhängende Fasziennetz in den Muskeln und um die Muskeln herum ist die strukturelle Basis der myofaszialen Kraftübertragung (Huijing 2003). Neben seiner Bedeutung für die Kraftübertragung spielt es aber sehr wahrscheinlich auch eine Rolle bei der Anpassung der Muskelmasse über mechanische und biochemische Signale.

Die Faszie enthält viele unterschiedliche Zelltypen (z. B. Fibroblasten, Myofibroblasten, Adipozyten, Endothelialzellen, Makrophagen und Nervenäste), die eine Rolle für die Muskeladaptation spielen könnten. Bei Stammzellen ist die Viskoelastizität ihrer

Umgebung ein entscheidender Faktor für die Differenzierung in unterschiedliche Zelltypen mit unterschiedlichen mechanischen Eigenschaften (Engler et al. 2006). Es wird deshalb angenommen, dass die mechanischen Eigenschaften der Faszie im Muskel und um den Muskel herum die Eigenschaften reifer Muskelfasern und anderer Zelltypen beeinflussen. Dies geschieht über eine Beeinflussung der Expression von Wachstumsfaktoren und Zytokinen und deren parakrinen Wirkungen auf die Muskelfasern.

Abgesehen von der Beeinflussung chemischer Faktoren durch die Faszie sind relevante Auswirkungen auf die Muskelanpassung auch durch die epimuskuläre myofasziale Kraftübertragung zu erwarten. Epimuskuläre Verbindungen ermöglichen eine Übertragung von Kräften zwischen dem Muskel und den extramuskulären Bindegewebe sowie zwischen benachbarten Muskeln (Huijing 2003; siehe auch > Kap. 3.2). Experimentelle Messungen (z. B. Huijing und Baan 2003) und mathematische Modelle (z. B. Yucesoy et al. 2002, 2003) zeigen, dass die epimuskuläre Kraftübertragung die lokalen Verformungen innerhalb der Muskelfasern sowie die lokal generierten aktiven und passiven Kräfte beeinflusst.

Um die lokalen Auswirkungen der epimuskulären Kraftübertragung (d. h. die erzeugten Spannungen und Verformungen der Sarkomere) kennenzulernen, wurde ein spezifisches Finite-Elemente-Modell des Muskels entwickelt. Die Modellierung der extramuskulären Verbindungen (z. B. Gefäß-Nerven-Bündel) in aktiven und passiven Muskeln im gedehnten Zustand (~ 12 % über der funktionellen Länge) zeigt, dass unter diesen Bedingungen eine breite Verteilung von Sarkomerlängen (1–30 % der optimalen Sarkomerlänge) innerhalb (serielle Verteilung) und zwischen verschiedenen Muskelfasern an unterschiedlichen Stellen des Muskels (parallele Verteilung) entsteht (> Tafel 8.4.1). Das bedeutet, dass eine Kraft, die global an den Muskelfasern angesetzt wird, lokal sehr verstärkt, aber auch sehr abgeschwächt werden kann; daher ist es sehr wahrscheinlich, dass die Stimuli für mechanische oder mechanochemische Signalketten und die daraus resultierenden Atrophie-/Hypertrophievorgänge bzw. Änderungen der seriellen Sarkomerzahl ebenfalls lokale und keine globalen Ereignisse sind. Die Faszie und die epimuskuläre Kraftübertragung müssen daher als potenziell bedeutsame Faktoren für die Steuerung der Muskeladaptation berücksichtigt werden.

8.4.5 Ex-vivo-Zellkulturen einzelner reifer Muskelfasern

Will man die Hypothesen zum Einfluss der myofaszialen Verbindungen auf die Anpassung der Muskelmasse überprüfen, müssen die intra- und epimuskulären Verbindungen zunächst entfernt werden. Ex-vivo-Kulturen aus einzelnen, reifen Muskelzellen mit intakter Basalmembran und Endomysium (Jaspers et al. 2004) ermöglichen die Untersuchung isolierter Wirkungen der mechanischen Verbindungen (> Tafel 8.4.2). Nach zwei Wochen in Kultur zeigten sich an reifen Muskelfasern sowohl bei hoher als auch bei geringer Zelllänge ganz andere Effekte als nach der Muskelimmobilisation in vivo (siehe oben). Dies betraf den Muskelfaserquerschnitt ebenso wie die serielle Sarkomerzahl oder die Expression von IGF-1. Im Gegensatz zu den In-vivo-Befunden änderten sich diese Parameter in der Zellkultur nicht (Jaspers et al. 2004, 2008a). Man kann nun argumentieren, dass ex vivo kultivierte Muskelfasern vermutlich ihre Fähigkeit zur Proteinsynthese und Adaptation verloren haben, aber in einer anderen Reihe von Experimenten zeigten sich durchaus Hypertrophiezeichen in der Präparation, sofern Insulin oder IGF-1 in das Kulturmedium gegeben wurde (Jaspers et al. 2008a, 2008b). Die kultivierten Einzelzellen verfügen also durchaus noch über die Fähigkeit zur Adaptation.

Warum reagiert dann eine einzelne Muskelfaser, die unter hoher globaler Spannung kultiviert wird, nicht auf diese mechanische Belastung? Kann es daran liegen, dass die intra- und epimuskuläre myofasziale Kraftübertragung ausgeschaltet ist? Bei der Untersuchung der seriellen Sarkomerlängenverteilung zeigte sich, dass jeder Millimeter der Muskelfaser im Mittel etwa 12 % über der passiven Ruhelänge der Sarkomere blieb. Es gab also immer noch eine serielle Spannungsverteilung innerhalb jeder einzelnen Muskelfaser, aber sie war auf 9 % bis 15 % der passiven Sarkomerruhelänge beschränkt.

Diese Beobachtung zeigt, dass die deutlichen Spannungsunterschiede, die das Finite-Elemente-Modell für Muskeln mit epimuskulären Verbindungen beschreibt, in der einzelnen Muskelfaser nicht auftreten. Es wird daher angenommen, dass die epimuskulären Verbindungen eine wesentliche Voraussetzung für die mechanische/mechanochemische Signalübertragung in der Skelettmuskulatur sind (Huijing und Jaspers 2005) und die Faszie demnach eine wichtige Rolle für die Steuerung der muskulären Massenzunahme spielt. Dies ist bisher allerdings nur eine Hypothese, die noch der wissenschaftlichen Bestätigung bedarf.

8.4.6 Zusammenfassung

Mechanische Belastung stimuliert Anpassungsvorgänge zur Steigerung der Muskelmasse. Da es eine mechanische Koppelung zwischen den Muskelfasern und dem inter- und extramuskulären Bindegewebe gibt, wird angenommen, dass die Faszie eine Rolle bei der Steuerung der Muskelanpassung spielt. Lokale Unterschiede in der Steifigkeit der epimuskulären Faszie verursachen wahrscheinlich lokale Spannungen in der Muskelfaser, die anders wirken als die globale Spannung, die lokal mit starken Verformungen einhergeht. Solche lokalen mechanischen Wirkungen rufen lokale biochemische Signalkaskaden in der Muskelfaser hervor, die die Proteinsynthese- und -abbaurate im Muskel beeinflussen. Dabei kann es sich um direkte Effekte (auf die Zellkerne) handeln oder aber um indirekte Effekte über die verstärkte Expression von Wachstumsfaktoren und Zytokinen, die in die Extrazellulärmatrix sezerniert werden und dort autokrine bzw. parakrine Wirkungen entfalten.

Insgesamt scheint die mechanische Interaktion zwischen der epimuskulären Faszie und den Muskelfasern essenziell für die Steuerung der Muskelmassenadaptation zu sein. Diese neue Sicht auf die Wechselbeziehung und die Kommunikation zwischen Muskel und Faszie erfordert weitere wissenschaftliche Untersuchungen, um ggf. diese Mechanismen im Bereich des Trainings und der Therapie effektiv nutzen zu können.

LITERATURQUELLEN

Bloom S, Lockard VG, Bloom M. Intermediate filament-mediated stretch-induced changes in chromatin: A hypothesis for growth initiation in cardiac myocytes. J Mol Cell Cardiol. 1996; 28: 2123–2127.

Burkholder TJ, Lieber RL. Sarcomere length operating range of vertebrate muscles during movement. J Exp Biol. 2001; 204: 1529–1536.

Chicurel ME, Singer RH, Meyer CJ, Ingber DE. Integrin binding and mechanical tension induce movement of mRNA and ribosomes to focal adhesions. Nature. 1998; 392: 730–733.

Engler AJ, Sen S, Sweeney HL, Discher DE. Matrix elasticity directs stem cell lineage specification. Cell. 2006; 126: 677–689.

Farthing JP, Chilibeck PD. The effects of eccentric and concentric training at different velocities on muscle hypertrophy. Eur J Appl Physiol. 2003; 89: 578–586.

Glass DJ. Skeletal muscle hypertrophy and atrophy signaling pathways. Int J Biochem Cell Biol. 2005; 37: 1974–1984.

Heinemeier KM, Olesen JL, Schjerling P et al. Short-term strength training and the expression of myostatin and IGF-I isoforms in rat muscle and tendon: Differential effects of specific contraction types. J Appl Physiol. 2007; 102: 573–581.

Herring SW, Grimm AF, Grimm BR. Regulation of sarcomere number in skeletal muscle: A comparison of hypotheses. Muscle Nerve. 1984; 7: 161–173.

Heslinga JW, Huijing PA. Muscle length-force characteristics in relation to muscle architecture: A bilateral study of gastrocnemius medialis muscles of unilaterally immobilized rats. Eur J Appl Physiol Occup Physiol. 1993; 66: 289–298.

Heslinga JW, te Kronnie G, Huijing PA. Growth and immobilization effects on sarcomeres: A comparison between gastrocnemius and soleus muscles of the adult rat. Eur J Appl Physiol Occup Physiol. 1995; 70: 49–57.

Huijing PA. Muscular force transmission necessitates a multilevel integrative approach to the analysis of function of skeletal muscle. Exerc Sport Sci Rev. 2003; 31: 167–175.

Huijing PA, Baan GC. Myofascial force transmission: Muscle relative position and length determine agonist and synergist muscle force. J Appl Physiol. 2003; 94: 1092–1107.

Huijing PA, Jaspers RT. Adaptation of muscle size and myofascial force transmission: A review and some new experimental results. Scand J Med Sci Sports. 2005; 15: 349–380.

Jackman RW, Kandarian SC. The molecular basis of skeletal muscle atrophy. Am J Physiol Cell Physiol. 2004; 287: C834–C843.

Jaspers RT, Feenstra HM, Verheyen AK et al. Effects of strain on contractile force and number of sarcomeres in series of AUD_emph2_sansserifXenopus laevis single muscle fibres during long-term culture. J Muscle Res Cell Motil. 2004; 25: 285–296.

Jaspers RT, Testerink J, Krishnan R et al. Hypertrophic signaling in isolated mature muscle fibers induced by IGF-1 but not by high linear strain. Physiologist. 2008a; 51: 49.

Jaspers RT, van Beek-Harmsen BJ, Blankenstein MA, Goldspink G, Huijing PA, van der Laarse WJ. Hypertrophy of mature *Xenopus* muscle fibres in culture induced by synergy of albumin and insulin. Pflugers Arch. 2008b; 457: 161–170.

McFarlane C, Plummer E, Thomas M et al. Myostatin induces cachexia by activating the ubiquitin proteolytic system through an NF-kappaB-independent, FoxO1-dependent mechanism. J Cell Physiol. 2006; 209: 501–514.

Petrella JK, Kim JS, Mayhew DL, Cross JM, Bamman MM. Potent myofiber hypertrophy during resistance training in humans is associated with satellite cell-mediated myonuclear addition: A cluster analysis. J Appl Physiol. 2008; 104: 1736–1742.

Williams PE, Goldspink G. Changes in sarcomere length and physiological properties in immobilized muscle. J Anat. 1978; 127: 459–468.

Yucesoy C, Koopman B, Huijing P, Grootenboer H. Three-dimensional finite element modeling of skeletal muscle using a two-domain approach: Linked fiber-matrix mesh model. J Biomech. 2002; 35: 1253–1262.

Yucesoy CA, Koopman BH, Baan GC, Grootenboer HJ, Huijing PA. Extramuscular myofascial force transmission: Experiments and finite element modeling. Arch Physiol Biochem. 2003; 111: 377–388.

8.5 Mathematische Modelle
Can A. Yucesoy und Peter A. Huijing

8.5.1 Einleitung

Quantitative Bestimmungen sind essenziell für das wissenschaftliche Verständnis von Phänomenen, und die Durchführung von Experimenten ist dafür die wichtigste Grundlage. Indem man dafür sorgt, dass sich jeweils nur ein Faktor ändert und alle anderen konstant bleiben, kann man die Auswirkungen des veränderlichen Faktors auf das untersuchte System quantifizieren.

In-vitro-Untersuchungen

Für In-vitro-Studien zur Untersuchung mechanischer Gewebeeigenschaften werden die Proben so gut wie möglich in ihren üblichen Dimensionen erhalten. Solche Untersuchungen können die Gewebe als Material recht gut charakterisieren; die Mechanik der Herkunftsstruktur des Gewebes wird dabei jedoch nicht berücksichtigt. In-vitro-Studien einer Gesamtstruktur sind experimentell sehr aufwendig, wenn nicht gar unmöglich.

In-situ-Untersuchungen

Werden andererseits In-situ-Messungen zur Untersuchung der physiologischen Gewebeeigenschaften durchgeführt, muss das interessierende Gewebe so intakt wie möglich bleiben. Dabei können wertvolle Informationen zur Gewebefunktion gewonnen werden; oft möchte man darüber hinaus auch die Mechanismen herausfinden, die der gesunden Funktion zugrunde liegen, um daraus wiederum beispielsweise Aufschlüsse über die Ätiologie von Erkrankungen zu erhalten. Für die experimentelle Umsetzung dieser Fragestellungen müssen simultan mehrere Parameter gemessen werden; dies hat relevante Einschränkungen zur Folge: Jede weitere Messung beeinträchtigt das Zielgewebe in seinem Funktionszusammenhang noch ein Stückchen mehr und führt von dem ursprünglichen Ziel der Strukturerhaltung fort. Auch die Auflösung der erhobenen Daten kann dabei äußerst gering ausfallen.

Mathematische Modelle

Ein mathematisches Modell, das für eine bestimmte Fragestellung konstruiert wird, kann den Erkenntnisgewinn aus Experimenten erheblich erweitern und sogar Anhaltspunkte für erforderliche Zusatzuntersuchungen geben. Die Gewebestrukturen und die Auswirkungen verschiedener Parameter können ohne großen Aufwand untersucht werden, experimentell generierte Hypothesen können geprüft und neue, experimentell zu überprüfende Hypothesen können aufgestellt werden. In manchen Fällen ist es sogar möglich, Bedingungen oder Parameterwerte zu analysieren, die experimentell gar nicht realisiert werden können (siehe unten), oder wichtige Mechanismen und Funktionsprinzipien der Gewebe isoliert zu betrachten.

Bisher wurden zwar zahlreiche experimentelle Untersuchungen zur Mechanik verschiedener Faszien veröffentlicht (Iatridis et al. 2003, Zeng et al. 2003); spezifisch für die Faszie entwickelte mathematische Modelle sind jedoch noch selten, was an den komplexen geometrischen Eigenschaften und den Materialeigenschaften der Faszie liegen mag. Vor einigen Jahren wurde ein analytisches Modell der menschlichen Faszie nach dem Konzept der finiten Verformungen entwickelt, um die bei manuellen Therapien auftretenden Gewebeverformungen quantitativ zu analysieren (Chaudhry et al. 2008). In solchen Modellen wird das Gewebe als kontinuierlich im Raum verteilt (d. h. als Kontinuum) betrachtet. Feine Strukturen werden dabei außer Acht gelassen; dafür liegt der Vorteil darin, dass die Kräfte und Verformungen systematisch nach den Gesetzen der Kontinuumsmechanik analysiert werden können.

Mit analytischen Modellen können nichtlineare Materialeigenschaften und größere Verformungen betrachtet sowie Gleichgewichtsgleichungen gelöst werden, jedoch in der Regel nur innerhalb eines definierten Materialbereichs. Komplexe Geometrien und mechanische Wechselbeziehungen mit benachbarten Strukturen lassen sich damit nicht erfassen. Da die Faszienstrukturen eine hochkomplexe Architektur aufweisen und überall mit anderen Geweben (wie Muskeln oder Knochen) zusammenhängen, ist das als eine erhebliche Einschränkung dieses Ansatzes zu betrachten.

Im Gegensatz dazu bietet die Finite-Elemente-Methode zumindest gleichwertige Möglichkeiten und noch zusätzlich den Vorteil, dass geometrisch hochkomplexe Strukturen modelliert werden können. Dazu ist zunächst eine Diskretisierung der Kontinuumsprobleme erforderlich, die durch mathematische Aussagen beschrieben werden. „Diskret" bedeutet in diesem Zusammenhang, dass ein geeignetes Modell aus einer endlichen (finiten) Anzahl genau definierter Elemente konstruiert wird, deren Verhalten bekannt ist. „Kontinuierlich" bedeutet dagegen unendlich viele Unterteilungen und die Beschreibung mithilfe von Differenzialgleichungen und Randbedingungen, die das mechanische Gleichgewicht mathematisch ausdrücken. Allgemein wird bei der Finite-Elemente-Modellierung folgendermaßen vorgegangen: (1) Festlegung der Geometrie des Systems, (2) Unterteilung des Volumens in eine finite Anzahl von Elementen, (3) Lösung der Gleichgewichtsgleichungen für jedes Element und (4) Zusammenfügung der elementaren Lösungen zu einer Lösung für das gesamte System.

8.5.2 Modellierung von Faszien- und Muskelgewebe mit der Finite-Elemente-Methode

Finite-Elemente-Modelle können sehr wertvoll sein, sofern sie für eine spezifische und genau definierte Fragestellung entwickelt werden. Etablierte Ziele der Modellierung sind: (1) die Prüfung, inwieweit das behandelte Problem vereinfacht werden kann, (2) die Festlegung der erforderlichen Modellannahmen sowie (3) die Definition der relevanten Ergebnisparameter des Modells einschließlich der Festlegung von deren Interpretation.

Dieser Ansatz wurde beispielsweise erfolgreich für die Modellierung der Plantaraponeurose (im Hinblick vor allem auf chirurgische Behandlungsmöglichkeiten der Plantarfasziitis) verwendet: Gefen (2002) entwickelte ein Modell für die Analyse der Strukturmerkmale des menschlichen Fußes beim Stehen, um die biomechanischen Wirkungen einer operativen Lösung der Plantaraponeurose abschätzen zu können. Seine Modellergebnisse zeigten, dass die komplette Faszienlösung eine ausgeprägte Formänderung des Fußgewölbes mit Beeinträchtigung der Tragfähigkeit des Fußes zur Folge haben kann. Mit einer ähnlichen Fragestellung konstruierten Cheung und Mitarbeiter ein Finite-Elemente-Modell der Fuß- und Sprunggelenkregion, um zu prüfen, welche Auswirkungen die Steifigkeit der Plantaraponeurose auf die Architektur und Stellung des Fußes haben kann (Cheung, An und Zhang 2006). Die komplette Aponeurosenlösung entsprach in diesem Modell einer Steifigkeit von null. Die Modellierung zeigte, dass mit abnehmender Fasziensteifigkeit das Fußgewölbe immer flacher wird und eine zunehmende Pronationsstellung des Mittelfußes eintritt. Solche Untersuchungen zeigen deutlich, dass der Umfang einer Faszienlösung am Fuß sorgfältig geplant werden muss; Modellierungen können hier bei der Operationsplanung helfen.

Andere Finite-Elemente-Modelle zur Untersuchung der faszialen Biomechanik beschreiben beispielsweise die vordere Scheidenwand (Chen, Ashton-Miller und DeLancey 2008) oder die Fascia transversalis in der Leiste (Fortuny et al. 2009). Auch die Muskelmechanik wurde anhand von Finite-Elemente-Modellierungen analysiert (Gielen 1998, van der Linden 1998, Blemker, Pinsky und Delp 2005). Vor dem Hintergrund unterschiedlicher Fragestellungen behandelten alle diese Autoren die Muskulatur implizit als ein Gewebe, das sowohl aktiv als auch passiv sein kann, also seine Eigenschaften verändern kann. Sie berücksichtigten dabei jedoch nicht, dass die Muskeln normalerweise in Zusammenhang mit dem intakten Fasziensystem arbeiten: (1) Es wurden Elemente verwendet, in denen sowohl aktive als auch passive Eigenschaften der Muskulatur zusammengefasst wurden. Das intramuskuläre Bindegewebe und seine Interaktionen mit dem kontraktilen Gewebe wurden also nicht explizit berücksichtigt. (2) Die Muskeln wurden als isolierte Einheiten betrachtet; auch die Kontinuität, die zwischen der intramuskulären Faszie (z. B. Epimysium, Perimysium, Endomysium) und der epimuskulären Faszie (z. B. kollagenversteifte Gefäß-Nerven-Stränge oder Faszienlogen) besteht, wurde nicht berücksichtigt.

Im Gegensatz dazu entwickelten die Autoren während ihrer damaligen Tätigkeit an der Universität Twente ihr „Linked-Fiber-Matrix-Mesh-Modell" (LFMM-Modell; auf Deutsch etwa: Faser-/Matrixgitter-Verbund) spezifisch für die Untersuchung der Muskelmechanik in Zusammenhang mit der intakten Faszie (Yucesoy et al. 2002). Die mechanische Funktion der muskulären Faszien wurde mit den Begriffen der intra- bzw. epimuskulären Kraftübertragung beschrieben (Huijing 1999, Yucesoy et al. 2005). In Veröffentlichungen zu den wichtigsten Effekten dieser Art der Kraftübertragung (Maas, Baan und Huijing 2001, Yucesoy et al. 2003a, Meijer, Baan und Huijing 2007, Smeulders und Kreulen 2007, Yucesoy und Huijing 2007) wird typischerweise beschrieben, dass die erzeugte Kraft am Ursprung der Muskeln etwas anders ist als am Ansatz und dass der Längenbereich, in dem der Muskel aktiv Kraft aufbringen kann, von den aktuellen mechanischen Bedingungen (z. B. von der relativen Stellung der Muskeln zueinander) abhängt.

Auch die beiden folgenden Konzepte, die wichtige Phänomene beschreiben, gingen in den Modellierungsansatz des LFMM-Modells ein:

1. Multimolekulare Verbindungen zwischen Muskelfasern und Extrazellulärmatrix (EZM) sind überall entlang des Muskelfaserrands nachweisbar (Berthier und Blaineau 1997) und können Kräfte übertragen (Street 1983, Huijing, Baan und Rebel 1998, Yucesoy et al. 2002). Daher wird das Kräftegleichgewicht, das die Sarkomerlänge bestimmt, nicht einfach durch die Interaktionen zwischen den seriell angeordneten Sarkomeren bestimmt – es ist viel komplexer. Auch intramuskuläre myofasziale Kräfte, die (a) von der EZM und (b) von Sarkomeren aus benachbarten Muskelfasern übertragen werden, gehen darin ein.
2. Der Muskel fungiert in vivo nicht als isolierter Baustein. Durch direkte (z. B. Kollagenfaserverbindungen zwischen den Epimysien benachbarter Muskeln) und indirekte (über extramuskuläre Gewebe verlaufende) intermuskuläre Verbindungen ist jeder Muskel integriert in das Fasziensystem, das Kräfte übertragen und weiterleiten kann (Huijing 2009, Yucesoy, Baan und Huijing 2010). Extramuskuläre myofasziale Kräfte, die auf den Muskel einwirken, sind also am Kräftegleichgewicht beteiligt und beeinflussen dementsprechend ebenfalls die Sarkomerlänge.

Modellbeschreibung einzelner Muskeln: Modellierung intramuskulärer myofaszialer Kräfte

Der Skelettmuskel wird explizit in zwei Domänen unterteilt: (1) die intrazelluläre Domäne und (2) die EZM-Domäne. Die transsarkolemmalen Anheftungen werden als elastische Verbindungen zwischen den beiden Domänen betrachtet.

In das Finite-Elemente-Programm wurden dafür zwei neue Elemente aufgenommen: (1) das Element „EZM", bestehend aus kollagenverstärkter EZM mitsamt der Basalmembran und den Bindegewebekomponenten (Endomysium, Perimysium und Epimysium), (2) das Element „Muskelfaser". Die Muskelelemente setzen sich jeweils aus diesen beiden Elementen zusammen; jedes Muskelelement steht für einen Abschnitt eines Muskelfaserbündels (Faszikels) einschließlich des Bindegewebes und der Verbindungen zwischen den Muskel- und Bindegewebeelementen (> Abb. 8.5.1A).

Die Geometrie des LFMM-Modells (> Abb. 8.5.1B) wurde entsprechend dem Umriss einer longitudinalen Scheibe aus der Mitte eines isolierten Extensor-digitorum-longus-Muskelbauchs der Ratte definiert, kann aber an jede beliebige Muskelarchitektur angepasst werden. Die EZM-Domäne wird durch ein Gitter aus EZM-Elementen (Matrixgitter) repräsentiert. Im selben Raum wird auch ein zweites Gitter aus Muskelfaserelementen aufgebaut, das die intrazelluläre Domäne repräsentiert (Fasergitter). Die beiden Gitter sind starr verbunden mit einer Lage von Elementen, die die proximale bzw. die distale Sehnenplatte repräsentieren. An Knoten, die die myotendinöse Übergangszone repräsentieren, treffen EZM-, Muskelfaser- und Sehnenplattenelemente zusammen; dagegen sind an den Zwischenknoten, die die transsarkolemmalen Verbindungen zwischen dem (intrazellulären) Zytoskelett und der EZM repräsentieren, das Faser- und das Matrixgitter elastisch miteinander

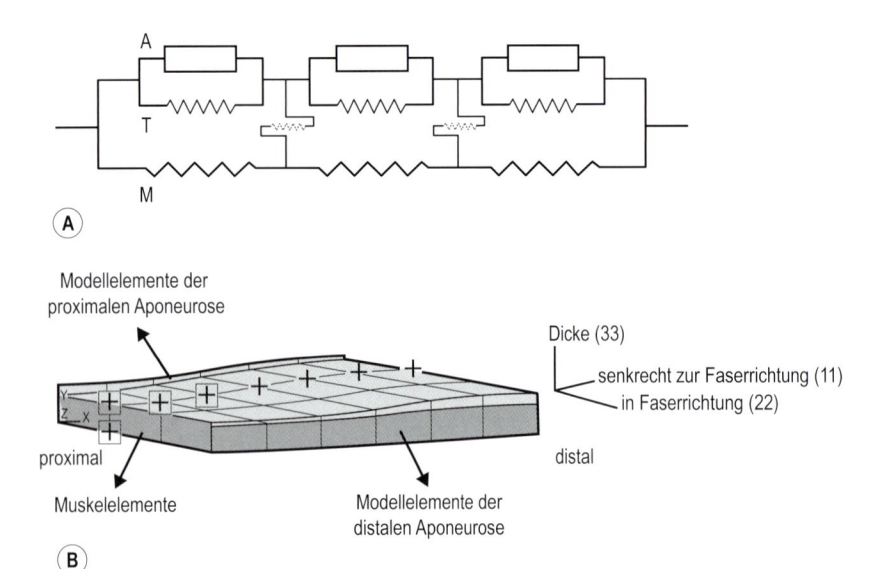

Abb. 8.5.1 Finite-Elemente-Modell eines Skelettmuskels: das LFMM-Modell. (A) Anordnung der Muskelelemente (2D-Schema). Die intrazelluläre Domäne aus aktiven kontraktilen Elementen („A") und dem passiven intrazellulären Zytoskelett („T") ist mit der extrazellulären Matrixdomäne („M") elastisch verbunden. (B) Das Modell des Muskels mit seinen extramuskulären Verbindungen beinhaltet Muskelelemente (hier drei in Serie und sechs parallele) und Sehnenplattenelemente. Dargestellt ist daneben das für die Analyse verwendete lokale 3D-Koordinatensystem. Die mit „+" markierten Knoten des Matrixnetzes sind extramuskulär mit Erde (mechanischer Bezugspunkt) verbunden; bei den mit einem „+" im Quadrat markierten Knoten ist diese Verbindung besonders steif.

gekoppelt. Die transsarkolemmalen Verbindungen werden durch ein normales uniaxiales Federelement mit zwei Knoten dargestellt: Die lineare Charakteristik mit hoher Steifigkeit bildet die physiologischen Verhältnisse bei der Verbindung zwischen Muskelfasern und EZM ab. Man beachte, dass die Länge der Verbindungen gleich null ist, wenn sich der Muskel in seiner Ausgangslänge befindet und nicht aktiv ist.

Als 3D-Strukturen haben sowohl die EZM- als auch die Muskelfaserelemente je acht Knoten. An den Knoten wird die Spannung (Kraft pro Flächeneinheit) und Dehnung (normalisierter Parameter für eine Verformung) auf der Basis des mechanischen Gleichgewichts berechnet; die Werte zwischen den Knoten erhält man durch lineare Interpolation. In dem verwendeten lokalen 3D-Koordinatensystem entsprechen die Koordinaten der Verlaufsrichtung der Muskelfasern, der Senkrechten durch die Fasern (senkrecht zur Faserverlaufsrichtung) sowie der Dicke der Modellscheibe. In das EZM-Element wird eine Dehnungsenergiedichte-Funktion integriert, die der Nichtlinearität und Richtungsabhängigkeit der Materialeigenschaften Rechnung trägt und die Konstanz des Muskelgewebevolumens bei Kontraktion und Längenänderungen berücksichtigt. Für die Muskelfaserelemente entspricht die ausschließlich in der lokalen Faserverlaufsrichtung wirkende Gesamtspannung der Summe aus den aktiven Spannungen der aktiven Sarkomere sowie der Spannung, die durch passiven intrazellulären Zug zustande kommt. Die Sehnenplatten werden in dem Modell durch ein 8-Knoten-Standardelement dargestellt.

Muskulatur im intakten Faszienumfeld: Modellierung gleichzeitiger intra- und epimuskulärer myofaszialer Kraftwirkungen

Für diese Modellierung wurde das LFMM-Modell um die epimuskulären Verbindungen erweitert:

1. *Extramuskuläre Verbindungen:* Für die Modellierung wurde der Knochen durch einen Satz fixer Punkte repräsentiert, von denen angenommen wird, dass sie starr sind. An jedem Muskelfaserbündel wurden die Knoten des Matrixgitters, die ein Drittel der Faszikellänge vom proximalen Ende entfernt lagen, mit dem „Modellknochen" verbunden (> Abb. 8.5.1B); dies repräsentierte die extramuskulären Verbindungen. Muskelnah gelegenes Gewebe der Gefäß-Nerven-Stränge, die durch die kollagenverstärkten Scheiden der Blutgefäße und Nerven eine erhöhte Steifigkeit haben, wurde dadurch berücksichtigt, dass die extramuskulären Verbindungen zum Muskelmatrixgitter für die drei proximalsten Faszikel steifer definiert wurden als für die distal davon gelegenen (> Abb. 8.5.1B).
2. *Intermuskuläre Direktverbindungen:* Die korrespondierenden Knoten der Matrixgitter zweier Muskelmodelle wurden elastisch miteinander verbunden.

Man beachte, dass (1) alle epimuskulären Verbindungen durch uniaxiale Standardfederelemente mit linearer Kraft-Längen-Charakteristik modelliert wurden und (2) die Länge dieser Verbindungen initial (bei der festgelegten Muskelausgangslänge und bevor irgendeine Sehnenposition verändert wurde) auf null gesetzt wurde.

Beitrag des LFMM-Modells zur Muskelmechanik

Das Modell ermöglicht (1) die quantitative Analyse der Muskelkräfte, die an der proximalen und distalen Sehne wirksam werden – die Werte werden durch die Wahl geeigneter Steifigkeitswerte für die epimuskulären Verbindungen an die experimentellen Daten angepasst (Yucesoy et al. 2003a, 2003b) – und, noch wichtiger, (2) die Untersuchung von Faktoren, die experimentell nicht gemessen werden können (Spannungs- und Dehnungsverteilungen in den Muskelfasern in Faserverlaufsrichtung). Die Faserdehnungen zeigen die serielle (innerhalb einer Faser) und parallele (zwischen verschiedenen Muskelbereichen) Sarkomerlängenverteilung an, wäh-

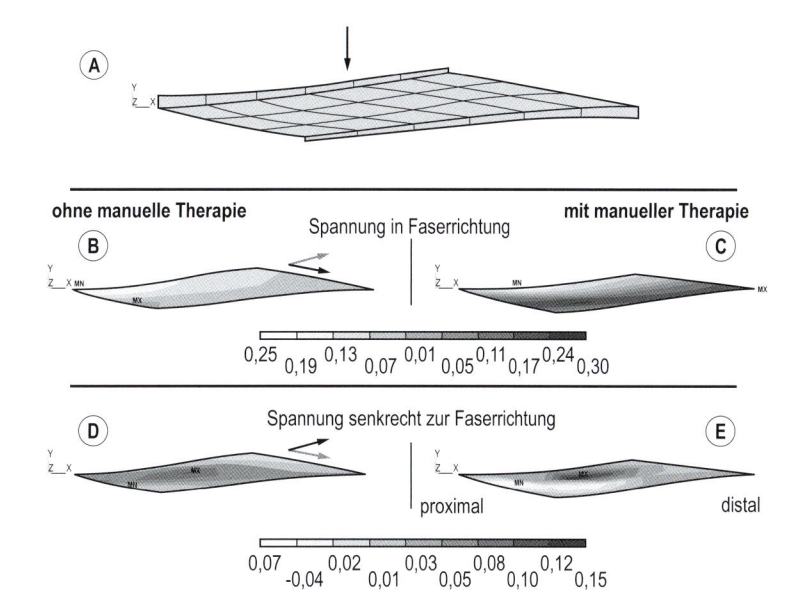

Abb. 8.5.2 Die Akutwirkung einer therapeutischen Manipulation auf die Dehnungsverteilung im Muskelgewebe kann anhand des Modellmuskels mit extramuskulären Verbindungen quantitativ abgeschätzt werden. (A) Der therapeutische Druck wird durch die Verlagerung eines Knotens in negativ-vertikaler Richtung repräsentiert und im Bild durch einen Pfeil angezeigt. Die Konturplots zeigen die lokale Dehnung in Faserrichtung (B, C) und senkrecht zur Faserrichtung (D, E). Positive Dehnung bedeutet eine Verlängerung, negative Dehnung eine Verkürzung. In Abbildung (E) ist das proximale und distale Muskelende gekennzeichnet.

rend die Faserspannungen ein Maß dafür sind, wie viel Kraft die Muskelfasern lokal erzeugen können.

Werden diese Modellparameter im Zusammenhang mit der Kraft-Längen-Charakteristik des Muskels untersucht, erhält man Aufschluss über die Mechanismen, die der proximo-distalen Kraftdifferenz zugrunde liegen (Yucesoy et al. 2006), und es wird auch deutlich, warum die Kraft-Längen-Charakteristik von den mechanischen Umgebungsbedingungen abhängt. Beispielsweise verschiebt sich die funktionelle Länge des Muskels nach oben, wenn die (serielle und parallele) Heterogenität der Sarkomerlängen aufgrund von epimuskulären myofaszialen Krafteinwirkungen zunimmt (Willems und Huijing 1994). Das LFMM-Modell erweitert also – wie es das Ziel der Modellierung ist – unser Verständnis von den Wirkungsmechanismen der epimuskulären Kraftübertragung um wichtige neue Erkenntnisse zur Muskelmechanik. Dies hat erhebliche Auswirkungen für das Verständnis von physiologischen und pathologischen Muskelfunktionen sowie für die Behandlung von muskulären Störungen.

Ein vergleichbarer Ansatz kann für die Analyse der manuellen Therapien angewendet werden; er sollte die Quantifizierung und die Erklärung der mechanischen Akuteffekte ermöglichen und zum Verständnis der beteiligten Mechanismen beitragen. Therapeutische Kräfte, die bei diesen Behandlungsformen angewendet werden, interagieren, so darf man annehmen, vermutlich mit dem System der epimuskulären myofaszialen Kräfte.

8.5.3 Modellierung der Gewebeverformung durch manuelle Therapien

Modellansatz

Anhand des LFMM-Modells mit extramuskulären Verbindungen wurden einige grundlegenden Prinzipien der mechanischen Akuteffekte therapeutischer Kräfte am Muskelgewebe untersucht. Gewählt wurde dafür eine Kraft, die für die manuellen Therapien (z. B. die Graston-Technik®; Hammer 2008) repräsentativ ist. Der aktive Muskel wurde auf eine mittlere Länge und eine definierte Position gesetzt und in einem Bereich untersucht, der distal der nichtmuskulären Nachbarstrukturen lag. Ein willkürlich gewählter Knoten, der etwa am Übergang zum distalen Drittel der proximalen Sehnenplatte lag (siehe Pfeil in ▶ Abb. 8.5.2A), wurde um etwa 1 mm nach unten verlagert; die Dehnungsverteilung wurde nach dieser Belastung (Bedingung: „mit manueller Therapie") in der lokalen Faserverlaufsrichtung sowie senkrecht dazu berechnet und mit der Verteilung verglichen, die ohne die vertikale „Impression" der proximalen Sehnenplatte (Bedingung: „ohne manuelle Therapie") ermittelt worden war.

Gewebeverformung durch Belastung

Die maximale lokale Verkürzung von 25 %, die im proximalen Bereich des Muskels am proximalen Ende der Muskelfasern auftrat (in ▶ Abb. 8.5.2B und C durch „MN" gekennzeichnet), wurde durch die manuelle Therapie nicht verändert. Im gesamten übrigen Muskel traten dagegen durch die Belastung deutliche Effekte in Faserverlaufsrichtung auf: (1) Die maximale lokale Verlängerung war „mit manueller Therapie" mit 30 % etwa zehnmal so hoch, wie rechnerisch in diesem Bereich ohne Therapie zu erwarten wäre; (2) es fanden sich sehr heterogene positive Dehnungen (Sarkomerverlängerungen), sodass zum distalen Ende der Muskelfasern hin die Sarkomere extrem in die Länge gezogen waren. Das gesamte Dehnungsmuster in Faserrichtung hatte sich in diesem Bereich des Muskels vollständig verändert.

Im Gegensatz dazu blieben die Effekte quer zur Faserrichtung eher lokal (auf die Mitte des Muskelbauchs) begrenzt (▶ Abb. 8.5.2D und E). Aber die lokalen Verformungen wurden deutlich verstärkt: (1) Ohne manuelle Therapie ergab sich keine Längenänderung gegenüber der Ausgangssituation (0 % Dehnung); die therapeutische Belastung erzeugte dagegen eine lokale Verkürzung von bis zu 7 % in zahlreichen der proximal im Muskel gelegenen Faszikel. (2) Die maximale lokale Längenzunahme trat in der Mitte der mittleren Faszikel auf; sie betrug 10 % ohne therapeutische Belastung und nahm durch manuelle Therapie um 50 % zu.

Bereits diese allgemeinen Analysen zeigen, dass die Finite-Elemente-Modellierung sehr hilfreich ist zur Quantifizierung mechanischer Akutwirkungen und dazu beitragen kann, unsere bisher noch sehr begrenzten Kenntnisse von den Wirkungsmechanismen der manuellen Therapien im Muskel zu verbessern. Die vorgestellten Ergebnisse zeigen, dass eine therapeutische Krafteinwirkung tatsächlich lokal viel höhere Verformungen erzeugen kann, also entweder verstärkte mechanische Signale, die die Schwächung übermäßig steifer Verbindung durch Überdehnung unterstützen könnten, oder – längerfristig gesehen – ein Remodeling des Gewebes.

Weitere Modellierungen zeigten, dass die Wirkungen einer vertikalen Impression gegebener Amplitude deutlich weniger ausgeprägt sind, wenn diese bei höherer Muskellänge appliziert wird. Dies gilt insbesondere für die Dehnungen in Faserverlaufsrichtung, aber auch für die Dehnungen quer zur Faserrichtung. Das bedeutet, dass die Wirkungen einer manuellen Therapie vermutlich nicht nur von der Muskellänge abhängen, sondern sich auch mit der relativen Position des Muskels ändern. Daraus lässt sich wiederum schließen, dass die mechanischen Akuteffekte therapeutischer Kräfte deutlich durch irgendwelche Vorgänge in Zusammenhang mit der epimuskulären Kraftübertragung beeinflusst werden.

Für die Untersuchung der Wirkungen einer manuellen Therapie mit hoher Auflösung in vivo ist im Übrigen auch die Magnetresonanztomografie potenziell geeignet. ➤ Kap. 8.3 enthält Näheres zu diesem Ansatz sowie eine Diskussion einiger vorläufiger Analysen.

LITERATURQUELLEN

Berthier C, Blaineau S. Supramolecular organization of the subsarcolemmal cytoskeleton of adult skeletal muscle fibers: A review. Biol Cell. 1997; 89(7): 413–434.

Blemker SS, Pinsky PM, Delp SL. A 3D model of muscle reveals the causes of nonuniform strains in the biceps brachii. J Biomech. 2005; 38: 657–665.

Chaudhry H, Schleip R, Ji Z, Bukiet B, Maney M, Findley T. Three-dimensional mathematical model for deformation of human fasciae in manual therapy. J Am Osteopath Assoc. 2008; 108: 379–390.

Chen L, Ashton-Miller JA, DeLancey JO. A 3D finite element model of anterior vaginal wall support to evaluate mechanisms underlying cystocele formation. J Biomech. 2008; 42: 1371–1377.

Cheung JT, An KN, Zhang M. Consequences of partial and total plantar fascia release: A finite element study. Foot Ankle Int. 2006; 27: 125–132.

Fortuny G, Rodríguez-Navarro J, Susín A, López-Cano M. Simulation and study of the behaviour of the transversalis fascia in protecting against the genesis of inguinal hernias. J Biomech. 2009; 42: 2263–2267.

Gefen A. Stress analysis of the standing foot following surgical plantar fascia release. J Biomech. 2002; 35: 629–637.

Gielen S. A Continuum approach to the mechanics of contracting skeletal muscle. Promotionsschrift. Eindhoven: Technische Universiteit Eindhoven, 1998.

Hammer WI. The effect of mechanical load on degenerated soft tissue. J Bodyw Mov Ther. 2008; 12: 246–256.

Huijing PA. Muscle as a collagen fiber reinforced composite material: Force transmission in muscle and whole limbs. J Biomech. 1999; 32: 329–345.

Huijing PA. Epimuscular myofascial force transmission: A historical review and implications for new research. International Society of Biomechanics Muybridge Award Lecture, Taipei, 2007. J Biomech. 2009; 42: 9–21.

Huijing PA, Baan GC, Rebel G. Non myo-tendinous force transmission in rat extensor digitorum longus muscle. J Exp Biol. 1998; 201: 682–691.

Iatridis JC, Wu J, Yandow JA, Langevin HM. Subcutaneous tissue mechanical behavior is linear and viscoelastic under uniaxial tension. Connect Tissue Res. 2003; 44: 208–217.

Maas H, Baan GC, Huijing PA. Intermuscular interaction via myofascial force transmission: Effects of tibialis anterior and extensor hallucis longus length on force transmission from rat extensor digitorum longus muscle. J Biomech. 2001; 34(7): 927–940.

Meijer HJM, Baan GC, Huijing PA. Myofascial force transmission between antagonistic rat lower limb muscles: Effects of single muscle or muscle group lengthening. J Electromyogr Kinesiol. 2007; 17: 698–707.

Smeulders MJC, Kreulen M. Myofascial force transmission and tendon transfer for patients suffering from spastic paresis: a review and some new observations. J Electromyogr Kinesiol 2007; 17:644–656.

Street SF. Lateral transmission of tension in frog myofibers: A myofibrillar network and transverse cytoskeletal connections are possible transmitters. J Cell Physiol. 1983; 114(3): 346–364.

van der Linden BJJJ. Mechanical modeling of muscle functioning. Promotionsschrift. Enschede: Universiteit Twente, 2005.

Willems ME, Huijing PA. Heterogeneity of mean sarcomere length in different fibres: Effects on length range of active force production in rat muscle. Eur J Appl Physiol Occup Physiol. 1994; 68(6): 489–496.

Yucesoy CA, Huijing PA. Substantial effects of epimuscular myofascial force transmission on muscular mechanics have major implications on spastic muscle and remedial surgery. J Electromyogr Kinesiol. 2007; 17: 664–679.

Yucesoy CA, Koopman BH, Huijing PA, Grootenboer HJ. Three-dimensional finite element modeling of skeletal muscle using a two-domain approach: Linked fiber-matrix mesh model. J Biomech. 2002; 35: 1253–1262.

Yucesoy CA, Koopman BH, Baan GC, Grootenboer HJ, Huijing PA. Effects of inter- and extramuscular myofascial force transmission on adjacent synergistic muscles: Assessment by experiments and finite element modeling. J Biomech. 2003a; 36: 1797–1811.

Yucesoy CA, Koopman BH, Baan GC, Grootenboer HJ, Huijing PA. Extramuscular myofascial force transmission: Experiments and finite element modeling. Arch Physiol Biochem. 2003b; 111: 377–388.

Yucesoy CA, Baan GC, Koopman BH, Grootenboer HJ, Huijing PA. Pre-strained epimuscular connections cause muscular myofascial force transmission to affect properties of synergistic EHL and EDL muscles of the rat. J Biomech Eng. 2005; 127: 819–828.

Yucesoy CA, Maas H, Koopman BH, Grootenboer HJ, Huijing PA. Mechanisms causing effects of muscle position on proximo-distal muscle force differences in extra-muscular myofascial force transmission. Med Eng Phys. 2006; 28: 214–226.

Yucesoy CA, Baan GC, Huijing PA. Epimuscular myofascial force transmission occurs in the rat between the deep flexor muscles and their antagonistic muscles. J Electromyogr Kinesiol. 2010; 20: 118–126.

Zeng YJ, Sun XP, Yang J, Wu WH, Xu XH, Yan YP. Mechanical properties of nasal fascia and periosteum. Clin Biomech (Bristol, Avon). 2003; 18: 760–764.

Glossar

Heike Jäger

Adhäsionen
Narbenähnliche Gewebestränge, die sich bei Entzündungen zwischen den Oberflächen im Körperinneren bilden können.

Adhäsive Kapsulitis
Entzündliche Erkrankung mit Einschränkung der Schulterbeweglichkeit, allgemein auch als „Frozen Shoulder" bezeichnet.

Aktin
Ein globuläres Protein, das in allen eukaryoten Zellen vorkommt. Aktinmoleküle polymerisieren zu Mikrofilamenten, die einen der drei Grundbausteine des Zytoskeletts sowie die dünnen Filamente des kontraktilen Systems in Muskelzellen bilden. Aktin hat verschiedene Funktionen für die Muskelkontraktion, zelluläre Signalübertragung und Morphologie, Transport von Vesikeln und Organellen sowie Zellmotilität, Phagozytose und Zytokinese.

Angiogenese
Physiologischer Vorgang der Gefäßneubildung durch Aussprossung aus vorhandenen Gefäßen, beispielsweise im Rahmen der Wundheilung.

Aponeurose (Sehnenplatte)
Dünner, flacher, sehnenartiger Faszienausläufer zur Anheftung der Muskeln am Knochen.

Apoptose
Kontrolliertes Absterben einzelner Zellen, das nach einem bestimmten morphologischen Muster abläuft: Bildung von zytoplasmatischen Vesikeln, Zellschrumpfung, Chromatinverdichtung und Zerfall der Zelle in membrangebundene Apoptosevesikel, die durch Phagozytose beseitigt werden. Durch den Mechanismus der Apoptose werden Zellen im Rahmen der Populationsgrößenregulierung eliminiert.

ASMA (α-smooth muscle actin)
Eine der sechs Isoformen des Aktinmoleküls. ASMA wurde nicht nur in Organgeweben nachgewiesen, sondern auch in Myofibroblasten, wo es eine wichtige Rolle für die Zellmotilität und die Reifung der fokalen Adhäsionszonen spielt.

Bradykinin
Ein Nonapeptid, das durch Aktivierung des Kinin-Kallikrinin-Systems bei verschiedenen entzündlichen Erkrankungen gebildet wird. Bradikinin ist ein stark wirksamer Vasodilatator; erhöht die Gefäßdurchlässigkeit, stimuliert Schmerzrezeptoren und bewirkt die Kontraktion verschiedener nichtvaskulärer Glatter Muskulatur.

C-Fasern (oder Klasse-IV-Fasern)
Marklose unmyelinisierte Nervenfasern, in denen Aktionspotenziale beim Menschen mit einer Geschwindigkeit von weniger als 2,5 m/s fortgeleitet werden.

CGRP (calcitonin gene-related peptide)
Ein 37 Aminosäuren langes Polypeptid, das durch alternatives Splicing des Kalzitonin-/CGRP-Gens gebildet wird und ein stark wirksamer Vasodilatator und Neurotransmitter ist. CGRP kommt an vielen Stellen im zentralen und peripheren Nervensystem sowie auch im Nebennierenmark und Gastrointestinaltrakt vor.

Chondroblasten
Unreife Knorpelzellen, die die Matrix des Knorpels produzieren.

Chromatin
Chromatin bildet im Zellkern ein Fadengerüst aus DNA und Proteinen (vorwiegend Histonen). Dabei lassen sich zwei Formen – Euchromatin und Heterochromatin – durch ihre Anfärbbarkeit unterscheiden. Bei der Zellteilung falten und wickeln sich die Fäden spiralig auf und bilden die Metaphasechromosomen.

Differenzierter Myofibroblast
Myofibroblast, der große Mengen an ASMA-Stressfaserbündel enthält.

Dry Needling
Invasives Behandlungsverfahren zur Inaktivierung myofaszialer Triggerpunkte durch Einstechen einer Akupunkturnadel in oder an den Triggerpunkt.

Dupuytren-Kontraktur
Verdickung und Kontraktur der Palmaraponeurose.

Dynamometer
Gerät zur Messung der Kontraktionskraft eines Muskels.

Ehlers-Danlos-Syndrom
Bezeichnung für eine Gruppe erblicher Bindegewebeerkrankungen, die durch einen Defekt der Kollagensynthese verursacht werden. Es gibt mindestens zehn Typen mit unterschiedlichem Schweregrad von leicht bis lebensbedrohlich; sie werden autosomal rezessiv, autosomal dominant oder X-chromosomal rezessiv vererbt. Häufige Symptome sind eine Hyperlaxität der Haut und Überstreckbarkeit der Gelenke, Brüchigkeit des Gewebes mit Neigung zu blauen Flecken, Blutungen und schlechter Wundheilung, subkutane kugelförmige Verkalkungen und Pseudotumoren.

Elastin
Ein Skleroprotein und wichtigster Bestandteil des gelben, elastischen Bindegewebes. Im trockenen Zustand spröde, aber im hydrierten Zustand geschmeidig und sehr dehnbar.

Elektronenmikroskopie
Bildgebungsverfahren, bei dem eine Gewebeprobe mithilfe von Elektronen bestrahlt und abgebildet wird. Das Elektronenmikroskop bietet eine viel stärkere Vergrößerung (bis zu ca. zweimillionenfach) und höhere Auflösung als ein Lichtmikroskop, das bis etwa 2000-fach vergrößert. Während beim Lichtmikroskop Glaslinsen zur Fokussierung von Lichtstrahlen verwendet werden, wird beim Elektronenmikroskop die Bestrahlung und Abbildung der Probe mithilfe von elektrostatischen und elektromagnetischen Linsen gesteuert.

Endomysium
Faszienhülle einzelner Muskelfasern.

Endotenon
Dünne Faszienschicht in einer Sehne, die die einzelnen Faserbündel, bestehend aus Kollagenfibrillen, umhüllt.

Endothel
Epithelzellschicht zur Auskleidung der Herzhöhlen, Blut- und Lymphgefäße sowie der serösen Körperhöhlen.

Epimysium
Äußere Faszienhülle eines Muskels.

Epineurium
Äußere Faszienhülle eines peripheren Nervs. Das Epineurium umgibt den gesamten Nerv und enthält auch die den Nerv versorgenden Blut- und Lymphgefäße.

Epitenon
Dünne Schicht aus lockerem Bindegewebe, die eine Sehne bestehend aus Kollagenfibrillen umhüllt.

Extrazelluläre Matrix
Unter diesem Begriff wird jegliches Material gefasst, das – in Form von Grundsubstanz oder Fasern – von Zellen gebildet und in den Extrazellulärraum sezerniert wird. Die extrazelluläre Matrix besteht überwiegend aus Faserelementen, Zelladhäsionsproteinen sowie Glukosaminoglykanen und anderen Molekülen. Sie dient als Gerüst, das die Gewebe zusammenhält, und ihre Form und Zusammensetzung beeinflusst die Gewebeeigenschaften.

Fascia profunda (tiefe Faszie)
Die Fascia profunda (tiefe Faszie) ist die äußerste Schicht aus festem faserigem Bindegewebe, die den Körper umhüllt. Sie liegt direkt unterhalb der deutlich weniger festen Fascia superficialis.

Fascia superficialis (oberflächliche Faszie)
Dies ist das lockere Bindegewebe direkt unterhalb der Haut und außerhalb der festeren Fascia profunda. Im Rumpfbereich ist in diese lockere Schicht eine dünne membranöse Schicht eingelagert; in den Gliedmaßen oft mehrere. Italienische Autoren bezeichnen – anders als die meisten angelsächsischen Autoren – gelegentlich nur die in das lockere Bindegewebe eingebettete membranöse Schichten als Fascia superficialis.

Faszie
Das kollagene faserige Bindegewebe unseres Körpers. Es umhüllt und durchdringt Muskeln, Knochen, Organe, Nerven, Blutgefäße und andere Strukturen. Diese faszialen Strukturen bilden zusammen ein zusammenhängendes dreidimensionales Gewebe, das sich von Kopf bis Fuß, von vorne bis hinten und von innen bis nach außen erstreckt. Es umfasst dichte, flach ausgebreitete Bindegewebelagen (wie zum Beispiel die Fascia lata) ebenso wie Gelenkkapseln, Organkapseln, Nervenhüllen, Muskelsepten, Ligamente, Retinakula, Aponeurosen, Sehnen, muskuläres Bindegewebe und sonstige faserige Bindegewebe.

Fasziendistorsionsmodell (FDM)
Ein von Stephen Typaldos entwickeltes, diagnostisch und therapeutisch nutzbares System für Fasziendistorsionen.

Fasziotomie
Operative Faszienspaltung oder -durchtrennung, häufig zur Druckentlastung bei Kompartmentsyndromen durchgeführt.

Fibroblasten
Längliche, abgeflachte Zellen mit Zytoplasmafortsätzen an den Enden und mit einem flach-ovalen, hellen, aufgelockerten Zellkern. Fibroblasten bilden alle fibrösen Gewebe (u. a. Sehnen und Aponeurosen), die die verschiedenen Gewebe des Körpers stützen und untereinander verbinden.

Fibronexus
Adhäsionspunkt eines Myofibroblasten, an dem ASMA-Stressfasern durch die Zellmembran hindurch mit Molekülen der Extrazellulärmatrix (z. B. Fibronektin oder Kollagen) verbunden sind.

Fibrose
Ausbildung von Bindegewebe als Ersatz für oder zur Reparatur von parenchymatösem Gewebe.

Gap Junction
Direkte Verbindung zwischen dem Zytoplasma zweier Zellen. An einer solchen Stelle können verschiedene Moleküle und Ionen (z. B. die meisten Zucker, Aminosäuren, Nukleotide, Vitamine, Hormone oder zyklisches AMP) von einer Zelle zur anderen gelangen. Die Kanäle der Gap Junction werden aus je zwei Konnexonen (Halbkanälen) gebildet, die die Verbindung über den Intrazellulärraum hinweg herstellen. In elektrisch erregbarem Gewebe dienen Gap Junctions zur Übertragung elektrischer Impulse mithilfe von Ionenströmen; dort werden sie als elektrische Synapsen bezeichnet.

Glukosaminoglykane (Mukopolysaccharide)
Hochmolekulare lineare Heteropolysaccharide aus sich wiederholenden Disaccharideinheiten aus je einem N-Acetylhexosamin und einer Hexose oder Hexuronsäure (ein oder beide Reste können Schwefelgruppen tragen). Zu dieser Substanzklasse gehören Chondroitinsulfate, Dermatansulfate, Heparansulfate und Heparin, Keratansulfate sowie Hyaluronsäure. Alle diese Verbindungen, mit Ausnahme von Heparin, kommen auch in Proteoglykanen vor; diese bestehen aus mehreren Glukosaminoglykanmolekülen, die kovalent an ein Protein gebunden sind.

Golgi-Rezeptoren
Mechanosensible Rezeptoren-enthaltende Nervenendigungen, die im straffen Bindegewebe, in Ligamenten (Golgi-Endorgane), in Gelenkkapseln und im Muskel-Sehnen-Übergangsbereich (Golgi-Sehnenorgane) vorhanden sind.

Hyaluronsäure
Ein Glukosaminoglykan; Bestandteil der Extrazellulärmatrix, der Synovia (Gelenkschmiere), im Glaskörper des Auges, in Knorpel, Blutgefäßen, Haut und Nabelschnur. Zusammen mit Lubricin bestimmt Hyaluronsäure die Viskosität der Extrazellulärmatrix und kann als Schmiermittel in Geweben wirken.

Hypermobilität (Hyperlaxität)
Abnorm großer Bewegungsumfang eines Gelenks. Hypermobilität kann natürlicherweise bei ansonsten gesunden Personen auftreten, aber auch ein Zeichen für eine Gelenkinstabilität sein.

Hypertonie
Übermäßig hoher Tonus der Skelettmuskulatur mit erhöhtem Widerstand gegen eine passive Dehnung.

Hypertrophie
Vergrößerung oder übermäßiges Wachstum eines Organs oder Körperteils durch Vergrößerung der Zellen, die das Organ bzw. den Körperteil bilden.

Hypokapnie
Verminderung des Kohlendioxidgehalts im Blut. Eine Hypokapnie entsteht durch Hyperventilation und führt zur Alkalose.

Hysterese
Die Eigenschaft eines Systems, erst mit Verzögerung auf einwirkende Kräfte zu reagieren oder anschließend nicht gleich vollständig zum Ausgangszustand zurückzukehren.

Integrine
Familie von Zelladhäsionsrezeptoren, die Interaktionen zwischen Zellen oder zwischen einer Zelle und der Extrazellulärmatrix vermitteln. Integrine bestehen aus zwei nicht kovalent verbundenen Polypeptidketten (als α- und β-Kette bezeichnet).

Interstitielle Flüssigkeit
Eine Form der Extrazellularflüssigkeit, die die Zellen der meisten Gewebe umgibt, aber nicht in den Blut- oder Lymphgefäßen zirkuliert und nicht zur transzellulären Flüssigkeit gehört, die von Epithelzellen durch aktive Transportvorgänge abgegeben wird. Die interstitielle Flüssigkeit entsteht durch Filtration aus dem Kapillarblut und wird als Lymphe aus dem Gewebe drainiert. Sie entspricht dem extrazellulären Flüssigkeitsvolumen minus dem Lymphvolumen, Plasmavolumen und transzellulären Flüssigkeitsvolumen.

Kollagen
Kollagen ist bei Säugern das mengenmäßig am stärksten vertretene Protein; es ist ein wichtiger Bestandteil der Faszie und verleiht ihr sowohl Festigkeit als auch Geschmeidigkeit. Es gibt mindestens 14 Kollagentypen. Die Moleküle setzen sich jeweils aus Tropokollageneinheiten zusammen, die immer eine Tripelhelixstruktur aufweisen, aber sich bei den verschiedenen Typen bezüglich ihrer Zusammensetzung unterscheiden. Die Kollagentypen sind jeweils typisch für bestimmte Gewebe, Entwicklungsstadien oder Funktionen.

Kompartmentsyndrom
Durchblutungsstörung oder Muskel-/Nervenschädigung durch Kompression von Blutgefäßen oder Nerven in einer Faszienloge. Am häufigsten treten Kompartmentsyndrome im Unterschenkel oder Unterarm auf.

Laminin
Adhäsionsglykoprotein und Bestandteil der Basalmembran. Laminin kann Bindungen mit Heparansulfat, Kollagen Typ IV innerhalb der Basalmembran eingehen und ist mit verantwortlich für die Anheftung von Epithelzellen an die Basallamina über eine Bindung an Syndecan, Perlecan, Kollagen XVII oder an Integrin der Hemidesmosomen.

Ligament
Bindegewebeband. Ligamente verbinden Knochen oder halten und stützen Organe. Teilweise handelt es sich um deutlich abgegrenzte Strukturen, teilweise aber auch um eine Faltenbildung aus Faszie oder versteiftem Peritoneum; einige Ligamente sind Relikte fetaler Blutgefäße oder Organe.

Mechanorezeptoren
Sensible Rezeptoren, die auf mechanischen Druck, Zug oder Verformung reagieren.

Mechanotransduktion
Reaktion der Zelle auf einen mechanischen Reiz, die diesen in ein chemisches Signal umwandelt.

Mepyramin
Antihistaminikum, das bei In-vitro-Untersuchungen an myofibroblastenhaltigen Geweben eingesetzt wird, um eine Kontraktion auszulösen.

Mikrodialyse
Diagnostisches Verfahren, bei dem die Inhaltsstoffe des Gewebes mithilfe einer ultrafeinen Dialyse-Nadel aus dem Gewebe gespült und bestimmt werden.

Morphogenese
Evolutionäre und entwicklungsabhängige Formentwicklung, beispielsweise bei der Entwicklung eines bestimmten Organs oder Körperteils.

Myofasziales Schmerzsyndrom
Chronische Schmerzerkrankung am Bewegungsapparat mit lokalen oder ausstrahlenden Schmerzen, eingeschränktem Bewegungsumfang, vegetativen Symptomen, Muskelschwäche (ohne Atrophie) und einer lokalen Zuckungsreaktion in betroffenen Muskeln.

Myofibroblasten
Besonders differenzierte Fibroblasten, die die Eigenschaften von Fibroblasten und von Glattmuskelzellen kombinieren. Durch die Expression von ASMA-haltigen Stressfaserbündeln und die Ausbildung verstärkter Adhäsionszonen in der Membran besitzen Myofibroblasten eine deutlich höhere Kontraktilität als normale Fibroblasten.

Myosin
Das mengenmäßig vorherrschende Protein in der Muskulatur. Myosin ist mikroskopisch als A-Band zu erkennen und ist mit Aktin zusammen verantwortlich für die Kontraktion und Relaxation der Muskulatur. Durch Hydrolyse von ATP erzeugt Myosin Energie, die für Konformationsänderungen genutzt wird, die ein „Entlanglaufen" am Aktinfilament ermöglicht.

Neuropathie
Funktionsstörung oder pathologische Veränderung des peripheren Nervensystems.

Neuroplastizität
Veränderbarkeit der Gehirnorganisation durch Erfahrungen.

Nozizeptoren
Schmerzrezeptoren, die durch mechanische, thermische, elektrische oder chemische Reize aktiviert werden können.

Oberflächenelektromyografie
Bei dieser Technik werden die Elektroden zur Messung der elektrischen Aktivität eines Muskels auf (und nicht in) die Haut über dem zu messenden Muskel platziert.

Osteoblasten
Zellen, die wie Fibroblasten aus embryonalen Mesenchymzellen entstehen und an der Knochenbildung beteiligt sind.

Oxytocin
Das Peptidhormon Oxytocin wird von den magnozellulären Neuronen des Hypothalamus produziert und gemeinsam mit Vasopressin in der Neurohypophyse gespeichert. Es fördert Uteruskontraktionen und die Ausschüttung der Muttermilch, spielt eine Rolle beim zweiten Stadium der Entbindung und wird bei beiden Geschlechtern während des Orgasmus ausgeschüttet. Im Gehirn steuert Oxytocin die zirkadiane Homöostase von z. B. Körpertemperatur, Aktivität und Wachheit und es spielt eine Rolle für die soziale Wertschätzung, den Aufbau von Bindungen und die Vertrauensbildung.

Pacini-Körperchen
Auch als Lamellenkörperchen oder Corpuscula lamellosa bezeichnete, große, gekapselte Nervenendigungen in der Faszie. Pacini-Körperchen reagieren auf Vibration und Beschleunigung; sie benötigen dynamisch veränderliche Reize und reagieren nicht auf konstanten Druck.

Perimysium
Faszienmembran, die Gruppen von (zwischen 10 und über 100) einzelnen Muskelfasern in Faserbündel oder Faszikel zusammenfasst.

Perineurium
Bindegewebige Zwischenschicht in einem peripheren Nerv. Perineurium umgibt die einzelnen Nervenfaserbündel (Faszikel).

Piezoelektrizität
Fähigkeit eines Materials, auf mechanische Verformung hin eine elektrische Spannung zu erzeugen.

Plantarfasziitis
Entzündung der Plantaraponeurose.

Plantarfibromatose
Bildung von tumorartigen Faserknoten in der tiefen Schicht der Plantaraponeurose. Es können sich einzelne oder multiple knotige Schwellungen ausbilden, die teilweise mit Schmerzen einhergehen.

Prokollagen
Vorläufermolekül des Kollagens. Prokollagen wird in Fibroblasten, Osteoblasten etc. synthetisiert und extrazellulär aufgespalten, sodass Kollagen entsteht.

Proliferationstherapie (auch: RIT, regenerative injection therapy)
Injektionsbehandlung chronischer Ligament-, Gelenk-, Kapsel-, Faszien- und Sehnenschäden zur Schmerzlinderung und nichtoperativen Unterstützung der Weichgewebereparatur.

Propriozeption
Wahrnehmungen sensibler Nervenendigungen in Muskulatur und Faszie, die Informationen über die Lage und Bewegung des Körpers vermitteln.

Proteoglykane
In der Extrazellulärmatrix der Faszie vorkommende, stark glykosylierte Glykoproteine. Proteoglykane bestehen hauptsächlich aus Polysaccharidketten (insbesondere Glykosaminoglykanen) sowie in geringerem Ausmaß aus Proteinkomponenten. Sie bilden große Komplexe mit anderen Proteoglykanen, Hyaluronan oder Matrixfaserproteinen wie Kollagen.

Protomyofibroblasten
Diese Zellform entwickelt sich unter Einwirkung mechanischer Spannung aus Fibroblasten. Protomyofibroblasten bilden Aktin enthaltende Stressfasern aus, die in den Adhäsionskomplexen des Fibronexus enden.

Retikuläre Fasern
Bindegewebefasern aus Typ-III-Kollagen. Sie bilden das retikuläre Gerüst des lymphatischen und myeloischen Gewebes; daneben kommen sie im interstitiellen Gewebe von Drüsen, im Stratum papillare der Haut und an weiteren Stellen vor.

Retinakulum
Verstärktes Faszienband, das Organe oder Gewebe an ihrem Ort fixiert.

Ruffini-Endungen (Ruffini-Rezeptoren)
Ruffini-Endungen sind Mechrezorezeptoren vom SA-II-Typ und spindel- oder büschelförmig aufgebaut. Sie sind langsam adaptierende Rezeptoren, die kontinuierlichen Druck und tangentiale Belastungen wahrnehmen.

Sarkoplasmatisches Retikulum
Sonderform des glatten endoplasmatischen Retikulums im Sarkoplasma von Muskelzellen. Das sarkoplasmatische Retikulum bildet mit einem System von glattwandigen Schläuchen ein Netz um jede einzelne Muskelfibrille.

Sehne
Bindegewebiger Faserstrang zur Anheftung des Muskels am Knochen.

Sehnenscheide
Hüllmembran um die Sehne. Die Sehnenscheide bildet eine Gleitfläche, auf der sich die Sehne leicht und reibungsarm bewegen kann.

Serotonin
Vasokonstriktorisch wirksames Monoamin, das in den intestinalen chromaffinen Zellen sowie in zentralen und peripheren Neuronen gebildet wird und in hoher Konzentration in verschiedenen Körpergeweben wie der Darmschleimhaut, der Epiphyse und dem Zentralnervensystem vorkommt.

Sklerose
Verhärtung oder Induration durch Entzündung, Faszienverdickung oder pathologische Veränderungen des Bindegewebes in Folge einer anderen Grunderkrankung.

Substanz P
Ist ein Neuropeptid aus elf Aminosäuren der Familie der Tachykinine. Substanz P wirkt als Neurotransmitter und Neuromodulator.

Tensegrity
Konstruktionsprinzip aus einzelnen druckstabilen Elementen, die durch Zugelemente miteinander verbunden sind und ein zusammenhängendes Spannungsnetz bilden.

TGF (transforming growth factor)
TGF-α und TGF-β sind zwei Substanzklassen, die weder strukturell noch genetisch miteinander verwandt sind. TGF-α bindet an den EGF-Rezeptor (Rezeptor für den epidermalen Wachstumsfaktor) und stimuliert das Wachstum mikrovaskulärer Endothelzellen. Von TGF-β gibt es mehrere Subtypen, die alle in hämatopoetischen Geweben vorkommen, die Wundheilung fördern und in vitro Antagonisten der Lympho- und Myelopoese sind.

Transdifferenzierung
Biologischer Vorgang, bei dem sich eine Zelle, die keine Stammzelle ist, in eine andere Zellform umbildet oder bei dem aus einer bereits differenzierten Stammzelle Zellen außerhalb der bisherigen Differenzierung entstehen.

Triggerpunkt
Umschriebene, druckschmerzhafte Verhärtung in der Muskulatur. Durch Druck auf einen aktiven Triggerpunkt werden Schmerzen ausgelöst, die der Patient als seine typischen Schmerzen wiedererkennt. Möglich ist auch die Auslösung einer lokalen Zuckungsreaktion; außerdem zeigt der betroffene Muskel in der Regel eine gewisse Schwäche und eine eingeschränkte Dehnbarkeit.

Tropokollagen
Grundbaustein des Kollagens; eine Helix aus drei etwa tausend Aminosäuren langen Polypeptidketten, die spiralförmig umeinander gewickelt und durch kovalente Bindungen innerhalb und zwischen den Ketten stabilisiert sind.

Tropoelastin
Vorstufe des Elastins.

Tropomyosin
Zusammen mit Troponin reguliert Tropomyosin kalziumabhängig die Verkürzung der Muskelproteinfilamente Aktin und Myosin. Wenn keine Nervenimpulse an den Muskelfasern ankommen, ist die Kalziumkonzentration in den Zellen niedrig und Tropomyosin blockiert die Interaktion zwischen den Köpfchen der Myosinquerbrücken und den Aktinfilamenten.

Ultraschallelastografie
Nichtinvasives Bildgebungsverfahren, mit dem die Steifigkeit oder Dehnung der Weichgewebe gemessen und die Gewebemorphologie dargestellt werden können.

Vinculin
In Muskeln, Fibroblasten und Epithelzellen nachweisbares, Aktin bindendes Protein, das offenbar die Anheftung der Aktinfilamente an die Plasmamembranproteine vermittelt.

Viskoelastisch
Eigenschaft von Materialien, die bei einer plastischen Verformung sowohl visköse als auch elastische Merkmale zeigen. Wenn auf visköse Materialien (zum Beispiel Honig) eine Scher- oder Zugspannung einwirkt, ist der Widerstand gegen die Scherströmung bzw. Verformung zeitlich linear. Elastische Materialien verformen sich sofort, wenn sie gedehnt werden, und kehren ebenso augenblicklich zu ihrem Ausgangszustand zurück, wenn die Dehnkraft nicht mehr einwirkt. Viskoelastische Materialien haben Elemente der einen wie der anderen Eigenschaft und zeigen dementsprechend eine zeitabhängige Verformung.

Vorspannung
Endogener (intrinsischer) Spannungszustand.

Wolff-Gesetz
Im 19. Jahrhundert von dem Anatomen und Chirurgen Julius Wolff entwickelte Theorie, dass sich die Knochen eines gesunden Menschen oder Tieres stets an die einwirkenden Belastungen anpassen. Wenn die Last für einen bestimmten Knochen stärker wird, kommt es mit der Zeit zu Umbauvorgängen, die dazu führen, dass der Widerstand des Knochens für diese Art der Belastung ebenfalls zunimmt. Umgekehrt wird bei abnehmender Belastung der Knochen im Verlauf des kontinuierlichen Knochenauf- und -abbaus immer schwächer, da dies den Körper metabolisch weniger kostet und der für die Erhaltung der Knochenmasse erforderliche Stimulus fehlt.

Zelluläre Signalverarbeitung
Bezeichnung für die Abläufe in und an Zellen beim Eingang eines externen physikalischen oder chemischen Signals: Empfang des Signals an spezifischen Rezeptoren in der Plasmamembran, Übertragung des Signals durch die Plasmamembran in das Zellinnere und Auslösung einer spezifischen enzym- oder botenstoffvermittelten Zellantwort.

Zytokine
Allgemeine Bezeichnung für regulatorische Peptide, die selbst keine Antikörper sind, und von bestimmten Zellpopulation (z. B. von B- und T-Lymphozyten, Killerzellen, Makrophagen und Fibroblasten gebildet werden können. Sie haben als interzelluläre Mediatoren autokrine, parakrine und endokrine Wirkung, beispielsweise bei der Auslösung einer Immunreaktion.

Zytoskelett
Deutlich sichtbare interne Verstärkung im Zytoplasma einer Zelle. Das Zytoskelett besteht aus Mikrotubuli, Mikrofilamenten und Intermediärfilamenten, die zu größeren Bündeln, den Tonofibrillen, verbunden sein können.

Abkürzungen

A.	Arterie	Le	Leber-Meridian
AN	Antemotio	LFMM-Modell	Linked-Fiber-Matrix-Mesh-Modell
AO	atlanto-okzipital		
bFGF	Basic fibroblast growth factor	LS	lumbosakral
Bl	Blase-Meridian	Lu	Lungen-Meridian
C	Halswirbel	M.	Musculus
CCP	Common compensatory pattern	Ma	Magen-Meridian
CD	Continuumdistorsion	MCTD	Mischkollagenose
CGRP	Calcitonin gene-related peptide	MDC	Macrophage-derived chemokine
CL	Corpuscula lamellosa	MENS	Microcurrent electrical neuromuscular stimulation
COPD	chronisch-obstruktive Lungenerkrankung	MFR	Myofascial Release
CTGF	Connective tissue growth factor	MGF	Mechano-growth factor
CTM	Connective Tissue Manipulation	Mi	Milz-Pankreas-Meridian
CyD	Zylinderdistorsion	MIT	Myofasziale Induktionstherapie
DENSE	Displacement encoding with stimulated echos	MLD	Manuelle Lymphdrainage
3E	Dreifacher-Erwärmer-Meridian	Mm.	Musculi
Di	Dickdarm-Meridian	mRNA	Messenger-RNA
DNA	Desoxyribonukleinsäure	MVCAS	Multimikrovakuoläres Gleitsystem
DOMS	Delayed-onset muscle soreness	N.	Nervus
Dü	Dünndarm-Meridian	Ni	Nieren-Meridian
EMG	Elektromyografie	NMT	Neuromuskuläre Techniken
ER	Extrarotatio	OEMG	Oberflächenelektromyografie
Ex-CA	Extrapunkt(e) von Thorax/Abdomen	P.	Pleura
Ex-HN	Extrapunkt(e) von Kopf und Hals	PARC	Pulmonary and activation-regulated chemokine
Ex-LE	Extrapunkt(e) der unteren Extremität	PC-MRT	Phasenkontrast-Verfahren
Ex-UE	Extrapunkt(e) der oberen Extremität	PDGF	Platelet-derived growth factor
EZM	Extrazelluläre Matrix	PG	Proteoglykanen
FD	Faltdistorsion	PGP	Proteingenprodukt
FM®	Fasziale Manipulation	PHT	Pulmonale Hypertension
FNE	Freie Nervenendigungen	PIP	Proximales Interphalangealgelenk
FOR	Facilitated Oscillatory Release	PJP	Periendomysialer Übergang
FR	Fascial Release	PNF	Propriozeptive neuromuskuläre Fazilitation
FSM	Frequenzspezifische Mikrostromtherapie	Proc.	Processus
GAG	Glukosaminoglykane	PSBG	Parallelfaseriges straffes Bindegewebe
Gb	Gallenblase-Meridian	RE	Retromotio
GOT	General Osteopathic Treatment	RF	Rezeptives Feld
GSO	Golgi-Sehnenorgan	RK	Ruffini-Körperchen
HARP	Harmonic phase imaging	SENC	Strain-encoded MRT
He	Herz-Meridian	SI	Strukturelle Integration
HGF	Hepatocyte growth factor	SMAS	Oberflächliches Muskel-Aponeurosen-System
HTP	Hernierter Triggerpunkt	SOT	Sacro-Occipital-Technik
IGF	Insulin-like growth factor	SP	Substanz P
IMTT®	Myofasziale Triggerpunkttherapie	SS	Systemische Sklerose
INR	Integriertes neuromuskuloskelettales Release	TB	Triggerband
ISG	Iliosakralgelenk	TCM	Traditionelle Chinesische Medizin
KMI®	Kinesis Myofascial Integration	TENS	Transkutane elektrische Nervenstimulation
KS	Kreislauf-Sexualität-Meridian	TF	Tektonische Fixierung
KZ	Koordinationszentrum	Th	Brustwirbel
L	Lendenwirbel	TL	Thorakolumbale
LA	Lateromotio	T-MRT	Tagging-Verfahren
LAT	Ligamentous Articular Strain	TOM	Traditionelle Ostasiatische Medizin

TVR	Tonischer Vibrationsreflex	WZ	Wahrnehmungszentrum
VAS	Visuelle Analogskala	ZT	Zervikothorakal

Register

A

Achillessehne 25
– diabetisches Fußsyndrom 162
Achillodynie
– Graston Technique® 293
– Proliferationstherapie 278
Adhäsionen 41, 179, 308, 309
Adipozyten 17, 115
Ah-Shi-Punkte, Akupunktur 261
Akupunktur 221, 261
– Ah-Shi-Punkte 261, 265
– Akupunkturpunkte 261
– Definition 261
– De-Qi-Gefühl 262
– Dry Needling 265
– empfindliche regionale/segmentale Punkte 264
– Fernpunkte 264
– historischer Hintergrund 261
– innere Organe bei chronischen Erkrankungen 265
– innere Organe (Zang-Fu) 262
– Meridiane 262
– Mikrosystempunkte 264
– Moxibustion 261
– myofasziale Triggerpunkte 263, 264
– physiologischer Hintergrund 262
– Qi 261
– Technik 264
– Ultraschall 366
– Wirksamkeitsstudien 267
– Yin und Yang 261
Akupunkturpunkte 261, 272
– Neuraltherapie 282
Algen, DHA-reiche 345
Alkalose 126
Alpha-Linolensäure (ALA) 344
Alpha smooth muscle actin (α-SMA) 115
Alterung
– elastische Fasern 18
– fibroadipöses Bindegewebe 18
– Fibroblasten 18
– Kollagenfasern 352
– multimikrovakuoläres Gleitsystem 107
– oberflächliche Faszie 18
Analgetika, Wundheilung 112
Anatomie
– deskriptive 27
– funktionelle 27
Anatomische Zuglinien 97
– Definition 97
– einzelne Linien 97
– Kraftübertragung 96
Angst 196
Angststörung
– Hypermobilität 196
– Interozeption 66
Antagonistische Muskeln, epimuskuläre myofasziale Kraftübertragung 85
Antemotio (AN), myofasziale Einheit 252
Anterolaterale myofasziale Kette 92
Anteromediane myofasziale Kette 91

Anthocyanine 346
Antientzündliche Medikamente, Wundheilung 112
Antifibrotische Therapie, Sklerodermie 169
Antiinflammatorische Ernährung 344, 347, 348
Antikoagulantien, Sklerodermie 169
Antioxidantien 346
Antiphlogistika 112, 113
Aponeurektomie, spastische Lähmung 154
Aponeurose
– Dupuytren-Kontraktur 142, 145
– Kontraktion 143, 145
– Rumpffaszie 10
– Zellproliferation 143, 145
Appendikuläre Faszie 9
Arachidonsäure 344
Arachnoidea, intrakranielles Membransystem 43
Arachnoidea spinalis 44
Areoläres Bindegewebe 245
Arm
– myofasziale Ausläufer 21
– tiefe Faszie 19, 20
Armlinien, Yoga-Asanas 334
Arthralgie 208
Arthrodese, spastische Lähmung 154
Arthrose, Hypermobilität 210
Arthroskopische Arthrolyse 150, 151
Asanas, Yoga 331
– Drehhaltungen 333
– Gleichgewichtshaltungen 334
– myofasziale Meridiane 332
– Rückbeugen 333
– Schulter- und Armdehnung 334
– Seitbeugen 333
– Umkehrhaltungen 334
– Vorbeugen 332
Ashtanga Yoga 331
Asthma, Hypermoblitätssyndrom 211
Asymmetrie, Palpation 202
Atemübungen
– Pilates 337
– Yoga 331, 332
Atlanto-okzipitale (AO) Übergangszone 241
Atmung, integrierte 337
ATP-Mangel, Triggerpunkte 174
Autonomes Nervensystem
– Faszientonus 118
– Interozeption 65
– Pilates 338
– Störungen, Triggerpunkte 176
Avocado 345
Axiale Faszie 9
Azidose 126

B

Balanced Ligamentous Tension (BLT) 240
Balanchine, George 337
Bänder, *Siehe* Ligamente
Barrierefunktion, Grundsubstanz 123
Barrierephänomen, Narben 257, 310

Basic fibroblast growth factor (bFGF) 374
– Dupuytren-Kontraktur 145
Bauchwandfaszie 36
– Fascia transversalis 37
– mittlere Schicht 37
– oberflächliche Schicht 37
– tiefe Schicht 37
Becken
– Beckenbewegung, Fascia thoracolumbalis 30
– Graston Technique® 294
– propriozeptive neuromuskuläre Fazilitation 90
– Stabilität 27
– viszerale Faszie 40
Beighton, Hypermobilitätsskala 208
Beinfaszie, *Siehe* Untere Extremität
Berührung 64, 199
– leichte 202
– Physiologie 202
Bewegungsablauf, propriozeptive neuromuskuläre Fazilitation 90
Bewegungsapparat
– Bindegewebe 110
– extrazelluläre Matrix 96
– funktionelle Anatomie 27
Bewegungspole, Biotensegrität 103, 104
Bewegungstherapie, Interozeption 67
Bewegungsumfang, Palpation 201, 202
bFGF (Basic fibroblast growth factor) 145
BGM, *Siehe* Bindegewebsmanipulation
Bienengiftinjektions 225
Bildgebung 364
– Bewegung, MRT 371
– extramuskuläre Faszienstrukturen 366
– Frozen Shoulder 150
– Plantarfasziitis 190
– *siehe auch* einzelne Methoden
Bindegewebe 59, 110, 131, 245, 297
– areoläres 245
– Aufbau 111
– Bewegungsapparat 110
– Bewegungsumfang 310
– Bindegewebszonen 245
– desmales 59
– Embryologie 111
– Ernährung 113
– extrazelluläre Matrix 96
– Fibrositis 245
– Funktion 111
– gezieltes Training 350
– Glukosaminoglykane 123
– Gua Sha 272
– Innervation 60
– Kommunikation im 132
– Kontrakturen 316
– mesenchymales 59
– Pannikulose 245
– parallelfaseriges straffes (PSBG) 60
– pathologische Crosslinks 110
– Reflexzonen 247
– Reinigung 134
– rhythmische Veränderungen 133

– trophisches Ödem   245
– Wärmetherapie   221
Bindegewebeerkrankungen, hereditäre   207
Bindegewebescheiden, Innervation   319
Bindegewebsmanipulation   220, 245
– Behandlung   248
– Kontraindikationen   249
– myofasziale Triggerpunkte   246
– Physiologie   246
– Reflexbogen   245
– Untersuchung   247
– Wirksamkeitsstudien   249
Bindegewebsmassage, *Siehe* Bindegewebsmanipulation
Biomechanisches Modell des Fasziensystems   251
Biophotonen, Kommunikationssystem des Körpers   79
Biotensegrität   101
– Bewegungspole   103
– Faszientraining   103
– Integration Myofaszie u. Skelett   103
– Myofaszie   102
– Ursprünge   101
– Zytoskelett   102
Blutdruck
– essenzielle Hypertonie   66
– Myofasziale Induktionstherapie   236
Blutgefäße
– intrakranielle   46
– intraspinale   46
– oberflächliche Faszie   15
– peripheres Nervensystem   319
– tiefe Beinfaszie   25
Blut-Nerv-Schranke   319
Brighton-Kriterien, Hypermobilität   208
Bromelain   346
Busquet, Leopold   92
– diagonale anteriore Kette   92
– diagonale posteriore Kette   92
– Extensionskette   92
– Flexionskette   92
– statische posteriore Kette   92

C

Carter-Wilkinson-Skala, Hypermobilität   208
Catechin   346
Cavum trigeminale (Meckeli)   43
Cayennepfeffer   346
CCP (Common compensatory pattern)   241
Cellulagie   245, 246
Cellulitis   18
C-Fasern, Berührung   64
CGRP (Calcitonin gene-related peptide)   70
Charcot-Deformität   160
Chauffour, Paul   93
Chemotaktika, Proliferationstherapie   277
Chlostridien-Kollagenase   146
Chronische Hyperventilation   127
Chronisches Erschöpfungssyndrom, Hypermobilität   211
Common compensatory pattern (CCP)   241
Connective tissue growth factor   128
Contempassis-Skala, Hypermobilität   208
Continuumdistorsion (CD), Fasziendistorsionsmodell   298, 300
COPD (chronisch obstruktive Lungenerkrankung)   127
Core, Pilates   338
Corpuscula lamellosa (CL)   60
CTGF (Connective tissue growth factor)   128
CTM (Connective Tissue Manipulation), *Siehe* Bindegewebsmanipulation

D

Dehnungen   222, 325
– Anwendung   325
– Definition   325
– direkte zelluläre Wirkungen   329
– dynamische   354
– Hydration   327
– mechanische Längenzunahme   326
– Narben   257
– propriozeptive Stimulation   328
– Veränderungen am Gewebe   326
– wissenschaftliche Studien   325
Deltoideusfaszie   19
Depression   66
De-Qi-Reaktion, Akupunktur   262
Dermatome, entzündlich veränderte neurale Strukturen   246
Dermofasziektomie, Dupuytren-Kontraktur   145
Diabetes mellitus   139, 160
– Frozen Shoulder   148
– periphere Neuropathie   160
– Prävalenz   160
Diabetisches Fußsyndrom   139, 160
– Achillessehnenverdickung   162
– Achillessehnenverkürzung   162
– Behandlung   162, 163, 165
– Druckverteilung   160
– Gelenkbeweglichkeit   160, 163, 164
– nichtenzymatische Glykierung   161
– Plantarfaszie   161
– Spitzfußstellung   162
– Untersuchungsmethoden   160
Diagnostische Verfahren, *siehe auch* einzelne Verfahren
Diagonale anteriore myofasziale Kette   92
Diagonale posteriore myofasziale Kette   92
Diaphragma sellae   43
Displacement encoding with stimulated echos (DENSE)   371
Distale Hohlhandfalte, Dupuytren-Kontraktur   145
Docosahexaensäure (DHA)   344
Docosapentaensäure (DPA)   344
DOMS (Delayed-onset muscle soreness), *Siehe* Muskelkater-Schmerzen
Drehhaltungen, Yoga   333
Druckschmerzschwelle, Myofasziale Induktionstherapie   236
Druck vs. Zug/Spannung   111
Dry Needling   221, 266
– direktes   265
– lokale Zuckungsreaktion   265
– Muskelfaszie   266
– oberflächliches   266
– *siehe auch* Akupunktur
– Triggerpunkttherapie   226

Dupuytren-Kontraktur   116, 139, 142, 143, 144, 146
– Anatomie   143
– chirurgische Ansätze   145
– distale Hohlhandfalte   145
– Epidemiologie   142
– Frozen Shoulder   149
– historische Aspekte   142
– Komorbidität   142
– Krankheitsverlauf   143
– Myofibroblasten   116, 145
– Palmarknoten   143
– Palmarstränge   144
– pharmakologische Ansätze   146
– Zellkulturen   144
– Zellproliferation   143
Dura mater   43, 46
– Entwicklung   42
– Funktionen   46
Dura mater spinalis   44, 45
Duramembran, Embryonalentwicklung   42
Duraspannung, abnorme   47
Durchblutungsstörungen, Triggerpunkte   176
Dynamente   61
Dynamische Myofibroblastenreaktion, Myofasziale Induktionstherapie   235
Dynamischer Faszien-Release, *siehe auch* Vibrationsbehandlung
Dynamische Sonoelastografie, Myofasziale Induktionstherapie   236

E

EDS, *Siehe* Ehlers-Danlos-Syndrom
Ehlers-Danlos-Syndrom   207
– extrazelluläre Matrix   182
– Klassifikation   182
– klinische Symptomatik   182
– neuromuskuläre Symptome   182
Eicosanoide   344
Eicosapentaensäure (EPA)   344
Ekchymosen, Gua Sha   272
Ektoskelett   58
Elastin   122
Elastische Energiespeicherung, Faszien-Fitness   350
Elastische Fasern   122
– Alterung   18
– Aufbau   122
– Mikrostruktur   122
– oberflächliche Faszie   17
– untere Extremität   25
Elastische Rückfederung
– Faszie   351
– Sehnen   351
Elektrische Felder, Kommunikationssystem des Körpers   78
Elektromyografie (EMG)   220
Elektrophysiologie, Fascia thoracolumbalis   71
Elektrotherapie, Triggerpunkttherapie   225
Ellbogen, Graston Technique®   294
Embryologie   76
– extrazelluläre Matrix   96
EMG, *Siehe* Elektromyografie
Endomysium   4, 77, 84
– Anatomie   5
– Basalmembran   5

– Kollagenfasernetz 5
– peri-endomysiale Übergänge 7
Energiekrise-Modell, Triggerpunkte 175
Energiespeicher, oberflächliche Faszie 17
Enterales Nervensystem 67
Entzündung 41
– Dehnungen 326
– Frequenzspezifische Mikrostromtherapie 303
– Plantarfasziitis 191
– Rolle der Fettsäuren 344
– Triggerpunkte 174
– Wundheilung 112, 309
Entzündungsphase 112, 276
Entzündungsreaktion 344
Epicondylitis radialis, Proliferationstherapie 278
Epimuskuläre myofasziale Kraftübertragung 87
– Auswirkungen 84
– extramuskuläre Struktur 84
– proximal-distale Kraftdifferenz 86
– Sarkomerlängenverteilung 84
Epimysium 4
Ernährung, *Siehe* Nährstoffe/Ernährung
Erweiterte Segmenttherapie, Neuraltherapie 282
Erythropoetin 276
Essenzielle Hypertonie 66
Estradiol 128
Extensionsbewegungen, Muskelschlingen 89
Extensionskette
– Busquet 92
– Richter-Hebgen-Modell 94
Exterozeption 58
Extrakranielles Membransystem 44
– Arachnoidea spinalis 44
– Dura mater spinalis 44
– Pia mater spinalis 44
Extrarotatio (ER), myofasziale Einheit 252
Extrazelluläre Matrix 96, 111, 115, 121, 328
– Bewegungsapparat 96
– Ehlers-Danlos-Syndrom 182
– Embryologie 96
– große Körperhöhlen 96
– Marfan-Syndrom 182
– nichtkollagene Proteine 123
– oberflächliche Faszie 18
– Wasser 123
– Zentralnervensystem 96
Extremitätenfaszie 9, 12, 13, 14
EZM, *Siehe* Extrazelluläre Matrix

F

Facilitated Oscillatory Release (FOR) 289
Faltdistorsion (FD), Fasziendistorsionsmodell 299, 300
Falten 18
Falx cerebelli 43
Falx cerebri 44
Fascia abdominalis superficialis 36, 37
Fascia antebrachii 20
Fascia axillaris 19
Fascia brachii 20
Fascia clavipectoralis 19

Fascia colli media 33
Fascia colli profunda 34
Fascia colli superficialis 33, 34
Fascia coracoclavicularis 19
Fascia cruris 23, 24, 59
Fascia endoabdominalis 40
Fascia endopelvina 40
Fascia endothoracica 35, 53
Fascia lata 23, 30, 37
Fascia nuchae 27, 34
Fascia perirenalis 40
Fascia poplitea 24
Fascia pretrachealis 39
Fascia profunda, *Siehe* Tiefe Faszie
Fascia superficialis, *Siehe* Oberflächliche Faszie
Fascia thoracolumbalis 69
– Außenschicht 70
– Elektrophysiologie 71
– Gluteus maximus 27
– Graston Technique® 295
– Innenschicht 70
– Innervation 70, 71
– Kinematik 28
– Lamina profunda 28
– Lamina superficialis 27, 28
– Lastübertragung 27
– Latissimus dorsi 27
– mittlere Schicht 29, 70, 71
– rezeptive Felder 71
– Rückenschmerzen 69, 73
Fascia transversalis 37
Fascial Fitness, *Siehe* Faszien-Fitness
Fascial Manipulation® (FM®), *Siehe* Fasziale Manipulation
Fascial Release (FR), Sklerodermie 170
Fasziale Manipulation 251
– Behandlung 254
– biomechanisches Modell 251
– Extremitäten 254
– Kontraindikationen 256
– myofasziale Einheit 251
– myofasziale Sequenzen 253
– örtliche Entzündungsreaktion 256
– Spannungskompensationen 254
– Spiralen 254
– tiefe Friktionen 255
– Untersuchungsablauf 254
Faszial-ligamentäres Release 240
Faszie
– allgemeiner Aufbau 9
– Alpha smooth muscle actin 115
– als Interozeptionsorgan 66
– als Metasystem 76
– Alterung 351
– biomechanisches Modell 251
– Definition 76
– Dehnungstechniken 56, 325
– elastische Rückfederung 351
– Entwicklung 200
– epimysiale 59, 309
– Faserdichte 9
– Gleitlager 311
– Grundlagenforschung 362
– Innervation 60, 61
– Insertionsflächen für Muskelfasern 59
– intermuskuläre 59

– klinische Forschung 362
– Kommunikation 57
– Konnektivität 59
– Kontinuität 59, 235
– Kontraktilität 117
– Kontraktur 116
– Kraftübertragung 58, 59
– metabolische Einflüsse 126
– myofasziale Triggerpunkte 177
– Myofibroblasten 115, 116
– osteopathische Sicht 239
– Palpation, *Siehe* Faszienpalpation
– pH-Wert 127
– Physiologie 110
– Plastizität 350
– propriozeptive Fähigkeiten 58
– Remodeling 171
– rhythmische Fluktuationen 119
– Schichten 9
– Selbstkorrektur, Rolfing 228
– Spannungsnetz 101
– spastische Lähmung 154, 155
– Strömungsdynamik 131
– sympathische Nervenfasern 115
– Temperatureinflüsse 316
– Tonusregulation 115
– Training, Biotensegrität 103
– Viskoelastizität 316
– Zellpopulationen 115
– Zug/Spannung 111
Fasziektomie, Dupuytren-Kontraktur 145
Faszienarchitektur 9, 58, 60, 62, 77
Fasziendehnung, *Siehe* Dehnungen
Fasziendistorsionsmodell 297
– Behandlung 301
– Continuumdistorsion 298, 300
– Diagnostik 300
– Distorsionsarten 297
– Faltdistorsion 299, 300
– hernierter Triggerpunkt 298, 300
– sprachliche Symptomvermittlung 301
– tektonische Fixierung 300, 301
– Triggerband 298, 300
– Zylinderdistorsion 299, 301
Fasziendysfunktion 177
– biochemisch induzierte 179
– mechanisch induzierte 179
Faszienelastizität, Diagnostik 196
Faszien-Fitness 350
– dynamische Dehnung 354
– elastische Energiespeicherung 350
– elastische Rückfederung 351
– Erneuerung 355
– Hydratation 355
– Ninja-Prinzip 353
– propriozeptives Refinement 354
– Trainingsprinzipien 352
– vorbereitende Gegenbewegung 352
Faszienhülle 9
Faszienkontraktilität, Modulation 117
Fasziennetzwerk 77, 101, 228
– Innervation 56
– Kommunikation 57, 75, 234
– Mechanosensibilität 56
– Signalübertragungssystem 58
– Tensegrität 102

Faszienpalpation 196, 199
– aktive vs. passive Untersuchung 199
– Entspannung des Therapeuten 200
– Fühlen vs. Denken 201
– Informationserhebung 201
– Informationsfilterung 202
– Klientenkommunikation 200
– osteopathische Sicht 202
– Physiologie der Berührung 202
– Praxis 203
– Reliabilität 206
– Schichten 200
– Strukturen 199
– Übungen 203
– Werkzeug 199
– Zeitpunkt 199
– Zielsetzung 201
Faszientherapie, manuelle 56
Faszientherapien, gerätegestützte 221
Fasziitis, Plantarfaszie 161
Faszikellängen, Ultraschall 364
Fasziotomie, Dupuytren-Kontraktur 145
Feldenkrais 56
Feldgradienten-MRT-Verfahren 371
Fettgewebe 15
– subkutanes 15
– untere Extremität 23
– Verteilung 15
Fettkonsum, Wundheilung 113
Fettsäuren
– als Nahrungsergänzung 345
– einfach ungesättigte 345
– entzündungshemmende Eigenschaften 344
– essenzielle 344
– gesättigte 344
– mehrfach ungesättigte 344
– Omega-3 344
– Omega-6 344
– trans-Fettsäuren 345
– ungesättigte, Wundheilung 113
Fibrillin-1-Gen (FBN1), Marfan-Syndrom 182
Fibroblasten 17, 115, 124
– oberflächliche Faszie 17
– Schädel 43
– tiefe Beinfaszie 25
– Traktion 118
Fibromatosen 142
Fibromyalgie, Hypermobilitätssyndrom 211
Fibröse Ausläufer, tiefe Beinfaszie 24
Fibrose, Wundheilung 309
Fibrositiss 245
Finite-Elemente-Methode, mathematische Modelle 378
Fischölkapseln 345
Fitness, Hypermobilitätssyndrom 214
Flavonoide 346
Flexionsbewegungen, Muskelschlingen 89
Flexionskette
– Busquet 92
– Richter-Hebgen-Modell 94
Floppy-Infant-Syndrom, Hypermobilität 210
5-Fluoruracil (5-FU), Dupuytren-Kontraktur 146
Flüssigkristalle, Wasser 131
FM®, *Siehe* Fasziale Manipulation
FNE, *Siehe* Freie Nervenendigungen

Forestier-Opercula 45
Fraktalkin 243
Freie Nervenendigungen (FNE) 58, 60, 62, 64, 69
– interozeptive Funktion 66
Frequenzspezifische Mikrostromtherapie 303
– Entzündungen 303
– Frequenzspezifität 305
– Geräteausstattung 304
– Geschichte 303
– klinische Ergebnisse 304
– konzeptionelles Modell 307
– myofasziale Schmerzen 304
– Narbengewebe 303
– vs. andere Faszientherapien 305
Frontale Funktionslinie 98
Frozen Lumbar, Myofibroblasten 116
Frozen Shoulder 148
– Ätiologie 148
– Bildgebung 150
– Diagnose 148
– Epidemiologie 148
– Klassifikation 148
– klinisches Bild 149
– konservative Behandlung 151
– Krankheitsstadien 149
– Myofribroblasten 116
– Pathogenese 148
– Phase I 150
– Phase II 150
– Phase III 150
– sekundäre 148, 149, 152
– Therapie 150
FSM (Frequenzspezifische Mikrostromtherapie) 303
Fulford, Robert 286, 288
Fuller, Buckminster 101
Fundamentale myofasziale Ketten 91
Fünfteiliger Fragebogen, Hypermobilität 209
Funktionelle Linien
– Pilates 338
– Yoga-Asanas 334
Funktionelle Rehabilitation, Hypermobilitätssyndrom 212
Funktionelles Training, Triggerpunkttherapie 180
Funktionsketten, Neuraltherapie 283
Fußulzera, Diabetes mellitus 160

G

Gammalinolensäure (GLA) 345
Gang
– Gangschulung 212
– Hypermobilitätssyndrom 212
– Plantarfaszie 188
Ganglien, Neuraltherapie 282
Ganzheitliche Osteopathische Therapie 286
Ganzkörpertherapien, manuelle 221
Ganzkörpertraining/-bewegungsübungen 221
Gastrointestinaltrakt
– gastrointestinale Störungen 196
– Neuraltherapie 282
– Sklerodermie 168
Gehirn
– Embryonalentwicklung 43
– Wachstum 42

Gelenk
– Beweglichkeit 110, 116
– Gelenkbewegung 87
– Gelenkknacken 210
– Gelenkmobilisierung, diabetisches Fußsyndrom 165
– Gelenkspiel, Palpation 201
– Instabilität 209
– Mechanorezeptoren 61
– spastische Fehlstellungen 155, 157
– Stabilität, Hypermobilität 212
Gelenkknorpel
– Traktionen 111
– Verletzung u. Abnutzung 111
Gelenkrezeptoren 60, 61, 62
Gemüse, entzündungshemmende Eigenschaften 346
General Osteopathic Treatment (GOT) 286
Gerdy-Tuberkulum 24
Geschlechtshormone 128
Gestaltbildung 79
Gewebe „atmung" 132
Gewebecharakter 202
Gewebekontraktion 116
Gewebeperfusion, Wundheilung 112, 113
Geweberhythmus 133
Gewebeschichten 308
Gewebeschmerzempfindlichkeit 203
Gewebeveränderungen, Palpation 201
Gewebeverformung, mathematische Modelle 381
Gewebevitalität, Palpation 201
Gewürze, entzündungshemmende Eigenschaften 345, 346
Gewürznelke (Syzygium aromaticum) 346
Gleichgewicht, Hypermobilitätssyndrom 212
Gleichgewichtshaltungen, Yoga 334
Gleitfähigkeit, Manuelle Therapie 171
Gleittechnik, Neurodynamik 321, 322
Glukosaminoglykane 122
Glukose, Wundheilung 113
Golgi-Sehnenorgan (GSO) 58, 60, 87
Granatapfelextrakt 346
Graston Technique® 292
– Anwendungsgebiete 293
– Ellbogen 294
– globaler Ansatz 295
– Grundprinzip 292
– Hand- u. Fingergelenke 294
– Homöostase 293
– Hüfte/Becken 294
– Instrumentenset 292
– Kältetherapie 293
– Kontraindikationen 293
– Knie 294
– lokaler Ansatz 295
– mit Bewegung u. Belastung 295
– Schulter 294
– tiefe Faszie, fibrotische Veränderungen 292
– Wirbelsäule 294
Greenman, Philip 201
Großflächige Dehnung, Narbenbehandlung 312
Grundsubstanz 122
– Aufbau 122
– Barrierefunktion 123

– Funktionen 123
– Glukosaminoglykane 122
– Kollagenfasernetz 122
– Proteoglykane 122
Grüner Tee (Camellia sinensis) 347
Grünewald, Matthias 207
Gua Sha 221, 269
– Anwendungsgebiete 271
– Begriffe 269
– Behandlungsweise 270
– Bindegewebe 272
– Definition 269
– Endothel 273
– Komplikationen 273
– Kontraindikationen 271
– Mechanotransduktion 273
– Modelle 272
– Petechien 269, 270
– Physiologie 271
– Qi 272
– Sicherheit 273
– vergleichende Anatomie 272
– Werkzeuge 270
– wissenschaftliche Studien 271
Gyrus cinguli 65

H
Hackett, George 275
Halsfaszie 33, 34, 36
– Eingeweidestrang 33
– Fascia colli media, Lamina pretachealis 33
– Fascia colli profunda, Lamina prevertebralis 34
– Fascia colli superficialis, Lamina superficialis 33
– Karotisscheide 33
Haltungssymmetrie, Pilates 338
Hand- und Fingergelenke, Graston Technique® 294
Harmonic phase imaging (HARP) 371
Harmonische Funktion, Vibrationsbehandlung 287
Hatha Yoga 331, 352
Haut 15, 308
– Gleitlager 311
– Rezeptoren 64, 65
– soziale Berührungen 64
Hautfalten rollen, Narbenbehandlung 313
Hautfaltentest nach Kibler 245
Hautkontakt, Palpation 200
Hautlaxität, Hypermobilität 209
Hebb'sche Theorie, Vibrationsbehandlung 287
Heidelbeeren (Vaccinium corymbosum) 346
Hepatocyte growth factor (HGF) 374
Hereditäre Bindegewebeerkrankungen, gemeinsame Merkmale 207
Hernierter Triggerpunkt (HTP), Fasziendistorsionsmodell 298, 300
Herzfrequenzvariabilität, Myofasziale Induktionstherapie 236
High-velocity low-amplitude thrust (HVLA), Osteopathie 239
Hinterhornneurone, Rückenschmerzen 72
Hippokrates 275

Hirnhäute
– Gefäßversorgung 46
– Innervation 46
HLA-B27 148
Homöostase 65
– Graston Technique® 293
Hüftdysplasie, Hypermobilität 210
Hüfte, Graston Technique® 294
Hyaluronsäure 123
Hydration
– Dehnungen 327
– Faszien-Fitness 355
Hydrotherapie, Hypermobilitätssyndrom 212
Hypermobilität 182, 196, 197, 207
– Angst-/Panikstörungen 196
– Diagnostik 208
– historische Aspekte 207
– Inzidenz 209
– Prävalenz 209
– siehe auch Hypermobilitätssyndrom
Hypermobilitätsscore 196, 197
Hypermobilitätssyndrom 127, 207
– Behandlung 211
– Diagnose 208
– kardiopulmonale Störungen 211
– klinisches Bild 209
– neurophysiologische Störungen 210
– orthopädische Symptome 209
– Pathogenese 207
– Prävalenz 209
– psychologische Unterstützung 214
– Schmerzen 209, 210, 213
Hypertension, pulmonale 168
Hyperventilation, chronische 127
Hypoderm, Siehe Oberflächliche Faszie
Hypokapnie 127
Hypoxie, Triggerpunkte 174

I
IGF-1, Siehe Insulin-like growth factor-1
Iliosakralgelenke 27
– biomechanisches Modell 29
– Lastübertragung 27
Iliotibiales-Band-Syndrom 24
Immobilisation 111
Immunsuppressiva, Sklerodermie 169
Immunsystem
– Faszien 118
– Wundheilung 113
Informationserhebung, palpatorische 201
Informationsübertragung im Körper, Siehe Kommunikationssystem des Körpers
Infraspinatusfaszie 19
Ingwer (Zingiber officinale) 346
Innere Organe
– Akupunktur 262, 265
– Wundheilung 113
Innervation
– Bindegewebescheiden 319
– Fascia thoracolumbalis 69
– Faszien 60
– intrakranielle 46
– intraspinale 46
Inselrinde 65
Instrumentengestützte Weichgewebemobilisation 292

Insulin-like growth factor-1 128, 374
Integriertes neuromuskuloskelettales Release (INR) 240
Integrierte Triggerpunkthypothese 223
Interleukine
– IL-1α
– IL-3 243
– IL-6 243
– IL-7 243
– pro-inflammatorische 243, 344
Intermuskuläre Koordination, Triggerpunkte 176
Intermuskuläre myofasziale Kraftübertragung 84
International Association of Yoga Therapists (IAYT) 334
Internationaler Faszienkongresses 2009, Manuelle Therapie 171
Interozeption 57, 58, 64
– Berührung 64
– Bewegungstherapie 67
– Definition 64
– Inselrinde 65
– interozeptive Empfindungen 64
– Lamina I 65
– manuelle Therapie 67
– psychosomatische Erkrankungen 66
– Suchterkrankungen 66
Interstitielle Flüssigkeit 16, 131, 134
– Kommunikationsmedium 132
– morphogenetische Kräfte 132
Interstitielle Muskelrezeptoren 66
Interstitieller Flüssigkeitsdruck 133
Intrakranielles Membransystem 42, 44, 46
– Arachnoidea 43
– Dura mater 43
– Pia mater 43
Intramuskuläre myofasziale Kraftübertragung 84
Intramuskuläre Stimulation, Triggerpunkttherapie 226
Intramuskuläre Störungen, Triggerpunkte 176
Intraspinales Membransystem 42
Invasive Triggerpunkttherapie 225
In-vitro-Messungen, Gewebekontraktion 116
Ipsilaterale Funktionslinie 98
Irritantien, Proliferationstherapie 277
Ischämie, lokale 174
ISG, Siehe Iliosakralgelenke

K
Kabat, Hermann 89
Kältespray, Triggerpunkttherapie 224
Kältetherapie, Graston Technique® 293
Kalziumkanalblocker 146
Kapnometrie 127
Kapsuläre Schultersteife, Siehe Frozen Shoulder
Kapsulodese, spastische Lähmung 154
Kardiopulmonale Störungen, Hypermobilitätssyndrom 211
Karotinoide 346
Karotisscheide 33, 39
Katapult-Effekt, Faszien-Fitness 352
Keloide 308

Kinematik, Magnetresonanztomografie 369
Kinesis Myofascial Integration (KMI®), Sklerodermie 170
Kinetische Ketten 76
Klauenzehen 160
Knie, Graston Technique® 294
Knoblauch (Allium sativum) 346
Knott, Margaret 89
Kohlensäure-Bikarbonat-Puffer 126
Kollagen
– Alterung 18
– Architektur 122
– Arten 121
– Ehlers-Danlos-Syndrom 182
– Hypermobilitätssyndrom 207
– Muskelfaszie 4
– Plantarfasziitis 193
– Subkutangewebe 17
– Synthese 128
– TGF-β 310
– Zugfestigkeit 121
Kollagenase 122
Kollagenbildung, exzessive 41
Kollagenfaserbündel 25
Kollagenfasern 121
– Fibrillen 121
– Grundsubstanz 122
– pathologische Crosslinks 122
– Struktur 121
– tiefe Beinfaszie 25
Kollagenfasernetz 4, 110
Kollagenlagen 15, 25
Kommunikation mit dem Klienten 200
Kommunikationssystem des Körpers 75
– elektrische Felder 78
– kinetische Ketten 76
– Lebensmatrix 78
– Licht 79
– Muskelgeräusch 79
– piezoelektrischer Effekt 78
Kompartmentsyndrom 204
Kompensationsmuster, Osteopathie 241
Komplementäre myofasziale Ketten 91
Konnektivität 59
Kontaktplatten, perimysiale 7
Kontraktion
– Myofibroblasten 316
– Skelettmuskulatur 316
Kontrakturen 308, 316
Kontrazeptiva, orale 128
Koordinationszentrum (KZ), myofasziale Einheit 252
Körperhaltung 58
– Rolfing 231
Körperhöhlen, extrazelluläre Matrix 96
Körperhomöostase 64
Körperwahrnehmung 66
Kortikosteroide 129
– Dupuytren-Kontraktur 146
Kortison, Frozen-Shoulder-Therapie 151
Kraft-Längen-Charakteristik, spastische Lähmung 156
Kraftübertragung 59, 82, 84
– Anatomische Zuglinien 97
– direkter Ansatz 82
– Fascia thoracolumbalis 30

– inverser Ansatz 82
– myofasziale 82
– myotendinöse 82
Krampfader 17
Kraniale parasympathische Ganglien, Neuraltherapie 282
Kraniales Feld, osteopathische Manipulation 240
Kraus, Hans 224
Krause-Endkolben 202
Küchenkräuter, entzündungshemmende Eigenschaften 345, 346
Kurze Wirbelsäulendehnung, Pilates 339
Kurze Wirbelsäulenmassage, Pilates 338

L
Ladungstransfer, elektrische Effekte 79
Laktat 126, 129
– Wundheilung 129
Laktazidose 127
Lamellenkörperchen 60
Lamina I 65, 67
Laser, Triggerpunkttherapie 225
Lastaufnahme, multimikrovakuoläres Gleitsystem 107
Lastübertragung
– Fascia thoracolumbalis 27
– Iliosakralgelenke 27
– multimikrovakuoläres Gleitsystem 107
Laterallinie 97, 204
– Palpation 204
– Pilates 338
– Yoga-Asanas 333
Lateromotio (LA), myofasziale Einheit 252
Lebensmatrix 76, 77, 80
Leistenschmerz, Proliferationstherapie 278
Leukotrien B4 344
Lidocain, Frozen-Shoulder-Therapie 151
Ligamente
– Forestier-Opercula 45
– Hofmann-Bänder 45
– Kriechverhalten 328
– Ligamenta arcuata 51
– Ligamenta flava 45
– Ligamenta meningovertebralia 45
– Ligamenta transformidalia 45
– Ligamentum costocoracoideum 19
– Ligamentum craniale durae matris spinalis 45
– Ligamentum denticulatum 45
– Ligamentum longitudinale posterius 45
– Ligamentum sacrodurale anterius 45
– viszerale 40
Ligamentous Articular Strain (LAT) 240
Linked-Fiber-Matrix-Mesh-Modell 379, 380
– Ansatz 379
– Beitrag zur Muskelmechanik 381
– epimuskuläre myofasziale Kräfte 380
– Geometrie 379
– intramuskuläre myofasziale Kräfte 379
Linolsäure 344
Lokale Hypoxie, Triggerpunkte 174
Lokale Ischämie, Triggerpunkte 174
Lokale Neuraltherapie 281
Lokale Zuckungsreaktion, Dry Needling 265
Lumbago, Proliferationstherapie 278

Lumbalfaszie als Stützkorsett, Pilates 340
Lumbosakrale (LS) Übergangszone 241
Lymphatische Vasomotorik 133
Lysylhydroxylase, Ehlers-Danlos-Syndrom 182

M
Macrophage-derived chemokine (MDC) 243
Magnetresonanztomografie 368
– diabetisches Fußsyndrom 160
– dynamische 368
– Feldgradienten-Verfahren 371
– funktionelle 64
– Gewebedeformationen 369
– Gewebehydration 327
– innere Gewebebewegungen 369
– In-vivo-Bewegungsanalysen 368
– kinematische Modellansätze 369
– k-Raum-Segmentierung 369
– Methodik 370
– Phasenkontrast-Verfahren 371
– Plantarfasziitis 191
– räumliche Auflösung 369
– Real-Time-MRT 369
– Strain-encoded MRT 371
– Tagging-Verfahren 371
– Weiterentwicklungen für die Bewegungsanalyse 371
Makrophagen 18
Manuelle Lymphdrainage (MLD) 172
Manuelle Therapie
– Beweglichkeit 171
– fasziagene Schmerzen 171
– Frequenzspezifische Mikrostromtherapie 305
– Geschmeidigkeit 171
– Gleitfähigkeit 171
– Interozeption 67
– Sklerodermie 170
– Triggerpunkttherapie 180
– Wundheilung 111
– Zweiter Internationaler Faszienkongress (2009) 171
Marfan-Syndrom 182, 183, 207
– extrazelluläre Matrix 182
– klinische Symptomatik 182
– neuromuskuläre Symptome 182
Mastzellen
– Faszien 115
– oberflächliche Faszie 18
Mathematische Modelle 378
– Finite-Elemente-Methode 378
– Gewebeverformung 378, 381
– In-situ-Untersuchungen 378
– In-vitro-Untersuchungen 378
– LFMM-Modell, Siehe Linked-Fiber-Matrix-Mesh-Modell
– manuelle Therapien 381
Matrixdeposition, Wundheilung 276
Matrixumbau (Remodeling) 116
Mechanische Längenzunahme, Dehnung 326
Mechanische Untersuchung, spastische Lähmung 155
Mechano-growth factor (MGF) 374
Mechanorezeption 58, 61

Mechanorezeptoren   57, 58, 59, 60, 61, 62, 66, 202
– Klassifikation   62
Medialer Längsbogen, Plantarfaszie   188
Mediastinum   36, 39, 40
– Faszien   35
Membranöse Schicht, oberflächliche Faszie   15
Meningealarterien   43, 46
Meningeale Faszie   10, 12
Meniskusverletzungen   111
MENS (Microcurrent electrical neuromuscular stimulation)   303
Meridiansystem
– Akupunktur   262
– myofasziales   98
Mesoderm   59
Messenger-RNA (mRNA)   374
MET, Siehe Muskelenergietechniken
Metalloproteinase MMP-14   148
Metatarsalia, Plantarfaszie   188
MFR, Siehe Myofascial Release
Microcurrent electrical neuromuscular stimulation (MENS)   303
Mikrofibrillen   122
Mikroströme   221, 303
Mikrostruktur, Proteoglykane   123
Mikrovakuolen   106
Mineralien, Wundheilung   113
Mischkollagenose (MCTD)   169
Mittellinienfaszie   39
MLCK (Myosinleichtketten-Kinase)   316
MMP-14   148
Mobilisierung   111
Molekularbiologische Anpassung der Muskelmasse   373
– Mechanochemische Signalgebung   374
– Mechanotransduktion   374
– Proteinabbau   374
– Proteinsynthese   374
Morbus Dupuytren, Siehe Dupuytren-Kontraktur
Morbus Ledderhose   146
Morbus Peyronie   146
Morphea, Sklerodermie   169
Morphogenese   76, 77, 79
Motorische Endplatte, dysfunktionale   223
Motorische Funktionsstörungen, Triggerpunkte   176
Moxibustion, Akupunktur   261
Multilokuläre Nervenkompression   320
Multimikrovakuoläres Gleitsystem   106
– Alterung   107
– dynamische Funktion   106
– Entzündung   107
– Lastübertragung u. -aufnahme   107
– Mechanik   106
– mikroanatomische Beobachtungen   106
– Mikrovakuolen   106
– Übergewicht   107
– Verletzung   107
Muskat (Myristica fragrans)   346
Muskel
– faszial bedingte Dysfunktion   177
– Isolation   97
– Kontraktion   316
– Krafterzeugung   82

– Kraftübertragung   82, 84
– Lagebeziehungen   86
– Maximalkraft   373
– mechanische Belastung   373
– Mechanorezeptoren   60
– Muskelrelaxation   316
– myofasziale Last   86
– Relativbewegungen   86
– Skelettmuskulatur   317
– Spastik   154
– tiefe Muskeln, Gleitlager   311
– Ultraschall   364
– Wärmeproduktion   316
Muskelenergietechniken   171, 239
– Vibrationsbehandlung   286
Muskelfaszie   4, 9, 10, 59
– Anatomie   4
– Dry Needling   265
– Kraftübertragung   7
Muskelgeräusche, Kommunikationssystem des Körpers   79
Muskelkater-Schmerzen   69
Muskelkraft   82
– distale   85
– proximale   85
Muskelmassenänderung   373
Muskelmechanik   82
Muskelrezeptoren   60, 62
Muskelschlingen   89
– bei statischen Bewegungsabläufen   89
– Beugeschlingen   89
– Rumpfdrehungen   89
– seitliche Beugung   89
– Streckschlingen   89
Muskelsonografie   140
Muskelspindel   58, 60, 61, 87
Muskuloskelettale Erkrankungen, Hypermobilität   208
Muskulotendinöse Einheiten, Fascia thoracolumbalis   71
MVCAS, Siehe Multimikrovakuoläres Gleitsystem
Myofascial Release (MFR)   220, 240
Myofasziale Einheit   251
– Antemotio   252
– eingelenkige Fasern   251
– Extrarotatio   252
– Intrarotatio   252
– Koordinationszentrum (KZ)   252
– Lateromotio   252
– Retromotio   252
– Wahrnehmungszentrum (WZ)   252
– zweigelenkige Fasern   251
Myofasziale Gewebemanipulation   67
Myofasziale Induktionstherapie (MIT)   234
– fasziale Restriktionen   234
– Grundlagen der klinischen Anwendung   236
– Methodik   235
– neurophysiologische Mechanismen   234
Myofasziale Ketten   89
– anterolaterale Kette   92
– anteromediane Kette   91
– Busquet   92
– Chauffour   93
– Kabat   89
– komplementäre Ketten   91

– posteroanterior-anteroposteriore Kette   91
– posterolaterale Kette   91
– posteromediane Kette   91
– Richter-Hebgen-Modell   94
– Struyf-Denys   90
– Tittel   89
– vertikale (fundamentale) Ketten   91
Myofasziale Kraftübertragung   82, 85
– Effekte auf neurale Sensoren   87
– Epimuskuläre, Siehe Epimuskuläre myofasziale Kraftübertragung
– Gelenkbewegung   87
– intermuskuläre   84
– Lagebeziehungen   86
– muskuläre Aktivierungsgrade   87
– neurale Sensoren   87
Myofasziale Last   84, 85
Myofasziale Steifigkeit, polygene Vererbung   116
Myofasziale Therapie   56
Myofasziale Triggerpunkte   139
– Akupunktur   263, 264
– Dry Needling   265
Myofasziale Triggerpunkttherapie IMTT®   180
Myofaszie
– Ausbreitung von Schmerzen   263
– Biotensegrität   102
– Fasziale Manipulation   251
– Kraftübertragung   84
– myofasziale Dysfunktion   234
– ph-Regulation   127
– Schmerzlinderung durch manuelle Therapie   171
– Sklerodermie   168
– Steifigkeit   115
Myofibroblasten   112, 116, 119, 144
– Differenzierung   117
– Faszien   115
– Kontraktilität   116
– Kontraktion   316
– Kontrakturen   116
– strukturelle   144
– Tiermodelle   144
Myosinleichtketten-Kinase (MLCK)   316
Myostatin   374
Myotendinöse Kraftübertragung   82
Myozyten   82

N
Nacken
– propriozeptive neuromuskuläre Fazilitation   90
– Schmerz, Frequenzspezifische Mikrostromtherapie   304
Nackenschmerzen   99
Nährstoffe/Ernährung   221
– entzündungshemmende   344
Narben   220, 308, 309
– Barrierephänomen   257
– Behandlung   258
– Definition   257
– Diagnose   257
– Inzidenz   259
– Narbenproliferationen   309
– Neuraltherapie   281
– Pathophysiologie   260

– Relevanz 259
– Untersuchung 311
– Widerstand in der Tiefe 258
Narbenbehandlung 257, 259, 310, 311
– feste umgekehrte J-Striche 312
– Frequenzspezifische Mikrostromtherapie 303
– Geschichte 257
– großflächige Dehnung 312
– Hautfalten rollen 314
– Methoden 312
– Oberflächenelektromyografie 258
– sanfte Kreisbewegungen 312
– therapeutische Ziele 310
– Tiefe u. Intensität 311
– vertikale Abhebung 312, 314
Narkosemobilisation, Frozen Shoulder 151
Nervenmobilisation 221
Nervenplexus 61
Nervus tibialis 205
Neun-Punkte-Hypermobilitätsskala nach Beighton 208
Neuraltherapie 257, 281
– Akupunkturpunkte 282
– Definition 281
– Durchführung 281
– Entzündung 281
– erweiterte Segmenttherapie 282
– Forschung 285
– Funktionsketten 283
– Ganglientherapie 282
– Indikationen 284
– Komplikationen 284
– Kontraindikationen 284
– lokale Therapie 281
– Procain 281
– segmentale Reflexmechanismen 281
– Segmenttherapie 281
– Störfeldtherapie 282
– systemische Therapie 283
– Zytokinstoffwechsel 281
Neuroanatomie, *Siehe* Innervation
Neurodynamik 319
– analgetische Wirkung 323
– Gleit- u. Zugtechnik 320
– partielle Ruhigstellung 323
– Umgebungsstrukturen 323
– Wirksamkeit 323
Neuromuskuläre Techniken (NMT) 171
Neuromuskuläres Entrapment, Triggerpunkte 176
Neuron, Aufbau 319
Neuropathische Schmerzen
– Behandlung, *Siehe* Neurodynamik
– Bewegung 320
– Double-Crush-Theorie 320
– Seddon-Klassifikation 319
Neurophysiologie, Myofasziale Induktionstherapie 234
Neurovaskuläre Einheiten, Fascia thoracolumbalis 71
Neutrophilen 18
Nichtenzymatische Glykierung, diabetisches Fußsyndrom 161
Nichtinvasive Triggerpunkttherapie 223
Ninja-Prinzip, Faszien-Fitness 353

Nozizeption 57
– Substanz P 71
– Triggerpunkte 176
Nozizeptoren 71, 202

O

Obere Extremität, propriozeptive neuromuskuläre Fazilitation 90
Oberflächenelektromyografie (OEMG), Narben 258
Oberflächliche Faszie 9, 15, 308
– Alterungsprozesse 18
– Energiereserve 17
– extrazelluläre Matrix 18
– Gefäßverläufe 17
– Geweberverteilung 15
– Gleitlager 311
– Komponenten 16
– Kraftaufnahme 16
– membranöse Schicht 16
– Öffnen, Rolfing 229
– Palpation 200
– Wärmedämmung 17
– Zellen 17
Oberflächliche Frontale Armlinie 98
Oberflächliche Frontallinie 97, 98, 203
– Palpation 203
– Yoga-Asanas 333
Oberflächliche Rückenlinie 97, 98, 99, 204
– Palpation 204
– Pilates 338
– Yoga-Asanas 332
Oberflächliche Rückwärtige Armlinie 98
Oberflächliches Dry Needling 266
Oberflächliches Muskel-Aponeurosen-System (SMAS) 16
Obst, entzündungshemmende Eigenschaften 346
Ödem 16
Ohnmacht, Hypermobilitätssyndrom 211
Oleocanthal 345
Ölsäure 345
Omega-3-Fettsäuren 344, 345
Omega-6-Fettsäuren 344
Operationen 308, 309
Orthesen, Hypermobilität 212
Osmotisch wirksame Lösungen, Proliferationstherapie 277
Ösophagus 50
– Embryologie 49
– Verbindung Zwerchfell 52
Osteogenesis imperfecta 207
Osteopathie 221, 286
– Palpation 202
Osteopathische Manipulation 239
– Balanced Ligamentous Tension 240
– bioelektrisches Faszienrelease 242
– Forschung 242
– HVLA-Techniken 239
– im kranialen Feld 240
– Konzept des „üblichen Kompensationsmusters" 241
– Ligamentous Articular Strain 240
– Muskelenergietechniken 239
– myofasziale Release-Techniken 240
– Strain-Counterstrain-Technik 240

Osteopenie, Hypermobilität 210
Osteoporose, Hypermobilität 210
Östrogenrezeptoren 128
Oswestry Disability Index 223
Oszillation, Vibrationsbehandlung 287

P

Pacing, Hypermobilitätssyndrom 214
Pacini-Körperchen 202
Palmaraponeurose 20, 142, 144
Palmarfaszie 143
Palmarknoten, Dupuytren-Kontraktur 143
Palmarstränge, Dupuytren-Kontraktur 144
Palpationsübungen 203
Panik-Agoraphobie-Skala, Hypermobilität 196
Panikstörung, Hyperventilation 127
Panniculus adiposus 9, 15
Panniculus carnosus 15, 17
Pannikulose 245
– Bindegewebe 245
– subkutane 245
Pannikulusfaszie 9, 10, 13, 14
Parallelfaseriges straffes Bindegewebe, *Siehe* PSBG
Partielle Ruhigstellung, Neurodynamik 323
Partikuläre Irritantien, Proliferationstherapie 277
Patellasehnentendinopathie, Proliferationstherapie 279
Pathologische Crosslinks 110, 178
PDGF (Platelet-derived growth factor) 145
Pektoralisfaszie 37
Peri-endomysialer Übergang (PJP) 7
Perikard 36
Perimysium 4, 116, 226
– Anatomie 6
– Funktion 6
– intrazelluläre Domänen 7
– Kollagenfasern 6
– Kontaktplatte 6
– peri-endomysiale Übergänge 7
– Zellkerne 7
Periphere Chronifizierung, Triggerpunkte 176, 179
Periphere Neuropathie, Diabetes mellitus 160
Peripheres Nervensystem
– Aufbau 319
– Funktion 319
– Pathophysiologie 320
Perkussionsvibrator, Vibrationsbehandlung 288
Petechien, Gua Sha 269
Phasenkontrast-Verfahren (PC-MRT) 371
Phenolsäuren 346
pH-Regulation 126
– Lunge 126
– Niere 126
Physiotherapie, Frozen Shoulder 151
Pia mater, intrakranielles Membransystem 43
Pia mater spinalis 44
Piezoelektrizität 78, 235
Pilates 221, 337
– Ausrichtung 338
– Bewegungsfluss 340
– Faszienmobilisierung 338

– Grundsätze 339
– Haltungsunterstützung 341
– innere Wahrnehmung der Bewegung 341
– integrierte Atmung 337, 340
– Kontraindikationen 342
– Kontrollogie 340
– Konzentration 339
– Kurze Wirbelsäulendehnung 339
– Kurze Wirbelsäulenmassage 339
– Methode 338
– Präzision 340
– Reformer 339, 342
– Stützkorsett Lumbalfaszie 340
– Transformer 342
– westliche u. östliche Einflüsse 337
– Wirkungen 341
– Zentrierung 340
– Zwerchfell 341
Pilates, Joseph 337
PJP, Siehe Peri-endomysialer Übergang
Plantaraponeurose 188, 193, 204
– biomechanische Funktion 188
– Vorspannung 189
Plantarfaszie 139, 161, 188
– Fasziitis 161
– Ruptur 161
– siehe auch Plantaraponeurose
– Verdickung 162
Plantarfasziitis 189
– Ätiologie 192
– bildgebende Verfahren 190
– fasziale Schwachstelle 193
– genetische Komponente 193
– Graston Technique® 293
– Histopathologie, 192 191, 191
– interne Risikofaktoren 192
– klinische Symptomatik 189
– neuromuskuläre Störungen 193
Plantarfasziitis, Proliferationstherapie 278
Platelet-derived growth factor (PDGF) 145
Plattfüße, Hypermobilität 210
Pleura cervicalis 35
Pleura parietalis 35
Pleurahöhle 35
Pleurakuppel 35
PNF, Siehe Proprioceptive neuromuskuläre Fazilitation
Polarisationswellen, Interstitialflüssigkeit 132
Polygene Vererbung, myofasziale Steifigkeit 116
Posteroanterior-anteroposteriore myofasziale Kette 91
Posterolaterale myofasziale Kette 91
Posteromediane myofasziale Kette 91
Pranayama, Yoga 331
Proinflammatorische Interleukine, Osteopathie 243
Proinflammatorische Zytokine
– Faszienkontraktilität 117
– Gewebeatmung 132
Proliferationsphase 112
Proliferationstherapie 275
– Chemotaktika 277
– Definition 275
– Durchführung 278
– Ergebnisse 278

– Geschichte 275
– Indikationen 277
– injizierte Substanzen 276
– Irritantien 277
– klinische Studien 278
– Komplikationen 277
– Kontraindikationen 277
– osmotisch wirksame Lösungen 277
– partikuläre Irritantien 277
– Risiken 277
– Wachstumsfaktoren 276
– Wirkungsmechanismen 276, 277
– Zukunft 279
Propriozeption 56, 58, 59, 61
– Bewegungskontrolle 354
– Definition 58
– Hypermobilitätssyndrom 212
– Pilates 339
– Refinement, Faszien-Fitness 354
– Triggerpunkte 176
Propriozeptive neuromuskuläre Fazilitation 89
– Methode 90
Prostaglandin E2 344
Proteine
– Fluktuationen 132
– molekulare Elektronik 78
– Wundheilung 113
Proteingenprodukt (PGP) 9.5 70
Proteoglykane, Mikrostruktur 123
Proximales Interphalangealgelenk (PIP), Palmarstränge 144
PSBG 60, 61, 62
Pseudofettpolster 18
Psychologie
– Hypermobilitätssyndrom 214
– psychische Aspekte faszialer Erkrankungen 196
Psychoneuroimmunologie, Manuelle Therapie 171
Pulmonale Hypertension (PHT), Sklerodermie 168
Pulmonalsklerose 168
Pulmonary and activation-regulated chemokine (PARC) 243

Q
Qi
– Akupunktur 261
– Gua Sha 272

R
Rautenförmiges Halfter 46
Real-Time-MRT 369
Reflexzonen, Bindegewebe 247
Regenerationsphase 112
Reizdarmsyndrom 66
Rektusscheide 37
Relaxin 128
Remodeling, Wundheilung 276
Restriktive Barriere, Osteopathie 239
Resveratrol 347
Retinaculae cutis 15
Retinaculum patellae 59
Retinakula, tiefe Beinfaszie 23, 25
Retromotio (RE), myofasziale Einheit 252

Retroperitonealraum 38
Rezeptive Felder (RF), Fascia thoracolumbalis 71
RF (rezeptives Feld) 71
Rhythmische Fluktuationen, Faszien 119
Rhythmische Stabilisation, Hypermobilität 212
Richter-Hebgen-Modell, myofasziale Ketten 94
Rigorkomplexe, Triggerpunkte 174
Rolf, Ida 228
Rolfing – Strukturelle Integration 56, 221, 228, 230
– Behandlungsserie (10 Sitzungen) 229
– fasziale Grundlagen 228
Rollende Hautverschiebung, Mobilisation durch Triggerpunkttherapie 224
Röntgenaufnahmen
– Frozen Shoulder 150
– Plantarfasziitis 190
Rückbeugen, Yoga 333
Rückenschmerzen 69
– Fascia thoracolumbalis 69
– Hinterhornneurone 72
– Hypermobilitätssyndrom 210
– Proliferationstherapie 278
– Tiermodelle 69
Rückwärtige Funktionslinie 98
Ruffini-Körperchen (RK) 58, 60, 62, 202
Rumpf
– propriozeptive neuromuskuläre Fazilitation 90
– Rotation, Muskelschlingen 89
Rumpfdrehungen, Yoga 334
Rumpffaszie 9, 10, 12, 13, 14, 33

S
Saccus endolymphaticus 43
Sacro-Occipital-Technik (SOT) 241
Sakrale parasympathische Kerne, Neuraltherapie 282
Sanfte Kreisbewegungen, Narbenbehandlung 312
Sarkomere 82, 86
– Längenverteilung 84, 156, 158
Satellitenzellen 375
Säure-Base-Puffer 126
Scarpa-Faszie 15
Schädel
– Entwicklung 42
– Membranstrukturen 42
Schaumstoffrollen, Faszien-Fitness 357
Schichten, Faszienpalpation 200
Schienung, Neurodynamik 323
Schmerz 110
– chronischer myofaszialer 177, 304
– Hypermobilitätssyndrom 209, 213
– neuropathischer 319
– Plantarfasziitis 189, 193
– Triggerpunkte 174
Schuhzurichtungen, orthopädische 212
Schulter
– Graston Technique® 294
– myofasziale Ausläufer 20
– Neuraltherapie 282
– tiefe Faszie 19

Schulterblatt, propriozeptive neuromuskuläre Fazilitation 90
Schultersteife, *Siehe* Frozen Shoulder
Schwann-Zellen 319
Schwerefeld, Rolfing 228
Schwingungen, Vibrationsrelease 286
Seddon-Klassifikation, Nervenschäden 319
Segmentale Neuraltherapie 281
Sehnen
– Achillessehne, diabetisches Fußsyndrom 162
– elastische Rückfederung 351, 357
– Stärkung 357
– Verlagerung, spastische Lähmung 154
– Verlängerung, spastische Lähmung 154
Sehnenverletzungen durch Überlastung, Kortikosteroidtherapie 129
Seitbeugen, Yoga 333
Seitliche Beugung, Muskelschlingen 89
Sekundäre Pflanzeninhaltsstoffe 346
Sekundäres Raynaud-Phänomen 168
Selbstregulation 66
Sensorische Innervation
– Fascia thoracolumbalis 69
– Triggerpunkte 178
Septum transversum 49
Shawn, Ted 337
Sklerodaktylie 168
Sklerodermie 139, 167
– Ätiologie 167
– Definition 167
– fasziales Gewebe 167
– Formen 169
– Gastrointestinaltrakt 168
– klinische Symptome 167
– Manuelle Therapie 170
– medikamentöse Behandlung 169
– Merkmale 167
– Mischkollagenose 169
– myo-/perikardiale Schäden 168
– myofasziale Gewebe 168
– neurovaskuläres Gewebe 167
– Organbeteiligungen 169
– Prävalenz 167
– pulmonale Hypertension 168
– Pulmonalsklerose 168
– sekundäres Raynaud-Phänomen 168
– Sklerodaktylie 168
– systemische Sklerose 169
– Vaskulitis 167
– zirkumskripte 169
Snelson, Kenneth 101
Snow, A. 286
Soja 345
Somatische Faszie 9
Somatische Marker 66
Somatosensibles System 199
Sonoelastografie, Myofasziale Induktionstherapie 237
Sonografie, *Siehe* Ultraschall
Soulié-Fasern 45
SP (Substanz P) 70
Spannungskompensationen, Fasziale Manipulation 254

Spastische Lähmung 154
– Armparesen 154
– epimuskuläre Kraftübertragung 156, 157
– Gelenkfunktion 155
– mechanische Untersuchung 155
– operative Eingriffe 154
– Sarkomerlängen 158
– spastische Gelenkfehlstellungen 157
Spastische Muskulatur 155, 157
Spiralen, Fasziale Manipulation 254
Spirallinie 97
– Yoga-Asanas 333
Splanchnikus-Faszie 10
Sport, Faszien-Fitness 350
Spurenelemente, Wundheilung 113
St. Denis, Ruth 337
Standley, Paul 242
Statische Bewegungsabläufe, Muskelschlingen 89
Statische posteriore Kette, Busquet 92
Stickstoffmonoxid (NO) 243
– Faszienkontraktilität 117
– Gua Sha 273
Störfeldtherapie 282
Strain-Counterstrain-Technik 240
Strain-encoded MRT (SENC) 371
Stress, Wundheilung 113
Strömungsdynamik 131
Struktur- u. Funktionsintegration, Rolfing 228
Strukturelle Integration (SI), Sklerodermie 170
Strukturiertes Wasser 131
Struyf-Denys, Godelieve 90
Subarachnoidalraum 43
Subduralraum 43
Subkutane Pannikulose 245
Subkutanfett 17
Subkutangewebe
– Narben 257
– Pannikulose 245
– *siehe auch* Oberflächliche Faszie
Subkutis, *Siehe* Oberflächliche Faszie
Subscapularisfaszie 19
Substanz P (SP) 70
Substanzmissbrauch 66
Suchterkrankung 66
Supraspinatusfaszie 19
Sutherland-Fulkrum 47
Sympathische Nervenfasern
– Dura 43
– Faszien 115
Systemische Sklerose (SS) 169
– kutan diffuse 169
– kutan limitierte 169
Systemische Therapie, Neuraltherapie 283

T
Tagging-Verfahren (T-MRT) 371
Tamoxifen, Dupuytren-Kontraktur 146
Tektonische Fixierung (TF), Fasziendistorsionsmodell 300, 301
Tenascin X (TNX)
– Ehlers-Danlos-Syndrom 182
– Funktion 184
– Gewebeexpression 184
– Mutationen, Hypermobilitätssyndrom 208

Tenascin-X-Mangel
– muskuläre Compliance 185
– myofasziale Kraftübertragung 185
– Tiermodell 184, 185
Tenodese, spastische Lähmung 154
Tenotomie, spastische Lähmung 154, 156
TENS, *Siehe* Transkutane elektrische Nervenstimulation
Tensegrität, *Siehe* Biotensegrität
Tensegritätsstrukturen 101
Tentorium cerebelli 44
TGF-β1 (Transforming growth factor β1) 118, 309
Thermorezeptoren 202
Thorakale Faszie 34
– Fascia endothoracica 35
– Mediastinalraum 35
– parietale Pleura 35
– Pleurahöhle 35
– Pleurakuppel 35
Thorakolumbale (TL) Übergangszone 241
Thorakolumbale Faszie, *Siehe* Fascia thoracolumbalis
Thromboxan 344
Tiefe Faszie 308
– Anatomie u. Physiologie 23
– Arm 19
– Gleitlager 311
– Graston Technique® 292
– Palpation 200
– Retinakula 23, 25
– Schulter 19
– untere Extremität 23
Tiefe Friktionen, Fasziale Manipulation 255
Tiefe Frontale Armlinie 98
Tiefe Frontallinie 98, 205
– Palpation 205
– Pilates 338
– Yoga-Asanas 334
Tiefenoszillation, Vibrationsbehandlung 291
Tiefensensibilität, Triggerpunkte 176
Tittel, Kurt 89
Tonischer Vibrationsreflex (TVR)
– Anwendungen 288
– Hintergrund 288
Tonus, Faszien 115
Tractus iliotibialis 24
Tractus-iliotibialis-Scheuersyndrom 24
Traditionelle chinesische Medizin (TCM) 262
Traditionelle ostasiatische Medizin (TOM) 269
Traherne, Thomas 142
Traktion 111
Trans-Fettsäuren 345
Transforming growth factor β1 (TGF-β1) 118, 309
– Dupuytren-Kontraktur 145
– Kollagensynthese 128
Transkription 374
Transkutane elektrische Nervenstimulation (TENS) 225
Translation 374
Transversale Pleuroperitonealmembran 49
Triamcinolon, Frozen-Shoulder-Therapie 151
Triggerband (TB), Fasziendistorsionsmodell 298, 300

Triggerpunkte 174
– Arten 174
– Ätiologie 176
– Definition 174, 223
– Diagnostik 176
– Dry Needling 265
– Dysfunktion der motorischen Endplatte 223
– Faszien 177
– klinische Symptome 175
– myofasziale 246
– Neuraltherapie 281
– Pathophysiologie 174
– Therapie 179, 180
– Triggerpunktinjektionen 225
Triggerpunkttherapie 223
– Dehnung mit Eis 224
– Faszien 226
– Grundlagen 223
– integrierte Triggerpunkthypothese 223
– invasive 225
– manuelle Verfahren 223
– nichtinvasive 223
– rollende Hautverschiebung 224
– technische Verfahren 225
– Weichgewebemobilisation 224
Tripelreaktion, Bindegewebsmanipulation 248
Trockennadelung, Siehe Dry Needling
Trolard-Band 45
Trophische Störungen, Triggerpunkte 176
Typaldos, Stephen
– siehe auch Fasziendistorsionsmodell

U

Übergangszonen des Körpers 241
Übergewicht 344
– Effekte auf physiologische Funktionen 115
– multimikrovakuoläres Gleitsystem 107
Übungen in der geschlossenen Kette 211
Ultraschall 140, 364
– Akupunktur 366
– B-Mode 364
– 3D-Rekonstruktion 366
– dynamisch-mechanische Gewebeeigenschaften 366
– Echtzeit 220, 364
– extramuskuläre Faszienstrukturen 366
– Faszikellänge 364
– Faszikelwinkel 364
– Frequenz 364
– Gewebeelastizität 366
– Plantarfasziitis 190
– Triggerpunkttherapie 225
– Wirkmechanismen 366
Umgekehrte J-Striche, Narbenbehandlung 312
Umkehrhaltungen, Yoga 334
Untere Extremität
– Faszienanatomie 23, 25
– fibröse Ausläufer 24
– Funktion der tiefen Faszie 23
– Gelenke 25
– Graston Technique® 293
– Muskelansätze 24
– propriozeptive neuromuskuläre Fazilitation 90

Unterer Ösophagussphinkter 168
Unterhautgewebe, Siehe Oberflächliche Faszie

V

Vagusnerv 33
Varikose 17
Vaskulitis, Sklerodermie 167
Vasodilatoren, Sklerodermie 169
Vater-Pacini-Körperchen 60
Vegetative Störungen, Triggerpunkte 178
Verapamil, Dupuytren-Kontraktur 146
Vertikale Abhebung, Narbenbehandlung 312
Vibrationsbehandlung
– Geschichte 286
– harmonische Funktion 287
– Hebb'sche Theorie 287
– Oszillation 287
– Perkussionsvibrator 288
– rhythmische Reflexe 288
– Sport u. Fitness 286
– Tiefenoszillation 291
– Vibrationsplatten 286, 290
– Wirkungsweise 287
Vibrationsplatten 286, 290
– Fitness 290
Vinyasa Yoga 331
Viskoelastizität 316
– Myofasziale Induktionstherapie 235
Visuelle Analogskala (VAS), Myofasziale Induktionstherapie 236
Viszerale Faszie 10, 12, 39, 40, 41
– Abdomen 40
– Becken 40
– Embryologie 39
– Hals 39
– Thorax 40
Viszerale Ligamente 40
Viszerale Therapie 67
Viszerokutaner Reflexbogen 245
Viszerosomatische Reflexe 245
Vitamin-B$_{12}$-Injektion, Triggerpunkttherapie 225
Vitamin C 346
Vitamine, Wundheilung 113
Vorbeugen, Yoga 332
Voss, Dorothy 89

W

Wachstumsfaktoren 128, 374, 375
– Proliferationstherapie 275, 276, 277
Wahrnehmungszentrum (WZ), myofasziale Einheit 252
Wärmeanwendung 316, 317
– Kontraindikationen 317
– myofasziale Relaxation 316
Wärmedämmung, oberflächliche Faszie 17
Wasser 113, 131
– extrazelluläre Matrix 123
– Funktion 123
– interstitielles 131
– Strukturen 131
Weichgewebe
– Beweglichkeit 309
– Gleitlager 311
– Vernarbung 310
Weichgewebeläsionen 257, 292

Weichgewebemobilisation
– instrumentengestützte 292
– Triggerpunkttherapie 224
Werkzeuge, Faszienpalpation 199
Wheezing, Hypermobilitätssyndrom 211
Wirbelsäule
– Bewegungspole 104
– Graston Technique® 294
Wolff'sches Transformationsgesetz 77, 101
Wundheilung 76, 111, 275
– Durchblutung 113
– Ernährung 113
– Immunsystem 113
– inflammatorische Phase 111, 276, 309
– innere Organe 113
– Laktat 129
– Matrixdeposition 276
– Medikamente 112
– myofasziale Techniken 236
– Neuraltherapie 281
– Proliferationsphase 112
– Regeneration 275
– Regenerationsphase 112
– Remodeling 276, 309
– Stress 113
– Zeitrahmen 112
Wundheilungsstörung 308

Y

Yin und Yang 261
Yoga 68, 221, 331
– Asanas, Siehe Asanas, Yoga
– Ashtanga 331
– Ausbildungsstandards 334
– Geschichte 331
– Hatha Yoga 331
– Hilfstechniken 331
– klassisches 331
– Pranayama 331
– Restaurative Yoga 331
– Techniken 331
– Therapieempfehlungen 335
– Vinyasa 331
– Wirkungen 332
– Ziele 331
Yoga Alliance (YA) 334

Z

Zang-Fu, Akupunktur 262
Zentralnervensystem, extrazelluläre Matrix 96
Zerebralparese 139
– Definition 154
Zervikothorakale (ZT) Übergangszone 241
Zirkumskripte Sklerodermie 169
– lineare Sklerodermie 169
– Morphea 169
Zisternen 43
Zug/Spannung, Faszien 111
Zuglinien, Siehe Anatomische Zuglinien
Zugtechnik, Neurodynamik 320, 322
Zwerchfell 49, 53
– Arkaden 51
– dorsaler Anteil 51
– Embryonalentwicklung 49
– Funktion 51
– kaudale Verbindungen 52

– Kontraktion 51, 53
– kraniale Verbindungen 52
– periphere Verbindungen 52
– peripherer Bereich 51
– Pilates 341
– Schenkel 51

– Wirkungsketten 51
– Zentralregion 50
Zwerchfellhernie 50
Zwiebel (Allium fistulosum) 346
Zylinderdistorsion (CyD), Fasziendistorsions-
 modell 299, 301

Zytoskelett 75
– Biotensegrität 102
– Kommunikationssystem Körper 78

Farbtafeln

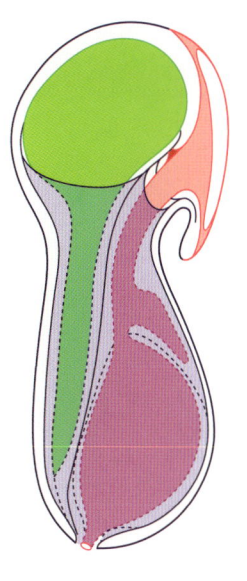

Tafel 1.2.1 Der „Fascunculus", ein Schema der Faszienschichten des Menschen. Der gesamte Körper wird von einem faszialen Pannikulus umhüllt (hellgraue Schicht), die tiefe oder Rumpffaszie bedeckt den Rumpf (blaue Schicht), aber lässt den Kopf frei, die viszerale Faszie erstreckt sich von der naso-/oropharyngealen bis zur aboralen (analen) Region (rote Schicht), die meningeale Faszie umgibt Gehirn und Rückenmark (grüne Schicht) und die dünne schwarze Linie im Zentrum des Körpers stellt die Chorda dorsalis (Notochord) dar, die die meningeale von der viszeralen Faszie trennt. Beim Erwachsenen wären dies statt der Chorda dorsalis Teile der Wirbelsäule. Abdruck mit freundlicher Genehmigung der Sammlung Willard/Carreiro.

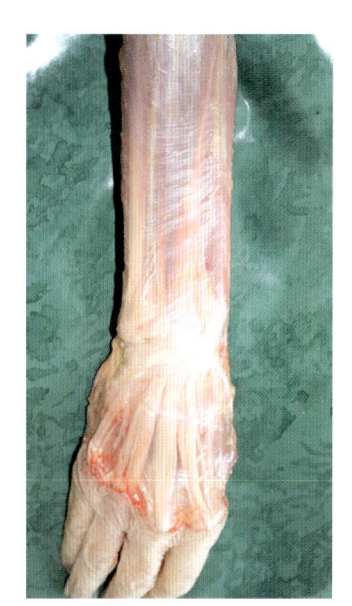

Tafel 1.4.2 Sektionspräparat des Unterarms von dorsal. Die Fascia antebrachii wird am Handgelenk kräftig verstärkt durch das Retinaculum extensorum.

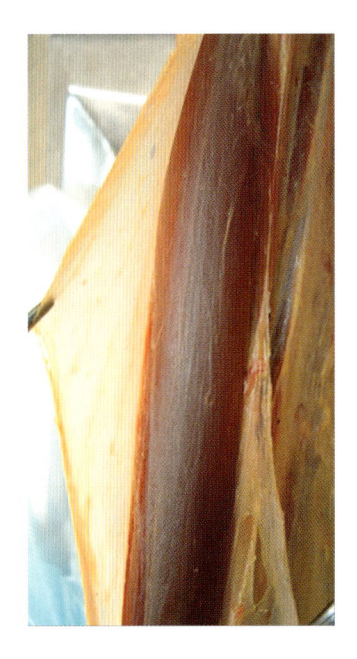

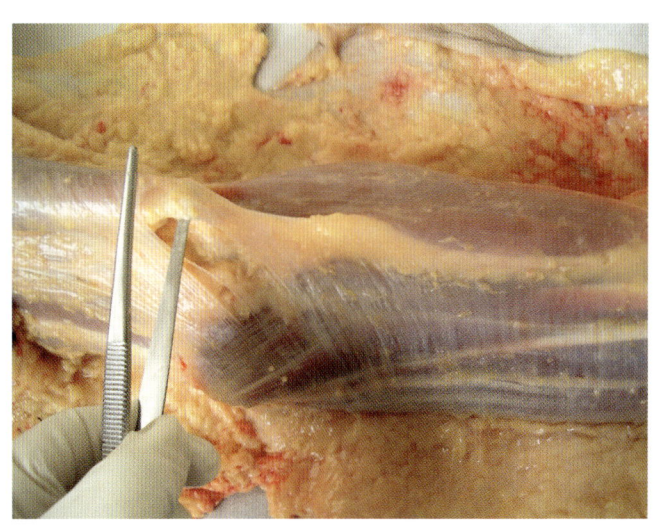

Tafel 1.4.1 Sektionspräparat des Oberarms von ventral. Die Fascia brachii wurde vom M. biceps brachii abgelöst.

Tafel 1.4.3 Sektionspräparat der Ellenbogenregion von anteromedial. Deutlich zu sehen ist der Lacertus fibrosus, die fibröse Ausstrahlung des M. biceps brachii in die Fascia antebrachii.

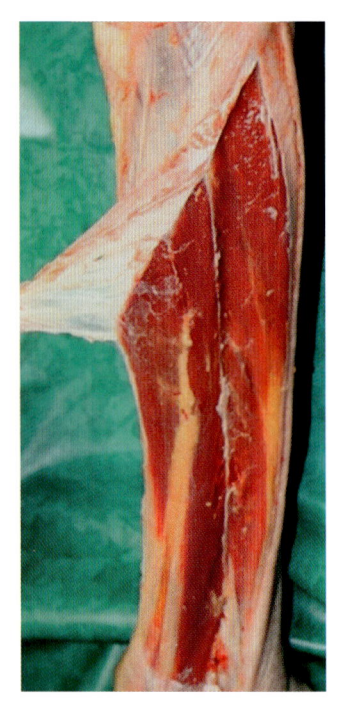

Tafel 1.5.1 Sektionspräparat des Beins, Ansicht von dorsal. Die Fascia cruris wurde von der darunter liegenden Muskulatur abgelöst und vom Septum intermusculare abgetrennt. Lockeres Bindegewebe erlaubt beim Lebenden Verschiebungen zwischen der Fascia cruris und dem M. gastrocnemius.

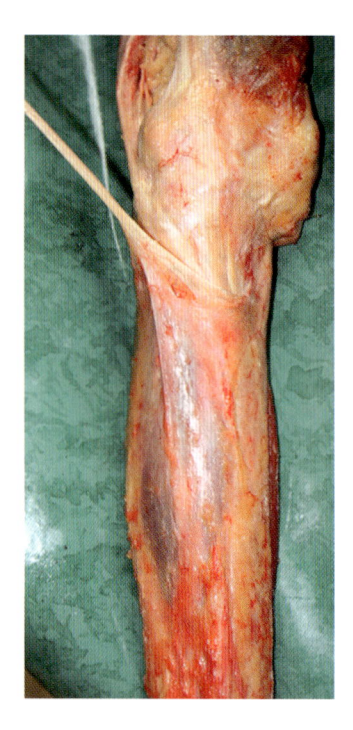

Tafel 1.5.3 Sektionspräparat des Unterschenkels, Ansicht von anteromedial. Sichtbar ist der Ausläufer des M. semitendinosus in die Fascia cruris.

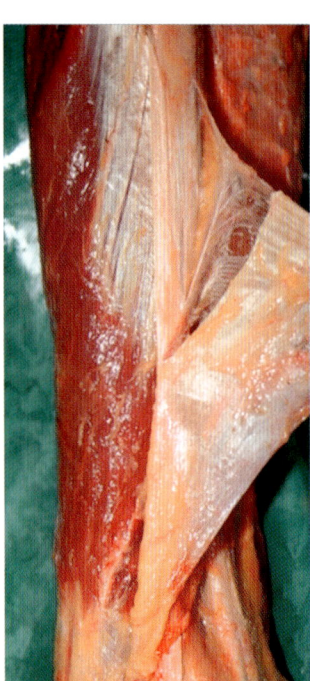

Tafel 1.5.2 Sektionspräparat des Oberschenkels, Ansicht von lateral. Die Fascia lata lässt sich dank der Trennschicht aus lockerem Bindegewebes und muskulärem Epimysium leicht vom M. quadriceps ablösen. Der Tractus iliotibialis lässt sich dagegen nicht ohne Zerstörung von der Faszie lösen und ist ganz offensichtlich eine Verstärkung der Fascia lata.

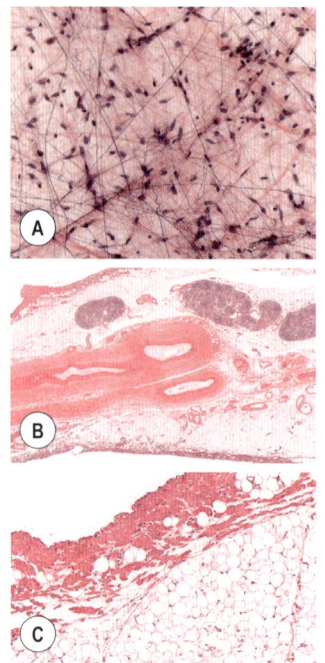

Tafel 1.8.1 Histologische Präparate von Faszien. (A) Lockeres (areoläres) Bindegewebenetz mit ungeordneter Ausrichtung der Kollagenfasern und elastischen Fasern. (B) Dieser Querschnitt durch das Mesenterium zeigt eine dünne Schicht aus geflechtartigem Bindegewebe zwischen dem Mesothel und einem Kern aus Fettgewebe, in dem Gefäße und Lymphknoten eingebettet sind. Man beachte die verdickte Tunica adventitia der Gefäße. (C) Die Ausschnittvergrößerung zeigt noch einmal den Rand des Mesenteriums: Eine dünne Lage dichter, unregelmäßig ausgerichteter Kollagenfasern liegt unter dem einschichtigen Mesothel. Abdruck mit freundlicher Genehmigung der Sammlung Willard/Carreiro.

Farbtafeln **405**

Zervikales Mediastinum
Computertomografie

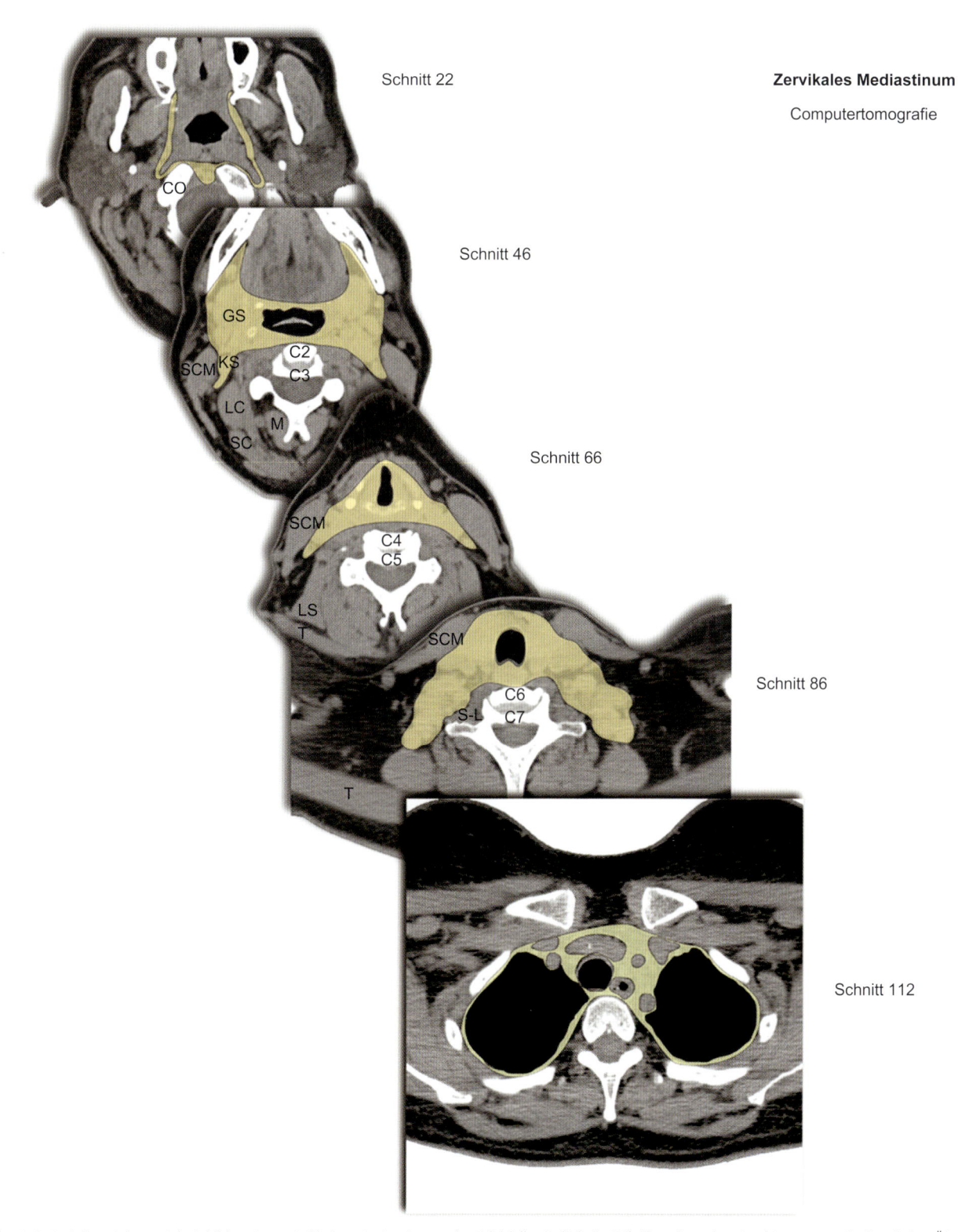

Schnitt 22

Schnitt 46

Schnitt 66

Schnitt 86

Schnitt 112

Tafel 1.8.2 Serielle axiale CT-Schnittbilder einer 49-jährigen Patientin von der Schädelbasis (Schnitt 22) über die Halsregion bis zum zervikothorakalen Übergang (Schnitt 86). Schnitt 112 zeigt das Lumen der Pleurahöhlen und die Fascia endothoracica, die die Pleura überzieht. CO Condylus occipitalis, GS Glandula submandibularis, KS Karotisscheide, LC M. longus capitis, LS M. levator scapulae, M M. multifidus, SCM M. sternocleidomastoideus, SC M. semispinalis capitis, S-L Scalenus-/Longus-Muskulatur. Abdruck mit freundlicher Genehmigung der Sammlung Willard/Carreiro.

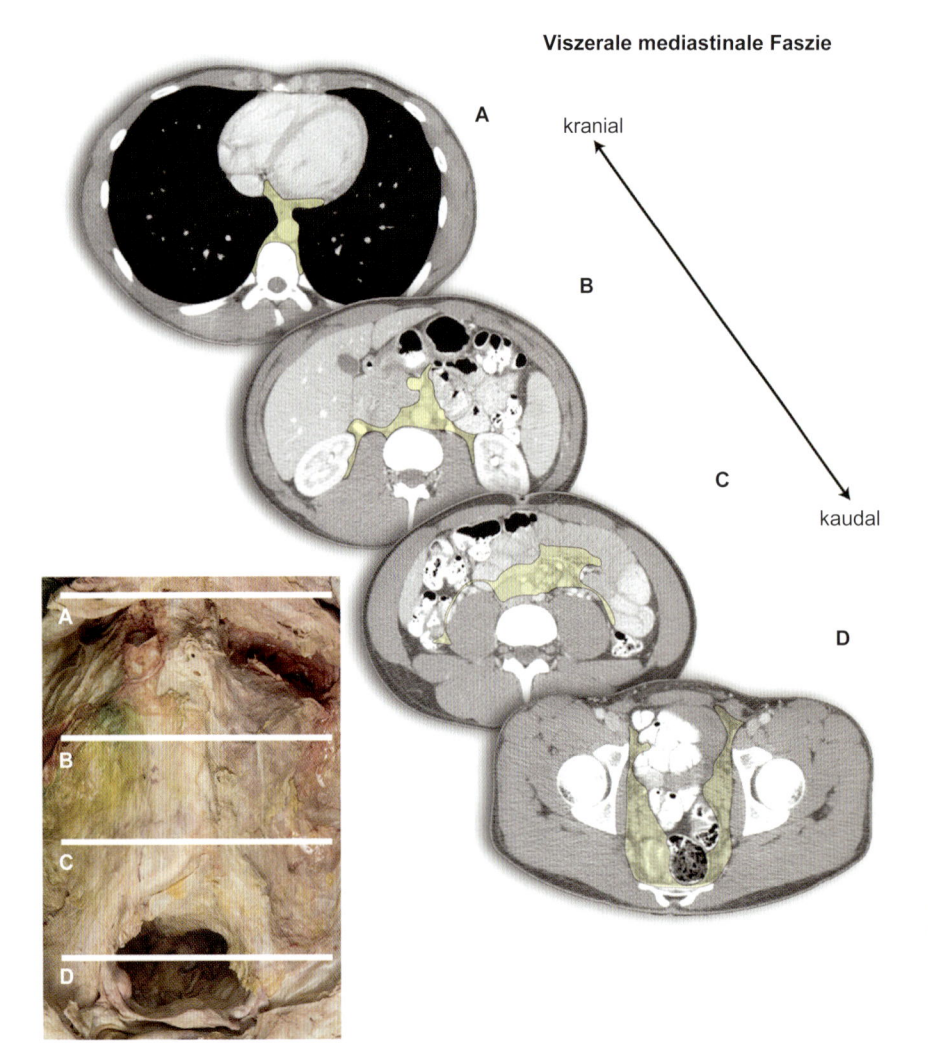

Viszerale mediastinale Faszie

Tafel 1.8.3 Serielle axiale CT-Schnitte durch Thorax, Abdomen und Becken. Der Bereich der mediastinalen viszeralen Fasziensäule ist gelb schraffiert dargestellt. Der Einschub links unten zeigt die Hinterwand der Bauchhöhle: nach Entfernung aller intraperitonealen Organe stellt sich die Fascia endoabdominalis dar. Die weißen Linien zeigen die Höhe der jeweiligen CT-Schnitte an. Abdruck mit freundlicher Genehmigung der Sammlung Willard/Carreiro.

Viszerale Beckenfaszie

- Fascia endopelvina
- Fossa ischiorectalis
- M. obturatorius internus
- M. levator ani

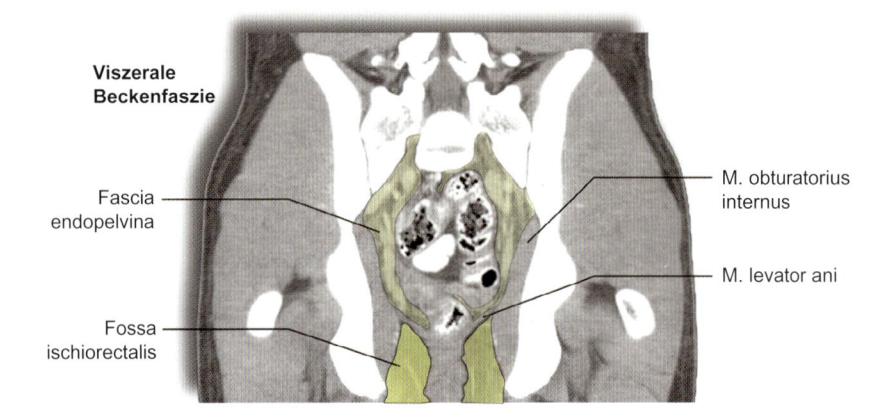

Tafel 1.8.4 Rekonstruierter koronaler CT-Schnitt durch ein männliches Becken. Die Fascia endopelvina umgibt die viszeralen Organe im Zentrum des Beckens; sie wird durch den M. levator ani von der pannikulären Faszie in der Fossa ischiorectalis getrennt. Abdruck mit freundlicher Genehmigung der Sammlung Willard/Carreiro.

Farbtafeln **407**

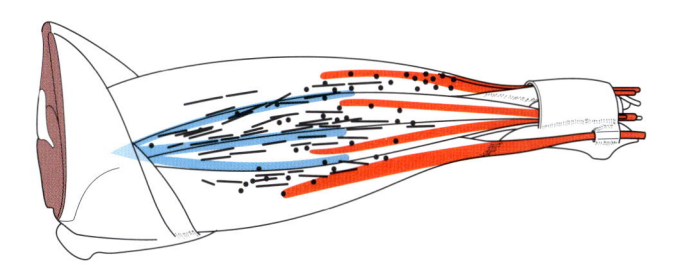

Tafel 2.2.1 Verteilung der Muskelspindeln in der lateralen oberflächlichen Unterarmmuskulatur der Ratte. Die Verteilung orientiert sich offensichtlich eher an der Architektur des proximalen epikondylären Bindegewebes als an der Topografie der Muskeln. Der Verlauf der proximalen Muskelsepten ist in Blau dargestellt, die distalen Sehnenverläufe in Rot. Die schwarzen Striche sind Muskelspindeln, die schwarzen Punkte Golgi-Sehnenorgane.

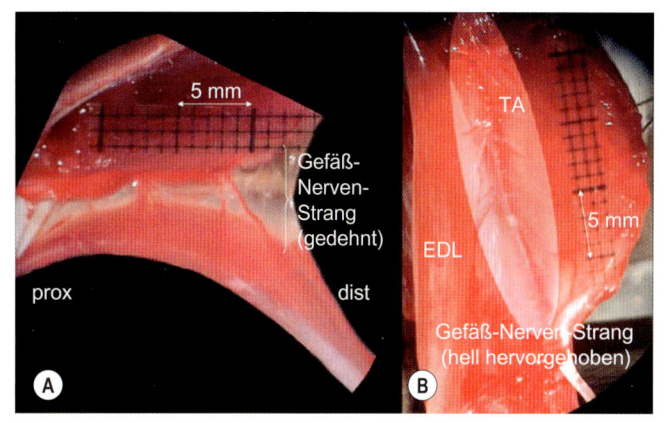

Tafel 3.2.1 Gefäß-Nerven-Strang. (A) M. extensor digitorum longus (EDL) der Ratte: Durch symmetrische Gewichte (nicht abgebildet) an der proximalen (prox) und distalen (dist) Sehne wurde der Gefäß-Nerven-Strang freigelegt. (B) Der Gefäß-Nerven-Strang (hell hervorgehobener Bereich) in der Ausgangslage. Der M. tibialis anterior (TA) wurde lateral durchtrennt und nach medial abgeklappt, um den Trakt darzustellen.

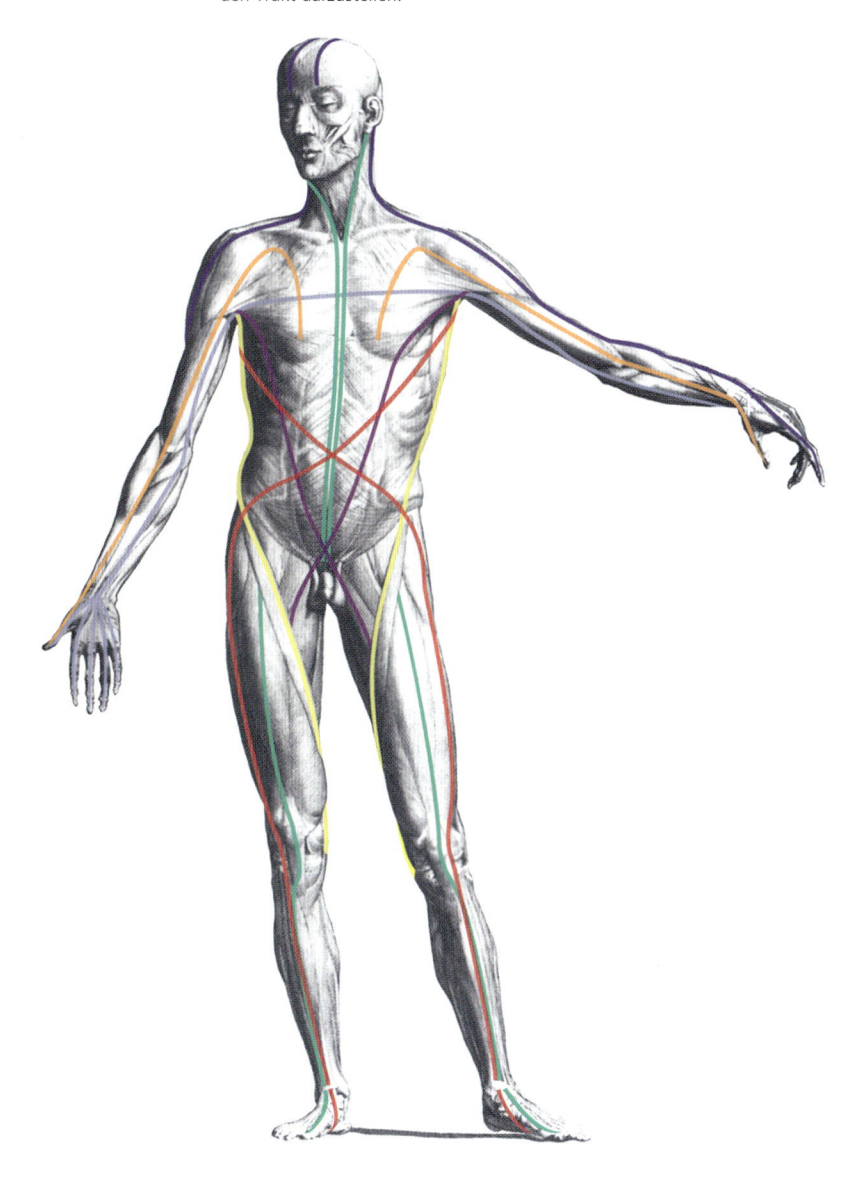

Tafel 3.4.1 Anatomische Zuglinien („Anatomy Trains"), dargestellt an einer bekannten Zeichnung von Albinus.

408 Farbtafeln

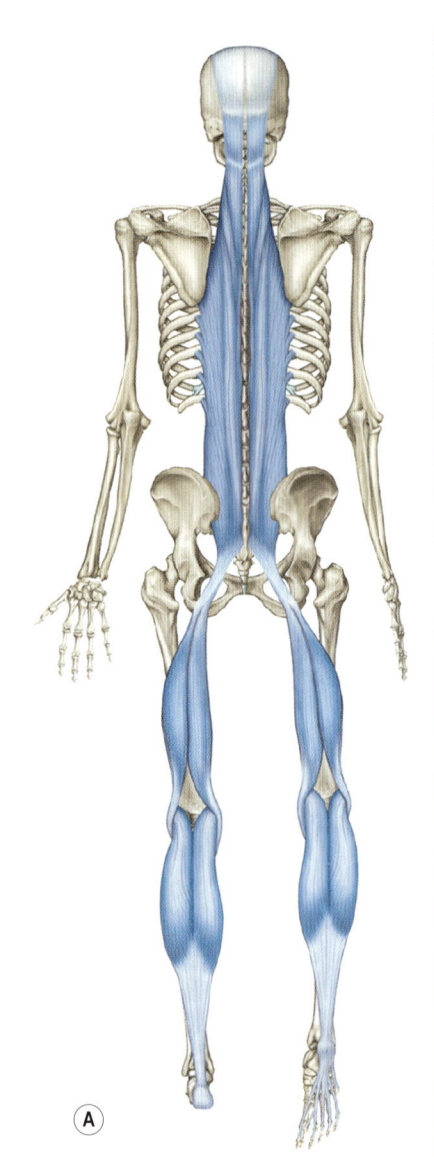

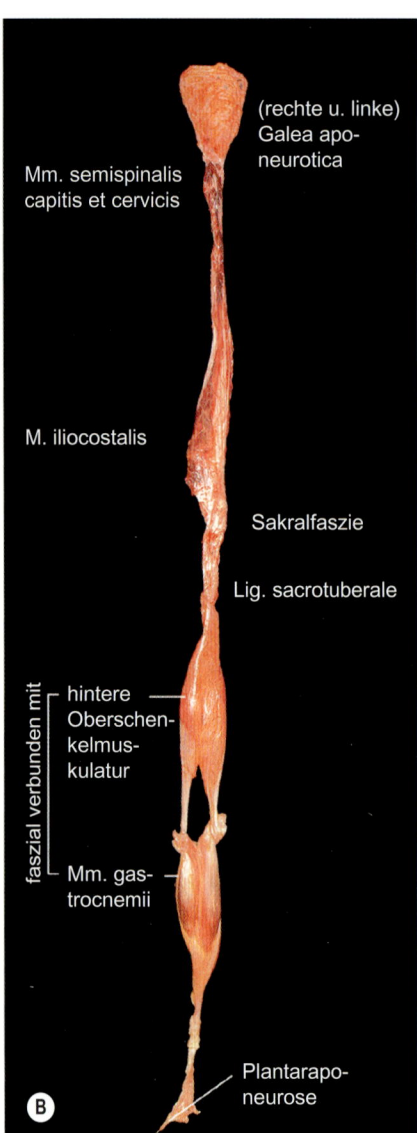

Tafel 3.4.2 Die Oberflächliche Rückenlinie (A), herauspräpariert als ein fortlaufendes myofasziales Band (B).

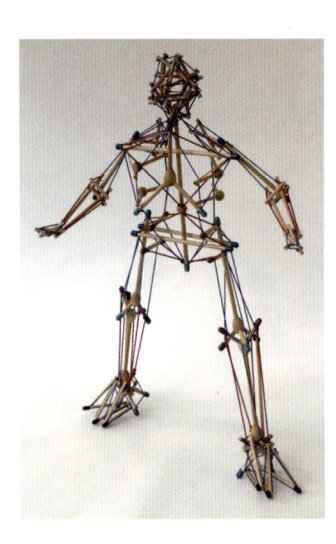

Labels in B:
- Mm. semispinalis capitis et cervicis
- (rechte u. linke) Galea aponeurotica
- M. iliocostalis
- Sakralfaszie
- Lig. sacrotuberale
- faszial verbunden mit: hintere Oberschenkelmuskulatur, Mm. gastrocnemii
- Plantaraponeurose

Tafel 3.4.3 Wenn man sich den Körper als Tensegritätsmodell vorstellt, entsprechen die Anatomischen Zuglinien den langen „Gummibändern": Sie bauen ein Spannungsmeer auf, in dem die einzelnen Knochen als Druckstreben schweben. © TE Flemons, T. Flemons 2006, www.intensiondesigns.com.

Farbtafeln **409**

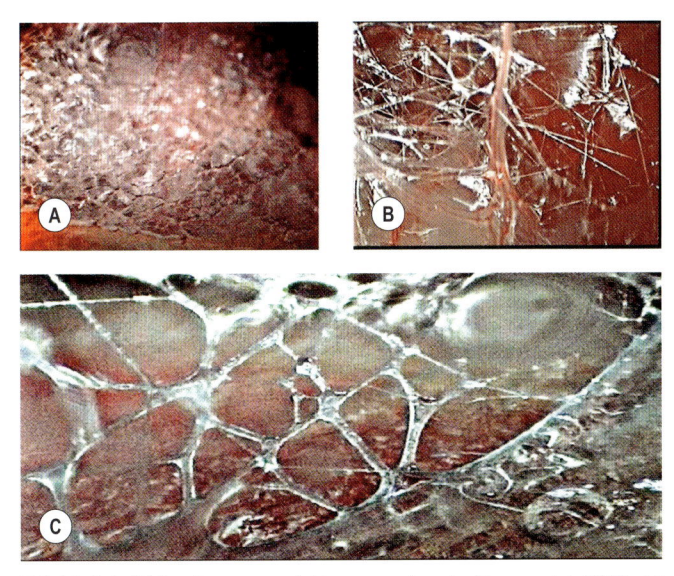

Tafel 3.6.1 (A) Das Paratenon wird intraoperativ unter Zug gesetzt. (B) Wo ist die Ebene des Epitendineums? (C) Die Sehne ist über ein Netzwerk mit ihrer Umgebung verbunden: das MVCAS.

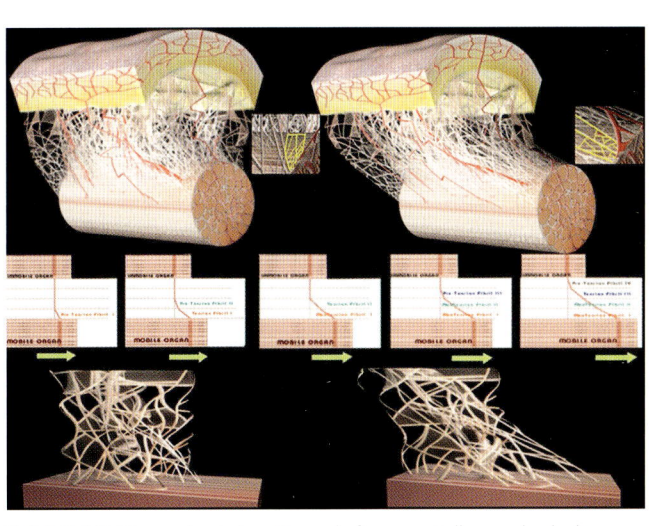

Tafel 3.6.3 Die mechanischen Eigenschaften von Kollagengel erlauben verschiedene adaptive Reaktionen bei Belastung: Aufnahme oder Weiterleitung von außen einwirkender Spannungen, Wiederherstellung der Ausgangsform, Unabhängigkeit der einzelnen Organstrukturen.

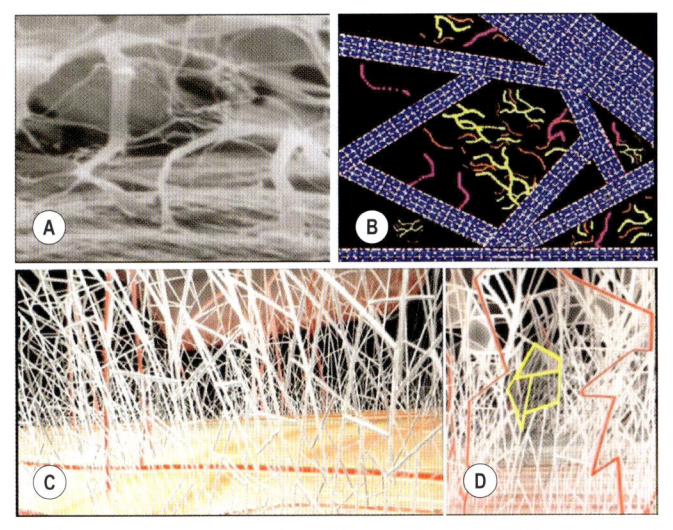

Tafel 3.6.2 Das MVCAS unter dem Elektronenmikroskop. (A) Histologisch und auf der Ebene der Kollagenfasern besteht Kontinuität zwischen dem Epitenon und dem MVCAS. (B) Schematische Darstellung der vakuolären Struktur. (C) Gewebepfeiler in 3-D. (D) Vakuolen in 3-D.

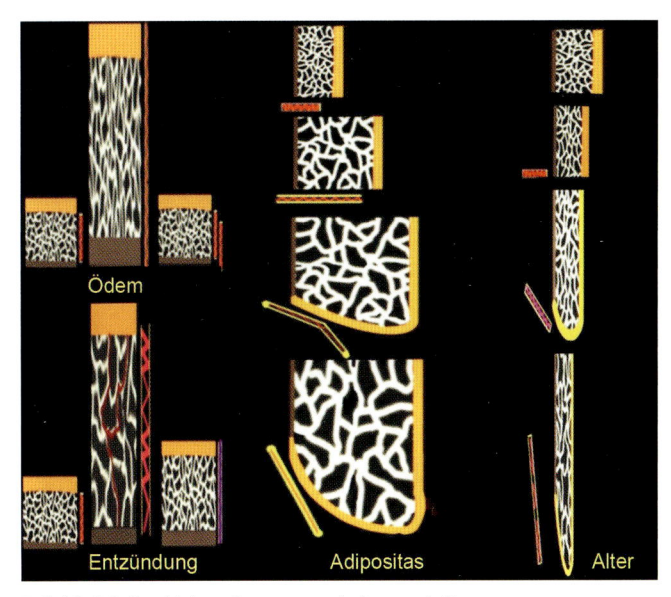

Tafel 3.6.4 Kombinierte Spannungsaufnahme und -übertragung.

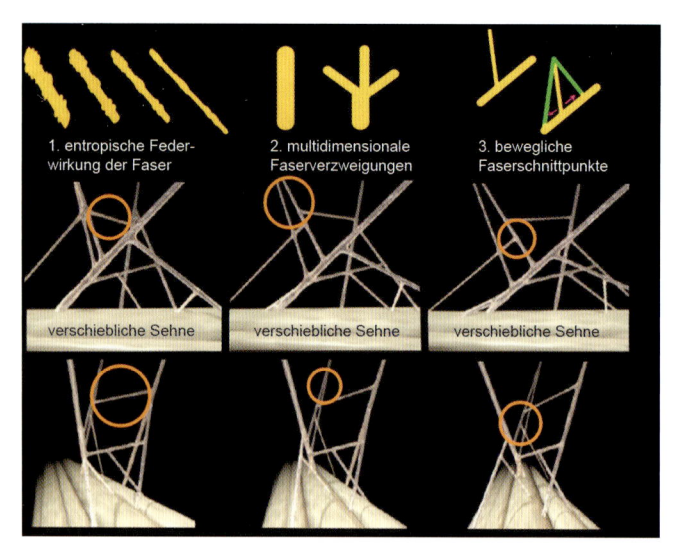

Tafel 3.6.5 Pathophysiologisches Verhalten des MVCAS.

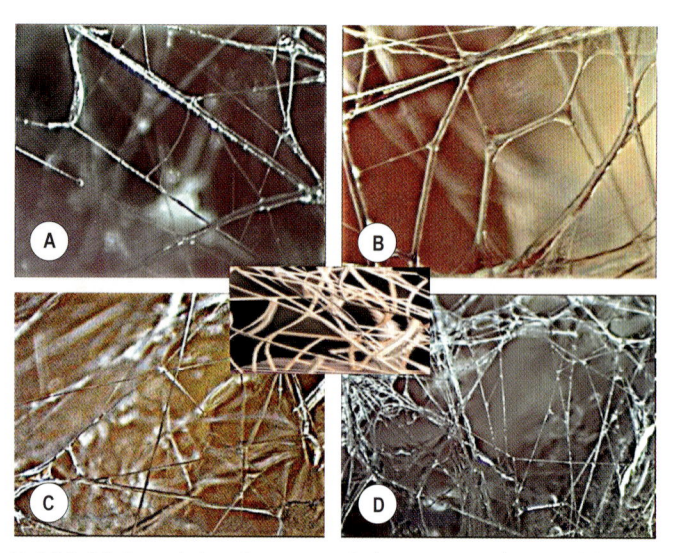

Tafel 3.6.6 Das gefederte Spannungsaufnahmesystem ist ubiquitär. (A) Unterarm subkutan. (B) Skapularegion. (C) Unterschenkel. (D) Kopfschwarte.

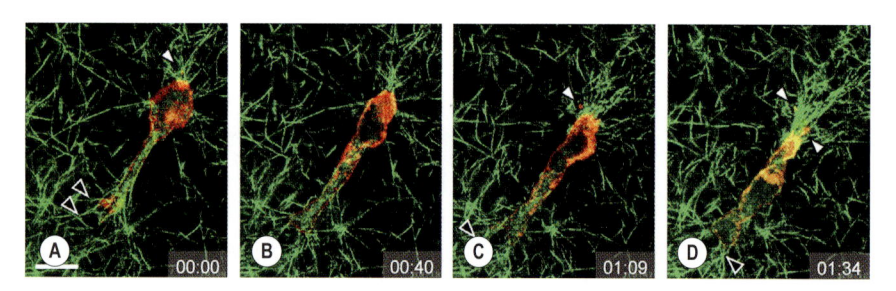

Tafel 4.2.1 Remodeling der Kollagenmatrix durch Zellwanderung. Diese Standbilder aus einer 90 Minuten langen Videoaufnahme einer lebenden Zelle zeigen, wie die Zelle – allein durch ihre Bewegung – das 3-D-Gefüge der umgebenden Kollagenmatrix umgestaltet. Man beachte die verdichtete Zone oben rechts, die die Zelle auf ihrer Wanderung nach links unten hinterlassen hat. Aus: Friedl 2004; Abdruck mit freundlicher Genehmigung.

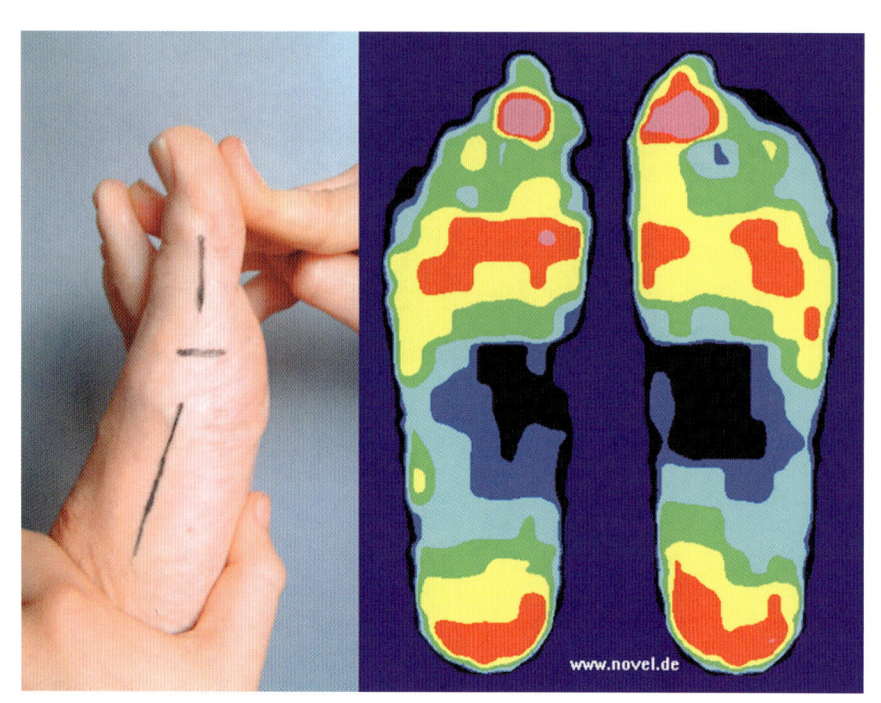

Tafel 5.5.1 Darstellung des Zusammenhangs zwischen eingeschränkter Beweglichkeit im ersten MTP-Gelenk und erhöhtem dynamischem Plantardruck im Bereich beider Großzehen (rosafarbene und rote Flächen im Messdiagramm rechts).

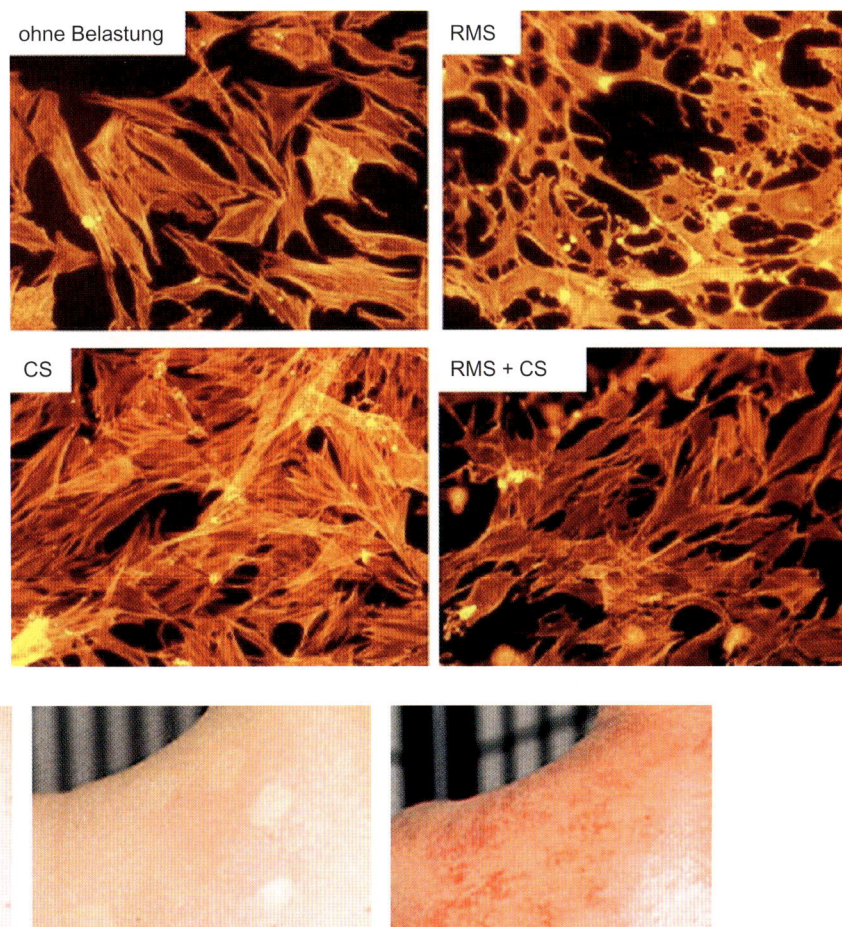

Tafel 7.5.1 Veränderungen der Fibroblastenmorphologie und Architektur der Aktin-Stressfasern durch Arbeitsüberlastung (RMS) sowie Counterstrain (CS). Einzelheiten siehe Text. RMS: 8-stündige Belastung durch repetitive Bewegungen. CS: 60 Sekunden Counterstrain-Anwendung. RMS + CS: 8-stündige RMS, gefolgt von 60 s Counterstrain drei Stunden später. Aus: Standley und Meltzer 2008.

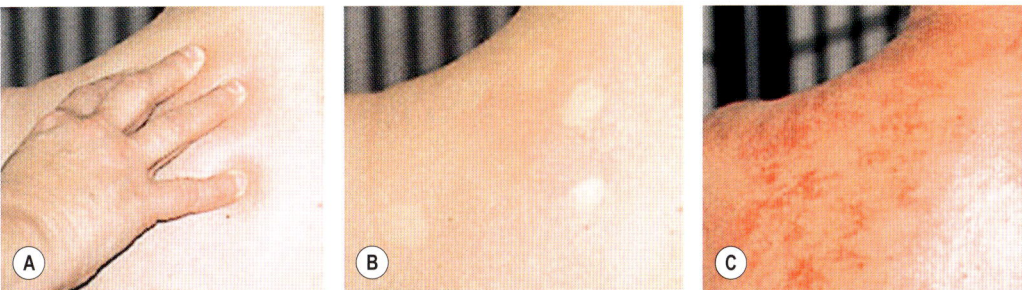

Tafel 7.10.1 (A) Palpatorische Untersuchung auf „Sha"-Stase. (B) Druck von oben führt zu einer länger anhaltenden Hautabblassung als Zeichen für eine träge Oberflächenperfusion oder „Sha"-Blutstase nach der traditionellen ostasiatischen Medizin. Abbildung (C) zeigt denselben Patienten nach Gua Sha.

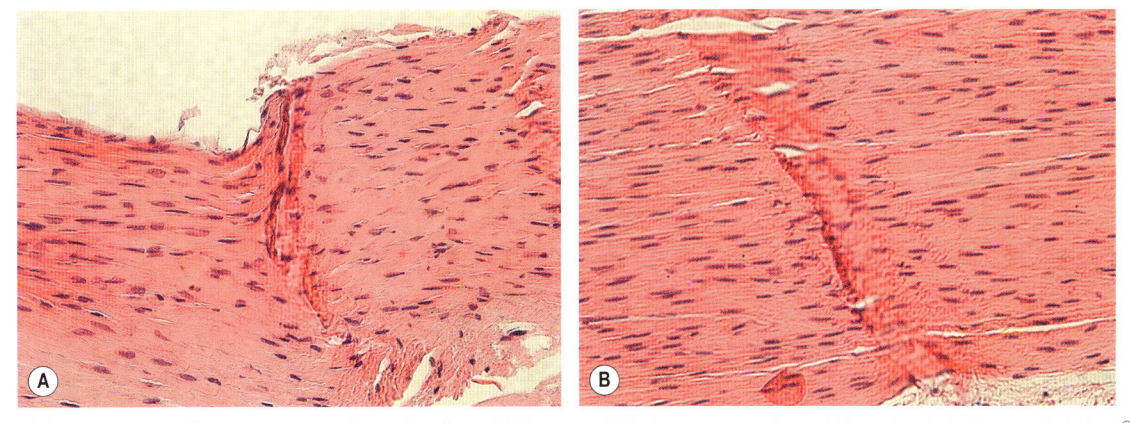

Tafel 7.14.1 (A) Ligament, 4 Wochen postoperativ, ohne Behandlung. (B) Ligament, 4 Wochen postoperativ, nach Therapie mit der Graston Technique®.

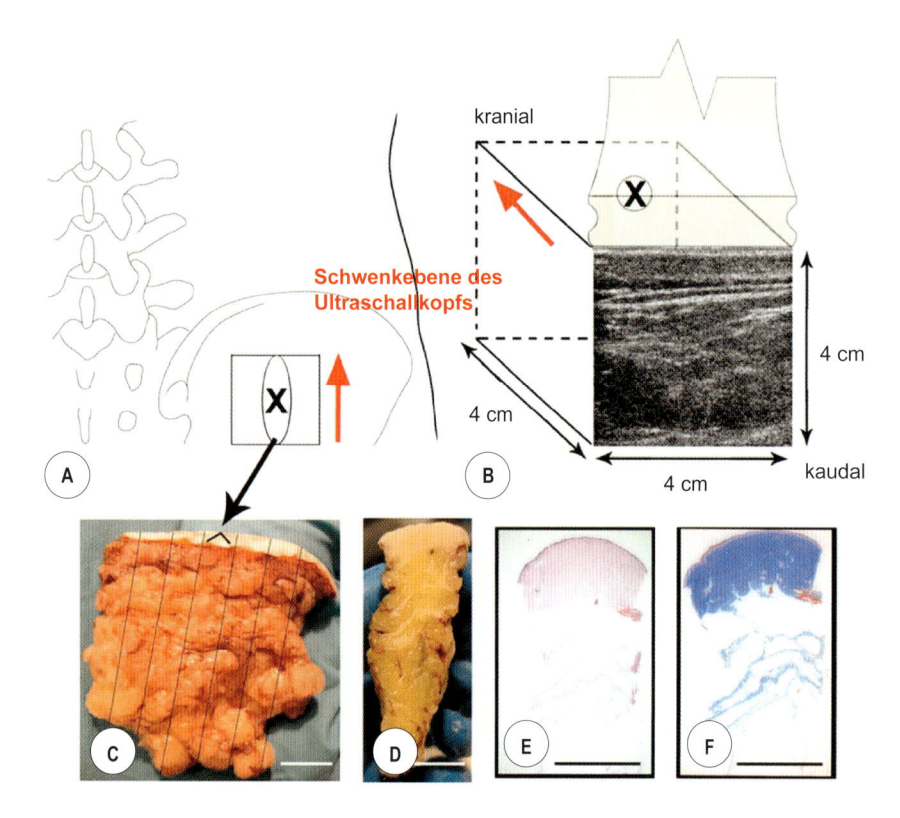

Tafel 8.2.1 Darstellung und Korrespondenz der subkutanen und perimuskulären Bindegewebeschichtung des Menschen in der Sonografie und im histologischen Präparat. (A, B) Lage und Größe des Untersuchungsbereichs am Rücken; mit „X" ist in (A) und (B) jeweils das Zentrum des Bereichs markiert. (C) Exzidierte Gewebeprobe; die Schnittebenen für sieben serielle Gewebeblöcke sind markiert. (D) Fixierter Gewebeblock. Transversalschnitte, gefärbt mit Hämatoxylin/Eosin (E) bzw. Masson-Trichromfärbung (F). Die Balkenskala entspricht jeweils 1 cm.

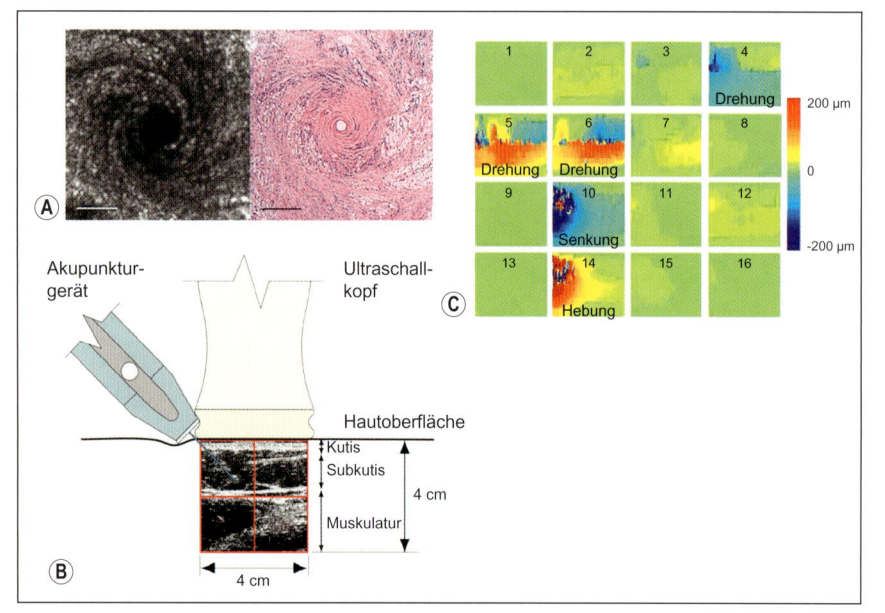

Tafel 8.2.2 Sonografische Untersuchung des dynamischen Bindegewebeverhaltens bei einer Akupunktur. (A) Darstellung der Bindegewebeverwindung bei Drehung der Akupunkturnadel mittels Ex-vivo-Ultraschallmikroskopie (C-Mode, links) und im korrespondierenden histologischen Präparat nach Gewebefixierung (subkutanes Bindegewebe der Ratte, rechts). (B) Messung der Gewebeauslenkung bei mechanischer Akupunkturnadelung (Ultraschallelastografie). (C) Räumliche Verteilung der Gewebeauslenkung bei Nadelrotation, Hebung und Senkung. Die Farbkarten zeigen die Bewegungen nach oben (rot) und unten (blau), die im Gewebe durch eine lineare Nadeloszillation (2 mm) und eine anschließende Rotation ausgelöst werden.

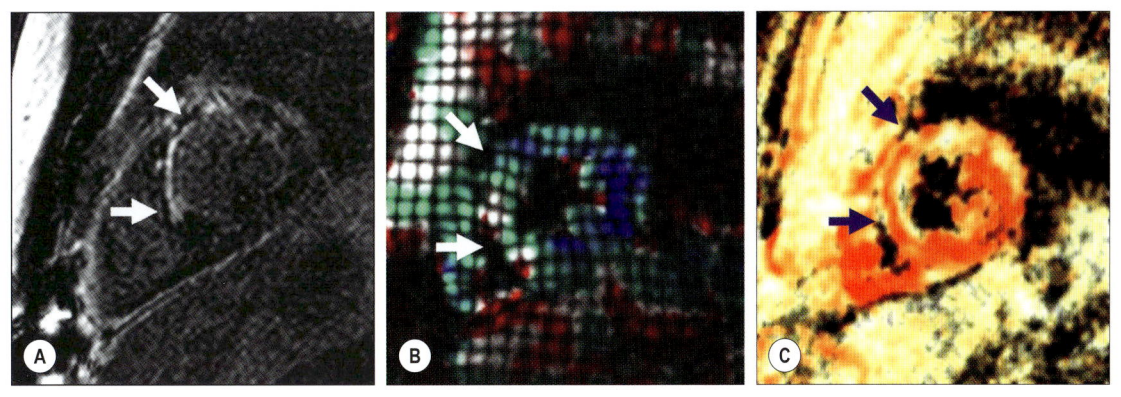

Tafel 8.3.1 MRT-Weiterentwicklungen für die Bewegungsbildgebung. Darstellung eines subendokardialen Infarkts im Kurzachsenschnitt. (A) MRT mit später Signalanhebung (delayed enhancement): Die Pfeile zeigen auf das durch die Kontrastmittelanreicherung heller erscheinende Infarktgebiet. (B) In der Tagging-MRT mit Überlagerung der relativen Umfangsverkürzung wird die Funktionseinschränkung im Infarktgebiet sichtbar: Normokinetische Bereiche sind blau, hypokinetische grün und akinetische weiß eingefärbt. (C) SENC-Technik mit farblicher Kodierung der Kontraktion senkrecht zur Schichtebene (Normokinesie rot). Es stellt sich eine subendokardiale Dysfunktion (weiß) dar, die dem Infarktgebiet entspricht, jedoch mit einer normalen mittmyokardialen Kontraktion (rot) einhergeht. Mit der SENC-Technik scheint also eine bessere regionale Funktionsdifferenzierung möglich zu sein. Mit freundlicher Genehmigung von Nael F. Osman.

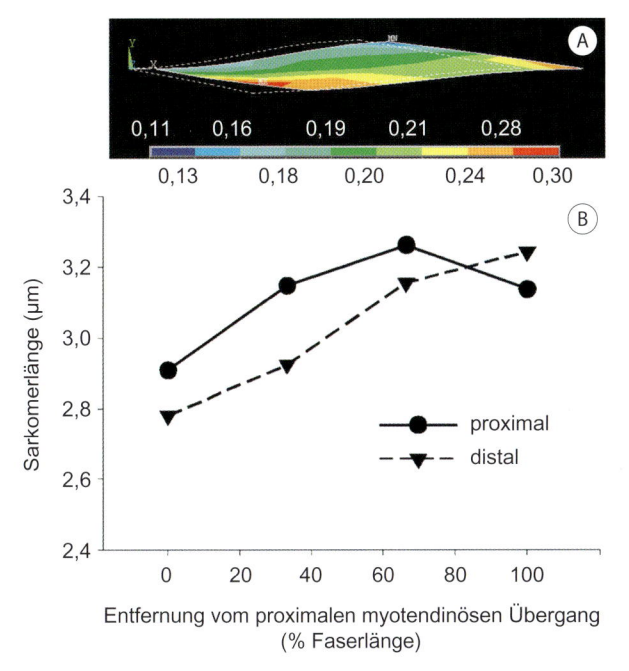

Tafel 8.4.1 Modellberechnung der Dehnungsverteilung im passiven Muskel mit epimuskulären Verbindungen. Die intramuskuläre Dehnungsverteilung bei einer globalen Dehnung (12 % über der entspannten Ruhelänge) wurde anhand eines dreidimensionalen Finite-Elemente-Modells des M. extensor digitorum longus (Yucesoy et al. 2002, 2003) abgeschätzt. (A) Die Verteilung der Dehnungen in Faserverlaufsrichtung entspricht den seriellen und parallelen Sarkomerlängenunterschieden innerhalb des Muskelmodells. Der Farbbalken unter der Umrissdarstellung zeigt die Zuordnung der Farben zu den relativen Längenänderungen (bezogen auf die optimale Sarkomerlänge). (B) Vergleich der seriellen Sarkomerlängen in den proximalsten und distalsten Muskelelementen. Bezogen auf die Sarkomerruhelänge von ~ 2,5 mm zeigt sich eine erhebliche Dehnung der Sarkomere (auf 11 % bis 36 % über der passiven Ruhelänge).

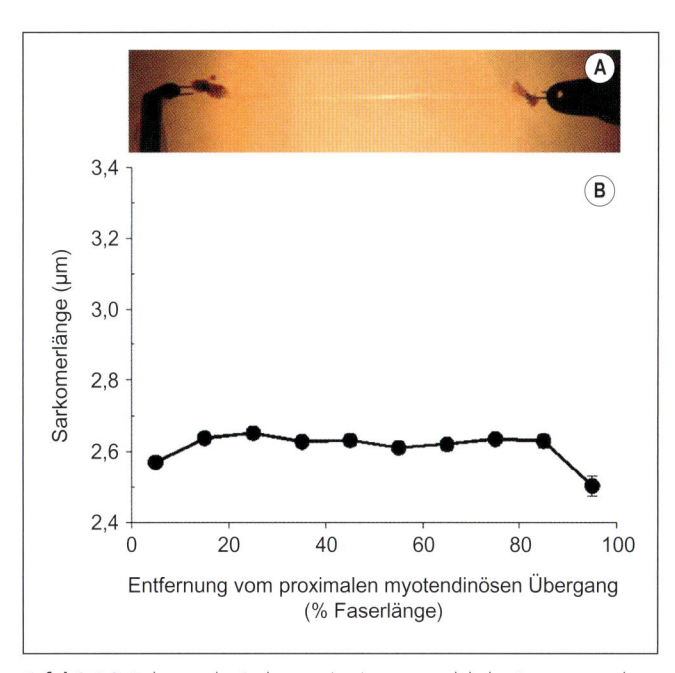

Tafel 8.4.2 Dehnung der Sarkomere in einer unter globaler Spannung stehenden isolierten Muskelfaser. Einzelne Muskelfasern von *Xenopus laevis* wurden vom myotendinösen Übergang (MTÜ) aus mit Schere und Pinzette so isoliert, dass sie noch mit einem kleinen Stück Sehnengewebe verbunden waren. (A) Isolierte Muskelfaser, die in Längsrichtung von den isolierten Muskelfasern abpräpariert wurde. (B) Mittlere Sarkomerlänge als Funktion der relativen Entfernung vom proximalen MTÜ. Nahe dem MTÜ wurden die Sarkomere weniger gedehnt (~ 9 % über der passiven Ruhelänge) als in der Mitte der Faser (~ 15 % über der Ruhelänge).

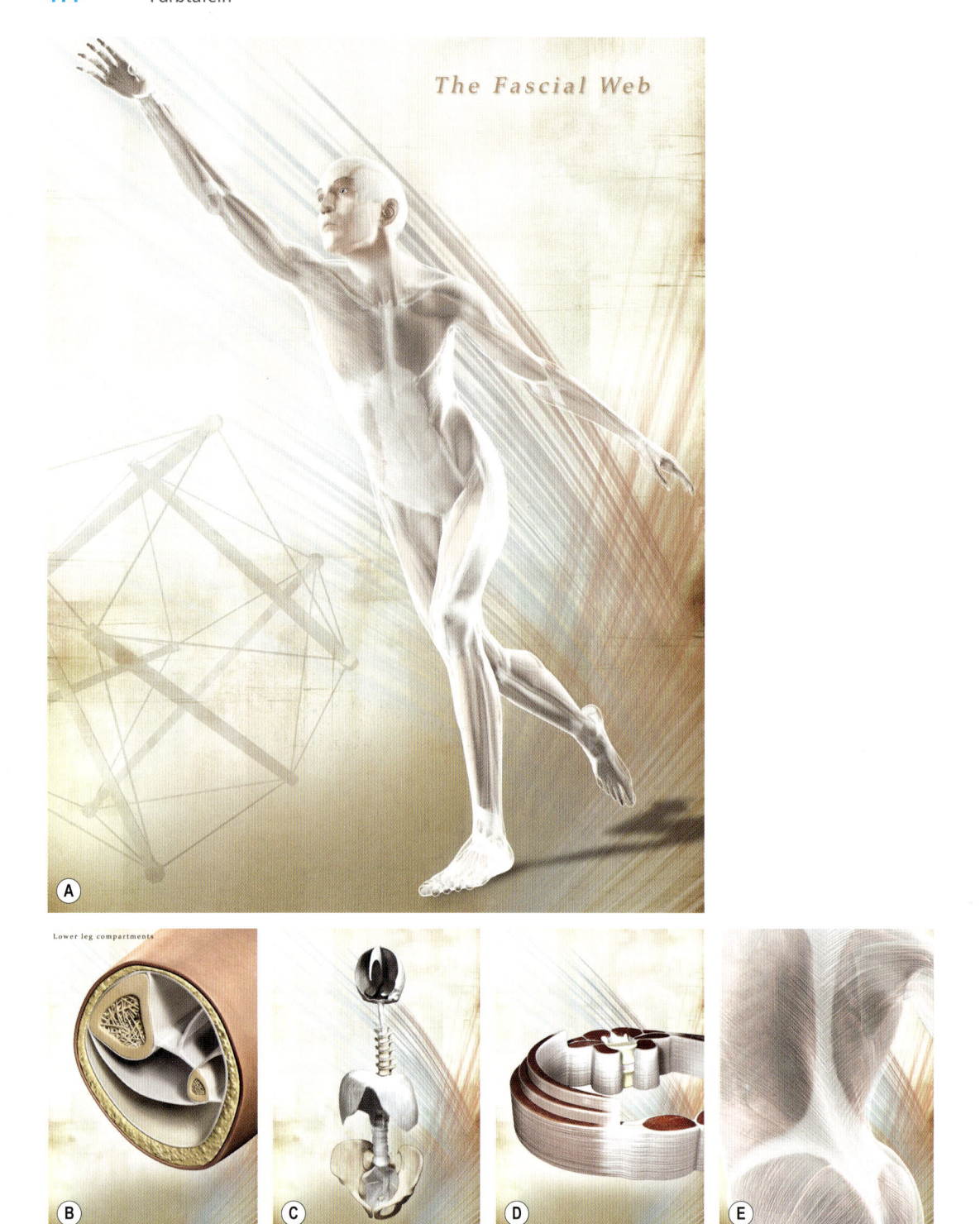

Tafel Fasziennetzwerk Künstlerische Darstellung des Fasziennetzwerks im menschlichen Körper. (A) Der Körper ist eingehüllt in ein nahtloses Trikot aus straffem fibrösem Bindegewebe, die Fascia profunda. (B) Querschnitt durch die Faszienstrukturen im Unterschenkel. Die dargestellten Faszien unterteilen den Unterschenkel in vier verschiedene Muskellogen. (C) Diaphragmatische Faszienstrukturen des menschlichen Körpers: Schädeldach, Zwerchfell und Beckenboden. (D) Querschnitt durch die abdominalen und paraspinalen Faszienschichten. (E) Fascia thoracolumbalis. An der oberflächlichen Schicht dieser großflächigen Faszienmembran setzen der M. latissimus dorsi und der M. gluteus maximus an. Diese Bilder sind als DIN-A1-Poster erhältlich (Einzelheiten unter http://www.fasciaposter.de; letzter Zugriff: 13.11.2013).